INSTITUTO DE MEDICINA INTEGRAL PROF. FERNANDO FIGUEIRA – IMIP

NUTRIÇÃO CLÍNICA

Obstetrícia e Pediatria

CB006593

INSTITUTO DE MEDICINA INTEGRAL PROF. FERNANDO FIGUEIRA – IMIP

NUTRIÇÃO CLÍNICA

Obstetrícia e Pediatria

ORGANIZADORAS

Maria Josemere de Oliveira Borba Vasconcelos

Janine Maciel Barbosa

Isabel Carolina da Silva Pinto

Tarciana Maria de Lima

Aline Figueirôa Chaves de Araújo

Instituto de Medicina Integral
Prof. Fernando Figueira

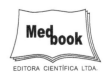

EDITORA CIENTÍFICA LTDA.

Nutrição Clínica – Obstetrícia e Pediatria

Direitos exclusivos para a língua portuguesa
Copyright © 2011 by
MEDBOOK – Editora Científica Ltda.

Nota da Editora: Os autores desta obra verificaram cuidadosamente os nomes genéricos e comerciais dos medicamentos mencionados; também conferiram os dados referentes à posologia, objetivando informações acuradas e de acordo com os padrões atualmente aceitos. Entretanto, em função do dinamismo da área de saúde, os leitores devem prestar atenção às informações fornecidas pelos fabricantes, a fim de se certificarem de que as doses preconizadas ou as contraindicações não sofreram modificações, principalmente em relação a substâncias novas ou prescritas com pouca frequência. Os autores e a editora não podem ser responsabilizados pelo uso impróprio nem pela aplicação incorreta de produto apresentado nesta obra.

Apesar de terem envidado o máximo de esforço para localizar os detentores dos direitos autorais de qualquer material utilizado, os autores e o editor desta obra estão dispostos a acertos posteriores caso, inadvertidamente, a identificação de algum deles tenha sido omitida.

Reservados todos os direitos. É proibida a duplicação ou reprodução deste volume, no todo ou em parte, sob quaisquer formas ou por quaisquer meios (eletrônico, mecânico, gravação, fotocópia, distribuição na Web, ou outros), sem permissão expressa da Editora.

Editoração Eletrônica: REDB STYLE – Produções Gráficas e Editorial Ltda.
Capa: Margareth Baldissara

CIP-BRASIL. CATALOGAÇÃO-NA-FONTE
SINDICATO NACIONAL DOS EDITORES DE LIVROS, RJ

N97

    Nutrição clínica : obstetrícia e pediatria / organizadoras Maria Josemere de Oliveira Borba Vasconcelos... [et al.]. - Rio de Janeiro : MedBook, 2011.
    768p.

    Inclui bibliografia
    ISBN 978-85-99977-62-0

    1. Gravidez - Aspectos nutricionais. 2. Lactação - Aspectos nutricionais. 3. Crianças - Nutrição. I. Vasconcelos, Maria Josemere de Oliveira Borba. II. Título.

10-6026.   CDD: 615.854
                         CDU: 615.874

22.11.10 25.11.10   022847

 Editora Científica Ltda.

Rua Mariz e Barros, 711 – Maracanã
CEP 20.270-004 – Rio de Janeiro – RJ
Tel.: (21) 2502-4438 • 2569-2524
contato@medbookeditora.com.br
medbook@superig.com.br
www.medbookeditora.com.br

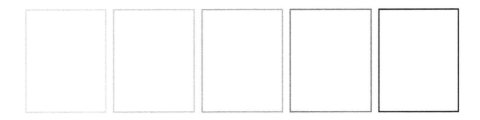

Dedicatória

Este livro é dedicado às gestantes e crianças que propiciaram, com suas mais variadas histórias de vida, à concretização desta obra, bem como aos profissionais da saúde, em especial aos que se dedicam à área materno-infantil e acreditam que a Nutrição pode contribuir para uma saúde melhor para todos.

De forma especial, dedicamos ao Professor Fernando Figueira, *in memoriam*, idealizador e fundador do Instituto de Medicina Integral Fernando Figueira (IMIP), pelos valiosos princípios de solidariedade e respeito ao próximo arraigados no dia a dia de nossa assistência, e ao Dr. Orlando Onofre, *in memoriam*, pelo incentivo constante à atuação da Nutrição nessa instituição.

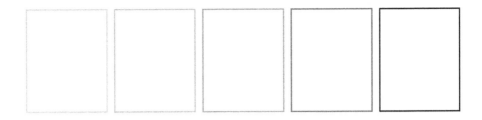

Agradecimentos

Diante da conclusão desta obra, nosso primeiro sentimento é de agradecimento a todos aqueles que colaboraram de forma incessante e comprometida na elaboração dos diversos capítulos.

Agradecemos ao Instituto de Medicina Integral Professor Fernando Figueira (IMIP), na figura de seu presidente, Dr. Antônio Carlos dos Santos Figueira, pelo incentivo e confiança depositados.

Agradecemos também ao Professor Malaquias Batista Filho, pelo exemplo de dedicação à construção do conhecimento e pelo contagiante entusiasmo na superação dos desafios do cotidiano.

Somos gratos também a todos os profissionais que, direta ou indiretamente, contribuíram para a realização deste projeto e aos nossos familiares, pelo constante apoio e estímulo, sem o qual não seria possível a consecução deste livro.

E a nossa imensurável e indescritível gratidão a Deus, luz das nossas vidas.

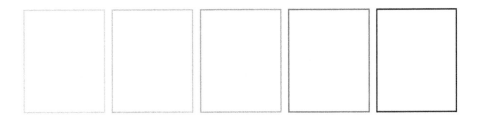

Colaboradores

Alcinda de Queiroz Medeiros
Nutricionista. Pós-graduada em Nutrição Clínica pelo Programa de Residência do Hospital das Clínicas de Pernambuco – HC.
Nutricionista do Instituto de Medicina Integral Prof. Fernando Figueira – IMIP e da Área de Inspeção Sanitária da Vigilância Sanitária da Prefeitura da Cidade do Recife.

Aline Figueirôa Chaves de Araújo
Nutricionista. Pós-graduada em Nutrição Clínica Funcional pelo Centro Valéria Paschoal de Educação (CVPE) pela Universidade Ibirapuera – UNIBI – SP e em Nutrição Clínica pelo Programa de Residência do Instituto de Medicina Integral Prof. Fernando Figueira – IMIP.
Nutricionista do Instituto de Medicina Integral Prof. Fernando Figueira – IMIP.

Alyne Cristine Souza da Silva
Nutricionista. Mestre em Nutrição pela Universidade Federal de Pernambuco – UFPE.
Especialista em Nutrição Clínica pela Sociedade Brasileira de Nutrição – ASBRAN.
Nutricionista e Vice-Coordenadora da Residência em Nutrição Clínica do Instituto de Medicina Integral Prof. Fernando Figueira – IMIP.

Ana Célia Oliveira dos Santos
Nutricionista. Doutora em Ciências Biológicas pela Universidade Federal de Pernambuco – UFPE.
Professora-Adjunta de Bioquímica do Instituto de Ciências Biológicas da Universidade de Pernambuco – UPE.
Presidente da Associação Pernambucana de Nutrição – APN.

Ana Paula Gomes Ribeiro

Nutricionista. Mestre em Nutrição pela Universidade Federal de Pernambuco – UFPE.

Especialista em Nutrição Parenteral e Enteral pela Sociedade Brasileira em Nutrição Parenteral e Enteral – SBNPE.

Nutricionista da Fundação de Hematologia e Hemoterapia de Pernambuco – HEMOPE.

Beatriz Jurkiewicz Frangipane

Nutricionista. Especialista em Nutrição Materno-Infantil pela Universidade Federal de São Paulo – UNIFESP/EPM – SP.

Nutricionista do Centro de Referência em Erros Inatos do Metabolismo UNIFESP/EPM – São Paulo – SP e Colaboradora do Grupo Técnico de Fenilcetonúria – ANVISA/Ministério da Saúde.

Betzabeth Slater

Nutricionista. Doutora e Mestre em Saúde Pública pela Universidade de São Paulo – USP.

Professora da Universidade de São Paulo – USP.

Carla Cristina Enes

Nutricionista. Doutora em Saúde Pública pela Universidade de São Paulo – USP.

Mestre em Ciências pela Escola Superior de Agricultura "Luiz de Queiroz"/Universidade de São Paulo – USP Piracicaba – SP.

Professora Assistente do Curso de Nutrição da Universidade Paulista – UNIP – SP.

Conciana Maria Andrade Freire

Nutricionista. Pós-graduada em Nutrição Clínica pelo Programa de Residência do Instituto de Medicina Integral Prof. Fernando Figueira – IMIP.

Nutricionista do Instituto de Medicina Integral Prof. Fernando Figueira – IMIP.

Cristiane Pereira da Silva

Nutricionista. Mestre em Nutrição pela Universidade Federal de Pernambuco – UFPE.

Pós-graduada em Nutrição Clínica pelo Programa de Residência do Hospital das Clínicas de Pernambuco – HC.

Especialista em Nutrição Clínica pela Sociedade Brasileira de Nutrição – ASBRAN.

Nutricionista da Equipe de Transplante Hepático e Vice-Coordenadora do Programa de Residência em Nutrição Clínica do Hospital Oswaldo Cruz – HUOC.

Edijane Maria de Castro Silva

Nutricionista. Pós-graduada em Gestão da Qualidade e Vigilância Sanitária em Alimentos pela Universidade Federal do Seminárido (UFERSA).

Nutricionista do Instituto de Medicina Integral Prof. Fernando Figueira – IMIP.

Fernanda Rauber

Nutricionista. Mestre em Ciências da Saúde da Universidade Federal de Ciências da Saúde de Porto Alegre – UFCSPA.

Nutricionista do Núcleo de Pesquisa em Nutrição – NUPEN da Universidade Federal de Ciências da Saúde de Porto Alegre – UFCSPA.

Coordenadora do Curso de Educação a Distância – EAD para Profissionais de Saúde da Rede Básica de Porto Alegre sobre Nutrição Infantil.

Graciliano Ramos Alencar do Nascimento

Nutricionista. Mestre em Ciências Médicas pela Universidade Federal de São Paulo – UFSP.

Professor de Farmacologia da Universidade Estadual de Ciências da Saúde de Alagoas e da Faculdade São Vicente de Pão de Açúcar.

Nutricionista da Caixa Beneficente dos Servidores Militares do Estado de Alagoas.

Isabel Carolina da Silva Pinto

Nutricionista. Mestre em Nutrição pela Universidade Federal de Pernambuco –UFPE.

Pós-graduada em Nutrição Clínica pelo Programa de Residência em Nutrição do IMIP.

Especialista em Nutrição Clínica pela Sociedade Brasileira de Nutrição – ASBRAN.

Nutricionista do Instituto de Medicina Integral Prof. Fernando Figueira – IMIP.

Iza Cristina de Vasconcelos Martins Xavier

Nutricionista. Pós-graduada em Nutrição Clínica pela Faculdade de Ciências Biológicas e da Saúde de União da Vitória – UNIGUAÇU – PR.

Especialista em Nutrição Parenteral e Enteral pela Sociedade Brasileira de Nutrição Parenteral e Enteral (SBNPE).

Nutricionista do Instituto de Medicina Integral Prof. Fernando Figueira – IMIP.

Janine Maciel Barbosa

Nutricionista. Mestre em Nutrição pela Universidade Federal de Pernambuco – UFPE.

Especialista em Nutrição Clínica pela Sociedade Brasileira de Nutrição – ASBRAN.

Pós-graduada em Nutrição Clínica pelo Curso de Especialização em Nutrição Clínica do Instituto de Medicina Integral Prof. Fernando Figueira – IMIP.

Nutricionista do Instituto de Medicina Integral Prof. Fernando Figueira – IMIP.

Joyce Gomes de Moraes

Nutricionista. Pós-graduada em Nutrição Clínica Funcional pela Universidade de Ibirapuera – SP.

Nutricionista Chefe da Seção de Nutrição e Dietética da Base Aérea do Recife.

Juliana Rombaldi Bernardi

Nutricionista. Mestre em Ciências da Saúde da Universidade Federal de Ciências da Saúde de Porto Alegre – UFCSPA.

Nutricionista Integrante do Núcleo de Pesquisa em Nutrição – NUPEN da Universidade Federal de Ciências da Saúde de Porto Alegre – UFCSPA.

Lidiane Conceição Lopes

Nutricionista do Instituto de Medicina Integral Prof. Fernando Figueira – IMIP e do Núcleo de Apoio à Criança com Câncer – NACC.

Lúcia Dantas Leite

Nutricionista. Doutora em Ciências da Saúde pela Universidade Federal do Rio Grande do Norte – UFRN.

Professora-Adjunta do Departamento de Nutrição da Universidade Federal do Rio Grande do Norte – UFRN.

Márcia Regina Vitolo

Nutricionista. Doutora em Ciências Biológicas pela Universidade Federal de São Paulo – UFESP.

Professora-Adjunta do Departamento de Nutrição da Universidade Federal de Ciências da Saúde de Porto Alegre – UFCSPA.

Coordenadora do Núcleo de Pesquisa em Nutrição – NUPEN da UFCSPA.

Maria da Guia Bezerra da Silva
Nutricionista. Pós-graduada em Nutrição Clínica pela Universidade Gama Filho de São Paulo – UGF.

Nutricionista do Instituto de Medicina Integral Prof. Fernando Figueira – IMIP.

Maria Josemere de Oliveira Borba Vasconcelos
Nutricionista. Mestre em Nutrição pela Universidade Federal de Pernambuco – UFPE.

Especialista em Nutrição Clínica pela Sociedade Brasileira de Nutrição – ASBRAN.

Coordenadora do Departamento de Nutrição e do Programa de Residência em Nutrição do Instituto de Medicina Integral Prof. Fernando Figueira – IMIP.

Mirella Gondim Ozias Aquino de Oliveira
Nutricionista. Mestre em Nutrição pela Universidade Federal de Pernambuco – UFPE.

Pós-graduada em Nutrição Clínica pelo Programa de Residência do IMIP.

Professora do Curso de Nutrição da Faculdade Vale do Ipojuca (FAVIP).

Patrícia Calado Ferreira Pinheiro Gadelha
Nutricionista. Mestre pela Universidade Federal de Pernambuco – UFPE.

Pós-graduada em Nutrição Clínica pelo Programa de Residência do Hospital das Clínicas de Pernambuco – HC.

Pós-graduada em Nutrição pela Universidade Gama Filho – SP.

Professora Substituta do Departamento de Nutrição da Universidade Federal de Pernambuco – UFPE.

Professora do Curso de Nutrição da Faculdade Guararapes – PE.

Poliana Coelho Cabral
Nutricionista. Doutora e Mestrado em Nutrição pela Universidade Federal de Pernambuco – UFPE.

Professora-Adjunta do Departamento de Nutrição da Universidade Federal de Pernambuco – UFPE.

Renata Bernardis de Oliveira
Nutricionista. Mestre em Ciências Aplicadas à Pediatria – Universidade Federal de São Paulo – UNIFESP.

Nutricionista do Instituto de Genética e Erros Inatos do Metabolismo – IGEIM/Centro de Referência em Erros Inatos do Metabolismo – CREIM – UNIFESP – SP e do Instituto Canguru – São Paulo – SP.

Rodrigo Luis da Silveira Silva

Nutricionista. Pós-graduação em Nutrição Clínica pelo Programa de Residência do Hospital Universitário Oswaldo Cruz – HUOC–UPE.

Nutricionista do Hospital Universitário Oswaldo Cruz da Universidade de Pernambuco – HUOC–UPE e da Prefeitura Municipal do Cabo de Santo Agostinho.

Membro da Equipe Multidisciplinar de Terapia Nutricional Parenteral e Enteral do Hospital Universitário Oswaldo Cruz da Universidade de Pernambuco – HUOC–UPE.

Silvia Maria Voci

Nutricionista. Doutora e Especialista em Nutrição em Saúde Pública pela Universidade Federal de São Paulo – UNIFESP.

Consultora Internacional do Programa Mundial de Alimentos da ONU – Brazilian Trust Fund.

Talita de Goes Holanda

Nutricionista. Pós-graduada em Nutrição Clínica pelo Programa de Residência do Instituto de Medicina Integral Prof. Fernando Figueira – IMIP.

Nutricionista do Instituto de Medicina Integral Prof. Fernando Figueira – IMIP.

Tarciana Maria de Lima

Nutricionista. Mestre em Nutrição pela Universidade Federal de Pernambuco – UFPE.

Especialista em Nutrição Clínica pela Sociedade Brasileira de Nutrição – ASBRAN.

Professora do Curso de Nutrição da Faculdade São Miguel – PE.

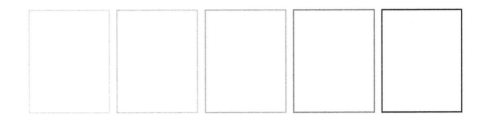

Prefácio

Talvez pelo fato de ser, na judiciosa observação de Josué de Castro (*Geografia da Fome*, 1946; *Geopolítica da Fome*, 1951), uma manifestação de caráter instintivo, a alimentação e a sexualidade foram, durante os séculos mais recentes, temas praticamente esquecidos pelo racionalismo científico do positivismo. Mais do que esquecidos, até mesmo culturalmente proibidos, como a história da fome, a epidemiologia das doenças nutricionais, sua fisiopatologia e, por extensão, sua seminologia e sua terapêutica. Foram necessárias as tragédias das duas guerras mundiais e, sobretudo, as contribuições geniais de dois autores (o próprio Josué de Castro e Sigmund Freud) para que o comportamento das doenças associadas à fome e aos excessos alimentares ou o comportamento das pessoas e da própria cultura em relação ao sexo fossem franqueados ao debate de ideias, ao ensino, à pesquisa e ao tratamento dos grandes problemas humanos.

E é neste novo cenário do conhecimento científico e das reflexões epistemológicas que a nutrição emerge, na segunda metade do século passado, como uma *metaciência* (com nossas desculpas pela ousadia da classificação), ingressando na política, na sociologia, na antropologia, nas diversas ramificações das ciências da saúde, na ecologia, na economia, na etologia e na própria ética do desenvolvimento humano. Literalmente, a alimentação e a nutrição estão presentes em tudo e em todos. Portanto, teriam que estar, como de fato acontece, no cinquentenário do IMIP, como parte de sua história, como campo de suas atividades e como perspectiva de suas crescentes demandas para o futuro.

É interessante fazer um breve retrospecto para compreender, histórica e doutrinariamente, esse compromisso. Fundado há 50 anos como Instituto de Medicina Infantil de Pernambuco e voltado, como princípio *existencial* e como objeto de trabalho, para as crianças carentes, o IMIP enfrentou o pesado desafio das deficiências nutricionais como doença de base de 70% a 80% das crianças hospitalizadas ou de 40% das que demandavam seus ambulatórios, numa conjuntura em que a maioria dos óbitos infantis estava associada às diversas manifestações das carências nutritivas. Foi neste contexto que a instituição participou da Investigação Interamericana de Mortalidade na Infância que, de fato, fundamentou os grandes princípios e normas da assistência pediátrica nas Américas e mesmo no mundo. Foi esta pesquisa que revelou o papel até então já suspeitado, mas nunca avaliado, da questão alimentar/nutricional na sobrevivência das crianças. Ou seja, o efeito devastador do desmame precoce, da introdução dos alimentos industrializados, do baixo peso ao nascer, do marasmo, do "kwashiorkor" e das formas moderadas da desnutrição energético-proteica nas estatísticas de mortalidade das crianças. Pouco depois, com a inclusão formal das mães no campo de cobertura primária, secundária e terciária das ações de saúde, o IMIP, sem mudar de sigla, ampliou seu papel de assistência, tornando-se o Instituto Materno-Infantil de Pernambuco. Já nesta nova configuração institucional, com a parceria do Departamento de Nutrição da UFPE, o IMIP participou de dois inquéritos de base populacional sobre a situação de saúde e nutrição das mães e crianças, numa amostra representativa de áreas urbanas e rurais do Estado. No seu desenvolvimento, o IMIP converteu-se, há dois anos, no Instituto de Medicina Integral de Pernambuco, participando da III Pesquisa Estadual de Saúde e Nutrição Materno-Infantil e do inquérito sobre Prevalência e Fatores de Riscos de Doenças Crônicas não Transmissíveis que ampliaram a abrangência temática, populacional e geográfica da avaliação das condições de saúde, nutrição e seus fatores condicionantes para a população do Estado. Por sinal, Pernambuco é o primeiro e único estado no Brasil a realizar tal empreendimento, descrevendo o espectro de problemas e o complexo de fatores causais (biológicos, socioeconômicos, ambientais, acesso e uso de serviços de saúde) compreendidos em sua determinação. Nesta fase recente da história institucional, a Revista do IMIP se converteu na Revista Brasileira de Saúde Materno-Infantil, na qual cerca de 25% de seus artigos se reportam aos problemas de nutrição humana.

Com estes antecedentes históricos e com vários compromissos de estudos, pesquisa e ensino dentro e fora do Brasil, o IMIP ganha *status*, no ano de seu cinquentenário, para consolidar e difundir sua experiência em vários outros espaços da saúde e da nutrição como áreas de exercício profissional e como campo de uma compreensão multidisciplinar de problemas correlacionados. É assim que se justifica o livro *Nutrição Clínica – Obstetrícia e Pediatria*, escrito por nutricionistas que trabalham no IMIP: no ensino, na pesquisa, na atenção às crianças de enfermarias, ambulatórios, serviços extramurais e alguns outros de fora da instituição, convidados pela coordenação editorial do livro. São 36 capítulos, enfeixados em nove partes, duas das quais com um apêndice compreendendo situações especiais da atenção obstétrica e pediátrica com interface com a nutrição.

Tematicamente bem distribuída nas duas vertentes clínicas que formam o alto relevo da assistência à saúde materno-infantil, a publicação representa um excelente suporte para o trânsito de saberes e fazeres entre os diversos campos, subáreas e especialidades que representam a demanda conjunta da nutrição e da clínica focadas na atenção à criança, ao adolescente e às mulheres no período reprodutivo, notadamente no decurso da gravidez.

No entanto, apesar de que a trilogia nutrição/obstetrícia/pediatria seja o centro de gravitação dos eixos temáticos do livro, suas órbitas de conhecimento e de aplicação se deslocam por espaços bem mais amplos e genéricos. Independente dos enquadramentos propostos na divisão do livro e dos espaços delimitados pelas situações especiais, as diversas partes e capítulos interessam a todos que cuidam do processo saúde/doença em nível de atenção individual, ou seja, fundamentalmente a clínica. Com este enfoque, desloca-se, amplia-se, estende-se em ligações internas e externas, tornando-se sistêmico, múltiplo, interfacetado. Assim, como a vida humana, como evento histórico ou como processo social.

Nutrição Clínica – Obstetrícia e Pediatria começa como classicamente se recomenda: tratando das "Recomendações de Ingestão Dietética", como capítulo de conceitos e aplicações, assinado por Silva Voci, Carla Enes e Betzabeth Slater. E termina bem como esperariam seus leitores: no *"front"* de inter-relações da farmacologia com a nutrição, compreendendo a farmacocinética das interações e as interações fármacos-nutrientes mais relevantes em obstetrícia e pediatria. Já os três capítulos finais do livro têm uma só autoria, o que, na sua singularidade, atesta o reconhecimento dos editores ao princípio da autoridade do mestre Graciliano Ramos Alencar do Nascimento.

Entre a parte introdutória e os capítulos finais, uma relação de temas que revisitam ou que algumas vezes praticamente inauguram grandes tópicos da nutrição humana na clínica. Por um critério de randomização, para evitar o efeito repetitivo de um índice sob a forma de apresentação, vamos referir, aleatoriamente, alguns capítulos e suas autorias: "Recomendações nutricionais em obstetrícia", subscrito por Maria Josemere de Oliveira, Patrícia Calado e Tarciana Maria de Lima; logo em seguida, "Repercussões das carências nutricionais", assinado por Fernanda Rauber, Juliana Bernardi e Márcia Vitolo, e "Situações especiais de obstetrícia", os capítulos 8 e 9, enfocando duas intercorrências muito comuns na clínica obstétrica: as doenças hipertensivas e o diabetes na gestação, este com autoria de Tarciana M. de Lima, Maria da Guia Bezerra e Talita de Holanda.

O aleitamento materno é um tema de tríplice interesse: para a mãe e para o filho como indivíduos (pessoas físicas, vamos dizer simbolicamente) e para a coletividade, na medida em que previne doenças e mortes e reduz o absenteísmo das mães, a pressão sobre os serviços de saúde e seus custos. A prática correta do aleitamento materno é uma conquista para a saúde individual e coletiva, para a economia doméstica e pública, para a ecologia e para o resgate antropológico de condutas e valores que o consumismo desvairado do liberalismo e da globalização impôs às mães, às crianças e à sociedade dos tempos modernos. Mais do que um tema, o aleitamento materno é uma causa, uma bandeira da promoção da saúde.

Por sua marcante atualidade, dois outros temas devem se intencionalmente destacados: "Genômica nutricional", relatado pela nutricionista Lúcia Dantas Leite, da UFRN, e "Alimentos funcionais", de autoria de Joyce Gomes Morais, do Hospital da Aeronáutica, no Recife. São duas abordagens que atualizam conceitos e novos campos de utilização dos conhecimentos da nutrição humana, interessando não apenas à obstetrícia e à pediatria, mas a todo o *"front"* de profissionais que ocupam o espaço de compreensão do processo saúde/doença. De forma ilustrativa e até emblemática, os dois temas compõem a parte VIII (Avanços em Nutrição) do livro.

E ai está a publicação, aquecendo, com as luzes de seus ensinamentos, a bibliografia didática da nutrição e seus dois vértices de demandas mais imediatos: a obstetrícia e a pediatria. Mas o livro é muito mais do que se pode esperar desta representação triangular: é poligonal, polissêmico, como diriam os estudiosos da linguagem acadêmica. Espero, profeticamente, que seja um sucesso.

Bom proveito para seus leitores!

Malaquias Batista Filho
PhD em Saúde Pública pela Universidade de São Paulo;
Docente do mestrado em saúde materno infantil do
Instituto de Medicina Integral Professor Fernando Figueira – IMIP

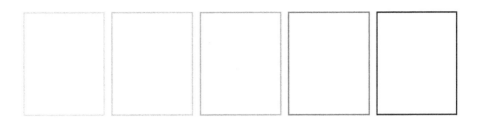

Sumário

Parte I – RECOMENDAÇÕES DE INGESTÃO DIETÉTICA 1

1. Conceitos e Aplicações 3
   Silvia Maria Voci
   Carla Cristina Enes
   Betzabeth Slater

Parte II – NUTRIÇÃO EM OBSTETRÍCIA 29

2. Adaptações Fisiológicas 31
   Maria da Guia Bezerra da Silva
   Patricia Calado Ferreira Pinheiro Gadelha

3. Avaliação Nutricional 39
   Tarciana Maria de Lima
   Maria Josemere de Oliveira Borba Vasconcelos

4. Recomendações Nutricionais....................................... 57
   Maria Josemere de Oliveira Borba Vasconcelos
   Patrícia Calado Ferreira Pinheiro Gadelha
   Tarciana Maria de Lima

5. Repercussões das Carências Nutricionais.................... 79
   Fernanda Rauber
   Juliana Rombaldi Bernardi
   Márcia Regina Vitolo

xix

6. Fatores de Risco 105

Maria Josemere de Oliveira Borba Vasconcelos
Tarciana Maria de Lima

7. Sinais e Sintomas Frequentes 113

Tarciana Maria de Lima
Maria Josemere de Oliveira Borba Vasconcelos

PARTE III – NUTRIÇÃO EM OBSTETRÍCIA – SITUAÇÕES ESPECIAIS 123

8. Doenças Hipertensivas 125

Fernanda Rauber
Juliana Rombaldi Bernardi
Márcia Regina Vitolo

9. Diabetes na Gestação 138

Tarciana Maria de Lima
Maria da Guia Bezerra da Silva
Talita de Goes Holanda

PARTE IV – ALEITAMENTO MATERNO 159

10. Aleitamento Materno: Importância e Situação Atual.....................161

Mirella Gondim Ozias Aquino de Oliveira
Janine Maciel Barbosa
Alyne Cristine Souza da Silva
Maria Josemere de Oliveira Borba Vasconcelos

11. Fisiologia da Lactação e Composição do Leite Materno.................172

Janine Maciel Barbosa
Mirella Gondim Ozias Aquino de Oliveira
Alyne Cristine Souza da Silva
Maria Josemere de Oliveira Borba Vasconcelos

12. Manejo da Lactação e Assistência à Nutriz 181

Maria Josemere de Oliveira Borba Vasconcelos
Alyne Cristine Souza da Silva
Janine Maciel Barbosa
Mirella Gondim Ozias Aquino de Oliveira

Parte V – NUTRIÇÃO EM PEDIATRIA 209

13. Avaliação Nutricional 211
Alcinda de Queiroz Medeiros
Isabel Carolina da Silva Pinto
Cristiane Pereira da Silva

14. Recomendações Nutricionais 239
Aline Figueirôa Chaves de Araújo
Mirella Gondim Ozias Aquino de Oliveira

15. Obesidade 251
Isabel Carolina da Silva Pinto
Conciana Maria Andrade Freire
Janine Maciel Barbosa

16. Desnutrição 275
Alyne Cristine Souza da Silva

17. Carências Nutricionais 288
Ana Célia Oliveira dos Santos
Poliana Coelho Cabral

Parte VI – NUTRIÇÃO EM PEDIATRIA – SITUAÇÕES ESPECIAIS 321

18. Prematuridade 323
Cristiane Pereira da Silva

19. Erros Inatos do Metabolismo 332
Beatriz Jurkiewicz Frangipane
Renata Bernardis de Oliveira

20. Distúrbios do Aparelho Digestório 349
Aline Figueirôa Chaves de Araújo
Alyne Cristine Souza da Silva
Alcinda de Queiroz Medeiros
Isabel Carolina da Silva Pinto
Maria Josemere de Oliveira Borba Vasconcelos
Conciana Maria Andrade Freire

21. Alergia à Proteína do Leite de Vaca 375

Alyne Cristine Souza da Silva
Aline Figueirôa Chaves de Araújo

22. Doença Celíaca 385

Conciana Maria Andrade Freire
Alyne Cristine Souza da Silva

23. Doença Hepática 393

Cristiane Pereira da Silva
Isabel Carolina da Silva Pinto

24. Doenças Renais 400

Iza Cristina de Vasconcelos Martins Xavier
Aline Figueirôa Chaves de Araújo
Mirella Gondim Ozias Aquino de Oliveira

25. Cardiopatias Congênitas 414

Janine Maciel Barbosa
Ana Paula Gomes Ribeiro

26. Fibrose Cística 427

Isabel Carolina da Silva Pinto
Conciana Maria Andrade Freire
Cristiane Pereira da Silva

27. Câncer 445

Janine Maciel Barbosa
Ana Paula Gomes Ribeiro

28. Síndrome da Imunodeficiência Adquirida 471

Lidiane Conceição Lopes
Ana Paula Gomes Ribeiro

29. Diabetes Melito 489

Tarciana Maria de Lima
Isabel Carolina da Silva Pinto

Sumário   xxiii

PARTE VII – TERAPIA NUTRICIONAL 501

30. Nutrição Enteral 503
Maria da Guia Bezerra da Silva
Iza Cristina de Vasconcelos Martins Xavier
Ana Paula Gomes Ribeiro
Alyne Cristine Souza da Silva
Edijane Maria de Castro Silva
Maria Josemere de Oliveira Borba Vasconcelos

31. Nutrição Parenteral 515
Rodrigo Luis da Silveira Silva
Cristiane Pereira da Silva
Maria da Guia Bezerra da Silva

PARTE VIII – AVANÇOS EM NUTRIÇÃO 535

32. Genômica Nutricional 537
Lúcia Dantas Leite

33. Alimentos Funcionais 548
Joyce Gomes de Moraes

PARTE IX – FARMACOLOGIA APLICADA À NUTRIÇÃO 579

34. Aspectos Farmacocinéticos das Interações 581
Graciliano Ramos Alencar do Nascimento

35. Interações Fármacos-Nutrientes em Farmacoterapêutica Obstétrica ... 590
Graciliano Ramos Alencar do Nascimento

36. Interações Fármacos-Nutrientes em Farmacoterapêutica Pediátrica 599
Graciliano Ramos Alencar do Nascimento

ANEXO I – Ingestão Dietética de Referência (DRI) 603

ANEXO II – Instrumentos para Avaliação do Estado Nutricional
da Gestante 615

Anexo III – Amamentação e Uso de Medicamentos e Outras Substâncias 621

Anexo IV – Curvas de Crescimento para Avaliação do Estado Nutricional de Recém-Nascidos 629

Anexo V – Curvas de Crescimento para Avaliação do Estado Nutricional de Crianças e Adolescentes 637

Anexo VI – Percentis de Circunferências 659

Anexo VII – Percentis de Pregas Cutâneas.................................... 669

Anexo VIII – Percentis de Pressão Arterial para Crianças e Adolescentes 677

Anexo IX – Estágios de Maturação Sexual 685

Anexo X – Instrumentos para Avaliação Nutricional Subjetiva Global em Pediatria 689

Anexo XI – Lista de Equivalentes de Alimentos 703

Anexo XII – Receitas de Dietas Especiais 709

Índice Remissivo 727

INSTITUTO DE MEDICINA INTEGRAL PROF. FERNANDO FIGUEIRA – IMIP

NUTRIÇÃO CLÍNICA

Obstetrícia e Pediatria

PARTE I

RECOMENDAÇÕES DE INGESTÃO DIETÉTICA

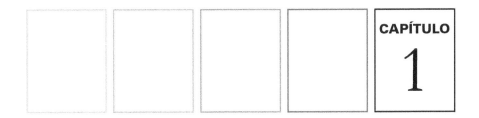

Conceitos e Aplicações

Silvia Maria Voci
Carla Cristina Enes
Betzabeth Slater

As discussões sobre a saúde e nutrição de gestantes, nutrizes, crianças e adolescentes têm-se intensificado especialmente nas últimas décadas, em razão da reconhecida vulnerabilidade desses grupos populacionais.

Alguns estudos têm demonstrado que a nutrição adequada durante a gestação e nos primeiros anos de vida é capaz de prevenir problemas como obesidade e outras doenças crônicas não transmissíveis na idade adulta[1,2].

Os prognósticos da gestação e do desenvolvimento da criança sofrem influência direta do estado nutricional materno antes e durante o período gestacional. Dessa maneira, o crescimento e o desenvolvimento normais do feto e do recém-nascido podem estar comprometidos nos casos em que a gestante não garante uma ingestão diária adequada de energia e nutrientes[2].

O aumento das necessidades nutricionais da mulher no período gestacional, decorrente dos ajustes fisiológicos necessários nessa fase, pode aumentar o risco da adoção de uma alimentação inadequada, refletindo negativamente sobre a saúde da gestante e o desenvolvimento normal do feto[3].

Da mesma maneira, durante a lactação, as deficiências nutricionais maternas poderão comprometer as reservas de nutrientes dos lactentes, podendo levar à instalação de carências nutricionais nos primeiros anos de vida[4].

A adolescência consiste no período de transição entre a infância e a vida adulta e se caracteriza por intensas mudanças somáticas, psicológicas e sociais, compreendendo a faixa etária dos 10 aos 19 anos de idade[5]. Devido ao acentuado crescimento físico, em que são ganhos cerca de 50% do peso e 15% da estatura final do adulto, as necessidades nutricionais apresentam-se elevadas, mas geralmente não são atingidas adequadamente[6].

Vários fatores interferem na ingestão alimentar nesse período da vida, tais como valores socioculturais, imagem corporal, influência de amigos e da mídia, situação financeira familiar, modificação de preferências alimentares e aumento do consumo de alimentos semipreparados. Estes mesmos fatores, aliados a tabagismo, consumo de bebidas alcoólicas, sedentarismo, problemas familiares, uso de drogas e comportamento alimentar inadequado, contribuem para que estes indivíduos façam parte de um grupo de risco nutricional[7,8].

RECOMENDAÇÕES NUTRICIONAIS: DEFINIÇÕES

Os valores de Ingestão Dietética de Referência (*Dietary Reference Intakes* – DRI) foram propostos para a avaliação e o planejamento de dietas de indivíduos e grupos, embasando-se em estimativas das necessidades diárias de energia e nutrientes de indivíduos norte-americanos e canadenses saudáveis e grupos nos diferentes ciclos da vida, incluindo gestação, lactação e infância.

As DRI são um novo conceito de recomendação nutricional e foram formuladas para substituir as antigas RDA (*Recommended Dietary Allowances*) e RNI (*Recommended Nutrient Intake*), elaboradas para as populações norte-americana e canadense, respectivamente.

As mudanças estabelecidas para as DRI em comparação à antiga RDA refletem o desenvolvimento e os avanços científicos recentes, além da preocupação crescente dos indivíduos com temas relacionados à nutrição e seus efeitos sobre a saúde. A contemplação da redução do risco de doenças crônicas não transmissíveis e riscos de toxicidade, e não somente da ausência de sinais de deficiência, foi um dos avanços marcantes para a construção dos novos limites das DRI[9].

As novas recomendações nutricionais diárias baseiam-se em conceitos que serão descritos a seguir:

1. **Necessidade Média Estimada – EAR (*Estimated Average Requirement*):** é o valor de ingestão diária de um nutriente estimado para suprir a necessidade de metade (50%) dos indivíduos saudáveis pertencentes aos mesmos gênero e estágio de vida. Considerando esse nível de ingestão, a outra metade dos indivíduos desse grupo não atinge as necessidades nutricionais. A EAR é utilizada como base para o cálculo da RDA e corresponde à mediana da distribuição de necessidades de um determinado nutriente para um grupo populacional de mesmos gênero e estágio de vida. Em casos em que a distribuição é simétrica, esse valor coincide com a média[10].

2. **Ingestão Dietética Recomendada – RDA (*Recommended Dietary Allowance*):** é o nível de ingestão diária de nutriente suficiente para atender as necessidades de praticamente todos (97 a 98%) os indivíduos saudáveis de mesmos gênero e estágio de vida. A RDA é obtida a partir dos valores de EAR, acrescidos de mais dois desvios-padrão da necessidade do nutriente sob a condição de normalidade da necessidade do nutriente (distribuição simétrica e média igual à mediana). Os valores de RDA são estabelecidos para que sejam utilizados pelos indivíduos como metas de ingestão diária do nutriente[10].

3. Ingestão Adequada – AI (*Adequate Intake*): nos casos em que não há dados suficientes para estabelecer a EAR e consequentemente a RDA, é proposta a AI como parâmetro provisório e em substituição à RDA. A AI baseia-se em níveis de ingestão ajustados experimentalmente ou por aproximações da média de ingestão do nutriente por um grupo de indivíduos aparentemente saudáveis[10].

4. Nível Superior Tolerável de Ingestão – UL (*Tolerable Upper Intake Level*): é o valor mais elevado de ingestão habitual de um determinado nutriente que aparentemente não oferece risco de efeitos adversos à saúde de quase todos os indivíduos de um estágio de vida ou gênero. À medida que a ingestão aumenta, atingindo valores superiores ao UL, há um aumento do risco potencial de efeitos adversos. A necessidade de estabelecimento dos valores de UL surgiu com o crescimento da fortificação de alimentos e o uso indiscriminado de suplementos alimentares. O parâmetro UL não deve ser considerado um nível recomendado de ingestão[10].

5. Intervalos de Distribuição Aceitável do Macronutriente – AMDR (*Acceptable Macronutrient Distribution Ranges*): é o intervalo de ingestão para uma determinada fonte de energia e que está associado a um risco reduzido de doenças crônicas a longo prazo e que é capaz de fornecer nutrientes essenciais. Estes intervalos são apresentados em proporção à quantidade de energia total da dieta[10].

Uma ingestão dietética que respeite estes limites propostos também deve ser seguida por um consumo adequado de energia, dentro do recomendado, aliada a níveis de atividade física que contribuam para a manutenção do equilíbrio do balanço energético e, consequentemente, para a manutenção de um estado nutricional adequado[11].

Os valores de AMDR foram estipulados não somente para proteínas, carboidratos e lipídios totais, mas também para ácidos graxos poli-insaturados ω-*3* e ω-*6*[12].

A AMDR para gordura e carboidratos foi estimada com base em evidências que indicam maior risco de doenças cardiovasculares (relacionado a dietas ricas em carboidratos e pobres em gorduras) e também maior risco de obesidade e suas complicações entre indivíduos com ingestão elevada de gorduras. Além disso, dietas ricas em gorduras frequentemente são acompanhadas de ingestão elevada de ácidos graxos saturados, que podem elevar os níveis de LDL-colesterol, aumentando assim o risco de doenças cardiovasculares[10].

Considerando-se os riscos à saúde provocados pela ingestão excessiva de carboidratos e gorduras, estabeleceram-se os intervalos para esses macronutrientes como sendo: carboidratos de 45% a 65% e gordura de 30% a 40% (para crianças de 1 a 3 anos), 25% a 35% (para crianças com mais de 4 anos e adolescentes) e 20% a 35% (para adultos e gestantes). Esses intervalos também buscam garantir a ingestão adequada de nutrientes essenciais, bem como de gordura saturada. Ressalta-se que as dietas que apresentam quantidade inferior ao mínimo estabelecido pela AMDR para o carboidrato possivelmente não atingem os valores de AI para fibras[10].

Para a população de crianças e adolescentes, os valores da AMDR estimados para a gordura levam em consideração a maior taxa de oxidação de gordura (que é superior à de adultos). Outro aspecto considerado é que dietas com baixo conteúdo de gordura podem comprometer a ingestão de micronutrientes, incluindo as vitaminas lipossolúveis. Por outro lado, o consumo excessivo de gordura durante a infância pode estar relacionado ao aparecimento de doenças cardiovasculares e obesidade. Entretanto, considerando a inconsistência dos estudos em estabelecer relações entre a quantidade de gordura ingerida na infância e o risco de doenças crônicas na vida adulta, a estimativa de AMDR baseou-se principalmente na transição da alimentação na infância, predominantemente láctea, com percentuais superiores aos consumidos por adultos.

A definição dos valores de AMDR para o ácido linoleico (ω-6) baseou-se na mediana de ingestão usual de energia observada no *Continuing Survey of Food Intakes by Individuals (CSFII 1994-1996, 1998)*, que estabeleceu o limite inferior de 5% de energia proveniente de ω-6 como sendo o necessário para atingir a ingestão adequada (AI). A estimativa do limite superior de 10% da ingestão de energia baseou-se nas seguintes informações:

- Na América do Norte, a ingestão dietética individual raramente excede 10% da energia proveniente do ω-6.
- Evidências epidemiológicas para a ingestão segura superior a 10% da energia geralmente são inconsistentes.
- A ingestão elevada de ácido linoleico propicia um estado pró-oxidante que expõe o indivíduo a inúmeras doenças crônicas, como as cardiovasculares e o câncer.

A estimativa da AMDR para o ácido linolênico (ω-3) baseou-se nos mesmos critérios utilizados para o ácido linoleico. Assim, definiu-se o limite inferior de 0,6% de energia proveniente do ω-3 como sendo o necessário para atingir os valores de ingestão adequada (AI). O limite superior do intervalo AMDR corresponde à ingestão mais elevada de ácido linolênico a partir de alimentos consumidos por indivíduos norte-americanos e canadenses. As evidências científicas existentes sobre os benefícios de uma ingestão ainda maior de ω-3 não são consistentes para justificar um limite superior a 1,2% do total de energia da dieta.

A AMDR para proteína foi estabelecida para complementar os 100% em relação aos valores de AMDR de gordura e carboidrato definidos anteriormente. Esta estimativa levou em consideração a falta de evidências que sugerem que os valores de AMDR para proteína sejam inferiores aos valores de RDA para adultos. Além disso, os dados disponíveis são insuficientes para estabelecer estimativas de UL para proteínas.

Os valores de RDA, AI e AMDR para gestantes, nutrizes, lactentes, crianças e adolescentes podem ser observados no Anexo I.

CRITÉRIOS UTILIZADOS NA DETERMINAÇÃO DAS NECESSIDADES DE MACRONUTRIENTES

Carboidrato

A necessidade estimada de carboidrato baseou-se na quantidade mínima de glicose utilizada para o funcionamento normal do cérebro, evitando quadros de cetose decorrentes da indisponibilidade de glicose por períodos prolongados[10]. Para a obtenção destes valores foram levados em consideração os critérios apresentados no Quadro 1.1.

Quadro 1.1. Critérios para a determinação da necessidade de carboidrato de acordo com o estágio de vida

Estágio de vida	Critério
0 a 6 meses	Conteúdo médio de carboidrato presente no leite humano
7 a 12 meses	Ingestão média de carboidrato a partir do leite humano + alimentação complementar
1 a 18 anos	Extrapolação a partir de dados da população adulta
> 18 anos	Utilização de glicose pelo cérebro
Gestação	
14 a 18 anos	EAR para adolescentes do sexo feminino + utilização cerebral de glicose pelo feto
19 a 50 anos	EAR para adultos do sexo feminino + utilização cerebral de glicose pelo feto
Lactação	
14 a 18 anos	EAR para adolescentes do sexo feminino + conteúdo médio de carboidrato do leite humano
19 a 50 anos	EAR para adultos do sexo feminino + conteúdo médio de carboidrato do leite humano

Fonte: adaptado do IOM[10].

Gordura

Não foram determinados valores de EAR (e consequentemente de RDA) nem de AI referentes à gordura total para indivíduos a partir de 1 ano de idade devido à insuficiência de dados para determinar um nível de ingestão correspondente ao risco de inadequação ou prevenção de doenças crônicas. No entanto, em razão da importância da gordura no fornecimento de energia necessária para o crescimento, foram estimados valores de AI para crianças menores de 1 ano. Tais valores basearam-se na ingestão média de gordura observada entre crianças alimentadas principalmente com leite materno (0 a 6 meses) e leite humano junto à alimentação complementar (7 a 12 meses)[10].

Para as gorduras saturadas e monoinsaturadas também não foram estimados valores de EAR e RDA, tanto por não serem consideradas essenciais como pela ausência de estudos que comprovem seu papel na prevenção de doenças crônicas[10].

Tendo em vista a ausência de informações referentes à quantidade necessária de ω-6 e ω-3 para reverter os sintomas relacionados à deficiência de tais nutrientes, não foi possível estabelecer valores de EAR e RDA. Para estimar os valores de AI para o ácido linoleico e ácido linolênico, considerou-se a ingestão mediana desses nutrientes entre indivíduos de diferentes estágios de vida e entre os sexos masculino e feminino nos Estados Unidos, já que nesse país a deficiência de ω-6 e ω-3 é praticamente inexistente em indivíduos saudáveis[10]. As valores são apresentados no Quadro 1.2.

8   PARTE I · Recomendações de Ingestão Dietética

Quadro 1.2. Critérios para determinação da necessidade de gordura de acordo com o estágio de vida

Estágio de vida[a]	Critério
Gordura Total	
0 a 6 meses	Consumo médio de gordura total proveniente do leite humano
7 a 12 meses	Consumo médio de gordura total proveniente do leite humano e da alimentação complementar
Ácido Linoleico	
0 a 6 meses	Consumo médio total de ω-6 proveniente do leite humano
7 a 12 meses	Consumo médio total de ω-6 proveniente do leite humano e da alimentação complementar
1 a 18 anos	Ingestão mediana observada no CSFII[b]
19 a 50 anos	Ingestão mediana observada no CSFII para o grupo na faixa etária de 19 a 30 anos
Gestação	Ingestão mediana observada no CSFII para todas as mulheres grávidas
Lactação	Ingestão mediana observada no CSFII para todas as mulheres em lactação
Ácido Linolênico	
0 a 6 meses	Consumo médio total de ω-3 proveniente do leite humano
7 a 12 meses	Consumo médio total de ω-3 proveniente do leite humano e da alimentação complementar
1 a 18 anos	Ingestão mediana observada no CSFII
≥ 19 anos	Ingestão mediana observada no CSFII para todos os grupos na idade adulta
Gestação	Ingestão mediana observada no CSFII para todas as mulheres grávidas
Lactação	Ingestão mediana observada no CSFII para todas as mulheres em lactação

[a]O valor de DRI para gordura total não foi estimado para nenhum estágio de vida além dos lactentes.
[b]Continuing Survey of Food Intake by Individuals (1994-1996, 1998).
Fonte: adaptado do IOM[10].

Proteína

A necessidade proteica foi estimada a partir de análise criteriosa de estudos disponíveis que avaliaram o balanço de nitrogênio. As recomendações de acordo com a idade foram definidas para os nove aminoácidos essenciais presentes nas proteínas, levando-se em consideração os métodos de análise de isótopos traços e de regressão linear quando possível[10]. O Quadro 1.3 demonstra os critérios utilizados para determinação das necessidades proteicas.

Quadro 1.3. Critérios para determinação da necessidade de proteína de acordo com o estágio de vida

Estágio de vida	Critério
0 a 6 meses	Consumo médio de proteína proveniente do leite humano
6 a 12 meses	Balanço de nitrogênio + proteína para depósito
1 a 18 anos	
> 18 anos	Balanço de nitrogênio
Gestação	Necessidade específica para a idade + proteína para depósito
Lactação	Necessidade específica para a idade + nitrogênio para síntese de leite humano

Fonte: adaptado do IOM[10].

CRITÉRIOS UTILIZADOS NA DETERMINAÇÃO DAS NECESSIDADES DE ENERGIA

Necessidade estimada de energia (EER)

A necessidade média de energia é a quantidade média de ingestão de energia suficiente para manter o balanço energético de indivíduos saudáveis, de acordo com idade, sexo, peso, altura e nível de atividade física compatível com boa saúde.

A EER foi estimada a partir de equações para predição do gasto total de energia (TEE – *Total Energy Expenditure*) medido pela técnica da água duplamente marcada. O princípio da técnica é a ingestão de água marcada com isótopos de deutério e oxigênio. O deutério é eliminado como água, enquanto o oxigênio é eliminado como água e dióxido de carbono. A medida da concentração destes elementos na urina e no ar expirado permite o cálculo da demanda de energia[10].

As equações para cálculo de EER descritas pelas DRI fornecem uma estimativa das necessidades energéticas do indivíduo, representando um ponto médio de um intervalo. Para o consumo de energia não existem cálculos específicos de adequação, sendo o acompanhamento do peso do indivíduo o indicador mais aconselhável para observar adequação ou inadequação[10].

Essas equações foram estimadas tomando-se como base indivíduos com IMC (Índice de Massa Corporal) entre 18,5 e 24,99kg/m². Para crianças, gestantes e nutrizes, os valores estimados de EER também levam em conta as necessidades relacionadas aos gastos adicionais de crescimento, deposição de tecidos e produção de leite. Assim, pode-se dizer que para esses grupos específicos a EER é:

$$\text{EER} = \text{TEE} + \text{Energia de depósito}$$

Diferentes critérios foram adotados para determinar a necessidade energética dos indivíduos levando-se em consideração os diferentes estágios de vida (Quadro 1.4).

Quadro 1.4. Critérios utilizados para determinar a EER

Estágio de vida	Critério
0 a 6 meses	TEE + energia para depósito
7 a 12 meses	
1 a 18 anos	
> 18 anos	TEE
Gestação	
14 a 18 anos	EER para adolescentes do sexo feminino + mudança no TEE + energia de depósito na gestação
19 a 50 anos	EER para adultos do sexo feminino + mudança no TEE + energia de depósito na gestação
Lactação	
14 a 18 anos	EER para adolescentes do sexo feminino + energia para produção de leite – perda de peso
19 a 50 anos	EER para adultos do sexo feminino + energia para produção de leite – perda de peso

Fonte: adaptado do IOM[10].

O gasto total de energia é dado pela soma de diferentes componentes, tais como gasto de energia de repouso, efeito térmico dos alimentos, atividade física, nível de atividade física, termorregulação e energia para síntese de novos tecidos e produção de leite.

10 PARTE I · Recomendações de Ingestão Dietética

Os componentes considerados para o cálculo da TEE, segundo o IOM[10], serão apresentados detalhadamente a seguir:

1. **Taxa Metabólica Basal – TMB (*Basal Energy Expenditure* – BEE):** reflete a energia necessária para suprir as atividades metabólicas das células e tecidos, além da manutenção da circulação sanguínea, respiração e funções gastrointestinal e renal. A BEE frequentemente é extrapolada para 24 horas e é expressa como kcal por 24 horas. O gasto de energia basal está diretamente relacionado com a dimensão corporal, mais especificamente com a quantidade de massa livre de gordura. A proporção de massa magra geralmente explica 70 a 80% da variação na demanda energética durante o repouso, podendo também sofrer influência da idade, sexo, estado nutricional, fatores genéticos e ação de hormônios.

2. **Efeito térmico dos alimentos:** refere-se ao aumento da demanda de energia causado pelo consumo de alimentos, incluindo os processos de digestão, transporte, metabolização e armazenamento de nutrientes. A intensidade e a duração do efeito térmico são determinadas inicialmente pela quantidade e composição dos alimentos consumidos. O aumento no gasto energético durante a digestão varia entre 5 e 10% para os carboidratos, 0 e 5% para gorduras e 20 e 30% para proteínas. O maior efeito térmico das proteínas deve-se ao elevado custo metabólico que envolve o processamento dos aminoácidos. Se considerarmos uma dieta mista, o efeito térmico dos alimentos é de aproximadamente 10%.

3. **Termorregulação:** é o processo pelo qual os mamíferos regulam sua temperatura corporal. Considerando a facilidade do homem para ajustar a temperatura do ambiente e utilizar roupas que promovam uma temperatura confortável o gasto energético adicional devido à termorregulação raramente tem um efeito importante no gasto total de energia.

4. **Atividade física:** o gasto energético com atividade física sofre grande variação entre os indivíduos e também no dia a dia. Em populações consideradas sedentárias, cerca de 2/3 do gasto energético total são destinados para a TMB no intervalo de 24 horas, enquanto 1/3 é usado para a atividade física. Por outro lado, em populações fisicamente ativas, o gasto energético total pode representar o dobro da TMB. A demanda energética pode ser ainda maior se estivermos tratando de atletas ou trabalhadores com atividades muito intensas.

Quadro 1.5. Coeficiente de atividade física (PA) conforme o nível de atividade física (PAL) de acordo com a faixa etária e o sexo

Categorias	PAL	PA			
		3 a 18 anos		19 anos ou mais	
		Masculino	Feminino	Masculino	Feminino
Sedentário	1,0-1,39	1,0	1,0	1,0	1,0
Leve	1,4-1,59	1,13	1,16	1,11	1,12
Moderada	1,6-1,89	1,26	1,31	1,25	1,27
Intensa	1,9-2,49	1,42	1,56	1,48	1,45

Fonte: adaptado do IOM[10].

5. Nível de atividade física: a razão entre gasto energético total e basal (TEE:BEE) é conhecida como nível de atividade física física (PAL – *Physycal Activy Level*). As categorias de PAL são definidas como leve, moderada e intensa. Nas fórmulas para a obtenção dos valores de EER, o PAL é representado por um coeficiente de atividade física (PA – *Physical Activy*), considerando as atividades físicas habituais do indivíduo (Quadro 1.5).

Quadro 1.6. Equações para cálculo da necessidade estimada de energia (EER) conforme os estágios de vida

Estágio de vida	EER (kcal/dia)
Crianças de 0 a 35 meses	
0-3 meses	[89 x P (kg)] – 100 + 175
4-6 meses	[89 x P (kg)] – 100 + 56
7-12 meses	[89 x P (kg)] – 100 + 22
13-35 meses	[89 x P (kg)] – 100 + 20
Crianças e adolescentes de 3 a 18 anos	
Meninos	
3-8 anos	88,5 - [61,9 x I] + PA x [26,7 x P + 903 x E] + 20
9-18 anos	88,5 - [61,9 x I] + PA x [26,7 x P + 903 x E] + 25
Meninas	
3-8 anos	135,3 - [30,8 x I] + PA x [10 x P + 934 x E] + 20
9-18 anos	135,3 - [30,8 x I] + PA x [10 x P + 934 x E] + 25
Adultos de 19 anos ou mais	
Homens	662 - [9,53 x I] + PA x [15,91 x P + 539,6 x E]
Mulheres	354 - [6,91 x I] + PA x [9,36 x P + 726 x E]
Gestantes	
14 a 18 anos	
1º trimestre	EER de adolescente + 0
2º trimestre	EER de adolescente + 160 + 180
3º trimestre	EER de adolescente + 272 + 180
19 anos ou mais	
1º trimestre	EER de mulheres + 0
2º trimestre	EER de mulheres + 160 + 180
3º trimestre	EER de mulheres + 272+ 180
Lactantes	
14 a 18 anos	
1º semestre	EER de adolescente + 500 – 170
2º semestre	EER de adolescente + 400 – 0
19 anos ou mais	
1º semestre	EER de mulheres + 500 – 170
2º semestre	EER de mulheres + 400 – 0

I: idade (anos), P: peso (kg), E: estatura (metro), PA: coeficiente de atividade física.
Fonte: adaptado do IOM[11].

PARTE I · Recomendações de Ingestão Dietética

Para o nível de atividade física de sedentário, são consideradas somente as atividades diárias comuns, tais como tarefas domésticas.

O nível leve, além das atividades diárias comuns, leva em consideração a realização de atividade moderada diária com duração entre 30 e 60 minutos[10].

O nível moderado considera, além das atividades diárias, as atividades moderadas com duração superior a 60 minutos/dia, enquanto no nível intenso o indivíduo deve realizar pelo menos 60 minutos de atividade moderada/dia e 60 minutos adicionais de atividade intensa ou apenas 120 minutos de atividade moderada[10].

São exemplos de atividade leve: fazer caminhadas de menor intensidade, dança de salão, jogar golfe, regar o jardim e passear com o cachorro. Andar de bicicleta por lazer, fazer tarefas domésticas de esforço moderado, cortar grama e caminhadas (5 a 7km/h) podem ser consideradas atividades moderadas. Escaladas, danças como aeróbica e balé, Cooper, surfe, natação e tênis podem ser considerados atividades intensas[10].

Para a obtenção das necessidades estimadas de energia nos diferentes estágios da vida são utilizadas as fórmulas descritas no Quadro 1.6.

Para a EER não são apresentados valores de RDA nem UL, uma vez que são parâmetros que cobrem as necessidades de grande parte ou de toda a população. Valores de RDA e UL seriam, portanto, valores passíveis de provocar o ganho de peso por exceder as necessidades de grande parte dos indivíduos.

CRITÉRIOS UTILIZADOS NA DETERMINAÇÃO DAS NECESSIDADES DE MICRONUTRIENTES

Vitamina A

As recomendações para a vitamina A foram definidas a partir das necessidades para assegurar estoques adequados do nutriente no fígado. Os valores de UL foram baseados na ocorrência de anormalidades hepáticas como desfecho crítico. Para mulheres em idade fértil, o UL é baseado na teratogênese como efeito adverso crítico[10].

Quadro 1.7. Critérios para determinar as necessidades de vitamina A de acordo com o estágio de vida

Estágio de vida	Critério
0 a 6 meses	Ingestão média de vitamina A proveniente do leite humano
7 a 12 meses	Extrapolação dos dados de AI para 0 a 6 meses
1 a 18 anos	Extrapolação dos dados de EAR para adultos
Maiores de 19 anos	Estoques hepáticos adequados de vitamina A
Gestação	
≤ 18 anos	Necessidade específica para este estágio de vida + quantidade estimada de acúmulo diário para o feto
19 a 50 anos	
Lactação	
≤ 18 anos	Necessidade específica para este estágio de vida + quantidade média de vitamina A secretada no leite humano
19 a 50 anos	

Fonte: adaptado do IOM[10].

Na mais recente publicação das DRI, o retinol é apresentado em microgramas de Equivalentes de Atividade de Retinol (µgRAE), diferindo dos valores anteriormente publicados em Equivalente de Retinol (µgRE). Para converter os valores antigos de RE em RAE, deve-se dividir a quantidade de µgRE por dois quando a fonte alimentar for vegetal. Quando a fonte de equivalente de retinol for animal, 1 micrograma de RE equivale a 1 micrograma de RAE (Quadro 1.7).

Vitamina C

As necessidades de vitamina C para adultos são baseadas em estimativas de níveis teciduais deste nutriente que são considerados adequados para fornecer proteção antioxidante com mínima perda urinária. Para fumantes, as recomendações são superiores a 35mg/dia devido ao fato de suas necessidades serem incrementadas pelo maior estresse oxidativo. Os UL estabelecidos são fundamentados em efeitos adversos, tais como a diarreia osmótica e os distúrbios gastrointestinais[10]. Os critérios determinados encontram-se no Quadro 1.8.

Quadro 1.8. Critérios para determinar as necessidades de vitamina C de acordo com o estágio de vida

Estágio de vida	Critério
0 a 6 meses	Conteúdo no leite humano
7 a 12 meses	Conteúdo no leite humano + conteúdo em alimentos sólidos
1 a 18 anos	Extrapolação dos dados para adultos
19 a 30 anos	Concentração quase máxima de neutrófilos
Gestação	
≤ 18 anos	Necessidade específica para este estágio de vida + quantidade transferida para o feto
19 a 50 anos	
Lactação	
≤ 18 anos	Necessidade específica para este estágio de vida + vitamina C secretada no leite humano
19 a 50 anos	

Fonte: adaptado do IOM[10].

Vitamina D

Os valores de Ingestão Adequada (AI) para vitamina D são baseados no 25-hidroxicolecalciferol, que é a forma que representa o estoque de vitamina D no organismo humano, assumindo-se sua indisponibilidade para a síntese cutânea mediada pela exposição solar. O valor de AI corresponde ao valor de ingestão que parece ser necessário para manter as concentrações de 25-hidroxicolecalciferol acima de uma quantidade determinada em um grupo saudável de indivíduos que não se expõem regularmente à luz solar. Os valores de AI foram obtidos pela impossibilidade de se estimar a EAR e, consequentemente, a RDA[10].

O leite humano contém baixos teores de vitamina D. Portanto, crianças que estão sendo amamentadas e que não se expõem aos raios solares provavelmente não alcançam quantidades adequadas deste nutriente. Neste sentido, os valores de AI para a faixa etária

14 PARTE I · Recomendações de Ingestão Dietética

de 0 a 12 meses não assumem a sua síntese solar e são baseados na menor ingestão associada com concentrações adequadas de 25-hidroxicolecalciferol[10].

Os valores de UL foram obtidos utilizando-se dados de estudos sobre o efeito da ingestão de vitamina D nas concentrações séricas de cálcio (para prevenir hipercalcemia) em humanos[10].

Folato

As necessidades de folato são baseadas em quantidades de Equivalentes de Folato Dietético (DFE) necessárias para a manutenção do folato eritrocitário. Para a determinação destes valores, também foram levadas em consideração informações secundárias sobre concentração plasmática de homocisteína e ácido fólico[10].

Os valores de UL são baseados no surgimento ou agravamento de neuropatia em indivíduos com deficiência de vitamina B_{12} e representam a ingestão total de alimentos fortificados ou suplementos dietéticos. Os valores de UL não incluem o ácido fólico proveniente naturalmente de alimentos[10].

Ferro

A determinação das necessidades de ferro baseou-se em modelo de análise fatorial, utilizando-se os fatores relacionados às perdas basais de ferro, perdas menstruais, necessidades fetais durante a gestação, aumento das necessidades durante o crescimento para expansão de volume sanguíneo, aumento tecidual e estoque de ferro[10].

Deve-se ressaltar que, reconhecidamente, este nutriente apresenta distribuição assimétrica para mulheres em idade fértil. No Quadro 1.9 são apresentados os critérios levados em conta para determinar as necessidades de ferro de acordo com o estágio de vida.

Para determinar os valores de UL, o desconforto gastrointestinal foi considerado como o efeito crítico adverso. O UL representa a ingestão de ferro proveniente de alimentos, água e suplementos[10].

Quadro 1.9. Critérios para determinar as necessidades de ferro de acordo com o estágio de vida

Estágio de vida	Critério
0 a 6 meses	Ingestão média de ferro proveniente do leite humano
7 a 12 meses	Modelo de análise fatorial
1 a 70 anos	Modelo de análise fatorial
Gestação	
≤ 18 anos a 50 anos	Modelo de análise fatorial
Lactação	
≤ 18 anos a 50 anos	EAR de adolescentes do sexo feminino – perdas menstruais + quantidade média de ferro secretado no leite humano

Fonte: adaptado do IOM[10].

Zinco

De acordo com o IOM[10], as necessidades de zinco para adultos são baseadas em análises fatoriais de estudos metabólicos de absorção de zinco (definida como a quantidade mínima necessária de zinco absorvida para compensar as perdas diárias totais do nutriente). A ingestão dietética correspondente a esta quantidade mínima média de zinco absorvido é a EAR (Quadro 1.10).

Quadro 1.10. Critérios para determinar as necessidades de zinco de acordo com o estágio de vida

Estágio de vida	Critério
0 a 6 meses	Ingestão média de zinco proveniente do leite humano
7 a 12 meses	Modelo de análise fatorial
1 a 50 anos	Modelo de análise fatorial
Gestação	
14 a 18 anos	EAR de adolescentes do sexo feminino + acúmulo fetal de zinco
19 a 50 anos	EAR de mulheres adultas + acúmulo fetal de zinco
Lactação	
14 a 18 anos	EAR de adolescentes do sexo feminino + quantidade média de zinco secretada no leite humano
19 a 50 anos	EAR de mulheres adultas + quantidade média de zinco secretada no leite humano

Fonte: adaptado do IOM[10].

Uma consideração importante a ser feita para indivíduos menores de 3 anos é que a absorção de zinco proveniente do leito humano é maior do que a do zinco proveniente de fórmulas lácteas infantis à base de leite de vaca ou do próprio leite de vaca. A biodisponibilidade do zinco proveniente de fórmulas à base de soja é significativamente menor do que a de fórmulas à base de leite de vaca. Devido às diferenças consideráveis no estado nutricional de zinco para infantes mais velhos com relação aos mais jovens, e também devido ao decréscimo do teor de zinco no leite humano, a ingestão exclusiva do leite materno não atende às necessidades de zinco depois dos 6 primeiros meses de vida[10], justificando a importância da alimentação complementar após essa idade.

Para a determinação dos valores de UL de zinco, escolheu-se como efeito adverso o excesso de zinco no metabolismo do cobre (por exemplo, diminuição do *status* de cobre). Os valores de UL levam em consideração a ingestão total de zinco de alimentos, água e suplementos[10].

Cálcio

Não há ensaio bioquímico que reflita o estado nutricional para o cálcio. Os níveis circulantes de cálcio sanguíneo podem estar normais durante deficiência de cálcio crônica devido à reabsorção de cálcio do esqueleto para manter uma concentração circulante normal. Estes níveis são influenciados somente em circunstâncias extremas, tais como desnutrição severa ou hiperparatireoidismo. Os valores de AI para cálcio representam uma alternativa à impossibilidade de determinar a EAR e a RDA devido à inadequação dos dados disponíveis. Estes valores representam a ingestão aproximada de cálcio que parece ser suficiente para manter o estado nutricional em relação ao cálcio, enquanto consideram que ingestões em níveis menores podem ser adequadas para alguns indivíduos. As AI para adultos são baseadas em taxas desejáveis de retenção de cálcio, estimativas fatoriais das necessidades e dados limitados sobre mudanças na Densidade Mineral Óssea (DMO) e Conteúdo Mineral Ósseo (CMO). Estes indicadores foram escolhidos como marcadores substitutos razoáveis para refletir as mudanças no conteúdo de cálcio no esqueleto e, portanto, retenção de cálcio[10].

16 PARTE I · Recomendações de Ingestão Dietética

Quadro 1.11. Critérios para determinar as necessidades de cálcio de acordo com o estágio de vida

Estágio de vida	Critério
0 a 6 meses	Conteúdo no leite humano
7 a 12 meses	Conteúdo no leite humano + conteúdo em alimentos sólidos
1 a 3 anos	Extrapolação dos dados para a retenção desejável de cálcio em crianças de 4 a 8 anos
4 a 8 anos	Cálcio para o crescimento/Δ CMO/balanço de cálcio
9 a 18 anos	Retenção desejável de cálcio/análise fatorial/Δ CMO
19 a 30 anos	Retenção desejável de cálcio/análise fatorial
Gestação	
≤ 18 anos a 50 anos	Massa mineral óssea
Lactação	
≤ 18 anos a 50 anos	Massa mineral óssea

Obs.: Δ CMO é a mudança na massa mineral óssea.
Fonte: adaptado do IOM[10].

Durante a gestação, o esqueleto materno não é usado como uma reserva para as necessidades fetais de cálcio. Portanto, a AI não é maior durante a gestação, uma vez que os hormônios reguladores de cálcio ajustam a eficiência da absorção materna de cálcio. Durante a lactação, ainda que se aumente a ingestão dietética deste nutriente, não se pode afirmar que não há perda de cálcio do esqueleto materno. No entanto, o cálcio que é perdido parece ser recuperado após o desmame. Consequentemente, a AI em mulheres que estão amamentando é a mesma para as mulheres que não estão amamentando[10].

No Quadro 1.11 são apresentados os critérios para a determinação das necessidades de cálcio por estágio de vida.

A síndrome de leite-álcali (caracterizada por hipercalemia e insuficiência renal) foi considerada o efeito crítico adverso para determinação de UL de cálcio. A determinação dos valores de UL é derivada de estudos de casos cujas pessoas participantes consumiam grandes doses de cálcio, geralmente como suplementos. Os valores de UL representam a ingestão total proveniente de alimentos, água e suplementos[10].

APLICAÇÃO DAS DRI

Atualmente, os valores que compõem as DRI vêm sendo amplamente utilizados na prática clínica e epidemiológica para a avaliação e planejamento de dietas de indivíduos e grupos supostamente saudáveis.

A utilização das DRI difere de acordo com o objetivo proposto. No Quadro 1.12 são apresentados os objetivos distintos e o parâmetro de DRI mais adequado a ser empregado. Deve-se ressaltar que neste capítulo serão mencionadas a seguir, de maneira mais detalhada, as abordagens de avaliação e planejamento de dietas de indivíduos, dado o enfoque clínico e de acompanhamento nutricional da população materno-infantil. Maiores detalhes acerca de avaliação de dietas de grupos de indivíduos podem ser obtidos em IOM[10] e Fisberg et al. (2009).

Quadro 1.12. Utilização das DRI de acordo com o objetivo do estudo e o tipo de abordagem

Esfera	Objetivo	Abordagem	Parâmetro
Indivíduo	Avaliar a adequação da dieta	Quantitativa (probabilidade)	EAR ou AI (para nutrientes sem EAR)
		Qualitativa	EAR ou AI (conclusões apenas quando o consumo for superior à AI)
	Avaliar risco de efeitos adversos	Quantitativa (probabilidade)	UL
		Qualitativa	UL
	Planejar dieta que atinja as necessidades do indivíduo com baixo risco de efeitos adversos por consumo excessivo		RDA (AI), UL
Grupo	Avaliar a adequação da dieta	Quantitativa (aproximação probabilística)	EAR
		Qualitativa (EAR como ponto de corte)	EAR
	Avaliar risco de efeitos adversos	Quantitativa (aproximação probabilística)	UL
		Qualitativa	UL
	Planejar dieta que resulte em baixa prevalência de inadequação ou excesso		EAR (AI), UL

Nota: os métodos quantitativos são mais acurados.

AVALIAÇÃO DA ADEQUAÇÃO DO CONSUMO ALIMENTAR

Indivíduos

Para avaliar se a ingestão de nutrientes por um indivíduo está adequada às suas necessidades nutricionais é necessário primeiramente avaliar sua ingestão habitual. A ingestão habitual é definida como a média de ingestão de um determinado nutriente por um período longo de tempo. Para a obtenção de dados acurados de ingestão alimentar habitual é necessário avaliar muitos dias de consumo do mesmo indivíduo. No entanto, como na prática não é um procedimento viável de ser realizado, deve-se avaliar o consumo alimentar do indivíduo em pelo menos dois momentos distintos (avaliações não consecutivas) a partir de métodos tais como o recordatório de 24 horas ou registros alimentares (Fisberg et al., 2004; Galante et al., 2009)[12,13].

Da mesma maneira, é difícil conhecer as reais necessidades nutricionais do indivíduo, uma vez que seria necessário mantê-lo sob observação em um ambiente controlado por um período longo de tempo. Para tanto, deve-se assumir que suas necessidades se aproximam do valor mediano observado na população e o valor de EAR é a estimativa que mais se aproxima[10,12].

18   PARTE I · Recomendações de Ingestão Dietética

Em razão destas limitações para estimar a real ingestão e a real necessidade do indivíduo, a avaliação da adequação da dieta é uma aproximação. Por ser uma aproximação, deve-se sempre avaliar a dieta conjuntamente com outros aspectos importantes levados em consideração na avaliação nutricional (dados bioquímicos, antropométricos e clínicos).

Aplicação de método quantitativo

Embora este método seja mais empregado em pesquisas clínicas, não sendo amplamente utilizado em práticas ambulatoriais e atendimentos nutricionais individualizados devido a sua maior complexidade, cabe descrevê-lo, dada sua maior acurácia. Vale ressaltar que este método pode ser empregado em consultas individualizadas, ficando a critério do profissional encarregado de sua avaliação.

O método quantitativo emprega equações estatísticas para verificar a probabilidade de o indivíduo apresentar um consumo adequado às suas necessidades ou abaixo dos valores de UL. Para isso é necessário que os nutrientes avaliados apresentem distribuição simétrica de suas necessidades e de sua ingestão e que apresentem valores de EAR (ou AI) e também UL.

Quando o nutriente avaliado apresenta valores de EAR

Nestes casos o nutriente também apresentará um valor de RDA. Mesmo que o indivíduo apresente ingestão abaixo da RDA, não é possível afirmar que seu consumo está inadequado. Segundo o IOM[10], para a aplicação das fórmulas propostas no método quantitativo, devem ser consideradas as seguintes etapas:

1. Avaliar a ingestão habitual do indivíduo, obtendo a média de consumo do nutriente em questão.

2. Observar o valor de EAR (Anexo I) de acordo com a faixa etária, sexo e, quando aplicável, a condição do indivíduo avaliado (gestante ou lactante, por exemplo).

3. Obter o valor de desvio-padrão das necessidades para este nutriente. Este desvio-padrão é a variabilidade das necessidades entre os indivíduos de uma determinada população. No Quadro 1.13 são apresentados valores de Coeficientes de Variação (CV) utilizados no cálculo do desvio-padrão. Quando o nutriente não apresentar esta informação, pode-se utilizar o valor de CV de 10% (exceto para ferro, que não possui distribuição normal em mulheres em idade fértil).

4. Obter o valor de desvio-padrão da variabilidade intrapessoal da ingestão desse nutriente observada na população. Quando este valor é superior a 60%, a distribuição da ingestão deste nutriente na população provavelmente é assimétrica e o método quantitativo não deve ser utilizado. No IOM[10] são apresentadas estas informações para indivíduos maiores de 4 anos, obtidos em um estudo representativo da população americana (Quadros 1.14 e 1.15). Para gestantes e crianças menores de 4 anos estas informações não estão disponíveis, mas podem ser obtidas a partir de estudos locais.

5. Número de dias avaliados por recordatórios de 24 horas ou registros alimentares.

Quadro 1.13. Coeficiente de variação das necessidades de nutrientes que apresentam valores de EAR

Nutriente	CV (%)
Macronutrientes	
Carboidrato	15
Proteína	12
Vitaminas	
Vtamina A	20
Vitamina B_6	10
Vitamina B_{12}	10
Vitamina C	10
Vitamina E	10
Folato	10
Niacina	15
Riboflavina	10
Tiamina	10
Minerais	
Cobre	15
Iodo	20
Magnésio	10
Molibdênio	15
Fósforo	10
Selênio	10
Zinco	10

Quadro 1.14. Estimativa de variabilidade intrapessoal na ingestão, expressa por desvios-padrão (DP)[a] e Coeficiente de Variação (CV), para vitaminas e minerais em crianças e adolescentes

Nutriente[b]	Adolescentes (9 a 18 anos)				Crianças (4 a 8 anos)			
	Meninas		Meninos		Meninas		Meninos	
	DP	CV (%)	DP	CV (%)	DP	CV (%)	DP	CV (%)
Vitamina A (µg)	852	109	898	91	808	103	723	86
Caroteno (RE)	549	180	681	197	452	167	454	166
Vitamina E (mg)	4	67	5	62	3	54	3	57
Vitamina C (mg)	81	90	93	89	61	69	74	76
Tiamina (mg)	0,6	43	0,8	42	0,5	35	0,5	37
Riboflavina (mg)	0,7	42	1,0	41	0,6	35	0,7	35
Niacina (mg)	8	46	11	43	6	36	7	38
Vitamina B_6 (mg)	0,7	49	1,0	49	0,6	42	0,7	43
Folato (µg)	128	58	176	60	99	48	117	50
Vitamina B_{12} (µg)	5,5	142	5,0	93	9,6	254	4,7	118
Cálcio (mg)	374	48	505	48	313	40	353	41
Fósforo (mg)	410	38	542	37	321	32	352	32
Magnésio (mg)	86	41	109	39	61	31	71	33
Ferro (mg)	6	47	9	50	5	45	6	43
Zinco (mg)	5	50	8	58	3	41	4	42
Cobre (mg)	0,5	52	0,6	48	0,4	47	0,4	41
Sódio (mg)	1.313	45	1.630	42	930	38	957	35
Potássio (mg)	866	41	1.130	41	631	32	750	35

[a]Raiz quadrada da variância residual.
[b]Ingestão do nutriente obtida somente pelo alimento; os dados não incluíram a ingestão a partir de suplementos.
Fonte: IOM[10].

20 PARTE I · Recomendações de Ingestão Dietética

Quadro 1.15. Estimativa de variabilidade intrapessoal na ingestão, expressa por desvios-padrão (DP)[a] e Coeficiente de Variação (CV), para macronutrientes em crianças e adolescentes

Nutriente[b]	Adolescentes (9 a 18 anos)				Crianças (4 a 8 anos)			
	Meninas		Meninos		Meninas		Meninos	
	DP	CV (%)	DP	CV (%)	DP	CV (%)	DP	CV (%)
Energia (kcal)	628	34	800	33	427	27	478	27
Gordura total (g)	29,8	45	38,2	42	21,3	37	23,9	37
Gordura saturada (g)	11,3	48	15,3	48	8,5	40	9,6	40
Gordura monoinsaturada (g)	12,4	48	15,5	44	8,6	39	9,9	41
Gordura poli-insaturada (g)	7,3	60	8,7	55	5,1	52	5,5	52
Carboidrato (g)	88,1	35	113	35	61,7	29	70,8	30
Proteína (g)	26,2	42	33,9	39	19,2	34	20,4	33
Fibra (g)	6,2	51	8,7	56	4,6	43	5,3	45
Colesterol (mg)	145	72	199	71	129	70	137	66

[a]Raiz quadrada da variância residual.
[b]Ingestão do nutriente obtida somente pelo alimento; os dados não incluíram a ingestão a partir de suplementos.
Fonte: IOM[10].

Quadro 1.16. Valores de escore Z e a probabilidade de concluir corretamente se a ingestão está adequada ou inadequada

Escore Z	Conclusão	Probabilidade de se concluir corretamente
> 2,00	Ingestão habitual adequada	0,98
> 1,65	Ingestão habitual adequada	0,95
> 1,50	Ingestão habitual adequada	0,93
> 1.25	Ingestão habitual adequada	0.90
> 1,00	Ingestão habitual adequada	0,85
> 0,86	Ingestão habitual adequada	0,80
> 0,68	Ingestão habitual adequada	0,75
> 0,50	Ingestão habitual adequada	0,70
> 0,00	Ingestão habitual adequada/inadequada	0,50
< – 0,50	Ingestão habitual inadequada	0,70
< – 0,85	Ingestão habitual inadequada	0,80
< – 1,00	Ingestão habitual inadequada	0,85
< – 1,50	Ingestão habitual inadequada	0,93
< – 1,65	Ingestão habitual inadequada	0,95
< – 2,00	Ingestão habitual inadequada	0,98

Fonte: IOM[10].

Com estas informações calcula-se o escore Z, que será comparado aos valores descritos no Quadro 1.16:

Escore Z = (ingestão média observada – EAR)/DP

Quando esta diferença entre a ingestão observada e a EAR é elevada e positiva, pode-se dizer que existe uma probabilidade de adequação; quando esta diferença é elevada, porém negativa, existe uma probabilidade de inadequação e, portanto, não é necessário verificar se o consumo observado oferece risco de efeitos adversos por excesso utilizando a fórmula para UL. Para calcular o DP:

$$DP = \sqrt{[(DPn)^2 + (Dpi^2 \div n)]}$$

DPn = desvio-padrão da necessidade

DPn = CV × EAR

Dpi = desvio-padrão da variabilidade intrapessoal da ingestão observada na população

n = número de dias avaliados

O resultado obtido com a fórmula de escore Z deve ser comparado com os valores apresentados no Quadro 1.16, observando-se as respectivas probabilidades de inadequação ou adequação para o consumo habitual observado.

Exemplo:

Uma gestante de 27 anos de idade apresentou um consumo habitual médio de $570\mu g$ de folato quando sua dieta foi avaliada por registro alimentar de 7 dias. O valor de desvio-padrão da variabilidade intrapessoal observado em um estudo "XYZ" envolvendo este tipo de população foi igual a $68\mu g$. O cálculo para verificar a probabilidade de adequação é o seguinte:

EAR gestantes 19-30 anos = $520\mu g$

Desvio-padrão da necessidade (DPn) = 10% × EAR = $52\mu g$

Desvio-padrão da variabilidade intrapessoal (DPi) = $68\mu g$

Consumo habitual observado = $570\mu g$

Número de dias avaliados = 7 dias

Cálculo:

Escore Z = $(570 - 520)/\sqrt{[(52)^2 + (68^2 \div 7)]}$

Escore Z = $50/\sqrt{2704 + (4624 \div 7)}$

Escore Z = $50/\sqrt{2704 + 660,6}$

Escore Z = $50/\sqrt{3364,6}$

Escore Z = $50/58 =$ **0,862**

Observando-se o valor de escore Z no Quadro 1.16, pode-se concluir corretamente que o consumo de folato desta gestante está adequado com uma probabilidade entre 80 e 85%. Utilizando-se o mesmo exemplo, mas avaliando a dieta habitual com um registro alimentar de 3 dias, o valor de escore Z seria de **0,77** e seria possível concluir corretamente que a ingestão está adequada com uma probabilidade menor (entre 75% e 80%).

22   PARTE I · Recomendações de Ingestão Dietética

Quando se estiver avaliando a ingestão em relação aos valores de UL, o valor de Z determinará a probabilidade de concluir corretamente se o consumo foi excessivo e não em termos de adequação. Para verificar a probabilidade de concluir se a ingestão é segura, pode-se subtrair a probabilidade encontrada de 1,0. Por exemplo, um valor de Z maior que 2,00 nos permite concluir corretamente, com 98% de probabilidade, que a ingestão é excessiva; ou podemos concluir corretamente, com 2% de probabilidade, que a ingestão é segura.

Quando o nutriente avaliado apresenta valores de AI

Nestes casos, como não é possível obter a distribuição das necessidades dos indivíduos para o nutriente avaliado, não é possível comparar a ingestão. Vale lembrar que os valores de AI representam níveis de ingestão que provavelmente excedem as necessidades de praticamente todos os indivíduos, possivelmente excedendo os valores medianos. Portanto, as equações aplicadas nestas situações irão apenas possibilitar conclusões acerca da probabilidade de a ingestão estar acima dos valores de AI não sendo possível obter conclusões sobre a inadequação do nutriente avaliado[10].

Para a aplicação da equação proposta nessas situações são necessárias as seguintes informações[10]:

1. Média de ingestão observada para o nutriente avaliado.
2. Observar o valor de AI (Anexo I) de acordo com a faixa etária e o sexo do indivíduo avaliado.
3. Obter o valor de desvio-padrão da variabilidade intrapessoal da ingestão desse nutriente observada na população.
4. Número de dias avaliados por recordatórios de 24 horas ou registros alimentares.

Escore $Z = (\text{Média da ingestão observada} - AI)/(DPi \div \sqrt{n})$

O resultado obtido com a fórmula de escore Z deve ser comparado com os valores apresentados no Quadro 1.17, observando-se as respectivas possibilidades de inadequação ou adequação para o consumo habitual observado.

Quadro 1.17. Valores de escore Z e o nível de confiança para concluir que a ingestão habitual é maior que a AI ou menor que a UL

Critério Z	Conclusão	Probabilidade de concluir corretamente
> 2.00	Ingestão habitual adequada (excessiva)	0,98
> 1,65	Ingestão habitual adequada (excessiva)	0,95
> 1,50	Ingestão habitual adequada (excessiva)	0,93
> 1,25	Ingestão habitual adequada (excessiva)	0,90
> 1,00	Ingestão habitual adequada (excessiva)	0,85
> 0,85	Ingestão habitual adequada (excessiva)	0,80
> 0,68	Ingestão habitual adequada (excessiva)	0,75
> 0,50	Ingestão habitual adequada (excessiva)	0,70
> 0,00	Ingestão habitual adequada/(excessiva) segura	0,50
> − 0,50	Ingestão habitual adequada (excessiva)	0,30 (0,70 de probabilidade de a ingestão ser segura)

(Continua)

Quadro 1.17. Valores de escore Z e o nível de confiança para concluir que a ingestão habitual é maior que a AI ou menor que a UL (*continuação*)

Critério Z	Conclusão	Probabilidade de concluir corretamente
> – 0,85	Ingestão habitual adequada (excessiva)	0,20 (0,80 de probabilidade de a ingestão habitual ser segura)
> – 1,00	Ingestão habitual adequada (excessiva)	0,15 (0,85 de probabilidade de a ingestão habitual ser segura)

Fonte: IOM[10].

Para valores de AI, a interpretação é somente em termos de probabilidade de o consumo estar acima desse valor de referência, não sendo possível tirar conclusões em termos de inadequação, conforme já explicado.

Exemplo:

Avaliando a mesma gestante do exemplo anterior, observou-se um consumo habitual médio de 6,7mg de ácido pantotênico por meio de registro alimentar de 7 dias. O valor de desvio-padrão da variabilidade intrapessoal observado em um estudo "XYZ" envolvendo este tipo de população foi igual a 1,1mg. O cálculo para verificar a probabilidade de este valor observado estar acima do valor de AI é o seguinte:

AI gestantes 19-30 anos = 6mg

Desvio-padrão da variabilidade intrapessoal (DPi) = 1,1mg

Consumo habitual observado = 6,7mg

Número de dias avaliados = 7 dias

Cálculo:

Escore Z = $(6,7 - 6,0)/(1,1 \div \sqrt{7})$

Escore Z = 0,7/0,42

Escore Z = **1,67**

Observando-se o valor de escore Z no Quadro 1.17 pode-se concluir corretamente que a ingestão de ácido pantotênico desta gestante está acima da AI com uma probabilidade entre 95% e 98%. Utilizando-se o mesmo exemplo, mas avaliando a dieta habitual com um registro alimentar de 3 dias, o valor de escore Z seria de **1,09** e seria possível concluir corretamente que a ingestão está acima do valor de AI com uma probabilidade menor (entre 85% e 90%).

Quando o nutriente avaliado apresenta valores de UL

Quando um indivíduo apresentar ingestão habitual do nutriente superior a EAR, é aconselhável a aplicação da equação para UL. O valor de escore Z obtido com esta equação possibilitará concluir qual a probabilidade de o indivíduo avaliado apresentar riscos de efeitos adversos causados por consumo excessivo do nutriente em questão, principalmente quando o valor de ingestão observada estiver muito próximo do valor de UL.

Para a aplicação desta equação levam-se em consideração as informações utilizadas na equação para AI, substituindo-se o valor de AI pelo valor de UL[10]:

Escore Z = (Média da ingestão observada – UL)/(DPi ÷ $\sqrt{n}$).

24 PARTE I · Recomendações de Ingestão Dietética

Deve-se observar, antes de aplicar a equação, se os valores de UL apresentados referem-se a todas as fontes de ingestão (alimentar e suplementos) ou somente a fontes de alimentos fortificados e suplementos.

Exemplo:

Avaliando a mesma gestante dos exemplos anteriores, observou-se um consumo habitual médio de 33mg de niacina por meio de registro alimentar de 7 dias. O valor de desvio-padrão da variabilidade intrapessoal observado em um estudo "XYZ" envolvendo este tipo de população foi igual a 3,9mg. O cálculo para verificar a probabilidade de este valor observado estar abaixo do valor de UL é o seguinte:

UL gestantes 19-30 anos = 35mg

Desvio-padrão da variabilidade intrapessoal (DPi) = 3,9mg

Consumo habitual observado = 33mg

Número de dias avaliados = 7 dias

Cálculo:

Escore Z = $(33 - 35)/(3,9 \div \sqrt{7})$

Escore Z = $- 2/1,47$

Escore Z = **$- 1,36$**

Observando-se o valor de escore Z no Quadro 1.17, pode-se concluir corretamente que a ingestão de niacina desta gestante está abaixo do valor de UL com uma probabilidade de 85%. Utilizando-se o mesmo exemplo, mas avaliando a dieta habitual com um registro alimentar de 3 dias, o valor de escore Z seria de **$- 0,89$** e seria possível concluir corretamente que a ingestão está abaixo do valor de UL com uma probabilidade menor (entre 80% e 85%).

Quando o nutriente avaliado apresenta valores de AMDR

Utilizando-se os valores dos limites de AMDR pode-se estimar a probabilidade de o valor de ingestão habitual observado estar dentro do intervalo desejável.

A equação apresentada para nutrientes com valores de AI pode ser utilizada nestas situações para estimar a probabilidade de o consumo habitual observado estar acima do limite inferior de AMDR. Já a equação fornecida para nutrientes com UL pode ser utilizada para estimar a probabilidade de o consumo habitual observado estar abaixo do limite superior de AMDR[10].

Exemplo:

Avaliando a mesma gestante dos exemplos anteriores, observou-se, por meio de registro alimentar de 7 dias, um consumo habitual médio 2.700kcal e

305g de carboidrato. O valor de desvio-padrão da variabilidade intrapessoal observado em um estudo "XYZ" envolvendo este tipo de população foi igual a 82g. Os cálculos para verificar a probabilidade de este valor observado estar acima do limite inferior e abaixo do limite superior de AMDR são os seguintes:

Consumo habitual de calorias = 2.700kcal

Consumo habitual de carboidrato = 305g

Valor mínimo do intervalo = 45% = 1.215kcal ou 303,75g

Valor máximo do intervalo = 65% = 1.755kcal ou 438,75g

Desvio-padrão da variabilidade intrapessoal (DPi) = 82g

Número de dias avaliados = 7 dias

Cálculo para o limite inferior:

Escore Z = $(305 - 303,75)/(82 \div \sqrt{7})$

Escore Z = 1,25/30,94

Escore Z = **0,04**

Cálculo para o limite superior:

Escore Z = $(305 - 438,75)/(82 \div \sqrt{7})$

Escore Z = −133,75/30,94

Escore Z = **− 4,32**

Observando-se o valor de escore Z no Quadro 1.17, pode-se concluir corretamente que a ingestão de carboidrato desta gestante está acima do limite inferior de AMDR com uma probabilidade de aproximadamente 50% e está abaixo do valor superior de AMDR com uma probabilidade maior do que 85%.

Avaliação da adequação do consumo habitual de energia

Valores de ingestão habitual de energia não podem ser avaliados sob os aspectos abordados anteriormente para outros nutrientes. Portanto, para avaliar se a ingestão habitual de energia está adequada, observa-se e acompanha-se diretamente o IMC[10].

Os valores de EER não devem ser utilizados para comparar a ingestão habitual de energia, uma vez que as fórmulas de EER não oferecem um valor exato e sim um intervalo em que a real necessidade do indivíduo provavelmente está contida[10].

Aplicação de método qualitativo

O método qualitativo é mais simples que o quantitativo e pode ser utilizado em atendimentos clínicos e ambulatoriais com maior rapidez. Para isso, faz-se necessário comparar os valores médios de ingestão observados com valores de EAR e RDA, quando disponíveis.

Quando o consumo habitual está abaixo da EAR, provavelmente é necessário implementar melhorias na alimentação do indivíduo avaliado, visto que a probabilidade de adequação não ultrapassa os 50%. Se o valor estiver entre a EAR e a RDA, a probabilidade de adequação encontra-se entre 50% e 97,5%. Não é possível concluir que a ingestão apresentada está adequada nem tampouco que este indivíduo apresenta uma deficiência nutricional. Nestes casos, devem ser observados com maior atenção possíveis sintomas apresentados pelo indivíduo que podem ser um indicativo de inadequação, realizar ajustes na dieta para que sua probabilidade de adequação seja mais elevada e acompanhar exames bioquímicos, dependendo do nutriente em questão[10].

A probabilidade de adequação somente poderá ser considerada elevada quando o indivíduo apresentar um consumo habitual médio do nutriente igual ou acima da RDA, observando-se muitos dias de ingestão alimentar por meio de recordatório de 24h ou registros dietéticos[12].

Quando o nutriente não apresentar valores de EAR e RDA, devem ser utilizados os valores de AI. Ao se comparar o consumo habitual de determinado nutriente com valores de AI, não é possível concluir que a ingestão está inadequada caso seja menor que o parâmetro utilizado. Se o consumo habitual é maior que o valor de AI, pode-se dizer que a probabilidade de inadequação é baixa[10].

Para avaliar qualitativamente o risco de efeitos adversos por consumo excessivo de nutriente, compara-se a ingestão habitual com o valor de UL. Se a ingestão observada for menor, pode ser considerada segura; se o valor for igual ou maior que o parâmetro utilizado, há riscos potenciais para efeitos adversos, devendo-se ressaltar que este padrão de consumo deverá ser mantido por um determinado período de tempo. Mesmo que ingestões esporádicas acima de valores de UL não necessariamente representem riscos de efeitos adversos, devem ser evitadas, uma vez que não é possível conhecer a suscetibilidade ou tolerância de cada indivíduo em níveis elevados de consumo do nutriente[10,12].

Planejamento de dietas de indivíduos

O planejamento de dietas deve assegurar uma ingestão alimentar que represente um baixo risco de doenças carenciais e um baixo risco de doenças crônicas ou efeitos adversos associados ao consumo excessivo de nutrientes.

Os valores de referência a serem utilizados como meta de ingestão são as RDA (quando disponíveis) ou AI. Nunca se devem utilizar valores de EAR, uma vez que são valores que representam uma probabilidade de inadequação de 50%. Os valores devem ser iguais ou maiores que a RDA ou AI e devem estar abaixo dos valores de UL, considerando-se todas as fontes dos nutrientes, alimentares ou não. Deve-se ressaltar que o UL não é um valor de recomendação de ingestão[11,12].

Quanto mais os valores se aproximam das RDA, menor a probabilidade de inadequação (entre 2% e 3%) e maior a probabilidade de serem atendidas as necessidades nutricionais do indivíduo. Quando os valores se aproximam da AI, provavelmente as necessidades serão alcançadas.

Para macronutrientes e energia, trabalha-se com intervalos. Macronutrientes devem estar dentro de seus intervalos já preestabelecidos em porcentagem em relação ao valor calórico total da dieta planejada. Para energia, utiliza-se a respectiva fórmula de EER. O valor obtido pela aplicação da EER é uma estimativa que subestimará ou superestimará em 50% das vezes as necessidades de energia[10,12].

Após o planejamento e a implementação da dieta, deve-se monitorar o peso corporal do indivíduo, realizando ajustes, quando necessários[12]. Durante o planejamento da dieta, outros fatores que podem interferir nas necessidades nutricionais devem ser considerados, como, por exemplo, indivíduos vegetarianos, fumantes e mulheres em idade reprodutiva. As necessidades para fumantes estão aumentadas em 35mg de vitamina C por dia. Em relação a indivíduos vegetarianos, deve-se considerar que suas necessidades de ferro estão aumentadas em 80%, devendo-se considerar o valor proposto multiplicado por 1,8[12].

Os fatores socioculturais também devem ser observados e a dieta planejada deve ser adequada às preferências alimentares do indivíduo.

CONSIDERAÇÕES FINAIS

Neste capítulo o enfoque dado foi à apresentação das recomendações nutricionais para a população materno-infantil e adolescentes e às abordagens metodológicas utilizadas para a avaliação da adequação do consumo alimentar habitual para estes indivíduos. No entanto, um aspecto importante que deve ser observado é a escassez de estudos envolvendo a população materno-infantil e que possam fornecer informações importantes requeridas para as abordagens apresentadas, tais como dados de variabilidade intrapessoal de ingestão alimentar. Essa informação é imprescindível para a aplicação da abordagem quantitativa apresentada neste capítulo, exemplificada com valores fictícios, e não pode ser substituída pela informação de variabilidade observada diretamente no indivíduo avaliado. Alguns estudos envolvendo esta população foram conduzidos na África e na Indonésia[14,15]. No entanto, permanece a necessidade de serem conduzidos mais estudos com este objetivo e que possam futuramente fornecer dados que reflitam a variabilidade individual.

REFERÊNCIAS BIBLIOGRÁFICAS

1. Moore VM, Davies MJ. Diet during pregnancy, neonatal outcomes and later health. Reproduction, Fertil Dev 2005; 17:341-48.
2. Vickers MH, Cupido CL, Gluckman PD. Developmental programming of obesity and type 2 diabetes. Fetal Mat Med Rev 2007; 18:1-23.
3. Picciano MF. Pregnancy and lactation: physiological adjustments, nutritional requirements and the role of dietary supplements. J Nutr 2003; 133:1997S-2002S.
4. Theobald HE. Eating for pregnancy and breast-feeding. J Fam Health Care 2007; 17:45-9.
5. Organización Mundial de la Salud (OMS). La Salud de los jóvenes: un reto y una esperanza. Ginebra: OMS; 1995.
6. Carvalho CMRG, Nogueira AMT, Teles JBM, Paz SMR, Sousa RML. Consumo alimentar de adolescentes matriculados em um colégio particular de Teresina, Piauí, Brasil. Rev Nutr 2001; 14(2): 85-93.
7. Fisberg M, Bandeira CRS, Bonilha EA, Halpern G, Hirschbruch MD. Hábitos alimentares na adolescência. Pediatria Moderna 2000; 36:724-33.
8. Fisberg M. Atualização em Obesidade na Infância e Adolescência. São Paulo: Editora Atheneu, 2004.
9. NRC (National Research Council). Dietary Reference Intakes: Applications in dietary assessment. Washington, DC., National Academy Press, 2000.

PARTE I · Recomendações de Ingestão Dietética

10. Institute of Medicine (IOM). Dietary Reference Intakes. The Essential Guide to Nutrient Requirements. Washington DC: National Academy Press, 2006.

11. Institute of Medicine (IOM). Dietary Reference Intakes for energy, carbohydrate, fiber, fat, fatty acids, cholesterol, protein, and amino acids (Macronutrients). Washington, DC.: National Academy Press, 1331p., 2005.

12. Galante AP, Schwartzman F, Voci SM. Aplicações Práticas da Ingestão Dietética de Referência. In: Rossi L, Caruso L, Galante AP. Avaliação Nutricional: Novas Perspectivas. São Paulo: Roca, 2009; 45-83.

13. Fisberg RM, Slater B, Marchioni DML, Martini LA. Inquéritos alimentares: métodos e bases científicos. Barueri - SP: Manole, 2005: 334.

14. Persson V, Winkvist A, Hartini TNS, Greiner T, Hakimi M, Stenlund H. Variability in Nutrient Intakes among Pregnant Women in Indonesia: Implications for the Design of Epidemiological Studies Using the 24-h Recall Method. J Nutr 2001; 131: 325-30.

15. Nyambose J, Koski KG, Tucker KL. High Intra/Interindividual Variance Ratios for Energy and Nutrient Intakes of Pregnant Women in Rural Malawi Show That Many Days Are Required to Estimate Usual Intake. J Nutr 2002; 132:1.313-8.

PARTE II

NUTRIÇÃO EM OBSTETRÍCIA

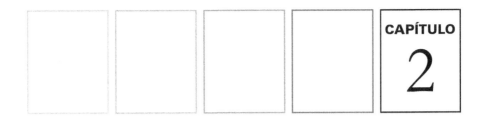

Adaptações Fisiológicas

Maria da Guia Bezerra da Silva
Patricia Calado Ferreira Pinheiro Gadelha

A gestação é um processo fisiológico que compreende uma sequência de adaptações ocorridas no corpo da mulher a partir da fertilização[1,2]. O organismo materno passa por intensas alterações ao longo da gestação com o objetivo fundamental de adequá-lo às necessidades orgânicas próprias do complexo materno-fetal e do parto[3].

A principal modificação no período gestacional envolve as transformações cardiocirculatórias, respiratórias, gastrointestinais, metabólicas e hematológicas[3]. Os profissionais que fazem parte da equipe multidisciplinar, responsáveis pelo pré-natal da gestante, precisam estar atentos a essas transformações, visando ao desenvolvimento adequado da gestação[4].

O período gestacional normal é constituído de 37 a 42 semanas, sendo heterogêneo em seus aspectos morfofuncionais[5]. O primeiro trimestre começa com a concepção e continua até a 12ª semana de gestação[6], sendo caracterizado por alterações biológicas em razão da ampla divisão celular e das alterações hormonais, que podem resultar no aparecimento de náuseas, vômitos e, consequentemente, falta de apetite[5]. O segundo trimestre começa na 13ª semana e continua até a 27ª, em que se inicia o terceiro trimestre, o qual se prolonga até o parto, que normalmente ocorre na 40ª semana[7]. Nessa fase, tornam-se essenciais os cuidados adequados em relação a ganho de peso da mãe, ingestão adequada de nutrientes e estilo de vida tranquilo e saudável[5,7], pois serão de grande importância para o crescimento e o desenvolvimento normais do feto[5]. Carência nutricional nessa fase influencia não só o desenvolvimento, mas também pode contribuir para o aumento da taxa de mortalidade fetal[8].

32 PARTE II · Nutrição em Obstetrícia

Placenta

A placenta é um órgão complexo, vascularizado, adaptado para aperfeiçoar as trocas de gases, nutrientes e eletrólitos entre as circulações materna e fetal[9,10]. Também é responsável pela secreção de vários hormônios esteroides e peptídicos, indispensáveis à manutenção da gravidez e ao controle do crescimento e do amadurecimento fetal, atuando como interconexão imunológica entre a mãe e o feto[10].

Transferência materna de nutrientes

A transferência materna de nutrientes é indispensável ao crescimento do feto[5]. Dentre esses, a glicose é o nutriente responsável pelo fornecimento de energia, sendo essencial para o crescimento normal. Além da glicose, a oferta adequada de proteínas é imprescindível, principalmente nas fases de hiperplasia, podendo causar danos irreversíveis ao crescimento se o fornecimento for inadequado[11]. Ademais, os ácidos graxos essenciais são importantes como elementos fundamentais para o arcabouço celular cerebral e vascular e, ao mesmo tempo, para a formação placentária adequada e a síntese de prostaglandinas vasodilatadoras[11].

PAPEL DOS HORMÔNIOS NA GESTAÇÃO

Os hormônios produzidos durante a gestação regulam alterações corporais, promovendo o desenvolvimento e o amadurecimento fetal, o parto e a lactação[5,12]. A produção desses hormônios é influenciada pela saúde geral e pelo estado nutricional da gestante[12]. No Quadro 2.1 estão os principais hormônios que fazem parte da adaptação do organismo materno durante a gestação.

Quadro 2.1. Principais hormônios produzidos durante a gestação e suas funções

Hormônios	Fontes primárias de secreção	Implicações principais
Gonadotrofina coriônica humana (hCG)	Células de trofoblasto e placenta	Estimula a produção de progesterona e estrogênio pelo corpo lúteo, garantindo a manutenção da gravidez e a ausência de nova ovulação[13].Também evita a rejeição imunológica do embrião (inibe a produção de anticorpos pelos linfócitos)[5]
Progesterona	Placenta	Relaxa a musculatura lisa, o que diminui a contração uterina, para não haver a expulsão do feto[5,13]; reduz a motilidade do trato gastrointestinal; aumenta a excreção renal (equilíbrio hidroeletrolítico)[12]; interfere no metabolismo do ácido fólico[12]; participa no desenvolvimento dos lóbulos para a lactação[13] e promove o desenvolvimento glandular mamário[5,13]

(Continua)

Quadro 2.1. Principais hormônios produzidos durante a gestação e suas funções (*continuação*)

Hormônios	Fontes primárias de secreção	Implicações principais
Estrogênio	Placenta	Promove a rápida proliferação da musculatura uterina[5] e diminui as proteínas séricas[5,12]; afeta a função da tireoide[5,12]; garante o crescimento e o desenvolvimento uterino e a manutenção de elasticidade e contratilidade uterinas, do crescimento mamário e de suas estruturas ductais[12,13]
Lactogênio placentário humano (hPL)	Placenta	Antagoniza a ação da insulina pela deposição de glicose na célula a partir do glicogênio[5,12,13]. Promove a lipólise e o aumento dos níveis sanguíneos de ácidos graxos livres[12,13]. Tem ação similar à do hormônio de crescimento, por fazer deposição de proteínas nos tecidos[5]. Participa no desenvolvimento das mamas e interfere na produção do leite[5]
Hormônio de crescimento (HC)	Pituitária anterior	Aumenta a glicemia; estimula o crescimento dos ossos longos; promove a retenção de nitrogênio[10]
Tiroxina	Tireoide	Regula a velocidade da taxa metabólica basal[12,13]
Insulina	Pâncreas (células β)	Durante a gravidez há maior produção de glicose, o que faz o pâncreas produzir mais insulina, proporcionando a diminuição da glicemia, para promover a produção energética e síntese de gordura[12,13]
Glucagon	Pâncreas (células α)	Eleva a glicemia pela glicogenólise[12,13]
Cortisona	Córtex adrenal	Aumenta glicemia pela proteólise tecidual[10]
Aldosterona	Córtex adrenal	Causa retenção de sódio e excreção de potássio[10]
Renina-angiotensina	Rins	Estimula a secreção de aldosterona, causa retenção de sódio e água[12,13]
Calcitonina	Tireoide	Bloqueia a reabsorção óssea de cálcio[10]

ADAPTAÇÕES METABÓLICAS E FISIOLÓGICAS

Metabolismo glicídico

Várias modificações no metabolismo glicídico ocorrem durante a gestação. No primeiro trimestre prevalecem os efeitos da utilização da glicose materna pelo feto, levando a uma tendência de hipoglicemia e redução das necessidades da insulina. A partir do segundo trimestre ocorre um aumento gradual da resistência insulínica em razão da ação dos hormônios gestacionais e, no terceiro trimestre, a sensibilidade insulínica diminui em aproximadamente 50%. Esses eventos são atribuídos a vários fatores hormonais de origens maternas e placentárias. O hormônio lactogênio placentário humano (hPL), produzido pela placenta, apresenta estrutura semelhante à do hormônio de crescimento (GH) e tem níveis crescentes a partir do segundo trimestre, podendo chegar ao final da gestação a mil vezes as concentrações normais de GH[14]. Dessa forma, o hPL é considerado o maior responsável pela resistência à insulina. Na gestação há aumento de outros hormônios, como o cortisol, os estrógenos, a progesterona e a prolactina, o que também contribui para a diminuição da sensibilidade à insulina[15].

O objetivo da resistência insulínica na gestação é fornecer nutrientes preferencialmente para o feto em desenvolvimento, permitindo que ocorra simultaneamente o acúmulo de tecido adiposo materno[16]. Em razão do estado de resistência insulínica, a gestante apresenta nível elevado de insulina circulante, uma vez que o pâncreas, em mulheres não diabéticas, compensa a demanda periférica aumentada, mantendo a glicemia em níveis normais[17].

Durante o jejum ocorrem duas importantes modificações no metabolismo intermediário: redução da glicemia e aumento do catabolismo lipídico. A primeira pode decorrer da menor quantidade de precursores para gliconeogênese disponíveis no fígado ou do desvio de nutrientes para a unidade fetoplacentária[18]. A segunda pode ser resultado dos efeitos lipolíticos dos hormônios placentários e resultar no aumento dos ácidos graxos livres circulantes, que servem como substrato para a produção de corpos cetônicos pelo fígado[19], os quais não são fontes energéticas ideais para o feto.

Em síntese, a gestante apresenta tendência de aumento dos níveis séricos de glicose e insulina após as refeições, estimulando, dessa forma, o armazenamento de lipídios. No jejum, os níveis de glicose diminuem e a lipólise é estimulada. Essas alterações ocorrem possivelmente para garantir o fornecimento adequado de nutrientes para a mãe e o feto.

A placenta funciona como canal de passagem desses nutrientes, no qual moléculas de glicose passam para o feto por um processo de difusão facilitada[20]. Os níveis de glicose fetal são 20 a 40mg/dL menores do que os níveis maternos, e os hormônios que controlam a glicose da mãe, incluindo a insulina, não passam para o feto pela placenta, sendo o seu metabolismo regulado pela insulina produzida pelo seu próprio pâncreas a partir da 9ª semana de gestação. A glicose materna elevada apresenta implicações para o feto, pois tem imediato acesso à circulação fetal, estimulando o aumento da secreção de insulina e maior utilização de glicose, podendo levar à macrossomia[21].

Metabolismo proteico

As proteínas são nutrientes necessários ao equilíbrio celular, e sua deficiência durante o período gestacional poderá acarretar alterações nos tecidos e estruturas dos órgãos, como redução no peso do concepto e modificações enzimáticas e bioquímicas[22,23]. Os efeitos da desnutrição intrauterina dependem da fase do desenvolvimento, sendo eles mais intensos e permanentes quanto mais precoce ocorrer a desnutrição e mais tardio o início da recuperação nutricional[24].

Metabolismo lipídico

Na gestação, o metabolismo lipídico é modificado por diversos mecanismos hormonais com a finalidade de garantir o fornecimento adequado de nutrientes e energia para o feto[25,26]. A trigliceridemia e a colesterolemia apresentam um aumento fisiológico de aproximadamente 300% e 50%, respectivamente[27]. Esse incremento fisiológico dos níveis de lipoproteínas é mais acentuado no terceiro trimestre gestacional[28]. A elevação mais acentuada dos triglicerídeos (TG) parece ocorrer fundamentalmente por dois fatores: o aumento da atividade da lipase hepática, que induz uma elevação na síntese hepática de TG, e a redução da atividade da lipoproteína lipase (LPL), situada na superfície do endotélio capilar, provocando uma diminuição do catabolismo dos TG[29].

Essas mudanças do metabolismo lipídico são influenciadas pelos principais hormônios envolvidos na gravidez (estrogênio, progesterona, lactogênio placentário humano). Soma-se a esses eventos a resistência insulínica gestacional, que contribui para o aumento dos níveis de TG ao impedir a lipólise[30].

ADAPTAÇÕES FISIOLÓGICAS

Modificações gastrointestinais

O volume uterino aumentado da gestante colabora para um deslocamento cefálico do estômago, alterando o ângulo da junção gastroesofágica e ocasionando prejuízo da função do esfíncter esofagiano[31].

A redução da função da cárdia, acompanhada do aumento da secreção do suco gástrico observado na gravidez, favorece os episódios de refluxo gastroesofágico, induzindo um quadro de pirose e até mesmo de esofagite[32]. No final da gestação, aproximadamente 27% das mulheres apresentam hérnia hiatal[33]. Em virtude da ação da progesterona e do aumento do volume uterino, o esvaziamento gástrico ocorre de forma mais lenta. Durante a última semana de gestação, a pressão intragástrica está elevada e o volume do suco gástrico pode estar aumentado em até 25mL com um pH inferior a 2,5[34], resultando na redução da pressão do esfíncter esofágico inferior[35] e no aumento da pressão intragástrica, e com isso maior possibilidade de regurgitação[36].

Além das alterações desencadeadas pelo crescimento uterino, os hormônios gestacionais também provocam mudanças gerais do organismo materno, como decréscimo na atividade motora e aumento do tempo do trânsito intestinal, relaxamento e dilatação das fibras musculares lisas da parede intestinal, favorecendo a ocorrência da constipação intestinal[37].

Modificações renais

Durante o primeiro trimestre gestacional há rápida elevação do fluxo plasmático renal e da filtração glomerular, alcançando no 4º mês valores de até 50% daqueles observados nas não grávidas. No último trimestre, esses valores diminuem lentamente em direção aos valores normais. O *clearance* da creatinina comumente está aumentado e, portanto, o limite superior dos valores normais sanguíneos da ureia e da creatinina está mais baixo na mulher grávida[32]. No final da gestação, verifica-se dilatação dos cálices renais, pelve e ureteres em razão da ação da progesterona[38]. Nesse período, o crescimento uterino, que comprime as estruturas pelvianas, também contribui para a dilatação, responsável pela estase urinária que frequentemente leva à infecção do trato urinário durante a gravidez[36].

Modificações hepáticas

Os valores plasmáticos das bilirrubinas e o fluxo sanguíneo hepático permanecem inalterados[36], porém há aumento dos níveis séricos das transaminases e do colesterol[39]. As taxas das proteínas totais séricas, bem como da relação albumina/globulina, estão diminuídas[40], o que ocorre em razão do aumento do volume plamástico, como descrito no próximo item.

Modificações hematológicas

Durante o período gestacional há hipertrofia e dilatação uterina, demandando um aumento da vascularização em razão da necessidade de maior perfusão sanguínea. O aumento progressivo da placenta no decorrer da gestação provoca elevação correspondente do fluxo sanguíneo uteroplacentário, o que também contribui para o aumento do número de vasos sanguíneos[41]. O volume sanguíneo total eleva-se em cerca de 40% a 50% devido ao aumento do volume plasmático e da massa total de eritrócitos e leucócitos na circulação[42]. A velocidade de expansão é maior no final do segundo trimestre (pico na 24ª semana). A partir de então ocorre um pequeno aumento, estabilizando-se até o final da gestação (por volta da 32ª à 34ª semana)[43].

A elevação da massa eritrocitária acontece em menores proporções (aproximadamente 30%) e mais tardiamente (a partir da 16ª à 20ª semana) do que o volume plasmático, ocasionando a hemodiluição. Essa situação é uma adaptação do organismo às necessidades do transporte de oxigênio para o feto[41], podendo causar anemia fisiológica, atingindo um equilíbrio em torno dos valores de hematócrito de 31% a 33% e de hemoglobina de 11g/dL[44].

Modificações no sistema circulatório

As alterações circulatórias necessárias para o desenvolvimento fisiológico da gravidez representam uma carga adicional ao trabalho cardíaco. Dentre as principais modificações encontra-se a elevação do volume sanguíneo, do débito cardíaco e da frequência cardíaca[45].

Na gestação há aumento da volemia, estimulado pelo estrogênio e mediado pelo sistema renina-aldosterona, o que resulta em retenção de sódio e água[46].

O débito cardíaco aumenta em cerca de 50% no início da gestação. Isso ocorre, principalmente, devido à elevação do volume sistólico e, no terceiro trimestre, pela elevação da frequência cardíaca[45].

Dos estágios iniciais até a metade da gestação observa-se redução da pressão arterial em razão da diminuição da resistência vascular sistêmica secundária à atividade hormonal gestacional, aumento das prostaglandinas, dos peptídeos natriuréticos atriais e do óxido nítrico endotelial, além da circulação de baixa resistência no útero gravídico e da produção de calor fetal[47].

Durante o trabalho de parto há uma sobrecarga adicional ao coração. As contrações uterinas provocam um aumento súbito na volemia sistêmica em virtude da significativa transferência sanguínea por parte dos vasos uterinos. Ocorre, ainda, aumento progressivo no consumo de oxigênio, do débito cardíaco e na pressão arterial. A ansiedade e a dor contribuem para a sobrecarga cardíaca na medida em que elevam o tônus adrenérgico. A adaptação hemodinâmica continua no pós-parto e retorna aos valores pré-gestacionais em 12 a 24 semanas após o parto[48].

REFERÊNCIAS BIBLIOGRÁFICAS

1. Mann L, Kleinpaul JF, Mota CB, Santos SG. Alterações biomecânicas durante o período gestacional: uma revisão. Motriz, Rio Claro, 2010; 16:730-41.
2. Alves VM, Moura ZA, Palmeira ILT, Lopes MVO. Estudo do diagnóstico de enfermagem fadiga em gestantes atendidas numa unidade básica de atenção à saúde. Acta Paul Enferm 2006; 19:70-5.
3. Boléo-Tomé JP. Doença respiratória e gravidez. Acta Med Port 2007; 20:359-67.
4. Pereira SVM, Bachion MM. Diagnósticos de enfermagem identificados em gestantes durante o pré-natal. Rev Bras Enferm 2005; 58:659-64.
5. Vitolo MR. Nutrição da gestante ao envelhecimento. In Vitolo, MR. Rio de Janeiro: Rubio, 2008: 41-5.
6. Zaconeta AM. Assistência pré-natal. In Motta LDC, Ferraz EM, Zaconeta AM (eds.). Condutas em obstetrícia. Universidade de Brasília – UnB. Rio de Janeiro: MedBook, 2008; 9-17.
7. Sêca GBS. Modificações gerais do organismo materno durante a gravidez. In Santos LGA et al. (ed.). Enfermagem em ginecologia e obstetrícia. Rio de Janeiro: MedBook, 2010; 33-40.
8. Ramos JLA, Deutsch AA. Nutrição materna e seus efeitos sobre o feto e o recém-nascido. In Ferfebaum R, Falcão MC (ed.). Nutrição do recém-nascido.São Paulo: Atheneu, 2003: 1-17.
9. Oliveira LH, Xavier CC, Lana AMA. Alterações morfológicas placentárias de recém-nascidos pequenos para a idade gestacional. Jornal de Pediatria 2002; 78: 5.
10. Montenegro CAB, Rezende J. Anexos do embrião e do feto. In Montenegro CAB, Rezende J (eds.).Eds. Rezende, obstetrícia. 11ª ed. Rio de Janeiro: Guanabara Koogan S.A., 2010: 135-82.
11. Bittar RE, Ramos JL, Leone CR. Crescimento fetal. In Marcondes A et al. (ed.). Pediatria básica. São Paulo: Sarvier, 2002.
12. Saunders C. Ajustes fisiológicos da gestação. In Accioly E, Saunders C, Lacerda EMA (eds.). Nutrição em obstetrícia e pediatria. Rio de Janeiro: Guanabara Koogan S.A., 2009: 89-92.
13. Nettina SM. Brunner. Prática de enfermagem. 7ª ed. Rio de Janeiro: Guanabara Koogan S.A., 2003; 1153-91.
14. Ryan EA. Hormones and insulin resistence during pregnancy. Lancet 2003; 362(9398):1.777-8.
15. Demey-Ponsart E, Foidart J, Sulon J, Sodouez J. Serum CBG. Free and total cortisol and circadian patterns of adrenal function in normal pregnancy. J Steroid Biochem 1982; 16: 165-9.
16. Freinkel N. The Banting Lecture. Of pregnancy and progency. Diabetes 1980; 29: 1.023-35.
17. Lind T, Billewicz W, Brown G. A serial study of the changes occurring in the oral glucose tolerance test during pregnancy. J Obstet Gynaecol Br Commonw 1973; 80:1033-4.
18. Chiasson J, el Achkar G, Ducros F, Bourque J, Maheux P. Glucose turnover and gluconeogenesis during pregnancy in women with and whithout insulin-dependent diabetes mellitus. Clin Invest Med, 1997; 20:140-51.
19. Turtel J, Kipnis D. The lipolytic action of human placental lactogen in isolated fat cells. Biochim Biophys Acta 1967; 144:583-8.
20. Thorens B, Chrron M, Lodish H. Molecular physiology of glucosetransporters. Diabetes Care 1990; 13:209-18.
21. Golbert A, Campos MAA. Diabetes tipo 1 e gestação. Arq Bras Endocrinol Metab 2008; 52(2): 307-14.
22. Nascimento OJ, Madi K, Guedes e Silva JB, Soares Filho PJ, Hahn MD, Couto B et al. Considerações sobre o músculo estriado na desnutrição protéica. Arq Neuropsiquiatr 1990; 48:395-402.
23. Trindade CE. Repercussões da nutrição da gestante sobre o recém-nascido. J Pediatr (Rio de Janeiro). 1997; 73:291-2.
24. Patrício FR, Nóbrega FJ, Tonete SS. Desnutrição intrauterina em diferentes períodos de gestação em ratas: estudo do intestino delgado proximal ao nascimento e durante a recuperação nutricional. Rev Paul Ped 1984; 2:43-52.
25. Bute NF. Carbohydrate and lipid metabolism in pregnancy: normal compared with gestational diabetes mellitus. Am J Clin Nutr 2000; 71:S1256.
26. Homko CJ, Silvan E, Reece EA, Boden G. Fuel metabolism during pregnancy. Semin Reprod Endocrinolog 1999; 17:119.

38   PARTE II · Nutrição em Obstetrícia

27. Brizzi P, Tonolo G, Esposito F et al. Lipoprotein metabolism during normal pregnancy. Am J Obstet Gynecol 1999; 181:430.
28. Perrone G, Critelli C. Severe hypertriglyceridemia in pregnancy. A clinical case report. Minerva Ginecol, 1996 Dec; 48(12):573-76.
29. Herrera E. Metabolic adaptations in pregnancy and their implications for the availability of substrates to the fetus. Eur J Clin Nutr 2000; 54(suppl. 1):S47.
30. Giestas A, Palma I, Teixeira S, Carvalho R, Pichel F, Ramos MH. Abordagem da hipertrigliceridemia severa na gravidez. A propósito de um caso clínico. Revista portuguesa de endocrinologia, diabetes e metabolismo, 2008; 2:109-13.
31. Bonica JJ. Obstetric Analgesia and Anesthesia – World Federation of Societies of Anaesthesiologists, 1980.
32. Murray FA, Erskine JP, Fielding J. Gastric secretion in pregnancy. J Obstet Gynaecol Br Commonw, 1957; 64:373.
33. Moir DD. Anestesia e Analgesia em Obstetrícia – Rio de Janeiro: Guanabara Koogan, 1979.
34. Spence AA, Moir DD, Finlay WE. Observation of intragastric pressure. Anaesthesia 1967; 22:249-56.
35. Brockeutne JG, Downing JW, Dimo Poulus GE. Effect of domperidine on lower esophageal sphincter tone in late pregnancy. Anesthesiology 1980; 52:321.
36. Reis GFF. Alterações fisiológicas maternas da gravidez. Rev Bras Anest 1993: 43:1:3-9.
37. Klug WA, Aguida HAC, Ortiz JA, Fang CB, Capelhuchnik P. Alterações das pressões anais na gravidez. Rev Bras Coloproct 2007; 27(2):196-201.
38. Van Wagenen G, Jenkins RH. An experimental examination of factor causing ureteral dilation of pregnancy. J Urol 1939; 42:1.010-20.
39. Smith BE, Moya F, Snider SM. The effects of anesthesia on liver function during labor. Anesth Analg 1962; 41:24-31.
40. McNair RD, Jaynes RV. Alterations in liver functions during normal pregnancy. Am J Obstet Gynecol 1960; 80:500-5.
41. Cunningham FG, MacDonald PC, Gant NF, Leveno KJ, Gilstrap LC. Maternal adaptations to pregnancy. In: Williams Obstetrics. 19ª ed. USA Appleton & Lange, 1993.
42. Montenegro CAB, Rezende JF. Modificações do Organismo Materno. In Montenegro, CAB, Rezende JF (eds.). Obstetrícia 11ª ed., Rio de Janeiro: Guanabara Koogan, 2010: 101-19.
43. Rudge MVC, Borges VTM, Calderon IMP. Adaptação do organismo materno à gravidez. In Obstetrícia básica Bussâmara Neme. 2ª ed. São Paulo: Sarvier, 2000; 24.
44. Barrett JFR, Whittaker PG, Williams JG, Lind T. Absorption of non-haem iron from food during normal pregnancy. BMJ 1994; 309:79-82.
45. Warnes CA. Pregnancy and Heart Disease. In Braunwald E, Libby P, Bonow RO, Mann DL, Zipes DP. Braunwald's Heart Disease. USA: Saundders Elsevier, 2008; 1967-68.
46. Brown MA, Gallery ED. Volume homeostasis in normal pregnancy and pre-eclampsia: Physiology and clinical implications. Baillieres Clin Obstet Gynecol 1994; 8:287-310.
47. Grinberg M, Ávila WS, Amaral FM. Modificações hemodinâmicas da gravidez. In Andrade J, Ávila WS (eds.). Doença Cardiovascular, Gravidez e Planejamento Familiar. São Paulo: Atheneu, 2003; 11-16.
48. Mangione JA, Major GIS. Valvoplastia Mitral em Grávidas. Rev Bras Cardiol Invas 2005; 13(2):100-4.

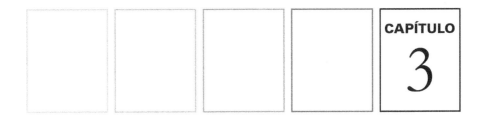

Avaliação Nutricional

Tarciana Maria de Lima
Maria Josemere de Oliveira Borba Vasconcelos

A avaliação nutricional do indivíduo inclui antropometria, bioquímica e anamneses alimentar e funcional. Durante a gravidez o corpo passa por algumas mudanças, como a elevação do volume sanguíneo, o crescimento fetal e o aumento dos tecidos maternos. Mediante essas alterações é comum que ocorram mudanças na estrutura corporal dessa mulher.

Na década de 1960 abriu-se o universo para a política do ganho de peso adequado para a diminuição dos riscos na gestação. O Instituto do Centro Americano e Panamá (IN-CAP, 1961)[1] desenvolveu um gráfico em que eram consideradas as diferenças de estatura materna e o aumento provável de peso em função da idade gestacional. Neste não eram consideradas as implicações do estado nutricional prévio, sendo delineado um limite para o ganho de peso único para todas as gestantes. Este método foi posteriormente modificado, levando em conta a relação peso/altura, sendo posteriormente normatizado[2]. Pouco depois foi desenvolvido um gráfico que contempla a distribuição centilar do aumento do peso gravídico[3].

Na década de 1980, Rosso realizou um estudo multicêntrico (Estados Unidos, Chile e Brasil) que testava um modelo de gráfico com várias linhas de adequação do peso gestacional relacionado à altura, sendo este instrumento denominado curva de Rosso, o qual foi adotado como critério de avaliação do ganho de peso da gestante e tem linhas de adequação do peso gestacional à idade gestacional a partir da relação peso/altura[4]. Posteriormente, estudo com mulheres gestantes evidenciou alta prevalência de desnutrição, quando comparado a estudos com mulheres em idade reprodutiva, sugerindo que a Curva de Rosso superestimava o déficit ponderal na gestação[5]. Mais recentemente, estudos evidenciaram que este método superestima o baixo peso na gestação[6,7].

40 PARTE II · Nutrição em Obstetrícia

Nos anos 1990 foi criado um instrumento de avaliação nutricional da gestante baseado no Índice de Massa Corporal, denominado curva de Atalah[8] (Anexo II). O Ministério da Saúde, em 2000, recomendava a curva de adequação de percentil do ganho de peso em função da idade gestacional (para o peso pré-gestacional conhecido) e a relação do peso para altura, segundo a idade gestacional, para o peso pré-gestacional não conhecido. Em seguida, a curva de Atalah foi aprovada pelo Ministério da Saúde no Brasil[9] e divulgada no cartão da gestante (Anexo II).

O ganho de peso além do recomendado para o período gestacional tem sido comum em todas as categorias do estado nutricional inicial[10,11]. A mulher que inicia a gestação com um dos desvios nutricionais e tem a recuperação adequada do ganho de peso na gravidez pode reduzir o risco de morbidade materna e perinatal[12-14].

Entretanto, os determinantes de ganho de peso inadequado, déficit ou excesso, são multifatoriais e envolvem paridade, escolaridade e situação marital[15], como também o estado nutricional pré-gestacional e a nutrição materna durante toda a gestação, sendo necessário focar o atendimento nutricional neste grupo populacional tão vulnerável[16].

O estado nutricional da gestante influencia o peso do concepto, pois este tende a aumentar conforme o melhor provimento nutricional da gestante, ocorrendo um maior peso ao nascer com o melhor estado nutricional pré-gestacional[17-19]. A macrossomia fetal (feto com 4kg ou mais) apresenta-se mais comumente em mulheres com excesso de peso, com risco 3 vezes maior para as gestantes com obesidade[14]. No entanto, o baixo peso ao nascer (PN < 2.500g), que tem uma prevalência que varia de 5 a 10%[14,20-23], tende a ocorrer em mulheres de baixo peso, apresentando um risco 8 vezes maior de ocorrer dentre estas gestantes[19,24]. Contudo, o baixo peso também pode estar relacionado ao tabagismo e consumo aumentado do álcool, além das características psicossociais, como depressão, ansiedade e baixo nível da autoestima[25]. O baixo peso pré-gestacional também é um preditor positivo do parto prematuro, com risco 4 vezes maior entre estas mulheres[24]. A prematuridade tem prevalência que varia de 7,0 a 13%[14]. Este também é fator de risco para a ocorrência de anemia[26], formando um ciclo comprometedor do desenvolvimento fetal.

A saúde física da mulher antes e durante a gestação tem profundo efeito nos resultados obstétricos[27], e um suporte nutricional acompanhado de orientações pelo profissional de saúde pode ajudar a diminuir os riscos de mortalidade perinatal[2].

AVALIAÇÃO ANTROPOMÉTRICA NO INÍCIO DA GESTAÇÃO

A Organização Mundial da Saúde (OMS) utiliza como método para classificação do estado nutricional inicial da gestante o Índice de Massa Corporal (IMC), com uma faixa de adequação do estado nutricional, visto que o estado nutricional pré-gestacional é determinante do ganho de peso na gestação. A OMS orienta que a avaliação do estado nutricional da gestante e o monitoramento baseiam-se nas recomendações do Sistema de Vigilância Alimentar e Nutricional (SISVAN)[28].

Um percentual relevante das mulheres brasileiras inicia a gestação com excesso de peso, representando ¼ desta população[29,30], e esta condição ocorre mais frequentemente em mulheres com mais idade, negras e multíparas[19,26,31,32]. Essas mulheres, em geral, apresentam velocidade de ganho de peso excessivo[21,30] e têm um ganho de peso na gestação acima do recomendado[29].

O estado nutricional inicial da gestante é calculado com base no Índice de Massa Corporal (IMC) – Índice de Quellet, utilizando o peso do início da gestação ou o peso da gestante com idade gestacional até a 13ª semana e relacionando-o à altura da mulher. Caso não seja acessível o peso do primeiro trimestre de gestação, a avaliação inicial deve ser feita com o peso anterior referido pela gestante, pelo tempo de até os 2 meses anteriores à gestação, ou o obtido da primeira consulta de pré-natal[9], visto que a primeira consulta do pré-natal deve acontecer até o 4º mês de gestação, conforme a Portaria GM/MS 569[33].

Peso: A mulher deve ser pesada em uma balança tipo plataforma. O peso deve ser aferido em todas as consultas de pré-natal[28], e observada a existência de edema; caso haja, deve-se estimar a quantidade de líquidos retidos[34].

A retenção hídrica é comum na gestação e mais frequente no último trimestre gestacional devido à retenção de sódio e à diminuição dos níveis de osmolaridade, da pressão oncótica, da concentração de hemoglobina e albumina, como também o aumento do débito cardíaco e o fluxo plasmático renal, que colaboram para a ocorrência do edema. A pressão venosa nos membros inferiores aumenta cerca de 3 vezes em virtude da compressão do útero, intensificando também o surgimento do edema[35].

Deve-se obter o peso seco, utilizando a tabela da estimativa de retenção de líquido para verificar a quantidade de peso extra por líquido extracelular, a fim de verificar o peso inicial real (Quadro 3.1).

Quadro 3.1. Estimativa de peso seco a partir do edema retido

Edema		Retenção de peso hídrico
+	Tornozelo	1kg
++	Joelho	3-4kg
+++	Raiz da coxa	5-6kg
++++	Anasarca	10-12kg

Fonte: Martins[34].

Altura: Deve ser aferida em centímetro com a técnica correta para não ser subestimada. É necessário observar a postura da mulher, pois pode haver erro caso os pés não estejam bem posicionados no centro da balança e a coluna a mais reta possível. A estatura da gestante adulta (idade > 19 anos) deve ser aferida apenas na primeira consulta e a da gestante adolescente, pelo menos trimestralmente[28].

– IMC inicial: é calculado pela divisão da massa corporal em quilogramas pelo quadrado da estatura em metros. Obtido com a relação entre os parâmetros peso real e altura ao quadrado da gestante.

Até a 13ª semana de gestação a mulher pode ganhar até 3kg[36], como também não ganhar ou mesmo perder 2kg no primeiro trimestre de gestação[37], sendo a melhor condição nutricional a ausência do ganho de peso para as eutróficas. Caso a mulher tenha perdido peso no início da gestação, o peso pré-gestacional será o apresentado após a perda do peso, que é o peso pré-gestacional (PPG) real.

PARTE II · Nutrição em Obstetrícia

Exemplo:

Peso pré-gestacional (PPG) = 52kg/perda de peso de 3kg no 1º trimestre

PPG real = PPG – Peso perdido

PPG real = 52 – 3 = 49kg

Quadro 3.2. Pontos de corte para o diagnóstico nutricional inicial da gestante, segundo o *Institute of Medicine* (IOM) e a Companhia Metropolitana da Vida (MLI)[38]

Classificação peso/altura^2	IMC	Percentual de peso ideal – MLI, %
Muito baixo peso	< 16,5	< 80
Baixo peso	16,5-19,7	80-90
Normal	19,8-26,0	91-120
Sobrepeso	26,0-29,0	121-135
Obesidade	> 29	> 135

Fonte: IOM[38].

AVALIAÇÃO ANTROPOMÉTRICA NA GESTAÇÃO

O estado nutricional materno no período periconcepcional e durante a gestação é fator determinante da saúde de um indivíduo durante toda a vida[39]. Há alguns métodos de avaliação nutricional da gestante no Brasil. O Ministério da Saúde adota as recomendações do IOM e os critérios propostos por Atalah[8].

- **Método de Atalah**

A curva de Atalah analisa o estado nutricional da gestante relacionado à idade gestacional, classificando sua condição nutricional. É um método de fácil aplicação que utiliza a idade gestacional e o IMC atual da gestante, servindo de base para a recomendação nutricional, com classificação do estado nutricional da gestante para baixo peso (B), peso adequado (A), sobrepeso (S) e obesidade (O) (Anexo II).

Calcula-se o IMC atual da gestante considerando a idade gestacional atual calculada.

Idade gestacional atual da gestante: somar o número de dias do intervalo entre a dieta da última menstruação (DUM) e a data da consulta, dividindo o total por sete (resultado em semanas). Pelo MS[28] é considerado da seguinte maneira:

- Gestante com 12 semanas e 2 dias = 12 semanas.
- Gestante com 12 semanas e 5 dias = 13 semanas.

Classifica-se o estado nutricional (EN) da gestante, segundo o IMC por semana gestacional, da seguinte forma: relação da IG atual e IMC atual e, utilizando a Figura 3.1, obtêm-se as seguintes classificações:

Baixo peso: quando o valor do IMC for igual ou menor que os valores apresentados na coluna correspondente a baixo peso;

Adequado: quando o IMC observado estiver compreendido na faixa de valores apresentada na coluna correspondente a adequado;

Sobrepeso: quando o IMC observado estiver compreendido na faixa de valores apresentada na coluna correspondente a sobrepeso;

Obesidade: quando o valor do IMC for igual ou maior que os valores apresentados na coluna correspondente à obesidade.

Esta curva possui linhas que dimensionam a população de gestantes que estão com baixo peso, peso adequado, sobrepeso e obesidade. O registro do estado nutricional da gestante nesta curva revela traçados que vão indicar a evolução do peso ponderal, indicando possível risco[9]. São eles:

– Traçado ascendente: ganho de peso adequado.

– Traçado horizontal ou descendente: ganho de peso inadequado (gestante de risco).

A marcação de dois ou mais pontos no gráfico (primeira consulta e subsequentes) possibilita construir o traçado da curva por semana gestacional. Pode-se utilizar também a tabela do IMC para a idade gestacional por semana, classificando conforme as categorias anteriormente descritas.

- **Método de Rosso**

Esse instrumento possibilita o acompanhamento da gestante quanto a seu ganho de peso e adequação de peso para estatura e idade gestacional. A adequação da relação peso/estatura, com relação ao padrão, é obtida por meio do nomograma de Rosso[4]. De fácil aplicação e prático, muito adotado em estudos científicos, porém não oferece condições de avaliar mulheres muito altas (>170cm) (Anexo II).

O gráfico de Rosso permite a identificação da condição do estado nutricional da gestante nas categorias de baixo peso (A), eutrófica (B), sobrepeso (C) e obesidade (D) (Anexo II).

Para a gestante que não pode obter o peso atual, pode-se calculá-lo por estimativa, com base na idade gestacional e na altura (Anexo II).

GANHO DE PESO NA GESTAÇÃO

Há uma ampla variação para o ganho de peso da mulher em todas as categorias do estado nutricional, e o ganho de peso deve ser determinado mediante o estado nutricional inicial e o período gestacional em que a mulher se encontra, sendo necessário o ganho de peso a partir do 2º trimestre de gestação[9] (Quadro 3.3).

Quadro 3.3. Ganho ponderal e total da gestante segundo o estado nutricional prévio

Estado nutricional	IMC (kg/m²)	Ganho ponderal 1º trim. IG < 14s	Ganho ponderal no 2º e 3º trimestres (IG ≥ 14s)	Ganho de peso total (kg)
Baixo peso	< 19,8	2,3	0,5	12,5-18
Normal	19,8-26,0	1,6	0,4	11,5-16
Sobrepeso	> 26-29,0	0,9	0,3	7,0-11,5
Obesidade	> 29	–	0,3	7,0

Fonte: MS/SISVAN[9].

Recentemente o IOM determinou um novo ponto de corte para acompanhamento nutricional da gestante[40], mas essa conduta ainda não foi divulgada pelo Ministério da Saúde do Brasil, através do SISVAN, nas modificações de 2009 (Quadro 3.4).

Quadro 3.4 Classificação do estado nutricional inicial de gestante e determinação do ganho de peso

Estado nutricional	IMC (kg/m²)	Ganho de peso no 2º e 3º trimestres (ganho ponderal semanal) (kg)	Ganho de peso total (kg)
Baixo peso	<18,5	0,45-0,59	12,7-18,2
Normal	18,5-24,9	0,36-0,45	11,4-15,9
Sobrepeso	25-29.9	0,22-0,31	6,8-11,5
Obesidade	≥ 30	0,18-0,27	5,0-9,0

Fonte: IOM[40].

Deve-se atentar para o estado nutricional da mulher ao iniciar a gestação, pois há uma tendência de as mulheres com estado nutricional normal passarem para a categoria de sobrepeso e permanecerem nesta condição[17,31], chegando a apresentar risco de maior velocidade de ganho de peso, respectivamente de 1,5 a 2 vezes maiores[30]. Em contrapartida, 21 a 25% das mulheres iniciam a gestação com baixo peso[30,41] e são as mais acometidas pelo ganho de peso gestacional insuficiente[19,20].

O ganho de peso na gestação deve ser usado como um indicador do estado nutricional materno, podendo ser diagnosticado como adequado ou inadequado, e estimado o quanto a mulher poderá ganhar nas semanas gestacionais seguintes. O ganho ponderal é uma medida de avaliação de seguimento, podendo ser avaliado o que já se ganhou e verificar o que ainda se pode obter quanto ao ganho gestacional recomendado.

Esta investigação indicará qual a velocidade necessária de ganho de peso da gestante, a qual deve ser monitorada semanalmente para as gestantes de risco nutricional e mensalmente para as gestantes sadias.

CÁLCULO DE GANHO DE PESO IDEAL

Exemplo:

Uma mulher com sobrepeso no início da gestação não deve ganhar peso no primeiro trimestre e nos subsequentes 300g por semana. Caso esteja na 24ª semana de gestação, é preciso controlar a velocidade de ganho de peso nas próximas 15 semanas.

O cálculo deve ser baseado no seguinte princípio:

Verificando uma gestante de 76kg e PPG de 72kg e altura de 162cm, considera-se no primeiro trimestre ganho de peso nulo, e o peso já obtido dividido pelas 11 semanas, e em seguida é verificado o que ela ainda pode ganhar até as 40 semanas de gestação, que é uma média entre a 37ª e a 42ª semana, período de uma gestação normal.

Peso ponderal obtido = Peso total adquirido/semanas gestacionais passadas.

Exemplo:

Peso total adquirido = 4kg

IG atual (24 semanas) – 13 semanas do 1º trimeste = 11 semanas passadas (considerando ganho de peso nulo neste período).

Peso ponderal = 5kg/11 semanas = 363g.

$$\textbf{Ganho ponderal ideal (GPI)} = \frac{\text{Peso gestacional restante}}{\text{Idade gestacional (IG) restante}}$$

Diagnóstico nutricional: ganho de peso excessivo para uma mulher com sobrepeso. Conclui-se que ela teve um ganho ponderal excessivo e precisaria ganhar até 9kg durante toda a gestação, mas já ganhou 4kg. Com isso, restam 5kg para serem distribuídos nas 15 semanas restantes, cuja velocidade de ganho de peso ponderal terá que ser no máximo de 312g para se obter a meta do ganho de peso ideal.

A alta ocorrência de desvio nutricional na gestação destaca a necessidade da realização de, no mínimo, seis consultas de acompanhamento de pré-natal, sendo preferencialmente uma no primeiro trimestre, duas no segundo trimestre e três no terceiro trimestre da gestação,[28] com a implementação nos serviços de assistência no pré-natal de atividades relacionadas à educação nutricional e ao controle do estado nutricional da gestante, a fim de evitar resultados obstétricos indesejáveis.

AVALIAÇÃO DA GESTANTE EM RISCO NUTRICIONAL

Desvios nutricionais

Ao classificarmos o estado nutricional da gestante, podemos seguir as recomendações calóricas e nutricionais. Com isso, deve-se saber corrigir o estado nutricional a fim de determinar as necessidades adequadas para a velocidade de peso ideal da gestante. Uma gestante com sobrepeso deve ter o seu peso ideal estimado a partir do IMC ideal no ponto médio da faixa de normalidade da curva de Atalah e uma gestante com baixo peso deve ter o seu peso ideal estimado com base no limite inferior da faixa de normalidade (ver Figuras 3.1 e 3.2, com os sinais de indicação para o estado nutricional atual [■] e o peso corrigido [●]).

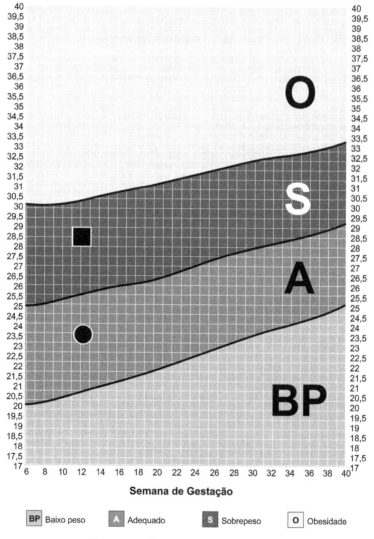

Figura 3.1. Gestante com sobrepeso.

Gráfico de índice de massa corporal segundo a semana de gestação

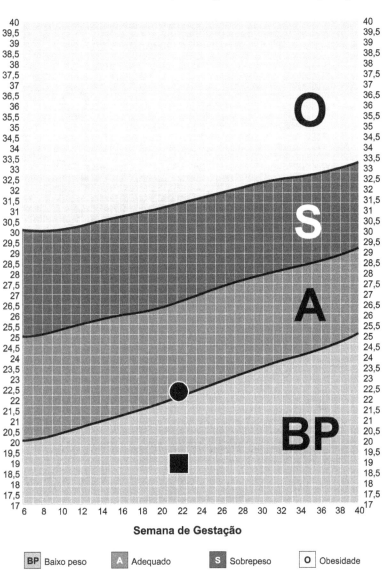

Figura 3.2. Gestante de baixo peso.

A obesidade gestacional deve ser vista com peculiaridades, pois o peso ideal em relação à idade gestacional pode estar muito abaixo do real, podendo favorecer a perda de peso, que não deve ocorrer na gestação, devido à liberação de corpos cetônicos com a quebra do tecido adiposo, os quais podem ser prejudiciais ao feto[35]. Para essas gestantes, o IMC ideal à idade gestacional deve ser corrigido para o limite superior da classificação da normalidade (ver Figura 3.3) e, em caso de obesidade extrema, deve ser corrigido para a classificação do sobrepeso.

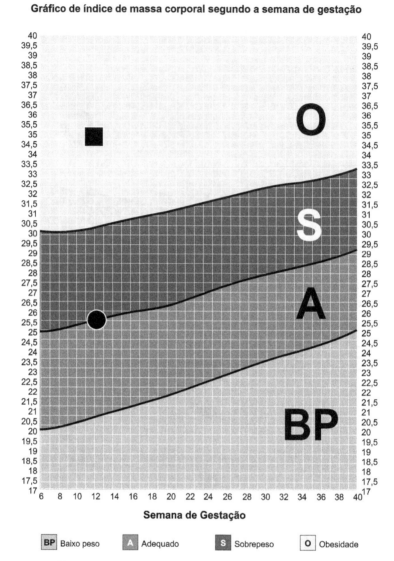

Figura 3.3. Peso corrigido da gestante com obesidade.

O excesso de peso aumenta o risco de a gestante desenvolver hipertensão gestacional[29,32], e quanto maior o índice de massa corporal (IMC), maior o risco, sendo este 7,8 vezes maior entre as mulheres obesas[14]. A obesidade também aumenta a tendência do diabetes melito gestacional (DMG), cuja prevalência é de cerca de 1,9%[14,32]. Está associada também a maior retenção de peso pós-parto e a maior risco de obesidade futura[42].

Adolescência

A adolescência é o período que se estende dos 10 aos 19 anos de idade, ocorrendo o estirão do crescimento entre as idades de 10 e 14 anos. Após a menarca, a fertilidade completa ocorre nos 2 anos seguintes e o crescimento físico não se completa antes dos 4 anos seguintes[28]. Na avaliação nutricional das gestantes adolescentes devem ser consideradas as idades ginecológica e cronológica[9]. As gestantes adolescentes que são consideradas de maior risco são as com idade ginecológica < 2 anos e/ou idade cronológica ≤ 14 anos[43]:

– Gestantes > 2 anos de menarca: avaliação nutricional semelhante à da mulher adulta.

– Gestantes < 2 anos de menarca: aumenta a ocorrência do baixo peso. A altura deve ser mensurada em todas as consultas, devido à fase de crescimento. O traçado da curva deve ser sempre ascendente, visto que é de risco nutricional.

Neste novo século, o ganho insuficiente neste grupo não é mais um desafio para o profissional de saúde, e sim a qualidade desse ganho, sendo importante o cuidado nutricional direcionado desde o início da gestação[44]. Mulheres adolescentes podem atingir o ganho superior da escala recomendada para mulher adulta, mas não exceder a estes valores.

O procedimento para avaliação do estado nutricional deste grupo deve seguir as recomendações do MS com base no IMC pré-gestacional e gestacional e na idade gestacional, classificados mediante sua idade ginecológica[28]. As gestantes adolescentes com idade ≥ 14 anos e idade ginecológica ≥ 2 anos devem ser avaliadas como mulheres adultas, utilizando para diagnóstico do estado nutricional a curva de Atalah. Já para as adolescentes que não atingiram o pico do desenvolvimento físico e ginecológico deve-se usar a classificação do estado nutricional direcionada para adolescentes, proposta pela OMS (2007), e as novas curvas de IMC para faixas etárias de 5 a 19 anos[42] (ver Quadro 3.4) para classificar o estado nutricional e recomendar o ganho de peso segundo o Instituto de Medicina (1992). Pode ser acompanhada pela curva de Atalah, mas, nesses casos, o mais importante é acompanhar o traçado, que deverá ser ascendente; tratar a gestante adolescente como de risco nutricional; reforçar a abordagem nutricional e aumentar o número de visitas à unidade de saúde[28].

Gestação gemelar

O Instituto de Medicina também estabeleceu normas de ganho de peso nas gestantes gemelares, sugerindo uma variação de 16 a 20kg[38], sendo posteriormente avaliado por outros pesquisadores e estabelecido um ganho de peso total mediante o IMC prévio (Quadro 3.5).

Quadro 3.5. Recomendação de ganho de peso total por período gestacional gemelar segundo a avaliação do estado nutricional da mulher pelo índice de massa corporal

Ganho de peso semanal	Baixo peso (IMC < 19,8kg/m²)	Eutrofia (IMC 19,8-26,0kg/m²)	Sobrepeso (IMC 26,1-29,0kg/m²)	Obesidade (IMC > 29,0kg/m²)
0-20ª semana	11,3-15,8	9,0-13,5	9,0-11,3	6,7-9,0
20-28ª semana	16,7-22,0	13,5-19,8	12,6-16,7	9,5-13,5
> 28ª semana	22,5-27,9	18,0-24,3	17,1-21,2	13,0-17,1

Fonte: Luke[45].

50 PARTE II · Nutrição em Obstetrícia

A velocidade de ganho ponderal da gestante gemelar está estabelecida para todas as categorias do estado nutricional inicial da mulher, com indicação do quanto a gestante gemelar pode ganhar por semana, com valores médios a partir do 1º trimestre gestacional (Quadro 3.6), objetivando maior tempo gestacional (> 36 semanas de gestação) e melhores resultados do peso a nascer (2.500g)[46]. O ganho ponderal da gestante gemelar deve ocorrer logo após a concepção para todas as gestantes, considerando a velocidade desse ganho ponderal mediante o estado nutricional prévio, visto que essa mulher ou esse grupo tende a ter parto prematuro.

Quadro 3.6. Recomendação de taxa de ganho ponderal por período gestacional gemelar segundo a avaliação do estado nutricional da mulher pelo índice de massa corporal

Ganho de peso semanal	Baixo peso (IMC < 19,8kg/m²)	Eutrofia (IMC 19,8-26,0kg/m²)	Sobrepeso (IMC 26,1-29,0kg/m²)	Obesidade (IMC > 29,0kg/m²)
0-20ª semana	0,56-0,78	0,45-0,67	0,45-0,56	0,34-0,45
20-28ª semana	0,67-0,78	0,56-0,78	0,45-0,67	0,34-0,56
> 28ª semana	0,56	0,45	0,45	0,34

Fonte: Luke[45].

Cálculo do ganho de peso ideal para gestante gemelar:

Gestante gemelar com 24 anos de idade, na 22ª semana de gestação. Peso pré-gestacional de 75kg e atual de 88,1kg. Altura de 1,56m.

Estado nutricional pré-gestacional

IMC = 30,8kg/m² (sobrepeso)

Cálculo para o ganho de peso ideal

Ganho de peso adequado (GPA) à idade gestacional = idade gestacional × ganho ponderal ideal (GPI)

GPA= IG × GPI (média da recomendação)

GPA= 22 × 505 = 11,1kg (peso total ideal)

Ganho de peso real = ganho total/IG

GPT= 13,1kg (ganhou a mais 2,0kg)

Estado nutricional atual

Gestante com excesso de peso.

Ganho de peso previsto

GPP= IG restante × ganho ponderal ideal

GPP = 14 semanas × 450g = 6,3kg de peso a ganhar (no máximo)

OBS: como a gestante deste exemplo está com ganho de peso excedente, utiliza-se o ganho ponderal ideal mínimo.

Mesmo as gestantes gemelares sadias devem ser acompanhadas nutricionalmente por período quinzenal para que seja monitorada a velocidade do ganho de peso ideal. Pode ser estimada da seguinte maneira: prever o ganho ponderal pela correção mínima e a idade gestacional em que a mulher se encontra até a 36ª semana.

AVALIAÇÃO DA COMPOSIÇÃO CORPORAL NA GESTAÇÃO

Os métodos mais populares para avaliação da composição corporal são a pesagem hidrostática, as dobras cutâneas e as circunferências[48]. Nas gestantes são parâmetros de avaliação nutricional as medidas de circunferências média e muscular do braço e a prega cutânea tricipital, importantes medidas para serem utilizadas para pesagem ou mesmo na presença de fatores que venham a causar interferências no peso.

Circunferência do braço (CB)

Método simples de realizar, pode ser utilizado por qualquer pessoa treinada. Permite aferir déficits ou excessos de peso em um corte, ou seja, a gestante está abaixo ou acima do valor de corte considerado adequado, não permitindo o acompanhamento evolutivo do estado nutricional da gestante.

A CB tem sido utilizada para medir a espessura do braço, a qual contempla a gordura cutânea (GC) e a massa muscular do braço. Para obtê-la deve ser realizada a medida do ponto médio do braço, utilizando a fita métrica inelástica, e verificado o seu valor expresso em centímetros, que deve ser avaliado em tabelas de constantes de conversão de Frisancho[49] (Anexo VI). É uma medida relativamente estável, variando no último mês de gestação por mobilização de gorduras que serão usadas na lactação. Pode ser aferida na gestação para refletir o estado nutricional prévio ou atual da gestante[50] e usada com segurança como indicador alternativo do estado nutricional inicial para avaliar mulheres em risco de um resultado obstétrico desfavorável[22].

Prega cutânea tricipital (PCT)

Para estimar a reserva de GC da gestante pode ser utilizada a PCT. Para obter esta dobra é necessária a utilização de um equipamento específico para medir a espessura do tecido adiposo do braço, conhecido como adipômetro ou plicômetro[51].

Técnica de mensuração

- Posição do avaliado: ortostática, braços estendidos e relaxados ao longo do corpo.
- Posição do avaliador: atrás do avaliado.
- Procedimento: a partir do ponto médio do braço não dominante traça-se uma linha horizontal até a face posterior do braço (tríceps), onde se marca o ponto. Com uma fita ineslástica mede-se a CB e no ponto anatômico pinça-se a dobra verticalmente.

Os tecidos adiposos e subcutâneos devem ser separados do tecido muscular por meio dos dedos polegar e indicador da mão esquerda (avaliador destro). Fazer a pegada da dobra cutânea 1cm acima do ponto anatômico. A mão do avaliador deve permanecer segurando a prega e, após 2 segundos, fazer a leitura. Devem ser realizadas duas pinçadas e anotados os seus valores; se houver diferença, realizar a terceira pinçada. A partir destes valores obtém-se uma média, e esta deve ser lida na tabela de referência (Anexo VII).

Circunferência muscular do braço (CMB)

É a medida de avaliação do comportamento proteico-somático. Deve ser utilizada em gestantes, juntamente com a PCT, para definir qual a retenção de tecido da CMB, através da aplicação da fórmula[52,53]:

CMB (cm) = CB (cm) – (PCT (mm) × π*)

Para intrepretação, usa-se a tabela de Frisancho[49] (Anexo VI).

ESTADO BIOQUÍMICO DA GESTANTE

O aumento do volume sanguíneo na gestação é fisiológico, diminuindo alguns elementos do sangue. As concentrações de nutrientes diminuem por hemodiluição no sangue e plasma, e com isso aumentam as necessidades diárias[35]. Por outro lado, alguns elementos podem estar com quantidades totais circundantes aumentadas[54].

Durante a gestação normal há aumento constante nos triglicerídeos plasmáticos e pequeno acréscimo de colesterol[35]. Os níveis de triglicerídeos séricos da gestante elevam-se de duas a três vezes à medida que a gestação evolui para o terceiro trimestre. Fosfolipídios, ácidos graxos, colesterol e glicerol também aumentam, porém em menor quantidade. O colesterol eleva-se em 43% devido ao aumento dos precursores dos processos anabólicos[55]. Os valores de referência podem ser vistos no quadro adaptado[56] (Anexo II).

ANAMNESE ALIMENTAR

A alimentação da gestante, mesmo que muitas vezes adequada, é insuficiente em micronutrientes, necessitando de ações educativas numa abordagem nutricional[57].

A anamnese nutricional da gestante revela a presença do erro alimentar por volume inadequado ou alimentos fontes insuficientes. A pesquisa alimentar deve ser baseada na avaliação do apetite, na presença de náuseas ou vômitos, no funcionamento intestinal e nas preferências alimentares. Depois de conhecida a preferência alimentar através de uma anamnese alimentar rápida, são verificados os hábitos alimentares gerais da gestante, focando-se no consumo dos alimentos fontes.

Para uma avaliação mais precisa será necessária a realização de inquéritos alimentares, tais como: recordatório de 24 horas, história alimentar, frequência alimentar, registros alimentares e análises da duplicata de refeições[58]. Os inquéritos alimentares mais aplicados em gestantes são os recordatórios de 24 horas, seguidos do questionário de frequência e dos registros alimentares[59].

Recordatório de 24 horas (R24h)

O R24h consiste em definir e quantificar todos os alimentos e bebidas ingeridos nas 24 horas que precedem a entrevista[60]. Trata-se de uma entrevista pessoal, conduzida por

---

*π = 3,14.

um investigador treinado, podendo ser realizada por telefone, e devem ser utilizados um álbum de fotografias e medidas geométricas ou caseiras[58].

Neste momento, a gestante deve relatar tudo o que comeu, por meio de um formulário que contemple as seis refeições do dia e onde devem ser relatadas as sobras de cada refeição ou se houve repetição, visto que o período gestacional pode dar margem a alterações no apetite. O total de água ingerido também deve ser contemplado na análise da qualidade da alimentação da gestante, por estarem aumentados os processos do metabolismo e consequentemente elevada sua necessidade hídrica. Por ser simples e de baixo custo, deve ser aplicado em consultas nutricionais de rotina para avaliação.

Questionário de frequência alimentar (QFA)

O QFA pode obter informação quantitativa, semiquantitativa e qualitativa sobre o padrão alimentar e a ingestão de alimentos específicos. Verifica-se a exposição ao alimento, quando começa, quando termina e qual a sua distribuição no período[60]. Utiliza-se um questionário com uma lista de alimentos que aportam nutrientes à dieta. Os alimentos podem ser selecionados por meio de tabelas de composição de alimentos, devendo ser contempladas frequências de consumo mensal, semanal e diária e o que nunca foi consumido[58].

A frequência de alimentos também é um meio de levantar a preferência alimentar da gestante, podendo ser realizada em qualquer trimestre da gestação, porém, para que ocorra a intervenção precoce, o questionário deve ser realizado no primeiro trimestre e, quando possível, antes da gestação.

Registro alimentar (RA)

O RA é obtido por meio de anotações, em formulário específico, dos alimentos e bebidas consumidos ao longo de 1 dia, devendo ser lembrados os alimentos consumidos fora do lar. Pode ser aplicado registrando os tamanhos das porções consumidas, em medidas caseiras, e em outro momento os alimentos devem ser registrados e pesados antes de serem consumidos[58]. Pode ser aplicado por 3, 5 ou 7 dias, em dias alternados, abrangendo um final de semana[61,62].

História alimentar (HA)

A HA consiste em uma entrevista com o objetivo de adquirir informações sobre os hábitos alimentares atuais e passados. O instrumento empregado inclui o R24h, o registro alimentar de 3 dias e um *check list* dos alimentos consumidos no último mês[57].

Este método é o mais completo e verifica a dieta usual. Reúne vários métodos, analisando a qualidade e a quantidade dos alimentos consumidos, mas em virtude de sua complexidade tem sido menos utilizado nas pesquisas com gestantes.

Análises da duplicata de refeições

A análise da duplicata de refeições consiste em analisar as mesmas porções de alimentos consumidas anteriormente pelo indivíduo, fornecendo uma análise real do consumo do dia. As porções devem ser separadas pelo comensal nas mesmas proporções utilizadas e repassadas para o pesquisador[57].

REFERÊNCIAS BIBLIOGRÁFICAS

1. Instituto de nutrición de Centro-América y Panamá (INCAP). Evaluación del peso de la embaraza. Guatemala: INCAP; 1961; Nutricion en Salud Pública, 3.
2. Batistta Filho M, Barros LF, Nacul LC. O perímetro braquial como método de avaliação do estado nutricional das gestantes. Revista do IMIP 1993; 7:12-6.
3. Lechitig A, Klein RE. Guia para interpretar la ganancia de peso durante el embarazo como indicador de riesgo de bajo peso al nacer. Bol Ofic Sanit Panam 1980; 89:489-95.
4. Rosso P. A new chart to monitor weight gain during pregnancy. The American Journal of clinical nutrition 1985; 41:644-52.
5. Monteiro CA, Mondini L, Souza ALM, Popkin BM. Da desnutrição para a obesidade: a transição nutricional no Brasil. In: Monteiro CA ed. Velhos e novos males da saúde no Brasil. São Paulo: Huditec, 1995.
6. Silva, AFF. Gestação na Adolescência: Impacto do Estado Nutricional no Peso do Recém-nascido. [Dissertação]. Curitiba, Universidade Federal do Paraná, 2005.
7. Oliveira, ACL. A Curva de Atalah é Melhor que a Curva de Rosso na Avaliação de peso ao Nascer de Risco? [Dissertação]. Curitiba, Universidade Federal da Paraná, 2007.
8. Atalah, E, Castillo CL, Castro, RS. Propuesta de um nuevo estandar de evaluacion nutricional em embarazadas. Rev Med Chile 1997; 125:1429-36.
9. Ministério da Saúde/SISVAN. Orientações para coleta e análise de dados antropométricos em serviços de saúde. Normas técnicas: material preliminar. Fevereiro, 2008.
10. Assunção PL, Melo ASO, Gondim SSR et al. Ganho ponderal e desfechos gestacionais em mulheres atendidas pelo Programa de Saúde da Família em Campina Grande, PB (Brasil). Rev Bras Epidemiol 2007; 10:352-60.
11. Melo ASO, Assunção PL, Gondim SSR et al. Estado nutricional materno, ganho de peso gestacional e peso ao nascer. Rev Bras Epidemiol 2007; 10:249-57.
12. Soares L, Más L, Caruozo AM et al. Avaliação do Estado Nutricional na Gestação. Rev Matern Inf Ginecol 1990; 9920:28-35.
13. Spinoll A, Capuzzo E, Prazzi G. Risk for spontaneous pre-term delivery by combined body mass index and gestational weight gain patterns. Acta Obstet Gynecol Scond 1998; 77:32-6.
14. Atalah E, Castro RS. Obesidade materna e riesgo reproductivo. Rev Med Chile 2004; 132.
15. Konno SC, Aquino MH, Barros JD. Factors assoiated to the evolution of getacional weigth of pregnant women: a multilevel analysis. Rev de Saúde Pública 2007; 4.
16. Drehmer M. Índice de massa corporal pré-gestacional, fatores relacionados à gestação e ganho de peso materno em unidades básicas de saúde no sul do Brasil – Estudo do consumo e do comportamento alimentar na gestação _ ECCAG. [Dissertação]. Porto Alegre. Universidade Federal do Rio de Grande do Sul – UFRGS. 2008.
17. Fujimore E et al. Evolucion Del estado nutricional de embarazadas atendidas en la red básica de salud, Santo André, Brasil. Rev Latino-am Enfermagem 2001;9:64-9.
18. Lagos R, Espinoza R, Orellana JJ. Estado nutritivo materno inicial e peso promedio de SUS recién naciods a término. Rev Chil Nutr 2003;31:52-7.
19. Sánchez JMB, Blanco CMS, Sánchez SGB. Valoracion nutricional de La gestante. Rev Cubana Obstet Ginecol 2001; 27:165-71.
20. Minagawa, AT, Biagoline, REM, Fujimori, E et al. Baixo peso ao nascer e condições maternas no pré-natal. Rev Esc Enferm 2006; USP40(4):548-54.
21. Lima GSP, Sampaio HAC. Influência de fatores obstétricos, socioeconômico e nutricionais da gestante sobre o peso do recém-nascido: estudo realizado em uma maternidade em Teresina, Piauí. Rev Bras de Saúde Materno Infantil 2004; 4.
22. Ricalde AE. Mid-upper arm circumference in pregnant women. Rev Saúde Pública 1998; 32.
23. Solla JJS. Analisis multifactorial de los factores de riesgo de baja a nascer en Salvador, Bahia. Rev Panam Salud Publica 1997; 2:1-6.
24. Juarte ER, Montero ML, Cánova NT. Efectos del bajo peso materno preconcepcional sobre El embarazo y El parto. Archivo Médico de Camaguey 2006; 10.
25. Hickey CA. Sociocultural and behavioral influences on weight gain during pregnancy. Am J Clin Nutr 2000; 71:13645-705.

CAPÍTULO 3 · Avaliação Nutricional

26. Sarni RS, Schoeps D, Kochi C et al. Avaliação da condição nutricional das gestantes no município de Santo André, utilizando o gráfico de Rosso. Rev Cres Desenvolv Hum 1999; 9:1-8.
27. Cunha SP. Protocolo de Condutas em Gestação de Alto Risco. Ribeirão Preto: Scala, 1998.
28. Ministèrio da Saúde/ BRASIL: Peso ao Nascer e Puerpério, Atenção Qualificada e Humanizada. 3º Ed. Brasília, 2006.
29. Padilha PC, Saunders C, Machado RCM et al. Associação entre o estado nutricional Pré-gestacional e a predição do risco de intercorrências gestacionais. Rev Bras Ginecol Obst 2007; 8:501-18.
30. Stulbach TE, Benício MHA, Andreazza R, Kono S. Determinantes do ganho ponderal excessivo durante a gestação em serviços público de pré-natal de baixo risco. Rev Bras Epidemiol 2007; 10:99-108.
31. Andreto LM, Souza AI, Figueiroa JN, Cabral-Filho JE. Fatores associados ao ganho ponderal excessivo em gestantes atendidas em um serviço público de pré-natal na cidade de Recife, Pernambuco, Brasil. Cad Saúde Pública 2006; 22:2401-9.
32. Nucci LB, Schimidt MI, Duncan BB et al. Assement of weight Gain during Pregnanty in General Prenatal Care Services in Brazil. Cad Saúde Pública 2001; 17:1367-74.
33. Ministério da Saúde/Brasil. Portaria GM/MS n. 565. Programam de Humanização no Pré-natal e Nascimento. Brasília, DF: Ministério da Saúde; 2000.
34. Martins C, Cardoso SP. Terapia Nutricional Enteral e Parenteral. 1º Ed. Paraná. Nutroclínica, 2000.
35. Montenegro CAB, Rezende Filho J. Modificações do organismo materno. In: Obstetrícia. Guanabara Koogan, 2009; 101-19.
36. Berezowski A, Cunha SP, Mauad Filho F et al. Evolução do Peso durante a Gestação em Grávidas Normais. J Bras Ginec 1989; 99:51-4.
37. Vitolo MR. Avaliação nutricional da gestante. In: Vitolo M ed. Ed Rúbio: Rio de Janeiro, 2008:57-64.
38. Institute of Medicine (IOM). National Academy of sciences. Nutrition during Pregnancy. Washignton: National Academy Press, 1990.
39. Barker D. The Best Start In Life. London: Century Books; 2003.
40. Institute of Medicine (IOM). National Academy of Sciences. Weight gain during pregnancy: Reexamining the guidelines 2009.
41. Rocha DS, Netto MP, Priore SE et al. Estado nutricional e anemia ferropriva em gestantes: relação com o peso da criança ao nascer. Rev Nutri Campinas 2005; 14:481-9.
42. Young T, Woodmansee B. Factors that are associated witt cesarean delivery in a large private practice: the importance of prepregnancy body mass insex and weight gain. Am J Obstet Gynecol 2002; 187: 312-20.
43. Institute of Medicine (IOM). National Academy of sciences. Nutrition during Pregnancy and lactation. An Implementation Guide. Washignton: National Academy Press, 1992.
44. Barros DC. Avaliação Nutricional Antropométricas de Gestantes no Munícipios do Rio de Janeiro. [Dissertação]. Rio de Janeiro, Fiocruz, 2009.
45. Luke B, Brown MB, Misiunas R, Anderson E, Nugent C, Van de Ven C. Specialized prenatal care and maternal and infant outcomes in twin pregnancy. Am J Obstet Gynecol 2003, 189(4):934-8.
46. Werutsky NMA, Frangela VS, Pracanica D et al. Assement na specific nutritional recomendations for women during and pregnancy of twins. Einstein, 2008; 6:212-20.
47. Montenegro CAB, Rezende Filho J. Prenhez gemelar. In: Obstetrícia. Guanabara Koogan, 2009; 432-53.
48. Rosado EL. Avaliação da composição corporal. In: Rosa G et al. Avaliação nutricional do paciente hospitalizado: uma abordagem teórico-prática. Rio de Janeiro: Guanabara Koogan, 2008; 63-82.
49. Frisancho AR. New norms of upper limp fat and muscle áreas for assessment of nutritional status. Am J Clin Nutr 1981; 34:2540-5.
50. Ricalde AE, Siqueira AAF. El Perímetro braquial en la mujer gestante, y su relación con otras medidas antropométricas maternas. Rev Bras Cresc Desenv Hum 1996; 6:63-8.
51. Benedetti TRB, Pinhoa RA, Ramos VM. Dobras Cutâneas. In: Antropetria: técnicas e padronizações. Porto Alegre: Palotti, 1999; p.53-63.
52. Gurney JM, Jellife DB. Arm antropometry in nutritional assessment: nomogrm for rapid calculation of muscle circunference cross-sectional muscle and fat áreas. Am J Clin Nutr 1973; 26:912-5.

PARTE II · Nutrição em Obstetrícia

53. Glorimar R, Palma AGC. Avaliação Antropométrica. In: Avaliação nutricional do paciente hospitalizado: uma abordegam teórico-prática. Glorimar R ed. Guanabara Koogan, 2008.
54. Saunders C, Neves EQC, Acioly E. Recomendações Nutricionais na gestação. In: Acioly E, Saunders C. Lacerda EMA eds. Nutrição em Obstetrícia e Pediatria. Rio de Janeiro: Guanabara Koogan, 2009:125-48.
55. Caruzo A, Paradisi G, Ferrazzani S et al. Effect of maternal carbohydrate metabolismo n fetal growth. Obstetrics e Gynecology 1998; 92:1-8.
56. Santos LC. Carvalho MA, Katz L et al. Terapia Intensiva em Obstetrícia. Rio de Janeiro: Medsi, 2004; p.349-53.
57. Nochieri ACM, Assumpção MF, Belmonte FAL, Leung MCA. Perfil nutricional de getantes atendidas em primeira consulta de nutrição no pré-natal de uma instituição filantrópica de São Paulo. São Paulo. O Mundo da Saúde 2008; 32:443-51.
58. Fiesberg RM, Martine LA, Slater B. Métodos de inquéritos alimentares. In: Fiesberg RM, Slater B, Marchioni DML, Martini LA eds. Inquéritos Alimentares: métodos e bases científicas. São Paulo: Manole, 2005; p.1-31.
59. Bertin RL, Parisenti J, Pietro PF, Vasconcelos FAG. Métodos de avaliação do consumo alimentar de gestantes: uma revisão. Rev Bras Mater Infant 2006; 6:383-90.
60. Gibson RS. Food consumption of individuals. In: Principles of nutritional assessment. Oxford University Press, 1990; p.37-54.
61. Tompson FE, ByersT. Dietary assessment resource manual. J Nutr 1994; 124:2245-317.
62. Willett WC. Future directions in the development of food-frequency questionnaires. Am J Clin Nutr 1994; 59:171-4.

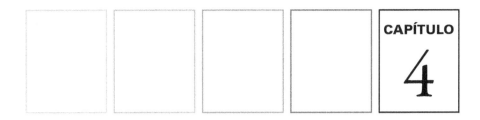

Recomendações Nutricionais

Maria Josemere de Oliveira Borba Vasconcelos
Patricia Calado Ferreira Pinheiro Gadelha
Tarciana Maria de Lima

A nutrição, o peso pré-gestacional e o ganho de peso materno durante a gravidez são aspectos importantes diretamente relacionados com os resultados da gestação[1,2]. Durante esse período é necessário o aumento na recomendação da maioria dos nutrientes em virtude dos ajustes fisiológicos[3,4], pois os rápidos crescimento dos tecidos e desenvolvimento do feto dependem da dieta materna[5,6]. No entanto, os nutrientes desempenham diferentes funções nesse processo, acompanhando as mudanças específicas na homeostase materna, não aumentando uniformemente[5].

Estudos comprovam que o peso e a saúde do recém-nascido (RN) dependem em grande parte do estado nutricional materno e são fatores que influenciam o crescimento e o desenvolvimento nos primeiros anos de vida[7,8].

O acompanhamento nutricional é de fundamental importância, uma vez que ocorre aumento das necessidades nutricionais por maior demanda de nutrientes na gestação, necessitando ser alcançadas por meio da dieta materna[6], o que contribui para resultados satisfatórios do ponto de vista obstétrico, da saúde do RN e da mulher no pós-parto[2]. Ademais, estudos sobre nutrição materna têm despertado o interesse dos pesquisadores, pois apontam a relação da nutrição adequada nessa fase com a prevenção de enfermidades crônicas não transmissíveis na fase adulta[8,9].

As recomendações nutricionais mais recentes são as publicadas pelo *Institute of Medicine* (IOM) dos Estados Unidos[10] (Anexo I).

ENERGIA

A energia adicional durante a gestação é necessária para promover o adequado ganho de peso gestacional e o desenvolvimento fetal, da placenta e dos tecidos, com o objetivo de atender às demandas metabólicas da gravidez[4,11] e fornecer energia para a atividade física durante esse período, como também permitir a constituição da reserva energética para o período de lactação[2].

Recomendações para mulheres grávidas publicadas anteriormente tiveram os cálculos de adicionais energéticos baseados no modelo teórico que estimava a necessidade de 80.000kcal adicionais, partindo do princípio de que essas calorias fossem acumuladas ao longo da gestação, considerando que a mãe ganharia 12,5kg e o bebê pesaria aproximadamente 3,3kg. Desse modo, ao dividir o custo total pelos 280 dias de gravidez obtém-se um adicional diário em torno de 200 a 300kcal[12].

A Organização Mundial da Saúde (OMS), em 1973, estabeleceu um adicional energético de 150kcal/dia para o primeiro trimestre e 350kcal/dia para o segundo e terceiro trimestres. Posteriormente, em 1985, a recomendação era a de que, a partir do primeiro trimestre gestacional, o adicional energético fosse de 285kcal/dia, sendo esse indicado para gestantes ativas, e 200kcal/dia, caso a gestante tivesse sua atividade reduzida[12]. No entanto, a ingestão dietética recomendada (RDA) de 1989 recomenda o acréscimo de 300kcal, apenas a partir do segundo trimestre[13]. Mais recentemente, em 2005, o IOM[10] recomendou o adicional de energia para o gasto durante a gestação de 8kcal por semana gestacional, além do acréscimo de 180kcal/dia, visando a energia para depósito, sendo elas acrescidas apenas a partir do segundo trimestre.

Contudo, em virtude das várias recomendações publicadas para atendimento das demandas energéticas durante a gestação até o momento, torna-se necessária a avaliação de cada caso de forma individualizada, levando em consideração peso pré-gestacional, idade, padrão de atividade física realizada e presença de gestações gemelar, objetivando o alcance do peso recomendado.

É importante considerar que no início da gestação geralmente há diminuição do apetite, acarretando a manutenção ou até a perda de peso, além de contar com sintomas, como náuseas e vômitos, que são acentuados nessa fase. Diferentemente, a partir do 2º trimestre, o consumo de alimentos é mais intenso; contudo, em ambos os momentos há necessidade de orientação de uma dieta balanceada, em que as necessidades são alcançadas de maneira satisfatória. Ao contrário, as dietas restritivas são totalmente contraindicadas, pois implicam o aumento da lipólise, com produção aumentada de corpos cetônicos, desenvolvendo a cetose materna, podendo ser prejudiciais ao feto[11] por causar lesões neurológicas[14,15].

A seguir descrevemos os métodos de estimativa de energia para gestação adotados pela FAO/WHO/UNU[2] e pelo IOM[10].

MÉTODOS DE ESTIMATIVA DE ENERGIA

I – Cálculo das necessidades energéticas segundo a FAO/WHO/UNU

O comitê da *Food and Agriculture Organization* (FAO/WHO/UNU)[2] recomenda que a estimativa dos requerimentos energéticos e as recomendações de ingestão para as gestantes devem ser específicas da população em razão das diferenças no tamanho corporal, no estilo de vida e na dependência do estado nutricional das mulheres.

CAPÍTULO 4 · Recomendações Nutricionais

Quadro 4.1. Cálculo da TMB, segundo a idade

Idade (anos)	TMB (kcal/dia)
10 a 18	13,384 P (kg) + 692,06
18 a 30	14,818 P (kg) + 486,6
30 a 60	8,126 P (kg) + 845,6

Fonte: FAO/WHO/UNU[2].

Esse comitê adota o custo energético gestacional de aproximadamente 77.000kcal associado ao adequado ganho de peso gestacional total, variando de 10 a 14kg, com média de 12kg, para mulheres saudáveis e adequado estado nutricional, e com maior chance de recém-nascidos com peso de 3,3kg e menores índices de complicações materno-fetais. Dessa forma, o adicional energético foi estimado em 85kcal/dia, 285kcal/dia e 475kcal/dia para o primeiro, segundo e terceiro trimestres, respectivamente.

Para calcular a recomendação energética da gestante adulta é necessário:

1. Avaliar o estado nutricional pré-gestacional ou inicial, segundo o índice de massa corporal (IMC), e determinar o ganho de peso até a 40ª semana de gestação.

2. Calcular o valor energético total (VET), utilizando o cálculo do gasto energético (GE), sendo esse realizado a partir da taxa de metabolismo basal (TMB) segundo a idade materna (Quadro 4.1) e o nível de atividade física (NAF) (Quadros 4.2 e 4.3).

$$\textbf{VET} = \textbf{GE} + \textbf{adicional energético na gestação}$$

Para o cálculo do gasto energético utilizar a seguinte fórmula:

$$\textbf{GE} = \textbf{TMB} \times \textbf{NAF}$$

CONSIDERAÇÕES:

- Sugere-se a utilização do peso aceitável, obtido por meio do IMC ideal, empregando-se valores dentro da faixa de normalidade para mulheres adultas. Recomenda-se a utilização da mediana do IMC: P (kg) = IMC × E (m^2).

- IMC Pré-gestacional:
  Normal – Usar peso aceitável ou cálculo a partir da mediana
  Baixo peso – Pode-se utilizar o peso aceitável na tentativa de normalizar o estado nutricional
  Sobrepeso e obesidade – Pode-se usar o peso pré-gestacional

Quadro 4.2. Nível de Atividade Física (NAF) segundo a idade

Idade (anos)	Atividade física		
	Leve	Moderada	Intensa
10 e 11	1,45	1,70	1,95
11 e 12	1,50	1,75	2,00
12 e 13	1,50	1,75	2,00
13 e 14	1,50	1,75	2,00
14 e 15	1,50	1,75	2,00
15 e 16	1,50	1,75	2,00
16 e 17	1,50	1,75	2,0
17 e 18	1,45	1,70	1,95
Adulta	1,40-1,69	1,70-1,99	2,0-2,40*

* Os valores de NAF > 2,40 são difíceis de manter por um longo período.
Fonte: FAO/OMS/UNU[2].

Quadro 4.3. Classificação das atividades para adultas de acordo com o Nível de Atividade Física (NAF)[2]

Categoria	Nível de atividade física
Estilo de vida sedentário ou leve	Indivíduos que não realizam grande esforço físico, não caminham por longas distâncias, geralmente usam veículo para transporte, não praticam exercício ou esportes regularmente. Passam a maior parte do tempo sentados ou parados, com pouco deslocamento.
Estilo de vida ativo ou moderadamente ativo	Indivíduos com ocupação que envolve mais gasto energético do que os descritos para estilos de sedentários. Indivíduos com atividade ocupacional sedentária e que regularmente gastam determinado tempo da sua rotina diária para praticar atividades físicas de moderadas a vigorosas. Por exemplo, indivíduos que praticam diariamente 1 hora de exercício moderado, tais como corrida, ciclismo ou atividade aeróbica.
Estilo de vida vigoroso ou moderadamente vigoroso	Indivíduos que realizam trabalhos ou atividades de lazer intensos por várias horas. Mulheres com ocupação não sedentária que dançam ou nadam uma média de 2 horas por dia ou trabalhadores rurais que usam equipamentos manuais por várias horas ao dia e caminham longas distâncias, muitas vezes transportando peso.

3. Prosseguir com o cálculo do VET da gestante, somando o GE com o adicional requerido para o ganho de peso gestacional, considerando a idade gestacional (IG).

1º trimestre (IG < 14 semanas): 85kcal/dia

2º trimestre (IG ≥ 14 a < 28 semanas): 285kcal/dia

3º trimestre (IG ≥ 28 semanas): 475kcal/dia

Considerando que muitas mulheres não obesas não iniciam o pré-natal antes do segundo trimestre, sugere-se, especificamente nesses casos, somar o adicional do primeiro trimestre com o requerido para o segundo, sendo a recomendação para o período de 360kcal/dia[2].

EXEMPLO:

Gestante com 23 anos, vendedora, idade gestacional de 20 semanas, peso pré-gestacional de 60kg, peso atual de 64kg e 1,60m de altura.

1. Avaliar o estado nutricional pré-gestacional segundo o IMC (ver Capítulo 3 – Avaliação Nutricional)

$$IMC = \frac{60kg}{1,65^2} = 22,05 \text{ (normal)}$$

2. Avaliar o ganho de peso gestacional (Ver Capítulo 3 – Avaliação Nutricional)

Ganho de peso até a 20ª semana: 4kg

Ganho estimado até o final da gestação: 0,4kg/semana × 20 semanas = 8kg

3. Somar o ganho de peso até a data da consulta com o ganho adicional estimado até o final da gestação: 4kg + 8kg = 12kg

Nesse caso, considerado adequado, pois está dentro da faixa de 11,4 a 15,9kg, que corresponde a gestantes com IMC pré-gestacional normal.

4. Calcular o VET:

VET = GE + adicional energético

GE = TMB × NAF

TMB = 14,818 × 60 + 486,6 = 1.375,68kcal

GE = 1.375,68kcal × 1,76 = 2.421,19kcal

Portanto: VET = 2.421,19kcal + 285kcal (adicional energético para o segundo trimestre)

VET = 2.706,19kcal

Gestante adolescente

Para o cálculo do VET das necessidades energéticas deve-se, em primeiro lugar, realizar a avaliação do estado nutricional para determinação do ganho de peso recomendado, levando em consideração a idade, e posteriormente empregar os mesmos procedimentos para a gestante adulta.

Recomenda-se utilizar o peso atual para as adolescentes eutróficas e calcular o peso ideal para aquelas que apresentam desvios nutricionais. Para o cálculo do peso desejável da gestante adolescente pode-se utilizar a fórmula **Peso (kg) = IMC × altura² (m)**, adotando-se o valor mediano correspondente ao IMC da idade da adolescentes (Anexo V).

Após obtido o valor do GE, considerar a energia necessária para o crescimento durante a gestação, multiplicando esse valor por 1,01, e posteriormente acrescentar o adicional correspondente ao trimestre gestacional[2]:

$$VET = (GE \times 1,01) + \text{adicional energético na gestação}$$

II – Cálculo das necessidades energéticas segundo as *Dietary Reference Intakes* (DRI)

De acordo com as recomendações nutricionais propostas pelo IOM[10], para o cálculo das necessidades energéticas é necessário acrescentar aos valores de necessidade estimada de energia (EER) para mulheres não grávidas um adicional de 8kcal/semana gestacional, além da energia necessária para depósitos (180kcal), durante o segundo e terceiro trimestres de gestação. Para o cálculo do adicional por semana gestacional utilizou-se a idade gestacional (IG) de 20 semanas para o segundo trimestre e 34 para o terceiro. Portanto, calcula-se o EER utilizando o peso, a altura e a atividade física pré-gestacional (Quadros 4.4 e 4.5).

Quadro 4.4. Determinação de EER para gestantes

Adolescentes (14 a 18 anos)	EER pré-gestacional	Adicional de energia	Energia para depósito
1º trimestre	135,3 – (30,8 x idade[a]) + PA x (10,0 x peso [kg]) + 934 x estatura[m] + 25kcal	0	0
2º trimestre		160	180
3º trimestre		272	
Adultas (19 a 50 anos)			
1º trimestre	354 – (6,91 x idade[a]) + PA x (9,36 x peso [kg]) + 726 x estatura[m]	0	0
2º trimestre		160	180
3º trimestre		272	

P = peso corporal pré-gestacional (kg); I = idade (anos); A = altura (metros); PA= coeficiente de atividade física.
Fonte: IOM[10].

Quadro 4.5. Coeficiente de atividade física (PA) conforme o nível de atividade física (PAL) de acordo com a faixa etária

Categorias	PAL	Descrição	PA	
			< 19 anos	> 19 anos
Sedentária	1,0-1,39	Atividades diárias comuns (tarefas domésticas, andar de ônibus)	1,0	1,0
Leve	1,4-1,59	Atividades diárias comuns mais 30 a 60 minutos de atividade moderada diária	1,16	1,12
Moderada	1,6-1,89	Atividades diárias comuns mais no mínimo 60 minutos de atividade moderada diária	1,31	1,27
Intensa	1,9-2,49	Atividades diárias comuns mais no mínimo 60 minutos adicionais de atividade vigorosa ou 120 de atividade moderada	1,56	1,45

Fonte: adaptado do IOM[10].

EER gestação = EER (pré-gestacional) + adicional de energia para o gasto durante a gestação + energia necessária para depósitos.

1º trimestre = EER (pré-gestacional) +0+0

2º trimestre = EER (pré-gestacional) + 160 (8kcal × 20 semanas) + 180kcal

EER (pré-gestacional) + 340kcal

3º trimestre = EER (pré-gestacional) + 272 (8kcal × 34 semanas) + 180kcal

EER (pré-gestacional) + 452kcal

PROTEÍNA

A ingestão de proteína deve ser aumentada durante a gestação em razão do crescimento fetal, da expansão acelerada do volume sanguíneo e do aumento dos anexos fetais[2]. A dieta equilibrada com o conteúdo proteico ideal melhora o crescimento fetal e reduz o risco de morte fetal e neonatal[16].

A OMS recomenda a ingestão adicional de proteína em média de 6g/dia durante todo o período gestacional ou 1,2, 6,1 e 10,7g para o primeiro, segundo e terceiro trimestres, respectivamente, considerando que a partir do segundo trimestre ocorre maior retenção proteica em razão do maior crescimento dos tecidos maternos e fetais[12].

Segundo o *National Research Council* (NRC)[13], o acréscimo está em torno de 10g/dia, ficando a recomendação diária por volta de 60g, devendo pelo menos 50% ser de alto valor biológico.

Considerando que, em relação às proteínas de referência, a dieta mista brasileira apresenta uma digestibilidade de 82%, estimou-se a recomendação de proteína em 0,91g/kg/dia, devendo-se acrescentar os 6g diários anteriormente descritos[17].

A recomendação atual acrescenta 25g em relação à mulher não grávida, ou seja, 71g ou 1,1g/kg de peso ideal[10], sendo adotada como recomendação brasileira pela ANVISA[18]. Para as adolescentes, a *American Dietetic Association* (ADA)[19] recomenda para as menores de 15 anos 1,7g/kg de peso; para as maiores de 15 anos, 1,5g/kg de peso ideal à idade gestacional.

No planejamento dietético da gestante deve-se estimular o consumo de alimentos fontes de proteína, respeitando a tolerância e os hábitos alimentares. Desencorajar o uso de dietas com um grande aporte de proteína ou com o uso de suplementos proteicos, o que está associado a maior ocorrência de óbito neonatal[20].

LIPÍDIOS

A recomendação para ingestão de lipídios dependerá do requerimento de energia para o ganho de peso adequado[11], que se deve basear num percentual de 20% a 35% das calorias totais, visto que não foram estabelecidas a RDA nem a ingestão adequada (AI). No entanto, em virtude da importância do consumo de gorduras poli-insaturadas, o IOM[10] estabeleceu uma AI de 13g/dia para quantidade de ácidos graxos ω-6 (ácido linoleico) e 1,4g/dia para o ω-3 (ácido α-linolênico).

CARBOIDRATOS

De acordo com as DRI, a RDA para carboidrato em mulheres gestantes é de 175g/dia[10]. Estima-se que essa quantidade recomendada seja suficiente para prevenir cetose e manter a concentração de glicose sanguínea apropriada durante a gravidez[11], pois é uma média das necessidades da população de gestantes, podendo corresponder a um percentual de 45% a 65% das calorias totais.

FIBRAS

A ingestão de fibra foi recomendada a partir da AI de 28g/dia[10]. É importante estimular o consumo diário de alimentos integrais, hortaliças e frutas.

MICRONUTRIENTES

A seguir serão descritos os principais micronutrientes necessários no período gestacional.

Folato

O folato, termo genérico para os compostos que têm atividade vitamínica similar à do ácido pteroilglutâmico[21], é usado tanto para as formas da vitamina que ocorrem naturalmente nos alimentos quanto para a forma sintética, encontrada em suplemento medicamentoso e em alimento enriquecido[22]. O folato age como coenzima em várias reações celulares e é necessário na divisão celular devido a seu papel na biossíntese de purinas e pirimidinas, e, consequentemente, na formação do DNA e do RNA. O crescimento rápido e as multiplicações celulares, aspecto central do desenvolvimento fetal, requerem um suprimento adequado de folato[21,22]. Durante a gravidez, o folato interfere com o aumento dos eritrócitos, o alargamento do útero e o crescimento da placenta e do feto[23]. Baixa ingestão de folato na gravidez e baixas concentrações de folato materno podem acarretar anemia megaloblástica, parto prematuro e baixo peso ao nascer[24].

A deficiência de folato tem sido associada a uma série de complicações obstétricas, além da anemia megaloblástica, tais como aborto espontâneo, descolamento de placenta, parto prematuro, retardo do crescimento intrauterino, doença hipertensiva específica da gravidez e hemorragia[25].

Contudo, os defeitos do tubo neural (DTN) podem ser considerados as consequências de maior importância da deficiência de ácido fólico em razão da sua gravidade e do prognóstico ruim. As causas dos DTN não são completamente conhecidas, porém as evidências sugerem nutrição deficiente em ácido fólico, distúrbios genéticos ou o uso de drogas[26].

Há evidências na literatura que suportam a redução de incidência das malformações do tubo neural por meio da suplementação periconcepcional com ácido fólico entre 1 e 3 meses antes da concepção até o final do primeiro trimestre de gestação[27]. Dosagens diárias de suplementação superiores a 5mg de ácido fólico reduzem em 75% a 91% a incidência de defeitos do tubo neural, dependendo da concentração sérica basal de ácido fólico e da idade das mulheres, em comparação com uma redução entre 23% e 66% quando usados 0,4 a 0,8mg diários[28]. Com relação à fortificação dos alimentos com 0,1 a 0,2mg de ácido fólico, foi evidenciada uma redução de incidência de defeitos do tubo neural entre 7% e 23%[28]. Uma combinação de dieta rica em alimentos com folato e suplementação de ácido fólico seria a recomendação adequada para prevenir a deficiência de folato[29].

Com o objetivo de aumentar a ingestão do ácido fólico em nível populacional, considerando que cerca de 50% das gestações não são planejadas e, portanto, não recebem suplementação adequada dessa vitamina, no período inicial o Ministério da Saúde regulamentou, em 2002, no Brasil, o acréscimo de 0,15mg de ácido fólico para cada 100g de grão nas farinhas de trigo e de milho comercializadas[30,31], além da clássica recomendação de uso no período periconcepcional de 0,4 a 0,8mg diários de ácido fólico para gestantes que não tiveram filhos anteriormente com defeitos do tubo neural e de 4mg para as gestantes nas quais se deseja reduzir o risco de recorrência dessas malformações[32].

Em 2000, o IOM, dos Estados Unidos elevou as recomendações nutricionais e estabeleceu 0,4mg/dia para mulheres e 0,6mg/dia para as gestantes[33].

Sob caráter preventivo, o Ministério da Saúde recomenda, ainda, a administração de ácido fólico no período pré-gestacional para a prevenção de defeitos congênitos do tubo neural, especialmente nas mulheres com antecedentes desse tipo de malformações[34].

As melhores fontes de folato são as vísceras, o feijão e os vegetais de folhas verdes, como espinafre, aspargo e brócolis (Quadro 4.6). Outros exemplos de alimentos fontes de ácido fólico são: abacate, abóbora, batata, carnes de vaca e de porco, cenoura, couve, fígado, laranja, leite, maçã, milho, ovo e queijo[29,35,36].

Quadro 4.6. Conteúdo de ácido fólico em alguns alimentos

Alimento	Medida usual	Ácido fólico (µg)
Fígado de galinha (cru)	1 unidade (30g)	177
Fígado de boi (cozido)	1 unidade (100g)	211
Ovo cozido	1 unidade (45g)	21
Lentilha cozida	3 colheres de sopa (54g)	98
Feijão cozido	1 concha (100g)	21
Espinafre cozido picado	2 colheres de sopa (50g)	39

Fonte: Philippi[37].

Vitamina C

O ácido ascórbico é um importante antioxidante em humanos e exerce papel estrutural importante, participando da síntese do colágeno, necessário à integridade do tecido conjuntivo, cartilagens, matriz óssea, dentina, pele e tendões, sendo provável que a deficiência possa influenciar negativamente o crescimento e o desenvolvimento fetal e placentário[38].

Estudos observacionais apontam correlações positivas entre níveis plasmáticos maternos de vitamina C e peso ao nascer[39,40]. Baixos níveis plasmáticos de ascorbato apresentam associação com ruptura prematura de membranas, deslocamento prematuro da placenta[41], aumento do risco de infecções, parto prematuro e pré-eclâmpsia[42]. Contudo, não está comprovado efeito protetor da vitamina C sobre o risco de pré-eclâmpsia, partos prematuros e morte fetal ou neonatal[43].

Ingestões deficientes ou excessivas da vitamina C podem ser prejudiciais para a saúde do binômio mãe-filho. Vale salientar que as gestantes fumantes de mais de 20 cigarros por dia necessitam duas vezes mais de vitamina C do que as não fumantes para manter seus níveis adequados da vitamina[44].

Aproximadamente 70% a 90% da ingestão de vitamina C é absorvida pelo organismo quando a quantidade ingerida varia de 30 a 180mg/dia. Porém, há redução da biodisponibilidade dessa vitamina à medida que aumenta a ingestão. Dessa forma, a absorção é reduzida em 50% quando a ingestão é superior a 1g/dia.

A vitamina C está presente principalmente nas frutas cítricas e em vegetais verdeescuros, como pimentão e couve, entre outros[45] (Quadro 4.7).

Quadro 4.7. Conteúdo de vitamina C em alguns alimentos

Alimento	Medida usual	Vitamina C (mg)
Acerola	10 unidades (70g)	1.174
Abacaxi	1 fatia (130g)	20
Laranja	1 unidade (220g)	116
Limão (suco)	1 unidade (63g)	29
Melancia	2 fatias (300g)	28
Morango	10 unidades (240g)	136
Mamão papaia	½ unidade (142g)	88
Brócolis cozido	3 colheres de sopa – picado (40g)	30
Couve-flor cozida	1 colher de servir – picada (46g)	20

Fonte: Philippi[37].

Vitamina A

A vitamina A é um micronutriente essencial para diversos processos metabólicos; dentre eles, a diferenciação celular, o ciclo visual, o crescimento, a reprodução e o sistema imunológico. Possui relevância especial durante os períodos de proliferação e rápida diferenciação celular, como na gestação, período neonatal e infância[46].

O consumo deficiente ou excessivo de vitamina A no período gestacional está associado a defeitos congênitos cerebrais, oculares, auditivos e dos aparelhos geniturinário e cardiovascular, podendo promover reabsorção de embriões e até mesmo a morte fetal[47,48].

Durante a gestação, as reservas fetais de vitamina A são limitadas, e acredita-se que esse fenômeno esteja relacionado com a seletividade da barreira placentária, que atua regulando a passagem dessa vitamina da mãe para o feto, provavelmente para evitar efeitos teratogênicos. Tal mecanismo favorece a baixa reserva hepática de vitamina A no RN, independentemente da ingestão materna, com exceção em casos de ingestão excessiva ou deficiência materna grave[49].

O feto começa a armazenar vitamina A durante o último trimestre de gestação e, após o nascimento, necessita de vários meses de ingestão adequada para construir suas reservas[50]. Geralmente, a transferência de vitamina A da mãe para o filho é 60 vezes maior durante os 6 meses de lactação, quando comparada com a transferência ocorrida durante os 9 meses gestacionais[51], sendo a concentração de vitamina A no leite materno suficiente para suprir as necessidades diárias, supondo-se o estabelecimento de amamentação plena[46].

Os efeitos teratogênicos têm sido reportados somente quando as doses diárias dessa vitamina ultrapassam 25.000UI ($8.500\mu g$ de RE)[52], o que corresponde a quase 10 vezes a recomendação de ingestão, principalmente entre o 15º e o 60º dia pós-concepção. Em contrapartida, suplementos vitamínicos contendo dose diária máxima de 10.000UI ($3.000\mu g$ de RE) de vitamina A são considerados medida segura e eficaz no combate a essa carência nutricional, inclusive em casos de cegueira noturna. Segundo a OMS[53], uma outra alternativa segura para a suplementação é a administração de dose semanal de 25.000UI de vitamina A ($8.500\mu g$ de RE). Alguns dos alimentos que contêm vitamina A estão listados no Quadro 4.8.

Quadro 4.8. Conteúdo de vitamina A em alguns alimentos

Alimento	Medida usual	Vitamina A (µg)
Leite de vaca integral	1 copo (270g)	56,7
Leite em pó integral	2 colheres de sopa (26g)	93,9
Leite de cabra	1 copo (270g)	94,5
Iogurte natural	1 copo (20g)	46,0
Queijo minas	1 fatia (30g)	48,3
Queijo mussarela*	2 fatias (30g)	72,3
Queijo prato*	1 ½ fatia (30g)	75,9
Fígado bovino grelhado	1 bife (100g)	14.574,0
Fígado de galinha cru	2 colheres de sopa (50g)	1.931,5
Ovo de galinha inteiro	2 unidades (100g)	79,0
Gema de ovo cozida	1 ½ unidade (30g)	44,4

Fonte: *Philippi[37]; NEPA/UNICAMP[54].

Vitamina E

A vitamina E é o maior antioxidante lipossolúvel e o mais eficaz protetor da oxidação das lipoproteínas, partículas que, oxidadas, são altamente tóxicas e aterogênicas[55]. O interesse pelo papel dessa vitamina decorre da constatação de que as adaptações metabólicas verificadas no organismo da gestante conduzem a um aumento da taxa metabólica basal, do consumo de oxigênio e da formação de radicais livres, caracterizando-se esse período como um estado de alto nível de estresse oxidativo, que, segundo Rumbold et al., em 2005[56] e Roberts et al., em 2002[57], pode ter papel importante na patogênese da pré-eclâmpsia.

Mikhail et al., em 1994[58], identificaram concentração plasmática reduzida da vitamina E em grávidas com pré-eclâmpsia, mas o significado dessas alterações ainda não está claro.

Diante dos indícios de um possível efeito das vitaminas C e E na prevenção de desfechos gestacionais adversos, atuando como antioxidantes, os ensaios clínicos sobre o efeito de megadoses dessas vitaminas em mulheres com alto risco de desenvolverem pré-eclâmpsia foram conduzidos no início da década atual. Os resultados, recentemente analisados mediante revisão sistemática com metanálise, não identificaram efeito protetor sobre o risco de pré-eclâmpsia, morte fetal ou neonatal, prematuridade e restrição de crescimento intrauterino. Houve até aumento do risco de parto prematuro e, embora esse efeito tenha sido discreto e não significante, levantou a preocupação com possíveis efeitos negativos decorrentes dessa intervenção[59].

A vitamina E é encontrada nas amêndoas, nozes, castanha-do-pará, gema de ovo, óleos em geral, vegetais folhosos e legumes[45] (Quadro 4.9).

Quadro 4.9. Conteúdo de vitamina E em alguns alimentos

Alimento	Medida usual	Vitamina E (µg)
Óleo de girassol	1 colher de sopa (8g)	3,5
Óleo de palma	1 colher de sopa (8g)	1,5
Óleo de milho	1 colher de sopa (8g)	1,1
Óleo de canola	1 colher de sopa (8g)	1,1
Óleo de oliva	1 colher de sopa (8g)	0,9
Óleo de soja	1 colher de sopa (8g)	0,8
Abacate	2 colheres de sopa (45g)	0,6
Mamão papaia	½ unidade (180g)	2,1
Batata-doce	1 unidade média (150g)	6,8
Espinafre	3 colheres de sopa (60g)	1,1

Fonte: adaptado de IOM[60]; Maham e Escott-Stump[61].

Vitamina K

A vitamina K é uma vitamina lipossolúvel, necessária para a síntese de protrombina e vários fatores de coagulação (fatores VII, IX e X)[62]. Sua absorção ocorre no intestino delgado, onde é incorporada aos quilomícrons e transportada pelas vias linfáticas; requer bile e suco pancreático para o máximo de aproveitamento[63].

Quadro 4.10. Conteúdo de vitamina K em alguns alimentos

Alimento	Medida usual	Vitamina K (µg)
Espinafre	3 colheres de sopa (60g)	228
Couve	1 colher de servir (42g)	185
Repolho	5 colheres de sopa (75g)	109
Brócolis	4 colheres de sopa (60g)	108
Alface	4 folhas (40g)	49
Óleo de soja	1 colher de sopa (8g)	15

Fonte: IOM[65].

Os RN representam risco para deficiência de vitamina K, pois a placenta é relativamente incapaz de transmitir lipídios, o fígado neonatal ainda é imaturo para a síntese de protrombina, o leite materno apresenta reduzida concentração de vitamina K e o intestino infantil possui reduzida flora intestinal produtora dessa vitamina nos primeiros dias de vida. Devido a esses fatores, um número considerável de crianças desenvolve a doença hemorrágica do RN[63]. Como medida profilática é recomendada a administração parenteral de vitamina K imediatamente após o nascimento[64]. A vitamina K pode ser encontrada em vegetais folhosos, no fígado bovino e na manteiga (Quadro 4.10).

Cálcio

O cálcio é um mineral fundamental presente no corpo humano, envolvido em importantes e diversos processos metabólicos, como o de coagulação sanguínea, excitabilidade muscular e transmissão dos impulsos nervosos, contração muscular, ativação enzimática e secreção hormonal, tendo como característica principal a mineralização de ossos e dentes.

Um feto a termo contém 25 a 30g de cálcio elementar quase totalmente armazenado no esqueleto[66]. Para suprir o aumento da necessidade observa-se um aumento significativo do transporte de cálcio da mãe para o feto. Aproximadamente 50g de cálcio são transferidos da mãe para o feto em 24 horas na 20ª semana de gestação e cerca de 300mg em 24 horas na 35ª semana[67].

Além do aumento da necessidade de cálcio pelo feto, verifica-se um aumento na calciúria na gravidez normal, provavelmente em razão do aumento do fluxo plasmático renal provocado pela expansão de volume característico da própria fase. Esse efeito também pode contribuir para um aumento da necessidade materna de cálcio[68], que poderia ser suprido pelo aumento da absorção intestinal.

Na gestação observa-se aumento significativo na absorção de cálcio, provavelmemte como resposta ao aumento nos níveis de 1,25-di-hidroxivitamina D. Quando o conteúdo de cálcio na alimentação é escasso, esse mecanismo pode tornar-se insuficiente. Ocorreria, então, a liberação do paratormônio (PTH) em resposta à redução da calcemia. O PTH agiria nas células, nos ossos, aumentando a taxa de liberação do cálcio para a corrente sanguínea. Indivíduos que desenvolvem hipocalcemia teriam menor reserva de cálcio no osso para suprir as exigências impostas pela gravidez[69].

Dados epidemiológicos em população não gestante têm demonstrado uma relação inversa entre o teor de cálcio na dieta e os níveis de pressão arterial[70,71]. O mesmo parece ocorrer também durante a gestação[72], e foi verificado que baixa ingestão de cálcio durante a gestação pode ser fator de risco para a pré-eclâmpsia[73,74].

Quadro 4.11. Conteúdo de cálcio de alguns alimentos

Alimento	Medida usual	Cálcio (mg)
Leite de vaca integral	1 copo (270mL)	386
Leite desnatado	1 copo (270mL)	362
Iogurte natural	1 copo (185mL)	264
Iogurte desnatado	1 copo (185mL)	290
Queijo prato*	1 ½ fatia (30g)	219
Queijo minas	1 fatia (30g)	174
Queijo mussarela*	2 fatias (30g)	155
Couve refogada*	2 colheres de servir (84g)	94
Espinafre cozido*	2 ½ colheres de sopa (67g)	91

Fonte: *Philippi[37]; NEPA/UNICAMP[54].

Estudo de caso-controle mostrou que a suplementação de cálcio durante a gestação proporcionou redução da pressão arterial materna, diminuindo dessa forma o risco de pré-eclâmpsia[75]. O Quadro 4.11 apresenta o conteúdo de cálcio de alguns alimentos.

Ferro

O ferro é um nutriente essencial para o crescimento, saúde e desenvolvimento do organismo humano. É um componente importante na formação da hemoglobina, a qual participa do transporte de oxigênio dos pulmões aos tecidos e do transporte de dióxido de carbono dos tecidos aos pulmões[76].

O aumento da necessidade de ferro durante a gravidez é de aproximadamente 800mg, sendo cerca de 300mg utilizados pelo concepto e 500mg para expansão total da hemoglobina materna[76,77].

Na gestação ocorre uma elevação do volume sanguíneo total em cerca de 40% a 50%, em decorrência do aumento do volume plasmático, dos eritrócitos e leucócitos. No entanto, a elevação do volume plasmático e de eritrócitos não é proporcional, e a massa eritrocitária ocorre em proporções menores, ocasionando a hemodiluição, que é uma adaptação do organismo às necessidades de transporte de oxigênio para o feto. Essa condição é conhecida como anemia fisiológica da gravidez[78]. Para o diagnóstico de anemia em gestantes, a OMS estabelece que sejam considerados níveis de hemoglobina inferiores a 11g/dL[79].

A relevância do controle das anemias na gestação decorre não apenas da magnitude, mas também dos efeitos deletérios que ocasionam na saúde e na qualidade de vida da mulher e do feto. Diversos estudos têm evidenciado a relação entre anemia durante a gestação e o resultado gestacional desfavorável, com maior risco de morbidade e mortalidade materna, de prematuridade, baixo peso ao nascer, mortalidade perinatal e menor concentração de hematócrito e hemoglobina no RN[80].

A anemia por deficiência de ferro é o resultado do desequilíbrio entre a absorção e as necessidades do organismo desse mineral decorrente da baixa ingestão de alimentos ricos em ferro ou de alta biodisponibilidade de ferro e da alta ingestão de alimentos com fatores inibidores da absorção de ferro dietético e/ou das necessidades aumentadas[81].

Quadro 4.12. Conteúdo de ferro em alguns alimentos

Alimento	Quantidade	Ferro (mg)
Fígado cozido	1 unidade (100g)	6,5
Camarão no vapor	13 unidades (104g)	3,1
Carne moída (20% de gordura)	3 ½ colheres de sopa (63g)	1,8
Peito de peru assado	1 filé (100g)	1,4
Ovo de galinha, inteiro cozido	2 unidades (90g)	1,1
Peito de frango sem pele	1 unidade (100g)	1,0
Feijão-preto cozido	1 concha (80g)	1,7
Lentilha cozida	2 colheres de sopa (48g)	1,6
Macarrão cozido	3 ½ colheres de sopa (105g)	1,3
Batata-doce cozida	1 ½ colher de servir (150g)	1,1
Morango	10 unidades	1,0
Espinafre cozido	2 ½ colheres de sopa	2,4
Brócolis cozido	4 ½ colheres de sopa	0,42
Açúcar mascavo	1 colher de sopa (25g)	0,47

Fonte: Nutrition Data[84].

A absorção do ferro heme ocorre de forma mais eficiente e não interage com os fatores inibidores. Esse ferro é derivado da hemoglobina e mioglobina das carnes, aves e dos peixes. O ferro não heme, presente nos produtos vegetais, tem sua absorção dependente das reservas corporais e da solubilidade no intestino delgado. Os estimuladores da absorção de ferro unem-se firmemente ao ferro, mantendo a estabilidade de ligação do complexo no trato gastrointestinal, como é o caso do ácido ascórbico. Os fatores inibidores são agentes que formam complexos insolúveis de alta afinidade que impedem a absorção do ferro. Dentre esses agentes temos cálcio, polifenóis, taninos, ácidos fenólicos e flavonoides[81,82].

Na gestação, em consequência da necessidade adicional de ferro, a taxa de absorção aumenta para 20% e, se houver deficiência de ferro, essa taxa aumentará para 40%[83]. O Quadro 4.12 apresenta o conteúdo de ferro de alguns alimentos.

Selênio (Se)

O selênio é um elemento-traço essencial para os mamíferos, importante para muitos processos celulares[85]. É importante para a regulação e desenvolvimento do feto e do RN[86], e sua deficiência pode ocasionar abortos[87,88] e nascimentos prematuros[89]. Os níveis de selênio no sangue são menores em mulheres grávidas em relação às não grávidas[90], e esses níveis diminuem com a idade gestacional[91]. Essa diminuição decorre da demanda metabólica aumentada e também em razão de o organismo fetal estocar selênio, necessário como componente de enzimas antioxidantes[92,93]. Além disso, sabe-se que baixos níveis de selênio maternos estão positivamente correlacionados com um baixo peso ao nascer[94]. Por outro lado, altas doses de selênio podem apresentar efeitos tóxicos para o desenvolvimento intrauterino. Quando foi administrado durante a gestação, observou-se que esse elemento atravessa a barreira placentária e é distribuído aos tecidos fetais[95].

Quadro 4.13. Conteúdo de selênio em alguns alimentos

Alimento	Quantidade	Selênio (μg)
Castanha-do-brasil	2 unidades (8g)	153
Soja cozida	1 ½ colher de sopa (36g)	7
Salmão cozido	2 filés (200g)	114
Atum enlatado em óleo	2 ½ colheres de sopa (112,5g)	68
Iogurte desnatado	1 ½ copo (330g)	12
Queijo mussarela	3 fatias (50g)	8
Macarrão cozido	3 ½ colheres de sopa (105g)	26
Arroz branco cozido	4 colheres de sopa (125g)	12

Fonte: Nutrition Data[84].

Zinco

O zinco é um micronutriente essencial à homeostase humana, tendo sido demonstrada sua participação como constituinte integral ou cofator em mais de 300 metaloenzimas. Trata-se de um oligoelemento que está envolvido em inúmeros pontos do metabolismo, como na síntese proteica, replicação de ácidos nucleicos, divisão celular, metabolismo da somatomedina, modulação da prolactina, ação da insulina e de hormônios tireoidianos, da suprarrenal e testículos, além de exercer importante função na cicatrização e no sistema imunológico humano[96].

Embora em quantidade reduzida, esse oligoelemento é importante componente estabilizador de macromoléculas e membranas biológicas, sendo necessário em todas as fases da vida, em especial durante o desenvolvimento fetal e a gestação[97].

A deficiência de zinco pode comprometer o desenvolvimeno físico e intelectual e deve ser considerada em situações de crescimento rápido, nas quais há aumento da demanda do oligoelemento, como na infância, puberdade, gravidez e lactação[98].

O zinco é absorvido ao longo do intestino delgado, principalmente no jejuno e íleo, e quantidades diminutas são absorvidas no estômago e intestino grosso[99]. A absorção ocorre por meio de transporte ativo (saturável) e passivo (difusão), sendo absorvidos 20% a 30% do zinco ingerido[100]. A presença de glicose no lúmen intestinal auxilia a absorção na borda em escova das células absortivas do intestino delgado[99]. Na gravidez há aumento da absorção e, a cada 1mg/dia absorvido, 0,7mg é transferido para o feto[101].

O zinco é encontrado tanto em alimentos de origem animal quanto vegetal, porém, quando derivado de carnes, geralmente é mais biodisponível do que o derivado de cereais. A absorção é influenciada por fatores dietéticos, sendo inibida por fitato, teores elevados de fibra, oxalato, cobre, ferro e estanho, mas é potencializada pela proteína animal. A diminuição de sua absorção pode ocorrer em razão de doenças intestinais, e o aumento de sua excreção, por hiperzinciúria decorrente de patologias renais[102].

Keen, em 1992[103], destacou a importância do zinco para gestantes e lembrou que a deficiência do oligoelemento tem sido considerada em vários estudos um fator causal de malformações congênitas e defeitos de formação do tubo neural. O Quadro 4.14 apresenta o conteúdo de zinco de alguns alimentos.

Quadro 4.14. Conteúdo de zinco nos alimentos

Alimento	Medida usual	Zinco (mg)
Ostras cruas	12 unidades (168g)	63,8
Fígado cozido	1 unidade (100g)	5,3
Soja cozida	1 ½ colher de sopa (36g)	1,7
Feijão-preto cozido	1 concha (80g)	0,9
Iogurte desnatado	1 ½ copo (330g)	3,3
Queijo mussarela	3 fatias (50g)	1,5
Arroz integral cozido	6 colheres de sopa (198g)	1.2
Abacate amassado	4 colheres de sopa (120g)	0,7
Espinafre cozido	2 ½ colheres de sopa (67g)	0,5

Fonte: Nutrition Data[84].

RECOMENDAÇÕES PARA GESTANTES GEMELARES

Os requerimentos energéticos de gestantes gemelares não estão bem definidos na literatura científica, porém há considerações de que ocorre uma maior necessidade energética em relação às gestantes de feto único, visto que contemplam maior recomendação no ganho de peso. Estudos indicaram que no programa nutricional para gestante gemelar deve-se recomendar uma ingestão de 3.000 a 4.000kcal/dia de acordo com o IMC da gestante, distribuídas em proteínas (20%), carboidratos (40%) e gorduras (40%), devendo a alimentação ser composta por seis refeições diárias, incluindo os três lanches[104]. A suplementação de micronutrientes segundo o IOM[105] são: 15mg de zinco, 2mg de cobre, 250mg de cálcio, 2mg de vitamina B_6, 300µg de ácido fólico, 50mg de vitamina C, 5µg de vitamina D e 30mg de ferro a partir da 12ª semana. Segundo a FAO/OMS[20], a gestante gemelar necessita de um adicional proteico de 50g/dia a partir da 20ª semana gestacional e um acréscimo de 1.000kcal/dia em relação às gestantes de feto único. O Quadro 4.15 expõe as recomendações nutricionais para gestante gemelar conforme o estado nutricional pré-gestacional.

Os estudos demonstraram que a orientação nutricional, a adequação da dieta e o acompanhamento gestacional contínuo promovem maior tempo da gestação, melhoram o ganho de peso dos RN, diminuem os riscos de complicações pré e pós-parto para mãe e filhos e favorecem o aleitamento materno[104].

Quadro 4.15. Recomendações nutricionais diárias de macronutrientes de acordo com o estado nutricional da gestante gemelar

	Baixo peso (IMC < 19,8kg/m²)	Eutrofia (IMC < 19,8-26kg/m²)	Sobrepeso (IMC < 26,1-29kg/m²)	Obesidade (IMC < 29kg/m²)
Calorias (VET)	4.000	3.500	3.250	3.000
Proteínas	20% (200g)	20% (175g)	20% (163g)	20% (150g)
Carboidratos	40% (400g)	40% (350g)	40% (325g)	40% (300g)
Gorduras	40% (178g)	40% (156g)	40% (144g)	40% (133g)

IMC = índice de massa corporal; VET = valor energético total.

Fonte: Luke[106].

CONSIDERAÇÕES FINAIS

Uma alimentação saudável e equilibrada garante um bom estado nutricional materno, ou seja, proporciona uma gestação de melhor qualidade, bem como um bom desenvolvimento para o bebê. A gestante deve estar atenta ao consumo de alimentos de elevada qualidade nutricional, e sua dieta ajustada ao consumo de alimentos de todos os grupos. O nutricionista exerce papel relevante no estabelecimento de orientações nutricionais adequadas, prescrevendo dieta adaptada, tanto quantitativa como qualitativamente, ao estilo de vida e às recomendações nutricionais específicas para essa fase da vida.

REFERÊNCIAS BIBLIOGRÁFICAS

1. Padilha PC, Saunders C, Machado RCMM, Silva CL, Bull A, Sally EOF, Accioly E. Associação entre o estado nutricional pré-gestacional e a predição do risco de intercorrências gestacionais. Rev Bras Ginecol Obstet 2007; 29(10):11-8.
2. Food and Agriculture Organization/Word Health Organization/United Nations University (FAO/WHO/UNU). Human energy requirements. Report of a joint FAO/WHO/UNU. Expert Consultation. FAO. Food and Nutrition Technical Report Series. ISSN 1813-3932. Rome, 17-24 October 2001. Geneva: FAO/WHO/ONU; 2004.
3. Montenegro CAB, Rezende Filho J. Obstetrícia fundamental. 11ª ed. Rio de Janeiro: Guanabara Koogan, 2008.
4. Butte NF King JC. Energy requirements during pregnancy and lactation. Public Health Nutr 2005; 8:1.010-27.
5. Ritchie LD, King JC. Nutrient Recommendations and Dietary Guidelines for pregnant women. In Nutrition and Health: Handbook of Nutrition and Pregnancy. CJ Lammi-keefe, SC, Couch EH. Phillipson. Humana Press, Totwa, NJ. 2008.
6. Picciano MF. Pregnancy and lactation: physiological adjustments, nutritional requirements and the role of dietary supplements. J Nutr 2003; 133:1997S-2002S.
7. McGanity WJ, Dawson EB, Van Hook JW. Nutrição materna. In tratado de nutrição moderna na saúde e na doença. 9ª ed. Shils ME, Olson JA, Shikem Ross AC. Ed. Manole, 2003; 1.
8. Melo ASO, Assunção PL, Gondim SSR, Carvalho DF, Amorim MMR, Benicio MHA, Cardoso MAA. Estado nutricional materno, ganho de peso e peso ao nascer. Rev Bras Epidemiol 2007; 10(2):249-57.
9. WHO/FAO. Diet, nutrition and the prevention of chronic diseases: report of a joint WHO/FAO expert consultation. Geneva: WHO; 2003. (WHO technical report series; 916).
10. Institute of Medicine (IOM). Dietary References Intakes for energy, carbohydrate, fiber, fat, fatty acids, cholesterol, protein, and amino acids(Macronutrients). Washington, DC, National Academy Press, 2005. 1.331 p.
11. Erick M. Nutrição durante a gravidez e lactação. In Krause, Alimentos, nutrição e dietoterapia. Mahan L K, Escott-Stump S (eds.). 12ª ed. Rio de Janeiro: Editora Saunders Elsevier, 2010.
12. Organização Mundial de Saúde (OMS). Necessidades de Energia e Proteínas. São Paulo: Roca, 1998. 225p.
13. National Research Council – NRC. Recommended dietary allowances. 10ª ed. Washington: National Academy Ress, 1989. 284p.
14. Worthington-Roberts BS, Williams SR. Nutrition in pregnancy and lactation. 6ª ed. Madison: Brown & Benchmark, 1997, p. 513.
15. Montenegro, Rezende Filho. In Rezende Obstetrícia. 11ª ed. Rio de Janeiro: Guanabara Koogan, 2010.
16. Kramer MS, Kakuma, R. Energy and protein intake in pregnancy. Cochrane Database Syst Rev, nº 2, p. CD000032, 2000.
17. Guertzenstein, SMJ. Nutrição na gestação. In Tratado de alimentação, nutrição e dietoterapia. Da Silva e Mura. Ed. Roca, 2007.

18. Agência Nacional de Vigilância Sanitária (Anvisa). Ministério da Saúde (MS). Resolução RDC nº 269, de 22 de setembro de 2005. Regulamento técnico sobre a ingestão diária recomendada (IDR) de proteína, vitaminas e minerais. Disponível em: http://www.anvisa.gov.br. Acesso em: dezembro de 2009.

19. American Dietetic Association. ADA Reports. Position of the American Dietetic. Association: Nutrition management of adolescent pregnancy. J Am Diet Assoc 1989; 89(1):104-9.

20. Food and Agriculture Organization/World Health Organization/United Nations University (FAO/WHO/UNU). Protein and amino acid requirements in human nutrition: report of a joint FAO/WHO/UNU expert consultation. Geneva: WHO; 2007. (WHO Technical report series nº 935.)

21. Krishnaswamy K, Nair KM. Importance of folate in human nutrition. Br J Nutr 2001; 85:S115-S24.

22. Bailey LB. New standard for dietary folate intake in pregnant women. J Clin Nutr 2000; 71:1304S-7S.

23. Scholl TO, Johnson WG. Folic acid: influence on the outcome of pregnancy. Am J Clin Nutr 2000; 71:1295S-303S.

24. Scholl TO, Hediger ML, Schall JI, Khoo CS, Fischer RL. Dietary and serum folate: their influence on the outcome of pregnancy. Am J Clin Nutr 1996; 63:520-5.

25. Tamura T, Piccino MF. Folate and human reproduction. Am J Clin Nutr 2006; 83:993-1.016.

26. Santos LMP, Pereira MZ. Efeito da fortificação com ácido fólico na redução dos defeitos do tubo neural. Cad Saúde Pública 2007; 23:17-24.

27. Ray JG, Singh G, Burrows RF. Evidence for suboptimal use of periconceptional folic acid supplements globally. BJOG 2004; 111:399-408.

28. Wald NJ, Law MR, Morris JK, Wald DS. Quantifying the effect of folic acid. Lancet 2001; 358:2069-73.

29. Fonseca VM, Sichieri R, Basilio L, Ribeiro LVC. Consumo de folato em gestantes de um hospital público do Rio de Janeiro. Rev Bras Epidemiol 2003; 6(4):319-27.

30. Agência Nacional de Vigilância Sanitária (Anvisa). Resolução RDC nº 344, de 13 de dezembro de 2002. Regulamento técnico para fortificação das farinhas de trigo e milho com ferro e ácido fólico. Diário Oficial da União 2002; 18 dez.

31. U. S. Department of Health and Human Services, Food and Drug Administration. Food standards: amendment of the standards of identity for enriched grain products to require addition of folic acid. Fed Regist 1996; (61):8.781-97.

32. Centers for Disease Control and Prevention. Recommendations for the use of folic acid to reduce the number of cases of spina bifida and other neural tube defects. MMWR Recomm Rep 1992; 41(RR-14):1-7.

33. Institute of Medicine. Dietary reference intakes for thiamin, riboflavin, niacin, vitamin B6, folate, vitamin B12, pantothenic acid, biotin and coline. Washington DC: National Academy Press; 2000.

34. Brasil. Ministério da Saúde (MS). Pré-natal e Puerpério. Atenção qualificada e humanizada. São Paulo. Manual Técnico. Brasília: MS: 2006.

35. Vannucchi H, Jordão Jr. AAJ. Vitaminas hidrossolúveis. In Dutra-de-Oliveira JE, Marchini JS (eds.). Ciências nutricionais. São Paulo: Sarvier, 1998. p. 191-207.

36. Franco G. Tabela de composição de alimentos. 9ª ed. São Paulo: Editora Atheneu, 2001.

37. Philippi ST. Tabela de composição de alimentos: Suporte para a decisão nutricional. Brasília. Coronário, 2002.

38. Malta MB, Carvalhaes MABL, Parada CMGL, Corrente JE. Utilização das recomendações de nutrientes para estimar prevalência de consumo insuficiente das vitaminas C e E em gestantes. Rev Bras Epidemiol 2008; 11(4):573-9.

39. Rao S, Yagnek CS, Kanade A, Fale CHD, Margetts BM, Jackson AA et al. Intake of micronutrient-rich foods in rural Indian mothers is associated with size of their babies at birth: pune maternal nutrition study. J Nutr 2003; 21:1.217-24.

40. Mathews F, Yudkin P, Neil A. Influence of maternal nutrition on outcome of pregnancy: prospective cohort study. Br Med J 1999; 319:339-43.

41. Ramakreshnan U, Manjrekar R, Rivera J, Gonzales-Cossio T, Martorell R. Micronutrients and pregnancy outcome. A review of the literature. Nutr Res 1999; 19:103-59.

42. Joshi SR, Mehendale SS, Dangat KD, Kilari AS, Yadav HR Taralekar VS. High maternal plasma antioxidant concentrations associated with preterm delivery. Ann Nutr Metab 2008; 53:276-82.
43. Kontic-Vucinic O, Terzic M, Radunovic N. The role of antioxidant vitamins in hypertensive disorders of pregnancy. Perinat Med 2008; 36:282-90.
44. Cogswell ME, Weisberg P, Spond C. Cigarette smoking, alcohol use and adverse pregnancy outcomes: implications for micronutrient supplementation. J Nutr 2003; 133(5 Suppl. 2):1.722S-31S.
45. Penteado MVC. Vitaminas aspectos nutricionais, bioquímicos clínicos e analíticos. São Paulo: Manole, 2003.
46. WHO (World Health Organization). Indicators for assessing vitamin A deficiency and their application in monitoring and evaluating intervention programmes. Geneva: The Organization; 1996. (Micronutrient Series). 66p.
47. Underwood BA. Maternal vitamin A status and its importance in infancy and early childhood. Am J Clin Nutr 1994; 59:S517-S24.
48. IOM (Institute of Medicine). Vitamin A. In Dietary reference intakes for vitamin A, vitamin K, arsenic, boron, chromuim, copper, iodine, iron, manganese, molybdenum, nickel, silicon, vanadium, and zinc. Washington (DC): National Academic Press, 2001. p. 82-161.
49. Ramalho RA, Anjos LA, Flores H. Vitamin A status in mother and newborn pairs from two health facilities in Rio de Janeiro, Brazil. Arch Latinoam Nutr, 1999; 4:318-21.
50. Azais-Braesco V, Pascal G. Vitamin A in pregnancy: requeriments and safe limits. Am J Clin Nutr 2000; 71(5):S1325-S33.
51. Ramalho A, Anjos LA, Flores H. Hipovitaminose A em recém-nascidos em duas maternidades públicas no Rio de Janeiro, Brasil. Cad Saúde Pública 1998; 14(4):821-7.
52. Accioly E, Saunders C, Lacerda EMA. Nutrição em obstetrícia e pediatria. Rio de Janeiro: Cultura Médica, 2002.
53. OMS (Organisation Mondiale de la Santé). Supplémentation en vitamine A. Utilisation des suppléments dans le traitement et la prévention de la carence en vitamine A et de la xérophthalmie. Genève, La Organisation; 1998.
54. NEPA/Unicamp. Núcleo de Estudos e Pesquisas em Alimentação/Universidade Estadual de Campinas (Unicamp). Tabela brasileira de composição de alimentos (Taco). Versão II, 2 ed. Campinas, 2006.
55. Malta MB, Carvalhaes MABL, Parada CMGL, Corrente JE. Utilização das recomendações de nutrientes para estimar prevalência de consumo insuficiente das vitaminas C e E em gestantes. Rev Bras Epidemiol 2008; 11(4):573-9.
56. Rumbold AR, Maats FHE, Crowther CA. Dietary intake of vitamin C and Vitamin E and the development of hypertensive disorders in pregnancy. Eur J Obstet Gynecol 2005; 119:67-71.
57. Roberts JM, Lain KY. Recent insights into the pathogenesis of pre-eclampsia. Placenta 2002; 23:359-72.
58. Mikhail MS, Anyaegbunam A, Garfinkel D, Palan PR, Basu J, Romney SL. Preeclampsia and antioxidant nutrients: Decreased plasma levels of reduced ascorbic acid, α-tocopherol, and β-caroteno in women with preeclampsia. Am J Obstet Gynecol 1994; 171:150-7.
59. Polyzos NP, Mauri D, Isappi M, Tzioras S, Kamposioras K, Cortenovis I et al. Combined vitamin C and E supplementation during pregnancy for preeclampsia prevention: a systematic review. Obstet Gynecol Surv 2007; 62:202-6.
60. Institute of Medicine (IOM). Dietary reference intakes for vitamin C, vitamin E, selenium, and carotenoids. Washington, National Academy Press, 2000a.
61. Mahan LK & Escoott-Stump. Krause: Alimentos, Nutrição e dietoterapia. São Paulo, Roca, 2010.
62. Roncada MJ. Vitaminas lipossolúveis. In Dutra-de-Oliveira JE, MArchini JS. Ciências Nutricionais. São Paulo: Sarvier, 1998. p. 167-89.
63. Olson, RE. Vitamin K. In Shils ME, Olson JA, Shike M, Ross AC. Modern Nutrition in health and disease. Baltimore: Williams & Wilkins, 1999. p. 363-380.
64. Institute of Medicine (IOM). Nutrition during Pregnancy. Washington: National Academy Press; 1990. p. 468

CAPÍTULO 4 · Recomendações Nutricionais

65. Institute of Medicine (IOM). Dietary reference intakes, vitamin A, vitamin K, arsenic, boron, chromium, copper, iodine, iron, magaese, molybdenum, nickel, silicon, vanadium and zinc. Washington, National Academy Press, 2000b.
66. Getner J, Coustan D, Kliger A, Mallet L, Ravin N, Broadus A. Pregnancy as state of phisicologic absortive hypercalciuria. Am J Med 1986; 81:451-56.
67. Pitkin R. Calcium metabolism in pregnancy and the perinatal period: a review. Am J Obstet Gynaecol 1985; 151:99-109.
68. Brietzke EM. Baixa ingestão de cálcio em portadoras de pré-eclâmpsia. Rio Grande do Sul: UFRGS. 2003 169f. Mestrado (Dissertação – Mestrado em Ciências Médicas). Faculdade de Medicina da Universidade Federal do Rio Grande do Sul, Universidade Federal do Rio Grande do Sul, 2003.
69. Prada JA, Tsang RC, Clark KE. Hypocalcemia and pregnancy-induced hypertension produced by low-calcium diet. Hypertension, 1994; 23(6) Pt 1:695-902.
70. Kesteloot H, Geboers J. Calcium and blood pressure. Lancet 1982: 813-5.
71. Belizan J, Villar J, Pineda O, Gonzalez A, Sainz E, Garrera G, Sibrian R. Reduction of blood pressure with calcium supplementation young adults. JAMA 1983; 249(9):1.161-65.
72. Richards SR et al. Calcium levels in normal and hypertensive pregnant patients. AM J Obstet Gynecol 1984; 149(2):168-171.
73. Sanches-Ramos L, Sandroni S, Andres FJ, Kaunitz AM. Calcium excretion in preeclampsia. Obstet Gynaecol 1991; 77(4):510-13.
74. Carroli G et al. Calcium suplementation during pregnancy: a systematic review of randomised controlled trials. Br J Obstet Gynaecol 1994; 101:753-58.
75. Ettinger AS, Lamadrid-Figueroa H, Téllez-Rojo MM, Mercado-Garcia A, Peterson KE, Schwartz J et al. Effect of calcium supplementation on blood lead levels in pregnancy: a randomized placebo-controlled trial. Environ Health Perspect 2009; 117:26-31.
76. Sharbert JK. Nutrição durante a gravidez e a lactação. In Mahan LK, Escoot-Stump S (eds.). Alimentos, nutrição & dietoterapia. São Paulo: Roca; 2005. p. 172-201.
77. Rezende J. Modificações Sistêmicas. In Rezende J (ed.). Obstetrícia. 10ª ed. Rio de Janeiro: Guanabara-Koogan, 2005. p.143-59.
78. Souza AI, Batista Filho M, Ferreira LOC. Alterações hematológicas da gravidez. Rev Bras Hematol Hemoter. 2002; 24(1):29:36.
79. World Health Organization (WHO). Preventing and controlling iron deficiency anaemia trought primary helth care. Geneva, 1989.
80. Santos, AU. Prevalência de anemia em gestantes atendidas em uma maternidade social: antes e após a fortificação de farinhas com ferro. São Paulo, 2009.
81. Brasil. Ministério da Saúde. UNICEF. Cadernos de Atenção Básica. Carências de micronutrientes. Brasília; 2007.
82. Anderson JBB. Minerais. In Mahn LK, Escoot-Stump S (eds.). Alimentos, nutrição & dietoterapia. Sao Paulo: Roca, 2005, p. 115-55.
83. Marinho HM, Chaves CD. Hemopatias. In Rezende J Obstétrica. 10ª ed. Rio de Janeiro: Guanabara-Koogan, 2005. p.456-65.
84. Nutrition Data. Disponível em: http://www.nutritiondata.com. Acessado em: 15/09/2010.
85. Oldfield JE. The two faces of selenium. J Nutr 1987; 117:2002-8.
86. Ewan RC. Effect of selenium on rat growth hormones and diet utilization. J. Nutr. 1976; 106:702-9.
87. Barrington JW, Lindsay P, James D, Smith S, Roberts A. Selenium deficiency and miscarriage: a possible link? Brit J Obstet Gynaec 1996; 103:130-32.
88. Al Kunani AS, Knight R, Haswell SJ, Thompson JW, Lindow SW. The selenium status of women with a history of recurrent miscarriage. Brit J Obstet Gynaec 2001; 108:1.094-97.
89. Dobrzynski W, Trafikowska U, Trafikowska A, Pilecki A, Szymanski, W, Zachara BA. Decreased selenium concentration in maternal and cord blood in preterm compared to term deliveries. Analyst 1998; 123:93-7.
90. Mihailovic M, Cvetkovic M, Ljubic A, Kosanovic M, Nedeljkovic S, Jovanovic I, Pesut O. Selenium and malondialdehyde content and glutathione peroxidase activity in maternal and umbilical cord blood and amniotic fluid. Biol Trace Elem Res 2000; 73:47-54.

91. Zachara BA, Wardak C, Didkowski W, Maciag A, Marchaluk E. Changes in blood selenium and glutathione concentrations and glutathione peroxidase activity in human pregnancy. Gynecol Obstet Inves 1993; 35:12-7.

92. Wasowicz W, Wolkanin P, Bednarski M, Gromadzinska J, Sklodowska M, Gromadzinska K. Plasma trace element (Se, Zn, Cu) concentrations in maternal and umbilical cord blood in Poland. Relation with birth weight, gestational age, parity. Biol Trace Elem Res 1993; 38:205-15.

93. Makhoul I.R, Sammour RN, Diamond E, Shohat I, Tamir A, Shamir R. Selenium concentrations in maternal and umbilical cord blood at 24-42 weeks of gestation: basis for optimization of selenium supplementation to premature infants. Clin Nutr 2004; 23:373-81.

94. Bogden JD, Kemp FW, Chen X, Stagnaro-Green A, Stein TP, Scholl TO. Low-normal serum selenium early in human pregnancy predicts lower birth weight. Nutr Res 2006; 26:497-502.

95. Bedwal RS, BAhuguna A. Zinc, copper and selenium in reproduction. Experientia 1994; 50:626-40.

96. Person OC, Botti AS, Feres MCLC. Repercussões clínicas da deficiência de zinco em humanos. Arq Med ABC 2006; 31(1):46-52.

97. Tasman-Jones C. Distúrbios no metabolismo de oligoelementos. In: Wyngaarden JB, Smith LH, Bennett JC, editores Cecil. Tratado de Medicina Interna. 19ª ed. Rio de Janeiro: Guanabara Koogan, 1992; 1:1.204-7.

98. Shuttleworth VS. Zinc – in perspective. The Brith Homoeop J 1986; 75(2):69-74.

99. Vallee BL, Falchuk KH. The biochemical basis of zinc physiology. Physiology Rev 1993; 73(1):79-118.

100. Goyer RA. Toxic effects of metals. In Cassarett LJ, Klaassen CD, Amdur MO, Doull J (eds.). Cassarett and Doull's toxicology: the basic science of poisons. 5th ed. New York: MacGraw-Hill, 1996, p. 301-31.

101. King JC. Determinants of maternal zinc status during pregnancy. Am J Clin Nutr 2000; 71:1334-43.

102. Prasad AS. Zinc deficiency in women, infants and children. J Am Coll of Nutrition 1996; 15(2):113-20.

103. Keen CL. Maternal factors affecting teratogenic responce: a need for assessment. Teratology 1992; 46:15-21.

104. Werutsky NMA, Fragella VS, Pracanica D, Severine NA, Tonato C. Avaliação e recomendações nutricionais específicas para gestante e puérpera gemelar. Einstein, 2008; 6(2):212-20.

105. Institute of Medicine (IOM). Nutrition during pregnancy and lactation. An imprementation guide. Washington, D.C.: National Academy Press, 1992, p. 133.

106. Luke B, Hediger ML, Nugent C et al. Specialized prenatal care and maternal and infant outcomes in twin pregnancy. Am J Obstet. Gynecol, oct. 2003.

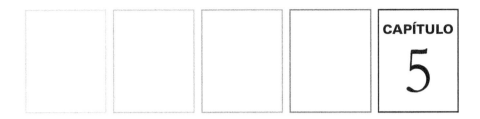

Repercussões das Carências Nutricionais

Fernanda Rauber
Juliana Rombaldi Bernardi
Márcia Regina Vitolo

ANEMIAS CARENCIAIS

A anemia é o resultado da insuficiência de hemoglobina na circulação, provocando diminuição da habilidade de transporte de oxigênio para os tecidos. Os sinais clínicos incluem palidez, apatia, redução e perversão do apetite (pagofagia e geofagia), disfagia, fadiga, fraqueza, glossite, estomatites, respiração curta, dores de cabeça, tontura, irritabilidade e palpitação[1,2].

Prevalência

A Organização Mundial da Saúde (OMS) estima que a prevalência mundial de anemia em gestantes seja de 41,8%, variando de 24,1% (região das Américas) a 57,1% (região da África) e atingindo 56,4 milhões de gestantes, em revisão de estudos realizados entre 1993 e 2005[3]. As prevalências de anemia nos dois grupos mais vulneráveis, crianças e gestantes, variam de 20% a 25% nos países desenvolvidos e de 40 a 60% nos países em desenvolvimento[4].

No Brasil, os estudos de prevalência de anemia em gestantes são regionais, não existindo, ainda, uma pesquisa nacional sobre o assunto. Os valores variam entre 3,6% e 57,3% (Quadro 5.1), aumentando com o avançar da gestação. Para as mulheres em idade reprodutiva (15 a 49 anos), observam-se prevalências de anemia entre 16,7% e 42,1%[5,6], sugerindo que aproximadamente 1/3 dessas mulheres inicia a gravidez com algum grau de anemia.

A Pesquisa Nacional de Demografia e Saúde (PNDS, 2009) mostrou prevalência de anemia de 30% nesta população, com diferenças regionais significativas[7].

80 PARTE II · Nutrição em Obstetrícia

Em relação às gestantes adolescentes, há poucas pesquisas que avaliaram a prevalência de anemia neste grupo. Estudos encontraram prevalências de 37,3% e 35,0% nas regiões Nordeste e Sudeste do Brasil, respectivamente[8,9], e risco de 1,82 de apresentar anemia entre gestantes adolescentes em comparação com aquelas entre 18 e 34 anos[10].

Apesar de as anemias carenciais constituírem grande problema de saúde pública[11], os estudos efetivamente confiáveis sobre o assunto são escassos e pouco consistentes, em termos de representatividade amostral, padronização de métodos de avaliação e referencial crítico para assegurar sua validade interna e externa[12], principalmente em grupos específicos da população.

Quadro 5.1. Estudos da prevalência de anemia

Referência (ano)	Localidade	Amostra (n)		Anemia (%)
Salzano et al. (1980)[13]	Paraíba Pernambuco	689		33,7 36,9
Szarfarc et al. (1983)[8]	São Paulo	250		35,1
Szarfarc (1985)[14]	São Paulo	4539		35,1
Grillo (1985)[15]	Paraíba	484		20,0
Arruda (1990)[16]	Pernambuco	710		30,3
Guerra et al. (1990)[17]	São Paulo	363	1º trimestre 2º trimestre 3º trimestre	3,6 20,9 32,1
Rodriguez et al. (1991)[18]	São Paulo	691		29,2
Silva (1994)[19]	Rio de Janeiro	1130		14,7
Arruda (1997)[9]	Pernambuco	1007		30,9
Fujimori et al. (2000)[20]	São Paulo	79		13,9
Vasconcelos (2004)[21]	Pernambuco Ceará	316	1º trimestre: 421 3º trimestre: 253 Total	25,9 41,9 55,4
Rocha et al. (2005)[22]	Minas Gerais	168		21,4
Bressani et al. (2007)[23]	Pernambuco	318		56,6
Ferreira et al. (2008)[24]	Alagoas	150		50,0
Fujimori et al. (2009)[25]	Mato Grosso Paraná	954 780		25,5 10,6

Tipos de anemia

As anemias podem ser atribuídas à perda de sangue, à destruição excessiva de células vermelhas ou à deficiência na sua produção. Considerando essa classificação, a anemia por deficiência de ferro e as demais anemias carenciais (deficiência de vitamina B_{12} e ácido fólico) estão incluídas nas anemias por deficiência de produção, ao passo que as talassemias e a anemia falciforme estão enquadradas nas anemias por destruição de células vermelhas[26].

Do ponto de vista da morfologia dos eritrócitos, a anemia é classificada como normocítica, microcítica ou macrocítica. Quanto à concentração da hemoglobina na hemácia, as anemias são divididas em hipocrômicas e normocrômicas[26].

Anemia ferropriva

A deficiência de ferro é a condição na qual não há ferro mobilizável nos estoques e há sinais de comprometimento da oferta de ferro aos tecidos, incluindo os eritrócitos, isto é, resultado de um desequilíbrio entre a oferta, a utilização e as perdas do mineral. O estágio mais grave dessa deficiência está associado à anemia. Esta pode ser considerada subconjunto da deficiência de ferro e está presente em um indivíduo quando a concentração de hemoglobina está abaixo de dois desvios-padrão da média da distribuição de uma população de referência[4,26].

A anemia por deficiência de ferro é definida como hipocrômica e microcítica, isto é, diminuição da quantidade de hemoglobina por eritrócito e reduzidos tamanho e número de eritrócitos. É a causa mais comum de anemia nutricional, seguida da anemia megaloblástica por deficiência de ácido fólico. Apesar de ambas serem mais frequentes entre grupos populacionais de baixo poder aquisitivo, sua ocorrência também tem sido observada em camadas populacionais mais privilegiadas.

O maior requerimento de ferro pela gestante ocorre no último trimestre da gestação devido ao aumento da massa eritrocitária necessária para suprir as necessidades do feto. Nesse período, o feto adquire a maior parte das suas reservas e atinge o valor aproximado de 340mg ao nascimento. A gestação a termo confere quantidades suficientes de ferro para o feto, mesmo em situações de anemia ou desnutrição da mãe, pois a eritropoiese fetal é assegurada utilizando-se as reservas maternas, mesmo que sejam limitadas. A deficiência de ferro é observada em prematuros, já que a interrupção precoce do período gestacional nos últimos meses impede a aquisição suficiente de ferro para atender às necessidades orgânicas.

Entre os principais fatores associados à ocorrência de anemia entre gestantes destacam-se o baixo nível socioeconômico, o maior número de partos, o baixo nível educacional, a idade gestacional mais avançada, as reservas inadequadas de ferro, a ausência de suplementação de ferro, as dietas deficientes em quantidade e a qualidade de ferro[17,20,27,28].

Diagnóstico laboratorial

O diagnóstico de anemia por deficiência de ferro entre gestantes, segundo a recomendação do Centro de Controle de Doenças, é o ponto de corte <11g/dL no primeiro e terceiro trimestres e <10,5g/dL no segundo trimestre[29]. Duffy[30] considera como anemia moderada aquela entre 8,5 e 10,5g/dL e grave aquela abaixo de 8,5g/dL que requerem transfusão de sangue, especialmente nas últimas semanas gestacionais. Quando o nível de hemoglobina da gestante encontra-se abaixo de 6 a 7 g/dL, é considerada severa[4]. As recomendações da Organização Mundial da Saúde (2001) estão descritas no Quadro 5.2.

Os pontos de corte das recomendações são obtidos de estudos populacionais. Portanto, na atenção clínica é importante realizar análises mais detalhadas, considerando a condição socioeconômica, o hábito alimentar, os valores de volume corpuscular médio

Quadro 5.2. Pontos de corte para diagnóstico de anemia

Grupos	Hemoglobina (g/L)	Hematócrito	
		mmol/L	L/L
Mulher não grávida (<15 anos)	120	7,45	0,36
Gestantes	110	6,83	0,33

Fonte: WHO[4].

Fatores de conversão: 100g hemoglobina = 6,2mmol hemoglobina = 0,30L/L hematócrito.

(VCM) e a concentração média de hemoglobina (HCM). Considerando que a expansão do volume plasmático afeta os valores de hemoglobina e hematócrito, e não os valores de VCM (microcitose) e HCM (hipocromia), a sua avaliação é bastante útil para um diagnóstico mais preciso, pois mulheres no primeiro trimestre gestacional que ainda não apresentaram expansão no volume plasmático deveriam apresentar valores maiores de 12g/dL, já que esse valor é o ponto de corte mínimo de mulheres não grávidas para que não sejam classificadas como anêmicas. O ideal seria realizar no primeiro trimestre o exame de ferritina, que reflete os depósitos de ferro corpóreos.

No primeiro estágio da deficiência, a ingestão de ferro é menor do que a quantidade necessária ao metabolismo, levando à mobilização dos depósitos corpóreos de ferro. A produção das células vermelhas nessa fase não é prejudicada. Nesse estágio inicial, só é possível detectar o processo de carência pela determinação de ferritina. No segundo estágio, a medula passa a produzir menor quantidade de células para não prejudicar a sua qualidade. A deficiência nesta fase é considerada como anemia normocítica e normocrômica, sendo possível detectá-la pela determinação de hemoglobina e hematócrito. Conforme a depleção continua, aparece a fase hipocrômica, e a medula começa a produzir hemácias com menor quantidade de hemoglobina. O estágio final da deficiência de ferro se manifesta por anemia hipocrômica (HCM <24pg) e microcítica (VCM <80ft), isto é, menor quantidade produzida e menor tamanho da hemoglobina.

É difícil estabelecer o diagnóstico de anemia por deficiência de ferro na gravidez, uma vez que a de hemoglobina está alterada pela hemodiluição, processo que ocorre na gestação, de maneira muito variável[31]. Assim, a determinação de ferritina sérica é mais sensível do que a de hemoglobina, pois reflete a condição dos depósitos de ferro, identificando precocemente o estado deficitário desse nutriente. Durante a gestação, a combinação de baixos níveis de ferritina sérica e hemoglobina tem sido recomendada para detectar anemia por deficiência de ferro, pois as infecções também podem diminuir os níveis de hemoglobina, mas não os de ferritina sérica. Valores inferiores a 12ng/mL são considerados como baixa concentração de ferritina sérica (indicadores dos estoques de ferro)[32]. Estudo realizado por Dani et al.[33] encontrou prevalência de anemia (hemoglobina <11g/dL) em apenas 13,6% das grávidas atendidas em serviços públicos do Rio Grande do Sul, porém, quando avaliada a deficiência de ferro, 38,2% foram consideradas ferropênicas (ferritina <15μg/L). Entretanto, há considerações de que esse parâmetro não é um bom indicativo do estado nutricional de ferro, já que foi demonstrado que a ferritina sofre queda acentuada nos seus níveis à medida que avança a gestação, independentemente da presença de suplementação de ferro[34].

Consequências

As consequências da anemia por deficiência de ferro não se limitam apenas aos sinais e sintomas clínicos e não estão restritos aos casos de anemia, mas também às situações de déficits de ferro sem anemia. Os requerimentos de ferro estão aumentados na gravidez, principalmente no último trimestre, o que poderia favorecer o aparecimento dessa deficiência[2].

A deficiência dietética do mineral afeta as reservas de ferro materno, aumentando a mobilização dos estoques para garantir as necessidades do feto. A anemia ferropriva grave está associada ao risco de morte materna, perdas fetais, risco de aborto espontâneo, prematuridade, baixo peso ao nascer e morte perinatal[2,31]. Quando a anemia é considerada severa, pode haver insuficiência cardíaca de alto débito, com risco para a gestante e maior ainda para o feto[35].

As ocorrências de baixo peso ao nascer e prematuridade apresentam gradiente de intensidade com a anemia, sendo o risco de 4,9 e 2,0 vezes nos quadros maternos de anemias severa e moderada, respectivamente[36]. Estudo mostrou que o baixo peso ao nascer e a prematuridade ocorreram quando a deficiência de ferro foi observada no primeiro trimestre da gravidez, não tendo sido registrados agravos quando a anemia foi diagnosticada a partir do segundo trimestre[37].

Há poucas evidências da influência da deficiência de ferro e da anemia materna no *status* do ferro do lactente. Alguns resultados sugerem que, na depleção de ferro e anemia ferropriva moderada na gravidez, o aporte de ferro para a criança é suficiente para garantir o crescimento e a eritropoiese intraútero, mas não para garantir o crescimento e o desenvolvimento ao longo do primeiro ano de vida, especialmente no segundo semestre[36]. Contudo, nenhum estudo encontrou associação entre anemia materna e anemia ao nascimento nos prematuros, e os indicadores de anemia de ambos (hemoglobina, hematócrito e ferro plasmático) não influenciaram o crescimento das crianças nos 6 primeiros meses de vida[38].

Das mortes maternas ocorridas no pós-parto imediato, 40% são de mulheres anêmicas, e, nos casos de anemia severa, o risco estimado de morte materna pode ser 20 vezes maior, quando comparado com o do grupo de não anêmicas, de menor mortalidade[39].

Recomendações para ingestão de ferro

A Organização Mundial da Saúde (2001)[4] recomenda que todas as gestantes sejam suplementadas no último trimestre como medida profilática à mobilização dos depósitos de ferro. A quantidade máxima tolerada (UL), segundo as recomendações nutricionais, é de 45mg/dia[40]; entretanto, o valor da UL não considera a terapêutica para tratamento.

Em relação à orientação dietética deve-se considerar a biodisponibilidade desse nutriente. O ferro não heme está presente em alimentos de origem vegetal, apresenta baixa biodisponibilidade (1-8% de absorção) e pode sofrer influência de fatores facilitadores (ácido ascórbico, carotenoides, frutose, citrato e alguns aminoácidos presentes em carnes – cisteína, histidina e lisina) e inibidores (fitatos, fibras, cafeína, oxalatos, compostos fenólicos, cálcio, fósforo e zinco). O ferro heme deriva da hemoglobina, mioglobina e outras proteínas heme presentes em alimentos de origem animal, apresenta elevada biodisponibilidade e não é influenciado por fatores inibidores da absorção. Portanto, a orientação alimentar deve priorizar a ingestão de ferro heme e/ou melhorar a biodisponibilidade do ferro não heme. O Quadro 5.3 mostra o conteúdo de ferro por 100g de alimento e sua biodisponibilidade.

84   PARTE II · Nutrição em Obstetrícia

Quadro 5.3. Conteúdo de ferro por 100g

Alimento	Quantidade (g)	Medida caseira	Ferro (mg)
Carnes			
Bovina cozida	100	Bife médio	2,20
Suína cozida	100	Bife médio	0,50
Frango cozido	140	Peito pequeno	0,42
Peixe filé cozido	120	Filé médio	0,48
Sardinha em óleo	83	Lata pequena	2,90
Atum em óleo	135	Lata	1,62
Vísceras			
Fígado bovino cozido	100	Bife unidade grande	10,66
Fígado galinha cozido	100	2 unidades grandes	8,20
Ovo			
Inteiro cozido	45	Unidade	0,70
Gema cozida	15	Unidade	0,43
Clara cozida	30	Unidade	0,03
Leite			
Humano	100	–	0,50
Vaca	100	½ copo	tr
Leguminosas			
Lentilha cozida	100	Concha média	1,50
Feijão-preto cozido	140	Concha média	2,10
Vagem de ervilha	60	2 colheres de sopa	0,84
Cereais			
Farinha de trigo*	40	2 colheres de sopa	1,86
Aveia em flocos	36	2 colheres de sopa	1,51
Hortaliças			
Brócolis cozido	30	3 colheres de sopa	0,15
Espinafre cozido	25	Colher de sopa	0,15
Beterraba cozida	75	Unidade pequena	0,15
Frutas			
Laranja	180	Unidade média	0,18
Banana	80	Unidade média	0,32
Abacate	90	2 colheres de sopa	0,18
Outros			
Melado	41	2 colheres de sopa	2,20

Fonte: TACO[41]; Sociedade Brasileira de Pediatria[42]; Pinheiro et al.[43].
* Farinha de trigo fortificada – fonte: NUTWIN – Universidade Federal de São Paulo (UNIFESP)[44].

CAPÍTULO 5 · Repercussões das Carências Nutricionais   85

O Quadro 5.4 mostra a ingestão dietética recomendada de ferro de acordo com os grupos populacionais.

Quadro 5.4. Ingestão dietética recomendada de ferro

Grupos	EAR (mg)	RDA (mg)	UL (mg)
Adolescentes 14-18 anos	7,9	15	45
Adolescentes gestantes < 18 anos	23	27	45
Mulheres 19-50 anos	8,1	18	45
Gestantes 19-50 anos	22	27	45

Fonte: IOM[45].

EAR = requerimento médio estimado; RDA = recomendação dietética de ingestão; UL = limite superior tolerável de ingestão.

Fortificação

No Brasil, segundo a Resolução RDC 344, é obrigatória a adição de ferro e ácido fólico nas farinhas de trigo e milho (fubás e flocos de milho) pré-embaladas na ausência do cliente e prontas para oferta ao consumidor, as destinadas ao uso industrial, incluindo as de panificação e as farinhas adicionadas nas pré-misturas, devendo cada 100g de farinha de trigo e de milho fornecer no mínimo 4,2mg de ferro e 150µg de ácido fólico. A escolha dos compostos de ferro para a fortificação é de responsabilidade das indústrias, que devem garantir as estabilidades destes nas farinhas dentro dos seus prazos de validade[46].

Estudo realizado em São Paulo por Sato et al.[47] avaliou a prevalência de anemia em gestantes antes e após 1 ano da implantação do Programa de Fortificação das Farinhas, não encontrando diferença estatisticamente significativa entre os grupos. No entanto, o estudo concluiu que o resultado deve-se provavelmente à baixa prevalência de anemia encontrada (9,2% antes e 8,6% depois do programa), o que não significa que esse efeito não seja evidenciado em populações com perfis de prevalências maiores.

A fortificação de alimentos não substitui a suplementação com ferro nem as orientações sobre modificações da dieta, mas no longo prazo auxilia o aumento das reservas de ferro. As medidas de combate à deficiência de ferro e à anemia ferropriva estão bem estabelecidas, consistindo, resumidamente, em modificação dos hábitos alimentares, diagnóstico e tratamento das causas da perda crônica de sangue, controle de infecções e infestações que contribuem para a gênese e o agravamento da anemia, fortificação de alimentos e suplementação medicamentosa.

Tratamento

Suplementação

A suplementação de ferro é universalmente recomendada durante a gestação para corrigir ou prevenir a deficiência de ferro[4], considerando que o consumo desse mineral proveniente da alimentação não é suficiente para atingir a recomendação atual (27mg). Por exemplo, uma dieta habitual fornece 6 a 7mg de ferro por 1.000kcal. Então, seria necessário consumir cerca de 5.000kcal para atingir o valor recomendado[48].

O cálculo da recomendação foi baseado nas perdas basais de ferro (250mg), no ferro para depósito fetal e tecidos relacionados (320mg) e no ferro necessário para a hemodiluição (500mg)[40]. A suplementação de ferro profilática ou terapêutica é potencializada se feita antes de dormir ou entre as refeições. Não se recomenda essa prática nos primeiros 4 meses de gestação, pois parece agravar os sintomas de náuseas e vômitos[49].

Quando for observado quadro de anemia ferropriva, especialmente pela presença de microcitose e hipocromia, é necessário que a gestante receba, em forma de medicamento, 60 a 120mg de ferro elementar em duas doses diárias. Quando a prescrição for maior do que 60mg, nas gestantes com déficit nutricional importante verificado pela avaliação nutricional mais detalhada, é aconselhável a suplementação de cobre (2mg) e zinco (15mg), pois a absorção desses micronutrientes pode ficar prejudicada[50]. Nesse caso, o profissional deve avaliar a melhor forma de prescrever esses suplementos, com polivitamínicos que atendam essa necessidade ou por meio da sua manipulação.

Persiste a discussão quanto à forma mais eficiente de realizar a suplementação com sais de ferro, em razão de sua baixa resolutividade, seja pelo frequente abandono devido aos efeitos colaterais, pela reduzida absorção de ferro, dependendo dos esquemas diários, seja pelas altas doses habitualmente prescritas[51]. Estudo realizado por Souza e Batista[52], comparando a suplementação de sulfato ferroso diário e semanal para o tratamento de anemia em gestantes, encontrou abandono do tratamento diário por queixa de diarreia ou dor epigástrica, contudo houve 47% de gestantes recuperadas da anemia no esquema diário, 34% nas tratadas duas vezes por semana e 27% naquelas tratadas uma vez por semana. Este estudo demonstra a eficácia do tratamento diário, mas também confirma que o esquema semanal pode ser uma estratégia a ser utilizada em casos de sintomas que podem afetar a adesão ao tratamento.

Em relação ao uso do ferro injetável, tem sido recomendado em casos de mulheres que não conseguem seguir adequadamente a prescrição médica ou pelos efeitos colaterais insuportáveis (vômitos severos), recomendando-se injeções diárias de 100-250mg de ferro (2-5mL de ferro dextran) intramuscular[52].

Existem críticas quanto ao uso isolado de suplemento de ferro para gestantes, pois se acredita que nos grupos populacionais de baixa renda, os quais são alvos das políticas públicas, as deficiências de micronutrientes são mais abrangentes, requerendo, portanto, suplementos polivitamínicos e minerais para reduzir a prevalência da prematuridade e baixo peso ao nascer. Estudo randomizado duplo-cego desenvolvido no México não demonstrou diferenças nessas prevalências entre grupos de gestantes que receberam suplementos completos de micronutrientes e aquelas que usaram apenas o ferro[53].

Em relação à distribuição do suplemento, o Programa Nacional de Suplementação de Ferro (PNSF) propõe para todas as gestantes, a partir da 20ª semana até o 3º mês pós-parto, dose de 40mg de ferro elementar e 400μg de ácido fólico por dia[54]. É importante enfatizar que inicialmente o programa foi lançado como outra proposta de valores para ferro e ácido fólico. Entretanto, a partir de revisões do grupo técnico da Coordenação Geral de Alimentação e Nutrição, os valores foram alterados.

DEFICIÊNCIA DE FOLATO E VITAMINA B_{12}

Folato (vitamina do complexo B) é o termo genérico que inclui a forma da vitamina que ocorre naturalmente nos alimentos (folato alimentar ou pteroilglutâmico) e a forma monoglutamato (ácido fólico ou ácido pteroilmonoglutâmico), que é usada em alimentos fortificados e dietéticos[45].

O aporte satisfatório de folato antes da concepção e durante a gestação constitui-se de grande importância para garantir um suprimento adequado ao feto, já que a baixa reserva orgânica materna pode acarretar sérios danos para o crescimento e desenvolvimento infantil, podendo elevar os índices de morbimortalidade desse grupo[55].

A necessidade de folato aumenta em situações como baixa ingestão, aumento da demanda durante o crescimento, lactação, má absorção, hemólise e doenças malignas, além de aumentar substancialmente na gestação, pois é precursor de vários e importantes cofatores enzimáticos, envolvidos na transferência de unidade de carbono, como os necessários para a síntese de nucleotídeos durante a divisão celular. Assim, a deficiência de folato prejudica a divisão celular e a síntese proteica. Quando sua ingestão é insuficiente, as concentrações séricas e eritrocitárias do mineral diminuem, podendo ocorrer a anemia megaloblástica[56]. Extensa revisão realizada por Tamura e Piccino[57] sobre folato e reprodução humana mostrou que a deficiência de folato na mulher grávida, além da anemia megaloblástica, foi relacionada com uma série de complicações obstétricas, particularmente sangramento no terceiro trimestre, aborto, descolamento de placenta, hipertensão específica da gravidez, prematuridade, baixo peso ao nascer, além da fenda palatina no bebê[30]. Devido ao papel do folato na síntese de DNA e RNA e, portanto, importante para a proliferação celular durante a gravidez, sobretudo nas primeiras semanas, a suplementação com ácido fólico é recomendada a fim de reduzir o risco de defeito do tubo neural (DTN) na criança.

A anemia perniciosa é uma doença autoimune, na qual a mucosa gástrica do estômago não produz o fator intrínseco, necessário para a absorção da vitamina B_{12}, gerando efeitos hematológicos muito similares àqueles observados na deficiência de folato. A anemia megaloblástica, causada pela ingestão deficiente de folato ou vitamina B_{12}, consiste na liberação na circulação de eritrócitos imaturos devido à falha no processo normal de maturação da medula óssea[58].

As complicações neurológicas estão presentes em 75% a 90% das pessoas com deficiência da vitamina B_{12}[45,59]. A deficiência desta vitamina não é comum em gestantes, por estar mais associada à esterilidade, porém, quando existente, pode aumentar o risco de malformação fetal[58]. Quando há o processo megaloblástico pela deficiência de ácido fólico, os depósitos da vitamina B_{12} podem ser depletados pelas demandas da gravidez, o que também pode ocorrer quando há antecedentes da deficiência dessa vitamina[30]. No entanto, estudo recente mostrou que a deficiência ou a inadequação de vitamina B_{12} nas gestantes esteve associada com aumento significativo do risco de DTN, sugerindo que os níveis de vitamina B_{12} devam ser superiores a 300ng/L (221nmol/L) antes da gestação[60].

Os efeitos clínicos da deficiência das duas vitaminas são semelhantes. Embora o folato esteja amplamente distribuído nos alimentos, sua deficiência é comum, acrescentando-

88 PARTE II · Nutrição em Obstetrícia

se ainda o fato de que muitos medicamentos de uso comum podem causar depleção dessa vitamina[61].

Diagnóstico laboratorial

A avaliação bioquímica do folato mais comum é feita por meio de medidas de concentração no soro e nos eritrócitos. A anemia por deficiência de folato é diagnosticada por níveis muito baixos de folato sérico (<3ng/mL) e de folato eritrocitário (<140ng/mL). O folato sérico reflete essencialmente o consumo recente e o eritrocitário representa os estoques teciduais. Valores plasmáticos acima de 14nmol/L ou folato eritrocitário de 360nmol/L são considerados normais. Níveis entre 7-14nmol/L de folato sérico e 320-360nmol/L de folato eritrocitário são considerados baixos, sugerindo risco de deficiência. Valores abaixo dos citados indicam claramente deficiência. Estima-se que os estoques corporais normais estejam em torno de 5 a 10mg, sendo metade presente no fígado, e que os mesmos são esgotados dentro de 2 a 4 meses com dieta deficiente em folato. Geralmente as análises de vitamina B_{12} e folato são realizadas ao mesmo tempo, pois a deficiência das duas vitaminas pode provocar aumento nas concentrações de homocisteína, levando a danos vasculares e complicações durante a gestação, além de a diminuição de folato levar à redução nas concentrações de vitamina B_{12} devido ao bloqueio metabólico[62,63].

Em relação à deficiência de folato, Herbert[64] descreve quatro estágios. O primeiro é o balanço sérico negativo de nutriente precoce, que é caracterizado por valores de folato sérico abaixo de 3ng/mL. O segundo estágio é o balanço celular negativo, no qual a depleção do folato é indicada por menor concentração de folato nos eritrócitos, abaixo de 160ng/mL. O terceiro é a deficiência bioquímica, com eritropoiese deficiente em folato. O último estágio representa a manifestação clínica da deficiência de folato demonstrada pelo VCM elevado e a sintomatologia da anemia megaloblástica, descrita mais adiante.

Consequências

Defeitos do tubo neural e hiper-homocisteinemia com danos vasculares são bem conhecidos como consequência da deficiência de folato[63] e estão associados com complicações durante a gravidez, como abortos espontâneos, sangramento e pré-eclâmpsia[61]. Estudos mostraram que mulheres que tiveram complicações durante a gestação (bebês com DTN) apresentaram autoanticorpos contra receptores de folato, que bloqueiam a entrada dessa vitamina na célula[65].

Recém-nascidos com DTN apresentam deficiências congênitas, como mielomeningocele, hidrocefalia e anencefalia (malformações relativas à medula). Os mecanismos que estão envolvidos na associação entre folato e essa patologia ainda não estão totalmente esclarecidos. Molloy[66] faz revisão breve sobre o assunto e fornece indícios de que o fator determinante da deficiência possa ser a absorção prejudicada por parte da mãe e não necessariamente baixos níveis de ingestão.

A deficiência do folato leva à anemia macrocítica, frequentemente acompanhada por graus variáveis de leucopenia e trombocitopenia. Contudo, a confiança neste índice macrocítico de hemácias pode não ser fidedigna devido à presença de um processo microcítico juntamente com a deficiência de ferro durante a gravidez. Um excelente indicador da anemia megaloblástica é a presença de hipersegmentação de células polimorfonucleares no sangue periférico, que indica deficiência de folato ou vitamina B_{12}.

A formação do tubo neural é um processo complexo, multifatorial e envolve forças extrínsecas. A neurulação acontece 18 dias após a concepção do feto e na quarta semana de gestação o tubo neural está completamente fechado. Defeito nesse fechamento nas extremidades cranianas produz anencefalia, ausência completa ou parcial do cérebro e do crânio e é incompatível com a vida; e o defeito no fechamento ósseo posterior da coluna vertebral produz a espinha bífida. Esse defeito pode ser recoberto por pele essencialmente normal (espinha bífida oculta) ou associar-se com uma protrusão cística, podendo conter meninges anormais e líquidos cefalorraquidianos – meningocele; ou elementos da medula espinhal e/ou nervos – mielomeningocele. Outra forma clínica é a encefalocele, na qual o cérebro e as meninges se projetam para fora por meio de defeito na calota craniana. Não há dúvidas de que fatores ambientais desempenhem papel importante na formação do defeito no tubo neural (DTN), porém já foi comprovado que suplementos vitamínicos e de ácido fólico tomados antes da concepção reduzem a incidência desse defeito. Contudo, os mecanismos biológicos envolvidos no fechamento do tubo neural ainda não são bem esclarecidos e são de causa multifatorial. O DTN causa severas consequências. Dos afetados, 50% morrem no 1º mês de vida e os que sobrevivem apresentam limitações físicas e/ou mentais, que requerem reabilitação custosa e de longa duração[67,68].

É importante levar em consideração que baixos níveis séricos de vitamina B_{12} são um fator de risco independente para DTN. A deficiência de B_{12} reduz a captação de folato pelas células, aumentando o folato plasmático e diminuindo a concentração de eritrócitos (células vermelhas). Altas concentrações plasmáticas de folato foram demonstradas em crianças macrobióticas com deficiência de B_{12}[69]. Além disso, estudo com gestantes demonstrou a importância do suprimento adequado de vitamina B_{12} para maior eficiência da utilização celular de folato e que dietas predominantemente vegetarianas foram associadas a uma melhor condição nutricional de ácido fólico, quando garantido aporte adequado de vitamina B_{12}[70]. Assim, segundo o IOM (1998)[56], mulheres grávidas e não grávidas devem receber suplementação destes micronutrientes.

Incidência de defeitos no tubo neural

A anemia por deficiência de folato pode ocorrer em até 25% das gestantes sem suplementação (países em desenvolvimento)[35]. Estudos mostraram que esse nutriente pode prevenir cerca de 70% dos defeitos no tubo neural[71].

O DTN ocorre em cerca de 0,75-1,0% das gestações[61], com incidência de 2-3 por 1.000 recém-nascidos vivos, e risco de 3-5% de recorrência. Embora varie consideravelmente nas diversas regiões geográficas, a incidência se situa em torno de 1:1.000 nascidos vivos[72,73]. Na América Latina, a prevalência observada no período de 1967 a 1995 entre 4 milhões de nascimentos foi 1,5:1.000[74].

No Brasil, estudo realizado na maternidade do Hospital de Clínicas – UFMG, no período de 1990 a 2000, mostrou que dos 18.807 partos ocorridos foram diagnosticados 89 casos de DTN (prevalência de 4,73:1.000), e destes, 76 ocorreram entre os recém-nascidos vivos (prevalência de 4,16:1.000) e 13 entre os recém nascidos-mortos (prevalência de 23,7:1.000). Entre os casos de DTN, 47,2% foram de mielomeningocele, 26,9% de anencefalia, 16,9% de encefalocele, 5,6% de meningocele e 3,4% de associação entre dois tipos[75]. Fernandez et al.[76] estudaram a frequência da ocorrência de anencefalia em cinco maternidades de Pelotas (RS) no período de 1990 a 2002.

90   PARTE II · Nutrição em Obstetrícia

Dos 71.500 nascimentos ocorridos, 49 eram portadores de anencefalia (0,68:1.000 nascimentos).

Em diversas partes do mundo, DTN, anencefalia ou espinha bífida contribuem significantemente para a mortalidade e morbidade infantil. Ensaios clínicos randomizados mostraram que o uso de suplemento contendo ácido fólico durante a pré-concepção fetal reduziu significativamente a incidência de DTN[77,78,79,80].

A suplementação no pré-natal com ácido fólico mostrou aumento significativo de gestações gemelares (34%) como efeito secundário em estudo realizado no Chile antes (1998-2000) e após (2001-2004) a fortificação das farinhas com ácido fólico. Os autores sugerem dois possíveis mecanismos: (1) o ácido fólico possui ação direta sobre a embriogênese, propiciando assim a gestação múltipla; (2) o ácido fólico favoreceria de alguma maneira a sobrevivência dos embriões gemelares, pois a mortalidade dos embriões em gestações gemelares é maior do que na gestação única[81].

Recomendações dietéticas

Segundo as novas recomendações dietéticas, as mulheres em idade fértil devem consumir $400\mu g$/dia de ácido fólico proveniente de suplementos e/ou alimentos fortificados em adição a uma dieta com fontes naturais de folato, e as mulheres grávidas, $600\mu g$/dia[56], também devendo ser providas por suplementos, já que esses são valores difíceis de ser alcançados por alimentação básica[55,82].

Em setembro de 1992, o Serviço de Saúde Pública dos Estados Unidos, com o propósito de reduzir o risco de gestações com espinha bífida ou outro DTN, passou a recomendar que todas as mulheres em idade fértil fizessem uso de suplemento de ácido fólico em doses de $400\mu g$/dia por meio de medicamentos ou alimentos enriquecidos. As mulheres com antecedentes de DTN devem receber prescrição de $400\mu g$ 2 meses antes da concepção até o 3º-4º mês de gestação. Em 1996, a *Food and Drug Administration* (FDA) determinou a fortificação dos cereais comercializados nos Estados Unidos, e desde 1998 as farinhas também são fortificadas ($140\mu g$ ácido fólico/100g de farinha)[83]. No Brasil, as gestantes contam com fontes de folato adicionais em função da fortificação das farinhas de trigo e milho e do Programa Nacional de Suplementação de Ferro, que fornece cápsulas de 5mg de ácido fólico.

Apesar de um estudo com recém-nascidos, realizado na região Norte do país, mostrar que a prevalência de DTN não reduziu 4 anos depois de instituída a medida de fortificação de alimentos com ácido fólico, o benefício dessa medida não pode ser descartado. Deve-se considerar que o período observado pode não ter sido suficiente para promover algum benefício, visto que alimentos fabricados antes da regulamentação, isto é, sem a fortificação, ainda estavam no mercado para o consumo. Além disso, a baixa frequência do evento – DTN – na população estudada pode não ter identificado as gestantes beneficiadas com a fortificação[84]

Os Quadros 5.5 e 5.6 mostram a ingestão dietética recomendada de folato e vitamina B_{12} de acordo com os grupos populacionais.

Quadro 5.5. Ingestão dietética recomendada de folato

Grupos	EAR (µg)	RDA (µg)	UL (µg)
Adolescentes 14-18 anos	330	400	800
Adolescentes gestantes < 18 anos	520	600	800
Mulheres 19-50 anos	320	400	1.000
Gestantes 19-50 anos	520	600	1.000

Fonte: IOM[45].

EAR = requerimento médio estimado; RDA = recomendação dietética de ingestão; UL = limite superior tolerável de ingestão.

Fatores de conversão: 1 DFE (equivalente de folato dietético) = 1µg de folato de alimento = 0,6µg de ácido fólico de alimentos fortificados ou de suplemento consumido com alimentos = 0,5µg de ácido fólico consumido em jejum.

Quadro 5.6. Ingestão dietética recomendada de vitamina B_{12}

Grupos	EAR (µg)	RDA (µg)	UL (µg)*
Adolescentes 14-18 anos	2,0	2,4	–
Adolescentes gestantes < 18 anos	2,2	2,6	–
Mulheres 19-50 anos	2,0	2,4	–
Gestantes 19-50 anos	2,2	2,6	–

Fonte: IOM[45].

EAR = requerimento médio estimado; RDA = recomendação dietética de ingestão; UL = limite superior tolerável de ingestão.
* Valores não estabelecidos.

Apesar da variedade de alimentos que contêm folato, como vegetais verde-escuros, leguminosas, frutas cítricas, fígado e leite, foi demonstrado que, nos Estados Unidos, somente 8% das mulheres consomem pelo menos 400µg/dia desse nutriente diariamente[85]. Dieta equilibrada e com a presença de alimentos-fontes, considerando o valor de 2.000 a 2.200kcal, fornece aproximadamente 250µg. Estudo realizado por Lima[55] no Rio de Janeiro avaliou a ingestão de folato em 201 gestantes de baixo risco e encontrou prevalência de consumo dietético inadequado de folato de 63,7%. Entretanto, essa análise compara a ingestão dietética com o valor recomendado para uso de suplemento (600µg/dia) e não somente de consumo dietético. Assim, a prevalência de mulheres com inadequação de consumo de folato avaliada nesse estudo provavelmente está superestimada. As mulheres com menor grau de escolaridade apresentaram 2,5 vezes mais chance de consumo inadequado, enquanto as que não relataram o uso de suplemento apresentaram 16,3 vezes mais, ressaltando a importância da atuação dos profissionais de saúde na investigação do estado nutricional de folato em gestantes por ocasião do acompanhamento pré-natal.

Os Quadros 5.7 e 5.8 mostram o conteúdo de folato e vitamina B_{12} nos alimentos, respectivamente, lembrando que no mercado alimentício há várias opções de alimentos enriquecidos e fortificados que devem ser recomendados às gestantes.

Quadro 5.7. Conteúdo de folato nos alimentos

Alimentos	Quantidade (g)	Medida caseira	Folato (µg)
Abacate	100	2 colheres de sopa	62
Arroz branco cozido	79	3 colheres de sopa	48
Amendoim	72	4 colheres de sopa	90
Banana	92	Unidade média	76
Beterraba cozida	85	4 colheres de sopa	68
Brócolis cozido	85	2 ramos médios	52
Caju	65	1 unidade pequena	44
Espinafre cru	30	3 folhas médias	58
Espinafre cozido	95	4 colheres de sopa	103
Feijão-preto cozido	86	1 concha média	128
Fígado de frango cozido	100	2 unidades grandes	770
Fígado bovino	100	Unidade média	220
Lentilha	100	1 concha média	179
Levedo de cerveja	16	1 colher de sopa	626
Mamão	140	1 fatia média	53
Quiabo cozido	92	2 colheres de sopa	134

Fonte: Hands[86]; Pinheiro et al.[43].

Quadro 5.8. Conteúdo de vitamina B_{12} nos alimentos

Alimentos	Quantidade (g)	Medida caseira	Vitamina B_{12} (µg)
Atum cozido	100	5 colheres de sopa	1,8
Fígado bovino cozido	100	Bife unidade média	112
Camarão cozido	100	5 colheres de sopa	1,5
Carne bovina cozida	100	Bife unidade média	2,5
Carne de porco cozida	100	Carré unidade média	0,6
Fígado de frango cozido	100	2 unidades grandes	19
Frango cozido	100	1 sobrecoxa grande	0,36
Leite integral	245	1 copo duplo	0,87
Marisco no vapor	50	5 unidades	49,5
Ostras cozidas	35	5 unidades	9,45
Ovo cozido	50	Unidade	0,49

Fonte: Hands[86]; Pinheiro et al.[43].

Tratamento

A gestação eleva as necessidades de folato de 100 a 150μg/dia para 200 a 250μg/dia. A diminuição de folato sérico durante a gravidez pode ser explicada, em parte, pelo aumento do volume plasmático (hemodiluição), sendo mais frequente na segunda metade da gestação, quando as necessidades de folato se encontram no limiar máximo. Alguns fatores predispõem essa deficiência, como dieta inadequada, gravidez múltipla, anemia hemolítica subjacente e infecções urinárias.

A correção da anemia megaloblástica se faz com suplementação medicamentosa. A maioria das vitaminas pré-natais contém 1mg de folato, suficiente para atender às necessidades e repor os depósitos. Quando há distúrbios hemolíticos (ex.: doença falciforme), a recomendação é suplementar com 5mg/dia[30]. A suplementação deve ser mantida por 2 meses ou até a normalização dos parâmetros hematopoiéticos[87]. Czeizel[88], em breve relato sobre suplementação de ácido fólico, chama a atenção para a advertência da Academia Nacional de Ciências dos Estados Unidos quanto à necessidade de se diferenciarem as doses fisiológicas de ácido fólico (<1mg) com propósitos profiláticos das doses farmacológicas (>1mg) para tratamentos terapêuticos de pacientes como aqueles com anemia megaloblástica.

Em relação às adolescentes, Nogueira et al.[89] verificaram mudança significativa nos parâmetros nutricionais de folato em adolescentes grávidas suplementadas com ferro, folato e zinco, indicando a necessidade da suplementação para esse grupo populacional.

HIPOVITAMINOSE A

Deficiência de vitamina A é o termo recomendado para expressar o *status* inadequado de vitamina A que começa quando as reservas hepáticas caem abaixo de 20mg/g (0,70μmol/L). As alterações fisiológicas secundárias à deficiência de vitamina A podem ser subclínicas, como redução da mobilização de ferro e distúrbios da diferenciação celular e da resposta imune, ou clínicas, aumento da morbidade e mortalidade por doenças infecciosas, retardo do crescimento, anemia e principalmente xeroftalmia (todas as manifestações clínico-oculares da deficiência da vitamina A)[90].

A função antioxidante da vitamina A é de grande importância ao nascimento, período no qual o recém-nascido produz grande quantidade de radicais livres em resposta à exposição a elevadas concentrações de oxigênio. Devido às baixas reservas dessa vitamina, cuja transferência ocorre principalmente no terceiro trimestre de gestação, e à imaturidade dos demais sistemas antioxidantes, os recém-nascidos são mais vulneráveis aos efeitos do estresse oxidativo decorrentes do nascimento[91] que causa maior dano ao sistema respiratório da criança[92, 93].

O estado nutricional materno é um dos fatores mais importantes que determinam o estado nutricional das crianças, especialmente em relação à vitamina A. Dijkhuizen et al.[94] realizaram estudo randomizado controlado com o objetivo de avaliar se a suplementação durante a gestação com betacaroteno, zinco, ambos ou grupo placebo (ferro e ácido fólico) resultava em melhor estado nutricional das mães e crianças. Seis meses após o parto, as concentrações plasmáticas de retinol foram superiores nas mulheres que receberam zinco durante a gestação em comparação com aquelas que não o receberam.

As crianças cujas mães receberam betacaroteno e zinco apresentaram concentrações mais elevadas de retinol e redução de 30% na deficiência de vitamina A em relação aos outros três grupos.

Prevalência

A hipovitaminose A constitui um dos principais problemas nutricionais que afligem a população dos países do Terceiro Mundo, acometendo principalmente crianças em idade pré-escolar e gestantes. Segundo as estimativas mais recentes, 19,1 milhões de gestantes (18%) possuem risco de deficiência de vitamina A[95], sendo que cerca de 7,2 milhões de gestantes/nutrizes apresentam concentrações inadequadas de retinol no soro ou no leite materno (<0,70μmol/L). Além disso, mais de seis milhões de mulheres desenvolveram cegueira noturna durante a gravidez como consequência da hipovitaminose A[96].

Radhika et al.[97] realizaram estudo com 736 gestantes no terceiro trimestre gestacional e observaram que 27% delas apresentaram deficiência subclínica de vitamina A (retinol sérico <20μg/dL). Após ajuste para as variáveis de confusão, a deficiência foi associada à ocorrência de anemia materna e baixo peso ao nascer de seus bebês. Estudo mais recente[98] encontrou prevalência similar de hipovitaminose A, 25,0% (retinol sérico <20μg/dL), alcançando níveis considerados como problema de saúde pública no Brasil.

Diagnóstico laboratorial

O comprometimento da retina se dá por alterações tanto no nível bioquímico/funcional quanto no nível estrutural. O acometimento retiniano tem-se mostrado tão sensível e específico como indicador da hipovitaminose A quanto os sinais clínicos do segmento anterior do globo ocular[99].

Os sinais e sintomas clínico-oculares da carência dessa substância são os indicadores que apresentam maior fidedignidade no diagnóstico da hipovitaminose A. As concentrações dessa vitamina no fígado podem ser usadas como estimativas do seu *status*, pois este órgão detém cerca de 90% das reservas totais. Contudo, a biópsia hepática, na ausência de patologias, não é eticamente justificável. O teste bioquímico mais utilizado no diagnóstico do estado nutricional dessa vitamina é a dosagem de retinol sérico, considerado um indicador fidedigno apenas nas situações em que as concentrações de vitamina A estão muito baixas ou em excesso[100]. As concentrações de vitamina A no leite materno têm sido consideradas indicadores fidedignos do estado nutricional dessa vitamina[101] e um dos melhores indicadores na avaliação da eficácia de uma intervenção nas áreas de risco para deficiência[102]. Concentrações iguais ou inferiores a 30mg/dL (1,05μmol/L) são indicativas de um quadro de hipovitaminose A.

O histórico dietético poderia ser um indicador fidedigno do estado nutricional de vitamina A, porém há dificuldades em obter informações quantitativas representativas da ingestão desta vitamina em populações cujo consumo provém de fontes muito variadas de alimentos. No entanto, um inquérito semiquantitativo, baseado na frequência alimentar do consumo, pode ser utilizado para categorizar grupos de risco para um *status* inadequado da vitamina[103].

A avaliação mais confiável da deficiência de vitamina A é realizada quando se utiliza a combinação de vários métodos[104]. A WHO (1996)[101] sugere a utilização de pelo menos dois indicadores biológicos para caracterizar a deficiência.

Consequências

Embora o aumento da necessidade de vitamina A seja pequeno durante a gestação, em numerosos países onde a carência dessa vitamina é endêmica as mulheres apresentam frequentemente sintomas de deficiência.

Além disso, as gestantes com cegueira noturna, devido à deficiência de vitamina A parecem estar mais predispostas às intercorrências e complicações gestacionais, tais como aborto espontâneo, anemia, náuseas, vômitos, falta de apetite e infecções dos tratos urinário, reprodutivo e gastrointestinal[105].

Durante a gestação o feto utiliza as reservas de vitamina A da mãe, e após o parto, na fase de crescimento rápido do recém-nascido, obtém esse micronutriente através do aleitamento materno[98]. A carência de vitamina A materna também altera a concentração deste nutriente no leite materno, que é considerado fonte concentrada de vitamina A de alta disponibilidade, suficiente para suprir as necessidades diárias do recém-nascido. Contudo, caso o leite seja proveniente de nutrizes com dieta pobre em vitamina A, desnutridas, ou se a criança foi desmamada precocemente, as reservas continuarão baixas e aumentarão a probabilidade de xeroftalmia[101].

Um estudo na Malásia demonstrou que o estado nutricional de vitamina A é importante fator de risco para a transmissão vertical do vírus HIV durante a gestação. Entre as gestantes soropositivas foi observada associação entre os níveis séricos de vitamina A e a taxa de transmissão para o concepto. O risco relativo foi quatro vezes maior nas mães com níveis séricos de vitamina A menores do que 0,7µmol/L, quando comparadas com as gestantes que apresentaram níveis séricos maiores do que 1,4µmol/L. Os autores desse estudo recomendaram a suplementação de vitamina A em gestantes contaminadas com vírus HIV para diminuir a taxa de transmissão vertical[106].

Evidências sugerem, ainda, forte associação entre o diabetes melito (DM) e os níveis de retinol sérico em gestantes. A presença do DM durante o período gestacional tornaria as gestantes mais propensas a apresentar deficiência da vitamina A[107].

Recomendações dietéticas

A recomendação de vitamina A para gestantes (770µg/dia) está muito próxima dos valores indicados para mulheres adultas não grávidas (700µg/dia). Apesar de sua importância na gestação, essa vitamina pode ser tóxica quando ingerida em grandes quantidades e parece ser teratogênica[108] quando quantidades excessivas são utilizadas nos primeiros meses gestacionais, principalmente se a dose ultrapassa 25.000UI (7.000µg). A suplementação com betacaroteno poderia ser administrada a mulheres grávidas por aumentar as suas reservas corporais e concentrações no leite, pois não apresenta risco comprovado de teratogenicidade e possui maior disponibilidade e melhor custo-benefício em relação à suplementação com retinol[109]. Estudo que investigou a teratogenicidade da vitamina A na Hungria demonstrou que doses menores de 10.000UI (3.000g) durante a fase de organogênese não são teratogênicas, além de fornecer efeitos protetores para anormalidades congênitas[110].

O Quadro 5.9 mostra a ingestão dietética recomendada de vitamina A de acordo com os grupos populacionais. É importante ressaltar que não há comprovações de toxicidade da vitamina A provenientes dos alimentos *in natura*, mesmo em altas concentrações.

96 PARTE II · Nutrição em Obstetrícia

Quadro 5.9. Ingestão dietética recomendada de vitamina A

Grupos	EAR (µg)	RDA (µg)	UL (µg)
Adolescentes 14-18 anos	485	700	2.800
Adolescentes gestantes < 18 anos	530	750	2.800
Mulheres 19-50 anos	500	700	3.000
Gestantes 19-50 anos	550	770	3.000

Fonte: IOM[45].
EAR = requerimento médio estimado; RDA = recomendação dietética de ingestão; UL = limite superior tolerável de ingestão
Fatores de conversão: 1µg de ERA (equivalente de retinol ativo) = 1 RE de retinol (vitamina A) = 1µg de retinol = 2µg de beta-caroteno em óleo; 12µg de betacaroteno em mistura de alimentos e 24µg de outros carotenoides (precursores da vitamina A) em mistura de alimentos.
1UI (unidade internacional de vitamina A) = 0,3µg de vitamina.

O requerimento de vitamina A é baseado no acúmulo de reservas adequadas e fornecido em atividade equivalente de retinol (ERA). O Quadro 5.10 apresenta o conteúdo de vitamina A dos alimentos, e a recomendação é facilmente atingida quando os alimentos fontes fazem parte do esquema alimentar, uma vez que a ingestão não precisa ser diária.

Quadro 5.10. Conteúdo de vitamina A nos alimentos

Alimentos	Quantidade (g)	Medida caseira	Vitamina A (µg ER)
Batata-doce assada	60	2 colheres de sopa	151,2
Beterraba cozida	72	3 colheres de sopa	1,50
Fígado bovino cozido	100	Bife unidade média	1.1116,30
Fígado de frango cozido	100	2 unidades grandes	7.695,90
Carne bovina	100	Bife unidade média	5,2
Cenoura cozida	75	3 colheres de sopa	990
Cenoura crua	36	3 colheres de sopa	396
Couve cozida	90	3 folhas médias	1.300,10
Espinafre cozido	95	4 colheres de sopa	1.170,10
Leite	245	1 copo duplo	95,55
Mamão	140	1 fatia média	64,40
Manga	207	Unidade grande	420
Marisco no vapor	50	5 unidades	45,5
Melão	160	2 fatias médias	185,6
Abóbora	50	1 pedaço médio	262,50
Ostras cozidas	35	5 unidades	18,9
Tomate	90	1 unidade média	60

Fonte: Pinheiro et al.[43]; USDA[111].

Tratamento

Suplementação

Os suplementos nutricionais indicados para gestantes contêm 5.000UI (1.500µg) de vitamina A. O valor de ingestão máxima tolerada segundo as novas recomendações é de 3.000µg/dia[112].

Estudo de revisão incluiu ensaios clínicos randomizados ou quase-randomizados que avaliaram os efeitos da suplementação de vitamina A, isolada ou combinada com outros suplementos, em 23.426 gestantes. Efeitos benéficos da suplementação semanal de vitamina A na mortalidade materna e na redução da cegueira noturna nos grupos suplementados com vitamina A e betacaroteno foram encontrados em dois estudos realizados no Nepal. Na Indonésia, estudo mostrou que a suplementação de vitamina A melhorou os níveis de hemoglobina, sendo que, após a suplementação, a proporção de mães sem anemia foi de 35% no grupo suplementado com vitamina A, 68% no grupo suplementado com ferro e 97% no grupo suplementado com vitamina A e ferro, em comparação com 16% no grupo placebo. No entanto, dois estudos realizados em Mawavi não encontraram efeitos similares da suplementação dessa vitamina com os níveis de hemoglobina. Os autores concluem que mais pesquisas são necessárias para determinar se a suplementação com vitamina A pode reduzir a mortalidade e morbidade materna e quais os mecanismos envolvidos com ela[113].

Em relação às unidades de conversão dos suplementos de vitamina A, 1 Unidade Internacional (UI) equivale a 0,3µg. Então, para se conhecer a quantidade em micrograma que os suplementos estão fornecendo em UI é necessário multiplicar o valor que contém cada drágea por 0,3.

O programa federal para suplementação de megadose de vitamina A no pós-parto imediato nas maternidades/hospitais visa ampliar a cobertura dos Estados no controle da deficiência da vitamina A, diminuindo a incidência e prevalência dessa deficiência em crianças e puérperas. Estabelece uma rotina operacional, nas maternidades/hospitais da área-alvo, como a região Nordeste do país, garantindo a aplicação por via oral de 1 dose de 200.000UI, em puérperas, no pós-parto imediato[114].

DEFICIÊNCIA DE ZINCO

O zinco é um nutriente importante em gestantes devido ao seu papel fundamental no crescimento e desenvolvimento normais, na integridade celular e em várias funções bioquímicas, além de estar envolvido na regulação da expressão gênica. Como o zinco armazenado nos ossos maternos não pode ser mobilizado, a deficiência dietética é rapidamente refletida no equilíbrio mineral materno[45,115,116].

Prevalência

A epidemiologia da deficiência em zinco nas populações ainda não foi adequadamente investigada. Contudo, a deficiência pode ser um problema comum em países em desenvolvimento pelo baixo consumo de proteína animal[117] ou em áreas rurais[118].

Em relação à inadequação do consumo de zinco, há a estimativa de que 86 milhões de pessoas sejam atingidas pela deficiência[118]. Estudo realizado na Etiópia com 375 ges-

98 PARTE II · Nutrição em Obstetrícia

tantes[119] (42 HIV-positivas) encontrou prevalência de deficiência de zinco (< 75µg/dL) de 66,7%, sendo que 76,2% das gestantes eram HIV-positivas e 65,5% negativas.

Diagnóstico laboratorial

A concentração plasmática de zinco não é um bom parâmetro para se avaliar o estado nutricional relativo a este mineral, segundo Whittaker[120]. Quando utilizada, devem ser considerados, além do fator dietético[121], os fatores fisiológicos, como hipoalbuminemia, estresse, infecções, catabolismo e gravidez (parcialmente atribuída à hemodiluição).

O ponto de corte geralmente utilizado para avaliar o risco da deficiência de zinco no plasma e no soro é de 70µg/dL (< 10,71µmol/L)[122].

Consequências

Há relatos de efeitos teratogênicos de deficiência severa de zinco durante a gestação, porém, na deficiência moderada, os estudos permanecem controversos. A carência de zinco no período gestacional está relacionada com aborto espontâneo, retardo do crescimento intrauterino, nascimento pré-termo, pré-eclâmpsia, prejuízo na função dos linfócitos e anormalidades congênitas, como retardo neural e prejuízo imunológico fetal[105].

Recomendações

O Quadro 5.11 mostra a ingestão dietética recomendada de zinco de acordo com os grupos populacionais e o Quadro 5.12 mostra o conteúdo de zinco nos alimentos.

Quadro 5.11. Ingestão dietética recomendada de zinco

Grupos	EAR (mg)	RDA (mg)	UL (mg)
Adolescentes 14-18 anos	7,3	9	34
Adolescentes gestantes < 18 anos	10,5	12	34
Mulheres 19-50 anos	6,8	8	40
Gestantes 19-50 anos	9,5	11	40

Fonte: IOM[45].
EAR = requerimento médio estimado; RDA = recomendação dietética de ingestão; UL = limite superior tolerável de ingestão.

Quadro 5.12. Conteúdo de zinco nos alimentos

Alimentos	Quantidade	Medida caseira	Zinco (mg)
Camarão cozido	100	3 unidades	1,20
Carne bovina assada	100	Fatia média	8,10
Carne de porco cozida	100	Carré unidade média	1,80
Castanha de caju	65	26 unidades	3,05
Frango cozido	100	1 peito pequeno	0,90
Feijão cozido	127	2 conchas pequenas	0,88
Fígado bovino cozido	100	Bife unidade média	4,00
Fígado de frango cru	100	2 unidades grandes	3,70
Leite integral	245	1 copo duplo	0,98

(Continua)

Quadro 5.12. Conteúdo de zinco nos alimentos (*continuação*)

Alimentos	Quantidade	Medida caseira	Zinco (mg)
Lentilha cozida	100	1 concha média	1,10
Noz-pecã	60	12 unidades	1,26
Peixe	100	1 filé médio	0,90
Salsicha de frango	100	2 unidades	1,00
Salsicha de porco	100	2 unidades	3,50
Sardinha em óleo	100	2 unidades	1,60

Fonte: TACO[41].

Tratamento
Suplementação

Embora o foco da maioria dos estudos sobre suplementação de minerais durante a gravidez seja o ferro, a ingestão alimentar de outros minerais como o zinco é também reduzida em áreas deficientes em ferro[89] devido ao baixo consumo de alimentos de origem animal.

Estudo realizado por Nogueira et al.[89] no Piauí com 74 gestantes grávidas de baixa renda para avaliar os diferentes esquemas de suplementação encontrou redução na concentração plasmática de zinco, sendo esse declínio significativo apenas nos grupos que não receberam o mineral. Quanto ao uso associado de ferro/ácido fólico e ferro/ácido fólico/zinco, verifica-se excelente resposta no estado nutricional referente ao ácido fólico, sendo esse efeito mais expressivo nos grupos que receberam ácido fólico associado ao zinco, sugerindo a possível participação do zinco no aproveitamento da vitamina.

REFERÊNCIAS BIBLIOGRÁFICAS

1. Henriques GS, Cozzolino SMF. Ferro. In: Cozzolino SMF. Biodisponibilidade de Nutrientes. Barueri: Manole, 2005: 472-496.
2. Lira PIC, Ferreira LOC. Epidemiologia da Anemia Ferropriva. In: Kac G, Sishieri R, Gigante DP. Epidemiologia Nutricional. Rio de Janeiro: Fiocruz/Atheneu, 2007: 297-324.
3. Suíça. World Health Organization (WHO). Worldwide prevalence of anaemia 1993–2005. WHO Global Database on Anaemia. Geneva: WHO; 2008.
4. Suíça. World Health Organization (WHO). Iron Deficiency Anaemia: Assessment, Prevention, and Control. A guide for programme managers. Geneva: WHO; 2001.
5. Fabian C, Olinto MTA, Dias-da-Costa JS, Bairros F, Nácul LC. Prevalência de anemia e fatores associados em mulheres adultas residentes em São Leopoldo, Rio Grande do Sul, Brasil. Cad Saúde Pública 2007; 23(5):1199-1205.
6. Nascimento SF. Estado nutricional e anemia em adolescentes do sexo feminino no Estado de Pernambuco, 1997 [dissertação]. Recife: Departamento de Nutrição, Centro de Ciências da Saúde, Universidade Federal de Pernambuco; 2000.
7. Brasil. Ministério da Saúde. Pesquisa Nacional de Demografia e Saúde da Criança e da Mulher PNDS 2006. Dimensões do processo reprodutivo e da saúde da criança. Brasília (DF): Cebrap; 2009.
8. Szarfarc SC, Siqueira AAF, Martins IS. Avaliação da concentração de ferro orgânico em uma população de grávidas. Rev Saúde Públ 1983; 17(3):200-207.

9. Arruda IKG. Deficiência de ferro, folato e anemia em gestantes atendidas no Instituto Materno Infantil de Pernambuco: magnitude, fatores de risco e implicações nos seus conceptos [tese]. Recife: Departamento de Nutrição, Universidade Federal de Pernambuco; 1997.
10. Jolly MC, Sebire N, Harris J, Robinson S, Regan L. Obstetric risks of pregnancy in women less than 18 years old. Obstet Gynecol 2000; 96(6):962-966.
11. Côrtes MH, Vasconcelos IAL, Coitinho DC. Prevalência de anemia ferropriva em gestantes brasileiras: uma revisão dos últimos 40 anos. Rev Nutr Campinas 2009; 22(3):409-418.
12. Batista Filho M, Miglioli TC, Santos MC dos. Anemia e obesidade: um paradoxo da transição nutricional brasileira. Cad Saúde Pública 2008; 24(2):247-257.
13. Salzano AC, Batista-Filho M, Flores H, Calado CLA. Prevalência de anemia no ciclo gestacional em dois estados do nordeste brasileiros, Pernambuco e Paraíba. Rev bras pesqui med biol 1980; 13:211-4.
14. Szarfarc SC. A anemia nutricional entre gestantes atendidas em centros de saúde do Estado de São Paulo (Brasil). Rev Saúde Púb 1985; 19(5):450-457.
15. Grillo MSLC. Ações integradas de enfermagem e nutrição no controle da desnutrição energético protéica e das carências de ferro e vitamina A no Vale do Piancó – PB. Acompanhamento do estado nutricional de gestantes e nutrizes [dissertação]. João Pessoa: Departamento de Enfermagem, Universidade Federal da Paraíba; 1985.
16. Arruda IKG. Prevalência de anemia em gestantes de baixa renda: algumas variáveis e sua repercussão no recém-nascido [dissertação]. Recife: Universidade Federal de Pernambuco; 1990.
17. Guerra EM, Barretto OCO, Vaz AJ, Silveira MB. Prevalência de anemia em gestantes de primeira consulta em centros de saúde de área metropolitana, Brasil. Rev Saúde Públ 1990; 24(5):380-6.
18. Rodriguez OTS, Szarfarc SC, Benicio MHA. Anemia e desnutrição maternas e sua relação com o peso ao nascer. Rev Saúde Públ 1991; 25(3):193-7.
19. Silva CVC. Vigilância nutricional de gestantes: análise de um modelo em serviço de atenção primária a saúde – Rio de Janeiro [dissertação]. Rio de Janeiro: Escola Nacional de Saúde Pública, Fundação Oswaldo Cruz; 1994.
20. Fujimori E, Laurenti D, Cassana LMN, Oliveira IMV, Szarfarc SC. Anemia e deficiência de ferro em gestantes adolescentes. Rev Nutr 2000; 13(3):177-84.
21. Vasconcelos AKB. Prevalência de Anemia em Gestantes do Município de Sobral, Ceará [monografia]. Sobral: Universidade do Vale do Acaraú – UVA; 2004.
22. Rocha DS, Netto MP, Priore SE, Lima NMM, Rosado LEFPL, Franceschini SCC. Estado Nutricional e anemia ferropriva em gestantes: relação com o peso das crianças ao nascer. Rev Nutr 2005; 18(4):481-89.
23. Bresani CC, de Souza BAI, Batista Filho M, Figueiroa JN. Anemia e ferropenia em gestantes: dissensos de resultados de um estudo transversal. Rev Bras Saude Mater Infant 2007;
24. Ferreira HS, Moura FA, Cabral Júnior CR. Prevalência e fatores associados à anemia em gestantes da região semi-árida do estado de Alagoas. Rev Bras Ginecol Obstet 2008; 30(9):445-51.
25. Fujimori E, Sato APS, Araújo CRMA et al. Anemia em gestantes de municípios das regiões sul e centro-oeste do Brasil. Rev Esc Enferm USP 2009; 43(Esp 2):1204-9.
26. Wintrobe MM, Lukens JN, Lee GR. The approach to the patient with anemia. In: Lee GR, Bithell TC, Foerter JW eds. Wintrobe's Clinical Hematology. London: Lea & Febinger, 1993: 715-744.
27. Kulier R, De Onis M, Gulmezoglu AM. Nutrition interventions for the prevention of maternal morbidity. Int J Gynaecol Obstetr 1998; 63:231-246.
28. Agudelo AC, Belizan JM, Lindmark G. Maternal morbidity and mortality associated with multiple gestations. Obstet Gynecol 2000; 95(6):899-904.
29. United States of American. Centers for Disease Control and Prevention. Pregnancy nutrition surveillance. Atlanta (US): US Department of Health and Human Services; 1998.
30. Duffy TP. Aspectos hematológicos da gravidez. In: Burrow GN, Ferris TF eds. Complicações clínicas durante a gravidez. São Paulo: Roca: 1996:75-6.
31. Souza AI, Batista Filho M, Ferreira LOC, Figueirôa JN. Efetividade de três esquemas com sulfato ferroso para tratamento de anemia em gestantes. Am J Publ Health 2004; 15(5):313-19.
32. United States of American. Institute of Medicine (IOM). Subcommittee on Nutritional Status and Weight Gain During Pregnancy. Nutrition during pregnancy. Washington, DC: National Academy Press; 1990.

33. Dani C, Rossetto S, Castro SM, Wagner S. Prevalência da anemia e deficiências nutricionais, através de diferentes parâmetros laboratoriais, em mulheres grávidas atendidas em dois serviços de saúde pública no Rio Grande do Sul. RBAC 2008; 40(3):171-175.
34. Steer P, Alam MA, Wadsworth J. Relation between maternal haemoglobin concentration and birth weight in different ethnic groups. Br Med J 1995; 310(6978):489-91.
35. Ribeiro JAC, Soares CB, Janarelli ALD, Ribeiro PC. Anemias na Gestação. Ginecologia e Obstetrícia Atual 1995; 4:34
36. Beard JL. Does iron deficiency cause low birth weight, prematurity, anemia and mortality in early infancy? In: Delange FM, West JPJ eds. Micronutrient Deficiencies in the First Month of Life. Basel: Nestlé Nutrition Workshop Series Pediatric Program 2003; 5:129-141.
37. Scholl TO, Hediger ML, Fischer RL, Shearer JW. Anemia versus iron deficiency increased risk of preterm delivery in a prospective study. Am J Clin Nutr 1992; 55(5):985-8.
38. Sichieri R, Fonseca VM, Hoffman D, Trugo NMF, Moura AS. Ausência de associação entre indicadores de anemia ao nascimento e crescimento de prematuros. Rev Saúde Públ 2006; 40(4):641-647.
39. Rush D. Nutrition and maternal mortality in the developing world. Am J Clin Nutr 2000; 72:212S-240S.
40. United States of American. Institute of Medicine (IOM). Dietary reference intakes for vitamin A, vitamin K, arsenic, boron, chromium, copper, iodine, iron, manganese, molybdenum, nickel, silicon, vanadium and zinc. Washington: National academic press; 2001.
41. Brasil. Núcleo de Estudos e Pesquisas em Alimentação – NEPA. Universidade Estadual de Campinas – UNICAMP. Tabela Brasileira de Composição de Alimentos – TACO. Campinas: SP: NEPA-UNICAMP, 2006.
42. Brasil. Sociedade Brasileira de Pediatria. Documento Científico: Anemia Carencial Ferropriva. Rio de Janeiro (RJ): Departamento Científico de Nutrologia da Sociedade Brasileira de Pediatria; 2007.
43. Pinheiro ABV, Lacerda EMA, Benzecry EH, Gomes MCS, Costa VM. Tabela para avaliação de consumo alimentar em medidas caseiras. Rio de Janeiro: Atheneu, 2005.
44. Brasil. Universidade Federal de São Paulo. Tabela de Composição Química dos Alimentos. Acesso em: maio de 2009. Disponível em: URL: http://www.unifesp.br/dis/servicos/nutri
45. United States of American. Institute of Medicine (IOM). Vitamins and Minerals. In: Institute of Medicine (IOM). Dietary Reference Intakes: The Essential Guide to Nutrient Requirement. Washington: National Academy Press, 2006: 170-285.
46. Brasil. Ministério da Saúde. Resolução RDC nº 344, de 13 de dezembro de 2002. Dispõe sobre o Regulamento Técnico para Fortificação das Farinhas de Trigo e das Farinhas de Milho com Ferro e Ácido Fólico. Brasília (DF): Anvisa; 2002.
47. Sato APS, Fujimori E, Szarfarc SC, Sato JR, BIC. Prevalência de anemia em gestantes e a fortificação de farinhas com ferro. Texto & contexto enferm 2008; 17(3):474-881.
48. Worthington-Roberts BS. Nutrition, Fertility, and Family Planning In: Worthington-Roberts BS, Williams SR eds. Nutrition in Pregnancy and Lactation. Madison: Brown & Benchmark publishers, 1997: 31-54.
49. Ladipo OA. Nutrition and Pregnancy. Mineral and vitamin supplements. Am J Clin Nutr 2000; 72(1):280S-290S.
50. Anderson AD, Lichorad A. Hipertensive disorders, Diabetes Mellitus and Anemia. Primary Care 2000; 27(2):185-201.
51. Batista FM, Ferreira LOC. Prevenção e tratamento da anemia nutricional ferropriva: novos enfoques e perspectivas. Cad Saúde Públ 1996; 12(3):411-15.
52. Souza AI, Batista Filho M. Diagnóstico e tratamento das anemias carências na gestação: consensos e controvérsias. Rev Bras Saude Mater Infant 2003; 3(4):473-479.
53. Ramakrishnan U, Neufeld LM, Gonzalez-Cóssio T et al. Multiple micronutrient supplements during pregnancy do not reduce anaemia or improve iron status compared to iron-only supplements in Semirural México. J Nutr 2004; 134(4):898-903.
54. Brasil. Ministério da Saúde. Manual operacional: Programa Nacional de Suplementação de Ferro. Brasília (DF): Ministério da Saúde; 2005.

55. Lima HT, Saunders C, Ramalho A. Ingestão dietética de folato em gestantes do município do Rio de Janeiro. Rev Bras Saude Mater Infant 2002; 2(3):303-311.
56. United States of American. Institute of Medicine (IOM). Vitamin B12. In: Institute of Medicine (IOM). Dietary Reference Intakes for Thiamin, Riboflavin, Niacin, Vitamin B6, Folate, Vitamin B12, Pantothenic Acid, Biotin, and Choline. Washington: National Academic press, 1998: 306-356.
57. Tamura T, Piccino MF. Folate and human reproduction. Am J Clin Nutr 2006; 83:993-1016.
58. Paniz C et al. Fisiopatologia da deficiência de vitamina B12 e seu diagnóstico laboratorial. J Bras Patol Med Lab 2005; 41(5):323-334.
59. Mafra D, Cozzolino SMF. Vitamina B12 (Cobalamina). In: Cozzolino SMF ed. Biodisponibilidade de Nutrientes. Barueri (SP): Manole, 2005b:395-403.
60. Molloy AM, Kirke PN, Troendle JF et al. Maternal vitamin B12 status and risk of neural tube defects in a population with high neural tube defect prevalence and no folic acid fortification. Pediatric 2009; 123(3):917-923.
61. Mafra D, Cozzolino SMF. Ácido Fólico. In: Cozzolino SMF ed. Biodisponibilidade de Nutrientes. Barueri (SP): Manole, 2005:381-394.
62. Klee GG. Cobalamin and folate evaluation: measurement of methylmalonic acid and homocysteine vs vitamine B12 and folate. Clin Chem 2000; 46(8):1277-83.
63. Krishnaswamy K, Nair KM. Importance of folate in human nutrition. Br J Nutr 2001; 85(2):S115-S124.
64. Herbert V. Development of human folate deficiency. In: Picciano MF, Stokstad ELR, Gregory JF eds. Folic acid metabolism in health and disease. New York: Wiley-Liss, 2000: 195-210.
65. Rothenberg SP, da Costa MP, Sequeira JM, Cracco J, Roberts JL, Weedon J, Quadros EV. Autoantibodies against folate receptors in women with a pregnancy complicated by a neural-tube defect. N Engl J Medr 2004; 350(2):134-42.
66. Molloy AM. Is impaired folate absorption a factor in neural tube defects? Am J Clin Nutr 2000; 72:3-4.
67. Eskes TKAB. Folates and the fetus. Eur J Obst Gynecol Repr Biol 1997; 71:105-111.
68. Detrait E, George TM, Etchevers HC, Gilbert JR, Vekemans M, Speer MC. Human neural tube defects: Developmental biology, epidemiology, and genetics. Neurotoxicology and Teratology 2005; 27(3):515-24.
69. Dagnelie PC, Van Staveren WA, Vergote FJ, Dingian PG, Van Den Berg H, Hautvast JG. Increased risk of vitamin B-12 and iron deficiency in infants on macrobiotic diets. Am J Clin Nutr 1989; 50:818-824.
70. Koebnick C, Heins U, Hoffman I, Dagnelie P, Leitzmann C. Folate status during pregnancy in women is improved by long-term high vegetable intake compared with average western diet. J Nutr 2001;131:7333-739.
71. Mclone DG. The etiology of neural tube defects: the role of folic acid. Childs Nerv Syst 2003; 19:537-9.
72. Botto LD, Moore CA, Khoury JM, Erickson JD. Neural tube defects. Medical Progress 1999; 341(20):1509-17.
73. Melvin EC, George TM, Worley G et al. Genetics studies in neural tube defects. Pediatr Neurosurg 2000; 32:1-9.
74. Nazer HJ, Lopez CJS, Castilla E.E. ECLAMC: Estudio de 30 años de vigilancia epidemiológica de defectos de tubo neural en Chile y en Latino América. Rev Med Chil 2001; 129:531-9.
75. Aguiar MJB, Campos AS, Aguiar RALP, Lana AMA, Magalhães RL, Babeto LT. Defeitos de fechamento do tubo neural e fatores associados em recém-nascidos vivos e natimortos. J Pediatr 2003; 79(2):129-34.
76. Fernandez RR, Larentis DZ, Fontana T et al. Anencefalia: um estudo epidemiológico de treze anos na cidade de Pelotas. Cienc Saúde Coletiva 2005; 10(1):185-90.
77. Czeizel AE, Dudas I. Prevention of the first occurrence of neural-tube defects by periconceptional vitamin supplementation. N Engl J Med 1992; 327:1832–35.
78. Kirke PN, Daly LE, Elwood JH. A randomized trial of low-dose folic acid to prevent neural tube defects. Arch Dis Child 1992; 67:1442-6.

79. Laurence KM, James N, Miller MH, Tennant GB, Campbell H. Double-blind randomized controlled trial of folate treatment before conception to prevent recurrence of neural tube defects. Br Med J 1981; 282:1509-11.
80. Wald N, Sneddon J, Densem J, Frost C, Stone R. Prevention of neural tube defects: Results of the Medical Research Council vitamin study. Lancet 1991; 338:131-37.
81. Nazer J, Aguila A, Cifuentes L. La frecuencia de nacimientos de gemelos aumentó en un hospital chileno coincidiendo con el consumo periconcepcional de harina fortificada con ácido fólico. Rev Méd Chile 2006; 134:48-52.
82. French MR, Barr SI, Levy-Milne R. Folate intakes and awareness of folate to prevent neural tube defects: A survey of women living in Vancouver, Canada. J Am Diet Assoc 2003; 103:181-5.
83. Itália. Food and Agriculture Organization. Technical consultation on food fortification: technology and quality control. Rome: FAO, 1996.
84. Pacheco SS, Braga C, de Souza AI, Figueiroa N. Efeito da fortificação alimentar com ácido fólico na prevalência de defeitos do tubo neural. Rev Saúde Pública 2009; 43(4):565-71.
85. Locksmith GJ, Duff P. Preventing neural tube defects: the importance of periconceptional folic acid supplements. Obstet-Gynecol 1998;91(6):1027-34.
86. Hands ES. Nutrients and foods. United States: Lippincott Williams & Wilkins, 2000
87. Jamra M. Tratamento das anemias. Rev Hosp Clín 1987; 42(4):141-144.
88. Czeizel A. Folic Acid: a public health challenge. Lancet 2006; 367:2056.
89. Nogueira NN, Parente JV, Cozzolino SMF. Mudanças na concentração plasmática de zinco e ácido fólico em adolescentes grávidas submetidas a diferentes esquemas de suplementação. Cad Saúde Pública 2003; 18:109-18.
90. Sommer A, Davidson FR. Assessment and Control of Vitamin A Deficiency: The Annecy Accords. J Nutr 2002; 132:2845S–2850S.
91. Gomes MM, Saunders C, Accioly E. Papel da vitamina A na prevenção do estresse oxidativo em recém-nascidos. Rev Saúde Matern Infant 2005; 5(3):275-282.
92. Kennedy KA, Stoll BJ, Ehrenkranz RA et al. Vitamin A to prevent bronchopulmonary dysplasia in very-low-birth-weight infants: has the dose been too low? Early Hum Dev 1997; 49(1):19-31.
93. Inder TE, Graham PJ, Winterbourn CC, Austin NC, Darlow BA. Plasma vitamin A levels in the very low birthweight infant relationship to respiratory outcome. Early Human Devel 1998; 52(2):155-58.
94. Dijkhuizen MA, Wieringa FT, West CE. Zinc plus β-carotene supplementation of pregnant women is superior to β-carotene supplementation alone in improving vitamin A status in both mothers and infants. Am J Clin Nutr 2004; 80:1299-307.
95. Suíça. World Health Organization (WHO). Global prevalence of vitamin A deficiency in populations at risk 1995-2005. WHO Global Database on vitamin A deficiency. Geneva: WHO; 2009.
96. West KPJr. Extent of vitamin A deficiency among Preschool Children and Women of Reproductive Age. J Nutr 2002; 132:2857S-2866S.
97. Radhika MS, Bhaskaram P, Balakrishna N, Ramalakshmi BA, Devi S, Kumar BS. Effects of vitamin A deficiency during pregnancy on maternal and child health. BJOG 2002; 109(6):689-93.
98. Lopes RE, Ramos K da S, Bressani CC, Arruda IK de, Souza AI de. Prevalência de anemia e hipovitaminose A em puérperas do Centro de Atenção à Mulher do Instituto Materno Infantil Prof. Fernando Figueira, IMIP: um estudo piloto. Rev Bras Saude Mater Infant 2006; 6:S63-S68.
99. Sommer A, West KPJr. Vitamin A deficiency: health, survival, and vision. New York: Oxford University Press, 1996.
100. Olson JA, Grunning D, Tilton R. Liver concentrations of vitamin A and carotenoids, as a function of age and other parameters of American children who died of various causes. Am J Clin Nutr 1984; 39:903-910.
101. Suíça. World Health Organization (WHO). Indicators for assessing Vitamin A deficiency and their application in monitoring and evaluating intervention programmes. Micronutrient Series. Geneva: WHO;1996.
102. Stoltzfus RJ, Hakimi M, Miller KW et al. High dose vitamin A supplementation of breast-feeding Indonesian mothers: effects on the vitamin A status of mother and infant. J Nutr 1993; 123(4);666-75.

104 PARTE II · Nutrição em Obstetrícia

103. Diniz PIC, Santos LMP. Epidemiologia da Hipovitaminose A e Xeroftalmia. In: Kac G, Sishieri R, Gigante DP. Epidemiologia Nutricional. Rio de Janeiro: Fiocruz/Atheneu, 2007:325-346.
104. Underwood B. Methods for assessment of vitamin A status. J Nutr 1990; 120:1459-1463.
105. Silva LSV, Thiapó AP, Souza GG de, Saunders C, Ramalho A. Micronutrientes na gestação e lactação. Rev Bras Saude Mater Infant 2007; 7(3):237-244.
106. Semba RD. Maternal vitamin A deficiency and mother-child transmission of HIV-1. Lancet 1994; 343:1593.
107. Krzyzanowska K, Zemany L, Krugluger W et al. Serum concentrations of retinol-binding protein 4 in women with and without gestational diabetes. Diabetologia 2008; 51:1115-22.
108. Duitsman PK, Olson JA. Comparative embryolethality and teratogenicity of the all-trans isomers of retinoic acid, 3,4-didehydroretinyl acetate, and retinyl acetate in pregnant rats. Teratology 1996; 53:237-244.
109. Carlier C, Coste J, Etchepare M, Périquet B, Amédée-Manesme O. A randomised controlled trial to test equivalence between retinyl palmitate and beta carotene for vitamin A deficiency. BMJ 1993; 307(6912):1106-1110.
110. Ceizel AE, Rockenbauer M. Prevention of congenital abnormalities by vitamin A. Int J Vitam Nutr Res 1998; 68:219-231.
111. United States of America. United States Department of Agriculture (USDA). Agricultural Research Service, Nutrient Database for Standard Reference. Nutrient Data Laboratory. Acessado em: maio de 2009. Disponível em: URL: http://www.nal.usda.gov/fnic/cgi-bin/nut_search.pl.
112. Trumbo P, Yates AA, Schilcker S, Poos M. Dietary Reference Intakes: Vitamina A, Vitamina K, Arsenic, Boron, Chromium, Copper, Iodine, Iron, Manganese, Molybdenum, Nickel, Silicon, Vanadium and Zinc. JADA 2001; 101(3):294-301.
113. Van Den Broek N, Kulier R, Gülmezoglu AM, Villar J. Vitamin A supplementation during pregnancy. Cochrane Database of Systematic Reviews 2002.
114. Brasil. Ministério da Saúde. Suplementação de mega dose de vitamina A no pós-parto imediato nas maternidades/hospitais. Brasília (DF): Ministério da Saúde; 2002.
115. United States of American. Institute of Medicine (IOM). National Academy of Sciences. Nutrition during Pregnancy. Washington: National Academy press, 1990.
116. Ramakrishnan V, Manjrekar R, Rivera J, Gonzàles-Cossio T, Martorell R. Micronutrients and pregnancy outcome: a review of the literature. Nutr Res 1999; 19(1):103-159.
117. Gibson RS, Ferguson EL. Assessment of dietary zinc in a population, Am J Clin Nutr 1998; 68:430S-434S.
118. Ma G, Jin Y, Li Y et al. Iron and zinc deficiencies in China: what is a feasible and cost-effective strategy? Public Health Nutr 2007; 11(6):632-638.
119. Kassu A, Yabutani T, Mulu M, Tessema B, Ota F. Serum zinc, copper, selenium, calcium and magnesium levels in pregnant and non-pregnant women in Gondar, Northwest Ethiopia. Biol Trace Elem Res 2008; 122:97-106.
120. Whittaker P. Iron and zinc interactions in humans. Am J Clin Nutr 1998; 68:442S-446S.
121. Brown KH. Effect of infections on plasma zinc concentration and implications for zinc status assessment in low-income countries. Am J Clin Nutr 1998; 68:425S-429S.
122. Gibson RS. Principles of Nutritional Assessment. New York: Oxford University Press, 1990.

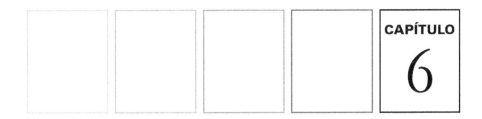

Fatores de Risco

Maria Josemere de Oliveira Borba Vasconcelos
Tarciana Maria de Lima

Vários são os fatores de risco que podem interferir na evolução e no prognóstico da gestação. Dentre os principais destacam-se: extremos de idade, peso pré-gestacional e ganho de peso durante a gestação inadequados, baixa estatura, paridade, curto intervalo interpartal, uso de substâncias lícitas e ilícitas, além da presença de doenças prévias à gestação, como diabetes e anemia, ou presentes em gestações anteriores, como diabetes gestacional e síndromes hipertensivas da gravidez. Quanto mais fatores estiverem envolvidos, maiores serão as chances de resultados indesejáveis, podendo resultar no aumento da morbimortalidade materna, peso ao nascer inadequado e mortalidade perinatal.

Nesse contexto, a assistência pré-natal tem papel decisivo no resultado da gestação, pois nesse período são detectadas gestantes de alto risco e podem ser adotadas medidas preventivas e terapêuticas visando à diminuição e ao controle dos quadros patológicos que representem risco para o binômio mãe-filho[1,2].

GANHO DE PESO GESTACIONAL INADEQUADO

O acompanhamento de peso durante a gestação é de fundamental importância, pois apresenta relação direta com os resultados obstétricos, influenciando o ganho de peso fetal[3,4]. Nas gestantes desnutridas ou com ganho de peso insuficiente ocorre redução da expansão do sangue materno, associada a dificuldade para aumentar o débito cardíaco, o que pode contribuir para a perfusão uteroplacentária insuficiente, resultando em menor transporte de nutrientes ao feto e, por fim, no retardo de crescimento intrauterino[5]. O baixo peso ao nascer é uma das principais consequências da desnutrição materna[6], sendo uma condição que envolve prejuízos no crescimento e no desenvolvimento e deficiências imunológicas na criança[5], como também a prematuridade[6].

Por outro lado, estudos têm demonstrado que o ganho de peso excessivo durante a gestação, cada vez mais frequente, também contribui para o aumento de complicações maternas e fetais[7,8], e o acúmulo excessivo de gordura predispõe o aparecimento de patologias, como diabetes gestacional[9,10], síndromes hipertensivas da gestação[11], como a pré-eclâmpsia[9], além de proporcionar maiores riscos obstétricos durante o parto, contribuindo para maior número de partos cesáreos[12].

Esta condição nutricional também favorece a ocorrência de macrossomia fetal, estando associada a complicações tanto maternas quanto perinatais e sendo responsável pelo aumento na incidência de eventos graves no momento do parto, como a distocia de ombros[13]. Outra condição importante está relacionada com a maior chance de ter fetos com defeitos do tubo neural (DTN)[14], independentemente da ingestão de suplemento de ácido fólico[3], e estes tendem a nascer antes do tempo[14]. A velocidade de ganho de peso é maior entre as gestantes com estado nutricional inicial para eutrofia, sobrepeso ou obesidade[15], e o excessivo aumento de peso materno também está associado a maior retenção de peso pós-parto e maior risco de obesidade futura[16].

EXTREMOS DE IDADE

Os extremos de idade reprodutiva não têm sido considerados uma época ideal para engravidar, pois estão relacionados a resultados obstétricos indesejáveis.

A gravidez na adolescência tem crescido nas últimas décadas em todo o mundo, principalmente nos países em desenvolvimento. Dados do Sistema Único de Saúde (SUS)[17] apontam que, em 2007 no Brasil, as adolescentes entre 10 e 19 anos de idade responderam por 25% dos aproximadamente 2,5 milhões de internamentos por gravidez, parto e puerpério registrados. A idade ginecológica (intervalo entre a menarca e a primeira concepção) considerada adequada é aquela maior do que 5 anos, indicativa de maturidade biológica. Por isso, as gestantes adolescentes com idade ginecológica menor do que 2 anos e/ou idade cronológica igual ou menor do que 14 anos são consideradas de maior risco[18], devido ao seu crescimento e à imaturidade biológica.

A gravidez nestas jovens tem mostrado associação positiva com o nascimento de recém-nascidos de baixo peso, retardo de crescimento intrauterino, pré-termos[19,20,21] e toxomia induzida pela gravidez[3], que pode predispor problemas imediatos ou a longo prazo, como hipoxia, tocotramautismos, hemorragias intracranianas, infecções e atraso no desenvolvimento neuropsicomotor[21]. Desta forma, estes resultados exercem influência negativa no prognóstico da criança, com elevação dos custos com internações, e contribuem para a mortalidade neonatal[19,22]. Além disso, a gestante passa a apresentar um risco 2,5 vezes maior de ocorrência de prematuridade na sua próxima gestação[14]. Em relação às repercussões maternas, está associada a maior risco de síndrome hipertensiva específica da gestação, ganho de peso inadequado, anemia, placenta prévia, disfunção uterina, desproporção cefalopélvica e anomalias congênitas, além do aumento da necessidade de cesarianas[21].

Entre as adolescentes, verificam-se frequências mais elevadas de baixo peso. Entretanto, os percentuais de excesso de peso têm crescido, não sendo apenas o baixo peso complicação inerente à idade[23].

Dentro deste contexto, cabe ressaltar a importância de orientações específicas no início do pré-natal, com a participação multiprofissional e interdisciplinar (obstetra, nutricionista, psicólogo, pediatra, enfermeiro e assistente social), visando promover o ganho de peso adequado para a mãe e o feto e prevenir complicações obstétricas, podendo repercutir na diminuição das taxas de mortalidade neonatal e materna.

Por outro lado, a gestação em mulheres com mais de 35 anos está associada a maior risco de aborto espontâneo, síndrome hipertensiva da gravidez e diabetes gestacional[11], placenta prévia e óbito fetal[24]. O risco de anomalia genética aumenta a partir dos 40 anos, principalmente o de trissomia do cromossomo 21[25]. Nestas mulheres, também tem sido observada maior frequência de excesso de peso, ocorrendo o aumento de peso com a idade[26].

Como o fator idade não pode ser alterado, torna-se necessário intensificar a atenção com outros fatores de risco envolvidos, como a obesidade, as deficiências nutricionais e o uso de álcool, fumo e drogas ilícitas, evitando potencializar os riscos já existentes.

PESO PRÉ-GESTACIONAL E ESTATURA

O prognóstico da gestação também é influenciado pelo estado nutricional materno antes da concepção. A inadequação do estado antropométrico materno pré-gestacional pode estar associada a maior risco de intercorrências gestacionais, prematuridade ou baixo peso ao nascer[4,27,28]. O baixo índice de massa corporal (IMC) pré-gestacional é considerado um marcador para baixa reserva nutricional materna associada ao maior risco de restrito crescimento intrauterino, de parto prematuro[4,28], como também anemia ferropriva e infecção cervicovaginal[29]. Ao contrário, mulheres iniciando a gravidez com sobrepeso ou obesidade tendem a ter maior ganho de peso durante a gestação[30] e crianças mais pesadas[12,31].

A baixa estatura também está associada a um maior risco de complicações materno-fetais, aumentando as chances do baixo peso ao nascer[32] e de crianças pequenas para a idade gestacional (PIG)[33], que podem necessitar de assistência especial durante o parto.

INTERVALO INTERPARTAL E PARIDADE

O intervalo interpartal considerado adequado é de 24 meses[1], pois um menor intervalo está associado a esgotamento das reservas, resultando em uma maior possibilidade de nascimento de crianças com baixo peso e prematuras[34]. Em relação à paridade, nas primíparas a prevalência de distúrbio hipertensivo específico da gestação é mais frequente; no entanto, devem ser levados em consideração outros fatores de risco, como o peso e a idade[35]. Em contrapartida, estudos apontam que as multíparas apresentam facilidade para depósitos de gordura, pois, quanto maior o número de gestações, maior o efeito acumulativo, podendo levar à obesidade[12]. Estima-se uma variação de 0,5 a 3,0kg[36] com uma média de 2,5kg adicionais por gravidez[3].

ÁLCOOL

Evidências científicas têm demonstrado associação do grande consumo de álcool durante a gravidez com a teratogenicidade e o aparecimento de um espectro de anormalidades estruturais e alterações neurocognitivas e comportamentais, caracterizando-se como distúrbio do espectro alcoólico fetal, sendo a síndrome alcoólica fetal (SAF) a manifestação mais extrema[37,38] e irreversível, tendo como características: déficits de crescimento, atrasos no desenvolvimento, microcefalia e alterações oculares, craniofaciais, cardíacas, cutâneas e musculares[37,39,40]. Quando a criança não apresenta o quadro clínico completo de SAF, ou seja, apresenta um número limitado de alterações, é caracterizada como tendo efeitos alcoólicos fetais[41].

O álcool ingerido pela gestante atravessa a barreira placentária, o que faz com que o feto esteja exposto às mesmas concentrações do sangue materno. Porém, a exposição fetal é maior devido ao metabolismo (deficiência da enzima álcool-desidrogenase) e eliminação lentos[40], fazendo com que o líquido amniótico permaneça impregnado de acetaldeído (metabólito do etanol), prejudicando a metilação do DNA fetal e contribuindo para a SAF[42].

As bebidas alcoólicas fornecem calorias que são difíceis de ser metabolizadas e não contêm nutrientes como proteínas, vitaminas e minerais. Portanto, quando a gestante consome até 1.500kcal de etanol, não será alcançada a necessidade de outros nutrientes essenciais a partir do restante das calorias a serem alcançadas. Em consequência, a absorção, o metabolismo e o uso de nutrientes ficam prejudicados, sendo reduzida a síntese proteica materna, com restrição da transferência placentária de aminoácidos e menor disponibilidade de zinco, ácido fólico, vitamina A e tiamina[3]. Ademais, existem evidências de que há interações entre o álcool e micronutrientes sobre o dano fetal, porém os resultados não são conclusivos[43].

O consumo de álcool tem sido relacionado a outros resultados adversos da gravidez, como o aparecimento de abortos espontâneos[44], leucemia aguda na criança, maior incidência de infecções neonatais, síndrome de abstinência alcoólica fetal e maior incidência de dermatite atópica na infância[37]. Portanto, o diagnóstico precoce de crianças afetadas pela síndrome alcoólica fetal permite iniciar o manejo e cuidados apropriados para evitar as consequências a longo prazo no comportamento e promover uma adaptação social mais produtiva.[45] Pode também estar associado a agravos maternos, como doenças cardiovasculares, distúrbios neurológicos e câncer, além de contribuir para o inadequado ganho de peso e o aumento do risco de consumo de outras drogas[46]. Entretanto, a suscetibilidade fetal ao álcool tem sido associada à época da exposição[47,48], tendo o consumo desta substância entre a oitava e a nona semana de gestação demonstrado ser potencialmente perigoso para o tecido neural[48]. Como a quantidade segura de álcool que uma gestante pode consumir não está definida na literatura[39], recomenda-se abstinência total durante toda a gravidez[48].

No pré-natal, medidas preventivas e de intervenção ao uso de álcool devem ser intensificadas, devendo os profissionais de saúde estar preparados para detectar e orientar as gestantes dos efeitos deletérios do álcool sobre sua saúde e a da criança[44]. Estudo recente demonstrou que a mudança de comportamento em relação à diminuição do consumo de álcool em gestantes que na gestação anterior tiveram filhos nascidos com SAF apresentou melhores resultados em relação a essa disfunção[49].

DROGAS ILÍCITAS

O uso de drogas ilícitas é caracterizado como um grande problema de saúde pública, assumindo particular relevância em gestantes, pois esta exposição pode comprometer irreversivelmente a saúde do binômio mãe-feto[50]. Os efeitos do uso destas substâncias no período pré-natal estão frequentemente relacionados a prematuridade, baixo peso ao nascer, distúrbio do sono, menor perímetro cefálico e desenvolvimento prejudicado[51,52,53]. O uso da maconha, e principalmente da cocaína, tem crescido entre adolescentes e adultos jovens[42] e de forma dramática na população obstétrica durante as últimas décadas[50].

A cocaína atravessa a barreira placentária, sem conversão metabólica, agindo diretamente na vascularização fetal, determinando vasoconstrição, além de malformações urogenitais, cardiovasculares e do sistema nervoso central (SNC)[54]. Pode provocar ruptura de placenta e consequente parto prematuro, podendo também levar a retardo do crescimento intrauterino (RCIU), recém-nascido de baixo peso (RNBP), paralisia, lesão fetal e física, batimentos cardíacos anormais, síndrome de abstinência e até ao óbito[55,56]. Há também efeitos negativos sobre o crescimento[57] e a hipótese de que a exposição prénatal a essa substância afeta o desenvolvimento[55,58] através de alterações nos sistemas de neurotransmissores[58]. Torna-se importante considerar a quantidade e o tempo de exposição à droga, bem como a interação entre exposição de outras drogas e outros fatores de risco[55].

O princípio ativo da maconha é altamente lipossolúvel, atravessando facilmente a barreira placentária[50], interferindo no transporte de oxigênio nas hemácias, aumentando a frequência cardíaca e a pressão arterial, com menor fluxo de sangue uterino e perfusão placentária, e prejudicando o crescimento fetal, podendo levar à diminuição do peso ao nascer e ao aumento do risco de prematuridade[3].

As principais repercussões encontradas na mulher estão relacionadas às alterações na qualidade de vida quanto à saúde e às práticas de saúde, complicações na gestação, sendo a depressão, neste estágio, fator de risco para depressão puerperal, pré-eclâmpsia, trabalho de parto prematuro, principalmente em gestantes de condições socioeconômicas menos favoráveis[51].

Cabe ressaltar que o uso de drogas pode provocar inapetência e/ou alteração dos hábitos alimentares, devendo o nutricionista estar atento a estas modificações, atuando como parte integrante da equipe multiprofissional, visando ao acompanhamento do estado nutricional do grupo em questão.

TABAGISMO

As substâncias do cigarro, como nicotina e monóxido de carbono, passam facilmente pela barreira placentária[50], sendo poderosos vasoconstritores, e estão associados às lesões placentárias, assim como à diminuição do fluxo uteroplacentário. Como consequência, há uma maior incidência de retardo de crescimento intrauterino e prematuridade[14]. O tabagismo também promove a hipoxemia fetal, visto que o monóxido de carbono apresenta alta afinidade pela hemoglobina do feto, impedindo que ela se ligue ao oxigênio[50]. Outra situação indesejada relacionada à condição de mulheres tabagistas é que geralmente estas apresentam alteração no seu apetite, diminuindo a ingestão de alimentos, o que não atende às necessidades da gestação[43,59].

REFERÊNCIAS BIBLIOGRÁFICAS

1. Brasil. Ministério da Saúde. Assistência pré-natal. Manual técnico. Brasília: Ministério da Saúde, 2000.
2. Brasil. Ministério da Saúde. Pré-natal e puerpério. Atenção qualificada e humanizada. Manual técnico. Brasília: Secretaria de Atenção à Saúde/ Departamento de Ações Programáticas e Estratégicas, 2006.
3. McGanity WJ, Dawson EB, Van Hook JW. Nutrição materna. In: Shils ME, Olson JA, Shikem ross AC. Tratado de nutrição moderna na saúde e na doença. 9. ed. São Paulo: Manole, 2003.
4. Melo ASO, Assunção PL, Gondim SSR et al. Estado nutricional materno, ganho de peso e peso ao nascer. Rev Bras Epidemiol 2007; 10:249-57.
5. Queiroz SS, Nóbrega FJ. Desnutrição intra-uterina. In: Nóbrega FJ. Distúrbios da Nutrição. Rio de Janeiro: Revinter, 1998:105-8.
6. Costa MCO, Santos CAST, Sobrinho CN et al. Gravidez na adolecência: associação de variáveis sócio-demográficas e biomédicas materna com resultado neonatal . Feira de Santana, Bahia. Ver. Bahiana de Saíde pública. 2005; 29(2):300-12.
7. Ramachenderam J, Bradford J, Mclean M. Maternal obesity and pregnancy complications: A review. Australian and New Zeland Journal of Obstetrics and Gynaecoloygy. 2008.
8. Aly H, Hammad T, Nada, Mohamed M, Bathgate El – Mohandes. Journal of Perinatology, 2009.
9. Nucci LB, Schimidt MI, Ducan BB, Funchs SC et al. Estado nutricional de gestantes: prevalência e desfechos associados à gravidez. Rev Saúde Pública 2001; 35:502-7.
10. Dode MASO, Santos IS. Fatores de risco para diabetes mellitus gestacional na coorte de nascimentos de Pelotas, Rio Grande do Sul, Brasil, 2004. Cad Saúde Pública, 2009.
11. Nohr EA, Bech BH, Vaeth M, Rasmussen KM, Henriksen TB, Olsen I. Obesity, gestational weight gain and birth: a study within the Danish National Birth Cohort. Paediatric and Perinatal Epidemiology, 2009; 21.
12. Seligman LC, Duncan BB, Branchtein L, Gaio, DSM, Mengue SS, Schmidt MI. Obesity and gestacional weight gain: cesarean delivery and labor complications. Rev Saúde Pública 2006; 40:457-65.
13. Gherman RB, Chauhan S et al. Shoulder dystocia: the unpreventable obstetric emergency with empiric management guidelines. Am J Obstet Gynecol 2006; 195:657.
14. Montenegro CAB, Pereira MN, Novaes CE. Parto pré- termo In: Rezende Obstetrícia .11ª ed. Rio de Janeiro: Guanabara Koogam, 2010; 454-71.
15. Stulbach TE, Benício MEDA, Andreazza R, Kono. Determinantes do ganho ponderal excessivo durante a gestação em serviços público de pré-aquinoanatal de baixo risco. Rev Bras Epidemiol 2007; 10:99-108.
16. Young T, Woodmansee B. Factors the associated with cesarean delivery in a large private practice: the importance oj prepregnancy body mass índex and weigth gain. Am J Obstet Gynecol 2002; 187(2):312-20.)
17. Brasil. Ministério da Saúde. Sistema de informações hospitalares do SUS (SIH/SUS). Disponível em: http://tabnet.datasus.gov.br/tabnet/tabnet.htm. Acesso em Jan 2010.
18. Institute of Medicine. National Academy of Sciences. Nutrition during pregnancy an lactation. Implementation Guide. Washington: National Academy Press. 1992: 131.
19. Aquino – Cunha M , Queiroz-Andrade M, Tavares-Neto J, Andrade T. Gestação na adolescência: relação com o baixo peso ao nascer RBGO. 2002: 513-519.
20. Chen XK, Wen SW, Fleming N, Demissie K, Rhoads GG, Walker M. Teenage pregnancy and adverse birth outcomes: a large population based retrospective cohort study. Int J Epidemiol 2007; 36: 368-73.
21. Goldemberg P, Figueiredo MCT, Silva RS. Gravidez na adolescência, pré-natal e resultados perinatais em Montes Claros Minas Gerais, Brasil. Cad Saúde Pública 2005; 21:1077- 86.
22. Chen XK, Wen SW, Fleming N, Yang Q, Walker MC .Increased risks of neonatal and postneonatal mortality associated with teenage pregnancy had different explanations. J Clin Epidemiol 2008; 61:688-94.
23. Belarmino GO, Moura ERF, Oliveira NC, Freitas GL. Risco nutrcional entre gestantes adolescentes. Acta Paul Enferm 2009; 22:169-75.

24. Andrade LG, Amorim MMR, Cunha ASC, Leite SRF, Vital SA. Fatores associados à natimortalidade em uma maternidade escola em Pernambuco: estudo caso-controle. Rev Bras Gynecol 2009: 285-92.
25. Montenegro CAB, Rezende Filho J. Abortamento In: Rezende Obstetrícia 11ª ed. Rio de Janeiro: Guanabara Koogan, 2010; 354-368.
26. Nucci LB, Ducan BB. Mengue SS et al. Assessment of weight gain during pregancy in general prenatal care services in Brazil. Cad Saúde Pública 2001; 17:1367-74.
27. Padilha PC, Saunders C, Machado RCMM, Silva CL, Bull A, Sally EOF, Accioly E. Associação entre o estado nutricional pré-gestacional e a predição do risco de intercorrências gestacionais. Rev Bras Ginecol Obstet 2007: 29:11-8.
28. Rocha DS, Netto MP, Priore SE, Lima NMM, Rosado LEFPL, Franceschini SCC. Estado nutricional e anemia ferropriva em gestantes: relação com o peso da criança ao nascer. Rev Nutr 2005; 18:481-489.
29. Juarte ER, Montero ML, Cánovas NT. Efectos Del bajo peso materno preconcepcional sobre El embarazo y El parto. Archivo médico de Camaguey. 2006; 10:
30. Andreto LM, Souza AI, Figueiroa JN, Cabral-Filho JE. Fatores associados ao ganho ponderal excessivo em gestantes atendidas em um serviço público de pré-natal na cidade de Recife, Pernambuco, Brasil. Cad Saúde Pública 2006; 22:2401-9.
31. Sanchez JMB, Blanco CMS, Sanchez SGB. Valoracion nutricional de la gestante. Rev Cubana Obstet Ginecol 2001; 27:165-71.
32. Lima GS. Sampaio HAC. Influência de fatores obstétricos, socioeconômicos e nutricionais da gestante sobre o peso do recém-nascido: estudo realizado em uma maternidade em Teresina, Piauí. Rev. Bras Saúde Matern Infant, Recife, 2004; 4:253-61.
33. Zambonato AMK, Pinheiro RT, Horta BL, Tomasi E. Fatores de risco para nascimento de crianças pequenas para idade gestacional. Rev Saúde Pública 2004; 38:24-9.
34. Guertzenstein SMJ. Nutrição na gestação. In: Silva SMC, Mura JDP. Tratado de alimentação, nutrição e dietoterapia. São Paulo: Roca, 2007: 237-79.
35. Vitolo MR. Recomendações nutricionais para gestantes. In: Nutrição da gestação ao envelhecimento. 2ª ed. Rio de Janeiro: Rubio, 2008. 628p.
36. Gore SA, Braown DM, West DS. The role of pospartum weight retention in obesity among women: a review of the evidence. Ann Hehav Med 2003, 26:149-59.
37. Costa LJS, Costa FS, Santos EC, Carvalho AC Pereira, Es, Guimarães, J.Repercussões fetais do consumo materno de álcool. Femina 2008; 36:703-707.
38. Corrêa C L, Ferreira, MG, Lemonica, I P. Consumo de álcool e gravidez: riscos decorrentes desta associação. Rev Bras Toxicol 2000: 13: 5-10.
39. Freire TM, Machado JC, Melo EV, Melo DG. Efeitos do consumo de bebida alcoólica sobre o feto. Rev Bras Ginecol Obstet 2005; 27:376-81.
40. Bornia RG, Silva NR, Amim Junior J. Assistência pré-natal In: Rezende Obstetrícia 11ª Ed. Rio de Janeiro: Guanabara Koogan, 2010; 185-95.
41. Erick M.Nutrição durante a gestação e lactação.In: Mahan LK, Escott-Stump S. Alimentos, nutrição e dietoterapia. 12ª ed. 2010. Rio de Janeiro: Elsevier, 2010:160-98.
42. Holcomb TE, Clothier LJ. Abuso de alcóol e substâncias. In: Cecil Medicina Interna Básica. Andreoli, Carpinter Griggs. Loscauzo. 5ª ed. Guanabara Koogan: 922-30.
43. Cogswell M E, Weisberg P, Spong C. Cigarette smoking, alcohol use and adverse pregnancy outcomes: implications for micronutrient supplementation. J Nutr 2003: 133:1722-31.
44. Freire K, Padilha PC, Saunders, C. Fatores associados ao uso de álcool e cigarro na gestação. Rev Bras Ginecol Obstet, 2009; 31:335-41.
45. Momino W, Sanseverino MTV, Schuler-Faccini L.A. Exposição pré-natal ao álcool como fator de risco para comportamentos disfuncionais: o papel do pediatra. J Pediatr; 2008: 84:576-79.
46. Simão MO, Kerr – Corrêa F, Dalben I, Smaire SL. Alcoholic women and men: a comparative study of social and familial aspects and outcome. Rev Bras Psiquiatr 2002; 24:121-9.
47. Sun Y, Strandberg-Larsen K, Vestergaard M, Christensen J, Nybo Andersen AM, Gronbaek M, Olsen J. Binge drinking during pregnancy and risk of seizures in childhood: a study based on the Danish National Birth Cohort. Am J Epidemiol 2009; 169(3):313-22.

48. Aversi-Ferreira TA, Nascimento GNL The effect of acute chronic exposure ethanol on the developing: a review. Rev Bras Saude Mater Infant 2008; 8:241-249.
49. Kvigne VL, Leonardson GR, Borzelleca J, Neff-Smith M, Welty TK. Characteristics of children whose siblings have fetal alcohol syndrome or incomplete fetal alcohol syndrome. Pediatrics 2009; 123:526-33.
50. Yamaguchi ET, Cardoso MMSC, Torres, MLA, Andrade, AG. Drogas de abuso e gravidez. Rev Psiq Clin 2008: 44-47.
51. Lima, MOP, Tsunechiro, MA .Repercussões materno-fetais da depressão na gravidez:uma revisão sistemática O Mundo da Saúde São Paulo, 2008; 32:530-36.
52. Bada HS, Das A, Bauer CR, Shankaran S, Lester BM, Gard CC, Wright LL, Gasse L, Higgins R. Low birth weight and preterm births: etiologic fraction attributable to prenatal drug exposure. Journal of Perinatology 2005; 25:631-37.
53. Bauer CR, Langer JC, Shankaran S, Bada HS, Lester B, Linda L. Wright, Krause-Steinrauf H, Smeriglio VL, Finnegan LP, Maza PL, Verter J. Acute neonatal effects of cocaine exposure during Pregnancy. Arch Pediatr Adolesc Med 2005; 159:824-34.
54. Krishna RB, Levitz M, Dancis J. Transfer of cocaine by the perfused human placenta: the effect of binding to serum proteins. Am J Obstet Gynecol 1993; 169:1418-23.
55. Eyler FD, Behnke M, Conlon M, Woods NS, Wobie K. Birth outcome from a prospective, matched study of prenatal crack/cocaine use: II. Interactive and dose effects on neurobehavioral assessment. Pediatrics 1998; 101:237-41.
56. Warner E. Cocaine abuse. Ann Intern Med 1993; 119:226-35.
57. Richardson GA, Goldschmidt L, Larkby C. Effects of prenatal cocaine exposure on growth: a longitudinal analysis. Pediatrics 2007; 120:1017-27.
58. Richardson GA, Lidush G, Willford J, 2000 continued effects of prenatal cocaine use: preschool development. Neurotoxicology and Teratology 2009; 31:325-33.
59. Worthington – Roberts B, Willians SR. Nutrition in Pregnancy and Lactation 6 ed. New york: WCB MC Graw Hill, 1997.

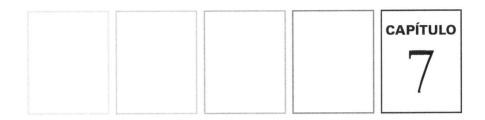

Sinais e Sintomas Frequentes

Tarciana Maria de Lima
Maria Josemere de Oliveira Borba Vasconcelos

PICAMALÁCIA

A picamalácia é caracterizada pela condição em que a gestante relata apetite incontrolável por substâncias não alimentares ou combinações alimentares atípicas[1,2] e acomete aproximadamente 14% das gestantes[3]. A etiologia é pouco conhecida, tendo sido associada a causas psicológicas, culturais, nutricionais e fisiológicas, proporcionando alívio dos sintomas digestivos, como náusea e vômitos[3,4], pirose e controle do estresse e ansiedade[3].

As substâncias e os alimentos atípicos mais ingeridos são: gelo, terra ou barro, goma, carvão, cinzas, naftalina e frutas verdes. Esta prática pode estar associada a resultados obstétricos indesejáveis, variando conforme o tipo de substância ingerida[3,5]. Pode haver associação com anemia[2,3,6], constipação[6], infecções parasitárias[2], alteração na absorção de nutrientes[7] e intercorrências gestacionais, como síndrome hipertensiva da gravidez, diabetes gestacional e infecção do trato urinário[3]. Em relação ao concepto, está associada a parto prematuro, baixo peso ao nascer, perímetro cefálico diminuído, exposição a substâncias químicas tóxicas e aumento do risco de morte perinatal[4,6].

Conduta
- Desestimular o contato com a substância que desperta desejo.
- Orientar a substituição por alimentos da preferência.

PIROSE

A pirose é uma complicação gástrica que pode ser decorrente da doença do refluxo gastroesofágico (DRGE) e tem uma prevalência na população em geral de 48,2%, com predominância do sexo feminino[8].

Na gestação, ocorre frequentemente no terceiro trimestre, causada pelo refluxo do conteúdo gástrico para o esôfago, devido ao deslocamento e à compressão do estômago pelo útero, por ação da progesterona, que diminui o tônus do esfíncter esofágico, levando ao relaxamento e causando o retorno do alimento, o que resulta em desconforto e queimação[2].

Conduta

- Fracionar a dieta e diminuir os volumes.
- Orientar a mastigação adequada, com movimentos devagares e mais frequentes.
- Diminuir o teor de gordura da dieta.
- Retirar os produtos ricos em cafeína: café, chá, mate, produtos com cola, como também o álcool e o fumo.
- Orientar a postura após as refeições: devem ser evitados o decúbito horizontal logo após as refeições e a curvatura do tronco para a frente quando sentada[2].
- Direcionar as substituições de alimentos que causam desconforto/intolerância.

CONSTIPAÇÃO INTESTINAL E FLATULÊNCIA

A constipação na gravidez tem uma prevalência de 27,6%[9] e é decorrente da lentificação do trânsito intestinal, própria deste período, e geralmente ocorre a partir da 20ª semana de gestação, proporcionada pelas mudanças hormonais, fortemente relacionada com o aumento da progesterona, que relaxa a musculatura intestinal, diminuindo o peristaltismo[2].

A constipação intestinal na gestação tem como causa múltiplos fatores envolvidos, tais como os hormonais, sedentarismo, ingestão diminuída de fibras ou líquidos, uso de medicamentos etc.[10]. A constipação crônica que algumas mulheres apresentam tem outras causas, sendo as mais comuns: constipação crônica funcional, síndrome do intestino irritável (SII) e obstrução do trânsito intestinal[11].

Para o diagnóstico são necessários dois ou mais sintomas persistentes dos seguintes critérios em um período de 12 semanas (critério Roma-II):[11]

- Menos de 3 episódios de evacuações por semana.
- Fezes endurecidas em mais de 25% das evacuações.
- Sensação de evacuação incompleta em mais de 25% das evacuações.
- Esforço excessivo em mais de 25% dos episódios e necessidade de manipulação digital para facilitar a evacuação.

Conduta

- Aumentar o consumo de fibras insolúveis (celulose, lignina e polissacarídeos não celulósicos): vegetais crus e alimentos integrais (cereais, pães, biscoitos, farinhas);

a recomendação de fibras (solúveis e insolúveis) ao dia para gestante é de 28g[12], e para atingir esta indicação deve-se estimular o consumo de farelo de trigo, farinha de linhaça ou flocos de aveia. Pode-se iniciar com uma colher de chá e aumentar conforme a tolerância, chegando até duas colheres de sopa/dia, gradualmente, para evitar a flatulência. Os alimentos ricos em fibras devem ser ingeridos junto com líquidos para um melhor peristaltismo intestinal[13].

- Orientar a ingestão apropriada de líquidos. O IOM recomenda para as gestantes 3,0L de água ao dia.

- Estimular a atividade física sob orientação ou caminhadas e movimentação em geral para regularização do hábito intestinal (WOG), caso não haja contraindicação médica e obstétrica.

- Orientar para o atendimento do reflexo retal. Criar o hábito sanitário diário, de preferência pela manhã, após o desjejum[2].

- Explicar a importância da mastigação adequada dos alimentos, evitando falar durante as refeições.

- Incentivar a realização das refeições em ambiente tranquilo[2].

- Indicar a observação da tolerância a alimentos flatulentos (alho, batata-doce, brócolis, cebola, couve, couve-flor, ervilha, feijão, milho, ovo, rabanete, repolho, entre outros).

O farelo de trigo, por seu alto teor de fibra insolúvel e grande teor de pentose, parece ser a fibra ideal, o que já foi comprovado em diversos estudos com adultos constipados[14]. Os alimentos ricos em fibras não devem ser incluídos nas grandes refeições (almoço e jantar), pois podem interferir na absorção do ferro não heme, devido à presença dos polifenois, taninos e ácidos fenólicos[15].

A fibra solúvel também é benéfica na constipação intestinal, sendo a mistura de fibras uma boa indicação para a constipação intestinal funcional[16]. Podem-se recomendar alimentos industrializados à base de fibras, porém devem ser considerados o valor energético elevado de algumas marcas e a presença do tipo de edulcorantes artificiais. Além disso, a gestante deve ser informada de que o efeito da fibra pode não ser imediato, pois não é medicamento, mas seu uso prolongado é eficaz. Quando necessário, indicam-se laxativos moderados, óleos minerais ou supositório de glicerina[2]. Os medicamentos laxantes e purgantes não são administrados para o tratamento deste sintoma e só em casos excepcionais, sob orientação médica criteriosa, podem ser prescritos para a constipação intestinal abrupta, em geral necessários como preparo pré-operatório para procedimentos radiológicos e endoscópicos intestinais[17].

NÁUSEAS E VÔMITOS

As náuseas e os vômitos ocorrem em aproximadamente 80% das gestantes, e estes sintomas iniciam, em geral, na 5ª semana de gestação e seguem até a 12ª semana[18]. Os sintomas podem persistir durante a gravidez em 20% das mulheres, e 1-3% evoluem para a forma mais grave, denominada hiperêmese gravídica[2]. As causas são desconhecidas e consideradas multifatoriais[2], podendo estar relacionadas com predisposição psicológica[19,20], níveis

116 PARTE II • Nutrição em Obstetrícia

hormonais elevados, especialmente da gonadotrofina coriônica humana (GCH)[21], e infecção pela *Helicobacter pylori*[22].

Estudo relata que os sintomas das náuseas e vômitos são comuns em gestantes saudáveis e ocorrem mais frequentemente no primeiro trimestre de gestação, acometendo mais as primíparas do que as multíparas[23]. Por conta da fisiopatologia das náuseas e vômitos ainda não esclarecida na literatura, as gestantes portadoras destes sintomas trocam experiências entre elas, a fim de buscar condutas que possam solucionar os efeitos desses sintomas[24].

Conduta

- Orientar acompanhamento psicológico.
- Realizar dieta adequada às necessidades, fracionada em 6 a 8 refeições por dia, com intervalos de 2 a 3 horas, conforme episódios de vômitos, a fim de evitar estômago vazio ou plenitude gástrica (Quadro 7.1).
- Estimular a reposição hídrica adequada durante o dia.
- Indicar a procura do obstetra, o qual prescreverá medicamentos nos casos graves, pois a primeira medida deve ser o aconselhamento dietético. Quando necessário, são utilizados a vitamina B_6 e os anti-histamínicos[25].

Benefícios têm sido relatados com o uso do gengibre, sendo recomendados de 1 a 4g/dia, fracionados ao longo do dia para o uso nos casos de náuseas e vômitos[26], como também para a ocorrência de hiperêmese gravídica[27]. Esta conduta também é referida pela FEBRASGO[28], mas em dose menor, a qual indica 1g de gengibre ao dia, distribuído em 4 cápsulas na dose de 250mg.

Quadro 7.1. Orientações dietéticas e condutas para o alívio das náuseas e vômitos

Evitar	Preferir
• Substituir alimentos que requeiram mastigação intensa pelos de fácil mastigação. Ex.: preferir as carnes moídas em vez de bife	• Variar alimentos ao longo do dia, escolher um alimento diferente dentre os grupos de alimentos em cada refeição, a fim de evitar a monotonia alimentar
• Trocar os temperos industrializados por naturais, mas com moderação, para não estimular a náusea devido aos fortes odores	• Alimentos sólidos pela manhã, salgados e ricos em carboidratos; produtos com gengibre são boas opções
• Frituras e alimentos ricos em gorduras saturadas e trans, como alimentos fritos, biscoitos recheados, salgadinhos industrializados e de padaria, devido à presença de condimentos e gorduras hidrogenadas, entre outros	• Ingerir líquidos entre as refeições, não durante as grandes refeições. Sucos naturais de frutas de sabor suave ou refrescos com misturas de frutas, evitando sabores intensos; limonadas ou refresco de laranja com mistura de outra fruta ou verduras podem diminuir as náuseas
• Alimentos quentes – deve-se deixá-los esfriar um pouco	• Frutas cítricas, mas não muito ácidas, são as melhores opções para lanche. Ex.: goiaba, laranja-lima, pera, maçã, ameixa fresca, mamão, melão, caju
• Produtos ricos em cafeína, como café, coca-cola, chás com substâncias estimulantes (verde, mate, preto, carqueja)	• Alimentos gelados facilitam a ingestão. Sucos gelados, picolés e sorvetes *lights* caseiros são uma boa opção, a fim de evitar as gorduras saturadas e trans

Fonte: adaptado de Bornia, Silva e Amin Júnior[2]; Sanders et al.[3]; Peter e Beyer[13].

ANEMIAS CARENCIAIS

A anemia por deficiência de ferro é a carência nutricional de maior magnitude no mundo, sendo considerada um problema de saúde pública em expansão em todos os segmentos sociais, atingindo principalmente crianças menores de 2 anos e gestantes. A incidência de anemia em gestantes no mundo é 41,8% e na América Latina cai para 31,1%[29]. Estudos têm apresentado percentuais de anemias em torno de 21,4%, com as gestantes anêmicas por deficiência de ferro[30,31] apresentando maiores frequências com o aumento da idade gestacional[31].

O ponto de corte limite para a hemoglobina na gestação é de 11,0g/dL, o qual foi estabelecido pela *World Health Organization* (WHO)[32], abaixo do qual se define a anemia na gestação. O *Center of Disease Control* (CDC) propõe uma curva normal de hemoglobina com diferentes pontos de corte, de acordo com o período da gestação, admitindo um limite inferior, em torno de 10,3g/dL entre 20 e 24 semanas de gestação[33], momento no qual a maioria das gestantes inicia o pré-natal[34].

A oferta de ferro adequada à gestante segundo o *Institute of Medicine* é de 27mg/dia e o o nível de ingestão máxima tolerável de ferro para gestantes é de 45mg/dia[12]. A deficiência de ferro decorre, principalmente, da quantidade insuficiente de ferro na dieta para satisfazer as necessidades nutricionais individuais. Estudo com gestantes adolescentes identificou que a ingestão mínima recomendada de energia, ferro, folato e cálcio não está sendo alcançada[35], como também da vitamina C[35,36], e em gestantes adultas foi verificado um consumo insuficiente do folato na maioria das gestantes[37]. Isto indica deficiências múltiplas de micronutrientes, que resulta em anemias ferroprivas, mas também pode desencadear outros tipos de anemia.

Uma década atrás, um estudo mostrou que a prevalência da anemia era maior no grupo das gestantes que pertenciam às famílias com renda mais baixa e, entre as anêmicas, 46,7% eram deficientes de ferro, 44,4% de ácido fólico, 20,0% de ferro e ácido fólico e nenhuma delas deficiente de vitamina B_{12}[38]. Esses percentuais, bem maiores do que em 1998, podem ser uma resposta à conduta estabelecida nos EUA, pela *Food and Drug Administration* (FDA), que instituiu a fortificação de cereais com ácido fólico em dose de 140mg da vitamina a cada 100g de farinha de panificação, o que, no Brasil, foi regulamentado em 2002 pela ANVISA[39]. A suplementação também tem sido medida de rotina de pré-natal com dose de recomendação de 60mg/dia de ferro[40].

A estratégia de combate à deficiência de ferro e à anemia ferropriva já está bem estabelecida mediante fortificação de alimentos e suplementação medicamentosa com sais de ferro, diagnóstico e tratamento das causas da perda de sangue e controle de infecções que contribuem com a anemia[41]. No entanto, ainda há elevadas prevalências de anemia, e o tratamento nem sempre é seguido por conta dos sintomas gástricos, gerados por doses maiores que 60mg/dia de ferro, tais como diarreia, constipação, desconforto gástrico, pirose e náusea. Esses têm sido os motivos mais frequentes para o abandono do tratamento[42].

Medidas devem ser adotadas, tais como modificações das práticas alimentares e de ações universais de atenção ao pré-natal e incentivo ao consumo de alimentos fortificados, independentemente das condições socioeconômicas da clientela. Tais ações podem produzir benefícios para a saúde materno-infantil, contribuindo para a redução dos níveis de morbimortalidade no binômio mãe-filho[43].

Conduta

- Realizar dieta adequada normocalórica rica em proteína com 2/3 de proteínas de alto valor biológico, pois oferecem aminoácidos para síntese de elementos sanguíneos e são fontes do ferro heme (Quadro 7.2), o qual é mais bem absorvido devido à forma ferrosa (Fe^{+2})[44].

- Orientar a ingestão adequada em vitamina C (85mg/dia) e vitamina A (700µg/dia)[40], na tentativa de melhorar a absorção do ferro não heme, que está na forma férrica (Fe^{+3}) e é encontrado nos vegetais[45]. A vitamina A e o betacaroteno aumentam a biodisponibilidade do ferro não heme no lúmen intestinal, inibindo a ação quelante dos fitatos e polifenóis[46].

Quadro 7.2. Alimentos ricos em ferro heme e ferro não heme em 100g

Fonte de ferro heme		Fonte de ferro não heme	
Alimentos/produtos	Quantidade (mg)	Alimentos/produtos	Quantidade (mg)
Sarapatel	15,9	Alecrim seco	29,3
Ostra cozida*	12	Neston aveia	12,5
Caviar	11,9	Farelo de trigo	10,6
Charque	9,7	Lentilha seca	9,03
Coração de frango	9,04	Cravo-da-índia	8,68
Salsicha	6,2	Cremogema tradicional	8
Coração bovino	5,13	Mucilon de arroz	7,5
Mexilhão	3,9	Biscoito de fécula de batata	6,59
Músculo bovino cozido	3,6	Farinha de centeio	6,4
Coelho cozido	4,86	Castanha de caju torrada	6,01
Bife grelhado	3,37	Azeite de dendê	5,8
Camarão cozido	3	Damasco seco	4,7
Apresuntado	2,7	Amendoim sem pele	3,9
Almôndega	2,61	Milho para canjica seco	3,92
Bacalhau seco	2,5	Mandioca	3,6
Sardinha enlatada	2,31	Amêndoa seca	3,67
Presunto	2,2	Espinafre cozido	3,5
Cheesbúrguer	1,98	Gema de ovo	3,5
Merluza	1,1	Castanha-do-pará	3,41
Atum	1	Lentilha cozida	3,34
		Azeitona preta	3,3
		Rúcula	3,14
		Manjericão fresco	3,1
		Grão-de-bico	2,9
		Feijão cozido (mulatinho)	2,85
		Mangaba	2,8
		Cupuaçu	2,6
		Aveia em flocos Quaker	2,1

Fonte: adaptado da USDA[47].
*Rica em mercúrio – não recomendada à gestante[48].

HIPOGLICEMIA

A hipoglicemia consiste na diminuição da glicose no sangue para menos de 50mg/dL, sendo a complicação aguda mais comum no paciente com diabetes[49], e sua ocorrência é de extrema importância, pois pode gerar sintomas graves e, se for recorrente, causar sequelas neurológicas[50]. O ponto de corte da hipoglicemia varia na literatura, mas em geral é utilizado o nível de 50mg/dL como limiar, já que glicemias abaixo desse valor já estão associadas a sintomas[51].

Os sintomas da hipoglicemia podem variar de pessoa para pessoa, mas em geral existe uma sensação de fome importante, o raciocínio começa a ficar lento, há sensação de fraqueza, suor exagerado, tremores nas extremidades (mãos e pernas), bocejos, coração acelerado, visão dupla[51], mas além desses podem surgir: dificuldades na audição e na distinção de cores, fala arrastada, irritabilidade, choro incontrolável, pesadelos frequentes, mudança súbita de comportamento e agressividade[52].

As principais causas de hipoglicemia no paciente diabético são irregularidade dietética, exercício físico não programado e erro acidental ou intencional nas dosagens de insulina, sendo a hipoglicemia a principal barreira para obtenção de um bom controle e níveis permanentemente baixos de hemoglobina glicada[51]. Contudo, a gestante diabética necessita de tratamento denominado intensivo, o que pode aumentar o risco de episódios hipoglicêmicos. Fisiologicamente, durante a hipoglicemia grave, normalmente ocorre a liberação de catecolaminas, que promovem a vasoconstrição, a agregação plaquetária e, consequentemente, os fenômenos isquêmicos. Além disso, a hipoglicemia associada à hipocalemia pode evoluir com alterações de repolarização cardíaca e arritmias ventriculares[52].

As estratégias de prevenção de hipoglicemia envolvem não somente a utilização de doses adequadas, mas também a educação dos pacientes quanto à alimentação adequada nos horários estabelecidos e o cuidado com o tipo de esforço físico.

Todo paciente diabético com sintomas de hipoglicemia deve ter a medida da glicemia realizada para confirmação. Diante de uma gestante hipoglicêmica, a conduta depende da gravidade do episódio[51]:

Hipoglicemia leve: caracterizada por fome, tremor, nervosismo, ansiedade, sudorese, palidez, taquicardia, déficit de atenção e comprometimento cognitivo leve ou assintomático, devendo ser tratada com 15g de carboidrato, preferencialmente a glicose. Se não houver disponibilidade dos tabletes de glicose, pode-se utilizar uma colher de sopa de açúcar ou mel, ou 150mL de suco de laranja ou 150mL de refrigerante comum.

Hipoglicemia moderada a grave: cefaleia, dor abdominal, agressividade, visão turva, confusão, tonteira, dificuldade para falar ou midríase; deve-se oferecer imediatamente 30g de carboidrato por via oral.

A hipoglicemia precisa ser monitorada e a glicemia capilar (ponta de dedo) deve ser realizada após 15 minutos da administração do carboidrato. Caso a glicemia não tenha voltado à normalidade, deve-se voltar a oferecer 15g de carboidrato e antecipar a refeição[49]. Caso a gestante apresente sintomas de convulsão ou esteja inconsciente, deve ser submetida ao atendimento médico-obstétrico, pois, se for oferecido algum líquido, poderá broncoaspirar.

Todo evento de hipoglicemia deve ser seguido por monitoração, pois a absorção de glicose é rápida, durando em torno de 2 horas. Alimentos ricos em gordura, como

120 PARTE II · Nutrição em Obstetrícia

biscoitos e chocolates, devem ser evitados como tratamento, pois têm um início de ação mais lento e provocam efeito hiperglicêmico prolongado. Apesar da necessidade do tratamento imediato e eficaz, é importante evitar excesso de carboidratos para que se impeça a hiperglicemia de rebote[53].

As gestantes relatam muita fome nos momentos dos episódios, pois geralmente ocorre hipoglicemia mais grave entre as gestantes diabéticas. No entanto, deve-se ter controle na oferta de alimentos. Portanto, para elas, a oferta do suco de laranja (150mL) acrescentado de uma porção de fruta (100g) é uma boa escolha de carboidrato a ser oferecida, visto que é de fácil absorção e proporciona sensação de saciedade. Uma dieta equilibrada às necessidades da gestante diabética é de extrema importância, visto que o aporte de carboidrato deve estar adequado para prover, além dos macronutrientes, os minerais que são participantes do processo fisiológico da manutenção de glicose e da insulina no sangue.

REFERÊNCIAS BIBLIOGRÁFICAS

1. Ivascu NS, Sarnaik S, McCrae J, Whitten-Shurney W, Thomas R, Bond S. Characterization of pica prevalence among patients with sickle cell disease. Arch Pediatr Adolesc Med 2001; 155:1243-7.
2. Bornia RG, Silva NR, Amin Júnior J. Obstetrícia. In: Montenegro e Rezende Filho. Assistência Pré-natal. 11ª Edição. Guanabara Koogan, 2010.
3. Saunders C, Padilha PC, Libera BD, Nogueira JL, Oliveira LM, Astulla A. Picamalásia: epidemiologia e associação com complicações da gravidez. Rev Bras Ginecol Obstet 2009; 3:440-6.
4. Simpson E, Mull JD, Longley E, East J. Pica during pregnancy in low- income women born in México west. J Med 2000; 173:20-4.
5. Chaves Netto H, Sá RAM. Obstetrícia Básica. 2° ed. São Paulo: Atheneu, 2007; 1087.
6. Lopez LB, Ortega SCR, Pita MPM. La pica durante el embarazo: um transtorno frequentemente subestimado. Arch Latino Am Nutr 2004; 54:17-24.
7. Taker H, Ozdemir H, Ozan F et al. Dramatic oral findings belonging to a pica patient: a case report. In Dent J 2009; 59:26-30.
8. Nader F, Costa JSD, Nader GA et al. Prevalência de pirose em Pelotas, RS, Brasil: estudo de base populacional. Arq Gastroenterol 2003; 40.
9. Kawaguti FS, Klug WA, Fang CB et al. Constipação na Gravidez. Rev bras Coloproct 2008; 28:46-9.
10. Gabbe SG, Niebyl JR, Simpson JL. Obstetrics: Normal and Problem Pregnancies. 5ª ed. Philadelphia: Churchill Livingstone, 2007; 1391.
11. World Gastroenterology Organisation – WGO. Practice Guidelines: Constipação. http://www.guideline.gov. Acesso em 26 de janeiro de 2010.
12. Institute of Medicine (IOM). Dietary reference intakes for energy, carboydrate, fiber, fat, fatty acids, cholesterol, protein, and aminoacids are available. The National Academies. Press, 2002.
13. Peter L, Beyer MS. Terapia nutricional para distúrbios do trato gastrointestinal inferior. In: Mahan, LK, Escott-Stump S. Alimentos, Nutrição & dietoterapia. 11ª ed. São Paulo: Roca, 2005.
14. Tomlin J, Read NW. Comparison of the effects on colonic function caused by feeding rice bran and wheat bran. Eur J Clin Nutr 1988; 42:857-61.
15. Anderson JBB. Minerais. In: Mahn LK, Escoot-Stump S. Alimentos, nutrição & dietoterapia. São Paulo: Roca, 2005; 115-55.
16. Belo GMS, Diniz AS, Pereira APC. Efeito terapêutico da fibra goma-guar parcialmente hidrolisada na constipação intestinal funcional em pacientes hospitalizados. Arq Gastroenterolv 2008; 45.
17. Santos Júnior JCM. Laxantes e Purgativos. O Paciente e a Constipação Intestinal. Rev bras Coloproct 2003; 23:130-34.
18. Gadsby R, Barnie AAM, Jagger C. Aprsospective study of nausea and vomiting during pregnancy. Br J Gen Prat 1993; 43:245-8.
19. Deuchar N. Nausea and vomiting in pregnancy: a review of the problem with particular regard to psychological and social aspects. British Journal of Obstetrics and Gynaecology 1995; 102:6-8.

CAPÍTULO 7 · Sinais e Sintomas Frequentes **121**

20. Buckwalter JG, Simpson SW. psychological factors in the etiology and treatment of severe nausea and vomiting in pregnancy. Am J Obstet Gynecol 2002; 186:S210-14.
21. Davis M. Nausea and vomiting of pregnancy: an evidence-based review. J Perinat Neonatal Nurs 2004; 18:312-28.
22. Erdem A, Arsla M, Erdem M et al. Detection of helicobacter pyroli seropositivy in hiperemesis gravidarum and correlation with symptons. Am J Perinatol 2002; 19:87-92.
23. Audu BM, Mustapha SK. Prevalence of gestrintestinal symptoms in pregnancy. Niger J Clin Pract 2006; 9:1-6.
24. Locock l, Alexander J, Rozmovits L. Women responses to nauseas and vomiting in pregnancy. Midwifery 2008; 24:143-152.
25. Vultyavanich T, Wongtrangan S, Ruangsri R. Piridoxine for nausea and vomiting: a radomized, double-blind, placebo-controlled trial. Am J Obstet Gynecol 1995; 173:881-4.
26. Martina L, badell MD, Susan M et al. treatment options for nausea and vomiting during pregnancy. Universiy of Texa. 2006.
27. Sheehan P. Hyperemesis gravidarum. Ruprinted from Australian Family Physicion. Vol 30, 2007.
28. FEBRASGO. Federação Brasileira das Associações de ginecologia e obstetrícia. Assistência pré-natal: projeto diretrizes. Rio de Janeiro, 2006.
29. Kraemer K, Zimmermann MB. Nutrtional anemia. Basel: sigth and life press; 2007; p.400.
30. Papa ACE, Furlan JP, Pasquelle M et al. A Anemia por Deficiência de Ferro na Grávida Adolescente – Comparação entre Métodos Laboratoriais. RBGO 2003; 25.
31. Rocha DS, Netto MP, Priore SL et al. Estado nutricional e anemia ferropriva em gestantes: relação com o peso da criança ao nascer. Rev Nutr 2005; 18:481-89.
32. WHO (World Health Organization). Iron deficiency anemia: assessment, prevention, and control: a guide for programme managers. Geneve: The Organization; 2001.
33. CDC (Centers for Diseases Control and Prevention). Current trends CDC criteria for anemia in children and childbearing-age women. Mor Mortal Wkly Rep 1989; 38:400-4.
34. Ribeiro Filho B. Avaliação de Qualidade da Atenção Pré-Natal em quatro Unidades do Programa de Saúde da Família do município de Manaus – AM. (Dissertação de Mestrado), Escola Nacional deSaúde Pública Sergio Aroura. FIOCRUZ, 2004.
35. Barro DC, Pereira RA, Gama SGN, Leal MC. O consumo alimentar de gestantes adolescentes no Município do Rio de Janeiro. Cad Saúde Pública 2004; 20:S121-9.
36. Malta MB, Maria CABL, Parada CMGL, Corrente JE. Utilização das recomendações de nutrientes para estimar prevalência de consumo insuficiente das vitaminas C e E em gestantes. Rev Bras Epidemiol 2008; 11:573-83.
37. Lima HT, Saunders C, Ramalho A. Ingestão dietética de folato em gestantes do município do Rio de Janeiro. Rev Bras Saúde Matern Infant 2002; 2:303-11.
38. Guerra EM, Barretto OCO, Pinto AV, Castelão KG. Prevalência de deficiência de ferro em gestantes de primeira consulta em centros de saúde de área metropolitana, Brasil. Etiologia da anemia. Rev Saúde Pública 1992; 26:88-95.
39. Brasil. Resolução RDC nº 344, de 13 de dezembro de 2002. Aprova o regulamento técnico para a fortificação das farinhas de trigo e das farinhas de milho com ferro e ácido fólico. [acesso 2010 fev]. Disponível em: www.e-legis.bvs.br/leisref/public/showAct.
40. Institute of Medicine. Food and Nutrition Board. Dietary Reference Intakes. Washington (DC): National Academic Press; 1999-2001.
41. UNICEF (Fundo das Nações Unidas para a Infância). Preventing iron deficiency in women and children: technical consensus on key issues. New York: O Fundo; 1998.
42. Souza AI, Batista Filho M. Diagnóstico e tratamento das anemias carenciais na gestação: consensos e controvérsias. Rev Bras Saúde Mater Infantil 2003; 3:473-79.
43. Silva LSV, Thiapó AP, Souza GG. Micronutrientes na gestação e lactação. Rev Bras Saúde Matern Infant 2007; 7:237-44.
44. Stopler T. Terapia nuticional para anemia. In: Maha, K, Escott-stump. Alimentos, Nutrição & Dietoterapia. 11ª Ed. São Paulo: Roca, 2005.

45. Dalman PR. Hierro. In: . Instituto Internacional de Ciências de La vida. Organização Panamericana de La saud Conocimiento actuales sobre nutricion. 6ª ed. Washigton: ILSI press; 1991: 277-88.
46. Garcia-Casal MN, Layrisse M, Solano L et al.vitamin A and beta-carotene can improve nonheme iron absorption from Rice, wheat and corn by humans. J Nutr 1998; 128:646-50.
47. USDA – Tabela de Composição de alimentos. Disponível em www.usda.edu.org. 2005.
48. Cavalcanti AD. Monitoramento da contaminaçãopor elementos traço em ostras comercializadas em Recife, Pernambuco, Brasil. Cad Saúde Pública 2003; 19:1545-51.
49. Sociedade Brasileira de Diabetes (SBD). Manual de Nutrição Profissional. 2007; 1-4.
50. Anderson RF, Wagner G. Physiology of penile erection. Physiol Rev 1995; 75:195-236.
51. Sociedade Brasileira de Diabetes (SBD). Atualizações Brasileiras sobre Diabetes. 2006.
52. American Diabetes Association – Standards of Medical Care in Diabetes. 2010.
53. Sociedade Brasileira de Diabetes (SBD). Manual Oficial de contagem de carboidratos. 2003.

PARTE III

NUTRIÇÃO EM OBSTETRÍCIA – SITUAÇÕES ESPECIAIS

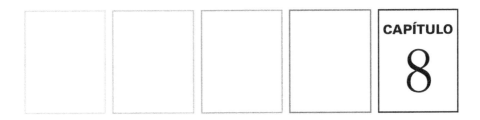

Doenças Hipertensivas na Gestação

Fernanda Rauber
Juliana Rombaldi Bernardi
Márcia Regina Vitolo

CONCEITOS

A hipertensão arterial sistêmica (HAS) é uma doença multigênica, de etiologia múltipla e fisiopatogenia multifatorial, que causa lesão em vasos de órgãos-alvo, como coração, cérebro, vasos, rins e retina. A HAS pode causar graves problemas de saúde à mãe e ao bebê[1]. As gestantes com HAS estão predispostas a desenvolver complicações como descolamento prematuro da placenta, prematuridade, retardo no crescimento intrauterino, além de coagulação intravascular disseminada, hemorragia cerebral e insuficiências hepática e renal[2]. É fundamental diferenciar a hipertensão arterial na gravidez daquela que é condição específica da mesma. Na primeira, a elevação da pressão arterial é o aspecto fisiopatológico básico da doença, enquanto na segunda é o resultado da má adaptação do organismo materno à gravidez[3].

CLASSIFICAÇÃO DA HIPERTENSÃO ARTERIAL SISTÊMICA NA GESTAÇÃO

A hipertensão arterial sistêmica é classificada segundo o valor da pressão arterial sistólica (PAS), pressão arterial diastólica (PAD), proteinúria e parâmetros clínicos, como convulsões.

Hipertensão crônica: PAS ≥140mmHg ou PAD ≥90mmHg pré-gestacional ou até a 20ª semana de gestação, persistindo por mais de 12 semanas após o parto. Tem como causas: essencial (primária), vascular, endócrina, induzida por drogas ou de origem renal. A forma grave é caracterizada por valores de PAD ≥100mmHg.

Hipertensão gestacional: HAS após a 20ª semana gestacional, sem proteinúria associada. O diagnóstico temporário pode representar uma fase prévia à pré-eclâmpsia ou se caracterizar como hipertensão crônica na gravidez. Os níveis de pressão arterial no pós-parto geralmente se normalizam após a 6ª semana. Quando grave, pode resultar em nascimentos prematuros, retardo de crescimento e pré-eclâmpsia.

Hipertensão transitória: diagnóstico retrospectivo; pressão arterial normal 12 semanas após o parto; pode reaparecer na gestação seguinte; preditiva de HAS primária futura.

Pré-eclâmpsia: PAS ≥140mmHg ou PAD ≥90mmHg com proteinúria (>300mg/24 horas) após a 20ª semana de gestação. Pode progredir para eclâmpsia. No pós-parto pode persistir atá a 6ª semana.

Hipertensão crônica com sobreposição de pré-eclâmpsia: mulheres com diagnóstico de HAS com proteinúria após a 20ª semana ou proteinúria antes da 20ª semana associada aos fatores:

- Aumento repentino da proteinúria em 2 a 3 vezes.
- Aumento repentino da pressão arterial.
- Trombocitopenia.
- Aumento das enzimas alanina aminotransferase e aspartato aminotransferase.

Eclâmpsia: caracterizada pela presença de convulsões generalizadas em gestantes com quaisquer dos quadros hipertensivos, não causados por epilepsia ou qualquer outra patologia convulsiva, podendo ocorrer na gravidez, no parto ou em até 10 dias de puerpério.

Síndrome HELLP: quadro clínico que surge como agravamento da pré-eclâmpsia. É caracterizada por hemólise, elevação das enzimas hepáticas (TGO e TGP) e plaquetopenia (< 100.000/m^3)[4,5,6].

Estudo mostrou que o rastreamento no primeiro trimestre gestacional, por meio de história materna, medidas de pressão arterial média e índice de pulsatilidade uterina, níveis séricos maternos de fatores placentários associados à proteína plasmática A e fator de crescimento placentário da 11ª à 13ª semana de gestação, pode identificar as gestantes com fatores de risco para o desenvolvimento de doenças hipertensivas. Foi estimado que 1 em cada 5 gestantes classificadas como de alto risco poderia desenvolver tais doenças. Esse tipo de rastreamento mostrou-se superior quando comparado ao método tradicional (somente histórico materno)[7].

Prevalência

A hipertensão arterial sistêmica acomete cerca de 10% das gestantes, sendo uma das principais causas de internação e morbimortalidade materna e perinatal[8]. Dados do Ministério da Saúde[9] mostraram que 67,1% das causas de mortalidade materna são obstétricas, sendo 24,9% decorrentes de transtornos hipertensivos.

PRÉ-ECLÂMPSIA OU DISTÚRBIO HIPERTENSIVO ESPECÍFICO DA GESTAÇÃO (DHEG)

O DHEG pode ser denominado de várias maneiras, como: toxemia – termo antigo que significa presença de substâncias tóxicas no sangue; hipertensão induzida pela gra-

CAPÍTULO 8 · Doenças Hipertensivas na Gestação **127**

videz, doença hipertensiva induzida pela gravidez e a denominação mais comumente utilizada, pré-eclâmpsia/eclâmpsia de origem grega, que significa *de súbito, de repente*. O Quadro 8.1 apresenta os critérios utilizados para o diagnóstico de pré-eclâmpsia grave.

A pré-eclâmpsia pode ser classificada em dois estágios: o primeiro ocorre no final do primeiro trimestre gestacional ou início do segundo, havendo diminuição da perfusão placentária secundária ao desenvolvimento anormal da placenta; o segundo estágio ocorre no início do terceiro trimestre e é conhecido como síndrome materna de pré-eclâmpsia secundária à disfunção endotelial sistêmica[10].

As causas da pré-eclâmpsia ainda não estão esclarecidas, mas suspeita-se de produção excessiva de hormônios placentários e suprarrenais, além de desequilíbrio na síntese das substâncias vasodilatadoras (PG1 e óxido nítrico) e vasoconstritoras (endotelina e fator ativador de plaquetas)[11]. A base do problema é a menor perfusão placentária, quando várias substâncias são liberadas a partir da placenta para o organismo materno, gerando disfunção endotelial, que origina a hipertensão e a proteinúria, além da maior produção de substâncias pró-oxidantes em detrimento das antioxidantes[10,12]. Recentemente se tem estudado a resposta inflamatória exagerada presente em mulheres com o diagnóstico de pré-eclâmpsia, o que poderá ajudar no tratamento e na prevenção da patologia[13].

Há evidências de que a alteração no sistema oxidativo e no metabolismo da homocisteína, ligada à deficiência de nutrientes, como vitaminas C, E, B_6, B_{12} e folato, pode estar associada à gênese da pré-eclâmpsia[14].

Quadro 8.1. Diagnóstico de pré-eclâmpsia grave

Presença de um ou mais dos seguintes critérios	
Pressão arterial ≥ 160/110mmHg	Dor epigástrica ou na parte superior direito do abdômen
Proteinúria ≥ 2g/24h	Disfunção hepática
Creatina sérica > 1,2mg%	Plaquetopenia
Oligúria < 500mL/24h	Eclâmpsia
Distúrbios visuais e/ou cerebrais	Restrição de crescimento fetal
Edema pulmonar ou cianose	

Prevalência

Em geral, 5% a 10% das gestantes evoluem para pré-eclâmpsia e eclâmpsia, sendo em torno de 20% a prevalência nas primíparas[15].

A pré-eclâmpsia é a maior causa de morbidade e mortalidade materna e perinatal[16,17]. Ocorre mais frequentemente em mulheres primigestas (85%), com mais de 30 anos, presença de sobrepeso ou obesidade, ganho excessivo de peso durante a gestação, hipertensas, com antecedentes familiares de hipertensão crônica ou DHEG[18-21].

128 PARTE III · Nutrição em Obstetrícia – Situações Especiais

Fatores de risco

Os fatores de risco para pré-eclâmpsia que podem ser avaliados antes da gestação são: gestantes primigestas; multiparidade com pré-eclâmpsia em gestação anterior; último filho com 10 anos ou mais; idade $\geq$40 anos; Índice de Massa Corporal (IMC) $\geq$35kg/m^2; história familiar de pré-eclâmpsia (mãe ou irmã); PAD $\geq$80mmHg e/ou proteinúria durante as primeiras 20 semanas gestacionais; gemelaridade; condições preexistentes como hipertensão, doença renal, diabetes e anticorpos antifosfolipídicos[22,23].

Estudos mostraram que a obesidade e o ganho excessivo de peso durante a gestação foram relacionados com a maior ocorrência de síndromes hipertensivas da gravidez[24,25].

Diagnóstico

A Sociedade Internacional para Estudo da Hipertensão[26] recomenda outros critérios para o diagnóstico de pré-eclâmpsia: PAD $\geq$90mmHg em duas ocasiões consecutivas com intervalo de 4 horas ou PAD $\geq$110mmHg, associada à proteinúria, que equivale à perda superior a 300mg/24 horas.

Os sintomas são poucos significativos para o diagnóstico da hipertensão arterial[1]. O edema não aparece como critério para a classificação dos distúrbios hipertensivos na gestação, mas clinicamente a sua presença deve ser observada e destacada. O "inchaço" nos últimos dias, como relato das gestantes, pode ser um indicativo de investigação da pressão arterial, caso não tenha sido avaliada nos últimos dias. O edema preocupante é aquele que aparece de forma repentina e intensa, pode ser oculto, mascarado pelo rápido ganho de peso, ou visível, quando há formação de cacifo característico. Além disso, pode ocorrer pelos seguintes mecanismos: elevação da pressão na zona terminal dos capilares arteriais, queda na pressão osmótica das proteínas plasmáticas, aumento da pressão na zona terminal nervosa dos capilares ou aumento da pressão osmótica do fluido intersticial[27].

Consequências

A pré-eclâmpsia ocorre mais frequentemente no último trimestre, associada a sintomas de tontura, cefaleia, distúrbios visuais, dores no abdômen superior, vômitos e edema de face e mãos. Esse quadro leva à constrição vascular, menor irrigação sanguínea para os rins e menor intensidade da filtração glomerular. As consequências são graves para a mãe e para o feto, como prematuridade, mortalidade materna e fetal[28].

Nas mulheres que desenvolvem pré-eclâmpsia, a síndrome HELLP é a complicação mais grave, resultando em sério comprometimento hepático.

ECLÂMPSIA

É definida pela manifestação de uma ou mais crises convulsivas tônico-clônicas generalizadas e/ou coma, em gestantes com hipertensão gestacional ou pré-eclâmpsia na ausência de doenças neurológicas[29,30]. Raramente se manifesta antes da 20ª semana de gestação. Metade dos casos ocorre em gestações pré-termo[31] e 25% no puerpério tardio (superior a 48 horas)[32,33]. O Quadro 8.2 mostra o diagnóstico diferencial da eclâmpsia.

CAPÍTULO 8 · Doenças Hipertensivas na Gestação   129

Quadro 8.2. Diagnóstico diferencial da eclâmpsia

Acidente vascular cerebral
Hemorragia intracerebral
Trombose arterial ou venosa
Doenças hipertensivas
Encefalopatia hipertensiva
Feocromocitoma
Lesão expansiva do sistema nervoso central
Tumor
Abscesso
Distúrbios metabólicos
Hipoglicemia
Uremia
Infecção
Meningite
Encefalites
Púrpura trombocitopênica trombótica
Epilepsia

Sintomas

Os distúrbios do sistema nervoso central, visuais e gástricos são os sintomas da eclâmpsia. Em gestantes hipertensas, a ocorrência de crises convulsivas deve ser considerada como possível diagnóstico para a eclâmpsia, porém devem-se considerar outras causas de convulsões[34].

Em países da Ásia, África e América Latina, a eclâmpsia é responsável por 60 a 100% das mortes maternas relacionadas à síndrome hipertensiva da gestação[35], porém estas mortes poderiam ser evitadas com a utilização de sulfato de magnésio tanto para a prevenção[36,37] quanto para o tratamento da patologia[38-40]. Estudo mostrou que a utilização do sulfato de magnésio em gestantes ou puérperas com pré-eclâmpsia reduziu pela metade o risco de eclâmpsia[36].

SÍNDROME HELLP

A sigla HELLP significa hemólise (H), aumento de enzimas hepáticas (EL) e plaquetopenia (LP). É uma complicação da pré-eclâmpsia grave/eclâmpsia, porém não estão estabelecidos os parâmetros bioquímicos e hematológicos para o seu diagnóstico[3].

Quadro 8.3. Critérios laboratoriais para o diagnóstico da síndrome HELLP

Hemólise
Esfregaço de sangue periférico com presença de esquizócitos
Dosagem de bilirrubina total >1,2mg/dL
Desidrogenase láctica (LDH) >600U/L
Elevação de enzimas hepáticas
Aspartato aminotransferase sérica (AST) ou TGO >70U/L
Desidrogenase láctica (LDH) >600U/L
Plaquetopenia
Contagem de plaquetas <100.000/mm³

O Quadro 8.3 apresenta uma sistematização dos parâmetros laboratoriais e bioquímicos para o diagnóstico da síndrome HELLP adotados pelo Ministério da Saúde no Brasil. A presença de uma ou duas alterações hematológicas e/ou bioquímicas é considerada diagnóstico da síndrome HELLP[41,42].

Poucos trabalhos na literatura analisaram a incidência da síndrome HELLP. Alguns reportam incidência entre 6,6 e 24,1%[43-45].

Fatores de risco

Os fatores de risco para o desenvolvimento da síndrome HELLP são: mulheres com pré-eclâmpsia/eclâmpsia grave remota ao termo, com idade superior a 25 anos, multíparas e de etnia branca. Em até 1/3 dos casos a síndrome pode ocorrer no período puerperal.

Sintomas

A anemia hemolítica microangiopática é a principal consequência da síndrome HELLP. É atribuída à deformidade (esquizócitos) e destruição das hemácias na microcirculação[45], secundárias ao dano endotelial, com subsequentes vasoespasmo e depósito de fibrina nas paredes vasculares, que levam à plaquetopenia[46]. As manifestações clínicas podem ser previstas, sendo comuns mal-estar geral, inapetência, náuseas, vômitos e edema. A dor epigástrica está presente em até 80% dos casos. O diagnóstico diferencial em relação a outras doenças deve ser realizado em mulheres com alteração sugestiva à síndrome HELLP[3].

Orientações gerais

Não há evidências de métodos efetivos para a prevenção da pré-eclâmpsia[7], porém estudo sugere que a suplementação regular de ácido fólico no primeiro ou segundo trimestre gestacional está associada com a redução do risco de pré-eclâmpsia. O folato pode ter papel importante no desenvolvimento da placenta e na redução do risco

CAPÍTULO 8 · Doenças Hipertensivas na Gestação   131

de desenvolvimento da pré-eclâmpsia por melhorar a função do sistema endotelial nos níveis placentários e sistêmicos e pelo seu efeito na redução dos níveis sanguíneos de homocisteína[47,48].

Em função das descobertas mais recentes relacionadas ao metabolismo oxidativo na etiologia da pré-eclâmpsia, tem aumentado o interesse no papel dos antioxidantes dietéticos (ácidos graxos, folato, vitaminas A, B, C e E, caroteno) nesse processo, seja na prevenção ou no tratamento. A utilização de 1.000mg de vitamina C e 400UI de vitamina E a partir de 20 semanas gestacionais reduziu a incidência de pré-eclâmpsia[49,50]. Porém, estudo randomizado controlado não encontrou associação entre a suplementação de vitaminas C e E durante a gestação e a pré-eclâmpsia[51,52], o que gera controvérsias quanto às evidências sobre esse assunto. Além do mais, é necessária prudência com o uso excessivo de vitaminas por meio de suplementação medicamentosa na gestação em função dos efeitos adversos.

Sugere-se que o tratamento anti-hipertensivo seja instituído quando a PA for ≥150/100mmHg. Em situações especiais, como é o caso de gestantes adolescentes ou com sintomas que podem ser atribuídos à HAS, admite-se iniciar o tratamento mais precocemente[53].

Recomendações nutricionais

Considerando que a pré-eclâmpsia apresenta fatores de risco conhecidos e seu aparecimento é súbito, é de responsabilidade do profissional de saúde a prevenção dessa patologia. As gestantes que apresentam um ou mais fatores de risco listados no Quadro 8.1 devem ser orientadas quanto à redução na velocidade de ganho de peso e à melhora da qualidade da dieta. Por isso é necessário realizar a avaliação global da gestante, incluindo a identificação dos fatores de risco, história obstétrica pregressa e avaliação nutricional detalhada (antropométrica, dietética, clínica e bioquímica). O aumento de peso súbito e excessivo durante a gestação também deve ser monitorado, pois é considerado como sinal sugestivo de síndrome hipertensiva na gravidez, podendo predizer cerca de 2/3 dos casos e estar associado com edema[27].

A conduta nutricional durante a gestação deve ser individualizada, baseada em duas variáveis: gravidade da doença e idade gestacional.

A dieta para as gestantes com doenças hipertensivas é hiperproteica e normossódica.

Energia: o procedimento para a determinação da energia dietética diária é a mesmo recomendado para gestantes obesas ou com diabetes gestacional.

Proteína: recomenda-se dieta hiperproteica, com porcentagem elevada de proteína de alto valor biológico, como aquela presente na carne vermelha, leite, queijo e ovos, pois esses alimentos possuem aminograma semelhante ao da albumina sérica. Dessa forma, a ingestão dos mesmos facilitaria a síntese de albumina, proteína responsável pelo equilíbrio hídrico entre os compartimentos celulares. Acredita-se que o efeito dos níveis normais de albumina no DHEG é mais eficaz na redução do edema e consequentemente na diminuição da pressão arterial do que a restrição de sódio (Na).

Sódio: no início, o excesso de Na eleva a pressão arterial pelo aumento da volemia, volume plasmático e consequente aumento do débito cardíaco. Posteriormente, por mecanismos de autorregulação, há aumento da resistência vascular periférica, mantendo elevado o nível de pressão arterial, além de ativar diversos mecanismos pressores (vasoconstrição)[1]. Contudo, as gestantes com hipertensão apresentam menor volume plasmático, quando comparadas com as normotensas, considerando que a severidade da hipertensão está correlacionada com o nível de volume plasmático[54]. Assim, a restrição de sódio não é recomendada em gestantes.

Quando a gestante apresenta os sinais e os sintomas de pré-eclâmpsia sem hipertensão crônica, também não há indicação de restrição de sódio na dieta[55]. Caso contrário, recomenda-se a ingestão de 2 a 3g de Na por dia. Considerando que 1g de sal contém 400mg de Na, é possível manter a ingestão de sal entre 5 e 6g, quantidade considerada adequada para adultos.

A utilização de alimentos que contenham pouco sódio na sua composição permitirá que a gestante possa consumir dieta palatável quanto à quantidade de sal, sem fornecer riscos para sua saúde. Uma lista de alimentos ricos em sódio, como embutidos em geral, biscoitos do tipo aperitivo, caldos de carnes industrializados, massas de tomate, doces industrializados do tipo paçoca e salgadinhos, pode auxiliar a orientação sobre o uso adequado desses alimentos.

Nos casos de gestantes hospitalizadas devido à pressão arterial descompensada, as refeições em geral são preparadas sem sal e sachês com controle da quantidade são fornecidos às pacientes. O Quadro 8.4 mostra os alimentos com alto teor de Na em sua composição.

Quadro 8.4. Alimentos com alto teor de sódio (conteúdo em 100 gramas)

Alimento	Quantidade de Na em gramas
Margarina sem sal	0,03
Margarina com sal	1,08
Salsicha	0,95
Presunto	1,28
Mortadela	1,24
Linguiça calabresa	2,04
Queijo mussarela	0,37
Queijo parmesão (ralado)	1,69
Catchup	1,04
Mostarda	1,25
Maionese	0,60
Sopa industrializada (pronta)	4,60
Caldo de carne/galinha (cubos)	16,98
Sal	40,00
Sal Light	20,00

Fonte: Nutri – Programa de Apoio à Nutrição versão 2.5 UNIFESP-EPM[56].

Potássio: o efeito anti-hipertensivo do potássio é devido à indução da queda da pressão arterial por meio do aumento da natriurese (eliminação de sódio pela urina). A recomendação de potássio é de 2 a 4g/dia, não sendo necessária a suplementação, visto que é possível atingir esses níveis através da dieta com alimentos fontes[1]. O Quadro 8.5 mostra os alimentos com alto teor de potássio em sua composição.

Quadro 8.5. Alimentos com alto teor de potássio*

Grãos e cereais	Hortaliças	Vegetais folhosos	Frutas
Aveia	Beterraba	Almeirão	Abacate
Ervilha	Batata	Couve-manteiga	Banana
Feijão	Cenoura	Chicória	Melão
Grão-de-bico	Mandioca	Espinafre	Maracujá

Fonte: Sistema Brand Brasil de Dietoterapia[57].

*Quantidade de potássio maior do que 300mg em 100g de alimento.

Cálcio: o cálcio no organismo está envolvido na manutenção da pressão sanguínea normal em conjunto com vários outros íons (sódio, magnésio e potássio). Pessoas com pressão arterial alta tendem a ter concentrações mais baixas de íons de cálcio no sangue do que o normal, isto é, altas concentrações de cálcio intracelular, altos níveis de PTH (hormônio paratireoidiano) circulante e alta excreção de cálcio urinário, embora esta observação não tenha sido confirmada em todos os estudos[58]. O aumento do PTH aumentaria a reatividade muscular com contração da musculatura lisa vascular, que produz vasoconstrição e aumento da pressão arterial. A reação inversa ocorreria com o aumento da ingestão de cálcio[59]. Contudo, a maior ingestão de cálcio não necessariamente normalizará a habilidade em se utilizar o mineral. Os estudos sobre a ligação entre ingestão de cálcio e pressão arterial ainda são inconsistentes, devendo considerar os diversos tipos de hipertensão e as populações atingidas[58].

O papel do cálcio no controle da hipertensão arterial em indivíduos adultos na etiologia da pré-eclâmpsia foi evidenciado por estudos epidemiológicos que demonstram associação entre baixa ingestão desse nutriente e alta prevalência da doença[14]. A suplementação de cálcio com 2g/dia foi associada a menor risco de DHEG e diminuição dos valores pressóricos em gestantes hipertensas[60]. A contraindicação para o uso clínico dessa prática é o risco de nefrolitíase[61].

A hipertensão na gestação é uma condição na qual se desenvolve alta pressão sanguínea em curto período de tempo, a qual é caracterizada pela excreção urinária reduzida de cálcio e altas concentrações de cálcio intracelular[58]. Metanálise com 14 ensaios clínicos randomizados e controlados sobre suplementação de cálcio na gestação mostrou que doses de 1.500 a 2.000mg (37,5 a 50mmol)/dia de cálcio resultaram em redução significativa das pressões sistólica e diastólica[62]. No entanto, ensaio clínico randomizado e controlado realizado com 4.589 gestantes não observou efeito da suplementação de cálcio na hipertensão, nos níveis pressóricos ou pré-eclâmpsia[63]. Isso

134 PARTE III · Nutrição em Obstetrícia – Situações Especiais

pode ter ocorrido em virtude de a ingestão de cálcio do grupo-controle ter sido inferior, média de 980mg (24,5mmol)/dia, comparado ao grupo suplementado, com média de 2.300mg (57,5mmol)/dia.

Revisão realizada por Hofmeyr et al.[64] sobre suplementação de cálcio durante a gestação e distúrbios hipertensivos concluiu que os efeitos dessa suplementação são heterogêneos, pois dependem do nível de ingestão de cálcio e dos fatores de risco presentes. Assim, a suplementação tem efeito em reduzir a prevalência de pré-eclâmpsia quando as gestantes apresentam baixa ingestão de cálcio e alto risco de hipertensão. A Organização Mundial da Saúde conduziu estudo multicêntrico entre 2001 e 2004 com o objetivo de avaliar a suplementação de cálcio e seu impacto na ocorrência de pré-eclâmpsia. Os resultados mostraram que os distúrbios hipertensivos e os partos prematuros são as principais causas obstétricas de mortalidade infantil, e a suplementação de cálcio foi relacionada com menor ocorrência de mortes associadas a essas causas hipertensivas[65]. Outro estudo publicado pela Organização Mundial da Saúde mostrou que mulheres que faziam uso de suplementação de cálcio (> 1g/dia) apresentaram menor risco para pressão arterial elevada, com ou sem proteinúria, sendo menos propensas a desenvolver pré-eclâmpsia[66].

Na prática clínica o profissional deve avaliar a relação custo/benefício e a biodisponibilidade dessa suplementação. Se a gestante apresenta ingestão baixa de cálcio por intolerância a produtos lácteos e apresenta fatores de risco para distúrbio hipertensivo, a prescrição de suplementação de cálcio é recomendada.

Tratamento

O objetivo do tratamento nos distúrbios hipertensivos da gestação deve priorizar o término da gestação com o mínimo de trauma para o binômio mãe-filho, boas condições de desenvolvimento e a completa restauração da saúde materna[5]. O Quadro 8.6 apresenta as medidas não farmacológicas para o controle da hipertensão arterial.

Quadro 8.6. Medidas não farmacológicas para controle da hipertensão arterial

Medidas com maior eficácia	Medidas sem avaliação definida	Medidas associadas
Redução do peso corpóreo	Suplementação de Ca e Mg	Abandono do tabagismo
Redução da ingestão de Na	Dieta rica em fibras	Controle das dislipidemias
Aumento da ingestão de K	Medidas antiestresse	Controle do diabetes melito
Redução do consumo de bebidas alcoólicas		Evitar drogas que elevem a pressão arterial sistêmica
Exercícios físicos regulares		

Fonte: IV Diretrizes Brasileiras de Hipertensão Arterial[67].

Na = sódio; K = potássio; Ca = cálcio; Mg = magnésio.

REFERÊNCIAS BIBLIOGRÁFICAS

1. Costa RP, Silva CC. Doenças Cardiovasculares. In: Cuppari L (ed.) Guia de Nutrição: Nutrição Clínica no Adulto – Guias de Medicina ambulatorial e hospitalar. Barueri (SP): Manole, 2005: 287-312.
2. Ferrão MHL, Pereira ACL, Gersgorin HCTS, Paula TAA, Corrêa RRM, Castro ECC. Efetividade do tratamento de gestantes hipertensas. Rev Assoc Med Bras 2006; 52(6):390-4.
3. Peraçoli JC, Parpinelli MA. Síndromes hipertensivas da gestação: identificação de casos graves. Rev Bras Ginecol Obstet 2005; 27(10):627-34.
4. Chobanian AV, Bakris GL, Black HR, William C, Cushman MD, Lee A et al. National Heart, Lung, and Blood Institute Joint National Committee on Prevention, Detection, Evaluation, and Treatment of High Blood Pressure; National High Blood Pressure Education Program Coordinating Committee. The Seventh Report of the Joint National Committee on the Prevention, Detection, Evaluation, and Treatment of High Blood Pressure: The JNC 7 Report. JAMA 2003; 289(19): 2560-72.
5. Brasil. Ministério da Saúde (MS). Gestação de Alto Risco. Manual Técnico. Brasília: MS; 2000.
6. Fallon HJ, Riely CA. Doenças Hepáticas. In: Burrow GN, Ferris TF (eds.) Complicações Clínicas durante a Gravidez. São Paulo: Roca, 1996: 305-38.
7. Poon LCY, Kametas NA, Maiz N, Akolekar L, Nicolaides KH. First-Trimester Prediction of Hypertensive Disorders in Pregnancy. Hypertension 2009; 53:812-18.
8. Martins-Costa SH, Ramos JGL, Barros E. Doença hipertensivas na Gravidez. In: Freitas F, Martins-Costa SH, Ramos JGL, Magalhães JA (eds.) Rotinas em Obstetrícia. Porto Alegre: Artes Médicas, 1997; 272-285.
9. Brasil. Ministério da Saúde. Estudo da mortalidade de mulheres de 10 a 49 anos, com ênfase na mortalidade materna: relatório final. Brasília (DF): Secretaria de Atenção à Saúde, Departamento de Ações Programáticas Estratégicas; 2006.
10. Roberts JM, Hubel CA. Oxidative stress in preeclampsia. Am J Obstet Gynecol 2004; 190: 1177-8.
11. Williams SR, Trahms CM. Management of Pregnancy Complications and Special Maternal Disease Conditions. In: Worthington-Roberts BS, Williams SR (eds.) Nutrition in Pregnancy and Lactation. Madison: Brown & Benchmark publishers, 1997; 254-91.
12. Roberts JM, Pearson G, Cutler J, Lindheirmer M. Summary of the NHLBI working group on research on hypertension during pregnancy. Hypertension 2003; 41:437-45.
13. Sibai, BM. Preeclampsia: A inflammatory syndrome? American J Obst Ginecol 2004; 191:1061-2.
14. Villar J, Merialdi M, Gülmezoglu AM, Abalos E, Carroli G, Kulier R, de Onis M.Characteristics of Randomized Controlled Trials Included in Systematic Reviews of Nutritional Interventions Reporting Maternal Morbidity, Mortality, Preterm Delivery, Intrauterine Growth Restriction and Small for Gestational Age and Birth Weight Outcomes. J Nutr 2003; 133:1632S-9S.
15. Wen SW, Chen KK, Rodger M, White RRN, Yang Q, Smith GN et al. Folic acid supplementation in early second trimester and the risk of preeclampsia. Am J Obstet Gynecol 2008; 198:45.e1-45.e7.
16. Confidential Enquiry into Maternal and Child Health (CEMACH). Perinatal Mortality 2006: England, Wales and Northern Ireland. London, United Kingdom: Confidential Enquiry into Maternal and Child Health; 2008.
17. Lewis G, ed. The Confidential Enquiry into Maternal and Child Health (CEMACH). Saving Mothers' Lives: Reviewing Maternal Deaths to Make Motherhood Safer – 2003-2005. The Seventh Report on Confidential Enquiries into Maternal Deaths in the United Kingdom. London, United Kingdom: Confidential Enquiry into Maternal and Child Health; 2007.
18. Zuspan FP. New concepts in the understanding of hypertensive diseases during pregnancy: an overview. Clin Perinatol 1991; 18:653-9.
19. Zhang J, Zeisler J, Hatch MC, Berkowitz G. Epidemiology of Pregnancy-Induced Hypertension. Epidemiol Rev 1997; 19(2):218-32.
20. Williams SR, Trahms CM. Management of Pregnancy Complications and Special Maternal Disease Conditions. In: Worthington-Roberts BS, Williams SR eds. Nutrition in Pregnancy and Lactation. Madison: Brown & Benchmark Publishers, 1997: 254-91.
21. Fields SJ, Vainder M, Livshits G, Merlob P, Sirota L. Obesity and the risk of toxaemia of pregnancy. Ann Human Biol 1996; 23(5):353-62.

22. Duckitt K, Harrington D. Risk factors for pre-eclampsia at antenatal booking: systematic review of controlled studies. BMJ 2005; 330:565-72.
23. Milne F, Redman C, Walker J, Baker P, Bradley J, Cooper C et al. The pre-eclampsia community guideline (PRECOG): how to screen for and detect onset of pre-eclampsia in the community. BMJ 2005; 330(7491):576-80.
24. Andreto LM, Souza AI, Figueroa JN, Cabral-Filho JE. Fatores associados ao ganho ponderal excessivo em gestantes atendidas em um serviço público de pré-natal na cidade de Recife, Pernambuco, Brasil. Cad Saúde Pública 2006; 22(11):2401-9.
25. Galtier-Dereure F, Boegner C, Bringer J. Obesity and pregnancy: complications and cost. Americ Journal of Clinical Nutrition 2000; 71(5):1242-8.
26. Higgins JR, Swiet M. Blood pressure measurement and classification in pregnancy. Lancet 2001; 357:131-5.
27. Saunders C. Síndromes Hipertensivas na Gravidez – SHG. In: Accioly E, Saunders C, Lacerda EMA eds. Nutrição em Obstetrícia e Pediatria. Rio de Janeiro: Cultura Médica, 2002; 189-208.
28. Roberts JM, Gammill HS. Preeclampsia: Recent insights. Hypertension 2005; 46:1.243-9.
29. American College of Obstetricians and Gynecologists. Hypertensionin pregnancy. Washington, DC: ACOG; 1996 (ACOG Technical Bulletin, 219).
30. Sibai BM, Dekker G, Kupferminc M. Pre-eclampsia. Lancet 2005; 365(9461):785-99.
31. Douglas KA, Redman CW. Eclampsia in the United Kingdom. BMJ 1994; 309(6966):1.395-400.
32. Miles JF Jr, Martin JN Jr, Blake PG, Perry KG Jr, Martin RW, Meeks GR. Postpartum eclampsia: a recurring perinatal dilemma. Obstet Gynecol 1990; 76:328-31.
33. Lubarsky SL, Barton JR, Friedman SA, Nasreddine S, Ramadan MK, Sibai BM. Late postpartum eclampsia revisited. Obstet Gynecol 1994; 83(4):502-5.
34. Norwitz ER, Hsu C, Repke JT. Acute complications of preeclampsia. Clin Obstet Gynecol 2002; 45(2):308-29.
35. Duley L. Maternal mortality associated with hypertensive disorders of pregnancy in Africa, Asia, Latin America and the Caribbean. Br J Obstet Gynaecol 1992; 99(7):547-53.
36. Altman D, Carroli G, Duley L, Farrell B, Moodley J, Neilson J, et al. Do women with pre-eclampsia, and their babies, benefit from magnesium sulphate? The Magpie Trial: a randomised placebo-controlled trial. Lancet 2002; 359(9321):1.877-90.
37. Duley L, Henderson-Smart D. Magnesium sulphate versus phenytoin for eclampsia. Cochrane Database Syst Rev 2003; (4):CD000128.
38. The Eclampsia Trial Collaborative Group. Which anticonvulsant for women with eclampsia? Evidence from the Collaborative Eclampsia Trial. Lancet 1995; 345(8963):1.455-63.
39. Duley L, Gulmezoglu AM. Magnesium sulfate compared with lytic cocktail for women with eclampsia. Int J Gynaecol Obstet 2002; 76(1):3-8.
40. Duley L, Henderson-Smart D. Magnesium sulphate versus diazepam for eclampsia. Cochrane Database Syst Rev 2003; (4):CD000127.
41. Sibai BM, Taslimi MM, el-Nazer A, Amon E, Mabie BC, Ryan GM. Maternal-perinatal outcome associated with the syndrome of hemolysis, elevated liver enzymes and low platelets in severe preeclampsia-eclampsia. Am J Obstet Gynecol 1986; 155(3):501-9.
42. Sibai BM. The HELLP syndrome (hemolysis, elevated liver enzymes, and low platelets): much ado about nothing? Am J Obstet Gynecol 1990; 162(2):311-6.
43. Audibert F, Friedman SA, Frangieh AY, Sibai BM. Clinical utility of strict diagnostic criteria for the HELLP (hemolysis, elevated liver enzymes, and low platelets) syndrome. Am J Obstet Gynecol 1996; 175(2):460-4.
44. Abramovici D, Friedman SA, Mercer BM, Audibert F, Kao L, Sibai BM. Neonatal outcome in severe preeclampsia at 24 to 36 weeks gestation: does the HELLP (hemolysis, elevated liver enzymes, and low platelet count) syndrome matter? Am J Obstet Gynecol 1999; 180:221-5.
45. Abbade JF, Peracoli JC, Costa RAA, Calderon IMP, Borges VTM, Rudge MVC. Partial HELLP syndrome: maternal and perinatal outcome. Sao Paulo Med J 2002; 120(6):180-4.
46. Arias F, Mancilla-Jimenez R. Hepatic fibrinogen deposits in pre-eclampsia. Immunofluorescent evidence. N Engl J Med 1976; 295(11):578-82.

CAPÍTULO 8 · Doenças Hipertensivas na Gestação   137

47. Anothiades C, Shirodaria C, Warrick N, Cai S, de Bono J, Lee J. 5-Methyltetrahydrofolate rapidly improves endothelial function and decreases superoxide production in human vessels: effects on vascular tetrahydrobiopterin availability and endothelial nitric oxide synthase coupling. Circulation 2006; 114:1.193-201.
48. Title LM, Ur E, Giddens K, McQueen MJ, Nassar BA. Folic acid improves endothelial dysfunction in type 2 diabetes – an effect independent of homocysteine-lowering. Vasc Med 2006; 11: 101-9.
49. Chappell LC, Seed PT, Briley AL, Kelly FJ, Lee R, Hunt BJ, et al. Effect of antioxidants on the occurrence of pre-eclampsia in women at increased risk: a randomized trial. Lancet 1999; 354: 810-6.
50. Scholl TO, Leskiw M, Chen X, Sims M, Stein TP. Oxidative stress, diet, and the etiology of pre-clampsia. Am J Clin Nutr 2005; 81:1.390-6.
51. Poston L, Briley AL, Seed PT, Kelly FJ, Shennan AH; Vitamins in Pre-eclampsia (VIP) Trial Consortium. : Vitamin C and vitamin E in pregnant women at risk for pre-eclampsia (VIP trial): redomised placebo-controlled trial. Lancet 2006; 367(9517):1145-54.
52. Rumbold AR, Crowther CA, Haslam RR, Dekker GA, Robinson JS, ACTS Study Group. Vitamins C and E and the risks of preeclampsia and perinatal complications. N Engl J Med 2006; 354(17): 1.796-806.
53 Brasil. Sociedade Brasileira de Cardiologia. VI Diretrizes Brasileiras de Hipertensão. Rio de Janeiro: Departamento de Hipertensão Arterial. Rev Bras Hipert 2010; 95:1-51.
54. Lindheimer MD, Abalos E. Management of high blood pressure in pregnancy. In: Epstein M ed. Calcium antagonists in clinical medicine. Philadelphia: Hanley and Belfus 2002; 507-34.
55. Knuist M, Bonsel GJ, Zondervan HA, Treffers PE. Low sodium diet and pregancy-induced hypertension: a multi-centre randomised controlled trial. Br J Obst and Gynaecol 1998; 105(4):430-4.
56. Universidade Federal de São Paulo – UNIFESP. Programa de Apoio à Nutrição. Versão 1.5. São Paulo (SP): Departamento de Informática em Saúde da Universidade Federal de São Paulo – UNIFESP, 2002.
57. Brand Brasil Consultoria e Informática Ltda. Sistema Brand Brasil de Dietoterapia (Software), 1996.
58. Silva AGH, Cozzolino SMF. Cálcio. In: Cozzolino SMF ed. Biodisponibilidade de Nutrientes. Barueri (SP): Manole, 2005: 421-46.
59. Kahhale S, Paes CPS, Zugaib M. O papel do cálcio nas Síndromes Hipertensivas na Gravidez. Rev Ginecol Obstet 1991; 2(1):39-43.
60. Kulier R, De Onis M, Gulmezoglu AM. Nutrition interventions for the prevention of maternal morbidity. Int J Gynaecol Obstetr 1998; 63:231-46.
61. Kohlmeier, L.; Marcus R. Calcium disorders of pregnancy. Endocrinol Metab Clin. North Am 1995; 24:15-39.
62. Bucher H, Cook RJ, Guyatt GH,Lang JD, Cook DJ, Hatala R et al. Effects of dietary calcium supplementation on blood pressure. A meta-analysis of randomized controlled trials. JAMA 1996; 275(13): 1016-22.
63. Levine RJ, Hauth JC, Curet LB, Sibai BM, Catalano PM, Morris CD et al. Trial of calcium to prevent preeclampsia. N Engl J Med 1997; 337:69-76.
64. Hofmeyr GJ, Atallah A, Duley L. Calcium supplementation during pregnancy for preventing hypertensive disorders and related problems. Cochrane Database Syst Rev 2002; CD(4)001059.
65. Ngoc NTN, Merialdi M, Abdel-Alee, Carroli G, Puewar M, Zavaleta N, et al. Causes of stillbirths and e arly neonatal deaths: data from 7993 pregnancies in six developing countries. Bull World Health Organ 2006; 84:699-705.
66. Pena-Rosas JP, Casanueva E. Calcium supplementation during pregnancy for preventing hypertensive disorders and related problems: RHL commentary (last revised: 15 December 2006). The WHO Reproductive Health Library; Geneva: World Health Organization; 2008.
67. Brasil. Sociedade Brasileira de Hipertensão. IV Diretrizes Brasileiras de Hipertensão Arterial. Rev Bras Hipertens 2002; 9:359-408.

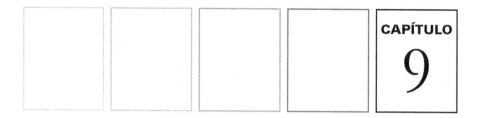

Diabetes na Gestação

Tarciana Maria de Lima
Maria da Guia Bezerra da Silva
Talita de Goes Holanda

Diabetes é a intolerância à glicose por diminuição da ação do hormônio insulina ou a não produção deste no organismo. Em 1985, 30 milhões de pessoas tinham diabetes no mundo e em 1998 este número aumentou para 143 milhões. No Brasil há 5 milhões de pessoas diabéticas[1].

Nos Estados Unidos, a prevalência de diabetes melito gestacional (DMG) varia de 1% a 14%, sendo de 1,4% a 2,8% nas populações de baixo risco e de 3,3% a 6,1% nas populações de alto risco[2]. No Brasil, a prevalência desta patologia varia de 3% a 8%, dependendo do critério utilizado para o diagnóstico, acometendo uma média de 4% de todas as gestações[3]. Um estudo no Centro de Saúde em Brasília relatou uma prevalência de 6,6%[4].

O diabetes tem a seguinte classificação: o diabetes tipo 1 se caracteriza pela destruição das células beta do pâncreas, conduzindo a uma carência de insulina e podendo ser autoimune ou idiopático; o diabetes tipo 2 se caracteriza por insulinorresistência ou déficit relativo na insulinossecreção. Há outros tipos de diabetes específicos, decorrentes de defeitos genéticos, outras doenças ou uso de fármacos diabetogênicos[1], como também o diabetes gestacional, que é a intolerância aos carboidratos diagnosticada pela primeira vez durante a gestação[5], tendo como etiologia o estresse fisiológico imposto pela gravidez e fatores predeterminantes, tais como os genéticos e os ambientais[6].

Mulheres com diabetes tipos 1 e 2 descompensados apresentam maior risco de anomalias congênitas, com graus variáveis do controle da glicose durante a organogênese (6ª à 8ª semana)[7]. Também há maior risco para o retardo de crescimento intrauterino (RCIU) pelo aumento das comorbidades, como a hipertensão crônica e as nefropatias. As comorbidades também aumentam o risco de parto prematuro e a possível ocorrência da pré-eclâmpsia nestas mulheres, como também na diabética gestacional (DG)[8].

O diabetes melito gestacional (DMG) é acompanhado de alterações pós-prandiais com concentrações plasmáticas com interação de aminoácidos, glicose e lipídios, com aumento dos triglicerídeos, ácidos graxos e aminoácidos livres[9]. As alterações do metabolismo da glicose após o parto podem ocorrer e têm mostrado relação com a história familiar de diabetes, Índice de Massa Corporal (IMC) elevado antes da gravidez, com risco maior para a obesidade, diagnóstico precoce de DMG e necessidade de insulinoterapia[10].

FATORES DE RISCO DO DMG

São fatores de risco para o desenvolvimento do diabetes na gestação: obesidade[11], história pessoal de DMG, glicosúria e história familiar de diabetes[12].

Características de risco elevado

- Obesidade severa.
- História anterior de DMG e fetos grandes para a idade gestacional (GIG).
- História familiar de DM tipo 2.
- Presença de glicosúria.

Características de baixo risco

- Idade < 25 anos.
- Peso normal.
- Sem história familiar de diabetes (parente de 1º grau).
- Sem história de anormalidade no metabolismo da diabetes.
- Sem história de mau passado obstétrico.
- Não ser hipânica, nativa, asiática ou afro-americana.

A prevalência do DMG é maior entre as gestantes com sobrepeso e obesidade[4]. Além disso, têm sido registradas maiores idade e escolaridade, cor não branca e história familiar de diabetes[13].

FISIOPATOLOGIA DO DMG

As modificações na gestação incluem progressiva resistência à insulina, catabolismo dos lipídios com formações de corpos cetônicos e hipoglicemia de jejum, tudo comandado pelos hormônios placentários[6].

O DMG é a ocorrência de hiperglicemia por consequência da resistência aumentada à insulina, que na gravidez normal ocorre no 2º trimestre e aumenta progressivamente até o final da gravidez, a fim de atender às necessidades do concepto (maior disponibilidade de glicose). O aumento dos hormônios placentários circulantes gera a resistência à insulina, pois estes são contrainsulínicos. Estes homônios são cortisol, lactogênio placentário humano (HPL), prolactina (PRL) e hormônio do crescimento placentário. O que acontece com a gestante que desenvolve o diabetes é a incapacidade de secretar insulina na quantidade necessária à demanda, levando ao aumento da concentração de glicose pós-prandial. Esta anormalidade na tolerância à glicose ocorre mais frequentemente no final do 2º e no 3º trimestres, particularmente após a 24ª semana[14].

O diabetes tem diferentes classificações, seguindo uma ordem alfabética, mediante o tempo e as características da doença. A maioria dos diabéticos é classificado na classe A (90%) e os outros 10% nas classes B a H. O diabetes gestacional está na classe A, que é subdividida em A1 (tratamento dietoterápico) e A2 (tratamento dietoterápico e insulínico), podendo retornar à normalidade. Após o parto, as classes B e C são recentemente diagnosticadas, sem apresentar complicações vasculares, com até 10 anos e entre 10 e 19 anos, respectivamente. As classes D a H consistem em diabéticas com complicações vasculares, com duração de 20 ou mais anos de doença[15].

RASTREAMENTO E DIAGNÓSTICO

O rastreamento e o diagnóstico são realizados mediante testes de glicemias e conforme as determinações do Ministério da Saúde (MS), da *American Diabetes Association* (ADA) e da Organização Mundial da Saúde (OMS). Estes órgãos apresentam critérios divergentes pela inexistência de estudos comparativos.[6]

Rastreamento

Na primeira consulta da gestação deve ser solicitada glicemia de jejum para todas as gestantes[16], e esta deve acontecer dentro de 120 dias da gestação[17]. Os critérios de ponto de corte estabelecidos para a normalidade são: 85-90mg/dL pelo MS e seguido pela diretriz diabetes melito gestacional[6], e < 85mL/dL pela Sociedade Brasileira de Diabetes (SBD). Em caso de rastreamento negativo deve ser solicitada glicemia de jejum (GJ) após a 20ª semana de gestação[16]. O método de rastreamento da GJ + fatores de risco, adotado pelo MS, também é utilizado[18]. Como não há consenso quanto ao ponto de corte, valores da GJ acima de 100mg/dL devem ser considerados alterados, e os valores acima de 110mg/dL confirmam o diagnóstico em qualquer fase da gestação[6].

O rastreamento também deve ser realizado com o Teste Oral de Tolerância à Glicose (TOTG) com 50g de dextrosol com a medição da glicemia 1 hora após. Este deve ser solicitado entre a 24ª e 28ª semana de gestação (AMB, 2006)[6]. Os pontos de corte utilizados para este teste são: glicemia pós-prandial < 140mg/dL ou mesmo < 130mg/dL, este último com maior sensibilidade do teste[5].

Todas as mulheres, incluindo as que constituem o grupo de baixo risco para a DMG, necessitam ser submetidas ao teste de rastreamento[12].

Diagnóstico

O diagnóstico é baseado segundo a ADA, que preconiza o teste oral de tolerância à glicose com 75g ou 100g de dextrosol (TOTG-75g ou TOTG-100g), que deve ser solicitado na 24ª ou na 28ª semana de gestação, sendo o primeiro o mais utilizado[5] (Quadro 9.1).

Mulheres que tiveram diabetes em gestação anterior devem realizar o TOTG-75g antes de 16-18 semanas. Caso o resultado seja normal, repetir o teste com 28 semanas[15].

Quadro 9.1. Rastreamento e diagnóstico da DMG

Tempo/teste	TOTG-50g	TOTG-100g
Jejum	85-90mg/dL	≥ 95mg/dL
1h	≥ 140mg/dL	≥ 180mg/dL
2h		≥ 155mg/dL
3h		≥ 140mg/dL

Teste oral de tolerância à glicose (TOTG).
Fonte: adaptado da ADA[12].

Para a interpretação fidedigna dos resultados do TOTG, as seguintes orientações devem ser adotadas[5]:

- O procedimento deve ser realizado pela manhã, com a gestante em jejum prévio de 8 a 14 horas, sem restrições alimentares nos 3 dias anteriores ao teste e à atividade física usual.

- Após a coleta de sangue em jejum, a paciente ingere uma solução de 300mL de água com 75g de glicose anidra ou equivalente.

- Durante o teste, a gestante deve manter-se em repouso e não fumar nem estar com infecções. As medicações em uso devem ser anotadas.

- Em caso de dois ou mais valores aumentados é diagnosticado DMG.

COMPLICAÇÕES

As complicações do diabetes na gestação geram riscos para a mãe e para o feto. Para o feto, as repercussões mais frequentes são a macrossomia e a hipoglicemia neonatal. Para a mãe, aumentam os riscos de infecções e de tornar-se diabética[2].

Fetal

Recém-nascidos grandes para a idade gestacional (GIG) e macrossomia são frequentes em caso de mulher diabética. Bebês GIG são mais comuns em gestantes diabéticas com início tardio do tratamento, menor número de consultas no pré-natal e maior valor de glicemias de 2 horas no TOTG-75g[20].

A macrossomia fetal ocorre também devido ao pré-natal tardio, tratamento não oficializado e controle glicêmico insatisfatório[21,22], e também como consequência da obesidade materna[23]. Estes recém-nascidos apresentam maior risco de ter sobrepeso na adolescência[24].

Ocorrem também hipoglicemias[22,25], prematuridade e icterícia[25]. No diabetes tipo 1 as hiperglicemias levam com mais frequência à ocorrência de malformações congênitas, abortamento espontâneo e risco de morte súbita do feto[26,27].

Materna

As complicações maternas mais incidentes em gestantes com diabetes são hipoglicemias, infecções do trato urinário (ITU), vulvovaginites, hipertensão arterial sistêmica

142 PARTE III · Nutrição em Obstetrícia – Situações Especiais

(HAS)[22] e doença hipertensiva específica da gestação (DHEG), sendo a hipoglicemia, as ITU e o aborto mais comuns no diabetes do tipo 1[25]. A pré-eclâmpsia é observada em 15% a 20% das mulheres com diabetes tipo 1 e em 50% daquelas com nefropatia associada[25].

As mulheres com DMG e que apresentam obesidade pré-gestacional têm maior probabilidade de adquirir gengivite que aquelas com IMC normal[28]; nestas gestantes, o poli-hidrâmnio é a causa mais frequente de parto prematuro[15]. Devido ao maior risco de macrossomia fetal nas gestantes diabéticas[15], opta-se pelo parto eletivo[21,23,25] (indução ou cesárea), na 38ª semana de gestação. Embora essa escolha não seja a ideal, ela diminui os riscos dessas complicações.

As mulheres com DMG têm um risco futuro de DM tipo 2 50% maior do que o da população em geral[29], e quanto maiores as glicemias de jejum e pós-prandiais, maior o risco de se tornarem diabética[30].

TRATAMENTO

As glicemias normais são atingidas com o esquema terapêutico de monitoramento glicêmico, atividade física, terapia nutricional e/ou insulinoterapia.

Monitoramento glicêmico

O monitoramento glicêmico feito através da dosagem da glicemia capilar (dextro), pela própria paciente, 6 vezes ao dia, é considerado o ideal[31]. As glicemias de jejum não devem ser maiores do que 105mg/dL, 1 hora pós-prandial de ≤ 155mg/dL, e 2 horas pós-prandial, ≤ 130mg/dL. Esses valores são metas para glicemias da gestante diabética. A partir desses valores deve ser introduzida a terapia insulínica[32].

O perfil glicêmico (PG) é um teste utilizado no diagnóstico e no controle do DMG. O ponto de corte de normalidade para a GJ é de 90mg/dL e glicemias pós-prandiais devem ser menores do que 130mg/dL[33].

Os parâmetros de bom controle são: glicemia de jejum < 90mg/dL, glicemias pós-prandiais de 1h < 140mg/dL, e de 2h, < 120mg/dL. O limite inferior para qualquer horário é de 60mg/dL. Em caso de glicemias maiores do que 200mg/dL e menores do que 50mg/dL está indicada a internação[15,34].

Terapia nutricional

A dieta é um elemento muito importante do tratamento da gestante diabética, e para estabelecer as necessidades desta mulher podem ser utilizados o peso pré-gestacional e o peso ideal para a idade gestacional ou o peso atual como base para avaliação dos estados nutricionais pré-gestacional e gestacional.

O estado nutricional da gestação deve ser realizado através do IMC prévio, utilizando a classificação do *Institute of Medicine* (IOM)[34] e o estado nutricional atual através da relação do IMC atual com a idade gestacional, utilizando a curva de Atalah (1997)[36]. O ganho de peso é um parâmetro relevante na avaliação nutricional destas mulheres e pode ser avaliado pelas recomendações do IOM[37]. Apesar de a curva de Atalah ser hoje o melhor método para avaliar a gestante[38], não há um padrão-ouro

CAPÍTULO 9 · Diabetes na Gestação 143

para a avaliação nutricional na gravidez; por isso, devem ser utilizados todos os meios de avaliação, inclusive os métodos de composição corporal. Caso esta mulher diabética seja gestante de fetos múltiplos, não se tem referência para a avaliação nutricional dela, mas sabe-se que as gemelares não diabéticas não devem ser avaliadas pela curva de Atalah e sim pela avaliação de ganho de peso (ver Capítulo 3 – Avaliação Nutricional).

Calorias

O metabolismo basal do indivíduo adulto é de cerca de 60% a 70% das necessidades totais, e na gestação há uma variação deste metabolismo, com aumento médio de 20%[39]. As recomendações energéticas podem ser seguidas pelas DRI (ver Capítulo 4 – Recomendações Nutricionais), estimadas pelo valor energético total (VET) ou pelo método prático conforme recomendação da ADA.

O método prático tem como base constante de calorias para a mulher gestante o relacionado com o peso ideal para a idade gestacional. As calorias utilizadas para a gestante não diabética são 36kcal/ kg para as gestantes com baixo peso e eutróficas e 30kcal/kg para as gestantes com sobrepeso e obesas[40]. Para a gestante diabética as recomendações da ADA estão apresentadas nos Quadros 9.2 e 9.3. No Quadro 9.4 encontra-se a recomendação da distribuição dos macronutrientes no DMG.

Exemplo: peso ideal (PI) à idade gestacional

PI = IMC ideal × altura^2

Utiliza-se a curva de Atalah para estimar o IMC ideal à idade gestacional em que a mulher se encontra. Numa gestante que tenha 75kg e altura de 1,62m, com 28 semanas de gestação, o PI será:

IMC atual = $81/1,62^2$ = $30,4kg/m^2$ (sobrepeso pela curva de Atalah)

IMC ideal= $27kg/m^2$

PI = IMC ideal × altura^2 = 70,8kg

O cálculo das necessidades energéticas deverá basear-se na recomendação de 25-30kcal/kg/dia.

Neste caso, a recomendação energética é de 1.770 a 2.124kcal.

Quadro 9.2. Cálculo do valor calórico a partir da adequação do peso ideal pré-gestacional

Estado nutricional na gravidez	kcal/kg/dia
Adequado	30
120%-150% adequação	24
> 150% adequação	12-18
< 90% adequação	36-40

Fonte: ADA[41].

Quadro 9.3. Cálculo do valor calórico a partir da adequação do peso atual

Estado nutricional na gravidez	kcal/kg/dia
Baixo peso	36-40
Adequado	30-35
Sobrepeso	25-30
Obesidade	25

Fonte: ADA[42].

Quadro 9.4. Distribuição dos macronutrientes na DMG

Macronutrientes	% VET
Gordura	25-30
ω-6	13
ω-3	1,2
Carboidrato	45-50
Proteína	25-30

Proteína

A faixa de recomendação de proteína pela ADA é de 15% a 20%[31] e pelas DRI a oferta é em torno de 71g dia ou 1,1g/kg de peso ideal. Duggleby e Jackon[44] estimaram a necessidade proteica durante a gestação e verificaram que no primeiro trimestre este metabolismo é igual na mulher não grávida, aumentando para 15% no segundo trimestre e 25% no terceiro trimestre. O IOM estabeleceu para o indivíduo adulto uma variação de 10% a 35%[43]. Isso sugere que um aporte de 20% para a gestante diabética pode ser a recomendação adequada.

A ingestão adequada de proteína é importante para o desenvolvimento fetal, como também para garantir o aumento da produção de insulina[45]. Estudo em ratos verificou que a restrição proteica elevou a síntese de lipídio no fígado e reduziu a massa da placenta e do feto, além de modificar o perfil hormonal, aumentando a insulinemia, mas com a presença de resistência à insulina[46].

Carboidratos

Fontes calóricas não proteicas são importantes para o mecanismo de oxidação no último trimestre de gestação[47]. Os carboidratos (CHO) são classificados em simples e complexos e fornecem 4kcal/g. Glicose, frutose, sacarose e lactose são os carboidratos simples mais encontrados nos alimentos, estando o amido entre os complexos. Os CHO simples são facilmente digeridos e mais rapidamente absorvidos[48] e devem ser oferecidos em até 10% do total de carboidratos ao dia[16]. São exemplos: açúcar de mesa, mel, açúcar do leite e das frutas, garapa, rapadura, balas, muitos chicletes, doces em geral, biscoitos e refrigerantes, entre outros.

Já os carboidratos complexos são formados por cadeias mais longas de açúcares, e podem ter a digestão e a absorção mais prolongadas. Alguns alimentos que contêm carboidratos complexos são: cereais e derivados, como arroz, trigo, centeio, cevada, milho (espiga), aveia, farinhas (de trigo, mandioca e de milho), massas e pães integrais, tapioca, pipoca caseira, tubérculos (batata-doce, batata, inhame, cará, mandioca, mandioquinha) e leguminosas (feijões, ervilha, lentilha, grão-de-bico e soja)[49].

O recomendado pela ADA é limitar a ingestão de carboidratos em 45% a 55%% do total de calorias diárias[31]. Com a introdução da insulina na terapêutica, a taxa de carboidratos na dieta manteve-se entre 35% e 65% das calorias[50]. Mas a mulher gestante com intolerância à glicose ou com DMG consome um menor percentual de energia dos carboidratos e um maior percentual de energia das gorduras do que as mulheres com tolerância à glicose normal[51]. Entretanto, a glicose é a fonte principal de energia para o crescimento fetal[52, 53]. Isto sugere que a média desta última recomendação possa ser utilizada, pois não subestima nem superestima a oferta dos carboidratos, visto que 100% dos carboidratos são convertidos em glicose em 15 a 120 minutos após ingeridos[54].

O teor de carboidrato da dieta tem relação positiva com as glicemias pós-prandiais, e para manutenção das glicemias normais é necessária a distribuição adequada dos carboidratos da dieta ao longo do dia. A recomendação das DRI é de 175g de carboidratos como ingestão adequada (IA)[43] à gestante, no entanto podem não atingir os 40% do valor calórico total (VET), e por isso a distribuição adequada dos carboidratos ao longo do dia pode ser mais importante do que a quantidade total deste, associada à melhor resposta glicêmica. Peterson[55] propõe uma distribuição das calorias totais que serão oferecidas nestas refeições nas principais refeições: 33% no café, 45% no almoço e cerca de 40% no jantar. A ADA recomenda uma distribuição ao longo do dia (Quadro 9.5).

Os alimentos que induzem uma glicemia gradual são aqueles que promovem uma lenta digestão e consequentemente uma lenta absorção. Esses alimentos apresentam um baixo índice glicêmico (IG)[56] e são os que contêm um maior teor de fibras, como os ricos em carboidratos complexos e ricos em fibras[49].

Restrições de carboidratos podem levar à cetose pelo catabolismo acelerado dos lipídios, que tem sido relacionado com resultados desfavoráveis na gestação; entre eles, o déficit psicomotor do feto[57] e o quoeficiente respiratório (QR) no último trimestre de gestação maior que no pós-parto, cujos percentuais de energia não proteica diminuem de 66% para 58%, com oxidação dos carboidratos de 282g/dia para 210g/dia, respectivamente[47]. Isso confirma que a ingestão de 75g de CHO/dia é a recomendação mínima para a gestante, visto que este valor é uma média populacional.

As fibras são classificadas em solúveis e insolúveis: as solúveis têm importância no controle glicêmico, em especial as pectinas e as betagluconas, e as insolúveis possuem ação nas funções intestinais[49]. O consumo de fibra recomendado pelas DRI para a gestante é de 28g dia e pela ADA para o adulto diabético é de 20 a 35g[16], com consumo mínimo de 20g (14g/1.000kcal) ao dia sob a forma de hortaliças, leguminosas, grãos integrais e frutas, sendo importante um consumo por dia de 2 a 4 porções de frutas e de 3 a 5 porções de hortaliças cruas e cozidas[58].

Quadro 9.5. Distribuição dos carboidratos nas refeições ao longo do dia

Refeições	% carboidratos
Desjejum	15
Lanche	10
Almoço	30
Lanche	10
Jantar	25
Ceia	10

Fonte: ADA[19].

Gordura

As gorduras ou lipídios são componentes alimentares orgânicos que, por conterem menos oxigênio que os carboidratos e as proteínas, fornecem taxas maiores de energia, 9kcal/g, são importantes condutores de vitaminas lipossolúveis (A, D, E e K) e fornecem ácidos graxos essenciais que o organismo não produz, devendo ser obtidos da gordura dos alimentos ingeridos[48].

O metabolismo lipídico na gestação promove o acúmulo de gordura materna na primeira metade da gestação como reserva para metabolização na segunda metade, e os hormônios estrógeno, progesterona e insulina aumentados na primeira metade favorecem a deposição de gordura e inibição da lipólise[59]. O colesterol e os triglicerídeos diminuem por volta da 7ª semana, aumentando progressivamente até o termo. Ocorre aumento dos ácidos graxos livres no último trimestre da gestação devido, provavelmente, à diminuição da sensibilidade à insulina. No pós-parto, os triglicerídeos diminuem, e mais rapidamente nas mulheres que amamentam[60].

É recomendado um percentual de 20%-35% de lipídios do VET[31]. A ADA recomenda que os lipídios sejam estabelecidos de acordo com as metas do tratamento, distribuindo-os em até 7%, ou menos, de ácidos graxos saturados, 10% de poli-insaturados e mais de 10% de monoinsaturados. Um consumo maior do que 7% de saturados reduz o risco de doenças macrovasculares em adultos[12,61].

O teor de gordura aumentado na dieta da gestante pode desencadear anormalidades da glicemia,[51] estando a gordura saturada associada ao maior risco de tolerância à glicose diminuída[49,62], como também à elevação do colesterol e triglicerídeos[49], e o desenvolvimento fetal é vulnerável a excessos de gordura na dieta, independentemente do diabetes materno ou obesidade, podendo levar ao aumento de gordura no fígado fetal[63].

Estudos mostraram que o bom controle glicêmico e a ingestão de dieta rica em gordura poli-insaturada, ômega 3 ou alimentos antioxidantes podem ter papel protetor contra os déficits cognitivos em diabéticos[64]. Bons resultados também são conquistados com a gordura monoinsaturada, como azeite de oliva, óleos de canola e girassol, peixes e semente de linhaça[49]. Um ponto controverso diz respeito à ingestão de algumas leguminosas na dieta da gestante como potencial forma de prevenção da sensibillização a alérgenos alimentares. Para a nutriz, até os 12 meses de vida da criança, devem ser eliminados amendoim, castanhas e nozes da dieta materna[65].

O ácido docosa-hexaenoico (DHA) é recomendado para gestantes e lactantes numa cota mínima de 200mg/dL ou 2-7g/d de ácido linolênico (precursor do DHA), mas esse último é menos efetivo nos benefícios para o cérebro fetal. Esta recomendação se equipara à ingestão de uma a duas porções de peixe por semana, incluindo peixes oleosos[66]. Devem ser evitados os peixes predadores, pois estes contêm uma quantidade relevante de mercúrio, que é um metal pesado, excedendo o limite de 1µg permitido pela Agência Nacional de Vigilância Sanitária[67].

Dietas com quantidades reduzidas em lipídios e menores percentuais de ácidos graxos trans diminuem o LDL-c e os triglicerídeos e aumentam o HDL-c, quando mantidas por longo tempo. Portanto, evitar os ácidos graxos trans que são encontrados em óleos e gorduras hidrogenadas, sorvetes, chocolates, produtos de padarias, salgadinhos, maionese e outros contribui para melhora do perfil lipídico[61].

Zinco

O zinco é um micronutriente que participa dos mecanismos de reprodução, diferenciação celular, crescimento, desenvolvimento, reparação tecidual e imunidade[68]. Estudo em animais mostrou que o zinco é requerido no metabolismo da glicose normal. A concentração sérica de zinco deve ter efeito na insulina sobre o transporte de glicose nos adipócitos, potencializando a ação da insulina, e isto sugere que a glicose utilizada seja reduzida e a lipólise aumentada na deficiência de zinco[69].

O zinco é difundido nos alimentos proteicos e pode ter sua biodisponibilidade comprometida por vários fatores, tais como o teor de fitato na alimentação, por ser a dieta do diabético rica em alimentos integrais, a suplementação de ferro na gestação, pois estes competem pelo mesmo sítio de absorção, fumo, abuso do álcool e estresse causado por infecções ou trauma[70.] A deficiência de zinco tem sido verificada em gestantes[71], e há evidências de que os níveis plasmáticos de zinco estão positivamente relacionados com o peso do feto[72].

Magnésio

A diminuição de magnésio sérico e as perdas urinárias deste foram verificadas em pacientes com diabetes tipo 1 e diabetes gestacional descompensadas, cessando estas perdas após o controle glicêmico[73]. A hipomagnesemia pode gerar em gestantes saudáveis ou com diabetes a hipoalbuminemia, pois o magnésio sérico é transportador de albumina[74].

Adoçantes

Os adoçantes são compostos por substâncias edulcorantes que conferem sabor doce ao alimento. Vários adoçantes contêm mais de um edulcorante com a finalidade de melhorar a aceitação ao diminuir o sabor residual. Estes agentes podem ser derivados do álcool – dentre os mais conhecidos são citados o manitol, o sorbitol e o xilitol – ou do amido, como é o caso da lactose, da frutose e do açúcar invertido (*Food and Drug Administration* [FDA]), o que confere a estes um certo teor calórico (Quadro 9.6).

Existem poucas informações do poder carcinogênico do ciclamato e da sacarina em animais; por isso, devem ser evitados na gestação. O aspartame e a estévia têm sido bem estudados em animais e não há evidências de complicações, sendo seu uso considerado seguro na gestação. Quanto à sucralose e ao ecessulfame-k, não há estudo controlado em humanos, mas, como não são metabolizados no organismo, parecem ser seguros na gestação[75].

A FDA[76] classifica as drogas mediante o risco potencial para o uso na gestação, e neste contexto são contemplados os edulcorantes classes A, B, C, D e X, para os quais há recomendações de ingestão diária aceitável (IDA) definida em 1mg/kg/dia pela Organização Mundial da Saúde (OMS)[77] e aprovada para uso pela vigilância sanitária[78].

Classificação dos adoçantes e seu risco potencial na gestação[76]

- A – estudos controlados em mulheres não demonstraram risco para o feto no primeiro trimestre, não existindo evidência de risco nos outros trimestres, e a possibilidade de dano fetal parece ser remota.

- B – estudos em animais não indicam risco fetal e não há estudos controlados na espécie humana ou, ainda, estudos em animais mostram um efeito adverso no feto, mas estudos bem controlados em mulheres grávidas não demonstraram risco para o feto.

- C – estudos têm mostrado que as drogas apresentam efeito teratogênico ou embriocida em animais, mas não há estudos controlados em mulheres ou, ainda, não há estudos controlados nem em animais nem em mulheres. Essas drogas só devem ser administradas se os possíveis benefícios justificarem os riscos potenciais para o feto.

- D – existem evidências de risco para o feto humano, mas os benefícios, em certas situações (risco de morte ou doenças graves para as quais drogas mais seguras são ineficazes ou não podem ser usadas), podem fazer com que o uso dessa droga seja aceitável, apesar do seu risco.

- X – estudos em animais ou humanos têm demonstrado anormalidades fetais ou há evidências de risco fetal baseadas em estudos em humanos, ou ambos, e os riscos associados ao uso da droga na gestação claramente superam quaisquer benefícios possíveis. Essas drogas são contraindicadas em mulheres grávidas.

O plano alimentar deve ser individualizado, levando em consideração o estilo de vida, os hábitos alimentares e socioculturais, como também as condições financeiras. Uma estratégia que pode ser utilizada na orientação nutricional consiste na substituição de um elemento por outro do mesmo grupo, usando uma lista de alimentos equivalentes (Anexo XI).

Quadro 9.6. Tipos de adoçantes dietéticos, classe de risco e dose segura em humanos

Substância adoçante	SACARINA	CICLAMATO	ASPARTAME	SUCRALOSE	ACESSULFAME-K	ESTÉVIA
Classe de risco (FDA)	C	C	B	B	B	B
IDA-FDA (mg/kg/dia)	5	11	40	15	15	5,5
Produto comercial	Adocyl Assugrin Tal & Qual Dietil Doce Menor Sucaryl Estévia plus Zero cal	Adocyl Assugrin Tal & Qual Dietil Doce Menor Sucaryl Estévia plus Lowçucar pó 500g	Aspasweet Cristaldiet Doce Menor Gold Adoce Docevita Docy LowFinn Lowçucar D'Ouro Zero-Cal branco	Linea (Sucralose+ Acessulfame-K)	Finett (Acessulfame-K + Ciclamato)	Stevita (estévia) Lowçucar pó 250g (estévia+ açúcar mascavo) Lowçucar líquido

Fonte: adaptada da FDA[76].

Atividade física

Quanto ao metabolismo do açúcar, o exercício aumenta o transporte de glicose, pois aumenta a sensibilidade da insulina no músculo e reduz os níveis de ácidos graxos livres[79]. Como as mulheres que adquirem diabetes na gestação são mais frequentemente aquelas que apresentam sobrepeso ou obesidade[4], torna-se importante que o profissional de saúde seja encorajado a orientar a atividade física durante e após a gestação[80].

A atividade física pode representar o fator de proteção para a mãe e para o feto. Dentre os benefícios da atividade física na gestação destacam-se prevenção e redução de lombalgias, dores das mãos e pés e estresse cardiovascular, fortalecimento da musculatura pélvica, redução de partos prematuros e cesáreas, maiores flexibilidade e tolerância à dor, controle do ganho ponderal e elevação da autoestima da gestante. No feto, observaram-se aumento do peso ao nascer e melhoria da condição nutricional[81]. Contudo, foram encontradas associações entre atividades específicas, como subir escadas ou permanecer de pé por períodos prolongados, e peso inadequado do recém-nascido, prematuridade e aborto espontâneo[82].

Até o momento não existe consenso quanto ao tipo de atividade física da gestante não atleta[81]. Porém, parece haver consenso em que a prática de atividade física de intensidade leve ou moderada não consiste em fator de risco[82]. A paciente deve ser encorajada a se exercitar no mínimo 3 a 4 vezes/semana por 20 a 30 minutos em cada sessão[15]. Mediante posicionamento obstétrico, pode ser recomendada a caminhada[15], sendo o exercício na água o mais indicado[15, 81].

A prevalência de atividade física de lazer entre as grávidas brasileiras é baixa, mesmo não sendo a atividade física percebida como prejudicial à gravidez, como recomendam as diretrizes atuais[83]. As gestantes devem ser encorajadas a ter um estilo de vida saudável para melhores resultados obstétricos, pois foi verificado que um estado nutricional adequado resultante de uma alimentação adequada, ganho de peso gestacional ideal e exercício durante a gestação podem contribuir para manutenção do estado nutricional adequado e minimização da mortalidade materno-infantil[84]. Porém, aquelas que não atingirem níveis aceitáveis de glicose com a dieta e os exercícios devem receber insulina[15].

Insulinoterapia

A maioria das gestantes diabéticas responde positivamente à dieta e ao exercício, com 10%-20% necessitando de agentes hipoglicemiantes ou insulina para controlar a glicemia[85]. O hipoglicemiante permitido na gestação é a gliburida, que não atravessa a placenta[86], mas a insulinoterapia permanece como tratamento-padrão para a DMG daquelas pacientes que não apresentam controle glicêmico adequado, seguindo orientações nutricionais e prática de exercícios[87].

A ADA[15] recomenda o uso de insulina quando a glicose de jejum exceder 95-100mg/dL, a pós-prandial de 1 hora > 140mg e/ou 2 horas > 120mg/dL após as refeições.

A terapia insulínica é indicada quando valores das glicemias ultrapassam a meta de normalidade para a gestante diabética, após a tentativa da terapia nutricional por mais de 7 dias. Caso ocorra alteração, será necessário estimar a dose de insulina adequada; para isso é utilizada a seguinte fórmula[6]:

$$\frac{\text{Jejum} - 90}{4}$$

150 PARTE III · Nutrição em Obstetrícia – Situações Especiais

A insulina de escolha deve ser a de origem humana, por ser menos imunogênica, prevenindo a formação de anticorpos que ultrapassam a barreira placentária[6]. Inicia-se com uma insulina de ação intermediária (Neutral Protamine Hagedom [NPH]), com dose única matinal (0,3U/kg/dia), evoluindo para a dose total diária, que varia de 0,8 a 2,0U/kg, podendo ser associada à insulina de ação rápida. As doses são estabelecidas a partir de esquema convencional com base no controle glicêmico e ganho de peso da gestante, sendo administradas uma a duas injeções diárias de insulina[34]. A forma de insulinoterapia mais utilizada em portadores de DMG consiste na administração de duas doses diárias de insulina NPH e regular[88].

A dose da insulina deve ser baseada no peso da grávida e na idade gestacional: 0,8U/kg/dia no 1º trimestre, 1,0U/kg/dia no 2º trimestre e 1,2U/kg/dia no 3º trimestre, com registro de 0,7U/kg/dia como dose adequada para o controle glicêmico de gestantes com diabetes gestacional[89].

A literatura tem salientado que o uso de bomba de insulina apresenta vantagens sobre a terapêutica de múltiplas doses de insulina (MDI), gerando níveis glicêmicos mais controlados e melhor estilo de vida, sendo importante seu uso em pacientes com hipoglicemias frequentes e na gestação[90].

ACOMPANHAMENTO

Gestação

A terapia nutricional deve ser iniciada após o diagnóstico de DMG, mediante a realização do TOTG, com o objetivo de manter ou ajustar o estado nutricional, além de promover educação nutricional dentro do hábito alimentar e das condições socioeconômicas[35].

As gestantes diabéticas tipo 1 devem iniciar o acompanhamento nutricional 2 meses antes de engravidar, com o objetivo de adequar as necessidades nutricionais aos hábitos e normalizar glicemias[15].

As gestantes da classe A podem ser classificadas em gestantes A1 e A2, sendo o tratamento realizado apenas com dieta no tipo A e com dieta e insulina no tipo 2. Ambos os casos necessitam de dietas específicas às necessidades nutricionais, que devem ser baseadas no estado nutricional e no momento clínico em que a gestante estiver.

A diabética classe A1 será tratada apenas com dieta e exercício, quando possível. Após o diagnóstico é solicitado, em geral pelo médico, o teste do perfil glicêmico, que visa monitorar as glicemias pós-prandiais das principais refeições durante o dia[34]. Este teste deve ser realizado após consulta nutricional e cumprimento de dieta por 2 semanas, visando ao controle da glicemia. Se após 2 semanas de dieta os níveis glicêmicos permanecerem elevados (jejum ≥ 105mg/dL e 2 horas pós-prandiais ≥ 130mg/dL), recomenda-se iniciar o tratamento com insulina[91,92]. O monitoramento dos níveis glicêmicos pode ser realizado pela glicemia capilar, e esta deve ser realizada logo após o início do tratamento dialítico. O monitoramento domiciliar pode ser realizado, de 3 a 7 vezes por dia, especialmente nas gestantes que usam insulina[91] (Quadro 9.7).

Quadro 9.7. Controle glicêmico para diabéticas tipos 1 e 2

Teste diagnóstico	Regulação da glicose	
	Normal	Alterada
A1C %	< 6,0	≥ 7,0
Glicose jejum (mg/dL)	60-99	≥ 100
Glicose pré-prandial (mg/dL)	70-130	> 130
Glicose pós-prandial (mg/dL)	< 180	≥ 180

Fonte: adaptado da ADA[12].

As gestantes diabéticas devem ser acompanhadas semanalmente[15], com retorno nutricional mensal. A falta de acompanhamento no pré-natal nestas mulheres com diabetes na gestação pode levar a complicações graves, como crescimento intrauterino retardado (CIUR), prematuridade e hipoglicemia neonatal ou mesmo morte fetal[93]. Essas complicações são mais frequentes no diabetes tipo 1, e o monitoramento nutricional prévio pode evitá-las[26].

A ocorrência de recém-nascidos grandes para a idade gestacional é maior em mulheres com início tardio do tratamento e menor número de consultas no pré-natal[89]. Deve ser oferecida atenção especial às gestantes adolescentes, visto que necessitam de acompanhamento contínuo, sendo consideradas de risco nutricional, pois o maior número de consultas no pré-natal influencia positivamente o estado nutricional do recém-nascido[94].

Deve-se ter cuidado ao acompanhar a gestante de alto risco, visto que ela tem necessidades específicas e requer um acompanhamento contínuo. Para essas, a estimativa das necessidades deve ser baseada no peso atual, visto que são mulheres hospitalizadas.

Pós-parto

Os preditores de diabetes pós-parto são: presença elevada de autoanticorpos, gestantes diabéticas que utilizaram insulina, as que apresentam IMC > $30kg/m^2$, mulheres com diagnóstico anterior de DMG[95] e mulheres que apresentam risco maior de aparecimento do DM tipo 2. Lee et al.[96] encontraram que, após 15 anos do diagnóstico de DMG, 25,8% das mulheres estudadas apresentavam DM tipo 2.

No pós-parto, para as gestantes com DMG, a dieta deve ser de característica normal, com a introdução de carboidratos simples, mas sem excessos. Para as puérperas diabéticas tipo 1 e 2 a dieta deve seguir as recomendações específicas da lactante com características direcionadas à patologia[61].

É recomendado que no pós-parto a gestante que teve DMG realize controle do peso, dieta e exercício e avaliação de glicemia de jejum com 6 semanas pós-parto. Se o resultado for normal, repeti-la anualmente[85]. A ADA recomenda o TOTG-75 com 6-12 semanas. Os pontos de corte para a classificação de tolerância à glicose no pós-parto encontram-se no Quadro 9.8.

PARTE III · Nutrição em Obstetrícia – Situações Especiais

Quadro 9.8. Pontos de corte para a classificação de tolerância à glicose no pós-parto

Teste diagnóstico	Regulação da glicose		
	Normal	Alterada	Diabetes
Glicemia de jejum (mg/dL)	< 100	100-125	≥ 126
TOTG (75g) (mg/dL)	< 140	140-199	≥ 200
A1C (%)	< 5,7	5,7-6,4	≥ 6,5

*Deve ser realizado duas vezes.
Fontes: ADA; WHO[97,98].

NEFROPATIA DIABÉTICA

A nefropatia diabética (ND) é a principal causa de morbimortalidade em pacientes com DM1. Geralmente 30%-40% dos indivíduos com DM1, após 10 a 15 anos da doença, evoluem para ND, respectivamente. A nefropatia inicia-se com a excreção urinária mínimas de albumina (microalbuminúria), evoluindo para macroalbuminúria, quando, então, instala-se a perda progressiva da função renal, caracterizada por proteinúria, hipertensão e uremia[99,100,101].

Estágios progressivos da nefropatia diabética[102]

Estágio I – Fase inicial
- Hipertrofia renal e hiperfiltração glomerular

Estágio II – Fase silenciosa
- Microalbuminúria apenas após exercícios

Estágio III – Fase de nefropatia incipiente
- Microalbuminúria persistente

Estágio IV – Fase de nefropatia clínica
- Proteinúria no exame sumário de urina (macroalbuminúria)
- Hipertensão arterial

Estágio V – Fase de doença renal em estágio terminal
- Proteinúria + Hipertensão
- CC* < 10mL/min e/ou Cs** ≥ 10mg/dL

Fatores de risco para nefropatia diabética

- Hiperglicemia
- Tempo da doença DM
- HAS
- Microalbuminúria

*CC= *clearance* de creatinina; **Cs = creatinina sérica.

- Hipercolesterolemia
- Fatores genéticos
- Tabagismo

Terapia nutricional

Acredita-se que a restrição de proteína pode reduzir a hiperfiltração e a pressão intraglomerular e retardar a evolução da ND, porém só é indicada na ND avançada. Para pacientes diabéticos com comprometimento renal, as recomendações proteicas devem ser reduzidas, dando-se preferência às proteínas de alto valor biológico (AVB), como as da carne de frango, peixe, ovos, leite, queijo e soja. A troca da proteína animal por proteína de soja pode diminuir a proteinúria[99].

Gestantes transplantadas têm risco aumentado de perda do enxerto, aumento do risco de pré-eclâmpsia, RCIU e prematuridade, estando essa última complicação relacionada com a resposta da função renal[103]. Há indicação de que a quantidade de proteína na dieta das grávidas com doença renal varie entre 0,8 e 1,0g de proteína/kg de peso ideal[104].

REFERÊNCIAS BIBLIOGRÁFICAS

1. Brasil, Ministério da Saúde. Doenças Crônicas (Manual técnico). Brasília: Ministério da Saúde; 2000.
2. Brody, SC, Harris R, Lorh, K. Screening for gestacional diabetes: a summary of the evidence for the US. Prevention Services Task Force. Obstet Gynecol 2003; 101:380-92.
3. Schimidt MI, Matos MC, Reichett AJ, Forti AC, Lima L, Ducan BB. Prevalence of gestacional diabetes mellitus. Brasilian Gestacional Diabetes Study Group. Diabetes Med 2000; 17:374-80.
4. Valladares CG, Komka SB. Prevalência de diabetes mellitus gestacional em gestantes de um centro de saúde de Brasília-DF. Com. Ciência e Saúde. 2008; 19(1):11-7.
5. American Diabetes Associations – ADA. Gestational Diabetes Mellitus. Diabetes Care, January 2004; 27, suppl 1,
6. Sociedade Brasileira de Endrocinologia e Metabologia. Projeto Diretrizes: Diabetes Mellitus Gestacional. Associação Médica Brasileira (AMB). 20 junho, 2006.
7. Miller E, Hare JW, Colherty JP, Dunn JP et al. Elevated maternal HbA1c in early pregnancy and major congenital anomalies in infants of diabetic mother. N Engl J Med 1981; 304:1.331-4.
8. Suhonen L , Reramo K. Hypertension and pré-eclampsia in women with gestational glucose intolerance. Acta Obstet Gynecol Scand 1993; 72:269-2.
9. Metzger BE, Phelps RL, Freinkel N, Navickas IA. Effects of gestational diabetes on diurnal profiles of plasma glucose, lipids, and individual amino acids. Diabetes Care 1980; 3:402-9.
10. Matos C, Pereira M. Avaliação das normalidades do metabolismo da glicose após a gravidez complicada por diabetes gestacional. Arquivos de Medicina, 22(6):169-75.
11. Huidobro A, Fulford A, Carrasco E. Incidência de diabetes gestacional e su relacíon com obesidad em embarazadas chilenas. Ver Med Chile 2004; 132:931-8.
12. American Diabetes Associations – ADA. Standards of Medical Care in Diabetes Diabetes Care, Vol. January 2010, 33(2): suppl 1, 931-8.
13. Dode MASQ, Santos IS. Fatores de risco para diabetes mellitus gestacional na coorte de nascimentos de Pelotas, Rio Grande do Sul, 2004. Caderno de saúde pública, Rio de Janeiro, 2009; 25 (5): 1.141-52,
14. Montenegro, CAB & Rezende Filho, J. Modificações do organismo materno. In: Obstetrícia. ed. 11ª, Editora Guanabara Koogan. 2009; 101-9.
15. Montenegro, CAB, Filho-Rezende J. Diabete melito. In: Filho-Rezende J. Obstetrícia. ed. 11ª, Rio de Janeiro: Guanabara Koogan. 2009:526-38.
16. Sociedade Brasileira do Diabetes – SBD. Tratamento e Acompanhamento do Diabetes Mellitus – Diretrizes da Sociedade Brasileira de Diabetes, 2007.

17. Ministério da Saúde/Brasil: Peso ao Nascer e Puerpério, Atenção Qualificada e Humanizada. 3ª ed. Brasília, 2006.
18. Brasil, Ministério da Saúde. Pré-natal de baixo risco (Manual técnico). Brasília: Ministério da Saúde; 2000.
19. American Diabetes Association – ADA. Diagnosis and classification of diabetes mellitus. Diabetes Care. 2008; 3 (supll 1): S55.
20. Silva JC, Bertini AM, Ribeiro TE et al, Fatores relacionados à presença de recém-nascidos grandes para a idade gestacional em gestantes com diabetes mellitus gestacional. Rev Bras Ginecol Obstet. 2008.
21. Correia, FHS, Gomes MB. Acompanhamento ambulatorial de gestantes com diabetes mellitus no Hospital Universitário Pedro Ernestro – UERJ. Arq Bras Endocrinol Metab. 2004; 4.
22. Belmar C, Salinas P, Becker J et al. Incidência de diabetes gestacional según distintos métodos diagnósticos y SUS implicâncias clínicas.Rev Chil Obstet Ginecol, 2204; 69(1):2-7.
23. Atalah, E & Castro, RS. Obesidade materna e risco reproductivo. Rev Méd Chile, 2004; 132(8).
24. Buzinaro EF, Berchieri CB, Haddad AL et al. Sobrepeso na adolescência de filhos de mães que tiveram distúrbios glicêmicos na gestação. Arq Brás Endrocrinol Metab 2008; 52/1:85-92.
25. Montenegro Jr RM, Paccola GMFG, Faria CM et al. Evolução materno-fetal de gestantes diabéticas seguidas no HC-FMRP-USP no período de 1992-1999. Arq Bras Endocronolnmetab 2001; 45(5).
26. Golbert A, Campos MA. Diabetes melito tipo 1 e gestação. Arq Bras Endocrinol Metab 2008; 52/2.
27. Szulit NA, Segre CAM, Machado MV. Diabetes e gestação: análise das gestantes submetidas à ecocardiografia fetal em um período de dez anos. Einstein 2008; 6(1):42-50.
28. Charpper A Munch A, Schermann C et al. Obesidade e doença periondotal em gestantes diabéticas. Braz Oral Res 2005; 19(2):83-7.
29. Queirós J, Magalhães A, Medina J L. Diabetes gestacional: uma doença, duas gerações, vários problemas. Rev. Portuguesa de Endocrionologia, Diabetes e Metabolismo. 2006.
30. Silva MRG, Calderon IMP, Gonçalves LC et al. Ocorrência de diabetes melito em mulheres com hiperglicemia em gestação prévia. Rev Saúde Pública 2003; 37(3):345-50.
31. American Diabetes Association. Nutrition Recommendations and Intervencions for Diabetes. A position statement of the American Diabetes Association Diabetes care 2008; 319(suppl 1):S61-S78.
32. Schimidt MI, Ducan BB, Reichelt AJ et al. Gestational diabetes mellitus diagnosed with a 2h 75-g oral glucose tolerance test and adverse pregnancy outcomes. Diabetes Care 2001; 24:1151-5.
33. FEBRASGO. Diabetes e hipertensão na gravidez: manual de orientação. Rudge MVC, Amaral MJ. São Paulo: Federação Brasileira das Associações de Ginecologia e Obstetrícia; 2004; III.
34. Reichelt AJ, Oppermann MLR. Schmidt MI. Recomendações da 2ª Reunião do Grupo de Trabalho em Diabetes e Gravidez . Arq Bras Endocrinol Metab Outubro 2002; 46(5).
35. Institute of Medicine (IOM). National Academy of sciences. Nutrition During Pregnancy. Washington: National Academy Press, 1990.
36. Atalah, E, Castillo CL, Castro, RS. Propuesta de um nuevo estandar de evaluacion nutricional em embarazadas. Rev Méd Chile 1997; 125:1429-36.
37. Institute of Medicine (IOM). National Academy of sciences. Nutrition during pregnancy and lactation. An Implementation Guide. Washignton: National Academy Press, 1992.
38. Melo, MIB. Avaliação do estado nutricional de gestantes utilizando três diferentes métodos de classificação antropométrica: um estudo transversal. (Dissertação de mestrado). Instituto de Medicina Integral Professor Fernando Figueira. Recife, 2007.
39. King JC, Butte NF, Bronstein MN et al. Energy metabolism during pregnancy: influence of maternal energy status. Am J Clin Nutr 1994; 59:4.395-55.
40. Vitolo, MR. Recomendações nutricionais. In: Vitolo, MR. Nutrição: da gestação ao envelhecimento. Ed Rúbio: Rio de Janeiro, 2008; 57-64.
41. American Diabetes Association (ADA). Medical management of pregnancy complicated by diabetes. Clinical Education Series, 3ª ed, 2000.
42. American Diabetes Association (ADA). Recommendations of the Fifth International Workshop – Conference on Gestational Diabetes Mellitus, 2007.

43. Instituto of Medicine (IOM). Dietare reference intajes for energy, carboidrate, fivber, fat, fatty acids, colesterol, protein and amoni acids. Semtember. 2002.

44. Duggleby SC , Jacson AA. Protein, amino acid and nitrogen metabolism during pregancy: how might mother meet the needs of her fetus? Curr. Opin. Clin Nutr. Metab. Care, in press. 2002.

45. Ericksson UJ, Sweene I. Diabetes in pregnancy: fetal macrossomia, hyperinsulinism, and islet hyperplasia in the offspring of rats subjected to temporary protein-energy malnutrition early in life. Pediatr Res 1993; 34:791-5.

46. Ballen MLO, Moretto VL, Santos MP et al. Restrição protéica na prenhez – efeitos relacionados ao metabolismo materno. Arq Bras Endocrinol Metab 2009; 53(1):87-94.

47. Butte NF, Hopkinson JM, Methta N Moon JK, Smith EO. Adjustments in energy expenditure and substrate utilization during late pregnancy and lactation. Am J Clin Nutr 1999; 69:299-307.

48. Ettinger, S. Macronutrientes: carboidratos, proteínas e lipídeos. In mahan, LK, Escott-Stump s. Alimentos, Nutrição e Dietoterapia. 11ª Ed. São Paulo: Ed. Roca, 2005.

49. Seyffarth AS. Os alimentos: calorias, macronutrientes e micronutrientes. In Goveia GV. Manual do profissional. Sociedade Brasileira de Diabetes – SBD, 2006/2007.

50. Jovanovic-Peterson L, Peterson CM. Dietary manipulation as a primary treatment strategy for pregnancies complicated by diabetes. J Am Coll Nutr 1990; 9:320-5.

51. Saldana TM, Siega-Riz AM, Adair LA. Effect of macronutrient intake on the development of glucose intolerance during pregnancy. Am J Clin Nutr 2004; 79:479-86.

52. Moses RG, Luebcke M, Davis WS, Coleman KJ, Tapsell LC, Petocz P, et al. Effect of a low-glycemic-index diet during pregnancy on obstetric outcomes. American Journal of Clinical Nutrition 2006; 84(4):807-12.

53. Scholl T, Chen X, Khoo C, Lenders C. The dietary glycemic index during pregnancy: influence on infant birth weight, fetal growth, and biomarkers of carbohydrate metabolism. American Journal of Epidemiology 2004; 159(5):467-74.

54. Sociedade Brasileira de Diabetes (SBD). Manual oficial de contagem de carboidratos [organizadores Josefina Bressan R. Monteiro... et al.] – Rio de Janeiro : Diagraphic, 2003.

55. Peterson CM, Jovanovic-Peterson L. Percentage of carbohydrate and glycemic response to breakfast, lunch, and dinner in women with gestational diabetes. Diabetes 1991; 40(Suppl 2):172-4.

56. Brand-Miller J, Hayne S, Petocz P, Colqiuri S. Low-glycemic index diets in the management of diabetes: a meta-analysis of randomized controlled trials. Diabetes Care 2003; 26(8):2.261-7.

57. Metzger BE, Coustan DR. Summary and recommendations of the Fourth International Workshop-Conference on Gestational Diabetes Mellitus. Diabetes Care 1998; 21 Suppl 2:B161-B167.

58. American Diabetes Association – ADA. Standards of Medical Care in Diabetes – 2009. Diabetes Care, 2009; 32, Suppl 1, Jan.

59. Rebuffé-Scrive M, Enk L, Crona N et al. Fat cell metabolismo in different regiões in women. Effect of menstrual cycle, pregnancy and lactation. J Clin Invest 1985; 75:1973-6.

60. Darmady JM, Postle AD. Lipd metabolism in pregnancy. BJOG 1982; 89:211-5.

61. American Diabetes Association – ADA. Standards of Medical Care in Diabete. Diabetes Care, 2010; 33, Suppl 1, January,

62. Tovar A, Must A, Must A, Bermudez OI et al. The impact of gestational wight gain and diet on abnormal glucose tolerance during pregnancy in hispanic women. Matern Child Helth J 2009; 13(4): 520-30.

63. Mccurdy CE, Bishop JM, Williams SM et al. Maternal high-fat diet triggers lipotoxicity in the fetal liver of nonhuman primates. The Journal of Clinical Investigation. 2009; 119, nº 2.

64. Pititto BA, Almada Filho CM, Cendoroglo MS Deficit Cognitivo: mais uma Complicacao do Diabetes Melito? Arq Bras Endocrinol Metab 2008; 52/7.

65. Sociedade Brasileira de Pediatria – SBP. Consenso Brasileiro sobre Alergia Alimentar. Rev Bras Alerg Imunopatol 2008; 31(2).

66. Koletzko B, Cetin I, Brenna JT. Dietary fat intakes for pregnant and lactating women. British Journal of Nutrition 2007; 1-5.

67. Agência Nacional de Vigilância Sanitária. Portaria nº. 685/98. Diário Oficial da União 1998; 27 ago.

156 PARTE III · Nutrição em Obstetrícia – Situações Especiais

68. Organização Mundial da Saúde – OMS. Elementos traços na nutrição e saúde humanas. São Paulo: Roca; 1998.
69. Tang X & Shay NF. Zinc hás na insuline-like effect on glucose tranport mediated by phosphoinositol-3-kinase and art in 3T3-L1 fibroblasts and adipocytes. J Nutr 2001; 131:1.414-20.
70. Aaseth J, Thomassen Y, Yamini S et al. Profilatic iron supplementation in pregnant women in norway. J Trace Elem Med Biol 2001; 15:167-74.
71. Cheng Y, Dibley MJ, Zhang X et al. Assessment of dietary intake among pregnant women in a rural área of Western China. BMC Public Helth 2009, 9:222.
72. Hininger I, Favier M, Arnaud J, et al. Effects of a combined micronutrient supplementation on maternal biological status and newborn anthropometrics measurements: a randomized double-blind, placebo-controlled trial in apparently healthy pregnant women. European Journal of Clinical Nutrition (2004) 58:52–9.
73. Wibell L, Gebre-Medhin, M, Lindmark G. Magnesium and zinc in diabetic pregnancy. Acta paediatr. Scand. 1992; 320 (Suppl.), 100-106.
74. Smith RG, Heise CC, King JC et al. Serumand urinary magnesium, calcium and copper levels in insulin-dependent diabetic women. J Trace Elem. Electrolytes Health Dis. 1988; 2:239-43.
75. Torloni MR, Nakamura UM, Megale A, Sanhez VHS, Mano C, Fusaro AS et al. O uso de adoçantes na gravidez: uma análise dos produtos disponíveis no Brasil. Rev Bras Ginecol Obstet 2007; 29(5): 267-75.
76. Food and Drug Administration. Pregnancy categories. 1980. URL: http://www.medicalcorps.org/pharmacy/Pregnancy Categories. htm Acesso em: 10/12/2009.
77. World Health Organization. Principles for the safety assessment of food additives and contaminants in food. Geneva: WHO; 1987. p. 77-9. [Environmental Health Criteria, 70].
78. Brasil. Ministério da Saúde. Agência Nacional de Vigilância Sanitária. Portaria nº. 29, 13 janeiro de 1998, revogação da Portaria nº. 25, 1988. Aprova o regulamento técnico referente a alimentos para fins especiais 1998. URL: http://www.anvisa.gov.br/legis/portarias/29_98.htm. Acesso em: 05/03/2008.
79. Homko CJ, Khandelwal M. Glucose monitoring and insulin therapy during pregnancy. Obstet Gynecol Clin North Am 1996; 23:47-74.
80. Yun S, Nisren H, Kabber MPH et al. Modifiable risk factors for developing diabetes among women with previous gestational diabetes. Centers for Disease Control and Prevention. 2007; 4(1).
81. Batista DC, Chiara V, Gugelmin SA, Martins PD. Atividade física e gestação: saúde da gestante não atleta e crescimento fetal. Rev. Bras. Saúde Matern. Infant., Recife, 2003; 3(2):151-8,
82. Schlüssel, MM, Souza EB, Reichenheim ME, Kac G. Atividade física na gestação e desfechos da saúde materno-infantil: uma revisão sistemática da literatura. Cad. Saúde Pública, Rio de Janeiro, 2008; 24 Sup 4:S531-S544.
83. Domingues MR, Barros A J D. Atividade física de lazer entre as gestantes da coorte de nascimentos de Pelotas de 2004. Rev Saúde Pública 2007; 41(2):173-80.
84. Maior AS, Silveira FA, Moraes ER. Comportamento do índice de massa corporal em gestantes fisicamente ativas. IX Encontro Latino-Americano de Iniciação Científica e V Encontro Latino-Americano de Pós-Graduação – Universidade do Vale do Paraíba.
85. NICE – Clinical Guideline nº 63. Diabetes in pregnancy: management of diabetes and its complications from pré-conception to the prenatal period. 2008.
86. Gabbe SG, Gaves CR. Management of diabetes mellitus complicating pregnancy. Obstet. Ginecol. 2003; 102:857.
87. Dornhorst A, Frost G. The principles of dietary management of gestational diabetes reflection on current evidence. J Hum Nutr Diet 2002, 15:145-59.
88. Langer O, Rodriguez DA, Xenakis EM, et al. Intendified versus conventional management of gestacional diabetes. Am J Obstet Gynecol 1994.
89. Silva JC, Poletto F, Obara H, Bertini AM. Diabete melito gestacional: dose ideal de insulina utilizada no tratamento. 2009; 4:(170):1.034-67.
90. Minicucci WJ. Uso de bomba de infusão subcutânea de insulina e suas indicações. Arq Bras Endrocinol Metab. 2008; 52/1:340-8.

91. American Diabetes Association. Clinical practice recommendations. Gestational diabetes. Diabetes Care. 2001; 24 Suppl 1:S77-9.
92. Metzger BE, and the Organizing Committee. Summary and Recommendations of the Third International Workshop – Conference on Gestational Diabetes Mellitus. Diabetes 1991; 40 (Suppl 2): 197-201.
93. Mauad-Filho F, Dias CC, Meirelles SP et al. Diabetes e Gravidez: aspectos clínicos e perinatais. RBO. V.20, nº 4, 1998.
94. Silva, AFF. Gestação na Adolescência: Impacto do Estado Nutricional no Peso do Recém-nascido. Dissertação. Curitiba. Universidade Federal do Paraná. 2005.
95. Lobner K, Knopff A, Baumgarten A et al. Preditors of postpartum diabetes in women with gestational diabetes mellitus. Diabetes, march 2006; 55.
96. Lee AJ, Fanzca RJH, Fanzcog PW et al. Gestational diabetes mellitus: clinical predictors and long-term risk of developing tipo 2 diabetes. Diabetes Care 2007; 30(4).
97. The Expert Committee on the Diagnosis and Classification of Diabetes Mellitus. Report of the Expert Committee on the Diagnosis and Classification of Diabetes Mellitus. Diabetes Care 1997; 20: 1.183-97.
98. World Health Organization. Definition, diagnosis and classification of diabetes mellitus and its complications: report of a WHO consultation. Geneva, WHO, 1999.
99. Salgado, PPCA. Prevalência e fatores associados à nefropatia diabética em pacientes com diabetes mellitos tipo 1. 101.f. [Dissertação] Belo Horizonte. Universidade Federal de Minas Gerais, Faculdade de Medicina, 2007.
100. Piccirillo, LJ et al. Microalbuminuria em pacientes diabéticos tipo 1: prevalência e fatores associados. Arquivo Brasileiro de Endocrinologia e Metabolismo. Dezembro 2002; 16(6):640-7.
101. Murissi, M et al. Detecção precoce da nefropatia diabética. Arquivos Brasileiros de Endocrinologia e Metabolismo. São Paulo abril 2008; 52.
102. Shils, ME et al. Tratado de nutrição moderna na saúde e na doença. 9ª ed. São Paulo: Manole, 2003:1479-50
103. Oliveira LG, Sass N, Camano L, Pestana JOM. Evolução da gravidez perinatal em transplantadas renais. Ver Bras Ginecol Obstet. 2005; 27(6):316-22.
104. Riella, MN. Gestação. In: Riella. Nutrição e o Rim. Ed. Medse, 2000.

PARTE IV

ALEITAMENTO MATERNO

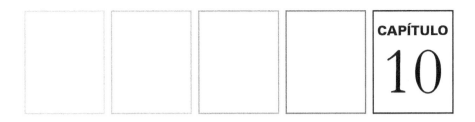

Aleitamento Materno: Importância e Situação Atual

Mirella Gondim Ozias Aquino de Oliveira
Janine Maciel Barbosa
Alyne Cristine Souza da Silva
Maria Josemere de Oliveira Borba Vasconcelos

O leite materno é um alimento nutricionalmente completo, espécie-específico, que corresponde perfeitamente às peculiaridades fisiológicas, metabólicas e imunológicas da criança[1].

A prática da amamentação tem-se revelado como a mais sábia estratégia natural de vínculo, afeto, proteção e nutrição para a criança e constitui a mais sensível, econômica e eficaz intervenção para a redução da morbimortalidade infantil[1].

Definições

A Organização Pan-Americana de Saúde (OPAS) e a Organização Mundial da Saúde (OMS) classificam o aleitamento materno nas seguintes categorias[1]:

- **Aleitamento materno exclusivo:** quando a criança recebe somente leite materno, direto da mama ou ordenhado, ou leite humano de outra fonte, sem outros líquidos ou sólidos, com exceção de gotas ou xaropes contendo vitaminas, sais de reidratação oral, suplementos minerais ou medicamentos.
- **Aleitamento materno predominante:** quando a criança recebe, além do leite materno, água ou bebidas à base de água (água adocicada, chás, infusões), sucos de frutas e fluidos rituais.
- **Aleitamento materno:** quando a criança recebe leite materno (direto da mama ou ordenhado), independentemente de receber ou não outros alimentos.
- **Aleitamento materno complementado:** quando a criança recebe, além do leite materno, qualquer alimento sólido ou semissólido com a finalidade de comple-

162 PARTE IV · Aleitamento Materno

mentá-lo, e não de substituí-lo. Nessa categoria a criança pode receber, além do leite materno, outro tipo de leite, mas este não é considerado alimento complementar.

- **Aleitamento materno misto ou parcial:** quando a criança recebe leite materno e outros tipos de leite.

Recomendações

O Ministério da Saúde (MS) do Brasil e a Organização Pan-Americana de Saúde, em consonância com as recomendações da Organização Mundial da Saúde, enfatizam a importância do aleitamento materno exclusivo até o 6º mês de vida da criança. A partir de então, a amamentação deve ser complementada com outros alimentos e mantida até pelo menos os 2 anos de idade[2,3], sendo este considerado o método de alimentação por excelência para o bebê, por sua eficiente contribuição para a sua saúde[3-5].

Epidemiologia

Embora tenha havido um aumento considerável do número de crianças amamentadas nos últimos anos na maioria dos países, inclusive no Brasil, a duração do aleitamento materno ainda se encontra aquém do cumprimento das metas e recomendações nacionais e internacionais.

A amamentação na primeira hora após o parto, momento recomendado para o seu início, ocorreu apenas com 43% das crianças brasileiras, de acordo com a Pesquisa Nacional de Demografia e Saúde da Criança e da Mulher (PNDS, 2006), com uma discreta vantagem para aqueles residentes em área rural e especialmente no Norte e no Nordeste do país. Entretanto, mais de 95% dessas crianças haviam iniciado a amamentação, ou seja, foram alguma vez amamentadas[6].

A duração mediana do aleitamento materno no Brasil passou de 7 meses em 1996 para 9 meses em 2006. Quando consideramos o aleitamento materno exclusivo (AME), essa duração cai para apenas 2 meses nesse último ano, porém discretamente superior ao dado da PNDS de 1996 (1 mês)[6].

De acordo com a I Pesquisa de Prevalência do Aleitamento Materno nas capitais brasileiras e Distrito Federal, realizada em 1999 pelo MS, a duração mediana da amamentação foi de 10 meses e a da amamentação exclusiva, de apenas 23 dias[7,8].

Em 2008, a II Pesquisa de Prevalência do Aleitamento Materno nas capitais brasileiras e Distrito Federal verificou um aumento da amamentação para 11 meses, porém, no que se refere ao AME, a duração mediana continuou muito baixa, de apenas 1,8 mês (54 dias), no conjunto das capitais brasileiras e Distrito Federal (DF). Em relação às macrorregiões brasileiras, a região Centro-Oeste apresentou a maior estimativa de duração do AME (67 dias), seguida das regiões Norte (66 dias), Sul (59 dias), Sudeste (55 dias) e por último da região Nordeste, com a pior situação (35 dias)[9].

Constatou-se aumento da prevalência de AME em crianças menores de 4 meses de idade nas capitais brasileiras e DF, de 36%, em 1999, para 51%, em 2008. A comparação do percentual de crianças entre 9 e 12 meses amamentadas também mostrou um aumento de 42% em 1999 para 59% em 2008[9].

No Estado de Pernambuco, dados das três Pesquisas Estaduais de Saúde e Nutrição (PESN-PE) mostram uma elevação na duração mediana do aleitamento materno total de 89 para 183 dias entre 1991 e 2006, enquanto a prevalência do AME aos 6 meses elevou-se de 2% em 1997 para 10% em 2006. A mediana do AME manteve-se estacionária em torno de 30 dias entre 1997 e 2006, com duração de, respectivamente, 30 e 29 dias. Na avaliação mais recente (2006), considerando as crianças menores de 5 anos de idade, 72% já haviam sido desmamadas no momento da pesquisa, sendo este percentual de 19% entre os menores de 6 meses. Apenas 5% das crianças nunca haviam sido amamentadas[10-12].

A introdução de alimentos em idades não oportunas é bastante frequente. Em 2006, de acordo com a PNDS, 42% dos lactentes brasileiros entre o 4º e o 5º mês de idade tinham em sua dieta o consumo de leites não maternos, 32% tomavam mingaus e 22% já consumiam comida de sal[6].

Dados da II Pesquisa de Prevalência do Aleitamento Materno nas capitais brasileiras e Distrito Federal, realizada em 2008, demonstram uma introdução precoce de água, chás e outros leites, com 14%, 15% e 18% das crianças brasileiras recebendo esses líquidos, respectivamente, já no 1º mês de vida. Cerca de um quarto das crianças entre 3 e 6 meses já consumia comida de sal (21%) e frutas (24%)[9].

Esses achados apontam que o desmame precoce ainda é um importante problema de saúde pública no Brasil, necessitando, portanto, de um maior fortalecimento das ações de promoção, proteção e apoio ao aleitamento materno em todo o país.

IMPORTÂNCIA DO ALEITAMENTO MATERNO

Para a criança

O leite materno é o melhor alimento para o lactente nos primeiros meses de vida, pois possui uma perfeita composição química, beneficiando a criança sob os aspectos nutricionais, imunológicos, psicológicos e cognitivos[13-15].

Atualmente, reconhece-se que o leite materno contém todos os nutrientes essenciais para o crescimento e desenvolvimento das crianças, além de ser facilmente digerido, sendo um fator protetor contra a desnutrição energético-proteica (DEP)[16,17]. Também protege o lactente contra várias doenças e infecções, principalmente as diarreias e infecções respiratórias, pela ausência de risco de contaminação e pela presença de anticorpos e fatores anti-infecciosos[15,18].

Segundo a revisão da Academia Americana de Pediatria (AAP), o aleitamento materno também diminui a incidência de alergias, otites, amigdalites, asma, infecções do trato urinário, diabetes tipo I e tipo II, hipercolesterolemia, linfomas, leucemia, doença de Hodgkin, doença de Chron, retocolite ulcerativa, enterocolite necrosante e doença celíaca[19].

Alguns estudos relatam que o leite materno, devido a sua composição específica, pode atuar como fator protetor contra o sobrepeso e a obesidade na infância[14,20,21]. Sugere-se que as crianças que são amamentadas desenvolvem mecanismos eficazes de autorregulação do consumo energético, ao contrário das alimentadas em mamadeiras, cuja ingestão é controlada pelos pais, podendo promover uma oferta excessiva de leite[21].

Outro benefício oferecido pelo leite materno é a proteção contra a carência de vitamina A e anemia ferropriva, sendo a melhor fonte de vitamina A para o lactente nos primeiros 6 meses de vida, principalmente quando a amamentação é realizada de forma exclusiva. Essa proteção pode continuar mesmo após terminada a lactância materna, compensando períodos de ausência ou de baixa ingesta, ocasionados por alimentos deficientes nesse nutriente. Por sua vez, o desmame precoce é um dos principais fatores de risco para o desenvolvimento de anemia no 1º ano de vida. O leite materno possui uma elevada biodisponibilidade de ferro (50%), a qual pode ser reduzida em até 80% com a introdução de outros alimentos na dieta da criança[22,23], sendo muito importante a oferta de carnes e vísceras, mesmo que em pequena quantidade, com a introdução da alimentação complementar[20,21].

Nos recém-nascidos (RN) amamentados ao peito observam-se benefícios, como melhor desenvolvimento visual, habilidade motora, menos problemas emocionais e de comportamento, além de menor ocorrência de distúrbios neurológicos na infância[24,25]. Esses lactentes apresentam ainda melhor desenvolvimento cognitivo e intelectual, em razão da presença de ácidos graxos de cadeia poli-insaturada no leite humano[26,27].

A amamentação ao seio com técnica correta fortalece a musculatura da face, boca e língua, prevenindo disfunções craniomandibulares, deglutição atípica e dificuldades na fonação. Crianças amamentadas têm menos chance de apresentar cáries dentárias[28].

Para a mãe

As mães que amamentam também se beneficiam de diversas formas. Além de fortalecer o vínculo entre mãe-filho, a amamentação ajuda no retorno ao peso normal no puerpério, devido ao alto dispêndio calórico, e proporciona uma involução uterina mais rápida, pela liberação de ocitocina, diminuindo o sangramento pós-parto e a anemia[15,29].

A amamentação também funciona como método contraceptivo nos primeiros 6 meses de vida, se a mesma for exclusiva, por livre demanda, e se a mãe permanecer amenorreica nesse período. A sucção frequente ao seio permite uma concentração mais alta de prolactina circulante, o que suprime a função ovariana e reduz a produção de gonadotrofina[15,29].

Estudos mostram uma menor incidência de câncer de mama, de ovário e de endométrio em mulheres que amamentam. Também há relatos de que essas mulheres possuem massa óssea de maior densidade mineral e apresentam menor risco de desenvolver osteoporose[15,29].

Para a família e a sociedade

Sob o aspecto econômico, o leite materno está sempre pronto para servir, não necessitando de manipulação ou preparo e não representando ônus para a família. Também poupa recursos na microeconomia, por minimizar os gastos com a alimentação artificial, diminuir os atendimentos médicos e hospitalares, a necessidade de medicamentos e a ausência ao trabalho pelos pais, pois reduz a morbidade infantil[30].

Do ponto de vista ecológico, o leite materno é um alimento que não polui, não produz desperdícios, nem precisa de embalagem. Por outro lado, o uso de leites artificiais exige grande consumo de energia na sua industrialização, além de as embalagens utilizarem grandes quantidades de metais, papéis, papelões e plásticos, que irão poluir o meio ambiente[31].

FATORES DETERMINANTES DO DESMAME PRECOCE

Apesar de as vantagens do aleitamento materno estarem amplamente reconhecidas e documentadas, o desmame vem ocorrendo de forma muito precoce, e diversos fatores podem interferir no êxito da amamentação.

As variáveis que influenciam o desmame precoce ou a extensão da amamentação são múltiplas e complexas, podendo ser de origem demográfica – tipo de parto, idade materna, presença paterna na estrutura familiar, número de filhos, experiência com amamentação; socioeconômicas – renda familiar, escolaridade materna e paterna, tipo de trabalho do chefe de família; associadas à assistência pós-natal imediata – alojamento conjunto, auxílio de profissionais da saúde, dificuldades iniciais; e relacionadas à assistência pós-natal tardia, após a alta hospitalar – estresse e ansiedade materna, uso de medicamentos pela mãe e pelo bebê, introdução precoce de alimentos[32].

Ainda podemos citar algumas razões para o desmame precoce que estão associadas às condições biológicas maternas, como a baixa produção de leite, o aparecimento de uma nova gestação, doença grave na mãe e/ou na criança que contraindiquem a amamentação, e doenças mamárias (ingurgitamento, fissuras, rachaduras e traumas mamilares)[33,34].

Um importante fator promotor da redução do período de aleitamento materno é o *marketing* dos produtos que competem com a amamentação: leites artificiais, mamadeiras, bicos e chupetas. Por essa razão. as práticas não éticas de *marketing* precisam ser controladas e vigiadas. Para isso, desde 1981 a OMS criou o Código de Comercialização de Substitutos do Leite Materno, e o Brasil desde 1988 tem uma norma nacional baseada nele[35,36].

A literatura mostra que crianças que usam chupetas e mamadeiras são amamentadas por menos tempo, o que pode prejudicar a produção de leite, em razão da diminuição do estímulo da sucção, além de esses objetos levarem à confusão dos bicos, dificultando a pega do seio materno e podendo antecipar o desmame[37-40].

Pesquisas brasileiras mostram que as mães que obtiveram menor sucesso no aleitamento materno eram as mais jovens (idade inferior a 20 anos), solteiras, menos instruídas, com menores condições socioeconômicas, primíparas, sem experiência prévia positiva com o aleitamento, com necessidade de trabalhar fora do lar e com uma deficiente orientação pré-natal[41-43]. É importante que se identifiquem essas características durante o período pré-natal, de modo a dar atenção especial a essas gestantes mais vulneráveis ao desmame precoce.

Dessa forma, quando as mães são questionadas sobre o motivo do desmame, a maioria alega que o leite era fraco, tinha pouco leite, o leite secou, precisou voltar ao trabalho, o bebê rejeitou ou apresentou fissuras e rachaduras no mamilo[34,44,45]. Portanto, enquanto as mães estiverem inseguras quanto a sua capacidade inata para amamentar, o desmame continuará acontecendo precocemente.

AÇÕES DE PROMOÇÃO, PROTEÇÃO E APOIO AO ALEITAMENTO MATERNO

As ações de incentivo ao aleitamento materno são baseadas em promoção, proteção e apoio à mulher, desde o início da gestação e durante todo o puerpério, e incluem ações realizadas pela Área de Saúde da Criança, Programas de Agentes Comunitários de Saúde, Comunidade Solidária, Vigilância Sanitária e Secretarias Estaduais e Municipais de Saúde[46].

Entre essas ações está a Iniciativa Hospital Amigo da Criança (IHAC), criada em 1990 pelo Fundo das Nações Unidas para a Infância (UNICEF) e pela OMS, com o intuito de modificar as rotinas hospitalares inadequadas à prática da amamentação. Os hospitais amigos da criança assumem o compromisso formal de tornar os Dez Passos para o Sucesso do Aleitamento Materno, normatizados pela OMS e UNICEF, uma realidade em suas instituições[47]. Os passos a serem seguidos estão descritos no Quadro 10.1. O Instituto Medicina Integral Prof. Fernando Figueira (IMIP) foi o primeiro hospital brasileiro a receber, em 1992, o título de Hospital Amigo da Criança, dado pela OMS (OMS/UNICEF/MS), pelos seus incentivos ao aleitamento materno, que já ocorriam desde 1974.

A OMS e o UNICEF, com o objetivo de revitalizar a IHAC, revisaram os documentos originais com o intuito de contemplar o contexto global atual, com considerações sobre HIV/AIDS, auxiliar a superação de obstáculos ao processo encontrados no decorrer dos anos e incluir descobertas recentes acerca da alimentação de lactentes e crianças de primeira infância. Nesta revisão, os passos 4 e 10 foram reformulados. O passo 4 hoje é interpretado como "Colocar os bebês em contato pele a pele com suas mães imediatamente após o parto por no mínimo 1 hora e encorajar as mães a reconhecer quando seus bebês estão prontos para serem amamentados, oferecendo ajuda se necessário"; enquanto o passo 10 foi atualizado de modo a enfatizar a importância do apoio precoce (de preferência 2 a 4 dias após o nascimento e, novamente, na 2ª semana), na instituição ou na comunidade, por um especialista em amamentação, se possível um conselheiro amigo, associado a um grupo de apoio "mãe a mãe"[48,49].

Quadro 10.1. Dez passos para o sucesso do aleitamento materno

1.	Ter uma norma escrita sobre aleitamento materno, que deverá ser rotineiramente transmitida a toda a equipe de cuidados de saúde
2.	Treinar toda a equipe de cuidados de saúde, capacitando-a para implementar esta norma
3.	Informar todas as gestantes sobre as vantagens e o manejo do aleitamento
4.	Ajudar as mães a iniciarem a amamentação na primeira meia hora após o parto
5.	Mostrar às mães como amamentar e como manter a lactação, mesmo se vierem a ficar separadas de seus filhos
6.	Não dar a recém-nascidos nenhum outro alimento ou bebida além do leite materno, a não ser que seja indicado pelo médico
7.	Praticar o alojamento conjunto – permitir que as mães e os bebês permaneçam juntos 24 horas por dia
8.	Encorajar o aleitamento sob livre demanda
9.	Não dar bicos artificiais ou chupetas a crianças amamentadas ao seio
10.	Encorajar a formação de grupos de apoio à amamentação para onde as mães devem ser encaminhadas logo após a alta do hospital ou do ambulatório

Fonte: OMS[47].

Com base na IHAC e considerando o potencial de promoção do aleitamento materno das unidades básicas de saúde, o Ministério da Saúde criou a Iniciativa Unidade Básica Amiga da Amamentação (IUBAAM). Esta iniciativa tem por objetivo a promoção, proteção e apoio ao aleitamento materno por meio da mobilização das equipes da rede básica de saúde para a adoção dos "Dez Passos para o Sucesso da Amamentação", conforme descrito no Quadro 10.2. Os passos propostos são fruto de uma revisão sistemática sobre as intervenções conduzidas nas fases de pré-natal e acompanhamento do binômio mãe-bebê que foram efetivas em estender a duração da amamentação. Desta forma, delineiam o importante papel que as unidades básicas de saúde, em conjunto com os hospitais, podem desempenhar para tornar o aleitamento materno uma prática universal, contribuindo significativamente para a saúde e o bem-estar de bebês, suas mães, famílias e comunidade local[50-52].

Quadro 10.2. Dez passos para o sucesso do aleitamento materno na "Iniciativa Unidade Básica Amiga da Amamentação"

1.	Ter uma norma escrita quanto à promoção, proteção e apoio ao aleitamento materno que deverá ser rotineiramente transmitida a toda a equipe da unidade de saúde
2.	Treinar toda a equipe da unidade de saúde, capacitando-a para implementar esta norma
3.	Orientar as gestantes e mães sobre seus direitos e as vantagens do aleitamento materno, promovendo a amamentação exclusiva até os 6 meses e complementada até os 2 anos de vida ou mais
4.	Escutar as preocupações, vivências e dúvidas das gestantes e mães sobre a prática de amamentar, apoiando-as e fortalecendo sua autoconfiança
5.	Orientar as gestantes sobre a importância de iniciar a amamentação na primeira hora após o parto e de ficar com o bebê em alojamento conjunto
6.	Mostrar às gestantes e mães como amamentar e como manter a lactação, mesmo se vierem a ser separadas de seus filhos
7.	Orientar as nutrizes sobre o método da amenorreia lactacional e outros métodos contraceptivos adequados à amamentação
8.	Encorajar a amamentação sob livre demanda
9.	Orientar as gestantes e mães sobre os riscos do uso de fórmulas infantis, mamadeiras e chupetas, não permitindo propaganda e doações destes produtos na unidade de saúde
10.	Implementar grupos de apoio à amamentação acessíveis a todas as gestantes e mães, procurando envolver os familiares

Fonte: Oliveira e Gomes[53].

Outra medida considerada facilitadora do início da amamentação é a adoção do sistema de "alojamento conjunto". Nesse sistema hospitalar, o recém-nascido sadio, logo após o nascimento, permanece com a mãe 24 horas por dia, num mesmo ambiente, até a sua alta. O sistema de alojamento conjunto possibilita a prestação de todos os cuidados assistenciais, bem como a orientação à mãe sobre a saúde do binômio mãe-filho[54]. Esse contato precoce facilita a apojadura, permitindo que se estabeleça a lactação[55].

O aleitamento materno para os recém-nascidos de baixo peso (RNBP) apresenta dificuldades peculiares para a mãe e para o recém-nascido, assim como para o profissional de saúde durante a assistência no pós-parto[56]. O método mãe-canguru é um modelo de assistência idealizado na Colômbia e aperfeiçoado no Brasil pelo IMIP, onde a mãe e seu recém-nascido de baixo peso ficam juntos, pele a pele, 24 horas, até a alta hospitalar. Em 1999, o MS criou um comitê técnico para a implantação do modelo nacionalmente, e o IMIP foi considerado o primeiro Centro de Referência Nacional.

Os resultados de alguns estudos apontam que mães assistidas pelo método mãe-canguru apresentam maior volume de leite secretado, maior duração do aleitamento e maior prevalência de amamentação exclusiva, quando comparadas com grupo-controle. Além disso, observam que o abandono da lactação foi mais frequente entre as mães que não fizeram uso do método[57-59].

A política pública de saúde voltada para o incentivo à amamentação tem, ao longo das últimas décadas, fortalecido a importância dos bancos de leite humano (BLH)[60]. O BLH é um serviço especializado vinculado a um hospital de atenção materna e/ou infantil, responsável por ações de promoção, proteção e apoio ao aleitamento materno e execução de atividades de coleta da produção láctica da nutriz, do seu processamento, controle de qualidade e distribuição[61]. O BLH do IMIP, criado em 1987, é o Centro de Referência pelo Ministério da Saúde/UNICEF, servindo como exemplo para a implantação de bancos de leite humano em outros hospitais locais e nacionais.

A aprovação da Norma Brasileira de Comercialização de Alimentos para Lactentes e Crianças da Primeira Infância, Bicos, Chupetas e Mamadeiras (NBCAL), em 1992, representou um marco importante para a história do aleitamento materno no Brasil[36]. A NBCAL constitui um conjunto de normas que regula a promoção comercial e a rotulagem de alimentos substitutos ou complementos do leite materno, bem como de bicos, chupetas e mamadeiras[62].

A NBCAL traz regras como a proibição de propagandas de fórmulas lácteas infantis, o uso de termos que lembrem o leite materno em rótulos de alimentos preparados para bebês e fotos ou desenhos que não sejam necessários para ilustrar os métodos de preparação do produto. Além disso, torna obrigatório que as embalagens dos leites destinados às crianças tragam inscrição advertindo que o produto deve ser incluído na alimentação de menores de 1 ano apenas com indicação expressa de médico ou nutricionista[63].

A inclusão na constituição dos 4 meses de licença-maternidade e 5 dias de licença-paternidade reflete a mobilização de toda a sociedade para o incentivo ao aleitamento materno, principalmente o aleitamento exclusivo. A gestante que trabalha tem direito a 120 dias consecutivos de licença-maternidade, sem prejuízo do emprego e da remuneração (Constituição Federal de 1988, artigo 7º, inciso XVIII). A Lei Federal nº 11.770, de 9 de setembro de 2008, criou o Programa Empresa Cidadã, que visa prorrogar para 180 dias a licença-maternidade prevista na Constituição, mediante incentivo fiscal às empresas[1]. Além da licença, a mãe também tem o direito, durante a jornada de trabalho, até que o bebê complete 6 meses de idade, a dois descansos, de meia hora cada um, para amamentar seu filho[1].

CONSIDERAÇÕES FINAIS

Apesar de serem inúmeras as vantagens do aleitamento materno para o bebê, para a família e para a sociedade, como relatado neste capítulo, a prevalência do aleitamento materno continua baixa, existindo uma série de fatores que tem levado as mães a desmamarem seus filhos precocemente. Portanto, apesar de todos os esforços para incentivar o aleitamento materno, medidas de promoção, proteção e apoio à amamentação devem ser ampliadas e fortalecidas, para que as metas preconizadas pelas organizações nacionais e internacionais sejam atingidas.

REFERÊNCIAS BIBLIOGRÁFICAS

1. Brasil. Ministério da Saúde. Saúde da Criança: nutrição infantil: aleitamento materno e alimentação complementar. Secretaria de Atenção à Saúde, Departamento de Atenção Básica. Brasília (DF): Caderno de Atenção Básica 2009; 23(A):112p.
2. Brasil. Ministério da Saúde; Organização Panamericana da Saúde. Guia alimentar para crianças menores de 2 anos. 2002. Disponível em: http://nutricao.saude.gov.br/documentos/guiao.pdf. Acesso em: 21 maio 2009.
3. Organização Panamericana de Saúde (OPAS). Representação Sanitária Pan-Americana, Escritório Regional da Organização Mundial da Saúde. Amamentação. Disponível em: http://www.opas.org.br/mostrant.cfm?codigodest=30. Acesso em 21 maio 2009.
4. Vannuchi MTO, Monteiro CA, Réa MF, Andrade SM, Matsuo T. Iniciativa Hospital Amigo da Criança e aleitamento materno em unidade de neonatologia. Rev Saúde Pública 2004; 38:422-8.
5. Vasconcelos MGL, Lira PIC, Lima MC. Duração e fatores associados ao aleitamento materno em crianças menores de 24 meses de idade no estado de Pernambuco. Rev Bras Saude Matern Infant 2006; 6:99-105.
6. Brasil. Ministério da Saúde. Pesquisa Nacional de Demografia e Saúde da Criança e da Mulher – PNDS 2006: dimensões do processo reprodutivo e da saúde da criança/Ministério da Saúde, Centro Brasileiro de Análise e Planejamento. Capítulo 10: Amamentação e alimentação infantil – Brasília: Ministério da Saúde, 2009b. 300 p. (Série G. Estatística e Informação em Saúde).
7. Brasil. Ministério da Saúde. D.19. Prevalência de aleitamento materno. In: Indicadores de morbidade e fatores de risco. 2001a. Disponível em: http://tabnet.datasus.gov.br/cgi/idb2001d19.pdf. Acesso em: 2 de setembro de 2007.
8. Brasil. Ministério da Saúde. D.20. Prevalência de aleitamento materno. In: Indicadores de morbidade e fatores de risco. 2001b. Disponível em: http://tabnet.datasus.gov.br/cgi/idb2001d20.pdf. Acesso em: 02 de setembro de 2007.
9. Brasil. Ministério da Saúde. Secretaria de Atenção à Saúde. Departamento de Ações Programáticas e Estratégicas. II Pesquisa de Prevalência de Aleitamento Materno nas Capitais Brasileiras e Distrito Federal/Ministério da Saúde, Secretaria de Atenção à Saúde, Departamento de Ações Programáticas e Estratégicas. – Brasília: Ministério da Saúde, 2009c. 108 p.: il. (Série C. Projetos, Programas e Relatórios).
10. Pernambuco. Governo do Estado. Crianças e adolescentes em Pernambuco: saúde, educação e trabalho. Recife: Unicef, 1992.
11. Pernambuco. Governo do Estado. II Pesquisa Estadual de Saúde e Nutrição: Saúde, Nutrição, Alimentação e Condições Sócio-econômicas no Estado de Pernambuco. Recife, 1998.
12. Pernambuco. Secretaria de Saúde. Universidade Federal de Pernambuco. Departamento de Nutrição. Instituto de Medicina Integral Prof. Fernando Figueira (IMIP). III Pesquisa Estadual de Saúde e Nutrição: Situação alimentar, nutricional e de saúde no Estado de Pernambuco: contexto socioeconômico e de serviços: relatório final. Recife, 2007.
13. Longo GZ, Souza JMP, Souza SB, Szarfarc SC. Crescimento de crianças até seis meses de idade, segundo categorias de aleitamento. Rev Bras Saude Matern Infant 2005; 5:109-18.
14. Siqueira RS, Monteiro CA. Amamentação na infância e obesidade na idade escolar em famílias de alto nível socioeconômico. Rev Saúde Pública 2007; 41:5-12.
15. Toma TS, Rea MF. Benefícios da amamentação para a saúde da mulher e da criança: um ensaio sobre as evidências. Cad Saúde Pública 2008; 24:S235-S246.
16. Marques RFSV, Lopes FA, Braga JAP. O crescimento de crianças alimentadas com leite materno exclusivo nos primeiros seis meses de vida. J Pediatr (Rio J) 2004; 80:99-105.
17. Augusto RA, Souza JMP. Crescimento de crianças em aleitamento materno exclusivo no primeiro semestre de vida. Rev Bras Crescimento Desenv Hum 2007; 17(2):1-11.
18. Chantry CJ, Howard CR, Auinger P. Full Breastfeeding duration and associated decrease in respiratory tract infection in US children. Pediatrics 2006; 117:425-32.
19. American Academy of Pediatrics. Policy Statement Breastfeeding and the use of human milk. Pediatrics 2005; 115:496-506.

20. Balaban G, Silva GAP, Dias MLCM et al. O aleitamento materno previne o sobrepeso na infância? Rev Bras Saude Matern Infant 2004; 4:263-8.
21. Balaban G, Silva GAP. Efeito protetor do aleitamento materno contra a obesidade infantil. J Pediatr 2004; 80:7-16.
22. Levy-Costa RB, Monteiro CA. Cow's milk consumption and childhood anemia in the city of São Paulo, southern Brazil. Rev Saúde Pública 2004; 38:797-803.
23. Spinelli MGN, Marchioni DML, Souza SB, Szarfarc SC. Fatores de risco para anemia em crianças de 6 a 12 meses no Brasil. Rev Panam Salud Publica 2005; 17:84-91.
24. Escobar AMU, Ogawa AR, Hiratsuka M et al. Aleitamento materno e condições socioeconômico-culturais: fatores que levam ao desmame precoce. Rev Bras Saude Matern Infant 2002; 2:253-61.
25. Marcondes E. Alimentação da Criança: Alimentação da criança nos primeiros anos de vida. In: Marcondes E. Pediatria Básica: pediatria geral e neonatal. 9. ed. São Paulo: Sarvier, 2003: 91-6.
26. Anderson JW, Johnstone BM, Remley DT. Breast-feeding and cognitive development: a meta-analysis. Am J Clin Nutr 1999; 70:525-35.
27. Mortensen EL. Breastfeeding ad later intelligence (Reply). JAMA 2002; 288:829.
28. Neiva FCB, Cattoni DM, Ramos JLA, Issler H. Desmame precoce: implicações para o desenvolvimento motor-oral. J Pediatr 2003; 79(1):7-12.
29. Rea MF. Os benefícios da amamentação para a saúde da mulher. J. Pediatr (Rio J) 2004; 80:142-6.
30. Araújo MFM, Fiaco AD, Pimentel LS, Schmitz BAD. Custo e economia da prática do aleitamento materno para a família. Rev Bras Saude Matern Infant 2004; 4:135-41.
31. Müller AC. Econologia do aleitamento materno. Aspectos ecológicos e econômicos do aleitamento. III Encontro Interuniversitário de Aleitamento Materno. IV Encontro "PUCPR Universidade Amiga da Amamentação". Pontifícia Universidade Católica do Paraná. Pró-Reitoria Comunitária e de Extensão. PUCS Campus Curitiba, 03 de outubro de 2003.
32. Caldeira AP, Goulart EMAA. Situação do aleitamento materno em Montes Claros, Minas Gerais: estudo de uma amostra representativa. J Pediatr 2000; 76:65-72.
33. Volpine CCA, Moura EC. Determinantes do desmame precoce no distrito Noroeste de Campinas. Rev Nutr 2005; 18:311-9.
34. Carvalhães MABL, Parada CMGL, Costa MP. Fatores associados à situação do aleitamento materno exclusivo em crianças menores de 4 meses, em Botucatu – SP. Rev Latino-Am Enfermagem 2007; 15:62-9.
35. Brasil. Ministério da Saúde. Norma Brasileira de Comercialização de Alimentos para Lactentes: resolução 31/1992 do Conselho Nacional de Saúde. Brasília, 1993.
36. Monteiro R. Norma brasileira de comercialização de alimentos para lactentes e crianças de primeira infância: histórico, limitações e perspectivas. Rev Panam Salud Publica 2006; 19:354-62.
37. Giugliani ERJ. O aleitamento materno na prática clínica. J Pediatr 2000; 76:238-52.
38. Cotrim LC, Venâncio S I, Escuder MML. Uso de chupeta e amamentação em crianças menores de quatro meses no Estado de São Paulo. Rev Bras Saude Matern Infant 2002; 2:245-52.
39. Vieira GO, Silva LR, Vieira TO, Almeida AGA, Cabral, VA. Hábitos alimentares de crianças menores de 1 ano amamentadas e não-amamentadas. J Pediatr 2004; 80:411-6.
40. Silveira FJF, Lamounier JA. Fatores associados à duração do aleitamento materno em três municípios na região do Alto Jequitinhonha, Minas Gerais. Brasil. Cad Saúde Pública 2006; 22:69-77.
41. Carrascoza KC, Costa Júnior AL, Morais ABA. Fatores que influenciam o desmame precoce e a extensão do aleitamento materno. Estud Psicol 2005; 22:433-40.
42. Bittencourt LJ, Oliveira JS, Figueiroa JN, Batista Filho M. Aleitamento Materno no Estado de Pernambuco: prevalência e possível papel das ações de saúde. Rev Bras Saúde Matern Infant 2005; 5: 439-48.
43. Faleiros FTV, Trezza EMC, Carandina L. Aleitamento Materno: fatores de influência na sua decisão e duração. Rev Nutr 2006; 19:623-30.
44. Ramos CV, Almeida JAV. Alegações maternas para o desmame: estudo qualitativo. J Pediatr (Rio J) 2003; 79:385-90.
45. Parizotto J, Zorzi NT. Aleitamento materno: fatores que levam ao desmame precoce no município de Passo Fundo, RS. O Mundo da Saúde São Paulo 2008; 32:466-74.

46. Carvalho MR, Tamez RN. Amamentação – bases científicas para a prática profissional. Rio de Janeiro: Guanabara Koogan, 2002.
47. Organização Mundial da Saúde - OMS. Proteção, promoção e apoio ao aleitamento materno: o papel especial dos serviços materno-infantis. Genebra: A Organização; 1989.
48. IBFAN. Atualidades em amamentação. O novo pacote de treinamento da Iniciativa Hospital Amigo da Criança. Número 44-45. Março de 2009. Disponível em: http://www.ibfan.org.br/documentos/aa/doc-383.pdf. Acessado em 21 de setembro de 2009.
49. Fundo das Nações Unidas para a Infância. Iniciativa Hospital Amigo da Criança: revista, atualizada e ampliada para o cuidado integrado: módulo 1: histórico e implementação/Fundo das Nações Unidas para a Infância – Brasília: Ministério da Saúde, 2008.
50. Oliveira MIC, Camacho LAB. Impacto das unidades básicas de saúde na duração do aleitamento materno exclusivo. Rev Bras Epidemiol 2002; 5:41-51.
51. Oliveira MI, Camacho LA, Souza IE. Promocao, protecao e apoio a amamentacao na atencao primaria a saude no Estado do Rio de Janeiro, Brasil: uma politica de saude publica baseada em evidencia. Cad Saude Publica 2005; 21:1.901-10.
52. Caldeira AP, Fagundes GC, Aguiar GN. Intervenção educacional em equipes do Programa de Saúde da Família para promoção da amamentação. Rev Saúde Pública 2008; 42:1.027-233.
53. Oliveira MIC, Gomes MASM. As Unidades Básicas Amigas da Amamentação: uma nova tática no apoio ao aleitamento materno. In: Aleitamento materno. Rego JD. São Paulo: Atheneu, 2009: 428-9.
54. Ministério da Saúde. Normas Básicas para a implantação do sistema "Alojamento Conjunto". Portaria nº 1016, de 26 de agosto de 1993.
55. Beretta MIR, Frasson DA, Pacifico LHR, Denari FE. Avaliação do sistema de alojamento conjunto na maternidade D. Francisca Cintra Silva da Santa Casa de São Carlos-SP. Rev Latino-Am. Enfermagem 2000; 8:59-66.
56. Xavier CC, Jorge SM, Goncalves AL. Prevalência do aleitamento materno em recém-nascidos de baixo peso. Rev Saúde Pública 1991; 25:381-7.
57. Affonso DD, Wahlberg V, Persson B. Exploration of mothers reactions to the Kangaroo method of prematurity care. Neonatal Netw 1989; 7:43-51.
58. Hurst NM, Valentine CJ, Renfro L, Burns P, Ferlic L. Skin-to-skin holding in the neonatal intensive care unit influences maternal milk volume. J Perinatol 1997; 17:213-7.
59. Hake-Brooks SJ, Anderson GC. Kangaroo care and breastfeeding of mother-preterm infant dyads 0-18 months: a randomized, controlled trial. Neonatal Netw 2008; 7:151-9.
60. Maia PRS, Almeida JAG, Novak FR, Silva DA. Rede Nacional de Bancos de Leite Humano: gênese e evolução. Rev Bras Saude Mater Infant 2006; 6:285-92.
61. Brasil. Agência Nacional de Vigilância Sanitária. Resolução RDC nº 171, de 4 de setembro de 2006. Dispõe sobre o Regulamento Técnico para o Funcionamento de Bancos de Leite humano. Diário Oficial da União, Brasília, DF, 5 set. 2006a.
62. Brasil. Lei nº 11.265, de 3 de janeiro de 2006. Regulamenta a comercialização de alimentos para lactentes e crianças de primeira infância e também a de produtos de puericultura correlatos. Diário Oficial da República Federativa do Brasil. 04 jan. 2006. Disponível em: http://e-legis.bvs.br/e-legis/. Acesso em: 10 de janeiro de 2010.
63. Monteiro R. Norma brasileira de comercialização de alimentos para lactentes e crianças de primeira infância: histórico, limitações e perspectivas. Rev Panam Salud Publica 2006; 19:354-62.

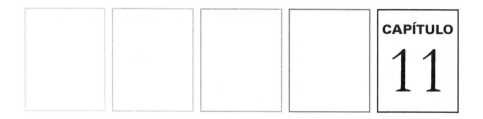

Fisiologia da Lactação e Composição do Leite Materno

Janine Maciel Barbosa
Mirella Gondim Ozias Aquino de Oliveira
Alyne Cristine Souza da Silva
Maria Josemere de Oliveira Borba Vasconcelos

ANATOMIA DA MAMA

A mama é constituída pela glândula mamária e por tecido conjuntivo e adiposo. Externamente é revestida por pele, que na sua área central diferencia-se numa área circular pigmentada, a aréola, cuja porção central apresenta uma elevação cilíndrica, o mamilo. A aréola possui na sua margem glândulas sudoríparas, sebáceas e tubérculos de Montgomery. Esses últimos são glândulas sudoríparas modificadas que na gravidez se hipertrofiam e produzem uma secreção que lubrifica e protege a pele[1].

A glândula mamária é formada por um conjunto de 15 a 20 lobos, compostos, cada um, por 20 a 40 lóbulos. Esses, por sua vez, são formados por 10 a 100 alvéolos. Envolvendo os alvéolos, estão as células mioepiteliais e, entre os lobos mamários, há tecido adiposo, tecido conjuntivo, vasos sanguíneos, tecido nervoso e tecido linfático[2]. O leite é produzido nos alvéolos e expulso pela contração das células mioepiteliais para a luz dos ductos lactíferos. Antes de atingirem o mamilo, os ductos se tornam mais largos e formam os seios lactíferos, onde o leite é armazenado[3] (Figura 11.1).

A glândula mamária começa a se desenvolver ainda intraútero, ao nascimento. Independentemente do sexo, pode secretar um leite chamado "leite de bruxa". Essa alteração transitória ocorre em razão da influência dos hormônios maternos que entraram na circulação fetal nas últimas semanas da gestação[1]. A mama, daí por diante, não se desenvolve até a puberdade, quando, no sexo feminino, pela produção de estrógenos nos ovários, tem início o seu desenvolvimento, que se completa na idade fértil, especialmente durante a gestação, no pós-parto e no período de lactação[4].

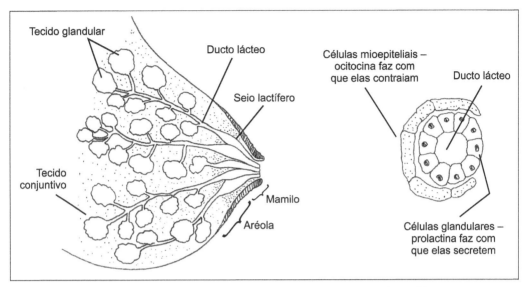

Figura 11.1. Anatomia da mama. (Fonte: Ministério da Saúde[5].)

FISIOLOGIA DA LACTAÇÃO

Durante a gestação, a mama é preparada para amamentação e sofre modificações sob a ação de diferentes hormônios mamotróficos. Nesse período ocorrem aumento do volume da mama, aumento e hiperpigmentação da aréola, proliferação dos ductos e lóbulos, além do desenvolvimento completo do sistema alveolar[1]. No último trimestre gestacional, a mama está apta a produzir leite (pré-colostro). Entretanto, apesar dos níveis elevados de prolactina, não ocorre produção láctea durante a gravidez em razão da inibição exercida pela progesterona[1,4].

Após o parto e a expulsão da placenta, os níveis de estrogênio e progesterona diminuem e, assim, a prolactina pode exercer seus efeitos lactogênicos[6]. Nos primeiros 3 dias após o parto verifica-se o aumento no fluxo sanguíneo das mamas, cujos volumes aumentam, tornam-se mais sensíveis e secretam o colostro. Com o aumento progressivo na secreção láctea ocorre a apojadura ou "descida do leite"[4].

MANUTENÇÃO DA LACTAÇÃO: PAPEL DA PROLACTINA E OCITOCINA

A sucção do bebê estimula terminações nervosas presentes no mamilo e na aréola que enviam impulsos pela via neuronal reflexa aferente para o hipotálamo, resultando na secreção de prolactina, pela hipófise anterior, e ocitocina, pela hipófise posterior[7] (Figura 11.2).

A prolactina alcança, por via sanguínea, as células dos alvéolos mamários, onde estimula a produção láctea. De forma lenta, no intervalo das mamadas, a secreção vai preenchendo o lúmen dos alvéolos[8]. A progesterona é secretada em ritmo circadiano, alcançando seus limites mais elevados à noite; entretanto, esse hormônio pode ser inibido pela ação do fator inibidor de prolactina (PIF) liberado pelo hipotálamo[6].

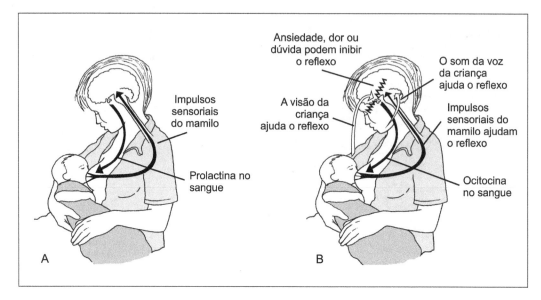

Figura 11.2. Mecanismos hormonais da produção de leite (**A**) e do reflexo de ejeção do leite (**B**). (Fonte: Ministério da Saúde[5].)

A ocitocina, liberada pela estimulação do mamilo durante a sucção, promove a contração das células mioepiteliais que circundam os alvéolos, expulsando o leite para os ductos lactíferos, e desses para os seios lactíferos, de onde é retirado pela sucção[7,8]. Outro importante papel desempenhado pela ocitocina é o de estimular a contração da musculatura uterina, auxiliando a involução do útero e prevenindo hemorragias no período pós-parto[1,5].

Para manutenção da secreção láctea é necessário o constante esvaziamento da mama, pois o acúmulo de leite pode elevar a pressão intra-alveolar, impedir a ação da ocitocina sobre as células mioepiteliais e dificultar o reflexo da ejeção do leite[5]. A sucção ou a ordenha do leite permitem a manutenção da produção no regime de livre demanda, satisfazendo, assim, as necessidades do bebê[7].

O reflexo de ejeção do leite não responde apenas ao estímulo da sucção, podendo ser também deflagrado por estímulos visuais, olfatórios ou auditivos[7]. É comum o relato de mães que, ao ouvirem o choro ou ao pensarem no bebê, sentem o leite ser liberado. Por outro lado, o reflexo de ejeção pode ser transitoriamente inibido em mulheres submetidas a situações de estresse, como, por exemplo, dor, medo, insegurança e ansiedade. Esse mecanismo é mediado pela ação da adrenalina sobre as células mioepiteliais e pela noradrenalina no eixo hipotálamo-hipofisário[7,9].

COMPOSIÇÃO DO LEITE MATERNO

O leite humano é considerado o alimento ideal para a criança e atende às necessidades nutricionais e imunológicas para o crescimento e desenvolvimento adequados. Possui composição nutricional balanceada, fatores antimicrobianos, agentes anti-inflamatórios, enzimas digestivas, vários tipos de hormônios e fatores de crescimento[10-12].

CAPÍTULO 11 · Fisiologia da Lactação e Composição do Leite Materno

Quadro 11.1. Composição de macronutrientes e micronutrientes do leite humano em três estágios de lactação

Componentes	Colostro	Leite de transição	Leite maduro
Energia (kcal)	56	67	69
Carboidrato (g)	6,6	6,9	7,2
Proteína (g)	2,0	1,5	1,3
Lipídio (g)	2,6	3,7	4,1
AGS (g)	1,1	1,5	1,8
AGM (g)	1,1	1,5	1,6
AGPI (g)	0,3	0,5	0,5
Colesterol (mg)	31	24	16
Retinol (µg)	155	85	58
Caroteno (µg)	135	37	24
Vitamina D (µg)	–	–	0,04
Vitamina E (mg)	1,30	0,48	0,34
Vitamina B_1 (mg)	Tr	0,01	0,02
Vitamina B_2 (mg)	0,03	0,03	0,03
Vitamina B_3 (mg)	0,1	0,1	0,2
Vitamina B_5 (mg)	0,12	0,20	0,25
Vitamina B_6 (mg)	Tr	Tr	0,01
Vitamina B_{12} (µg)	0,1	Tr	Tr
Ácido fólico (µg)	2,0	3,0	5,0
Biotina (µg)	Tr	0,2	0,7
Vitamina C (mg)	7,0	6,0	4,0

AGS: ácidos graxos saturados; AGM: ácidos graxos monoinsaturados; AGPI: ácidos graxos poli-insaturados; Tr: traços.
Fonte: Emmett e Rogers[13].

A composição do LH varia entre as mulheres e em relação à própria mulher, com diferenças relacionadas com a composição em energia, macronutrientes e micronutrientes. Os fatores que podem influenciar esta composição são individualidade genética, nutrição materna, fase de lactação, além de técnicas de amostragem, armazenamento e medição[12]. O Quadro 11.1 apresenta a composição do LH nos diferentes estágios da lactação (colostro, leite de transição e leite maduro).

O colostro humano é definido como o primeiro produto da secreção láctea da nutriz, até o 7º dia pós-parto[14]. Apresenta aspecto amarelado e espesso, possui maior conteúdo de proteína, vitaminas lipossolúveis e minerais, como sódio e zinco, e menor teor de gordura, lactose e vitaminas hidrossolúveis, quando comparado com o leite maduro. O volume produzido varia amplamente, de 10 a 100mL/dia, com média em torno de 30mL, aumentando gradualmente até atingir a composição do leite maduro. Possui ainda altas concentrações de fatores de defesa, como as imunoglobulinas (IgA, IgM, IgG), lisozimas, lactoferrina, fator bífido e outras substâncias imunomoduladoras, além de agentes anti-inflamatórios, destacando-se os fatores de crescimento e os leucócitos, conferindo proteção ao recém-nascido[7].

176   PARTE IV · Aleitamento Materno

Pelas suas características nutricionais e imunológicas, o colostro está bem adaptado às necessidades específicas do RN. Os seus rins, imaturos, não conseguem processar grandes volumes de líquidos; a produção de lactase e outras enzimas intestinais está começando; antioxidantes e quinonas são necessários para a proteção contra o dano oxidativo e a doença hemorrágica; as imunoglobulinas forram a sua imatura flora intestinal, impedindo a aderência de micro-organismos patógenos; e os fatores de crescimento estimulam os seus sistemas vitais[7].

O leite de transição é aquele produzido no período intermediário entre o colostro e o leite maduro, ou seja, aquele produzido entre o 7º e o 14º dia após o parto[14]. Nessa fase ocorre diminuição na concentração de proteínas e vitaminas lipossolúveis, porém essas continuam elevadas. A lactose, a gordura, o conteúdo calórico e as vitaminas hidrossolúveis aumentam, variando a composição do leite até se transformar em leite maduro[7].

A composição do leite maduro, produzido em torno do 15º dia após o parto[14], varia não apenas entre as mães, como também entre as mamas da própria mãe, entre as mamadas e até no curso da mesma mamada[7,15]. As variações individuais podem ser afetadas por fatores maternos como idade, paridade, estado nutricional e uso de drogas e medicamentos.

ASPECTOS NUTRICIONAIS DO LEITE MATERNO

O leite materno tem em sua composição nutrientes que, mesmo em pequenas quantidades, suprem as necessidades da criança, por sua biodisponibilidade elevada. É constituído de 87,5% de água, o que promove a adequada hidratação do lactente durante os primeiros 6 meses de vida, descartando a necessidade de oferta de água[16].

A lactose é o principal carboidrato do leite humano, mas encontram-se ainda, em pequenas quantidades, frutose, galactose e outros oligossacarídeos. A lactose fornece 40% das necessidades energéticas. Esse dissacarídeo é metabolizado em glicose, que é uma fonte de energia, e em galactose, constituinte dos galactolipídios, substâncias importantes para o desenvolvimento do sistema nervoso central (SNC). Além disso, facilita a absorção de cálcio e ferro e promove a colonização intestinal com lactobacillos bífidos, bactérias que exercem efeito protetor no intestino, promovendo um meio ácido, através da fermentação, dificultando, assim, o crescimento de bactérias patogênicas, parasitas e fungos[7,12,16].

O leite humano maduro apresenta a menor concentração de proteína entre os mamíferos, o seu conteúdo proteico médio é em torno de 1,15g/100mL, existindo ampla variação entre as mães. A proteína nutricionalmente disponível pode ser ainda menor que 0,8g/100mL, se corrigida para proteínas do soro, visto que resistem à proteólise e, portanto, não são absorvíveis. No entanto, essas baixas concentrações são adequadas para o crescimento normal e resultam em uma carga de soluto adequadamente baixa para os rins imaturos do bebê[7].

As proteínas do leite humano são compostas por 20% de caseína e 80% por proteínas do soro (alfalactoalbumina, lactoferrina, lisozima, imunoglobulinas IgA, IgG e IgM e albumina). Essa proporção promove a redução do tempo de esvaziamento gástrico e facilita a digestão[7].

O leite materno tem elevadas concentrações de aminoácidos livres e cistina, que são essenciais para o feto e o RN, especialmente o prematuro, pois a cistationase, enzima que catalisa a transulfuração de metionina em cistina, está ausente no cérebro e no fígado.

CAPÍTULO 11 · Fisiologia da Lactação e Composição do Leite Materno 177

A taurina exerce papel importante na conjugação dos sais biliares e, portanto, na absorção de gorduras, além de seu papel como neurotransmissor e neuromodulador no desenvolvimento do SNC[7].

Os lipídios do leite representam a maior fonte de energia[17], pois suprem de 40% a 50% das calorias necessárias[16]. Seu conteúdo no leite maduro varia de 3 a 4g/dL, enquanto o colostro possui concentração lipídica menor, em torno de 1,8 a 2,9g/dL[7].

Os ácidos graxos essenciais, linoleico e alfalinolênico, são precursores dos ácidos graxos poli-insaturados de cadeia longa, incluindo os ácidos docosa-hexaenoico e araquidônico[17]. Sua concentração é variável conforme o estado de lactação, mais elevada no fim da mamada (leite posterior), sendo necessário o esvaziamento completo da mama para que o bebê receba um leite mais rico em gordura, importante para o desenvolvimento cerebral, adequado ganho de peso e sensação de saciedade[7,16].

O leite materno contém ácidos graxos poli-insaturados de cadeia longa, que são importantes no desenvolvimento do processo visual e da mielinização do cérebro[12,17,18] e na proteção contra alergias e infecções[17]. O ácido araquidônico e o ácido linoleico são gorduras poli-insaturadas importantes na síntese de prostaglandinas, compostos envolvidos em uma série de funções biológicas que atuam sobre a digestão e a maturação de células intestinais. A dieta materna influencia a qualidade dos lipídios secretados no leite[17]. Caso a dieta seja composta predominantemente de gordura animal, terá aumento de ácidos graxos saturados; se balanceada com gordura vegetal, o ácido linoleico e seus derivados poli-insaturados estarão presentes em maior proporção. Em mães cujas dietas são baseadas em carboidratos, haverá uma predominância de ácidos graxos de cadeias média e curta entre os constituintes do leite[16].

As concentrações de minerais e oligoelementos estão bem adaptadas às necessidades nutricionais e às capacidades metabólicas da criança. A relação cálcio/fósforo (2:1) no leite materno é fisiológica e facilita a absorção do cálcio no trato gastrointestinal. O ferro, apesar de estar presente em pequena quantidade (0,3mg/dL), tem alta biodisponibilidade. A maior acidez do trato intestinal na presença de quantidades adequadas de zinco, cobre e lactoferrina é fator importante que aumenta a absorção do ferro[16].

Cerca de 70% do ferro do leite materno são absorvidos, sendo rara a ocorrência de anemia ferropriva nos primeiros 6 meses de vida em crianças em aleitamento materno exclusivo. É importante destacar que a introdução precoce de alimentos em crianças em aleitamento materno pode comprometer a absorção do ferro por mecanismo de quelação. Em adição, as quantidades de zinco, cobre, selênio, cobalto e flúor presentes no leite materno também atendem a todas as necessidades dos lactentes[16].

O conteúdo de vitamina A está presente em quantidade satisfatória no leite humano, sendo muito elevada no colostro. A vitamina D tem baixa concentração, contudo, a pele da criança nascida a termo, quando exposta ao sol, pode fabricar quantidade adequada dessa vitamina. As concentrações de vitamina E presentes no leite materno atendem às necessidades do lactente[19], e a vitamina K está presente em maior quantidade no colostro e no leite posterior. Os recém-nascidos que não são amamentados nas primeiras horas de vida correm o risco de desenvolver doença hemorrágica, sendo recomendada a administração profilática de vitamina K imediatamente após o parto[16].

O conteúdo de vitaminas hidrossolúveis no leite materno reflete a ingestão da mãe. Relatos de deficiência são raros, mesmo entre mães desnutridas ou vegetarianas estritas.

178 PARTE IV · Aleitamento Materno

No entanto, atenção especial deve ser dada em locais onde a deficiência de algumas vitaminas é endêmica, como, por exemplo, a vitamina B_1 (tiamina), e também entre mulheres que usam anticoncepcionais orais por período prolongado, uma vez que podem apresentar níveis diminuídos de vitamina B_6 em seu leite[7,12,16]. A maneira mais eficiente para evitar qualquer deficiência vitamínica para o lactente é dar orientação às mães sobre como consumir uma dieta balanceada durante a lactação[7,16]. Desta forma, sugere-se que sejam incluídas nas ações do pré-natal medidas que promovam a modificação de práticas alimentares e qualidade da dieta como estratégia de combate à deficiência de micronutrientes, contribuindo para a redução dos níveis de morbimortalidade no binômio mãe-filho.[18]

ASPECTOS IMUNOLÓGICOS

Em decorrência da imaturidade do sistema imune, o RN é mais vulnerável às infecções[10,20]. Vários estudos têm demonstrado o efeito protetor do leite materno em comparação com o aleitamento artificial sobre a morbimortalidade infantil, decorrente de algumas doenças infecciosas, principalmente a diarreia[21].

As propriedades anti-infecciosas do leite materno manifestam-se através de componentes solúveis e celulares. Os componentes solúveis incluem as imunoglobulinas (IgA, IgM, IgG, IgD e IgE), lisozima, lactoferrina, fator bífido, interferon e outras substâncias imunorreguladoras. Os celulares são os macrófagos, linfócitos, granulócitos, neutrófilos e células epiteliais. A concentração desses componentes é muito alta no colostro e diminui no leite maduro[7,22,23].

As imunoglobulinas constituem a maior parte do conteúdo proteico do leite materno, onde a IgA secretora age ligando-se a micro-organismos e macromoléculas, impedindo sua aderência às superfícies mucosas e evitando a adesão do patógeno ao epitélio[24]. A lactoferrina é uma glicoproteína que se liga ao ferro, competindo com micro-organismos ferro-dependentes; possui propriedades anti-inflamatórias e atividade bacteriostática contra *Staphylococcus aureus, Escherichia coli, Vibrio cholerae* e *Pseudomonas aeruginosa*. Sua ação bacteriostática se deve à ligação com dois átomos de ferro, interrompendo o processo pelo qual a bactéria metaboliza carboidratos. Além disso, a lactoferrina pode ligar-se à vitamina B_{12}, privando os micro-organismos dessa vitamina[24,25].

A lisozima, uma proteína presente em altas concentrações no leite materno, é uma enzima lítica que atua diretamente sobre as bactérias, clivando os peptídeos da parede celular e também potencializando a ação da IgA e do complemento. Tem ainda papel na modulação da reação inflamatória, limitando o fator quimiotáxico dos neutrófilos e a formação de radicais de oxigênio tóxicos que são liberados durante a fagocitose[22,24].

CARACTERÍSTICAS DO LEITE DE MÃES DE PREMATUROS

O fornecimento de leite humano para RN prematuros tem demonstrado muitas vantagens, incluindo melhora na digestão, absorção, imunidade, desenvolvimento neurológico, além dos benefícios psicológicos para a mãe[26]. O leite de mães de RNPT possui maiores concentrações de calorias, gordura, proteínas, sódio e IgA e menores de lactose, cálcio e fósforo que o leite de mães de recém-nascidos a termo (RNT) (Quadro 11-2). Também possui maior capacidade anti-infecciosa, por conter maior quantidade de IgA, lisozima e lactoferrina[3,16,27].

CAPÍTULO 11 · Fisiologia da Lactação e Composição do Leite Materno

Quadro 11.2. Composição do colostro e do leite materno maduro de
mães de crianças a termo e pré-termo

Nutriente	Colostro (3 a 5 dias)		Leite maduro (26 a 29 dias)	
	A termo	Pré-termo	A termo	Pré-termo
Calorias (kcal/dL)	48	58	62	70
Lipídios (g/dL)	1,8	3,0	3,0	4,1
Proteínas (g/dL)	1,9	2,1	1,3	1,4
Lactose (g/dL)	5,1	5,0	6,5	6,0

Fonte: Ministério da Saúde[2].

Entre as vantagens do fornecimento do leite humano ao RNPT destacam-se as relativas a suas propriedades imunológicas. Quando as mães destes RN permanecem no hospital durante a sua internação, ocorre a produção materna de anticorpos contra os micro-organismos nosocomiais da unidade neonatal, o que é importante para a prevenção de infecção durante a permanência hospitalar[28].

Estudos têm apontado a diminuição de incidência de várias infecções, como septicemia e enterocolite necrosante, em lactentes prematuros alimentados com leite materno, em comparação com os que utilizaram fórmula infantil[3,29].

REFERÊNCIAS BIBLIOGRÁFICAS

1. Oliveira FAR. Anatomia, embriologia e fisiologia da glândula mamária. In: Tratado de Ginecologia. Org.: FEBRASG (Federação Brasileira das Sociedades de Ginecologia e Obstetrícia). Reimpressão. 2001; 48-54.
2. Brasil. Ministério da Saúde. Saúde da Criança: nutrição infantil: aleitamento materno e alimentação complementar. Secretaria de Atenção à Saúde, Departamento de Atenção Básica. Brasília (DF): Caderno de Atenção Básica 2009; 23(A):112p.
3. Matuhara AM, Naganuma M. Manual instrucional para aleitamento materno de recém-nascidos pré-termo. Pediatria 2006; 28:81-90.
4. Coutinho SB. Aleitamento Materno. In: Lima M, Motta ME, Alves G. Saúde da criança: para entender o normal. Editora Universitária UFPE 2007; 143-97.
5. King FS. Como ajudar as mães a amamentar. Brasília, Ministério da Saúde 2001; 189p.
6. Riordan J. Anatomy and psychophysiology of lactation. In: Riordan J, Auerbach KG. Breastfeeding and human lactation. Janes and Bartlett publishers 1993; 81-90.
7. Akré J. Alimentação Infantil: bases fisiológicas. IBFAN: São Paulo 1997; 16-21. Disponível em : www.ibfan.org.br/documentos/ibfan/doc – 288. pdf. Acessado em Janeiro de 2010.
8. Órfão A, Gouveia C. Apontamentos de anatomia e fisiologia da lactação. Rev Port Clin Geral 2009; 25:347-54.
9. Altemus M, Deuster PA, Galliven E, Carter CS, Gold PW. Suppression of hypothalmic-pituitary-adrenal axis responses to stress in lactating women. J Clin Endocrinol Metabol 1995; 80:2.954-9.
10. Kunz C, Rodriguez-Palmero M, Koletzko B, Jensen R. Nutricional and biochemical properties of human milk, part I: general aspects, proteins and carbohydrates. Clin Perinatol 1999; 26:307-33.
11. Camelo Júnior JS, Martinez FE. Lactogenia do leite humano. In: Pereira G, Leone C, A. Filho N, Trindade Filho O. Nutrição do recém-nascido pré-termo. Medbook 2008; p.12.
12. Picciano MF. Nutrient composition of human milk. Breastfeeding 2001: Part I:the evidence for breastfeeding. Pediatric Clinics of North America 2001; 48:53-67.
13. Emmett PM, Rogers IS. Properties of human milk and their relationship with maternal nutrition. Early human development 1997; S7-S28.

14. Brasil. Agência Nacional de Vigilância Sanitária.Banco de leite humano: funcionamento, prevenção e controle de riscos/Agência Nacional de Vigilância Sanitária. Brasília: Anvisa 2008. p.124.
15. Institute of Medicine. Food and Nutrition Board. Nutrition During Lactation. National Academy Press. Washington DC 1991. 326p.
16. Lamounier JA, Vieira GO, Gouveia LC. Composição do leite humano – fatores nutricionais. In: Rego JD. Aleitamento Materno. 2ª ed. Editora Atheneu 2009; 55-71.
17. Tinoco SMB, Sichieri R, Moura AS, Santos FS, Carmo MGT. Importância dos ácidos graxos essenciais e os efeitos dos ácidos graxos trans do leite materno para o desenvolvimento fetal e neonatal. Cad Saúde Pública 2007; 23:525-34.
18. Silva DRB, Miranda Júnior PF, Soares EA. A importância dos ácidos graxos poliinsaturados de cadeia longa na gestação e lactação. Rev Bras Saude Matern Infant 2007; 7:123-33.
19. Garcia LRS. Ribeiro KDS, Araújo KF et al. Níveis de alfa-tocoferol no soro e leite materno de puérperas atendidas em maternidade pública de Natal, Rio Grande do Norte. Rev Bras Saude Matern Infant 2009; 9:423-8.
20. American Academy of Pediatrics. Work Group on Breaastfeeding. Breastfeeding and the use of human milk. Pediatrics 1997; 100:1.035-9.
21. Toma TS, Rea MF. Beneficios da amamentação para a saúde da mulher e da criança: um ensaio sobre as evidencias. Cad Saúde Pública 2008; 24:S235-46.
22. Xanthou M. Immune protetion of human milk. Biol Neonate 1998; 74:121-33.
23. Field CJ. The immunological Components of Human Milk and Their Effect on Immune Development in Infants. J Nutr 2005; 135:1-4.
24. Grassi MS, Costa MTZ, Vaz FAC. Fatores imunológicos do leite materno. Pediatria 2001; 23:258-63.
25. Corteguera RR. Valor inmunológico de la leche materna. Rev Cubana Pediatr 1995; 67.
26. Bauer J, Gerss J. Longitudinal analysis of macronutrients and minerals in human milk produced by mothers of preterm infants. Clin Nutr 2010; 1-6.
27. Gross SJ, Geller J, Tomarelli RM. Composition of breast milk from mothers of preterm infants. Pediatrics 1981; 68:490-3.
28. Goldman AS, Cheda S, Keeney SE, Schmalstieg FC, Schanler RJ. Immunologic protection of the premature newborn by human milk. Semin Perinatol 1994; 18:495-501.
29. Oliveira ND, Miyoshi MH. Avanços em enterocolite necrosante. J Pediatr (Rio J) 2005; 81:16-22.

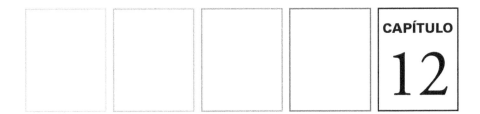

Manejo da Lactação e Assistência à Nutriz

Maria Josemere de Oliveira Borba Vasconcelos
Alyne Cristine Souza da Silva
Janine Maciel Barbosa
Mirella Gondim Ozias Aquino de Oliveira

MANEJO DA LACTAÇÃO

O ato de amamentar não é considerado um processo inteiramente instintivo, sendo parcialmente baseado num comportamento aprendido[1]. Nas primeiras semanas de vida da criança, a mãe pode enfrentar algumas dificuldades para amamentar, as quais podem interferir na adequação da instalação e manutenção da amamentação, necessitando de apoio e orientações adequadas para sentir-se segura, condição essencial para o sucesso da amamentação e prevenção do desmame precoce[2].

A adequada atuação do profissional de saúde, no sentido de promover, proteger e apoiar a prática do aleitamento materno, é fundamental, iniciando no período pré-natal, e requer não apenas conhecimentos sobre o aleitamento materno, mas também habilidades clínicas e de aconselhamento. Ademais, o sucesso da amamentação também depende da interação entre a mãe e o filho, sendo necessário, além do apoio profissional, o apoio familiar, tanto no início quanto na manutenção da lactação. Durante o pré-natal, as mães poderão relatar suas preocupações, dúvidas, experiências e vivências, sendo as orientações repassadas individual e/ou coletivamente. É importante que sejam abordadas informações conforme relacionado no Quadro 12.1.

Quadro 12.1. Temas a serem abordados durante o pré-natal

Vantagens da amamentação
Anatomia da mama e fisiologia da lactação
Manejo da amamentação: cuidados necessários com a mãe e como resolver possíveis problemas durante a amamentação

(Continua)

Quadro 12.1. Temas a serem abordados durante o pré-natal (*continuação*)

Importância do contato na primeira hora ao nascimento, iniciando a amamentação nesse momento
Permanência em alojamento conjunto na maternidade
Desvantagens da alimentação artificial, uso de chupeta, bicos e mamadeiras
Orientações para o retorno ao trabalho

Fonte: Teruya[3].

ACONSELHAMENTO EM AMAMENTAÇÃO

É importante que o profissional de saúde, além de conhecimento e habilidade em aleitamento materno, tenha competência para comunicar-se de forma eficiente com a mãe que está amamentando, usando a técnica do aconselhamento em amamentação, a qual utiliza recursos que ajudam a nutriz a tomar decisões. Segundo Bueno e Teruya[4], existem evidências científicas que comprovam a efetividade do aconselhamento em amamentação, pois seu conhecimento e prática pelos profissionais de saúde constituem um instrumento relevante para o aumento das taxas e da duração da amamentação.

A seguir, técnicas e atitudes que auxiliam o aconselhamento em amamentação:

- Praticar comunicação não verbal, interagindo com a mãe através de gestos que demonstrem interesse.

- Manter-se atento aos anseios maternos.

- Aceitar as opiniões das mães e respeitar sua forma de falar.

- Demonstrar que entende os sentimentos expressados.

- Evitar termos que demonstrem julgamento.

- Reconhecer e elogiar as mães quando estiverem procedendo de forma correta.

- Usar linguagem simples e de fácil entendimento.

- Evitar excesso de informações, selecionando as mais relevantes.

COMO AMAMENTAR

A sucção do bebê é um ato reflexo, porém a amamentação precisa ser ensinada e aprendida, pois o bebê precisa retirar o leite do peito de forma eficiente[2,3]. Para que tenha início o processo de amamentação é preciso observar os seguintes pontos[3]:

- A posição deve ser confortável para a mãe e o bebê.

- O bebê deve estar calmo e acordado. Caso esteja sonolento no momento da amamentação, preferir deixá-lo de fraldas e na posição sentada (posição de alerta). Conversar e massagear suas costas, peito e pés. Ao contrário, com sinais de excitação e choro, acalmá-lo, colocando-o no colo e acalentando-o antes da mamada.

- A mãe deve estar relaxada.

- O bebê deve ser colocado ao peito, não o peito levado a ele.

Posição

- Posição sentada: o bebê está de frente para a mãe, seu abdômen está colocado junto ao da mãe (barriga com barriga) (Figuras 12.1A e 12.2).

- Posição deitada: a mãe permanece deitada de lado e com a barriga do bebê junto ao seu corpo. A mãe oferece o peito do lado em que está deitada. Essa posição poderá ser a adequada quando a mãe for submetida a uma cesariana (Figura 12.1B).

- Posição sentada inversa: coloca-se o corpo do bebê debaixo da axila materna com o ventre apoiado sobre as costelas da mãe (barriga-costela). O corpo do bebê está apoiado pelo braço materno e a cabeça suspensa pela mão. Posição adequada nos casos de mamas ou mamilos machucados com intuito de mudar o local de pega do bebê e nos pós-operatório de cesariana (Figura 12.1C).

Pega do peito

- Aproveitar o reflexo de busca.
- Não é necessário limpar a aréola – banho diário e sutiã limpos são suficientes.
- No início, para estimular a descida do leite, as mamas podem ser massageadas delicadamente e posteriormente extraídas algumas gotas de leite para a aréola ficar mais macia.

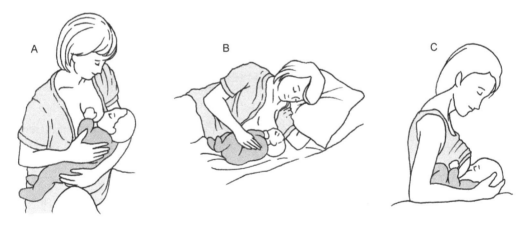

Figura 12.1. Posições para amamentar: sentada (A); deitada (B); sentada inversa (C).

Abocanhamento

- A criança deve abocanhar o mamilo e parte da aréola. Com isso, forma-se um lacre perfeito entre a boca e a mama, garantindo a formação do vácuo, indispensável para o mamilo e a aréola se manterem na boca do bebê [2] (Figuras 12.2 e 12.3).

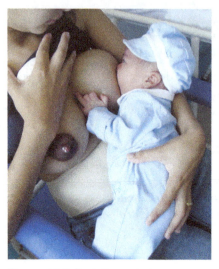

Figura 12.2. Posição sentada para amamentar.

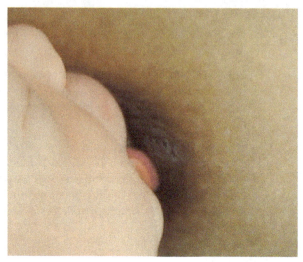

Figura 12.3. Abocanhamento do mamilo e parte da aréola.

TÉCNICA DE AMAMENTAÇÃO

A maneira como a mãe e o bebê se posicionam para amamentar/mamar e a pega/sucção do bebê são aspectos importantes para que a criança consiga retirar o leite da mama de maneira eficiente, sem agredir a mama da mãe, estabelecendo/promovendo o sucesso da amamentação[2,3]. A seguir serão descritos alguns pontos relevantes:

- O bebê está em posicionamento adequado quando todo o seu corpo se encontra encostado ao da mãe, bem apoiado, com cabeça e tronco alinhados. O rosto do bebê deve ficar de frente para as mamas, e a pega está adequada quando a boca está bem aberta, o queixo tocando na mama, o lábio inferior virado para fora e aparecendo uma maior parte da aréola acima da boca do bebê. Pode-se ver a criança engolindo o leite lenta e profundamente[2,3] (Figuras 12.4).

- Pega do peito – A mãe deve colocar o polegar acima da aréola e os demais dedos e a palma da mão debaixo da mama, formando uma prega, deixando os dedos longe do mamilo para que o bebê possa abocanhar boa parte da aréola[3]. Assim os dedos ficam em forma de C (Figura 12.5).

A posição inadequada da mãe e/ou do bebê na amamentação dificulta o posicionamento correto da boca do bebê em relação ao mamilo e à aréola, resultando na má pega[2], a qual dificulta o esvaziamento da mama, promovendo a diminuição da produção de leite. Pode também resultar no não ganho de peso esperado, apesar de permanecer muito tempo no peito, pois isso pode ocorrer pela dificuldade de retirar o leite posterior, mais calórico. Dessa forma, quando o bebê apresenta sinais de bochechas encovadas após cada sucção, ruídos da língua, mama aparentando estar esticada ou deformada durante a mamada, mamilos com estrias vermelhas ou áreas esbranquiçadas ou achatadas quando ele solta a mama e, por fim, dor durante a amamentação são indicativos da técnica inadequada de amamentação[2,6]. Pode também resultar no aparecimento de lesões mamilares na mãe. Portanto, deve-se retirar o bebê do peito e tentar novamente a pega correta (Figura 12.6).

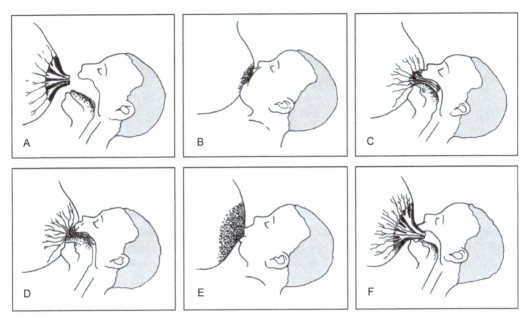

Figura 12.4. Diagrama mostrando como a criança mama: (**A**) A criança abre a a boca para mamar, o mamilo está na direção de seu palato e o lábio inferior está bem direcionado; (**B**) Criança com boa pega de aréola; (**C**) O peito protraído, formando um bico dentro da boca da criança; (**D**) Onda peristálticas que se desloca ao longo da língua pressiona os seios lactíferos; (**E**) Criança em má pega com abocanhamento apenas do mamilo; (**F**) A criança sugando apenas o mamilo com a língua está em posição recuada. (Fonte: King[5]).

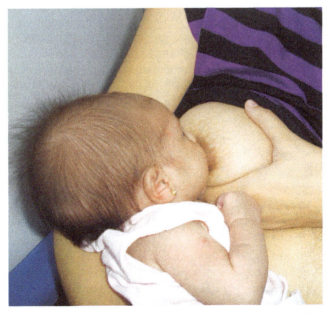

Figura 12.5. Posicionamento dos dedos em forma de C.

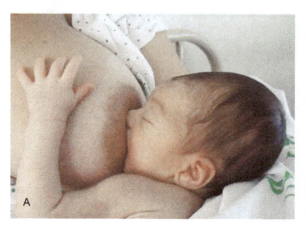 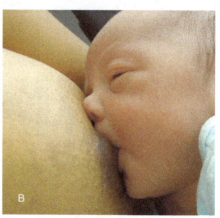

Figura 12.6. (**A**) Pega Correta – o queixo toca a mama, boca bem aberta, lábios virados para fora, vê-se mais aréola acima da boca do que abaixo (Fonte: Serva*); (**B**) Pega incorreta – lábio superior invertido, queixo não toca a mama, vê-se aréola principalmente abaixo do lábio inferior.
*Serva VB. Amamentação: uma visão para o futuro. http://www.ibfan.org.br/. Disponível em: Acessado em: novembro de 2010.

As posições mais utilizadas pela mãe são de aconchego, mas deve-se escolher a mais confortável para a mulher em cada circunstância. Nas primeiras mamadas, um profissional de saúde deve ajudá-la a achar uma posição confortável, e a primeira deve ser observada de maneira inteira, ou seja, até que o bebê termine de sugar e retire a boca da mama.

PROBLEMAS COMUNS

O processo de amamentar envolve uma série de fatores relacionados à mãe e ao recém-nascido, e o sucesso dessa prática depende do conhecimento de seu manejo. Nesse contexto, algumas dificuldades podem ser encontradas e várias razões são alegadas pelas mães para o desmame precoce, tais como fatores orgânicos, socioculturais, comportamento da criança, questões maternas[6] e influência de familiares e profissionais, estando estes de certa forma inter-relacionados.

As principais intercorrências mamárias relacionadas à lactação são: bloqueio de ducto, ingurgitamento mamário, fissura, mastite puerperal e abscesso mamário[7,8], sendo reconhecidamente fatores determinantes na continuidade e no sucesso da amamentação. Portanto, torna-se necessário impedir que as dificuldades possam diminuir a confiança da mãe na sua capacidade de amamentar.

PROBLEMAS NOS MAMILOS
Mamilos planos ou invertidos

No início podem dificultar a amamentação, mas não a impedem, pois o bebê forma o bico com a aréola. Em relação ao diagnóstico, considera-se mamilo invertido quando, ao pressionar a aréola entre o polegar e o dedo indicador, ele se retrai. Para as mães com mamilos com essa característica, as orientações consistem em estimular, informando que o problema poderá ser superado, pois, à medida que o bebê suga, os mamilos vão-se tornando mais propícios à amamentação. Procurar a posição na qual a mãe e o bebê se adaptem melhor para facilitar a pega. Outro ponto importante é a realização de manobras que podem ajudar a aumentar o mamilo antes das mamadas, estimulando-o por meio do toque, utilizando compressas frias ou até mesmo realizando sucção com bomba manual ou seringa de 10 ou 20mL adaptada (cortada para eliminar a saída estreita e com o êmbolo inserido na extremidade cortada). Deve-se ter atenção especial para não realizar uma sucção vigorosa, objetivando não causar dor e fissuras no mamilo[2].

Dor/trauma nos mamilos

Muitas nutrizes no início da amamentação apresentam dor discreta e um desconforto no início das mamadas, principalmente entre primigestas, o que pode ser considerado normal, não devendo persistir após a primeira semana, pois tais sintomas tendem a melhorar até desaparecer[2,8]. A causa mais comum de dor para amamentar se deve a lesões nos mamilos por posicionamento e pega inadequados [2]. Podem ser considerados como outras causas: mamilos curtos, planos e invertidos, disfunções orais na criança, freio de língua excessivamente curto, sucção não nutritiva prolongada, uso impróprio de bombas de extração de leite, não interrupção adequada da sucção da criança quando necessário retirá-la do peito, uso de óleos e cremes que causam reações alérgicas nos mamilos, além de protetores (intermediários) e exposição prolongada a forros úmidos[2].

Os traumas mamilares incluem eritema, edema, fissuras, bolhas, marcas brancas, amarelas ou escuras e equimoses[8], considerados importantes causas de desmame[2], devendo ser adotadas medidas preventivas, que podem ser conseguidas mediante o estabelecimento da técnica adequada (posicionamento e pega), cuidados com os mamilos, mantendo-os secos, expondo-os ao ar livre ou à luz solar, com trocas frequentes dos forros utilizados quando há vazamento de leite e, enfim, não utilizando produtos que retirem a proteção natural do mamilo, como sabões, álcool ou qualquer produto secante[2,8]. Orientar a amamentação em livre demanda e ordenhar manualmente a aréola antes da mamada, se a mama estiver ingurgitada, aumentando sua flexibilidade e facilitando a pega adequada. Caso seja preciso interromper a mamada, introduzir o dedo indicador ou mínimo pela comissura labial da boca do bebê, de forma que a sucção seja interrompida antes de a criança ser retirada do seio e evitar o uso de protetores (intermediários) de mamilo[8] (Figura 12.7).

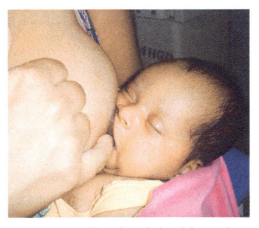

Figura 12.7. Interrupção da mamada utilizando o dedo mínimo pela comissura labial do bebê.

Uma vez instalados, os traumas mamilares são muito dolorosos e frequentemente são a porta de entrada para bactérias (Figura 12.8). Dessa forma, faz-se necessário corrigir o problema que está causando o desconforto e intervir para aliviar a dor e promover a cicatrização das lesões o mais breve possível. Sugerem-se as seguintes medidas de conforto, visando minimizar o estímulo aos receptores da dor localizados na derme do mamilo e da aréola: iniciar a mamada pela mama menos afetada; ordenhar um pouco de leite antes da mamada, o suficiente para desencadear o reflexo de ejeção, evitando que a criança tenha que sugar muito forte no início da mamada para desencadear o reflexo; alternar as posições, reduzindo a pressão nos pontos dolorosos ou tecidos machucados; analgésico sistêmico via oral, se necessário; e utilizar protetores de seio (alternativamente, pode-se utilizar um coador de plástico pequeno, sem cabo) entre as mamadas, eliminando o contato da área traumatizada com a roupa. Vale salientar que esse dispositivo favorece a drenagem espontânea do leite, tornando o tecido mais vulnerável a macerações. Por essa razão recomenda-se que cada caso seja avaliado visando aos riscos e benefícios[2,8].

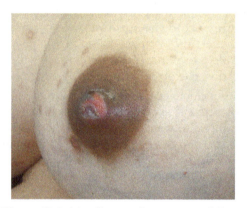

Figura 12.8. Mamilo com fissura e candidíase.

Em relação ao tratamento para acelerar a cicatrização dos traumas mamilares, dois tipos têm sido utilizados: o seco e o úmido. O tratamento seco (banho de luz, banho se sol, secador de cabelo), bastante popular nas últimas décadas, não tem sido mais recomendado, pois acredita-se que a cicatrização de feridas é mais eficiente se as camadas internas da epiderme (expostas pela lesão) se mantiverem úmidas. Dessa forma, atualmente se tem recomendado o tratamento úmido, objetivando formar uma camada protetora que evite a desidratação das camadas mais profundas da epiderme. Recomenda-se o uso do próprio leite materno ordenhado nas fissuras[2]. Algumas práticas populares são adotadas visando acelerar a cicatrização das fissuras mamilares, como o uso de chá e casca de banana ou mamão. Porém, essas práticas devem ser evitadas até que estudos comprovem sua eficácia e inocuidade[2]. Novak et al.[9], estudando a microbiota da casca de banana, encontraram níveis significativos de micro-organismos potencialmente patogênicos que, uma vez aplicados sobre as fissuras, podem favorecer o início de um processo infeccioso.

Candidíase

A infecção da mama por *Candida* sp ocorre comumente, podendo ser superficial ou atingir os ductos lactíferos[8]. A umidade, lesão dos mamilos e uso de antibióticos, contraceptivos orais e esteroides são considerados fatores predisponentes[2]. A criança também pode transmitir o fungo, mesmo que seja assintomática. As manifestações dessa infecção são: prurido, sensação de queimadura e fisgadas nos mamilos que continuam após as mamadas[2,8]. A pele dos mamilos e da aréola pode apresentar-se avermelhada, brilhante ou apenas irritada, e algumas mães se queixam de ardência e dor em agulhada nas mamas. É comum a criança apresentar crostas brancas orais, que devem ser distinguidas das crostas de leite.

Como medida preventiva, manter os mamilos secos e arejados, e expô-los à luz solar por alguns minutos ao dia. A terapêutica medicamentosa recomenda tratar a mãe e a criança simultaneamente, mesmo que a criança não apresente sinais de monilíase. Inicialmente fazer uso tópico de nistatina, clotrimazol, miconazol ou cetoconazol por 2 semanas. As mulheres podem aplicar o creme após cada mamada, não sendo necessário removê-lo antes da próxima. A violeta de genciana a 0,5% pode ser usada nos mamilos e aréolas e na boca da criança uma vez por dia por 3 a 4 dias. Algumas medidas gerais durante o tratamento são úteis, como enxugar os mamilos e secá-los ao ar após mamadas e expô-los à luz alguns minutos por dia.

PROBLEMAS COM AS MAMAS

Ductos lactíferos bloqueados

Podem estar relacionados ao esvaziamento inadequado de determinada área da mama, devido ao longo intervalo entre as mamadas ou quando a criança não está conseguindo remover o leite de forma eficiente, em razão de compressão externa, como, por exemplo, sutiã apertado, ou como consequência do uso de cremes nos mamilos, obstruindo os poros de saída do leite. Normalmente os nódulos são localizados, sensíveis e dolorosos, acompanhados de dor, vermelhidão e calor na área envolvida[2,8].

Em algumas situações podem estar acompanhados por um ponto esbranquiçado, quase imperceptível, na ponta do mamilo, que pode ser muito doloroso. O tratamento deve ser instituído precocemente para não evoluir para uma mastite. Consiste em continuar a amamentação, estimular o esvaziamento com mamadas frequentes, massagens circulares suaves na região do nódulo, antes e durante a mamada, utilização de compressas mornas e amamentar frequentemente e em distintas posições para promover o esvaziamento completo, oferecendo primeiramente a mama afetada, com o queixo do bebê direcionado para essa área para facilitar a descida do leite do local. Caso a criança não consiga esvaziar a mama, indica-se realizar a sua ordenha manual ou com bomba de extração. Nos casos em que o ponto esbranquiçado esteja presente, a remoção deverá ser realizada com uma toalha ou com uma agulha esterilizada[2,8].

Galactocele

É uma formação cística nos ductos mamários contendo líquido leitoso, que posteriormente adquire aspecto viscoso, podendo ser exteriorizado pelo mamilo. Acredita-se que seja causada por um bloqueio de ducto lactífero. Apesar de ser apalpada como uma massa lisa e redonda, o diagnóstico é realizado por aspiração ou ultrassonografia. O tratamento é feito com aspiração, porém, frequentemente, a formação cística deve ser extraída por meio de cirurgia, porque o cisto enche novamente após a aspiração[2,8].

Ingurgitamento mamário

Ocorre pelo aumento da vascularização da mama, retenção do leite nos alvéolos e edema decorrente da congestão e obstrução da drenagem do sistema linfático, resultando na compressão dos ductos lactíferos, o que dificulta ou impede a descida do leite dos alvéolos. O ingurgitamento fisiológico é normal, sendo ele discreto, e representa um sinal positivo da descida do leite, enquanto que o patológico ocorre com maior frequência nas primíparas, geralmente entre 3 e 5 dias após o parto. A mama fica excessivamente distendida, causando um grande desconforto, podendo haver áreas avermelhadas, edemaciadas, brilhantes, acompanhadas, às vezes, de febre e mal-estar[2].

Para evitarem o ingurgitamento, as mães devem amamentar no sistema de livre demanda logo após o parto, observando a técnica correta e não usando complementos (água, chá e outros leites). Se o ingurgitamento já se instalou, recomenda-se manter a criança sugando com mamadas frequentes, fazer massagem delicadas nas mamas, com movimentos circulares com o intuito de fluidificar o leite viscoso acumulado, facilitando sua retirada, e usar compressas frias, em intervalos regulares após ou no intervalo das mamadas, para diminuir o edema, a vascularização e a dor. Em casos graves, podem ser realizadas a cada 2 horas, e cada aplicação não deve ultrapassar 20 minutos, devido ao efeito-rebote, levando ao aumento do fluxo sanguíneo para compensar a redução da temperatura local. Apesar de não haver comprovação quanto à eficiência das compressas frias (ou gelo envolto no tecido) no alívio dos sintomas, elas podem ser úteis para redução da produção de leite[8]. A hipotermia local provoca vasoconstrição temporária e, consequentemente, reduz o fluxo sanguíneo, promovendo redução do edema, aumento da drenagem linfática e menor produção de leite. Já as compressas mornas promovem vasodilatação, aliviando a compressão local, porém posteriormente aumentam o volume de leite das mamas, o que pode não ser interessante na vigência de ingurgitamento mamário[8]. Caso o bebê não sugue, realizar a ordenha manual na mama, pois o seu esvaziamento diminui a pressão nos alvéolos, aumenta a drenagem da linfa e do edema, mantendo a produção de leite e aliviando as dores, e previne a ocorrências de mastite (Figura 12.9).

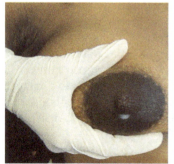 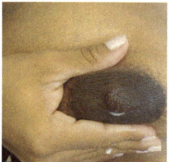 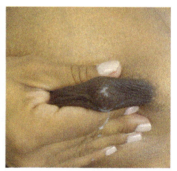

Figura 12.9. Orientação de ordenha manual: (**A**) Após massagem circular em volta da mama, o profissional ensina sobre posicionamento das mãos em forma de C, com o polegar na aréola acima do mamilo e o indicador por baixo do mamilo; (**B**) Mãe com a mão em forma de C, pressionando o polegar e o indicador um pouco para dentro contra a parede do tórax; (**C**) Em seguida, pressiona a aréola atrás do mamilo, para pressionar os ductos lactíferos abaixo da aréola. Repete os movimentos para descida do leite (pressiona e solta) (King[5]).

Mastite

É um processo inflamatório de um ou mais segmentos da mama, podendo progredir para uma infecção bacteriana causada mais comumente pelo *Staphylococcus aureus*[2], sendo as fissuras na maioria das vezes a porta de entrada da bactéria[2,8]. O aparecimento da mastite está relacionado a técnicas erradas de amamentação, bem como ao reduzido esvaziamento completo e infrequente das mamas[10]. A parte atingida da mama se encontra dolorosa, hiperemiada, edemaciada e quente. Quando há infecção, costuma haver manifestações sistêmicas importantes, como mal-estar, febre alta (acima de 38°C) e calafrios[2,8]. A mastite é mais frequente na 2ª e 3ª semanas depois do parto, sendo rara após a 12ª semana (Figura 12.10).

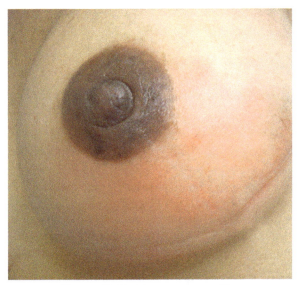

Figura 12.10. Mama com mastite.

O tratamento deve ser iniciado o mais breve possível; caso contrário, pode evoluir para abscesso mamário[2,10]. Deve-se basear no esvaziamento adequado da mama pelo próprio recém-nascido, pois, nesse caso, a manutenção da amamentação está indicada[10], não oferecendo risco ao recém-nascido a termo sadio, segundo a American Academy of Pediatrics[11]. Deve-se iniciar a amamentação pela mama não afetada e posteriormente oferecer o seio afetado. A retirada manual também é indicada caso não haja esvaziamento adequado. São indicados repouso e antibioticoterapia com prescrição criteriosa quando houver sintomas graves e suporte emocional, pois geralmente essas mães ficam extremamente fragilizadas, necessitando de apoio e acompanhamento[2].

Abscesso mamário

Geralmente é causado por uma mastite inadequadamente tratada ou com tratamento retardado ou ineficaz. Comumente ocorre após interrupção da amamentação na mama afetada pela mastite, devido ao esvaziamento inadequado do leite por ordenha. O diagnóstico é estabelecido pelo quadro clínico, que apresenta dor intensa, febre, mal-estar, calafrios e presença de áreas de flutuação à palpação no local afetado. No diagnóstico diferencial, devem-se considerar a galactocele, o fibroadenoma e o carcinoma da mama. Medidas preventivas devem ser tomadas em relação ao aparecimento de mastite, as quais consequentemente prevenirão o abscesso mamário, bem como o tratamento adequado e precoce da mastite, caso não possa ser prevenida[2,8] (Figura 12.11).

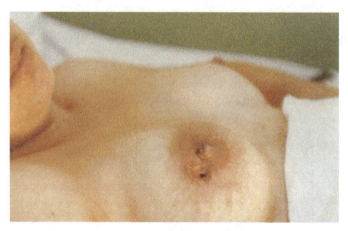

Figura 12.11. Mastite com abcesso.
Brasil. Ministério da Saúde. Albúm seriado: Promovendo o aleitamento materno. Disponível em: http://portal.saude.gov.br/portal/ arquivos/pdf/album _seriado_am.pdf. Acessado em novembro de 2010.

O manejo compreende a drenagem cirúrgica, com coleta de secreção purulenta para cultura e teste de sensibilidade a antibióticos, demais condutas indicadas no tratamento da mastite, inclusive antibioticoterapia e esvaziamento regular da mama afetada, interrupção da amamentação nessa mama até que o abscesso tenha sido drenado e a medicação iniciada, mantendo a amamentação na mama sadia[2,8].

CIRURGIA PLÁSTICA DE MAMA

Torna-se cada vez maior o número de mulheres que optam pela mamoplastia redutora ou implantes de silicone por questões estéticas, despertando o interesse dos pesquisadores em avaliar o impacto dessas práticas na amamentação. Dependendo da técnica cirúrgica utilizada, pode ser alterada a condição de integridade e funcionamento dos ductos, dificultando ou impedindo a amamentação[12]. É fundamental o conhecimento da mulher a respeito dos fatores que podem interferir na amamentação, tais como: a técnica cirúrgica, o volume implantado e as possíveis complicações[13]. Além disso, é necessário o apoio por profissionais capacitados e com habilidade no manejo dessas situações.

Nesse sentido, destacamos o estudo de coorte prospectiva realizado com 25 mulheres com o objetivo de descrever o padrão de aleitamento materno no primeiro mês de vida de crianças de mulheres que se submeteram aos dois tipos de cirurgia mamária, redução e implante. Em comparação às que não se submeteram à cirurgia, foi verificado que as operadas apresentaram menor taxa de aleitamento materno exclusivo no primeiro mês de vida e que a cirurgia redutora representa um maior risco para o insucesso do aleitamento em comparação com a de implante[14].

Implante mamário

Estudos sugeriram preocupação com a segurança das mães e dos bebês, em virtude de possíveis efeitos adversos causados pelos níveis de silicone presentes no leite de mulheres submetidas a cirurgia com prótese de silicone[15,16]. No entanto, não há evidência científica suficiente para contraindicar a amamentação[15,16]. Semple[17] demonstrou em seu estudo que não havia diferença estatisticamente significante entre os níveis de silicone plasmáticos de mulheres submetidas ou não à prótese. Posteriormente, uma pesquisa tipo coorte realizada na Dinamarca com 939 crianças não mostrou evidência de risco associada aos implantes mamários em relação a doenças do esôfago, do tecido conjuntivo e malformações congênitas nessas crianças[18].

Após o implante, a sensibilidade na região areolomamilar pode estar modificada, desde a perda até a sensibilidade extrema, podendo ser temporária ou permanente e, dessa forma, comprometer a amamentação[19]. Estudo realizado por Hurst[13], que comparou a prevalência de aleitamento materno entre mulheres submetidas ao implante de silicone e mulheres não submetidas a cirurgia, observou uma maior incidência de problemas com a amamentação nas operadas e sugeriu que os tipos de incisão utilizados estavam intimamente ligados aos resultados, sendo a periareolar a que apresentou maior correlação com os problemas na amamentação.

Redução mamária

A mamoplastia redutora não impede a amamentação, contanto que a inervação do mamilo esteja preservada, os ductos lactíferos patentes e os seios lactíferos intactos, em comunicação com os poros lactíferos, para permitir as sensações que atuam como gatilhos para os reflexos da produção e ejeção de leite[6]. Segundo Thibaudeau[20], ainda não existe um consenso na definição da capacidade de amamentar até a duração recomendada de 6 meses após mamoplastia redutora e parece não haver nenhuma diferença na capacidade de amamentação após cirurgia, em relação a mulheres sem o procedimento cirúrgico durante o primeiro mês pós-parto. Entretanto, na prática clínica, observa-se que muitas mulheres submetidas a esse procedimento não conseguem êxito na amamentação, apesar de todos os esforços empreendidos[6].

Estudo realizado no Brasil avaliou o impacto da cirurgia de mamoplastia na redução da amamentação, comparando o desempenho de um grupo de mulheres que haviam se submetido ao procedimento cirúrgico utilizando técnicas de transposição com um grupo-controle. Conforme determinado pela análise de sobrevivência, as mulheres que se submeteram à mamoplastia redutora tiveram um tempo significativamente mais curto da duração da amamentação. A prevalência de aleitamento exclusivo no 1º e 4º meses foi de 21% e 4%, respectivamente, para mulheres com cirurgia, e de 70% e 22%, respectivamente, para os controles. A prevalência de aleitamento materno em 1, 6 e 12 meses foi de 58%, 16% e 10% para mulheres com mamoplastia e 94%, 58% e 42% para os controles. Os resultados desse estudo sugerem que a cirurgia de redução de mama pode ter um impacto negativo sobre o desempenho da amamentação[21].

Ademais, muitas mulheres submetidas a esse procedimento não conseguem produzir a quantidade de leite necessária para atender às necessidades do seu bebê. Desta forma, torna-se fundamental o acompanhamento constante da mãe e da criança, em virtude da dificuldade em identificar quais mães terão problemas na lactação[6].

BAIXA PRODUÇÃO DE LEITE (HIPOGALACTIA)

As disfunções lactogênicas mamárias causadas por fatores anatômicos e fisiológicos são raras[22]. Assim, a grande maioria das mulheres tem condições biológicas de produzir leite suficiente para atender à demanda de seu filho. No entanto, os argumentos de leite fraco e pouco leite são frequentemente citados, geralmente influenciados por fatores sociais, culturais, psicológicos e experiências sem sucesso, que podem levar à introdução de complementos na dieta da criança, podendo resultar no desmame[6].

Ademais, a diminuição da produção de leite pode estar relacionada a técnicas inadequadas de amamentação ou ansiedade materna. Segundo Mezzacapa e Mezzacapa Filho[23], o diagnóstico é de difícil comprovação e, em geral, baseia-se em dados da história do lactente, sendo indicativos dessa condição as mamadas muito longas, o choro excessivo após mamada e o ganho de peso inadequado (<20g/dia). Geralmente esses bebês apresentam menos de 6 a 8 micções por dia e evacuações infrequentes, com fezes em pequena quantidade, secas e duras[6].

Consideram-se os seguintes sinais como indicativos de que uma criança não está recebendo leite suficiente nas primeiras semanas de vida: perda de peso maior do que 10% do peso ao nascer (PN), não recuperação do PN em até 2 semanas, ausência de urina por 24 horas, ausência de fezes amareladas ao final da primeira semana de vida e sinais clínicos de desidratação[24]. Corrigir esse quadro, melhorando a posição e a pega, aumentando a frequência de mamadas, e trocar de mama várias vezes numa mesma mamada se a criança estiver sonolenta são cuidados que, junto com o suporte psicológico, constituem a base da terapêutica, podendo contribuir para a resolução da maioria dos casos[2,23].

AMAMENTAÇÃO EM SITUAÇÕES ESPECIAIS DA CRIANÇA

O aleitamento materno proporciona inúmeros benefícios tanto para o bebê como para a mãe. Torna-se ainda mais importante nos casos de recém-nascidos em condições especiais, tais como os prematuros, cardiopatas, portadores de fibrose cística, entre outras condições patológicas, ou ainda naqueles portadores de características físicas particulares, como nos portadores de fendas labiopalatinas ou palatinas, síndrome de Down e com problemas neurológicos (Figura 12.12).

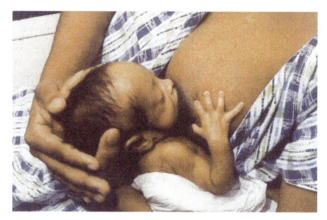

Figura 12.12. Recém-nascido prematuro em aleitamento materno.

Nesses casos, há necessidade de acompanhamento específico por profissionais com capacitação e experiência sobre as técnicas de amamentação para auxíliar o binômio mãe/filho e tornar possível o sucesso do aleitamento materno. Aqui tentamos descrever algumas condições, trazendo subsídios que tornem possível a amamentação quando da vigência dessas situações. Outras situações especiais podem ser encontradas em capítulos específicos subsequentes deste livro (recém-nascido prematuro, fibrose cística, cardiopatia congênita).

Crianças gemelares

A maioria das mães tem condições para amamentar dois bebês ao mesmo tempo, pois a glândula mamária pode produzir leite suficiente para atender às necessidades nutricionais de gêmeos. As dificuldades aparecem na hora de organizar a hora das mamadas e encontrar as posições corretas. É fundamental que a mãe receba ajuda dos familiares nas tarefas domésticas e tenha um descanso adequado e uma dieta balanceada, qualitativa e quantitativamente[2,25].

Recomenda-se iniciar o aleitamento materno na primeira hora após o parto, isso se as condições permitirem. Caso os gêmeos venham a nascer prematuros, deve-se estimular a produção de leite, retirando-o manualmente e oferecendo-o aos bebês enquanto estiverem na incubadora para que recebam apenas o leite materno. No caso de apenas um dos bebês ficar na maternidade, deve-se alimentar o outro nos dois seios e retirar também manualmente o leite para o bebê que está internado[2].

É muito importante que as crianças sejam amamentadas em livre demanda e que a mãe ordenhe o leite com frequência para que haja produção de leite suficiente para as duas crianças, sendo necessárias a persistência e a disciplina, principalmente nos primeiros meses, até a total adaptação.

Os gêmeos podem ser amamentados simultaneamente, desde que a mãe esteja em posição confortável (Figuras 12.13 e 12.14). Ela deve ser orientada a alternar as crianças,

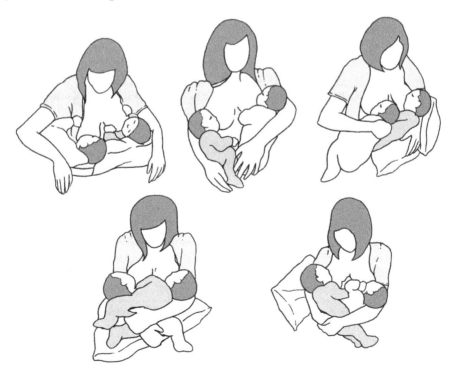

Figura 12.13. Posições para amamentar de forma simultânea crianças gemelares.

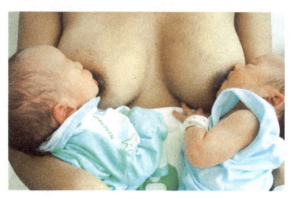

Figura 12.14. Crianças gemelares em aleitamento materno.

trocando-as de seios em cada mamada, aumentando assim os estímulos visuais. Porém, cada criança deve permanecer no mesmo seio até o final de uma mamada, para que retire o leite anterior e posterior, suprindo assim suas necessidades nutricionais. Se a criança não conseguir mamar até esvaziar o peito, devem ser criadas alternativas para que a mãe decore quem mamou em qual peito na última mamada. Uma opção é a alternância de bebês e mamas a cada 24 horas, ou seja, amamentar um determinado bebê o dia todo numa só mama e, no dia seguinte, iniciar as mamadas na outra mama[2,3].

Refluxo gastroesofágico

É uma das manifestações gastrointestinais mais comuns na infância. Muitas vezes essa condição se resolve espontaneamente com a maturação do mecanismo de funcionamento do esfíncter esofágico inferior, nos primeiros meses de vida[2]. Nas crianças alimentadas ao seio é geralmente assintomático, uma vez que a manifestação se dá de forma mais branda do que nas alimentadas com leite não humano, devido à posição supina do bebê para mamar e aos vigorosos movimentos peristálticos da língua durante a sucção[2,26]. Os episódios de regurgitação são mais frequentes em lactentes com aleitamento artificial quando comparados a bebês amamentados no peito[27]. Assim, é recomendado que a criança com refluxo gastroesofágico receba aleitamento materno exclusivo nos primeiros 6 meses e complementado até os 2 anos ou mais.

Fissuras labiopalatinas e palatinas

As fissuras labiais ou labiopalatinas são um conjunto de anormalidades na formação da face que incluem uma grande variedade de lesões, desde as mais simples, como a fissura de lábio, até as mais complexas, como a fissura completa de lábio e palato[28]. As malformações orofaciais podem trazer algumas dificuldades para a criança sugar o seio materno e com isso gerar situações de preocupação para os pais. Portanto, esses necessitam de orientação para o estabelecimento e a manutenção da lactação[26].

Os problemas mais comumente encontrados são sucção inadequada, engasgos, dificuldade para deglutir e regurgitação[29]. Apesar das dificuldades encontradas é importante que as crianças com malformações orais sejam amamentadas, uma vez que o aleitamento materno diminui as infecções do ouvido médio e reduz a inflamação da mucosa nasal causada por refluxo do leite, comum nessas crianças. A amamentação também promove o equilíbrio da musculatura orofacial, favorecendo o adequado desenvolvimento das estruturas do sistema motor-oral, afetadas nessas crianças[2.]

O grau de inabilidade de sucção está diretamente relacionado ao tipo de fissura. Geralmente o lactente que apresenta fissura pré-forame incisivo tem um grau de dificuldade menor para mamar do que aqueles com fissura pós-forame incisivo ou transforame, pois esses podem apresentar dificuldades na extração do leite materno em função da dificuldade de criar pressão intraoral negativa[30]. Apesar da pressão intraoral reduzida, a criança que não apresenta outras malformações associadas à fissura tem condições de sugar o seio materno[31].

Existem medidas que facilitam o estabelecimento da amamentação nessas crianças[2,32]. Dentre elas podemos citar:

- ordenha do leite materno de modo a deixar a mama mais flexível e a aréola mais macia;
- oclusão da fenda com o dedo da mãe durante a mamada;
- aplicação de compressas mornas nas mamas para facilitar a saída do leite;
- estimulação frequente da sucção da criança quando o peito estiver cheio;
- posição do bebê a mais possível ereta para dificultar a passagem de leite para a cavidade nasal e para a tuba auditiva, prevenindo assim otites que podem ocasionar sequelas auditivas graves;
- posicionamento do mamilo em direção ao lado oposto à fenda;
- início da ordenha se o bebê não conseguir extrair leite suficiente direto da mama, oferecendo-o por outra técnica (copinho, relactação, colher);
- esvaziamento da mama por meio de ordenha após as mamadas para estimular a produção do leite.

Em algumas situações especiais, mesmo com uma pega adequada, a fenda não consegue ser ocluída pela mama em função de sua amplitude. Nesses casos, está indicado o uso de placas obturadoras de palato, feitas de acrílico, que têm a finalidade de bloquear a subida do fluxo aéreo em direção à cavidade nasal quando a língua a pressiona. No entanto, há autores que não apoiam o seu uso como auxiliares na alimentação em razão da ausência concreta de evidências sobre os benefícios das placas, somados ao seu alto custo financeiro[32].

Síndrome de Down (SD)

A sucção do bebê muitas vezes é insuficiente em virtude do tônus muscular diminuído, embora ele deva receber aleitamento materno independentemente disso. A mãe também pode não apresentar condições de amamentar em função do estresse emocional ocasionado pelo impacto do diagnóstico de SD[33]. Os pais devem ser estimulados e apoiados, pois pode haver dificuldade no estabelecimento da amamentação em razão tanto da hipotonia do bebê, que nem sempre consegue uma boa pega, quanto do estresse emocional ocasionado pelo impacto da notícia[26].

O aleitamento materno em crianças com SD é considerado particularmente importante em virtude da hipotonia muscular e da suscetibilidade a infecções respiratórias, além do estabelecimento do vínculo mãe/filho[33]. Constitui o primeiro e principal passo para que se estimule corretamente o desenvolvimento da musculatura bucal e facial, uma vez que, durante o aleitamento, o bebê aprende a posturar corretamente a língua, ganhando tônus adequado que viabilizará as corretas funções orais, possibilitando uma boa oclusão de sua arcada dentária[34].

O aleitamento propicia crescimento facial harmônico, pois o trabalho realizado com os músculos da face pelo movimento de "ordenha" estimula a maxila e a mandíbula a crescerem de forma adequada. Estabelece ainda a respiração nasal, importante para o crescimento facial perfeito e prevenção das vias aéreas superiores e para que a deglutição ocorra de forma correta, influenciando positivamente na fala[34]. Apresenta ainda outras vantagens, já descritas em outros capítulos, igualmente às crianças não portadoras de SD.

A posição mais elevada da cabeça do bebê facilita a mamada. Pode haver necessidade de complementar a ingesta com leite materno, ordenhado por meio técnica de relactação[26].

Problemas neurológicos

Crianças que sofreram asfixia perinatal grave, portadoras de síndromes genéticas, com diversos tipos de infecções congênitas e com malformações do sistema nervoso central podem ter distúrbios neurológicos. Esses lactentes podem apresentar disfunção motora-oral, dificuldades na deglutição e na sucção, além da coordenação de ambas com a respiração[2].

Quando a criança não tem condições de sugar a mama ou tem sucção fraca, a mãe deve ser orientada a realizar ordenha com frequência e oferecer o leite ordenhado, além de estimular a região perioral da criança e incentivar a sucção, introduzindo o dedo mínimo na sua cavidade oral. Se a criança estabelecer coordenação entre sucção, deglutição e respiração, a mãe pode oferecer cuidadosamente o seio, com supervisão profissional[2].

RELACTAÇÃO

Relactação é o processo de restabelecimento da produção de leite materno na mulher que interrompeu a amamentação ou que teve uma diminuição acentuada da produção de leite ou não amamentou após o parto[35].

Essa técnica consiste em colocar o bebê para estimular a sucção e, ao mesmo tempo, colocar o leite da própria mãe em um recipiente ou seringa, acoplado a uma sonda de alimentação nº 4 ou 6 junto à mãe, estando o orifício de saída posicionado acima do mamilo. Ao mesmo tempo que o bebê suga, o leite ordenhado desce pela seringa. Caso seja interrompida a sucção, fecha-se a sonda para evitar que o excesso de leite na boca predisponha a broncoaspiração[36] (Figura 12.15).

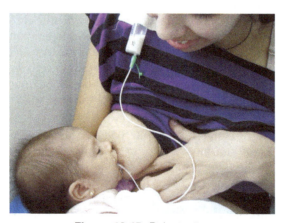

Figura 12.15. Relactação.

O sucesso da relactação é totalmente dependente da estimulação do reflexo neuroendócrino que se inicia no mamilo por meio da sucção na mama, fundamental para a produção do leite materno. Quando a estimulação hormonal é adequada, observa-se o crescimento da rede alveolar secretora, para que, assim, esteja preparada para a secreção de leite e para que o esvaziamento da mama seja eficiente, quer pela sucção do lactente, quer por expressão manual[37].

É uma técnica que, ao mesmo tempo que supre a alimentação, incentiva a sucção no peito, levando o lactente a aprender ou reaprender a forma correta de mamar e esse será o estímulo principal para começar a produção de prolactina e ocitocina. Quanto mais frequente e demorada for a estimulação da mama, mais leite é produzido[37].

O restabelecimento da lactação pode partir de uma situação de base em que o aleitamento era parcial ou misto ou de uma interrupção total da lactação. Dessa maneira, a relactação é indicada para o bebê que deixou o peito para usar mamadeira e cuja mãe quer voltar a amamentá-lo; com sucção pouco eficiente, ordenhando pouco leite e com baixo peso; que rejeitou o peito; prematuro, que não consegue ordenhar todo o leite necessário; portador de doenças cardíacas ou outros problemas que o impeçam de fazer esforço; portador de síndromes com dificuldade para mamar; recém-nascido cujo colostro da mãe não desceu, cuja mãe tomou medicamento para secar o leite e quer retomar a amamentação; com hipogalactia e filho de mãe adotiva[35].

Em situações nas quais o lactente nunca foi amamentado, o sucesso da relactação depende da idade da criança quando é tentado o processo. Quanto mais nova for a criança, maior é a probabilidade de se estimular o reflexo da sucção com sucesso, particularmente se ela tiver menos de 3 meses. A lactação também pode ser induzida em mães adotivas. No entanto, a glândula mamária que sofreu a influência de uma gravidez responde melhor à prolactina, produzindo leite mais rapidamente[37].

RAZÕES MÉDICAS ACEITÁVEIS PARA USO DE SUBSTITUTOS DO LEITE MATERNO

Em edição revisada e ampliada, o Ministério da Saúde relatou que o aleitamento materno exclusivo é norma e poucas são as situações em que poder haver indicação para complementar o leite materno ou até suspendê-lo, sendo importante distinguir os seguintes pontos[38]:

- **Lactentes que não podem ser alimentados no seio, mas para os quais o leite materno permanece o alimento ideal:**

Podem ser lactentes muito fracos, que tenham dificuldades de sucção ou anormalidades orais ou que estejam separados de suas mães, que oferecem leite materno extraído. Podem ser alimentados por meio de sonda, xícara, copo ou colher.

- **Lactentes que podem precisar de outra nutrição além do leite materno:**

Podem ser lactentes nascidos com peso muito baixo ou muito prematuros, ou seja, bebês que nasceram com menos de 1.500g ou 32 semanas de tempo de gestação; lactentes que estão em risco de hipoglicemia em razão de problemas médicos, para os quais o leite materno não está disponível; lactentes desidratados ou malnutridos, para os quais o leite materno isoladamente é incapaz de restabelecer as deficiências. Esses lactentes requerem um plano de alimentação individualizado, e o leite materno deve ser usado

200 PARTE IV · Aleitamento Materno

enquanto possível. Devem ser feitos esforços para manter a produção de leite materno por meio de estímulo à expressão manual. O leite de doadoras de leite submetidas a testagem também pode ser usado. O leite do final da mamada é rico em calorias e particularmente valioso para lactentes que nasceram com baixo peso.

- **Lactentes que não devem receber leite materno ou qualquer outro tipo, incluindo os substitutos do leite materno habituais:**

Podem ser lactentes com certas doenças metabólicas raras, como a galactosemia, que torne necessária uma alimentação especial sem galactose, ou fenilcetonúria, que permite algum nível de amamentação parcialmente substituída por fórmulas infantis que não contenham fenilalanina.

- **Lactentes para os quais o leite materno não está disponível:**

Bebês que perderam as mães ou que estão distantes delas e que, portanto, não têm acesso ao seu leite extraído. O aleitamento materno por outra mulher pode ser possível ou a necessidade de alimentação com substitutos do leite materno pode ser somente parcial ou temporária. Há muito poucas doenças maternas nas quais o aleitamento materno não é recomendado.

Entre as doenças maternas que podem afetar o aleitamento materno estão as situações em que a mãe está fisicamente fraca, tomando medicamentos ou tem uma doença infecciosa.

DOENÇAS MATERNAS

Existem poucas situações em que o aleitamento materno é contraindicado, pois há motivo real de transmissão para a criança, colocando em risco a sua saúde e a sua vida. No entanto, em virtude do efeito protetor que o leite materno oferece, os riscos de contaminação pela maioria dos vírus e bactérias transmitidos pela mãe não contraindicam o aleitamento materno[2].

O Quadro 12.2 apresenta as recomendações da prática do aleitamento materno de acordo com as condições maternas.

Quadro 12.2. Recomendações sobre a prática do aleitamento materno em condições maternas infecciosas e não infecciosas[39]

Condições maternas	Recomendação
HIV	Contraindicação total em razão da presença do vírus no leite humano
Vírus linfotrófico humano de células T (HLTV 1 e 2)	Contraindicação total
Citomegalovírus (CMV)	Leite materno cru é contraindicado para crianças prematuras ou imunodeficientes
Vírus do herpes-simples ou herpes-zóster	Contraindicação nos casos de lesão de mama
Vírus da varicela	Contraindicação se lesões surgem 2 dias antes ou até 5 dias após o parto
Vírus da hepatite C (HCV)	Contraindicação se a mãe tem fissura no mamilo ou carga viral elevada

(Continua)

CAPÍTULO 12 · Manejo da Lactação e Assistência à Nutriz 201

Quadro 12.2. Recomendações sobre a prática do aleitamento materno em condições maternas infecciosas e não infecciosas[39] (*continuação*)

Condições maternas	Recomendação
Hanseníase	As mães com a forma virchowiana não tratada ou com tratamento inferior a 3 meses com sulfona (dapsona ou clofazimina) ou 3 semanas com rifampicina não devem amamentadar até que o tratamento controle a transmissão. Se existir lesão na mama, é contraindicada a amamentação
Trypanosoma cruzi (doença de Chagas)	O aleitamento materno é contraindicado na fase aguda da doença e também se houver sangramento no mamilo

DROGAS E AMAMENTAÇÃO

Todas as vantagens do aleitamento materno são amplamente reconhecidas, mas existem ocasiões em que o profissional de saúde deve avaliar o risco/benefício para o lactente em relação à terapia medicamentosa para as mães[2,40].

Geralmente, os profissionais de saúde se utilizam de recomendações para interromper ou suspender a amamentação, certamente influenciados pelos efeitos teratogênicos de uma minoria de drogas utilizadas durante a gestação, visto que a placenta permite a passagem de drogas para o feto, ainda que o epitélio alveolar mamário sirva quase como uma barreira impermeável[2].

Muitas drogas podem passar para o leite materno, porém em pequena quantidade, podendo ser absorvidas ou não no trato gastrointestinal da criança[2]. As variáveis dessa passagem dependem da dose, das características físico-químicas, da lipossolubilidade, da ionização e ligação proteica[23,41].

Caso a terapêutica materna seja necessária, alguns critérios devem ser adotados para diminuir a exposição ao lactente: escolher a droga com menor potencial tóxico e que tenha características que dificultem a passagem para o leite materno, evitar associações desnecessárias, alertar os pais quanto aos possíveis sinais tóxicos e administrar a droga imediatamente após a amamentação[23,41]. Destacamos que a amamentação deve ser interrompida nos casos em que a doença materna requer o tratamento com medicações incompatíveis a ela[42].

Alguns estudos apontam o risco de exposição do lactente às medicações maternas como um fator de risco para o desmame precoce[43,44]. Porém, estudo realizado no Brasil para investigar a prática de automedicação em nutrizes e sua influência sobre a duração da amamentação verificou que 52,4% do grupo estudado realizou essa prática, estando associada a maior probabilidade de uso de medicamentos com efeitos adversos sobre o lactente ou lactação. No entanto, não foi associada ao desmame[45].

Portanto, a indicação criteriosa dos medicamentos geralmente permite que a amamentação continue sem interrupção e com segurança[6,42], cabendo ao profissional de saúde a atualização constante para avaliar adequadamente os riscos e benefícios do uso de drogas no grupo em questão. É importante ressaltar que as mães usuárias de drogas de vício, como a cocaína, heroína, anfetaminas e maconha, não devem amamentar seus filhos, em razão dos efeitos adversos no lactente[42].

As drogas são classificadas em relação à amamentação como[42]:

202   PARTE IV · Aleitamento Materno

- Uso compatível com a amamentação (utilização potencialmente segura, sem contraindicação conhecida).

- Uso criterioso durante a amamentação (o uso no período da lactação depende da avaliação do risco/benefício e, quando realizado, exige monitoramento clínico e/ou laboratorial do lactente).

- Uso contraindicado (exige interrupção da lactação).

O Anexo III apresenta um resumo segundo a classificação da compatibilidade entre a amamentação e o uso de drogas, baseado no manual publicado pelo Ministério da Saúde[42].

NUTRIÇÃO NA LACTAÇÃO

A lactação constitui uma das fases do ciclo reprodutivo humano de maior demanda energética, maior até do que a demanda do período gestacional[46]. O organismo se prepara para a lactação desde o início da gestação. Os depósitos de gordura materna acumulados durante essa fase servem como substrato energético para produção láctea nos primeiros meses após o parto[47].

O efeito da lactação sobre a retenção do peso pós-parto é ainda controverso na literatura. Mudanças no peso corpóreo e na massa adiposa impostos pelo gasto energético da lactação são altamente variáveis entre populações. Além disso, a maioria dos trabalhos não mostrou diferença na mudança de peso entre mulheres segundo a prática do aleitamento[48,49].

A produção de leite depende da frequência da sucção do bebê ou do esvaziamento da mama[50], enquanto o volume produzido pode sofrer a influência do estado de hidratação materno[51] e de fatores psicológicos[52]. Além disso, a composição do leite também pode variar de acordo com a dieta consumida pela lactante[51].

As recomendações nutricionais para a fase de lactação propostas pelas recomendações de ingestão dietética (DRI), elaboradas pelo Institute of Medicine[52], se baseiam no volume de leite produzido, na sua composição nutricional e nas reservas maternas mobilizadas para a produção láctea.

Energia

Há um aumento nas necessidades energéticas durante a lactação, decorrente da energia adicional necessária à produção de leite[53]. Tanto a duração como o período do aleitamento têm influência nessa demanda energética[54].

A produção de leite é maior nos primeiros 6 meses de lactação, ficando em torno de 780mL/dia. Após essa fase, o volume produzido é variável e depende da técnica de desmame, permanecendo com valores próximos a 600mL/dia[53,54]. A energia adicional necessária à produção do leite, levando em consideração que 100mL de leite materno possuem 67kcal, deve ser de aproximadamente 500kcal/dia (780mL/d $\times$ 0,67kcal/mL) nos primeiros 6 meses de lactação e 400kcal/dia (600mL/d $\times$ 0,67kcal/mL), nos 6 meses seguintes[53].

Além disso, deve-se reconhecer que parte do custo da lactação também pode ser atendida pela mobilização das reservas de gordura materna. No entanto, a utilização do tecido adiposo armazenado durante a gestação é muito variável dentro e entre populações[55]. A média de perda de peso nos primeiros 6 meses do pós-parto é maior em populações de melhor poder aquisitivo (–0,8kg/mês) em comparação com populações desprivilegiadas (–0,1 kg/mês).

As diferenças encontradas se devem provavelmente a diferenças de ganho de peso gestacional, práticas culturais, nível de atividade física e disponibilidade sazonal de alimentos[55].

Dessa forma, o cálculo das estimativas das necessidades energéticas (EER) da nutriz deve ser realizado a partir do valor da EER obtido para o período pré-gestacional, que considera a taxa de metabolismo basal (TMB) e o nível de atividade física (NAF), acrescidos da energia necessária à produção do leite e diminuição da energia mobilizada dos depósitos maternos[53]. (Ver Capítulo 3 para mais detalhes sobre o cálculo da EER pré-gestacional.)

$$EER_{nutriz} = EER_{pré-gestacional} + \text{energia necessária para a produção de leite} - \text{energia para a perda de peso}$$

Ao valor de EER obtido no período pré-gestacional devem ser adicionados para produção de leite 500kcal/d nos primeiros 6 meses e 400 kcal/d nos 6 meses subsequentes, e reduzidos 170kcal/d (0,8kg/mês × 6.500kcal/kg ÷ 30dias), referentes à mobilização das reservas maternas nos primeiros 6 meses de lactação[25]. Para nutrizes com sobrepeso ou obesidade que queiram perder peso sem prejudicar a lactação, o cálculo da EER pode ser realizado sem a adição do total de 500 ou 400 kcal referentes à produção láctea[56] (Quadro 12.3).

Quadro 12.3 Fórmulas para cálculo da EER durante lactação

Adolescentes (14-18 anos)	$EER_{pré-gestacional}$	Produção do leite	Perda de peso
0 a 6 meses pós-parto	135,3 − (30,8 × I) + NAF × [(10,0 × P) + (934 × A)]	+ 500	− 170
7 a 12 meses pós-parto		+ 400	− 0
Mulher (19-50 anos)	$EER_{pré-gestacional}$	Produção do leite	Perda de peso
0 a 6 meses pós-parto	354 − (6,91 × I) + NAF × [(9,36 × P) + (726 × A)]	+ 500	− 170
7 a 12 meses pós-parto		+ 400	− 0

P = peso corporal (kg); I = idade (anos); A = altura (metros); NAF: nível de atividade física[53].
Fonte: IOM[52].

Proteínas

As recomendações de ingestão dietética de proteína para lactantes se baseiam no conteúdo de proteínas e de substâncias nitrogenadas presentes no leite materno, levando em consideração uma eficiência de 47% na conversão de proteína da dieta em proteína do leite. A RDA sugere um adicional de 25g/d ou 1,3g/kg/dia para todas as faixas etárias durante a lactação[53].

Lipídios

O leite materno é especialmente rico em lipídios, com uma média de 3,8g/100mL, porém esse valor varia amplamente[56]. Os ácidos graxos do leite materno são provenientes da ingestão dietética materna, da mobilização dos estoques maternos e da síntese endógena no fígado ou na glândula mamária[58].

A proporção e saturação dos lipídios do leite secretado refletem a qualidade dos ácidos graxos presentes nos tecidos e na dieta materna. Dietas ricas em carboidratos podem favorecer a síntese endógena de ácidos graxos de cadeias curta e média, enquanto dietas com fontes de ácidos graxos poli-insaturados podem determinar maiores níveis desses no leite materno[59].

As novas recomendações dietéticas publicadas pelo *Institute of Medicine* (IOM)[53] não possuem valores de referência para ingestão de gordura total em nenhuma faixa etária ou ciclo reprodutivo. No entanto, sugerem que a gordura forneça 25% a 30% das calorias totais. Em relação à composição de lipídios, as novas DRI propõem valores de ingestão adequada (AI) para os ácidos graxos ω-3 e ω-6. A AI para o ácido linoleico (ω-6) é de 13g/d e para o α-linolênico (ω-3) é de 1,3g/d, durante a lactação, em todas as faixas etárias.

A presença de ácidos graxos poli-insaturados (AGPI) de cadeia longa na dieta durante a gravidez, a lactação e a infância desempenha papel importante para a retina fetal e para o desenvolvimento cerebral[60-62]. Por isso, a adequação dietética dos AGPI é essencial na dieta materna.

Carboidratos

As recomendações de carboidratos também são maiores durante a lactação e são estimadas a partir de dados da concentração de lactose do leite materno (74g/L)[53].

A RDA corresponde à quantidade necessária para repor os carboidratos utilizados na produção do leite, somada ao valor da RDA desse macronutriente para adolescentes ou mulheres não lactantes. Dessa forma, a RDA para carboidratos durante a lactação, para todas as faixas etárias, corresponde a 210g/d[53].

Vitaminas e minerais

O conteúdo de vitaminas do leite humano é fortemente influenciado pela ingestão e pelo estado nutricional materno quanto a essas vitaminas. As concentrações das vitaminas hidrossolúveis geralmente são mais sensíveis ao consumo dietético da lactante do que as das vitaminas lipossolúveis. No entanto, existem importantes exceções[63].

O teor de vitamina A do leite humano é composto principalmente por ésteres de retinol (96%). Alguns estudos indicam que a quantidade de vitamina A no leite diminui com a deficiência materna e aumenta com a suplementação[63].

No Brasil, o Programa Nacional de Suplementação de Vitamina A, do Ministério da Saúde, distribui megadoses dessa vitamina a crianças (entre 6 e 59 meses de idade) e puérperas no pós-parto imediato (antes da alta hospitalar), residentes em áreas de risco. Essa suplementação dada às nutrizes visa adequar o estado nutricional de vitamina A e o conteúdo dessa vitamina no leite materno[64].

O estabelecimento da RDA para vitamina A na lactação se baseia no consumo de 400µg/d desse nutriente pelas crianças em aleitamento materno nos primeiros 6 meses do pós-parto. A recomendação de ingestão dietética para nutrizes adolescentes (14-18 anos) é de 1.200µg de equivalentes de retinol/d, enquanto para as mulheres (19-50 anos) é de 1.300µg de equivalentes de retinol/d[65].

O conteúdo de vitamina D do leite humano está diretamente relacionado ao estado nutricional materno dessa vitamina, à ingestão dietética e ao grau de exposição ao sol[62]. Não existem dados na literatura que comprovem a necessidade de ingestão adicional de vitamina D na lactação[66].

CAPÍTULO 12 · Manejo da Lactação e Assistência à Nutriz   205

A AI para vitamina D durante a lactação corresponde a 5,0µg/d, valor semelhante à AI de mulheres ou adolescentes não lactantes. É importante ressaltar que esse valor é utilizado apenas para mulheres que não se submetem a exposição solar adequada para a síntese de vitamina D[66].

O cálcio necessário para produção de leite (aproximadamente 210mg/d) pode ser proveniente da maior ingestão dietética, do aumento na absorção intestinal, da redução da excreção renal e da estimulação da reabsorção óssea que ocorre durante o período de lactação[66].

Alguns estudos observam que a perda óssea que ocorre na nutriz não é prevenida pelo aumento na ingestão dietética de cálcio ou mesmo pela sua suplementação, e é rapidamente recuperada após o desmame[67,68]. Não existe evidência na literatura de que a ingestão de cálcio durante a lactação deva ser maior do que a de mulheres não lactantes. Assim, a AI de cálcio para nutrizes adolescentes é de 1.300mg/d e para nutrizes maiores de 18 anos de 1.000mg/d, recomendações semelhantes às de mulheres não lactantes na mesma faixa etária[66].

As recomendações de ingestão para nutrizes adolescentes e adultas se encontram descritas no Anexo I.

PRÁTICAS DURANTE A LACTAÇÃO

Tabus e mitos

Existe uma série de tabus e mitos relacionados à alimentação da nutriz que pode trazer transtornos ou interferir no sucesso do aleitamento materno[69]. Tabus são crenças e superstições referentes à ingestão de alimentos ou à sua combinação que supostamente seriam prejudiciais à saúde. A manutenção das restrições alimentares impostas pelos tabus alimentares durante a lactação pode impedir, principalmente nas camadas de baixa renda, a escolha adequada de alimentos para uma dieta balanceada, podendo assim comprometer a prática da amamentação.

Os alimentos permitidos e proibidos na alimentação da nutriz estão geralmente associados à recuperação da mulher no pós-parto e ao volume e qualidade do leite materno produzido[70]. O uso de lactogogos, de alimentos ou de bebidas que, conforme as crenças locais, aumentam a produção do leite materno[70] constitui um dos tabus alimentares mais presentes na alimentação da nutriz[71].

Os lactogogos atuam psicologicamente porque aumentam a confiança e fazem a nutriz relaxar[71]. No entanto, as mães que acreditam na necessidade de utilizar artifícios para manter o volume e a composição do seu leite estão inseguras quanto a sua capacidade inata de amamentar e, portanto, sujeitas ao desmame precoce[56].

Álcool

A ingestão de álcool não é recomendada durante a lactação, pois, segundo alguns estudos, o etanol pode alterar a composição, o valor nutricional e o aroma do leite humano, além de diminuir os reflexos fisiológicos da lactação e causar efeitos deletérios ao recémnascido[73-75]. No entanto, em algumas comunidades, o álcool é considerado um potente lactogogo, embora sua ação esteja associada à redução do volume de leite secretado.

Apesar de o Comitê de Drogas da Academia Americana de Pediatria (AAP, 1994)[76] considerar o consumo de álcool pela mãe, em geral, compatível com a amamentação, deve-se ressaltar que apenas doses baixas, não mais do que 0,5g de álcool por quilo de peso da mãe por dia, devem ser utilizadas. Nesses casos é importante que a mãe seja orientada a amamentar 2 horas depois de ter ingerido a bebida alcoólica.

206   PARTE IV · Aleitamento Materno

Tabagismo

O tabagismo está associado a uma menor produção de leite, diminuição da concentração de gordura do leite, redução do tempo de amamentação, além de agredir drasticamente as vias aéreas da lactante e das crianças[77]. Apesar disso, a AAP (1994)[76] considera o tabagismo compatível com a amamentação, uma vez que os benefícios do aleitamento superam os possíveis malefícios da exposição à nicotina via leite materno.

É importante salientar que, apesar de o uso do cigarro não contraindicar o aleitamento, todas as mães fumantes devem ser alertadas para os possíveis efeitos deletérios do cigarro para o desenvolvimento da criança. As nutrizes que não conseguirem parar de fumar devem ser orientadas a reduzir o máximo possível o número de cigarros, a não fumar no mesmo ambiente onde está a criança e a fazer um intervalo de 2 horas entre o consumo de cigarros e as mamadas[6].

REFERÊNCIAS BIBLIOGRÁFICAS

1. Jelliffe EEP. Maternal nutrition e lactation. In: Symposium on breastfeeding and the mother. Amsterdam: Elsevier 1976; 119-43. Ciba Foundation Symposium, 45.
2. Brasil. Ministério da Saúde. Saúde da Criança: nutrição infantil: aleitamento materno e alimentação complementar. Secretaria de Atenção à Saúde, Departamento de Atenção Básica. Brasília (DF): Caderno de Atenção Básica. 2009; 23(A):112p.
3. Teruya K, Bueno LGS, Serva V. Manejo da lactação. In: Rego JD. 2ª ed. São Paulo: Atheneu; 2009: 137-57.
4. Bueno LGS, Teruya KM. Aconselhamento em amamentação e sua prática. Jornal de Pediatr (Rio J) 2004; 80:s126-s130.
5. King FS. Como ajudar as mães a amamentar? Brasília: Ministério da Saúde, 2001.
6. Giugliane ERJ. O aleitamento materno na prática clínica. J Pediatr 2000; 76(suppl.)3:238-52.
7. Castro et al. Intercorrências mamárias relacionadas à lactação: estudo envolvendo puérperas de uma maternidade pública de João Pessoa, PB. O Mundo da Saúde, São Paulo: 2009; 33(4): 433-39.
8. Giugliani ERJ. Problemas comuns na lactação e seu manejo. J Pediatr (Rio J) 2004; 80(5 Suppl):147-54.
9. Novak FR, Almeida JAG, Souza e Silva R. Casca de banana: uma possível fonte de infecção no tratamento de fissuras mamilares. J Pediatr (Rio J) 2003; 79(3):221-6.
10. Spencer JP. Management of mastitis in breastfeeding women. Am Farm Physician 2008; 78(6):727-31.
11. American Academy of Pediatrics (AAP). Committee on infection diseases. Redbook 2000. Elk Grave Village, 2000.
12. Chiummariello S, Cigna E, Buccherim, Dessy LA, Alfano C, Scuderi N. Breastfeeding after reduction mammaplasty using different techiniques. Aesth Plast Surg 2008; 32:294-7.
13. Hurst, N M. Lactation after augmentation mammoplasty. Obstetrics and Gynecology 1996; 87(1):30-4.
14. Andrade RA, Coca KP, Abrão ACFV. Padrão de aleitamento materno no primeiro mês da vida em mulheres submetidas a cirurgia de redução de mamas e implantes. J Pediatr (Rio J) 2010; 86(3).
15. Berlin CM. Silicone breast implants and breast feeding. Pediatrics 1994; 94:547-54.
16. Jordan ME, Blum RWM. Should breast feeding by womem with silicone implants be recommended? Arch Pediatr Adolesc Med 1996; 150:880-81.
17. Semple JL, Lugowski SJ, Baines, Cornelia J, Simith DC, Mchugh Alana. Breast milk contamination and silicone implants: preliminary results using silicon as a proxy measurement for silicone. Plastic & Reconstructive Surgery 1998; 102(2):528-533.
18. Kjoeller K , McLaughlin JK. Health outcomes in offspring of mothers with breast implants. Pediatrics 1998; 102:1112-15.
19. Santos ML. Lactações em Condições Especiais da Nutriz. In: Carvalho MK, Tavares LAM. Amamentação-Bases Científicas, 3ª ed. Rio de Janeiro: Guanabara Koogan; 2010:240-49.
20. Thibaudeau S, Sinno H, Williams B. The effects of breast reduction on successful breastfeeding: a systematic review. Journal of Plastic, Reconstructive & Aesthetic Surgery 2010; 63(10):1688-93.
21. Souto GC, Giugliane ER, Giugliane C, Schneider MA. The impact of breast reduction surgery on breastfeeding performance. J Hum Lact 2003 Feb; 19(1);7-8.

22. Vasconcelos JV. Baixa produção de leite. In: Rego JD. 2ª ed. São Paulo: Atheneu; 2009: 295-305.
23. Mezzacappa MAMS, Mezzacappa Filho F. Lactação: fisiologia e assistência. In: Neme, B. Obstetrícia básica. 3ª ed. São Paulo: Sarvier 2005; 27:215-20.
24. Powers NG. How to assess slow growth in the breastfed infant. Birth to 3 months. Pediatr Clin North Am. 2001; 48(2):345-63.
25. Coutinho SB. Aleitamento materno. In: Saúde da criança: para entender o normal. Org.: Lima M, Motta ME, Alves G. (eds.) Editora Universitária UFPE, 2007; 143-97.
26. Coutinho SB, Figueiredo CSM. Aleitamento materno em situações especiais da criança. In: Rego JD. 2ª ed. São Paulo: Atheneu; 2009: 243-59.
27. Giovanni C et al. Sandifer's syndrome in a breast-fed infant. Am J Perinatol 2000; 17(3):147-50.
28. García AR, Peña BC, Marín E, Felzani R, Morales O. Diagnóstico prenatal de las hendiduras labio-palatinas. Acta Odonto Venez 2006; 44(3):399-405.
29. Campillay PL, Delgado SE, Brescovici SM. Avaliação da alimentação em crianças com fissura de lábio e/ou palato atendidas em um hospital de Porto Alegre. Rev CEFAC 2010; 12(2).
30. Silva EB, Fúria CLB, Di Ninn CQMS. Aleitamento materno em recém-nascidos portadores de fissura labiopalatina: dificuldades e métodos utilizados. Rev CEFAC 2005; 7(1):13-20.
31. Pini JG, Peres SPBA. Alimentação do lactente portador de lesão lábio-palatal: aleitamento e introdução alimentar. Rev Nutr 2001; 14(3):195-9.
32. Thomé S. Estudo da prática do aleitamento materno em crianças portadoras de malformações congênita de lábio e/ou de palato. Ribeirão Preto, 1990. 245p. Dissertação (Mestrado) – Escola de Enfermagem de Ribeirão Preto, Universidade de São Paulo.
33. Amorim STSP, Moreira H, Carraro TE. Amamentação em crianças com síndrome de Down: a percepção das mães sobre a atuação dos profissionais de saúde. Revista de Nutrição 1999; 12(1):5-19.
34. Silva VR. Aspectos clínicos da síndrome de Down. CEFAC – Centro de especialização em fonoaudiologia clínica motricidade oral. Londrina, 2000. Disponível em: http://www.cefac.br/library/teses/6596fdd4d8114f40f1096960ac2f207b.pdf. Acessado em novembro, 2010.
35. Organização Mundial de Saúde (OMS). Relactación: revisión de la experiencia y recomendaciones para la pratica. Genebra, 1998.
36. Lima GMS. Métodos especiais de alimentação: copinho – relactação – translactação. In: Rego JD. Aleitamento materno. São Paulo: Atheneu, 2001: 265-78.
37. Lawrence RA, Lawrence RM. Breastfeeding: A guide for the medical profession, induced lactation and relactation (including nursing the adopted baby) and cross-nursing. 2005: 633-50.
38. Organização Mundial de Saúde, Fundo das Nações Unidas para a Infância. Ministério da Saúde. Iniciativa Hospital Amigo da Criança. Edição Revista, atualizada e ampliada para o cuidado integrado. Módulo 4, Anexo D. Normas e Manuais Técnicos. Brasília – DF, 2009.
39. Ministério da Saúde. Guia prático para alimentação de crianças menores de 12 meses que não podem ser amamentadas. Brasília, DF. 2004.
40. Chaves RG, Lamounier JA. Uso de medicamentos durante a lactação. J Pediatr (Rio J) 2004; 80 (5 Suppl):S189-S198.
41. Issler H, Ruocco RM. Aleitamento materno e drogas usadas pela mãe. Revista Pediatria (São Paulo), 2000; 22(3):223-27.
42. Brasil. Ministério da Saúde. Amamentação e uso de medicamentos e outras substâncias. Secretaria de Atenção à Saúde – Área técnica de saúde da criança e Aleitamento Materno. Ministério da Saúde. Brasília; 2010.
43. Escobar AMU, Ogawa AR, Hiratsuka M et al. Aleitamento materno e condições socioeconômico-culturais: fatores que levam ao desmame precoce. Rev. Bras. Saude Matern Infant. 2002; 2(3):253-61.
44. Hale TW. Medications in breastfeeding mothers of preterm infants. Pediatr Ann 2003; 32:337-47.
45. Chaves RG et al. Self-medication in nursing mothers and its influence on the duration of breasteeding. J Pediatr (Rio J), 2008; 85:129-34.
46. Butte NF, Barbosa L, Villalpando S, Wong WW, Smith EO. Total Energy Expenditure and Physical Activity Level of Lactating Mesoamerindians. J Nutr 1997; 127:299-305.
47. Cunningham FG, Macdonald PC, Gant NF, Leveno KJ, Gilstrap LC, Hauth JC, Wenstrom KD. Williams Obstetrics. USA: Prentice Hall International Inc.; 1993.
48. Kac G. Fatores determinantes da retenção de peso no pós-parto: uma revisão da literatura. Cad. Saúde Pública 2001; 17(3):455-66.
49. Lacerda EMA, Leal MC. Fatores associados com a retenção e o ganho de peso pós-parto: uma revisão sistemática. Rev Bras Epidemiol 2004; 7(2):187-200.

50. Brasil. Organização Mundial da Saúde (OMS). Alimentação infantil: bases fisiológicas. 2ª ed. (IBFAN), 1997.
51. Lã–Nnerdal B. Effects of Maternal Dietary Intake on Human Milk Composition. J Nutr 1986; 116:499-513.
52. Altemus M, Deuster PA, Galliven E, Carter CS, Gold PW. Suppression of hypothalmic-pituitary-adrenal axis responses to stress in lactating women. Journal of Clinical Endocrinology & Metabolism 1995; 80:2954-59.
53. Institute of Medicine. Dietary reference intakes for energy, carbohydrate, fiber, fat, fatty acids, cholesterol, protein, and amino acids (Macronutrients), 2005.
54. Butte NF, Wong WW, Hopkinson JM. Energy Requirements of Lactating Women Derived from Doubly Labeled Water and Milk Energy Output. J Nutr 2001; 131:53-58.
55. Butte NF, Hopkinson JM. Body composition changes during lactation are highly variable among women. J Nutr 1998; 128:381S-385S.
56. Vitolo MR. Recomendações para nutriz. In: Nutrição da gestação ao envelhecimento. Org.: Vitolo MR. Rio de Janeiro: Editora Rubio, 2008; 143-46.
57. Tinoco SMB et al. Importância dos ácidos graxos essenciais e os efeitos dos ácidos graxos transmissão do leite materno para o desenvolvimento fetal. Cad Saúde Pública 2007; 23(3):525-34.
58. Francois CA, Connor SL, Wander RC, Connor WE. Acute effects of dietary fatty acids on the fatty acids of human Milk. Am J Clin Nutr 1998; 67:301-8.
59. Barber MC, Clegg RA, Travers MT, Vernon RG. Lipid metabolism in the lactating mammary gland. Biochim Biophys Acta 1997; 1.347:101-26.
60. Conno WE. Importance of n23 fatty acids in health and disease. Am J Clin Nutr 2000; 71(suppl):171S-5S.
61. Innis SM. Perinatal biochemistry and physiology of long-chain polyunsaturated fatty acids. J Pediatr 2003; 143(4 Suppl):S1-8.
62. Uauy R, Dangour AD. Nutrition in brain development and aging: role of essential fatty acids. Nutr Rev 2006; 64(2):S24-33.
63. Institute of Medicine. Food and Nutrition Board. Nutrition During Lactation. National Academy Press. Washington, D.C. 1991. 326p.
64. Brasil. Ministério da Saúde. Programa Nacional de Suplementação de Vitamina A. Brasília, 2004.
65. Institute of Medicine. Food and Nutrition Board. Dietary Reference Intakes for Vitamin A, Vitamin K, Arsenic, Boron, Chromium, Copper, Iodine, Iron, Manganese, Molybdenum, Nickel, Silicon, Vanadium, and Zinc (2001). Washington, D.C. 2001. 773p.
66. Institute of Medicine. Food and Nutrition Board. Dietary Reference Intakes for Calcium, Phosphorus, Magnesium, Vitamin D, and Fluoride (1997). National Academy of Sciences. Washington, D.C. 1997. 432p.
67. López JM, Gonzfilez G, Reyes V, Campino C, Diaz S. Bone Turnover and Density in Healthy Women During Breastfeeding and After Weaning. Osteoporosis Int 1996; 6:153-9.
68. Kalkwarf HJ, Specker BL, Bianchi DC, Ranz J, Ho M. The Effect of Calcium Supplementation on Bone Density during Lactation and after Weaning. N Engl J Med 1997; 337:523-8.
69. Vaucher AL, Durman S. Amamentação: crenças e mitos. Rev Eletron Enferm 2005; 7:207-14.
70. Baião MR, Deslandes SF. Alimentação na gestação e puerpério. Rev Nutr 2006; 19(2):245-53.
71. King FS. Como ajudar as mães a amamentar? Brasília: Ministério da Saúde, 2001.
72. Ichisato SMT, Shimo AKK. Vivência da amamentação: lactogogos e rede de suporte. Ciência, Cuidado e Saúde 2006; 5(3):355-62.
73. Menella JA. The transfer of alcohol to human milk. N Engl J Med 1991; 325:981-5.
74. Menella JA. Effects of beer on brestfed infants. JAMA 1993; 269:1.637-38.
75. Chien YC, Huang YI, Hsu CS, Chao JC, Liu JF. Maternal lactation characteristics after consumption of an alcoholic soup during the postpartum 'doing-the-month' ritual. Public Health Nutr. 2009 Mar; 12(3):382-8.
76. American Academy of Pediatrics, Committee on Drugs. The transfer of drugs and other chemicals into human milk. Pediatrics 1994; 93:137-50.
77. Ciampo LA, Ricco RG, Ferraz IS, Daneluzzi JC, Martinelli Junior, CE. Prevalência de tabagismo e consumo de bebida alcoólica em mães de lactentes menores de seis meses de idade. Rev Paul Pediatr 2009; 27(4):361-5.

PARTE V

NUTRIÇÃO EM PEDIATRIA

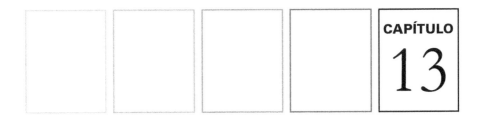

Avaliação Nutricional

Alcinda de Queiroz Medeiros
Isabel Carolina da Silva Pinto
Cristiane Pereira da Silva

O estado nutricional é a condição de saúde de um indivíduo resultante do balanço entre a ingestão e a utilização de nutrientes. Em uma população é um excelente indicador de sua qualidade de vida[1].

Na criança, a avaliação do estado nutricional é importante para investigar se ela está crescendo dentro dos padrões recomendados ou está se afastando destes, devido à presença de doenças ou às condições desfavoráveis de sobrevida[2]. O estado nutricional influencia diretamente a condição de saúde, e sua avaliação objetiva detectar precocemente os distúrbios nutricionais visando à elaboração de atitudes de intervenção[1], criando opções para diminuir a morbidez e a mortalidade associadas tanto às carências quanto aos excessos alimentares.

O uso da antropometria na avaliação do estado nutricional tem-se tornado o modo mais prático e de menor custo para análise de indivíduos e populações, embora com limitações, seja em ações clínicas de triagem ou mesmo em monitoração de tendências[4].

A Organização Mundial da Saúde (OMS), o Ministério da Saúde (MS) e a Sociedade Brasileira de Pediatria (SBP) preconizam o acompanhamento do crescimento como atividade de rotina na atenção à criança[5].

Existem diversos métodos que podem ser utilizados na avaliação do estado nutricional de crianças e adolescentes, embora não exista nenhum sem críticas. Recomenda-se que sejam utilizados aqueles que mais bem detectem o problema nutricional do indivíduo ou da população avaliada e/ou aqueles para os quais os avaliadores tenham maior treinamento técnico[1]. Vale ressaltar que a diversidade de propostas existentes

212 PARTE V · Nutrição em Pediatria

chama a atenção para a possibilidade de obter diferentes resultados segundo o método utilizado[6].

Para a avaliação nutricional devem ser levados em consideração os aspectos antropométricos, clínicos, bioquímicos e dietéticos que serão abordados a seguir.

AVALIAÇÃO ANTROPOMÉTRICA

As medidas antropométricas mais utilizadas na faixa etária pediátrica são peso e estatura. O Ministério da Saúde, por meio da Coordenação Geral da Política de Alimentação e Nutrição (CGPAN), visando à padronização da aferição dessas medidas, publicou uma cartilha contendo orientações para a realização dessas medidas, chamada "Antropometria: como pesar e medir", que pode ser acessada no *site* http://nutricao.saude.gov.br/documentos/album_antopometria.pdf.

A seguir, serão abordados os parâmetros antropométricos utilizados para a avaliação nutricional de acordo com a faixa etária.

RECÉM-NASCIDO

Recém-nascido (RN) é a fase considerada do nascimento até 28 dias de vida. O estado nutricional nessa faixa etária reflete tanto suas condições intrauterinas quanto suas perspectivas de crescimento e desenvolvimento; por isso, o acompanhamento do crescimento fetal tem-se tornado uma questão de vigilância perinatal[7].

O crescimento do feto está relacionado diretamente com a oferta de oxigênio e nutrientes e é influenciado por fatores genéticos, hormonais, ambientais e de saúde materna, que em conjunto se refletem na velocidade de crescimento intraútero[7,8].

No período neonatal, o crescimento caracteriza-se por perda inicial de peso, seguida pela recuperação do peso de nascimento, sendo a intensidade e a duração dessas duas fases inversamente relacionadas com a idade gestacional e o peso de nascimento[8].

A avaliação antropométrica em RN é tarefa importante, pois, nesse período da vida, distúrbios do crescimento podem acarretar sequelas a longo prazo. É possível realizar tal avaliação através de curvas de crescimento fetal, levando em consideração não só o peso ao nascer, mas também a idade gestacional[11].

Dentre os parâmetros antropométricos utilizados nessa faixa etária, destacam-se: peso, comprimento, perímetro cefálico, perímetro torácico e perímetro braquial[11].

Classificação nutricional do RN

Classificação do RN pelo peso ao nascer (PN)[12,13]

- PN ≥ 4.000g: macrossomia.

- PN ≥ 2.500g: peso adequado.

- PN < 2.500g: RN de baixo peso (RNBP).

- PN < 1.500g: RN de muito baixo peso (RNMBP).

- PN < 1.000g: RN de muitíssimo baixo peso (RNMMBP).

- PN < 800g: microprematuro.

Classificação do RN pela idade gestacional (IG)[14]

A idade gestacional (IG) pode ser determinada de três formas:

a) Segundo a regra de Naegele, que determina a gestação normal em 280 dias, de acordo com a data da última menstruação (DUM).

b) Avaliada por método ultrassonográfico, realizado até a 12ª semana de gestação.

c) O cálculo pós-natal, usando-se avaliação clínica, com dados antropométricos, exame físico e neurológico, aplicando-se, então, os métodos de Capurro[15], Dubowitz[16] e New Ballard[17].

Na determinação da IG, esses critérios descritos devem ser utilizados em ordem crescente, de forma que, ante uma IG materna confiável, os itens *b* e *c* poderão ser desconsiderados:

- IG < 37 semanas: RN pré-termo (RNPT).

- IG entre 37 e 42 semanas: RN de termo (RNT).

- IG > 42 semanas: RN pós-termo.

Classificação do RN por peso ao nascer (PN) em relação à idade gestacional

A determinação precisa da idade gestacional é importante para a correta classificação do RN em relação ao seu peso, uma vez que as curvas de crescimento intrauterino são baseadas no peso do RN em relação à sua idade gestacional. A partir dessa avaliação, os RN podem ser classificados segundo as dimensões corporais adequadas para determinada idade gestacional[7].

A avaliação do RN de acordo com IG é realizada através das curvas de crescimento fetal. A mais utilizada em nosso meio é a curva proposta por Ramos[18], que utiliza o critério de percentis (Anexo IV):

- Pequeno para a IG (PIG): abaixo do percentil 10.

- Adequado para a IG (AIG): igual ou acima do percentil 10 e igual ou inferior ao percentil 90.

- Grande para a IG (GIG): acima do percentil 90.

É importante ressaltar que a idade gestacional e a relação dessa com o peso influenciarão o grau de maturidade morfofisiometabólica, interferindo não só nas necessidades fisiológicas desse RN, como também nas nutricionais e, portanto, em toda a abordagem clínica e nutricional[19].

Parâmetros antropométricos
Peso

É o parâmetro antropométrico mais utilizado para avaliar o crescimento intrauterino e a maturidade dos RN, pois sua determinação é mais fácil de ser obtida com exatidão[20].

O peso de nascimento varia com a idade gestacional e o estado nutricional e hidroeletrolítico materno e do RN, sendo considerado o padrão-ouro para a avaliação do crescimento perinatal e sua alteração mostra distúrbios perinatais agudos e crônicos[7].

Os RN apresentam uma perda fisiológica que varia de 10% a 20% do seu peso ao nascer, sendo inversamente proporcional à idade gestacional. Em recém-nascidos prematuros (RNPT) deve-se levar em consideração a perda de peso inicial, que normalmente ocorre e pode colocar o recém-nascido abaixo do percentil 10 das curvas de referência de crescimento intrauterino[21]. Além disso, deve-se estar atento se o RN apresenta edema, o que pode alterar o peso, não refletindo o estado nutricional, e à interferência de equipamentos ligados ao RN, o que pode afetar a precisão da medida[7].

Sua mensuração deve ser feita uma a duas vezes por dia e o RN com oferta nutricional adequada deve crescer de 20g a 40g por dia, conforme as curvas de crescimento intrauterino[7].

Comprimento

Reflete o potencial de crescimento e alterações cumulativas a longo prazo no estado nutricional, já que este só é afetado quando a deficiência nutricional é prolongada ou quando é muito intensa nos períodos de grande velocidade de crescimento[12]. Essa medida sofre menor influência quando comparada com o peso, na vigência de uma nutrição fetal inadequada, além de apresentar a vantagem de não se alterar com o estado de hidratação[7].

No período neonatal, a medida do comprimento deve ser realizada ao nascimento e, posteriormente, uma vez por semana, esperando-se crescimento de 1cm por semana[7].

Perímetro cefálico

Até o sexto mês de idade, a medida do perímetro cefálico (PC) apresenta relação direta com o tamanho do encéfalo, e o seu aumento proporcional indica crescimento adequado e melhor prognóstico neurológico, enquanto uma circunferência cefálica reduzida geralmente é acompanhada de redução de peso e tamanho do cérebro[7]. Sua curva evolutiva difere daquela do crescimento geral do corpo, uma vez que no caso do crescimento cerebral verifica-se um período de rápido incremento com posterior desaceleração. O acompanhamento das medidas do perímetro cefálico é especialmente importante em crianças que sofreram retardo do crescimento intrauterino[20].

O perímetro cefálico é a medida antropométrica menos afetada por uma nutrição inadequada e a primeira a crescer quando se atinge uma oferta proteico-calórica ideal[7].

Nos RN, espera-se crescimento de 1cm por semana. A primeira medida, normalmente realizada entre 6 e 12 horas de vida, necessita de confirmação, 48 a 72 horas após, em razão da acomodação dos ossos do crânio[7].

Perímetro torácico

É um indicador da reserva de gordura do RN que pode ser utilizado isoladamente ou em associação com o perímetro cefálico[20]. O perímetro torácico é medido com o RN em decúbito dorsal, com uma fita métrica inextensível situada na altura dos mamilos. A medida é aferida durante os movimentos de inspiração e expiração[13]. A avaliação do estado nutricional pode ser realizada a partir da relação com o perímetro braquial, descrita a seguir.

Perímetro braquial

É uma medida recomendada para avaliações rápidas do estado nutricional de crianças. Avalia a massa muscular e a gordurosa do braço e guarda relação direta com a IG e o peso. Em RN pré-termo (RNPT), é uma medida mais acurada do que o peso e o comprimento, se a avaliação for seriada. Recomenda-se a aferição uma vez por semana[11].

Relações de parâmetros antropométricos

Além das medidas antropométricas, algumas relações entre parâmetros antropométricos foram descritas como formas de avaliação nutricional de RN, objetivando ressaltar a proporcionalidade do crescimento intrauterino e pós-natal, auxiliando a detecção da restrição do crescimento[11,22].

Relação perímetro braquial (PB)/perímetro cefálico (PC)

Esse índice reflete a proporcionalidade do crescimento e tem relação direta com a idade gestacional[23]. Ao nascimento, reflete a nutrição fetal, e o acompanhamento do RN por esse índice pode refletir sua reserva muscular ou tecido muscular[7].

A relação entre PB e PC avalia a proporcionalidade corpórea baseada no princípio da preservação relativa do crescimento cefálico comparado com a perda muscular e de gordura em períodos de nutrição marginal[23]. Georgieff et al.[24] mostraram que a relação entre a circunferência média do braço e a circunferência cefálica é forma confiável para distinguir RN com e sem restrição do crescimento intrauterino, independentemente de sua classificação em adequado ou pequeno para a idade gestacional.

De acordo com a curva de referência da relação entre PB e PC, os valores da razão crescem com a idade gestacional, e RN com desnutrição intrauterina apresentariam os valores dessa relação abaixo do percentil 5[26] (Anexo IV).

A relação entre PB e PC é um bom indicador do estado proteico-calórico do RN e permite caracterizá-lo quanto à restrição de crescimento intrauterino; no entanto, a medida de PB não é realizada rotineiramente na prática clínica[27].

Relação perímetro torácico (PT)/perímetro cefálico (PC)

A relação perímetro torácico/perímetro cefálico (PT/PC) geralmente é igual a 1 até o sexto mês[20]. Após essa idade, espera-se que essa relação seja maior que 1. Se durante esse período essa relação for menor que 1, pode ser indicativo de desnutrição[28,29].

Índice ponderal

O índice ponderal de Rohrer (IP) reflete a proporcionalidade do crescimento intrauterino, pois leva em conta o peso e o cubo do comprimento. O IP em torno de 2,00 correlaciona-se significativamente com a restrição do crescimento intrauterino, a qual coloca o RN em risco de desenvolver, por exemplo, hipoglicemia no período neonatal imediato. O IP revela-se bastante útil para diferenciar os RN pequenos para a idade gestacional, simétricos ou proporcionados dos assimétricos ou desproporcionados[27].

Sua importância está no fato de que, sendo o peso a variável mais sensível à restrição de nutrientes, é possível identificar o grau de retardo de crescimento intrauterino (RCIU).

216 PARTE V · Nutrição em Pediatria

Se a restrição nutricional for aguda, somente o peso sofrerá influência (RN assimétrico); por outro lado, uma restrição crônica seria responsável também por um déficit estatural (RN simétrico)[30]. Ramos[18] construiu curva de índice ponderal para idade gestacional com base em percentis (Anexo IV).

$$IP = Peso (gramas) \times 100/comprimento^3 (cm).$$

- RN PIG assimétrico ou desproporcionado: IP menor do que percentil 10 (desnutrição intrauterina aguda).

- RN PIG simétrico ou proporcionado: IP entre percentil 10 e percentil 90 (desnutrição intrauterina crônica).

Índice de massa corporal (IMC)

Nos últimos anos, o IMC tem sido estudado também em recém-nascidos, por apresentar uma boa correlação com a adiposidade, refletindo a proporcionalidade do crescimento[31-33]. As curvas de IMC para RN representam um complemento na avaliação nutricional neonatal e poderiam proporcionar um elo com as outras curvas já existentes, estabelecendo, assim, parâmetros de comparação durante todo o crescimento e desenvolvimento do indivíduo[33,34].

Deve-se ressaltar que a avaliação do crescimento pós-natal não deve ser baseada exclusivamente em curvas de referência de crescimento intrauterino, uma vez que, após nascer, as adaptações necessárias à vida extrauterina e a consequente perda de peso inicial, aliada ou não ao fator doença, modificarão a taxa de crescimento[35].

Curvas de crescimento

A utilização de curvas de crescimento intrauterino baseia-se na hipótese de existir uma relação de causa e efeito entre a idade gestacional e o peso ao nascer e, consequentemente, outras medidas antropométricas, fato esse questionável, pois a definição de desnutrição para o feto e o neonato é tarefa difícil. Ademais, a grande maioria dessas curvas leva em conta o peso, o comprimento e o perímetro cefálico para cada idade gestacional, relegando a um segundo plano as relações antropométricas[36].

Essas curvas são utilizadas para avaliar a adequação do peso ao nascer da criança, em função de sua idade gestacional. De acordo com esse critério é que os RN são denominados PIG, AIG, GIG e, a partir disso, o crescimento e o desenvolvimento desses RN podem ser avaliados e acompanhados[30]. São expressões gráficas de valores de medidas antropométricas de uma população de referência, podendo ser expressos numericamente por meio de tabelas[37].

Para RNP, a avaliação antropométrica deve levar em consideração a correção da idade cronológica, visto que esses indivíduos são privados do último trimestre de gestação, que é o período em que ocorre um rápido crescimento intrauterino, visando reduzir a variabilidade que existe quando comparados com os RNT, possibilitando, então, a avaliação mais acurada das taxas de crescimento pós-natal e a comparação entre os diferentes grupos de crianças[38].

A correção da idade cronológica em função da prematuridade é fundamental para o correto diagnóstico do desenvolvimento nos primeiros anos de vida, pois, para um prematuro de 28 semanas, não utilizar a idade corrigida aos 2 anos implica 12% de diferença em seu desempenho nos testes de desenvolvimento, o que é suficiente para classificá-lo erroneamente fora dos parâmetros normais[39].

A idade corrigida é a idade pós-natal menos o número de semanas que faltou entre o nascimento prematuro e o nascimento a termo (considerando 40 semanas como um referencial para a gestação normal)[38]. Por exemplo, uma criança com idade cronológica atual de 6 meses, que nasceu com uma IG de 32 semanas, deverá ser avaliada pela idade corrigida de 4 meses (40 semanas – 32 semanas = 8 semanas ou 2 meses).

Embora não esteja totalmente esclarecido até quando devemos corrigir a idade do prematuro, a maioria dos autores recomenda utilizar a idade corrigida na avaliação do crescimento e do desenvolvimento até os 2 anos de idade, a fim de obter a expectativa real para cada criança, sem subestimar o prematuro ao confrontá-lo com os padrões de referência para crianças nascidas a termo[38]. Para os prematuros de extremo baixo peso (PN < 1.000g) e menores que 28 semanas, recomenda-se corrigir a idade até os 3 anos[39].

Lubchenco et al. (1963)[40] foram pioneiros nos estudos e na elaboração de curvas de percentis de crescimento fetal, correlacionando morbidade e mortalidade dos RN com os padrões por eles elaborados. No entanto, essas curvas têm sido questionadas por terem sido construídas com base em crianças de um único hospital, além do fato de a população estudada ser predominantemente de baixo nível socioeconômico.

Margotto et al. (2001)[41], com o objetivo de identificar os RN com desvios no crescimento intrauterino, elaboraram curvas percentilares de crescimento intrauterino para crianças de uma maternidade de Brasília, estudando as variáveis: peso ao nascer, comprimento, perímetro cefálico, peso da placenta (com cordão e membranas), índice ponderal e índice placentário relativo. Foram estudados 4.413 nascimentos vivos, ocorridos entre julho de 1989 e março de 1991, sendo excluídos os RN de mães que apresentassem fatores de comprometimento do crescimento fetal (fumante, gestação múltipla, hemorragia no 2º e no 3º trimestres, anemia crônica, hipertensão arterial, pré-eclâmpsia e eclâmpsia), além dos RN cujas mães não conheciam a data da última menstruação ou tinham dúvidas.

Segre et al.[42] elaboraram curvas de percentis (10, 50 e 90) para a avaliação do crescimento intrauterino a partir de estudo retrospectivo em que foram incluídos os dados relativos ao peso do RN de parto único e da idade gestacional segundo informações maternas, a partir da 32ª semana de idade gestacional. Foram excluídos os RN com menos de 32 semanas de idade gestacional, os com malformação congênita e os gemelares.

Ornelas et al.[10] propuseram curvas para avaliação do crescimento especificamente de RN PIG, a partir de estudos longitudinais realizados com 100 RNPT PIG de 28 a 36 semanas (ao contrário dos anteriores, que propõem curvas a partir de estudos transversais). Os dados antropométricos foram obtidos ao nascer, semanalmente até a 40ª semana e mensalmente até 3 meses de idade corrigida, em dois períodos. Foram estudados peso, comprimento e perímetro cefálico. Os critérios de exclusão foram: infecções e malformações congênitas, afecções neurológicas graves, nascimento múltiplo e óbitos durante o período de estudo.

Williams et al.[43], a partir de uma amostra de mais de 2 milhões de RN entre os anos de 1970 e 1976 na Califórnia, também elaboraram e propuseram curvas de crescimento fetal. Por terem sido baseadas em dados populacionais e em uma amostra grande, elas têm sido as curvas de referência recomendadas pelo Comitê de Expert da Organização

218 PARTE V · Nutrição em Pediatria

Mundial da Saúde (OMS). Apresentam, ainda, estratificação por sexo e nascimentos múltiplos e possibilitam também a identificação do grau de risco de mortalidade neonatal em razão do peso e da idade gestacional.

Portanto, a avaliação do crescimento pós-natal não deve basear-se exclusivamente nessas curvas de referência de crescimento intrauterino, mas também nos vários fatores que possam interferir neste crescimento, associada a testes laboratoriais, como a avaliação de proteínas séricas de meia-vida curta, que ajudem a avaliar melhor o estado nutricional do RN[35].

CRIANÇA

Nesse tópico serão consideradas as crianças a partir de 1 mês até os 10 anos de vida. Denominam-se lactentes os menores de 1 anos, pré-escolares aqueles na faixa etária entre 1 e 7 anos e escolares aqueles entre 7 e 10 anos.

Os parâmetros antropométricos usualmente utilizados para avaliar a condição nutricional de crianças são o peso e a altura. Os perímetros cefálico, torácico, braquial e as pregas cutâneas tricipital e subescapular também podem ser utilizados. Os valores desses dados antropométricos deverão ser sempre analisados em função da idade e do sexo da criança a partir da criação de índices antropométricos[44].

A combinação das medidas antropométricas, expressas pelos indicadores antropométricos, permite traçar um diagnóstico nutricional por meio da interpretação do grau de adequação do crescimento e do desenvolvimento infantil[45].

A avaliação dos indicadores antropométricos pode ser realizada com a utilização de várias escalas, sendo as mais comuns o percentil e o escore Z. O percentil refere-se à posição que o valor da medida ocupa em relação aos 100% da distribuição de referência, observados para uma determinada idade ou sexo. A classificação de uma criança em um determinado percentil permite estimar quantas crianças, de mesmas idade e sexo, são maiores ou menores em relação ao parâmetro avaliado. É a escala mais utilizada na prática clínica, devido a sua simplicidade e por permitir visualização do crescimento ao longo do tempo. O escore Z significa, em termos práticos, o número de desvios-padrão que o dado obtido está afastado de sua mediana de referência. Representa uma medida de dispersão ou variabilidade de um grupo de dados[44]. É útil para avaliar crianças que se encontram abaixo ou acima dos extremos de anormalidade.

Para calcular o escore Z, utiliza-se a seguinte fórmula:

$$\text{Escore } Z = \frac{\text{valor medido na criança} - \text{valor da mediana}}{\text{Desvio-padrão*}}$$

Exemplo:

Estatura observada (menino 30 meses): 81,0cm

Estatura mediana (OMS): 91,9cm

Desvio-padrão: 3,4

$$\text{Escore } Z = \frac{81,0 - 91,9}{3,4} = -3,2 \text{ DP}$$

---

*O valor da mediana assim como o do desvio-padrão são aqueles da população de referência para o mesmo grupo de idade e sexo.

A partir de 2007, o cartão da criança distribuído pelo Ministério da Saúde inclui curvas de crescimento com os indicadores peso/idade, estatura/idade para cada sexo, para avaliar parâmetros antropométricos até 10 anos de idade, e contempla também curvas de perímetros cefálicos/idade para crianças até 2 anos de idade[46].

Os índices antropométricos mais amplamente usados, recomendados pela OMS e adotados pelo Ministério da Saúde na avaliação do estado nutricional de crianças e adolescentes, encontram-se no Quadro 13.1.

Quadro 13.1. Indicadores antropométricos utilizados na avaliação do estado nutricional segundo faixa etária

Faixa etária	Crianças de 0 a 5 anos incompletos	Crianças de 5 a 10 anos incompletos	Adolescentes (10 a 19 anos)
Índice antropométrico	Peso para idade	Peso para idade	–
	Estatura para idade	Estatura para idade	Estatura para idade
	Peso para estatura	–	–
	IMC para idade	IMC para idade	IMC para idade

Indicador peso/idade (P/I)

Esse indicador reflete o peso em relação à idade cronológica da criança. É usualmente utilizado para determinação do estado nutricional na prática de assistência pediátrica. Apresenta limitação importante, uma vez que não considera diferenças de estatura. Crianças com baixo peso para a idade, embora adequado para a estatura, podem ser erroneamente classificadas como desnutridas. Daí a importância do acompanhamento ao longo do tempo, levando em consideração para a interpretação dos resultados o traçado da curva, se ascendente, horizontal ou descendente[47].

Sua sensibilidade é maior em crianças até 2 anos, visto que as deficiências nutricionais, nessa fase, afetam mais o peso do que a estatura[48].

A avaliação de incremento de peso (gramas/dia) no primeiro ano de vida, especialmente nos primeiros meses de vida, é importante não apenas para a avaliação nutricional, como para o estabelecimento de condutas em relação à alimentação. No Quadro 13.2 encontram-se os valores médios de ganho de peso por dia durante o primeiro ano de vida.

Quadro 13.2. Valor médio de ganho de peso por dia, por trimestre, no primeiro ano de vida

Período	Ganho de peso	
1º Trimestre	700g/mês	25 a 30g/dia
2º Trimestre	600g/mês	20g/dia
3º Trimestre	500g/mês	15g/dia
4º Trimestre	300g/mês	10g/dia

Fonte: SBP[49].

Indicador comprimento ou estatura/idade (E/I)

O termo *comprimento* é utilizado para aferir a altura de crianças menores de 24 meses, que se realiza com a criança deitada e com auxílio de uma régua antropométrica; o termo *estatura* é usado para crianças maiores de 24 meses, sendo mensurada com a criança em pé, utilizando-se preferencialmente um estadiômetro de parede[45,49].

Esse indicador reflete o crescimento linear alcançado para a idade específica. Estima o estado nutricional passado ou crônico. Não deve ser utilizado isoladamente, uma vez que o déficit de estatura leva algum tempo para ocorrer, podendo resultar em desnutrição subestimada. O déficit de estatura acompanha tardiamente os agravos nutricionais, sendo insensível aos déficits nutricionais agudos, já que a criança pode perder peso, mas não estatura[47].

O comprometimento do índice estatura/idade isoladamente indica que a criança tem um déficit de crescimento em processo de longa duração (em inglês, *stunting*, que significa nanismo), embora apresente peso adequado para a estatura atual. Esse indicador tem associação com condições socioeconômicas, infecções crônicas e recorrentes e aporte nutricional inadequado[44,47].

Velocidade de crescimento

Além de avaliar o crescimento da criança em relação à população de referência, é importante realizar a avaliação evolutiva por meio da velocidade de crescimento (VC), que representa o número de centímetros que a criança cresce a cada ano. É o método mais sensível para reconhecer os desvios de crescimento normal[49].

A VC pós-natal é particularmente elevada, embora menor do que na fase intrauterina, continuando até os primeiros 2 anos de vida. O primeiro ano de vida é caracterizado por maior velocidade do crescimento (cerca de 25cm/ano), sendo 15cm no primeiro semestre e 10cm no segundo. Nessa fase, os principais fatores implicados no crescimento da criança são os nutricionais e ambientais, tendo menor atuação os fatores genéticos e o hormônio de crescimento. A partir dessa idade, a velocidade de crescimento apresenta declínio gradativo e pronunciado, sendo esperado crescimento de 15cm/ano no 2º ano de vida. A partir dos 2 anos de vida, a velocidade de crescimento é praticamente constante, de 5-7cm/ano até a puberdade, quando a velocidade de crescimento torna a aumentar, atingindo um pico médio de velocidade de 9cm/ano para a menina e 10cm/ano para o menino, com o início do estirão da adolescência ocorrendo em torno dos 11 anos de idade nas meninas e dos 13 anos nos meninos (Quadro 13.3). Nessa fase, os fatores genéticos e hormonais (hormônio de crescimento) têm maior relevância[5,49].

Quadro 13.3. Estimativa da velocidade de crescimento para crianças e adolescentes

Idade	Velocidade de crescimento (cm/ano)
Até 6 meses	15
6-12 meses	10
1-2 anos	15
> 2 anos	5-7
A partir de 11 anos (para as meninas)	9
A partir de 13 anos (para os meninos)	10

Fonte: Zeferino et al.[5]; SBP[49].

Como o ganho em estatura é pequeno quando avaliado em período muito curto, recomenda-se que medidas de estatura sejam feitas com, pelo menos, 3 meses de intervalo. Para uma melhor avaliação do ganho estatural, além do indicador comprimento ou estatura/idade, deve ser calculada também a velocidade de crescimento. O cálculo é feito com o tempo decimalizado; deve ser feito no intervalo de 3 meses, que equivalem a um quarto do ano (0,25). Se nesse período uma criança de 4 anos de idade cresceu 1,5cm, dividindo-se esse ganho por 0,25, tem-se a velocidade de 6cm/ano, dentro do esperado para a idade[5,49].

Alvo parental (canal familiar)

O alvo parental é outro aspecto importante na avaliação clínica do paciente com queixa de problema de crescimento. Compara a altura da criança à altura dos pais, pois se constitui em uma das características fenotípicas que recebem grande influência da herança genética. Quando o percentil do pai e da mãe é semelhante, existe grande probabilidade de a criança atingir na vida adulta um percentil muito próximo ao do familiar. No caso em que a estatura dos pais é muito discordante, a altura-alvo familiar não é muito informativa[5,46]. A estatura-alvo parental pode ser calculada pela fórmula:

$$\text{Pacientes do sexo feminino} = \frac{(\text{estatura do pai} - 13) + \text{estatura da mãe}}{2} \pm 9$$

$$\text{Pacientes do sexo masculino} = \frac{\text{estatura do pai} + (\text{estatura da mãe} + 13)}{2} \pm 10$$

Idade óssea

Outro elemento importante na avaliação do crescimento é a idade óssea (IO). É determinada pela avaliação da maturação óssea epifisária (núcleos de ossificação). Para isso se analisam, através de radiografia, os ossos das mãos e dos punhos. Nos menores de 1 ano são analisados o pé e o quadril. As imagens devem ser comparadas com referências, existindo dois métodos frequentemente usados, que são o de Greulich-Pyle e o de Tanner-Whitehouse, sendo o primeiro mais clássico e simplificado[29,49].

A avaliação da IO pode ser utilizada como um índice de maturação endócrina global, visto que são similares os fatores reguladores do desenvolvimento ósseo e da maturação hipotámo-hipofisária. O desenvolvimento dos ossos é caracterizado por uma sequência de maturação, com aparecimento progressivo de núcleos de ossificação que variam em tamanho e forma desde o nascimento até o final do desenvolvimento puberal[49].

Quando a idade óssea é igual à cronológica, indica uma baixa estatura familiar. Se a idade óssea é menor do que a cronológica, indica um atraso constitucional do crescimento[24], o qual pode estar relacionado a uma história familiar de puberdade tardia, o que garante um prognóstico melhor quanto à estatura final, dentro do normal para o padrão genético familiar[50].

Indicador peso/estatura (P/E)

Este indicador reflete a harmonia do crescimento, levando em consideração o ganho de peso e de altura, sendo um indicador sensível para a avaliação de recentes alterações de peso que podem refletir alterações na composição corporal da criança[47].

222 PARTE V · Nutrição em Pediatria

O déficit no índice peso/estatura reflete um comprometimento mais recente do crescimento que interferiu no ganho de peso (em inglês, *wasting*, que significa emagrecimento), identificando casos de desnutrição mais aguda[44].

Uma limitação do uso desse indicador é o de não relatar a informação sobre a idade e, portanto, classificar as crianças com pobre crescimento linear como normais, indicando-se, em alguns casos, a associação com o indicador estatura para a idade[47].

Índice de massa corporal/idade (IMC/I)

Esse indicador expressa a relação entre o peso da criança e o quadrado da estatura. Tem a vantagem de ser um índice empregado em outras fases da vida. É recomendado internacionalmente no diagnóstico individual e coletivo dos distúrbios nutricionais, considerando-se a informação da idade do indivíduo, e foi validado como indicador de gordura corporal total nos percentis superiores, além de proporcionar continuidade em relação ao indicador utilizado para adultos[49], possuindo grande utilidade para o rastreamento de sobrepeso e baixo peso[51].

O Ministério da Saúde (MS) do Brasil adotou as curvas da WHO[52,53] (Anexo V) para o acompanhamento do estado nutricional de crianças, e em 2009 o Sistema de Vigilância Alimentar e Nutricional (SISVAN)[54] publicou os pontos de corte que devem ser utilizados para a classificação do estado nutricional, conforme os índices antropométricos utilizados e a faixa etária (Quadro 13.4).

Quadro 13.4. Pontos de corte para a classificação do estado nutricional conforme os indicadores antropométricos por faixa etária

Indicador antropométrico	Faixa etária	Valores críticos	Valores críticos	Diagnóstico nutricional
Estatura/Idade	0-5 anos* 5-10 anos** 10-19 anos**	< Percentil 0,1	< Escore-z –3	Muito baixa estatura para idade
		≤ Percentil 0,1 e < Percentil 3	≥ Escore-z –3 e < Escore-z –2	Baixa estatura para idade
		≥ Percentil 3	≥ Escore-z –2	Estatura adequada para idade
Peso/Idade	0-5 anos* 5-10 anos**	< Percentil 0,1	< Escore-z –3	Muito baixo peso para idade
		≥ Percentil 0,1 e < Percentil 3	≥ Escore-z –3 e < Escore-z –2	Baixo peso para idade
		≥ Percentil 3 e ≤ Percentil 97	≥ Escore-z –2 e ≤ Escore-z +2	Peso adequado para idade
		> Percentil 97	> Escore-z +2	Peso elevado para idade***

(Continua)

Quadro 13.4. Pontos de corte para a classificação do estado nutricional conforme os indicadores antropométricos por faixa etária (*continuação*)

Indicador antropométrico	Faixa etária	Valores críticos	Valores críticos	Diagnóstico nutricional
IMC/Idade	0-5 anos*	< Percentil 0,1	< Escore-z –3	Magreza acentuada
		≥ Percentil 0,1 e < Percentil 3	≥ Escore-z –3 e < Escore-z –2	Magreza
		≥ Percentil 3 e ≤ Percentil 85	≥ Escore-z –2 e ≤ Escore-z +1	Eutrofia
		> Percentil 85 e ≤ Percentil 97	> Escore-z +1 e ≤ Escore-z +2	Risco de sobrepeso
		> Percentil 97 e ≤ Percentil 99,9	> Escore-z +2 e ≤ Escore-z +3	Sobrepeso
		> Percentil 99,9	> Escore-z +3	Obesidade
IMC/Idade	5-10 anos** 10-19 anos**	< Percentil 0,1	< Escore-z –3	Magreza acentuada
		≥ Percentil 0,1 e < Percentil 3	≥ Escore-z –3 e < Escore-z –2	Magreza
		≥ Percentil 3 e ≤ Percentil 85	≥ Escore-z –2 e ≤ Escore-z +1	Eutrofia
		> Percentil 85 e ≤ Percentil 97	> Escore-z +1 e ≤ Escore-z +2	Sobrepeso
		> Percentil 97 e ≤ Percentil 99,9	> Escore-z +2 e ≤ Escore-z +3	Obesidade
		> Percentil 99,9	> Escore-z +3	Obesidade grave

*WHO[52]. **WHO[53]. ***Não é o índice mais adequado para avaliar excesso de peso em crianças. Nesta situação devem ser interpretados os índices P/E e IMC/idade para < 5 anos e IMC/idade pata > 5 anos.
Fonte: SISVAN[53] (http://nutricao.saude.gov.br/documentos/sisvan_norma_tecnica_criancas.pdf).

A Sociedade Brasileira de Pediatria[49] destaca que, embora o ponto de corte para detectar baixa estatura ou baixo peso para idade adotado pelo MS seja inferior ao percentil 3, crianças classificadas entre o percentis 3 e 15 requerem atenção especial do profissional de saúde e dos próprios cuidadores. Deve-se dar atenção à evolução do crescimento da criança, levando-se em consideração a linha de crescimento no gráfico. Se for descendente ao longo dos atendimentos, trata-se de um sinal de alerta. Logo, o intervalo entre os percentis 3 e 15 (isto é, entre os escores Z –2 e –1) é considerado uma faixa importante de *vigilância de baixo peso*. Contudo, não se adota mais a classificação de risco nutricional como anteriormente.

Perímetro cefálico

É um indicador importante do crescimento cerebral nos primeiros 2 anos de vida. Após 2 anos de idade, o crescimento do perímetro cefálico é tão lento que essa medida deixa de ter utilidade para a avaliação nutricional[55].

224 PARTE V · Nutrição em Pediatria

Essa medida deve ser aferida posicionando-se uma fita métrica na porção posterior mais proeminente do crânio (occipício) e na parte frontal da cabeça (glabela). As curvas para a avaliação do perímetro cefálico encontram-se no Anexo VI.

A utilização do perímetro cefálico (PC) para a classificação de desnutrição está associada ao perímetro torácico (PT), a partir da relação PT/PC. Do nascimento aos 6 meses de idade, os dois perímetros são aproximadamente iguais, sendo a relação PT/PC = 1. Após 6 meses, a relação normal é maior do que 1. Se a relação for menor do que 1, pode ser indicativa de desnutrição energético-proteica[28,29].

Circunferência do braço

Representa a soma das áreas constituídas pelos tecidos ósseo, muscular e gorduroso do braço[56]. Tem como vantagem a facilidade na aferição, bem como o baixo custo do material utilizado[45].

Como referência para a classificação da circunferência do braço é utilizada a tabela percentilar proposta por Frisancho[57]. Valores abaixo do percentil 5 são indicadores de risco de doenças e distúrbios associados à desnutrição e valores acima do percentil 95 representam risco de doenças relacionadas ao excesso de peso[49] (Anexo VI).

Circunferência muscular do braço

A circunferência muscular do braço (CMB) é uma medida derivada da circunferência do braço e da dobra cutânea tricipital. A CMB é considerada um bom indicador da reserva do tecido muscular, sem corrigir a área óssea. Para referência da classificação da CMB também é utilizada a tabela percentilar proposta por Frisancho[57]. Valores abaixo do percentil 5 são indicadores de risco de doenças e distúrbios associados à desnutrição. Essa medida não pode ser indicadora de excesso de peso, visto que se trata da medida indireta do tecido muscular[49] (Anexo VI).

Fórmula simplificada para determinação da CMB:

$$CBM \text{ (cm)} = CB \text{ (cm)} - (0,314 \times DCT).$$

CB: circunferência do braço;

DCT: dobra cutânea tricipital.

Dobras cutâneas

Na pediatria, indica-se a utilização das dobras cutâneas do tríceps e subescapular por serem as únicas que possuem valores de referência para essa faixa etária. A prega cutânea subescapular correlaciona-se bem com a gordura corporal total e a prega do tríceps com o percentual de gordura corporal, especialmente no sexo masculino, sendo a prega cutânea de maior validade e um bom indicador de reserva energética, bem correlacionada com a gordura corporal[44].

CAPÍTULO 13 · Avaliação Nutricional   225

Pode ser um método da avaliação nutricional alternativo nos casos de impossibilidade de aferição de peso e estatura, nas condições de peso superestimado e doenças metabólicas[29].

A classificação por percentis obedece à regra de normalidade, representada por valores entre 5 e 95. Os valores P5-15 e P85-95 devem ser acompanhados, pois são faixas de risco para desnutrição e obesidade, respectivamente[49] (Anexo VII).

ADOLESCENTE

Segundo os critérios da OMS, a adolescência compreende o período da vida dos 10 aos 19 anos[58]. É um período marcado por profundas mudanças biopsicossociais, além de um intenso e rápido crescimento físico[59].

Durante a adolescência ocorre a puberdade, que corresponde a mudanças biológicas em decorrência de modificações no padrão de secreções hormonais. Tais modificações iniciam-se pelo aparecimento das características sexuais secundárias, seguindo-se da modificação da massa corporal magra, distribuição da gordura corporal, aceleração da velocidade de crescimento (estirão puberal) e a fusão das epífises ósseas com parada do crescimento[60].

Para a avaliação antropométrica no adolescente, o Ministério da Saúde[54] recomenda que sejam utilizados os indicadores de E/I e IMC/I conforme as curvas de referência da WHO[53].

O IMC é o índice mais indicado, por possuir grande utilidade para o rastreamento de excesso de peso e baixo peso, além de apresentar boa correlação com a gordura corporal[51].

O indicador peso/idade (P/I) tem seu uso limitado nessa fase, uma vez que as interações hormonais, durante a puberdade, influenciam a variabilidade do estirão puberal na sua duração, na velocidade de maturação sexual, no ganho ponderal e na composição corporal entre os sexos. É um indicador que fornece informações limitadas sobre a composição corporal[44].

Os indicadores de composição corporal, como circunferência do braço, circunferência muscular do braço e dobras cutâneas, podem ser utilizados para a avaliação nutricional em adolescentes conforme descrito na avaliação antropométrica da criança.

A soma das medidas das dobras cutâneas (tricipital e subescapular) pode ser utilizada para se obter o percentual de gordura corporal, por meio de equações propostas por Slaughter et al.[61] (Quadro 13.5).

Essas equações levam em consideração a avaliação da maturação sexual para o sexo masculino, que será discutida no próximo tópico. No Quadro 13.6 encontram-se os pontos de corte para a avaliação do percentual de gordura corporal em indivíduos de 7 a 17 anos[62].

Para excesso de gordura corporal associado a fatores de risco cardiovascular utilizam-se como pontos de corte 25% para meninos e 30% para meninas[61].

226 PARTE V · Nutrição em Pediatria

Quadro 13.5. Equações antropométricas para a determinação do percentual de gordura corporal (8 a 18 anos)

Sexo masculino (raça branca):
Pré-púberes: 1,21 (DCT + DCS) – 0,008 (DCT + DCS)² – 1,7
Púberes: 1,21 (DCT + DCS) – 0,008 (DCT + DCS)² – 3,4
Pós-púberes: 1,21 (DCT + DCS) – 0,008 (DCT + DCS)² – 5,5
Sexo masculino (raça negra):
Pré-púberes: 1,21 (DCT + DCS) – 0,008 (DCT + DCS)² – 3,2
Púberes: 1,21 (DCT + DCS) – 0,008 (DCT + DCS)² – 5,2
Pós-púberes: 1,21 (DCT + DCS) – 0,008 (DCT + DCS)² – 6,8
Sexo feminino:
1,33 (DCT + DCS) – 0,013 (DCT + DCS)² – 2,5
Se a soma das duas dobras cutâneas for maior do que 35mm:
Sexo masculino: 0,783 (DCT + DCS) + 1,6
Sexo feminino: 0,546 (DCT + DCS) + 9,7

DCT: dobra cutânea tricipital (mm); DCS: dobra cutânea subescapular (mm).

Fonte: Slanghter et al.[61].

Quadro 13.6. Pontos de corte para a avaliação do percentual de gordura corporal em indivíduos de 7 a 17 anos

Classificação do % de gordura corporal	Masculino	Feminino
Excessivamente baixa	0 a 6,00%	0 a 12,00%
Baixa	6,01 a 10,00%	12,01 a 15,00%
Adequada	10,01 a 20,00%	15,01 a 25,00%
Moderadamente alta	20,01 a 25,00%	25,01 a 30,00%
Alta	25,01 a 31,00%	30,01 a 36,00%
Excessivamente alta	≥ 31,01%	≥ 36,01%

Fonte: Lohman[62].

Outra forma para avaliação do percentual corporal é a distribuição por percentil do somatório das pregas tricipital e subescapular proposta por Frisancho[57] (Anexo VII). Consideram-se na faixa de normalidade os percentis entre 15 e 75. Valores abaixo do percentil 5 ou acima do 85 são considerados déficit ou excesso de reserva energética[58].

Maturidade sexual

Para a realização de uma avaliação nutricional detalhada no adolescente, além da antropometria e da avaliação da composição corporal, é fundamental a inclusão dos dados de maturação sexual, que permitirão identificar em que momento da puberdade se encontra o adolescente e, consequentemente, a fase de crescimento (maior ou menor aceleração)[51].

O método de estadiamento da maturação sexual mais conhecido foi proposto em 1962 por Tanner[63] e se difundiu a partir dos anos 60, sendo o mais utilizado até hoje. Consiste numa escala composta por cinco estádios, sendo avaliados as mamas e os pelos púbicos no sexo feminino e os genitais e os pelos púbicos no sexo masculino[64].

As mamas e os genitais masculinos são avaliados quanto a tamanho, forma e características e os pelos púbicos por suas características, quantidade e distribuição. O estágio 1 corresponde sempre à fase pré-puberal (infantil), o 2, o 3 e o 4 caracterizam o período puberal e o estágio 5, a fase pós-puberal, adulta. Esses estágios são chamados de *estágios de maturação sexual* ou *estágios de Tanner*[64] (Anexo IX).

O Quadro 13.7 resume os eventos da maturação sexual e sua relação com estirão pubertário.

A avaliação do estado nutricional, bem como as modificações antropométricas e de composição corporal na adolescência, é fortemente relacionada com o estirão puberal[65].

O estirão puberal é o período em que ocorre o pico na velocidade de crescimento (PVC) e dura cerca de 3 a 4 anos, representando aproximadamente 20% da estatura e 50% do peso adulto do indivíduo[64]. O PVC ocorre geralmente entre 11 e 12 anos nas meninas e 13 e 14 anos nos meninos, atingindo 9cm/ano e 10cm/ano, respectivamente[5,49].

Quadro 13.7. Características dos estágios de maturação sexual nos sexos masculino e feminino

Genitais (sexo masculino)	
G1	Pênis, testículos e escroto de tamanho e proporções infantis
G2	Aumento inicial do volume testicular (> 4mL). Pele escrotal muda de textura e torna-se avermelhada. Aumento do pênis mínimo ou ausente
G3	Crescimento peniano, principalmente em comprimento. Maior crescimento dos testículos e escroto
G4	Continua crescimento peniano, agora principalmente em diâmetro, e com maior desenvolvimento da glande. Maior crescimento dos testículos e do escroto, cuja pele se torna mais pigmentada
G5	Desenvolvimento completo da genitália, que assume tamanho e forma adultos
Mamas (sexo feminino)	
M1	Mama infantil, com elevação somente da papila
M2	Broto mamário: aumento inicial da glândula mamária, com elevação da aréola e papila, formando uma pequena saliência. Aumenta o diâmetro da aréola, e modifica-se sua textura
M3	Maior aumento da mama e da aréola, mas sem separação de seus contornos
M4	Maior crescimento da mama e da aréola, sendo que essa agora forma uma segunda saliência acima do contorno da mama
M5	Mamas com aspecto adulto. O contorno areolar novamente incorporado ao contorno da mama

(Continua)

Quadro 13.7. Características dos estágios de maturação sexual nos sexos masculino e feminino (*continuação*)

Pelos pubianos para os sexos masculinos e femininos	
P1	Ausência de pelos pubianos. Pode haver uma leve penugem, semelhante à observada na parede abdominal
P2	Aparecimento de pelos longos e finos, levemente pigmentados, lisos ou pouco encaracolados, principalmente na base do pênis (ou ao longo dos grandes lábios)
P3	Maior quantidade de pelos, agora mais grossos, escuros e encaracolados, espalhando-se esparsamente pela sínfise púbica
P4	Pelos do tipo adulto, cobrindo mais densamente a região púbica, mas ainda sem atingir a face interna das coxas
P5	Pilosidade pubiana igual à do adulto, em quantidade e distribuição, invadindo a face interna das coxas

Fonte: Chipkevitch[64].

A *World Health Organization* (WHO) ressalta a importância de se considerarem marcadores biológicos para o início e o final do estirão puberal. Tais marcadores possibilitam predizer o estágio de desenvolvimento puberal em que o adolescente se encontra[58].

Para o sexo masculino, os marcadores biológicos propostos para o início e o final do estirão puberal foram o estágio 3 do desenvolvimento da genitália masculina (precede em aproximadamente 1 ano o pico da velocidade máxima de crescimento) e a mudança do timbre da voz (aproximadamente 1 ano após o pico máximo da velocidade de crescimento), respectivamente. No sexo feminino, foram determinados o estágio 2 do desenvolvimento mamário (ocorre aproximadamente 1 ano antes do pico da velocidade de crescimento) e a menarca (ocorre aproximadamente 1 ano após o pico máximo da velocidade de crescimento), respectivamente[58] (Quadro 13.8).

Quadro 13.8. Marcadores biológicos para o estadiamento puberal

Sexo masculino		
Mudança no timbre de voz	Genitália no estágio 3	
	Sim	Não
Sim	Pós-púbere	Essa combinação de eventos não acontece normalmente
Não	Púbere	Pré-púbere
Sexo feminino		
Menarca	Mama no estágio 2	
	Sim	Não
Sim	Pós-púbere	Essa combinação de eventos não acontece normalmente
Não	Púbere	Pré-púbere

Fonte: WHO[58].

Dessa forma, considerando-se a velocidade de crescimento, torna-se possível inferir se um adolescente com baixa estatura para a idade iniciou ou não o estirão puberal. Assim, a informação da ocorrência ou não do estirão puberal auxilia a avaliação do estado nutricional e das modificações antropométricas e de composição corporal[65].

AVALIAÇÃO ANTROPOMÉTRICA EM SITUAÇÕES ESPECIAIS

Paralisia cerebral

O acompanhamento do crescimento em crianças com paralisia cerebral (PC) é importante; no entanto, geralmente, a avaliação antropométrica torna-se difícil, devido à presença de deformidades musculoesqueléticas ou espasmos musculares involuntários, que dificultam que as crianças fiquem em pé, além da pouca cooperação em razão da deficiência cognitiva[66].

Por esses motivos, na impossibilidade de se obter a estatura, torna-se necessário o cálculo da estatura estimada (E), utilizando as medidas dos segmentos dos membros superiores e inferiores e as equações propostas por Stevenson[67] (Quadro 13.9). As medidas mais utilizadas são:

- Comprimento superior do braço (CSB): distância do acrômio até a cabeça do rádio medida com o membro superior fletido a 90°.

- Comprimento da tíbia (CT): distância da borda superomedial da tíbia até a borda do maléolo medial inferior, sendo o comprimento da porção média superior abaixo do joelho até a porção média inferior no tornozelo.

- Comprimento do joelho (CJ): medida do comprimento entre o calcanhar e a superfície anterior da perna na altura do joelho com o joelho flexionado em ângulo de 90°.

Quadro 13.9. Cálculo da estatura estimada em indivíduos portadores de limitações físicas (2 a 12 anos)

Medida do segmento	Estatura estimada (cm)	Desvio-padrão (cm)
CSB	E = (4,35 x CSB) + 21,8	± 1,7
CT	E = (3,26 x CT) + 30,8	± 1,4
CJ	E = (2,69 x CJ) + 24,2	± 1,1

Fonte: Stevenson[67].

As medidas de composição corporal também podem ser utilizadas para o melhor diagnóstico nutricional[66], principalmente as que avaliam a gordura corporal, visto que essa não é afetada pelo déficit neuromuscular[68].

É importante frisar que, por não terem curvas específicas para crianças portadoras de deficiência física, essas são avaliadas utilizando os mesmos parâmetros e curvas de referência usadas para a avaliação de crianças sem deficiências. Por isso, é necessário ter cautela para estabelecer o diagnóstico nutricional baseando-se apenas na avaliação antropométrica. Nesse sentido, são mais fidedignos o acompanhamento e o monitoramento do crescimento do que apenas uma avaliação pontual[69].

Síndrome de Down (SD)

A síndrome de Down é um distúrbio genético e metabólico que acarreta alterações físicas e mentais, tais como hipotonia muscular, cardiopatia congênita, baixa imunidade, distúrbios gastrointestinais, obesidade, atraso no desenvolvimento psicomotor e problemas neurológicos, auditivos e visuais[70].

As crianças com SD apresentam características de crescimento diferentes das demais. O estirão de crescimento ocorre de forma mais precoce e a velocidade de crescimento linear é mais lenta, resultando em indivíduos de estatura mais baixa em relação à população em geral e maior predisposição ao excesso de peso[71].

Esses indivíduos, portanto, apresentam características metabólicas que os tornam mais vulneráveis ao aparecimento de doenças relacionadas principalmente com o seu estado nutricional. Dessa forma, a aplicação de métodos adequados para a avaliação nutricional é de extrema importância nessa população[72].

A inexistência de parâmetros antropométricos específicos e nacionais para todas as idades dificulta a avaliação do desenvolvimento ponderoestatural de indivíduos com síndrome de Down, implicando a utilização de curvas de outras populações para tal avaliação.

Cronk et al. divulgaram as curvas para a avaliação de peso/idade e estatura/idade, expressas em percentis, específicas para crianças e adolescentes com síndrome de Down, tomando como referência a população americana, considerando-se baixo peso quando o percentil é menor do que 5 e excesso de peso maior do que o percentil 95 (Anexo V).

AVALIAÇÃO CLÍNICA

O exame físico é parte integrante da avaliação nutricional e é fundamental para identificar sinais e sintomas clínicos associados aos distúrbios nutricionais que nortearão a conduta nutricional individualizada. Os sinais e sintomas são frequentemente inespecíficos, sendo observados mais claramente na depleção nutricional severa[45].

Na presença de suspeita clínica de deficiência nutricional, esta deve ser avaliada conjuntamente com a história clínica do indivíduo, ingestão dietética e possivelmente com exames bioquímicos, para fazer um diagnóstico nutricional correto, uma vez que algumas enfermidades apresentam sinais e sintomas semelhantes aos apresentados na desnutrição[74].

Os sinais mais frequentes de deficiências nutricionais diagnosticados conforme as áreas do corpo que deverão ser observados na avaliação nutricional estão descritos no Quadro 13.10. Outros achados podem ser observados nas deficiências nutricionais (ver Capítulo 17 – Carências Nutricionais).

Quadro 13.10. Sinais mais frequentes de deficiências nutricionais diagnosticadas conforme o local do corpo

Local	Manifestações clínicas	Deficiência nutricional
Cabelo	Perda de brilho, seco, quebradiço, despigmentação, fácil de arrancar	Proteína e zinco
Face	Edema de face, seborreia nasolabial	Proteína, riboflavina e ferro
Lábios	Estomatite angular, queilite	Riboflavina

(Continua)

Quadro 13.10. Sinais mais frequentes de deficiências nutricionais diagnosticadas conforme o local do corpo (*continuação*)

Local	Manifestações clínicas	Deficiência nutricional
Olhos	Cegueira noturna, ceratomalacia, xeroftalmia	Vit. A
Pele	Ressecamento, xerose, descamação, petéquias	Vit. A, C e K
Mucosas	Palidez cutânea, ressecamento e sangramento gengival, inflamação da língua e rachaduras labiais e queilose	Ferro, Vit. C e Vit. B_{12}
Tecido adiposo	Reduzida	Desnutrição proteico-energética (DPE)
Massa muscular	Reduzida	DPE
Ossos e dentes	Má formação óssea e dentária, fragilidade óssea, raquitismo	Vit. D, Vit. A e Vit. C
Crescimento	Retardado	DPE e zinco
Desenvolvimento psicomotor	Retardado	DPE
Imunidade	Reduzida	DPE e Vit. A
Estado geral	Fadiga/astenia Irritabilidade/insônia	Vit. B_1, C, e biotina e niacina

DEP: desnutrição proteico-energética.
Fonte: Duarte e Castellane [45].

AVALIAÇÃO BIOQUÍMICA

Os exames bioquímicos podem ser utilizados na avaliação nutricional de crianças e adolescentes para auxiliar o diagnóstico e o acompanhamento nutricional. Quando associados aos métodos dietéticos e ao exame clínico, enriquecem o diagnóstico do estado nutricional da criança e do adolescente em situações de saúde e doença. Outro papel importante diz respeito à identificação e ao seguimento de morbidades associadas ao excesso de peso, como dislipidemias e alterações do metabolismo glicídico[49], que serão mais bem abordadas no Capítulo 15 – Obesidade.

Vale salientar que sua análise deve levar em conta a condição clínica do indivíduo (estado fisiológico, presença de estresse, lesão ou inflamação) e outros fatores, como uso de algumas drogas e condições ambientais que podem limitar o uso desses indicadores na avaliação nutricional por influenciar a sua interpretação. No Quadro 13.11 estão descritos alguns valores de referências dos parâmetros laboratoriais.

Quadro 13.11. Valores de referências de exames laboratoriais

Variáveis	Valores de referência
Hemoglobina	2 meses a 1 ano: 9 a 14mg/dL
	1 a 2 anos: 10,5 a 14mg/dL
	3 a 11 anos: Meninos: 11 a 14,5mg/dL
	Meninas: 12 a 15 mg/dL
	12 a 18 anos: Meninos: 12,8 a 16mg/dL
	Meninas: 12,2 a 14,8mg/dL

(Continua)

232 PARTE V · Nutrição em Pediatria

Quadro 13.11. Valores de referências de exames laboratoriais (*continuação*)

Variáveis	Valores de referência
Hematócrito	6 meses a 2 anos: 33% a 42%
	3 a 11 anos: Meninos: 33 a 42%
	Meninas: 35 a 43%
	12 a 18 anos: Meninos: 37 a 47%
	Meninas: 36 a 43%
HCM (hemoglobina corpuscular média)	6 m a 2 anos: 26 a 30pg
	3 a 11 anos: Meninos: 24 a 33pg
	Meninas: 25 a 33pg
	12 a 18 anos: Meninos: 25 a 35pg
	Meninas: 25 a 35pg
VCM (volume corpuscular médio)	6 m a 2 anos: 74 a 89fL
	3 a 11 anos: Meninos: 74 a 91fL
	Meninas: 74 a 90fL
	12 a 18 anos: Meninos: 81 a 95fL
	Meninas: 80 a 98fL
RDW%	6 meses a 2 anos: 12 a 14,5%
	3 a 11 anos: Meninos: 11,6 a 14%
	Meninas: 12 a 14%
	12 a 18 anos: Meninos: 11,6 a 15,6%
	Meninas: 11,2 a 15,5%
Ferro	22 a 184µg/dL
Transferrina	95 a 385mg/dL
Ferritina	1 mês – 200 a 600mg/dL
	2-5 meses – 50 a 200µg/dL
	6 meses a 15 anos – 7 a 140µg/dL
Albumina sérica	< 5 anos: 3,9 a 5,0g/dL
	5 a 19 anos: 4,0 a 5,3g/dL
Proteína total	1 a 7 anos: 6,1 a 7,9g/dL
	8 a 12 anos: 6,4 a 8,1g/dL
	13 a19 anos: 6,6 a 8,2g/dL
Creatinina	< 10 anos: 0,3 a 0,7mg/dL
	>10 anos: 0,5 a 1,0mg/dl
Glicose	60 a 100mg/dL
Cálcio	< 10 anos: 8,8 a 10,8mg/dL
	> 10 anos: 8,4 a 10,2mg/dL
Potássio	3,4 a 4,7mEq/dL
Sódio	138 a 145mEq/dL
Zinco	1 a 19 anos: 64 a 118µg/dL

Fonte: Pesce[75]; Bricarello et al.[76].

AVALIAÇÃO DIETÉTICA

A anamnese nutricional é fundamental para que se façam inferências sobre a adequação e a qualidade da alimentação da criança e do adolescente. Deve-se indagar sobre a alimentação habitual, o tipo e a frequência das refeições diárias, incluindo também as preferências e aversões alimentares, obtendo o maior número de informações que caracterizem os hábitos alimentares do indivíduo[49].

Existem vários métodos que podem ser utilizados para avaliação do consumo alimentar. Eles podem ser classificados em dois grupos: aqueles que avaliam o consumo atual (recordatório de 24 horas e diário ou registro alimentar) e aqueles que são frequentemente utilizados para avaliar o consumo habitual (história alimentar ou dia alimentar habitual e questionários de frequência alimentar)[77].

O conhecimento da descrição básica, das vantagens e desvantagens de cada método e dos cuidados na coleta de informações auxilia a determinação de sua utilização, uma vez que cada método tem características próprias, as quais foram descritas amplamente na literatura. No Quadro 13.12 estão expostos os pontos positivos e negativos dos inquéritos alimentares frequentemente utilizados.

A escolha do método vai depender do objeto da investigação dietética (dieta total, alimentos ou grupos de alimentos, padrões e características da dieta, tipo de nutriente investigado), das condições socioeconômicas e da idade da criança[76]. Vale ressaltar que

Quadro 13.12. Aspectos positivos e negativos dos inquéritos alimentares

Positivo	Negativo
Diário ou registro alimentar	
• Informação quantitativa • Não depende da memória • Estimativa mais exata do consumo alimentar	• Pode modificar os hábitos alimentares • Omissão no registro de certos alimentos • Requer maior cooperação do entrevistado • Necessidade de motivação
Recordatório alimentar 24 horas	
• Estimativa quantitativa e qualitativa • Rápido e de fácil administração • Baixo custo • Exige pouco esforço do entrevistado	• Erros nas estimativas das porções • Depende da memória • Omissão ou esquecimento no registro de certos alimentos • Pode não representar a ingestão habitual
História dietética	
• Entrevista detalhada sobre o padrão alimentar • Avaliação da ingestão habitual de todos os nutrientes	• Depende da memória • Alto custo • Maior tempo para a realização da entrevista
Questionário de frequência alimentar	
• Baixo custo e fácil aplicação • Caracteriza a dieta habitual • Aplicação para um grande número de pessoas	• Lista incompleta dos alimentos • Agrupamento de forma inadequada • Requer memória de hábitos do passado • Erros na estimativa da frequência e das porções

Fonte: Fisberg, Martini e Slater[78].

234 PARTE V · Nutrição em Pediatria

não existe método perfeito, sendo importante que o entrevistador selecione o método mais adequado a cada situação[78].

Nas crianças menores de 7 anos de idade as informações sobre o consumo alimentar necessitam ser respondidas pela mãe ou pelo responsável, pois nessa faixa etária possuem vocabulário limitado, com pouca capacidade de descrever os alimentos e de quantificar as porções, além de terem sua atenção desviada rapidamente para outros assuntos de interesse próprio, o que pode dificultar a entrevista[79]. É necessário que sejam obtidas as informações do que a criança realmente ingere e não apenas do que é oferecido, como frequentemente é relatado pelas mães. É indicada a utilização do recordatório de 24 horas ou do dia alimentar habitual, além de um registro alimentar de 3 ou 4 dias devido à instabilidade da ingestão alimentar nessa faixa etária[28,80].

Entre os 7 e 8 anos de idade há um rápido aumento na capacidade de a criança responder de forma confiável, e por volta dos 10 a 12 anos elas já estão aptas a responder com precisão[79]. Vale salientar que na adolescência, principalmente entre as meninas, deve-se estar atento à tendência da omissão dos alimentos consumidos[78].

Para que sejam conhecidos os hábitos alimentares das crianças na fase escolar e dos adolescentes pode-se utilizar o método do dia alimentar habitual. Posteriormente, nas próximas avaliações, pode-se utilizar o recordatório de 24 horas para a avaliação das modificações (ou não) nas práticas alimentares[28,81].

AVALIAÇÃO SUBJETIVA GLOBAL

No paciente hospitalizado, os parâmetros antropométricos e de composição corporal podem estar alterados em função dos processos patológicos, podendo não ser eficazes para o estabelecimento do diagnóstico nutricional, sendo importante a avaliação das alterações funcionais no intuito de oferecer maiores subsídios para o estabelecimento de tal diagnóstico.

A avaliação nutricional subjetiva global (ANSG) é uma ferramenta sensível de detecção dos fatores de risco associados à subnutrição que utiliza um questionário composto de pergunta simples, permitindo destacar sinais de alerta do comprometimento do estado nutricional. É um método de baixo custo e não invasivo[82].

Recentemente, Secker e Jeejeebhoy[83] validaram uma adaptação da ANSG para a utilização em pacientes pediátricos. O estudo foi realizado em pacientes submetidos a procedimentos cirúrgicos e identificou maior risco nutricional (maior incidência de complicações e maior tempo de internamento) quando utilizada a ANSG, comparada aos métodos objetivos.

O questionário utilizado encontra-se no Anexo X, e nesse método são enfatizados a história clínica e o exame físico.

Na história clínica observam-se:

- Adequação do peso e da altura, considerando o peso perdido e a velocidade da perda.

- Mudança da ingestão dietética, classificando a ingestão em adequada ou inadequada, e a duração da mudança.

CAPÍTULO 13 · Avaliação Nutricional

- Presença de sintomas gastrointestinais, frequência e sua duração.
- Demandas metabólicas e/ou estresse determinados pela doença, categorizando em estresse alto, moderado ou sem estresse.

No exame físico, além dos sinais de deficiência de nutrientes que possam chamar a atenção, o exame físico será direcionado para avaliar:

- Perda de gordura subcutânea.
- Perda muscular.
- Presença de edema relacionado ao estado nutricional.

Para cada item deve ser atribuído um escore (normal, moderado ou grave). O resultado final classifica o paciente em normal/bem-nutrido, moderadamente desnutrido ou gravemente desnutrido.

REFERÊNCIAS BIBLIOGRÁFICAS

1. Mello ED. O que significa a avaliação do estado nutricional. J Pediatr (Rio J) 2002; 78:357-8.
2. Ferreira HS, França AO. Evolução do estado nutricional de crianças submetidas à internação hospitalar. J Pediatr (Rio J) 2002; 78:491-6.
3. Correia MITD, Waitzberg DL. The impact of malnutrition on morbidity, mortality, length of hospital stay and costs evaluated trough a multivariate model analysis. Clin Nutr 2003; 22:235.
4. Conde WL, Monteiro CA. Valores críticos do índice de massa corporal para classificação do estado nutricional de crianças e adolescentes brasileiros. J Pediatr (Rio J) 2006; 82:266-72.
5. Zeferino AMB, Barros Filho AA, Bettiol H, Barbieri MA. Acompanhamento do crescimento. J Pediatr (Rio J) 2003; 79:S23-32
6. Silva HVG, Chiara VL, Barros ML, et al. Diagnóstico do estado nutricional de escolares: comparação entre critério nacional e internacional. J Pediatr (Rio J) 2008; 84:550-5.
7. Falcão MC. Avaliação nutricional do recém-nascido. Pediatria (São Paulo) 2000; 22:233-9.
8. Brock RS, Falcão MC. Avaliação nutricional do recém-nascido: limitações dos métodos atuais e novas perspectivas. Rev Paul Pediatr 2008; 26:70-6.
9. Ehrenkranz RA. Growth outcomes of very low-birth weight infants in the newborn intensive care unit. Clin Perinatol 2000; 27:325-45.
10. Ornelas SL, Xavier CC, Colosino EA. Crescimento de recém-nascidos pré-termo pequenos para a idade gestacional. J Pediatr (Rio J) 2002; 78:230-6.
11. Falcão MC, Cardoso LEMB. Avaliação nutricional do recém nascido pré-termo. Rev Bras Nutr Clin 2001; 16:144-7.
12. Fletcher MA. Physical assessment and classification. In: Avery GB, Fletcher MA, MacDonald MG, eds. Neonatology: Pathophysiology and management of the newborn. 4ª ed. Philadelphia: J. B. Lippincott, 1994: 269-88.
13. Mattar MJG, Galisa MS. Avaliação nutricional em diferentes situações. In: Rossi L, Caruso L, Galante AP eds. Avaliação nutricional: novas perspectivas. São Paulo: Roca/Centro Universitário São Camilo, 2008: 145-62.
14. OMS. Public health aspects of low birth weight. Tech Rep Series, n. 217, Geneve, 1961.
15. Capurro H, Konichezky S, Fonseca D, Caldeyro-Barcia R A. A simplified method for diagnosis of gestacional age in the newborn infant. J Pediatr 1978; 93:120-2.
16. Dubowitz IM, Dubowitz V, Goldberg C. Clinical assesment of gestacional age in the newborn infant. J Pediatr 1970; 77:1-10.
17. Ballard JL Khoury JC, Wedig K, Wang L, Eilers-Walsman BL, Cip R. New Ballard score expanded to include extremely premature infants. J Pediatr 1991; 119:417-23.
18. Ramos JLA. Avaliação do crescimento intrauterino por medidas antropométricas do recém-nascido [tese]. São Paulo: Faculdade de Medicina, Universidade de São Paulo; 1983.

236 PARTE V · Nutrição em Pediatria

19. Augusto ALP. Recém-nascido de baixo peso e prematuridade. In: Accioly E, Saunders C, Lacerda EMA eds. Nutrição em obstetrícia e pediatria. Rio de Janeiro: Cultura Médica/Guanabara Koogan, 2009: 327-40.

20. Euclydes MP. Crescimento e desenvolvimento do lactente. In: Euclydes MP, ed. Nutrição do lactente: base científica para uma alimentação adequada. Viçosa: Universidade Federal de Viçosa, 2000: 1-80.

21. Wilcox AJ. On the importance and the unimportance of birthweight. J Epidemiol 2001; 30:1.233-41.

22. Falcão MC, Cardoso LEMB. Avaliação e monitorização nutricional. In: Feferbaum R, Falcão MC, ed. Nutrição do recém-nascido. São Paulo: Atheneu; 2003: 55-66.

23. Sasanow SR, Georgieff MK, Pereira GR. Mid-arm circumference and mid-arm/head circumference ratios: standard urves for anthropometric assessment of neonatal nutritional status. J Pediatr 1986; 109: 311-5.

24. Georgieff MK, Sasanow SR, Pereira GR. Mid-arm circumference/head circumference ratio (MAC/HC) for identification of intrauterine growth disorders in neonates. J Am Coll Nutr 1984; 3:263-8.

25. Santos PZ, Feferbaum R. Índices antropométricos e composição de fórmulas para recém-nascidos e lactentes. In: In: Feferbaum R, Falcão MC, ed. Nutrição do recém-nascido. São Paulo: Atheneu; 2003: 555-81.

26. Sasanow SR, Spitzer AR, Pereira GR, Heaf L, Watkins JB. Effect of gestational age upon prealbumin and retinol binding protein in preterm and term infants. J Pediatr Gastroenterol Nutr 1986; 5:111-58.

27. Cardoso LEB, Falcão MC. Importância da avaliação nutricional de recém-nascidos pré-termo por meio de relações antropométricas. Rev Paul Pediatria 2007; 5:135-41.

28. Vitolo MR. Avaliação nutricional na criança. In: Vitolo MR. Nutrição da gestação ao envelhecimento. Rio de Janeiro: Rubio, 2008: 171-86.

29. Weffort VRS, Lopes LA. Avaliação antropométrica e nutricional. In: Weffort VRS, Lamounier JA. Nutrição em pediatria: da neonatologia à adolescência. Barueri (São Paulo): Manole, 2009: 83-106.

30. Oliveira RMS, Castro SC, Priore FSE. Avaliação antropométrica do recém-nascido prematuro e/ou pequeno para idade gestacional. Rev Bras Nutr Clin 2008; 23:298-304.

31. Tanaka T, Matsuzaki A, Kuromaru R, Kinukawa N, Nose Y, Matsumoto T et al. Association between birth weight and body mass index at 3 years of age. Pediatr Int 2001; 43:641-6.

32. Parsons TJ, Power C, Manor O. Fetal and early life growth and body mass index from birth to early adulthood in 1958 British cohort: longitudinal study. BMJ 2001; 323:1.331-5.

33. Brock RS, Falcão MC. Avaliação nutricional do recém-nascido: limitações dos métodos atuais e novas perspectivas. Rev Paul Pediatr 2008; 26:70-6.

34. Brock RS, Falcão MC, Leone C. Body mass index references values for newborn according to gestational age. Clin Nutr. 2004; 23:766-71.

35. Cruz ACS, Falcão MC, Ramos JLA. Análise crítica do uso de curvas de crescimento intra-uterino no período neonatal. Rev Bras Nutr Clin 2006; 21:198-203.

36. Falcão MC, Cardoso LEMB. Evaluación del crecimiento de recién-nacidos pré-término de muy bajo peso a través de relaciones antropométricas. Nutr Hosp. 2006; 21:283.

37. Soares NT. Um novo referencial antropométrico: significados e implicações. Rev Nutr 2003; 16: 93-104.

38. Guo SS, Roche AF, Chumlea WC, Casey PH, Moore WM. Growth in weight, recumbent length, and head circumference for preterm low-birthweight infants during the first three years of life using gestation-adjusted ages. Early Hum Dev 1997; 47:305-25.

39. Marlow N. Neurocognitive outcome after very preterm birth. Arch Dis Child Fetal Neonatal. 2004; 89: F224-8.

40. Lubchenco LO, Hansman C, Dressler M, Boyd E. Intrauterine growth as estimated from liveborn birth-weight data at 24 o 42 weeks gestation. Pediatrics 1963; 32:793-800.

41. Margotto PR. Curvas de crescimento intra-uterino: uso de curvas locais. J Pediatr (Rio J) 2001; 71: 153-5.

42. Segre CAM, Colletto GMDD, Bertagnon JRD. Curvas de crescimento intra-uterino de uma população de alto nível socioeconômico. J Pediatr 2001; 77:169-74.

CAPÍTULO 13 · Avaliação Nutricional

43. Williams RL, Creasy RK, Cunningham GC, Hawes WE, Norris FD, Tashiro M. Fetal growth and perinatal viability in California. Obstet Gynecol 1982; 59:624-32.
44. Sigulem DM, Devincenzi UM, Lessa AC. Diagnóstico do estado nutricional da criança e do adolescente. J Pediatri (Rio J) 2000; 76:S275- 84.
45. Duarte ACG, Castellani FR. Semiologia Nutricional. Rio de Janeiro: Axcel, 2002.
46. Brasil. Ministério da Saúde. Série A. Caderneta de Saúde da Criança. 3ª ed. Brasília: Secretaria de Atenção à Saúde. Área técnica de saúde da criança e aleitamento materno, 2006.
47. Araújo ACT, Campos JADB. Subsídios para a avaliação do estado nutricional de crianças e adolescentes por meio de indicadores antropométricos. Alim. Nutr. [Araraquara]. 2008; 19:219-25.
48. Accioly E, Padilha PC. Semiologia nutricional em pediatria. São Paulo: Atheneu, 2007:113-36.
49. Sociedade Brasileira de Pediatria. Avaliação nutricional da criança e do adolescente – Manual de Orientação. São Paulo: Sociedade Brasileira de Pediatria. Departamento de Nutrologia, 2009.
50. Sociedade Brasileira de Pediatria. Manual prático de atendimento em consultório e ambulatório de pediatria. São Paulo: Sociedade Brasileira de Pediatria. Departamento de Nutrologia, 2006.
51. Tirapegui J, Ribeiro SML. Avaliação nutricional: teoria e prática. Rio de Janeiro: Guanabara Koogan, 2009.
52. World Health Organization. WHO Child Growth Standards: Length/height-for-age, weight-forage, weight-for-length, weight-for-height and body mass index-for-age. Methods and development. WHO (nonserial publication). Geneva, Switzerland: WHO, 2006.
53. World Health Organization. de Onis M, Onyango AW, Borghi E, Siyam A, Nishida C, Siekmann J. Development of a WHO growth reference for school-aged children and adolescents. Bulletin of the World Health Organization 2007; 85:660-667
54. Brasil. Ministério da Saúde. Vigilância Alimentar e Nutricional (SISVAN): Orientações para coleta e análise de dados antropométricos em serviços de saúde. Brasília: Secretaria de Atenção à Saúde, 2009. Disponível em: http://nutricao.saude.gov.br/
55. Amâncio OMS, Juzwick CR, Oliveira FLC. Avaliação nutricional. In: Palma D, Oliveira FLC, Escrivão MAMS eds. Guia de nutrição clínica na infância e na adolescência. Barueri (SP): Manole, 2009: 25-54.
56. Rosa G. Avaliação nutricional do paciente hospitalizado: uma abordagem teórica-prática. Rio de Janeiro: Guanabara Koogan, 2008.
57. Frinsancho AR. Anthropometic standards for the assessment of growth and nutrional status. Ann Arbor, Mich: University of Michigan Press, 1990.
58. World Health Organization. Phisical Status: The use and interpretation of anthoropometry. Geneva: WHO, 1995. (Technical Report Series; 854).
59. Jacobson MS, Eisenstein E, Coelho, SC. Aspectos nutricionales em la adolescencia. Adolescencia Latinoamericana. 1998; 1:75-83.
60. Siervogel RM, Demerath EW, Schubert C, et al. Puberty and body composition. Horm Res 2003: 60: 36-45.
61. Slaughter MH, Lohman TG, Boileau RA. Skinfold equations for estimation of body fatness in children and youth. Human Biol 1988; 60:709-23.
62. Lohman TG, Roche AF, Martorell R. Anthropometric standardization reference manual. Champaign: Human Kinetics Books, 1998.
63. Tanner JM. Growth at adolescence. Oxford: Blackwell; 1962
64. Chipkevitch E. Avaliação clínica da maturação sexual na adolescência. J Pediatr (Rio J) 2001; 77: S135-42.
65. Barbosa KBF, Franceschini SCC, Priore SL. Influência dos estágios de maturação sexual no estado nutricional, antropometria e composição corporal de adolescentes. Rev Bras Saúde Matern Infant (Recife) 2006; 6:375-82.
66. Caram AL. Avaliação nutricional antropométrica de crianças com paralisia cerebral. [dissertação]. São Paulo: Faculdade de Ciências Médicas, Universidade Estadual de Campinas; 2006.
67. Stevenson R.D, Roberts CD, Vogtle L. The effects of non-nutritional factors on growth in cerebral palsy. Dev Med Child Neurol 1995; 37:124-30.

68. Leite HP. Terapia nutricional nas neuropatias crônicas. In: Lopez FA, Sigulem DM, Taddei JAAC eds. Fundamentos da terapia nutricional em pediatria. São Paulo: Sarvier; 2002: 210-3.
69. Vitorino SAS. Avaliação nutricional de indivíduos com paralisia cerebral. In: Priore SE, Oliveira RMS, Faria ER, Francischini SCC, Pereira PF. Nutrição e saúde na adolescência. Rio de Janeiro: Rubio, 2010: 405-14.
70. Granzotti JA, Paneto IL, Amaral FT, Nunes MA. Incidência de cardiopatias congênitas na Síndrome de Down. J Pediatr (Rio J) 1995; 71:28-30.
71. Lopes TS, Ferreira DM, Ferreira R, Veiga GV, Martins VMR. Comparação entre distribuições de referência para a classificação do estado nutricional de crianças e adolescentes com Síndrome de Down. J Pediatr (Rio J) 2008; 84:350-6.
72. Prado MB, Mestrinheri L, Frangella VS, Mustacchi Z. Acompanhamento nutricional de pacientes com Síndrome de Down atendidos em um consultório pediátrico. O Mundo da Saúde, São Paulo: 2009; 33: 335-46.
73. Cronk C, Crocker AC, Pueschel SM, Shea AM, Zackai E, Pickens G, Reed RB. Growth Charts for children with Down Syndrome: 1 Month to 18 Years of Age. Pediatrics 1988; 81:102-10.
74. Samour PQ, King K. Handbook of Pediatric Nutrition. 3ª ed. Texas: Hardcover, 2005.
75. Pesce MA.Reference ranges for laboratory tests and procedures. In: Kliegman RM, Behrman RE, Jenson HB, Stanton BF. Nelson Textbook of Pediatrics. 18 ed. Philadelphia: Saunders Elsevier, 2943-55.
76. Bricarello LP, Rezende LTT, Basso R, Costa Júnior VL. Interpretação de exames laboratoriais: importância na avaliação nutricional. In: Rossi L, Caruso L, Galante AP eds. Avaliação nutricional: novas perspectivas. São Paulo: Roca/Centro Universitário São Camilo, 2008: 111-38.
77. Holanda LB, Barros Filho AA. Métodos aplicados em inquéritos alimentares. Rev Paul Pediatria 2006; 24:62-70.
78. Fisberg RM, Martini LA, Slater B. Métodos de inquéritos dietéticos. In: Fisberg RM, Slater B, Marchioni DML, Martini LA. Inquéritos alimentares: métodos e bases científicas. Barueri (SP): Manole, 2005: 1-32.
79. Pereira AML, Fisberg RM, Brasil ALD, Abreu VJS, Pacheco MEMS, Vasconcelos MIL. Métodos para avaliação do consumo alimentar em crianças e adolescentes. Rev Paul Pediatria. 1997; 15:210-4.
80. Gomes RCF, Coelho AAS, Schmitz BAS. Caracterização dos estudos de avaliação do consumo alimentar de pré-escolares Rev Nutr (Campinas) 2006; 19:713-27.
81. Barbosa KBF, Rosado LEFPL, Franceschini SCC, Priore SE. Instrumentos de inquérito dietético utilizados na avaliação do consumo alimentar em adolescentes: comparação entre métodos. Archivos Latinoamericanos de Nutricion 2007; 57:43-50.
82. Barbosa e Silva MCG. Avaliação Subjetiva Global. In: Waitzberg DL. Nutrição oral, enteral e parenteral na prática clínica. 4 ed. São Paulo. Atheneu, 2009: 341-72.
83. Secker DJ, Jeejeebhoy KN. Subjective Global Nutritional Assessment for children. Am J Clin Nutr 2007; 85:1.083-9.

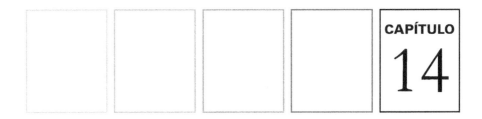

Recomendações Nutricionais

Aline Figueirôa Chaves de Araújo
Mirella Gondim Ozias Aquino de Oliveira

RECOMENDAÇÕES NUTRICIONAIS DA INFÂNCIA À ADOLESCÊNCIA

As recomendações nutricionais refletem as necessidades únicas em relação ao crescimento e às alterações no desenvolvimento da função orgânica e na composição corpórea, assim como na manutenção de suas necessidades[1].

O Ministério da Saúde define recomendações nutricionais como prescrições quantitativas que se aplicam aos indivíduos para ingestão diária de nutrientes e calorias, conforme as suas necessidades nutricionais, determinadas por meio de pesquisas científicas[2].

Nos primeiros anos de vida é essencial para o crescimento e desenvolvimento da criança uma alimentação qualitativa e quantitativamente adequada, pois ela proporciona ao organismo a energia e os nutrientes necessários para o bom desempenho de suas funções e para a manutenção e melhora do estado de saúde[3]. As práticas alimentares são adquiridas durante toda a vida, destacando-se os primeiros anos como um período de grande importância para o estabelecimento de hábitos que promovam a saúde do indivíduo[4], evitando patologias como anemias, diabetes tipo II, hipertensão, dislipidemias e outras comorbidades associadas com os elevados e crescentes índices de obesidade observados entre as crianças[5].

Vários estudos reafirmam a importância do aleitamento materno exclusivo nos primeiros 6 meses de vida em todos os aspectos – nutricionais, psicoafetivos, intelectuais, imunológicos e no desenvolvimento ósseo e muscular da face[6-9].

Além disso, a introdução precoce de outros alimentos (antes do 6º mês) pode ser um fator de risco para anemia ferropriva e para alergia e/ou intolerância alimentar, assim como predispõe quadros infecciosos, gastrointestinais e respiratórios, dependendo do ambiente em que essa criança vive[9-12].

240 PARTE V · Nutrição em Pediatria

Após o 6º mês de vida da criança, o leite materno deve ser complementado com outros alimentos para suprir as necessidades nutricionais. Essa alimentação deve aproximar-se dos hábitos alimentares da família e exige todo um esforço adaptativo a uma nova fase do ciclo da vida, na qual lhe são apresentados novos sabores, cores, aromas, texturas e saberes[13].

A criança amamentada após o 6º mês de vida deve receber três refeições ao dia, duas papas de fruta e uma papa salgada, preparada com legumes, cereal ou tubérculo, e carne ou vísceras ou feijões. Após o 8º mês pode ser introduzida a segunda papa salgada, respeitando a evolução da criança. A partir dos 12 meses, acrescentar às três refeições mais dois lanches ao dia, com fruta ou mingau de prato. Esses alimentos devem ser oferecidos com colher e, no caso de líquidos, no copo[13,14].

Caso a criança não esteja sendo amamentada, oferecer cinco refeições por dia, desde os 6 meses de vida: fruta duas vezes ao dia em forma de purê e papa salgada duas vezes ao dia, além de mingau de cereal, farinha ou amido, preferindo aqueles que são fortificados com ferro. A alimentação complementar deve ser oferecida sem rigidez de horários, respeitando-se sempre a vontade da criança[14].

A partir do 1º até o 6º ano de idade a criança entra em uma fase de menor ritmo de crescimento, a chamada fase pré-escolar. Uma importante característica dessa fase é a diminuição do apetite, que pode apresentar oscilações diárias, decorrentes de uma menor velocidade de ganho ponderal e estatural, a qual diminui a necessidade energética, assim como uma maior autonomia da criança na escolha do alimento[15].

Na fase escolar, que compreende a faixa dos 7 até os 10 anos de idade, a criança apresenta melhor aceitação por alimentos mais variados. Nessa fase, o sistema digestório está mais desenvolvido, e a capacidade gástrica é similar à do adulto. Essas crianças podem apresentar uma maior atividade física, refletindo uma maior necessidade energética. Todavia, também é nessa fase que a criança pode apresentar um comportamento sedentário, como passar um grande tempo no computador, vendo televisão ou jogando videogames[16].

A adolescência é definida, segundo a OMS, como o período cronológico entre os 10 e 19 anos de vida[17]. Essa fase, por sua vez, tem uma definição funcional caracterizada pelo período compreendido entre o início do aparecimento dos caracteres sexuais secundários e o término do crescimento somático, sendo uma época de grandes modificações físicas e psicológicas, com necessidades nutricionais e metabólicas elevadas[18].

A nutrição tem uma grande influência no processo de crescimento. Durante o final da infância e na adolescência, o indivíduo começa a se desenvolver em um ritmo acelerado. Nesse momento, o valor nutricional do alimento torna-se muito crucial para o desenvolvimento biológico e intelectual. Uma dieta inadequada, nesse período, pode prejudicar o crescimento e o desenvolvimento puberal normal do indivíduo[19].

Os desequilíbrios no balanço entre o conteúdo alimentar e o gasto de energia, durante essa fase, causam um impacto sobre a saúde dos adolescentes e, em consequência, os principais problemas: obesidade, anorexia nervosa, bulimia, aterosclerose, hipertensão arterial. Os hábitos alimentares e a rotina de exercícios, adquiridos enquanto o adolescente alcança progressivamente sua independência, podem potencializar ou prejudicar os estilos de vida saudáveis para o resto da vida adulta[20,21].

Esse período é marcado pela aceleração do crescimento e, consequentemente, pelo aumento da necessidade de energia e, em geral, de todos os nutrientes. Essa aceleração, de importantes modificações corporais, torna os adolescentes particularmente vulneráveis a excessos, carências e desequilíbrios nutricionais[22,23].

Muitas alterações nos hábitos alimentares dos adolescentes têm sido observadas nas últimas décadas[24,25]. A população jovem tem abandonado progressivamente a dieta tradicional e tem adaptado uma dieta ocidental como os *fast food* mais frequentemente. Consequentemente, tem-se assistido a um rápido e preocupante aumento da prevalência de obesidade, o que acarreta um risco elevado de doenças crônicas em idades cada vez menores[26,27].

NECESSIDADES NUTRICIONAIS

Energia

As necessidades nutricionais variam de acordo com a fase de crescimento, sendo também influenciadas pelo gasto energético basal, sexo, condição clínica e atividade física. O fornecimento de macro e micronutrientes deve cobrir as recomendações nutricionais diárias nas diferentes fases da vida[28,29].

Apesar da disponibilidade de alguns métodos para mensurar o gasto energético, como a calorimetria, ainda não existe um único método com validade, fidedignidade e facilidade de uso que possa ser empregado rotineiramente em pediatria. Na ausência desses métodos recomenda-se a utilização de equações preditivas das necessidades energéticas.

O *Institute of Medicine* (IOM)[30] propôs, por intermédio da *Dietary Reference Intake* (DRI), determinar as necessidades energéticas por meio do cálculo da Necessidade Estimada de Energia (EER – *Estimated Energy Requeriment*). Esse método leva em consideração a energia necessária para depósito nos menores de 3 anos e o coeficiente de atividade física (PA – *Physical Activity*) para os maiores de 3 anos (Quadros 14.1 e 14.2).

Outro método para determinar as necessidades energéticas é por meio do cálculo do gasto energético basal (GEB), que corresponde à quantidade mínima de energia gasta compatível com a vida. O Quadro 14.3 demonstra as equações propostas pela OMS (2001)[31] e por Schofield (1985)[32] e o Quadro 14.4 mostra o cálculo do GEB recomendado pelas DRI.

Quadro 14.1. Cálculo do valor energético estimado (EER)

Sexo	Idade	Cálculo
Ambos	0 a 3 meses 4 a 6 meses 7 a 12 meses 13 a 36 meses	[89 x peso (kg) – 100] + 175kcal [89 x peso (kg) – 100] + 56kcal [89 x peso (kg) – 100] + 22kcal [89 x peso (kg) – 100] + 20kcal
Feminino	3 a 8 anos	135,3 – [30,8 x idade (anos)] + PA x [10 x peso (kg) + 934 x estatura (m)] + 20kcal
	9 a 18 anos	135,3 – [30,8 x idade (anos)] + PA x [peso (kg) x 10 + 934 x altura (m)] + 25kcal
	≥ 19 anos	354 – 6,91 x idade (anos) + atividade física x (9,36 x peso [kg] + 726 x altura [m])
Masculino	3 a 8 anos	88,5 – [61,9 x idade (anos)] + PA x [26,7 x peso (kg) + 903 x estatura (m)] + 20kcal
	9 a 18 anos	88,5 – [61,9 x idade (anos)] + PA x [peso (kg) x 26,7 + 903 x altura (m)] + 25kcal
	≥ 19 anos	662 – 9,53 x idade (anos) + atividade física x (15,91 x peso [kg] + 539,6 x altura [m])

PA = coeficiente de atividade física.
Fonte: IOM[30].

242 PARTE V · Nutrição em Pediatria

Quadro 14.2. Valores do coeficiente de atividade física de acordo com o sexo na faixa etária de 3 a 18 anos – IOM, 2002/2005

Atividades	PA – sexo feminino	PA – sexo masculino
Dormindo/sedentário (se FAF estimado em ≥ 1,0 e < 1,4)	1,0	1,0
Pouco ativo (se FAF estimado em ≥ 1,4 e < 1,6)	1,16/1,12*	1,13/1,11*
Ativo (se FAF estimado em ≥ 1,6 e < 1,9)	1,31/1,27*	1,26/1,25*
Muito ativo (se FAF estimado em ≥ 1,9 e < 2,5)	1,56/1,45*	1,42/1,48*

FAF: Fator atividade física.
*Valores utilizados para maiores de 19 anos.
Fonte: IOM[30].

Quadro 14.3. Cálculo do GEB para meninas e meninos

Sexo	Idade	Cálculo (OMS)	Cálculo (Schofield)
Feminino	0 a 3 anos	61 [peso(kg)] – 51	16,252 [peso (kg)] + 1023,2 [estatura (m)] – 413,5
	3 a 10 anos	22,5 [peso (kg)] + 499	16,969 [peso (kg)] + 161,8 [estatura (m)] + 371,2
	10 a 18 anos	----------	8,365 [peso (kg)] + 465 [estatura (m)] + 200
Masculino	0 a 3 anos	60,9 [peso (kg)] – 54	0,167 [peso (kg)] + 1517,4 [estatura (m)] – 617,6
	3 a 10 anos	22,7 [peso (kg)] + 495	19,59 [peso (kg)] + 130,3 [estatura (m)] + 414,9
	10 a 18 anos	----------	16,25 [peso (kg)] + 137,2 [estatura (m)] + 515,5

Fonte: WHO[33]; Schofield[32].

Quadro 14.4. GEB de acordo com o recomendado pelas DRI (IOM, 2002/2005)

Sexo	Cálculo (kcal/dia)
Feminino (3 a 18 anos)	GEB = 189 – (17,6 x idade [anos]) + (625 x estatura [m]) + (7,9 x peso [kg])
Masculino (3 a 18 anos)	GEB = 68 – (43,3 x idade [anos]) + (712 x estatura [m]) + (19,2 x peso [kg])

Fonte: IOM[30].

O gasto energético total (GET) é calculado utilizando o GEB multiplicado pelo gasto energético das atividades diárias (fator atividade – FA) (GET = GEB × FA). O valor do FA é obtido pelo somatório da multiplicação das horas do dia de acordo com as atividades diárias desempenhadas e dividido por 24 horas (Quadro 14.5):

Quadro 14.5. Método para cálculo do FA

Atividades	Fatores de atividade por modalidade
Dormindo/deitado	1,0
Atividades muito leves	1,3 a 1,5
Atividades leves	1,6 a 2,5
Atividades moderadas e intensas	2,5 a 5,0

Fonte: Samour[34].

$$\text{FA} = \frac{\Sigma \text{ (número de horas que passou dormindo} \times 1,0) + \text{(número de horas que teve atividades muito leves} \times 1,3 \text{ a } 1,5) + \text{(número de horas que teve atividades leves} \times 1,6 \text{ a } 2,5) + \text{(número de horas que teve atividades moderadas/intensas} \times 2,5 \text{ a } 5,0)}{24}$$

MACRONUTRIENTES

Carboidratos

A principal função dos carboidratos é fornecer energia às células do corpo, principalmente o cérebro, sendo esse o único órgão dependente exclusivamente de carboidratos. O valor da ingestão dietética recomendada (RDA – *Recomended Dietary Allowance*) é de 130g/dia, com base na média da quantidade mínima de glicose utilizada pelo cérebro[30].

Proteínas

A proteína é um nutriente de extrema importância na infância, pois atua na reparação e construção dos tecidos, entre outras funções, estando diretamente relacionada com o crescimento. O Quadro 14.6 apresenta os valores referentes às necessidades diárias de proteínas de acordo com a faixa etária.

Quadro 14.6. Recomendações de ingestão proteica

Idade	Quantidade de proteína – segundo a OMS	Quantidade de proteína – segundo a DRI
0 a 6 meses	1,52g/kg/dia	9,1g/dia
7 a 12 meses	1,2g/kg/dia	11g/dia
1 a 3 anos	1,05g/kg/dia	13g/dia
4 a 8 anos	0,95g/kg/dia	19g/dia
9 a 13 anos	0,95g/kg/dia	34g/dia
14 a 18 anos	0,85g/kg/dia	52g/dia – meninos
		46g/dia – meninas

Fonte: FAO, WHO[33]; IOM[30].

Quadro 14.7. Recomendações diárias de proteínas para adolescentes

Idade (anos)	RDA(g/dia)	
	Feminino	Masculino
10 a 13	34	34
14 a 18	46	52
19	46	56

RDA – Recomendação Dietética Adequada.
Fonte: IOM[30].

Lipídios

Existe uma faixa de distribuição aceitável de macronutrientes (AMDR – *Acceptable Macronutrient Distribution Range*), que considera uma faixa de 25 a 35% de lipídios totais da dieta para crianças e adolescentes de 4 a 18 anos.

Vários estudos avaliam se uma determinada quantidade de gordura na alimentação é necessária para manter o crescimento normal de crianças e adolescentes e concluiu-se que não há efeito negativo no crescimento infantil quando consumidos menos de 21% de energia total em forma de gordura se o fornecimento energético total da dieta é adequado. Porém, são necessárias mais evidências científicas para identificar um nível de ingestão de gordura para prevenir a obesidade ou doenças crônicas[30].

Quadro 14.8. Faixa de distribuição aceitável de macronutrientes (AMDR%)

Grupo etário	Carboidrato	Proteína	Lipídio total
Lactentes			
0 – 6 meses	ND	ND	ND
7 – 12 meses	ND	ND	ND
Crianças			
1 – 3 anos	45 – 65	5 – 20	30 – 40
4 – 8 anos	45 – 65	10 – 30	25 – 35
Meninos			
9 – 13 anos	45 – 65	10 – 30	25 – 35
14 – 18 anos	45 – 65	10 – 30	25 – 35
19 anos	45 – 65	10 – 35	20 – 35
Meninas			
9 – 13 anos	45 – 65	10 – 30	25 – 35
14 – 18 anos	45 – 65	10 – 30	25 – 35
19 anos	45 – 65	10 – 35	20 – 35

ND = não foi possível determinar.
Fonte: IOM[30].

Micronutrientes

Os minerais e as vitaminas são compostos orgânicos de alta importância, necessários à reparação dos tecidos, ao funcionamento orgânico, ao crescimento e ao desenvolvimento.

O cálcio tem importância desde a vida uterina, quando os ossos estão se formando, assim como na manutenção da estrutura esquelética, na formação dos dentes, no crescimento e no desenvolvimento[35]. As recomendações nutricionais de cálcio variam durante a vida dos indivíduos, com maiores necessidades durante os períodos de crescimento acelerado, como na infância e na adolescência[36].

A mineralização óssea continua por alguns anos após o crescimento longitudinal ter cessado. O pico de massa óssea total está relacionado com o consumo de cálcio durante o período de mineralização. O crescimento do esqueleto necessita de um balanço de cálcio positivo até esse pico ser alcançado. Não se sabe ao certo a idade em que a massa óssea total é atingida, mas, provavelmente, não ocorre antes de 25 anos[37]. A deposição diária de cálcio é duas vezes maior no período da adolescência do que na infância[38]. Recomenda-se que 60% da ingestão de cálcio seja feita por meio do consumo de alimentos com alto teor e biodisponibilidade nesse mineral. Um aporte inadequado nesse grupo etário pode trazer repercussões na vida futura[39]. As recomendações para o consumo de cálcio, assim como para os outros micronutrientes, encontram-se no Anexo I.

Fósforo, ferro, zinco e magnésio são outros minerais envolvidos no processo de mineralização do esqueleto, devendo ser mantidos em níveis adequados durante as diversas fases da vida[42].

O ferro é necessário não somente para manter as concentrações de hemoglobina, mas também para aumentar a quantidade total de ferro corporal no período de crescimento. Em virtude de a quota necessária para elevar a massa do ferro total estar relacionada com o crescimento corporal, as necessidades de ferro para crianças e adolescentes são um pouco maiores quando comparadas com as dos adultos do sexo masculino. As meninas ainda têm outro fator agravante no que concerne à depleção de ferro – as perdas menstruais, fato que determina uma necessidade desse elemento três vezes maior que nos meninos[37].

Quadro 14.9. Conteúdo de cálcio em alimentos considerados fontes (100g e medida usual)

Alimento	Quantidade de cálcio em 100g (mg)	Medida usual	Quantidade de cálcio na medida usual (mg)
Queijo prato	731	1 ½ fatia (30g)	219,3
Queijo minas	579	1 fatia (30g)	173,7
Sardinha em conserva	438	2 unidades (100g)	438,0
Leite de vaca integral	143	1 copo (270g)	386,1
Iogurte natural	143	1 copo (185g)	264,5

Fonte: Nepa/UNICAMP[40]; Philippi[41].

Quadro 14.10. Conteúdo de ferro em alimentos considerados fontes

Alimento	Quantidade em g	Medida usual	Quantidade de ferro na medida usual (mg)
Fígado	100	1 unidade	6,5
Camarão no vapor	104	13 unidades	3,1
Carne moída	63	3 ½ colheres de sopa	1,8
Ovo de galinha	90	2 unidades	1,1
Atum enlatado	112,5	2 ½ colheres de sopa	0,8

Fonte: Nutrition Data[45].

246 PARTE V · Nutrição em Pediatria

Na dieta deve-se priorizar a ingestão do ferro heme, presente nos alimentos de origem animal. A absorção desse mineral é determinada por vários fatores, tais como a quantidade ingerida, a sua forma química na alimentação e a presença de outros constituintes alimentares incluídos na refeição, como ácidos orgânicos (especialmente o ácido ascórbico) e certos aminoácidos (cisteína, lisina, histidina), além de acontecer em uma relação inversamente proporcional ao *status* de ferro do indivíduo[43,44]. Por outro lado, a inibição de sua absorção pode ser desencadeada pela presença de fitatos, fosfato de cálcio, cafeína e certos aditivos alimentares[38].

Os jovens possuem normalmente muito mais cobre por unidade de peso corporal do que os adultos. Necessário ao crescimento e fator importante para muitos sistemas enzimáticos, o cobre também está envolvido na síntese da hemoglobina, oxidando o ferro ferroso a férrico, e na formação da transferrina, por meio da ceruloplasmina. O zinco, cofator essencial para quase 200 enzimas, participa no crescimento celular especificamente como cofator de enzimas necessárias para a síntese dos ácidos ribonucleico (RNA) e desoxirribonucleico (DNA) e controla o crescimento e o desenvolvimento gonadal, além de outras funções. Adolescentes possuem necessidades maiores de zinco do que adultos, em razão do papel essencial desse no crescimento e na maturação sexual[46,47].

Quadro 14.11. Conteúdo de zinco em alimentos considerados fontes (em medida usual)

Alimento	Quantidade em 100g	Medida usual	Quantidade de zinco na medida usual (mg)
Ostras cruas	168	12 unidades	63,8
Fígado cozido	100	1 unidade	5,3
Carne moída	63	3 ½ colheres de sopa	4,0
Camarão no vapor	104	13 unidades	1,6
Salmão cozido	200	2 filés	1,4
Feijão preto cozido	80	1 concha	0,9
Soja cozida	36	1 ½ colher de sopa	1,7
Arroz integral cozido	198	6 colheres de sopa	1,2

Fonte: Nutrition Data[45].

Quadro 14.12. Conteúdo de vitamina A em alimentos considerados fontes

Alimento	Quantidade de vitamina A em 100 (µg)	Medida usual	Quantidade de vitamina A na medida usual (µg)
Leite de vaca integral	21	1 copo (270g)	56,7
Queijo de minas	161	1 fatia (30g)	48,3
Fígado bovino grelhado	14.574	1 bife (100g)	14.574
Fígado de galinha cru	3.863	2 colheres de sopa (50g)	1.931,5
Ovo de galinha	79	2 unidades (100g)	79,0

Fonte: Nepa/UNICAMP[40].

Com relação às vitaminas, a vitamina A é importante para a visão, o crescimento, a diferenciação e a proliferação celular, a reprodução e a integridade do sistema imune. A partir dos 9 anos de idade, a recomendação dessa vitamina é feita de acordo com o sexo, em razão das diferenças na composição da massa corporal magra que ocorrem no período do crescimento e também das diferentes influências hormonais sobre os valores sanguíneos das vitaminas, independentemente da quantidade de vitamina A[37].

As vitaminas do complexo B têm papel fundamental no metabolismo energético celular e durante o crescimento. Sabe-se que, em resposta à grande demanda energética, vitaminas como tiamina, riboflavina e niacina são necessárias em quantidades aumentadas para realizar eficientemente o metabolismo energético. Além disso, uma deficiência prolongada de tiamina tem sido associada a um mau funcionamento dos sistemas neuromuscular e circulatório[43,48]. A vitamina C é essencial para a síntese de colágeno e auxílio na absorção de ferro. Portanto, sua necessidade também acompanha o crescimento puberal. O folato é fundamental na prevenção de doenças cardiovasculares e também na síntese do ácido desoxirribonucleico (DNA)[20,49].

A vitamina D, por suas ações no intestino, rins, ossos e glândulas paratireoides, tem uma atuação fundamental para a homeostase do cálcio e para o desenvolvimento do esqueleto saudável, podendo ser obtida de fontes exógenas, por meio da ingestão de alimentos fontes de vitamina D, e também podendo ser sintetizada na pele pela exposição à luz solar[50,51].

Fibra alimentar e ingestão hídrica

O consumo adequado de fibra alimentar deve ser incentivado em razão do seu efeito benéfico para a saúde, podendo atuar na regulação do trânsito intestinal, prevenção e tratamento da obesidade, melhor controle da glicemia pós-prandial, redução do colesterol e diminuição do risco de doenças cardíacas, câncer intestinal e diabetes[52].

O Comitê de Nutrição da Academia Americana de Pediatria recomenda que a quantidade de fibra alimentar deva ser de 0,5g/kg/dia, atingindo o máximo de 30g na adolescência. A Fundação Americana de Saúde preconiza que, a partir do término do período de lactância até atingir a idade adulta, a ingestão diária de fibra seja a idade em anos, acrescida de 5g, atingindo o máximo de 25g no período pubertário[53]. A recomendação atual de fibra total para criança é de 14g/1.000kcal, sendo necessária disciplina quanto à qualidade dos alimentos oferecidos. No Quadro 14.13 é visualizado um outro método, também preconizado pela DRI, sendo esse separado por faixa etária e sexo[30]. Dos 15 anos à idade adulta a recomendação passa a ser de 20 a 35g/dia de fibra, independentemente do sexo, sendo em torno de 25% de solúvel e 75% de fibra insolúvel[52].

Quadro 14.13. Recomendações de fibra alimentar segundo a DRI (2002/2005)

Idade	G/dia – sexo masculino	G/dia – sexo feminino
< 1 ano	ND	ND
1 a 3 anos	19	19
4 a 8 anos	25	25
9 a 13 anos	31	26
14 a 18 anos	38	26
19 anos	38	25

ND: não determinado.
Fonte: IOM[30].

248 PARTE V · Nutrição em Pediatria

Quadro 14.14. Necessidade hídrica segundo a DRI

Idade	L/dia
0 a 6 meses	0,7
7 a 12 meses	0,8
1 a 3 anos	1,3
4 a 8 anos	1,7
9 a 13 anos	2,4
14 a 18 anos	3,3

Fonte: IOM[30].

A cota hídrica da infância à adolescência é baseada na ingestão mediana de indivíduos saudáveis que são adequadamente hidratados, que varia de acordo com a idade. Todas as fontes podem contribuir para o total de líquidos recomendado, como leite, suco, água, chá, água presente nas frutas, dentre outras[30].

As recomendações descritas neste capítulo tomaram como base indivíduos sadios. Se a criança ou adolescente apresentar alguma patologia ou alteração metabólica, é necessário ajustar a quantidade de energia e nutrientes a tal condição. É importante ressaltar que as recomendações nutricionais são necessárias para nortear a opção mais adequada, porém cabe ao nutricionista utilizar seus conhecimentos técnicos para optar entre os vários métodos recomendados, possibilitando intervenções nutricionais adequadas.

Nos capítulos a seguir serão abordadas algumas particularidades da intervenção nutricional nos principais agravos da saúde infantil.

REFERÊNCIAS BIBLIOGRÁFICAS

1. Heird WC. Recomendações nutricionais durante a infância. In: Shils ME, Olson JA, Shke M, Ross AC (eds.). Tratado de nutrição moderna na saúde e na doença. Barueri: Manole, 2003: 899-917.
2. Brasil. Ministério da Saúde. Secretaria-Executiva. Secretaria de Atenção à Saúde. Glossário Temático. Alimentação e Nutrição. Série A. Normas e Manuais Técnicos. 1ª edição, 2ª reimpressão. Brasília (DF), 2008. http://bvsms.saude.gov.br/bvs/ publicacoes/glossario_alimenta.pdf.
3. Rodriguez NR. Optimal quantity and composition of protein for growing children. J Am Coll Nutr 2005; 24:150-4.
4. Philippi ST, Cruzi ATR, Colucci ACA. Pirâmide alimentar para crianças de 2 a 3 anos. Rev Nutr 2003; 16:5-19.
5. Cripps RL, Martin-Gronert MS, Ozanne SE. Fetal and perinatal programming of appetite. Clin Sci (Lond) 2005; 109:1-11.
6. Neiva FCB, Cattoni DM, Ramos JLA, Issler H. Desmame precoce: implicações para o desenvolvimento motor-oral. J Pediatr 2003; 79:7-12.
7. Longo GZ, Souza JMP, Souza SB, Szarfarc SC. Crescimento de crianças até seis meses de idade, segundo categorias de aleitamento. Rev Bras Saúde Materno-Infantil 2005; 5:109-118.
8. Siqueira RS, Monteiro CA. Amamentação na infância e obesidade na idade escolar em famílias de alto nível socioeconômico. Rev Saúde Pública 2007; 41:5-12.
9. Toma TS, Rea MF. Benefícios da amamentação para a saúde da mulher e da criança: um ensaio sobre as evidências. Cad Saúde Pública 2008; 24:S235-S246.
10. Vitolo MR, Bortolini GA, Feldens CA, Drachler ML. Impactos da implementação dos dez passos da alimentação saudável para crianças: ensaio de campo randomizado. Cad Saúde Pública 2005; 21: 1448-1457.

CAPÍTULO 14 · Recomendações Nutricionais   249

11. Spinelli MGN, Marchioni DML, de Souza SB, Szarfarc SC. Fatores de risco para anemia em crianças de 6 a 12 meses no Brasil. Rev Panam Salud Publica. 2005; 17:84-91.
12. Chantry CJ, Howard CR, Auinger P. Full Breastfeeding duration and associated decrease in respiratory tract infection in US children. Pediatrics. 2006; 117:425-32.
13. Brasil. Ministério da Saúde. Secretaria de Atenção à Saúde. Departamento de Atenção Básica. Saúde da criança: nutrição infantil: aleitamento materno e alimentação complementar / Ministério da Saúde, Secretaria de Atenção à Saúde, Departamento de Atenção Básica. – Brasília: Editora do Ministério da Saúde, 2009. 112 p. : il. – (Série A. Normas e Manuais Técnicos) (Cadernos de Atenção Básica, nº. 23). Disponível em: http://www.fiocruz.br/redeblh/media/am_e_ac%5B1%5D.pdf acessado em 04/02/2010.
14. Brasil. Ministério da Saúde. Secretaria de Política de Saúde. Organização Pan-Americana da Saúde. Guia alimentar para crianças menores de 2 anos / Secretaria de Políticas de Saúde, OPAS – Brasília, Ministério da Saúde, 2002, 152p.
15. Lacerda EMA, Accioly E. Nutrição do Pré-Escolar e do Escolar. In: Accioly E, Saunders C, Lacerda EMA (eds.). Nutrição em Obstetrícia e Pediatria. Rio de Janeiro: Cultura Médica, Guanabara Koogan, 2009: 341-50.
16. Vitolo MR. Recomendaçõe
s nutricionais para crianças. In: Vitolo MR (ed.). Nutrição da gestação ao envelhecimento. Rio de Janeiro: Rubio, 2008: 191-9.
17. World Health Organization. Physical status: the use and interpretation of antropometry. Geneve: World Health Organization, 1985: 453.
18. Bianculli CH. Crecimento físico y endocrinologia en la pubertad. In: Organizacion Panamericana de la Salud. La salud del adolecente y del joven. Washington, 1995, p. 87-94 (Publication Cientifica nº 552).
19. Lifshitz F, Tarim O, Smith MM. Nutrition in adolescence. Endocrinol Metab Clin North Am 1993; 22:673-83.
20. Jacobson M, Rees J, Golden N, Irwin C eds. Adolescent nutritional disorders. Ann N Y Acad Sci 1997; 817:12-16.
21. Gonçalves I. Hábitos alimentares em adolescentes. Rev Port Clin Geral 2006; 22:163-72.
22. Moreira P, Peres E. Alimentação de adolescentes. Rev Aliment Humana 1996; 2:4-44.
23. Sjoberg A, Hallberg L, Hoglund D, Hulthen L. Meal pattern, food choice, nutrient intake and life-style factores in The Goteborg Adolescence Study. Eur J Clin Nutr 2003; 57:1568-78.
24 Goñi Murillo C, Vilches C, Ancizu Irure E et al. Factores relacionados com os comportamientos alimentarios em uma población juvenil urbana. Aten Primaria 1999; 23:32-7.
25. Jiménez Lorente CP, Rodrigues Cabrero M, Ibáñez Fernández A, Odriozola Aranzabal G. Estúdio nutricional completo em escolares: opiniones y actitudes. Aten Primaria 2000; 25:89-95.
26. Hassapidou MN, Bairaktari M. Dietary intake of pré-adolescent children in Greece. Nutr Food Science 2001; 31:136-40.
27. Paeratakul S, Ferdinand DP, Champagne CM, Ryan DH, Bray GA. Fast-food consumption among US adults and children: dietary and nutrient intake profile. J Am Diet Assoc 2003; 103:1332-8.
28. Elia M. Changing concepts of nutrient requirements in disease: implications for artificial nutritional support. Lancet. 1995; 345:1.279-84.
29. European Society for Paediatric Gastroenterology, Hepatology and Nutrition (ESPGHAN). Energy. J Pediatr Gastroenterol Nutr 2005; 41:S5–S11.
30. Institute of Medicine (IOM). Dietary reference intakes for energy, carbohydrate, fiber, fat, fatty acids, cholesterol, protein, and amino acids (macronutrients). Washington, DC: National Academy Press, 2002/2005.
31. FAO/WHO/ONU. Human energy requirements. World Health Organization (FAO) Food and Nutrition Technical Report Series 2001: 17-24.
32. Schofield WN. Predicting basal metabolic rate, new standards and review of previous works. Hum Nutri Clin Nutr 1985; 39:5-42.
33. FAO/WHO. Energy and protein requirements. World Health Organization (WHO) Technical Report Series 1985: 1-206.
34. Samour PQ, Helm KK, Lang CE. Handbook of pediatric nutrition. 2. ed. Aspen Publication, 1999,

p.34.

35. Cobayashi F. Cálcio: seu papel na nutrição e saúde. Compacta Nutr 2004; 2:3-18.
36. Flynn A. The role of dietary calcium in bone health. Proc Nutr Soc 2003; 62:851-8.
37. National Research Council (NCR). Recommended dietary allowances. 10ª ed. Washington (DC): National Academy Press; 1989.
38. Albuquerque MFM, Monteiro AM. Ingestão de alimentos e adequação de nutrientes no final da infância. Rev Nutr 2002; 15:291-9.
39. Silva CC, Teixeira AS, Goldberg TBL. Impacto da ingestão de cálcio sobre a mineralização óssea em adolescentes. Rev Nutr 2004; 17:351-9.
40. [Nepa / UNICAMP] Núcleo de Estudos e Pesquisas em Alimentação / Universidade Estadual de Campinas. Tabela Brasileira de Composição dos Alimentos (TACO). Versão II, 2ª ed. Campinas, 2006.
41. Philippi ST. Tabela de composição de alimentos: Suporte para a Decisão Nutricional. Brasília, Coronário, 2002.
42. Abrams AS, Grusak MA, Stuff J, Brien KOO. Calcium and magnesium balance in 9 – 14 y-old children. Am J Clin Nutr 1997; 66:1172-7.
43. Bender DA. Introduction to nutrition and metabolism. London: UCL PRESS, 1993: 336.
44. Spear B. Adolescent growth and development. In: Vaughn IR (ed.). Adolescent nutrition: assessment and management. New York: Chapman & Hall, 1996: 677.
45. Nutrition Data. Disponível em: http://www.nutritiondata.com. Acessado em: 16/07/2006.
46. Vanderkooy PDS, Gibson RS. Food consumption patterns of Canadian preschool children in relation to zinc and growth status. Am J Clin Nutr 1987; 45:609-16.
47. Urbano MRD, Vitalle MSS, Juliano Y, Amancio OMS. Ferro, cobre e zinco em adolescentes no estirão pubertário. J Pediatr 2002; 78:327-34.
48. Whitney EM, Rolfes SR. Understanding nutrition. New York: West Publishing, 1993: 658.
49. Institute of Medicine (IOM). Dietary reference intakes for thiamin, riboflavin, niacin, vitamin B6, folate, vitamin B12, pantothenic acid, biotin, and choline. Washington, DC: National Academic Press, 1998: 567.
50. Grüdtner VS, Weingrill P, Fernandes AL. Aspectos da absorção no metabolismo do cálcio e vitamina D. Rev Bras Reumatol 1997; 37:143-151.
51. 48. Pedrosa MAC, Castro ML. Papel da vitamina D na função neuromuscular. Arq Bras Endocrinol Metab 2005; 49:495-502.
52. American Dietetic Association (ADA). Position of the American Dietetic Association: health implications of dietary fiber. J Am Diet Assoc 2002; 102:993-1000.
53. Williams CL, Bollella M, Wynder EL. A new recommendation for dietary fiber in childhood. Pediatrics 1995; 96:985-988.

Obesidade

Isabel Carolina da Silva Pinto
Conciana Maria Andrade Freire
Janine Maciel Barbosa

A obesidade, provavelmente o mais antigo distúrbio metabólico da humanidade[1], é definida como uma alteração do metabolismo energético, resultante do balanço energético positivo, que se caracteriza pelo acúmulo excessivo de gordura corporal em relação ao tamanho do corpo, podendo acarretar a médio e longo prazos várias implicações na saúde humana[2,3]. O sobrepeso é um estágio prévio da obesidade no qual o peso corporal excede o previsto para sexo, altura e idade, de acordo com os padrões populacionais de crescimento[4,5].

A prevalência de obesidade em muitos países vem apresentando um rápido aumento nas últimas décadas, atingindo todas as faixas etárias, especialmente a criança e o adolescente[4], passando a ser um importante problema de saúde pública e assumindo características de uma verdadeira epidemia global[6].

No cenário mundial, comparando-se inquéritos populacionais realizados nos Estados Unidos da América (EUA), entre 1971 e 1994, observou-se um aumento de 15,4% para 25,6% na ocorrência desse distúrbio, na faixa etária de 6 a 18 anos, com um crescimento relativo de 66,2% na sua prevalência. Na China, de 1991 a 1997, esse aumento foi da ordem de 20,3% em crianças e adolescentes[7], enquanto que na Inglaterra esse acréscimo de sobrepeso foi de 44,2% entre crianças de 4 a 11 anos, de 1974 a 1994[8].

No Brasil, estudos populacionais têm mostrado que a obesidade em crianças e adolescentes vem crescendo drasticamente, tendo triplicado nos anos de 1975 a 1997, simultaneamente a uma diminuição na prevalência de desnutrição na mesma faixa etária, configurando um processo de transição nutricional[7].

252 PARTE V · Nutrição em Pediatria

Confrontando-se a prevalência de excesso de peso de 14% na faixa etária de 6 a 18 anos encontrada na Pesquisa sobre Padrões de Vida (PPV), realizada no Brasil em 1997[9], e os estudos populacionais de abrangência municipal realizados cerca de 10 anos após, nos quais a prevalência de excesso de peso foi da ordem de 33,7% em crianças de 7 a 10 anos na cidade de Santos[10], de 24,8% em escolares de 11 a 13 anos na cidade de Capão da Canoa, Rio Grande do Sul[11], de 19,5% em adolescentes na cidade de Fortaleza, Ceará[12], e de 20,4% em escolares de 10 a 14 anos na cidade de Recife, Pernambuco[13], observa-se que houve um incremento médio na ordem de 175% na prevalência de excesso de peso entre essas faixas etárias nessas regiões brasileiras durante esse período.

FISIOPATOLOGIA

A obesidade não é uma desordem singular. Sua etiologia é multicausal e reflete a interação de fatores genéticos, fisiológicos (endócrino-metabólicos), ambientais (prática alimentar e atividade física) e psicológicos[1].

A participação da herança genética na determinação da obesidade já está sendo bastante estudada e sabe-se que existem mais de 400 genes, já isolados, que codificam componentes que participam da regulação do peso corporal, os quais podem agir isoladamente, modulando os mecanismos envolvidos na ingestão alimentar ou no gasto energético, ou podem atuar nos dois simultaneamente[14]. A seguir, são expostos alguns componentes fisiológicos do controle do peso e apetite e sua atuação na homeostase energética (Quadro 15.1).

Quadro 15.1 Principais componentes fisiológicos do controle do peso e apetite

Componentes	Mecanismo de ação
Leptina[15]	Hormônio produzido e secretado pelo tecido adiposo, age nos receptores presentes no hipotálamo, diminuindo a ingestão alimentar e aumentando o gasto de energia. Os obesos têm níveis séricos aumentados, mas resistência aos seus efeitos
Insulina[16]	Produzida pelas células betas do pâncreas, cuja concentração sérica é proporcional à adiposidade. Age aumentando a captação de glicose, com consequente queda da glicemia, que é um estímulo importante para o aumento do apetite
Colescistoquinina[17]	Peptídeo secretado pelo trato gastrointestinal em resposta à ingestão de proteína e gordura, age promovendo a saciedade prandial
Grelina[16]	Secretada por células da mucosa gástrica, aumenta a ingestão alimentar, estimula as secreções digestivas e a motilidade gástrica
Serotonina [17]	Liberada por neurônios serotoninérgicos, reduz a ingestão alimentar, especialmente a ingestão de gordura
Neuropeptídeo Y[16,17]	Produzido no núcleo arqueado do hipotálamo, aumenta a ingestão de alimentos, diminui o gasto energético e aumenta a lipogênese
MCH[17]	Hormônio concentrado de melanina (MCH) é um neuropeptídeo orexígeno, expresso na região perifornical, na zona incerta e no hipotálamo lateral
AGRP[16,17]	Proteína relacionada a agouti (AGRP), é um neuropeptídeo orexígeno, expresso em neurônios do núcleo arqueado e núcleos subtalâmicos
Orexinas[17]	Orexinas A (ORX-A) e B (ORX-B) são peptídeos que aumentam a ingestão alimentar
CART[17]	Transcrito regulado por cocaína e anfetamina (CART) é um neuropetídeo anorexígeno, identificado no hipotálamo e na hipófise anterior, entre outros tecidos

Fonte: Negrão e Licinio[15]; Halpern, Rodrigues e Costa[16]; Mancini e Halpern[17].

A obesidade é dividida hoje, conforme sua origem, em exócrina e endócrina. A exócrina é resultante da ingestão excessiva em relação ao consumo energético, e a endócrina é provocada por síndromes genéticas, como as de Prader-Willi e Bardet-Biedl, endocrinopatias, como o hipotireoidismo e a deficiência do hormônio do crescimento; lesões no sistema nervoso central (SNC) e uso crônico de alguns medicamentos, como glicocorticoides, anticonvulsivantes e contraceptivos orais[18,19]. Para a obesidade de causa endógena deve-se identificar a doença básica e tratá-la. Já na obesidade exógena, o tratamento consiste no manejo dietético, especialmente com mudanças de hábitos alimentares e no estilo de vida[20].

As causas endógenas representam atualmente cerca de 1% dos casos de obesidade infantil[21]. Contudo, Balaban e Silva[22] ressaltam que, com os avanços atuais acerca da compreensão da regulação neuroendócrina do balanço energético, da atuação da genética e da sua interação com o meio ambiente na gênese da obesidade, possíveis outros fatores hormonais podem estar envolvidos na etiologia desse distúrbio e, futuramente, esse percentual poderá mudar com o melhor esclarecimento de casos atuais de obesidade exógena, podendo ser identificados em nível endógeno, contribuindo para a adoção de intervenções mais seguras, eficazes e individualizadas.

FATORES ASSOCIADOS AO EXCESSO DE PESO NA INFÂNCIA E NA ADOLESCÊNCIA

Apesar de os fatores genéticos representarem um importante papel na determinação e suscetibilidade do indivíduo para o ganho de peso, a literatura vem destacando os fatores ambientais, que envolvem o estilo de vida e as escolhas alimentares, como os principais responsáveis pelo aumento no número de indivíduos obesos nos diferentes grupos etários[6].

Dentre esses a redução da atividade física, os avanços da tecnologia, com a utilização excessiva de computadores, televisão e jogos eletrônicos, e o consumo excessivo de energia proveniente de gorduras e açúcares, em detrimento de um menor consumo de frutas e verduras, parecem ser os principais vetores ambientais do excesso de peso entre as crianças e os adolescentes[23,24].

Além desses, a literatura vem apontando outros fatores que estão associados à obesidade infantil, destacando-se a história familiar e a obesidade dos pais[25], o desmame precoce[26,27] e os relacionados ao crescimento e maturação sexual precoce[7,28], como descritos a seguir.

Obesidade dos pais

A associação entre a obesidade da criança e o índice de massa corporal (IMC) dos pais parece ser significativa a partir da idade de 3 anos e permanece até a idade adulta[29]. Tal fato deve-se ao somatório de fatores genéticos e ambientais que podem interferir tanto nos hábitos alimentares, influenciando a ingestão energética, como no estilo de vida relacionado à prática de atividade física, que contribui para o gasto energético. Dessa forma, o risco de a criança ser obesa aumenta em função da obesidade dos pais[25].

Em um estudo com 1.334 adolescentes da cidade de Bragança Paulista, em São Paulo, foi encontrada uma maior prevalência de sobrepeso e obesidade nos adolescentes que possuíam pai e mãe obesos (26,1%), comparados aos adolescentes cujos pais tinham IMC normal (9,3%)[30]. Resultados semelhantes foram encontrados em escolares mexicanos. O estado nutricional dos

254 PARTE V · Nutrição em Pediatria

pais apresentou-se diretamente associado ao estado nutricional dos filhos. As crianças e os adolescentes que tinham o pai obeso apresentaram chances sete vezes maiores de também apresentar obesidade em comparação com aqueles cujo pai tinha estado nutricional normal[31]. Em Recife, Pernambuco, o risco de adolescentes de 10 a 14 anos apresentarem excesso de peso quando ambos os pais eram obesos foi 74% maior, quando comparados aos adolescentes cujos pais eram eutróficos[13].

Desmame precoce

O aleitamento materno tem sido visto como um fator de proteção contra o aparecimento da obesidade em crianças[26,27]. Acredita-se que no início da vida, por ser um período crítico e específico do desenvolvimento, as experiências nutricionais podem influenciar a suscetibilidade para o desenvolvimento de doenças crônicas na idade adulta, como a obesidade, diabetes tipo 2, hipertensão e doenças cardiovasculares. Tal fenômeno vem sendo descrito como *imprinting* metabólico, que pode ser entendido como uma experiência nutricional precoce, atuando num período crítico e específico do desenvolvimento e acarretando um efeito duradouro e persistente ao longo da vida do indivíduo, predispondo-o a determinadas doenças[22].

O aleitamento materno representa uma das experiências nutricionais mais precoces do recém-nascido (RN), dando continuidade à nutrição intrauterina. A sua composição única, com a presença de fatores bioativos, como alguns hormônios (insulina, leptina, esteroides adrenais, hormônios tireoidianos T_3 e T_4), e de fatores de crescimento poderia influenciar o processo de *imprinting* metabólico. Um exemplo seria a influência na alteração do número e/ ou tamanho dos adipócitos ou na indução do fenômeno da diferenciação metabólica[22].

Sedentarismo

O sedentarismo, avaliado pelo número de horas gastas em atividades como assistir televisão e jogos eletrônicos, tem sido positivamente associado com a elevação da adiposidade em crianças e adolescentes[32].

Nas últimas décadas vêm aumentando as atividades sedentárias em razão do maior acesso a computadores, *videogames* e televisores. Um estudo realizado nos EUA, envolvendo crianças e adolescentes, observou que assistir televisão por mais de 4 horas por dia está relacionado ao aumento da prevalência da obesidade, enquanto assistir até 1 hora por dia diminui essa prevalência[33]. Corroborando esses achados, outro estudo desenvolvido com adolescentes americanos observou uma diminuição em torno de 40% na ocorrência de obesidade quando os adolescentes assistiam televisão menos de 1 hora por dia em comparação com os que assistiam mais de 4 horas diárias, estando relacionado à menor prática de atividade física naqueles que viam por um maior tempo[34].

Em 2001, a Academia Americana de Pediatria (APA) recomendou limitar as horas para assistir televisão, não devendo ultrapassar uma média de 1 a 2 horas por dia[35]. O hábito de ver televisão em excesso estaria associado a um maior consumo de alimentos de alta densidade energética e gordura e a uma diminuição da disponibilidade para a prática de atividade física[5].

Apesar dessas evidências, os estudos ainda apresentam resultados divergentes quanto à associação entre o excesso de peso e a prática de atividades sedentárias (assistir televisão e uso de computador/jogos eletrônicos). Em dois estudos realizados com adolescentes brasileiros não foi encontrada associação estatisticamente significante entre a ocorrência de obesidade e a prática de atividades sedentárias[36,37].

Hábitos alimentares

Nas últimas décadas têm-se observado mudanças no padrão alimentar, incluindo modificações quantitativas e qualitativas da dieta. Entre as mais importantes estão o aumento na densidade calórica com maior participação de açúcares e gorduras, maior consumo de gordura saturada (principalmente de origem animal), além de redução na ingestão de carboidratos complexos e fibras, com menor consumo de frutas e vegetais[38]. Essas mudanças em conjunto com outras alterações no estilo de vida podem ter contribuído para o aumento na prevalência de obesidade[39], além de promoverem ingestão insuficiente de micronutrientes[24].

Estudo realizado em Pernambuco com crianças menores de 5 anos observou que, de maneira geral, a alimentação apresentou-se monótona e pouco diversificada, constituída basicamente por uma dieta láctea, com consumo elevado de açúcar e de gordura, e reduzido consumo de frutas e verduras[40]. Em relação ao adolescente, alguns hábitos que fazem parte de seus estilos de vida podem contribuir para o desenvolvimento da obesidade, tais como "pular" refeições, omitindo especialmente o desjejum, juntamente com o consumo de lanches e *fast foods* entre as refeições, além do consumo excessivo de doces e bebidas com adição de açúcar (incluindo refrigerantes)[41,42,43]. Soma-se a isso o progressivo aumento das porções de alimentos, o que reflete o acréscimo da ingestão energética[5,24].

Horas de sono

As horas de sono diárias também estão sendo relacionadas com a composição corporal. Em estudo de revisão sobre a privação do sono e a epidemia da obesidade, Currie e Cappuccio[44] citam trabalhos envolvendo adolescentes, em que a obesidade era maior entre aqueles que dormiam menos e que a chance de desenvolver obesidade aumentava em 80% a cada hora a menos de sono por dia. Em outro estudo citado por esses autores foi observado que cada hora a mais na duração do sono foi associada a uma diminuição de 10% no risco de apresentar sobrepeso em adolescentes do sexo masculino.

Chaput, Brunet e Tremblay[45] evidenciaram associação inversa entre duração do sono e risco para sobrepeso e obesidade em adolescentes. Atribuíram tal fato à associação da duração do sono com o peso corporal, visto que esse peso atua na regulação do metabolismo e na modulação dos hormônios-chave, como leptina e grelina, que participam da regulação do apetite. Concluíram que o sono é um potencial modificador do fator de risco para a obesidade e que tem uma importante implicação clínica na prevenção e tratamento desse distúrbio nutricional.

Maturação sexual precoce

Um outro fator associado ao peso corporal em adolescentes, ainda pouco estudado na população brasileira, é a maturação sexual. Existem crescentes evidências de que a maturação sexual precoce constitui um fator de risco para o elevado percentual de gordura corporal, principalmente no sexo feminino. Em contrapartida, os indivíduos com maior percentual de gordura corporal têm mais chances de maturar precocemente[46]. Dessa forma, a relação causa-efeito entre a maturação sexual precoce e a obesidade ainda é controversa na literatura[47].

256   PARTE V · Nutrição em Pediatria

Adair e Gordon-Larsen[47], ao estudarem o efeito da idade da menarca em 6.507 adolescentes americanas, observaram que a prevalência de excesso de peso foi maior nas que maturaram mais cedo, com idade da menarca inferior a 11 anos, sendo o risco para a ocorrência de sobrepeso o dobro nesse grupo comparado ao das que apresentaram idade da menarca acima de 11 anos. Outro estudo realizado com adolescentes brasileiros, de Florianópolis, entre 10 e 14 anos, demonstrou resultados semelhantes. As meninas com maturação sexual precoce apresentaram duas vezes mais chances de ter sobrepeso, incluindo obesidade, quando em comparação às meninas que não maturaram precocemente, enquanto entre os meninos não foi encontrada associação significante[48].

DIAGNÓSTICO

O estabelecimento do diagnóstico do sobrepeso e obesidade na infância e adolescência é fundamentalmente clínico, baseado nos dados antropométricos, no exame físico e na história clínica. Exames como impedância bioelétrica ou *dual-energy X-ray absorptiometry* (absorciometria por dupla emissão de raios X – DEXA) podem ser utilizados para obtenção de dados mais precisos sobre a composição corporal, ou os bioquímicos para investigação de possíveis causas secundárias e para diagnóstico das repercussões metabólicas mais comuns da obesidade, entre as quais estão dislipidemia, alterações do metabolismo glicídico, hipertensão arterial e doença hepática gordurosa não alcoólica[14].

Avaliação antropométrica
Índice de massa corporal (IMC)

Os critérios para classificação do sobrepeso e da obesidade na infância e adolescência variam em diferentes estudos. Nessa faixa etária, conforme a Organização Mundial da Saúde (OMS)[2], o diagnóstico do excesso de peso requer a mensuração das dobras cutâneas, embora em estudos epidemiológicos essa aferição tenha limitações em razão de dificuldades para avaliação da composição corporal, bem como em virtude das alterações fisiológicas que ocorrem durante o crescimento, principalmente quanto às porcentagens de gordura, músculos e ossos[49].

Para fins de comparação de estudos internacionais sobre prevalência de sobrepeso e obesidade em adolescentes, a OMS[2] e posteriormente a International Obesity Task Force (IOTF), em 1997, indicaram o IMC, definido pela relação entre o peso (em quilogramas) e a altura (em metros ao quadrado), como parâmetro de escolha para essa classificação[50,51].

Inicialmente, a OMS[2] adotou os valores de percentis de IMC propostos por Must, Dallal e Dietz[52] a partir dos dados do *National Health and Nutrition Examination Survey* I (NHANES I, 1971-74), estabelecendo os percentis 85 e 95 como pontos de corte para classificação de risco de sobrepeso e sobrepeso, respectivamente. Para classificação de obesidade, o IMC deve estar acima do percentil 85 para idade conjuntamente com valores de dobras cutâneas tricipital e subescapular acima do percentil 90[5,53].

Em virtude da elevada prevalência de obesidade nos EUA e, consequentemente, dos elevados valores de IMC para os percentis 85 e 95 propostos por Must, Dallal e Dietz, que podem subestimar a magnitude do problema nos países onde as prevalências são mais baixas, a IOTF recomendou a elaboração de curvas com base em dados de outros países, utilizando os pontos de corte para classificação do sobrepeso e obesidade que estejam associados a morbidades nos adultos[53].

CAPÍTULO 15 · Obesidade   257

Quadro 15.2. Pontos de corte para diagnóstico de excesso de peso e obesidade por sexo e idade entre 2 e 18 anos

Idade (anos)	IMC (25kg/m²) – excesso de peso		IMC (30kg/m²) – obesidade	
	Masculino	Feminino	Masculino	Feminino
2	18,41	18,02	20,09	18,81
2,5	18,13	17,76	19,8	19,55
3	17,89	17,56	19,57	19,36
3,5	17,69	17,4	19,39	19,23
4	17,55	17,28	19,29	19,15
4,5	17,47	17,19	19,26	19,12
5	17,42	17,15	19,3	19,17
5,5	17,45	17,2	19,47	19,34
6	17,55	17,34	19,78	19,65
6,5	17,71	17,53	20,23	20,08
7	17,92	17,15	20,63	20,51
7,5	18,16	18,03	21,09	21,01
8	18,44	18,35	21,6	21,57
8,5	18,76	18,69	22,17	22,18
9	19,1	19,07	22,77	22,81
9,5	19,46	19,45	23,39	23,46
10	19,84	19,86	24	24,11
10,5	20,2	20,29	24,57	24,77
11	20,55	20,74	25,1	25,42
11,5	20,89	21,2	25,58	26,05
12	21,22	21,68	26,02	26,67
12,5	21,56	22,14	26,43	27,24
13	21,91	22,58	26,84	27,76
13,5	22,27	22.98	27,25	28,2
14	22,62	23,34	27,63	28,57
14,5	22,96	23,66	27,98	28,87
15	23,29	23,94	28,3	29,11
15,5	23,6	24,17	28,6	29,29
16	23,9	24,37	28,88	29,43
16,5	24,19	24,54	29,14	29,56
17	24,46	24,7	29,41	29,69
17,5	24,73	24,85	29,7	29,84
18	25	25	30	30

Fonte: Cole TJ, Bellizzi MC, Flegal KM, Dietz WH. Establishing a standard definition for child overweight and obesity worldwide: international survey. BMJ 2000; 320(7244):1240-43.

PARTE V · Nutrição em Pediatria

Quadro 15.3. Pontos de corte para IMC mais frequentemente
utilizados para o diagnóstico de obesidade

Critérios	População	Classificação por faixa etária
Must et al. (1991)[52]	NHANES I (1971-1974)	> 6 anos Risco de sobrepeso p ≥ 85 Sobrepeso p ≥ 95 Obesidade p ≥ 85 + DCT e DCSE p > 90
Critérios	**População**	**Classificação por faixa etária**
Cole et al. (2000)[51]	Brasil, Inglaterra, Hong-Kong, Holanda, Cingapura e EUA	2 a 18 anos Sobrepeso corresponde ao IMC 25kg/m² a 29,99kg/m² aos 18 anos Obesidade corresponde ao IMC igual ou superior a 30kg/m² aos 18 anos
WHO* (2006; 2007)[57,58]	< 5 anos: Brasil, Gana, Índia, Noruega, Omã e EUA > 5 anos: EUA (NCHS, 1977)	< 5 anos Risco de sobrepeso p > 85 ou escore Z > + 1 Sobrepeso p > 97 ou escore Z > + 2 Obesidade p > 99,9 ou escore Z > + 3 5 a 18 anos Sobrepeso p > 85 ou escore Z > + 1 Obesidade p > 97 ou escore Z > + 2 Obesidade grave p > 99,9 ou escore Z > + 3

DCT: dobra cutânea tricipital: DCSE: dobra cutânea subescapular.
*Adotados pelo SISVAN[54].

Em 2000, Cole et al.[50] divulgaram uma curva com base em estudos populacionais realizados em seis países (Brasil, Estados Unidos, Cingapura, Holanda, Hong-Kong e Reino Unido) propondo limites de IMC para sobrepeso e obesidade para a faixa etária de 2 a 18 anos. Determinaram para cada sexo e idade valores de IMC que corresponderiam no adulto aos IMC 25kg/m² e 30kg/m², indicando a condição de sobrepeso e obesidade, respectivamente[50] (Quadro 15.2).

Mais recentemente, a World Health Organization (WHO), revisando as curvas adotadas em 1995, divulgou em 2006 e 2007 as novas curvas para acompanhamento de crianças e adolescentes, que foram adotadas pelo Ministério da Saúde no Brasil (MS)[54], e que estabeleceram como pontos de corte para sobrepeso e obesidade IMC maiores do que p85 e p97, respectivamente. Em 2009, o MS[55] reformulou essa classificação e acrescentou um novo ponto de corte para o diagnóstico da obesidade grave, sendo o percentil > 99,9 ou escore Z > +3 para crianças acima de 5 anos.

No Quadro 15.3 estão representados os pontos de corte para IMC mais frequentemente utilizados para o diagnóstico da obesidade.

Circunferência da cintura

A medida da circunferência da cintura (CC) tem sido considerada um marcador antropométrico com acurácia e reprodutibilidade desejáveis para detectar a obesidade abdominal em adultos e crianças e pode ser o melhor preditor do risco metabólico, além de ser melhor do que o IMC como indicador de gordura visceral[58,59]. Em adultos já existe um ponto de corte estabelecido para a medida da CC. Porém, em crianças e adolescentes ainda não existe um consenso na literatura e são poucas as referências que sugerem um ponto de corte para identificar obesidade abdominal, principalmente por utilizarem diferentes locais de aferição.

Estudos realizados por Taylor et al.[60] e Freedman et al.[61] sugerem pontos de corte para circunferência da cintura em crianças e adolescentes (Anexo VI). Em seu estudo, Taylor et al.[60] utilizaram como padrão-ouro para determinar a adiposidade abdominal o DEXA, estabelecendo que a CC, medida no ponto médio entre a última costela e a borda superior da crista ilíaca, igual ou acima do percentil 80 para cada sexo e idade apresentaria maior risco para doença cardiovascular.

Freedman et al.[61] avaliaram a relação entre a medida da CC, obtida no último rebordo costal e na crista ilíaca, e os valores sanguíneos de lipídios e insulina em 2.996 indivíduos com idades entre 5 e 17 anos. Ao final, levando-se em conta o risco de alterações nas avaliações laboratoriais estudadas, produziram tabelas com pontos de corte baseados no percentil 90 da distribuição encontrada.

Com base nesses estudos, a Sociedade Brasileira de Pediatria (SBP)[14] e a *International Diabetes Federation* (IDF)[62] recomendam as curvas e os pontos de corte propostos por Freedman et al.[61] para a avaliação de risco de doenças cardiovasculares (Anexo VI).

Razão cintura-estatura

Outro parâmetro que vem sendo utilizado mais recentemente como medida adicional para a avaliação da obesidade e adiposidade central é a razão da cintura-estatura (RCEst), obtida pela razão entre a circunferência da cintura (cm) e a altura (cm). Estudos conduzidos na Austrália[63], na Inglaterra[64] e nos EUA[65], envolvendo crianças e adolescentes, concluíram que a utilização da RCEst seria o melhor preditor para risco cardiovascular em detrimento do uso do IMC isoladamente. Os autores desses estudos estabelecem como ponto de corte para a obesidade abdominal valores iguais ou superiores a 0,5.

Pregas cutâneas

As pregas cutâneas, embora não sejam o padrão-ouro para avaliar adiposidade, podem ser utilizadas para avaliação da distribuição anatômica da gordura corporal. A distribuição anatômica da gordura é um fator importante na determinação do risco para doenças metabólicas e cardiovasculares. O acúmulo de gordura na região visceral merece atenção especial por estar mais fortemente associado com doenças crônico-degenerativas do que com a gordura localizada em outras regiões[66,67].

A dobra subescapular pode ser utilizada para expressar a gordura centralizada no tronco, sendo mais preditora de doenças associadas à obesidade do que a dobra tricipital, reconhecida como expressão da gordura periférica[68]. O critério utilizado para indicar excesso de adiposidade é o percentil 90 da distribuição de referência para sexo e idade de acordo com os pontos de corte propostos por Frisancho[69] (Anexo VII).

Para cálculo aproximado do percentual de gordura corporal pode ser utilizado o somatório dessas duas dobras conforme equações propostas por Slaugher et al.[70], estabelecendo 25% e 30% como pontos de corte para excesso de gordura corporal associados ao risco cardiovascular para os sexos masculino e feminino, respectivamente. Para melhor entendimento sobre avaliação do percentual de gordura, ver Capítulo 13 – Avaliação Nutricional.

História clínica

Durante a consulta nutricional, a anamnese da criança e do adolescente obesos é de fundamental importância para que o profissional obtenha dados primordiais para a elaboração de intervenções eficazes durante o tratamento. A Sociedade Brasileira de Pediatria (SBP) sugere que devem ser avaliados os seguintes pontos (Quadro 15.4):

Quadro 15.4. Pontos a serem abordados na anamnese da criança/adolescente obeso

História da obesidade	• Idade de início • Relação com fatores desencadeantes • Tentativas anteriores de tratamento • Percepção da família quanto ao problema
Antecedentes pessoais	• Peso ao nascer • Ganho de peso acentuado no primeiro ano de vida • Uso de medicamentos (anti-histamínicos, corticosteroides, imunossupressores, entre outros)
Antecedentes familiares	• Presença de risco cardiovascular familiar* • Presença de obesidade, hipertensão arterial, dislipidemias, diabetes
Antecedentes alimentares	• Tempo de aleitamento materno • Introdução da alimentação complementar e suas características (quantitativas e qualitativas)
Hábitos alimentares	• Dia alimentar habitual, recordatório de 24 horas e/ou frequência de consumo de alimentos • Investigar também a dinâmica da refeição (local, responsável, horários, intervalos, duração, repetição, ingestão concomitante de líquidos, mastigação)
Comportamento e estilo de vida	• Rendimento escolar • Investigar distúrbios psicossociais, como ansiedade, compulsão e depressão • Atividades físicas curriculares e extracurriculares: periodicidade e duração • Atividades de lazer • Tempo gasto com televisão, *videogames* e computadores. • Horas de sono

*História de doença cardiovascular antes dos 55 anos para os homens e dos 65 anos para as mulheres.
Fonte: adaptado da SBP[14].

COMPLICAÇÕES ASSOCIADAS À OBESIDADE

O crescimento da prevalência de obesidade em crianças e adolescentes é um fato preocupante, uma vez que o excesso de gordura corporal nessa faixa etária, assim como em idades mais avançadas, pode representar um importante fator de risco para a saúde[71,72]. Nesse sentido, essa entidade nosológica tem sido considerada um fator de risco independente para doenças cardiovasculares e outras doenças crônicas não transmissíveis, incluindo a dislipidemia, diabetes melito tipo 2, hipertensão arterial e aterosclerose precoce, já nessa faixa etária[51], que consubstanciam um conjunto de fatores de risco que podem levar à síndrome metabólica[73]. Além desses, distúrbios psicossociais, depressão, isolamento e baixa autoestima podem aparecer precocemente[14].

Dislipidemias

Alterações do perfil lipídico podem ter início na infância, com a formação de estrias gordurosas precursoras das placas ateroscleróticas. O nível de colesterol nessa faixa etária é um fator preditivo do nível de colesterol na vida adulta[75]. O início da aterosclerose já na infância, pelo aumento do colesterol plasmático, pode ser potencializado no decorrer da vida pela obesidade e por uma série de outros fatores, tais como história familiar, inatividade física e hipertensão arterial[75].

Alguns estudos na literatura já demonstram a relação entre o excesso de peso e as alterações no perfil lipídico entre crianças e adolescentes. Carvalho et al.[76], estudando a associação entre perfil lipídico e estado nutricional em adolescentes de uma cidade do Nordeste do Brasil, observou uma relação direta, estatisticamente significante, entre o IMC e o colesterol total, bem como entre o IMC e a fração LDL-colesterol (p < 0,05). Grillo et al.[77], avaliando escolares de baixa renda no Sul do país, encontraram associação entre obesidade e baixos níveis da fração HDL-colesterol, com chance três vezes maior para crianças obesas, quando comparadas às não obesas (OR: 3,27 – IC: 1,08-9,74).

A dislipidemia relacionada com a obesidade é caracterizada por aumento dos níveis de triglicérides, queda dos níveis de HDL-colesterol e composição anormal de LDL-colesterol[14]. As crianças obesas parecem ter um maior percentual de LDL de padrão B (partículas menores e mais densas) do que as crianças com peso normal para a estatura. Quanto menor a partícula de LDL, provavelmente maior será o seu poder de aterogênese[78].

Conforme a I Diretriz de Prevenção da Aterosclerose na Infância e na Adolescência[78], a análise do perfil lipídico deve ser feita em crianças que:

- Tenham pais ou avós com história de aterosclerose com idade menor que 55 anos.

- Tenham pais com CT > 240mg/dL.

- Apresentem outros fatores de risco, como hipertensão arterial, obesidade, tabagismo ou dieta rica em gorduras saturadas e/ou ácidos graxos trans.

- Utilizem drogas ou sejam portadoras de doenças que cursam com dislipidemia (SIDA, hipotireoidismo, etc.).

- Possuam manifestações clínicas de dislipidemias (xantomas, xantelasmas, arco corneal, dores abdominais recorrentes, pancreatites).

Para avaliação dos resultados do perfil lipídico são considerados os valores de referência descritos no Quadro 15.5.

Quadro 15.5. Valores de referência lipídica para a faixa etária de 2 a 19 anos de acordo com a SBC[78]

Lipídios	Desejáveis (mg/dL)	Limítrofes (mg/dL)	Aumentados (mg/dL)
CT	< 150	150-169	≥ 170
LDL-C	< 100	100-129	≥ 130
HDL-C	≥ 45	–	–
TG	< 100	100-129	≥ 130

Hipertensão arterial

Uma outra complicação relacionada diretamente com o aumento da prevalência da obesidade diz respeito ao aumento da prevalência mundial de hipertensão arterial primária na infância e adolescência[78]. Os mecanismos envolvidos nas alterações da pressão arterial atribuídas ao excesso de peso ainda não estão totalmente elucidados. Entretanto, alguns são sugeridos, como distúrbios do metabolismo da insulina (resistência à insulina), hiperatividade do sistema nervoso simpático (aumento do tônus simpático e diminuição do tônus vagal) e alterações de estrutura e função vasculares[14,78].

Fatores como a história familiar de hipertensão arterial, além da hiperinsulinemia, hiperleptinemia e distribuição abdominal central de gordura corporal, parecem estar associados à hipertensão arterial em crianças obesas[78]. Uma das complicações da hipertensão arterial sistêmica já na infância ou adolescência é a hipertrofia ventricular esquerda, a qual, por sua vez, está diretamente associada ao IMC, aumentando o risco de seu aparecimento, quanto maior o percentil do IMC[79].

Guimarães et al.[80], estudando adolescentes de 11 a 18 anos matriculados em escolas públicas e privadas de Salvador, observaram que o risco de apresentar elevação da pressão arterial quando o IMC estava acima do percentil 85 foi aproximadamente quatro vezes maior em comparação a indivíduos com IMC adequado. Observaram também que para cada aumento de uma unidade no IMC a pressão arterial sistólica aumentaria em 1,198mmHg e para cada aumento de 1cm na circunferência abdominal ela aumentaria em 0,622mmHg.

No Anexo VIII estão disponíveis as tabelas com os valores de pressão arterial (PA) correspondentes aos percentis 90, 95 e 99 para crianças e adolescentes. É necessário utilizar a tabela correta para o sexo; localizar a linha correspondente à idade na tabela; identificar o percentil de altura da criança ou adolescente pelos gráficos/tabelas de estatura disponíveis no Anexo V; localizar a coluna correspondente ao percentil de altura; e, por fim, observar o valor correspondente ao percentil de pressão arterial desejado na linha correspondente para a idade e percentil de altura[78].

O Quadro 15.6 mostra a classificação da pressão arterial na infância e na adolescência. Observa-se que a hipertensão arterial estará configurada quando os valores de pressão arterial sistólica (PAS) e/ou diastólica (PAD) forem maiores ou iguais ao percentil 95 para sexo, idade e percentil de altura, em três ocasiões distintas[78].

Quadro 15.6. Classificação da pressão arterial em crianças e adolescentes segundo a SBC[78]

Nomenclatura	Critério*
Normal	PAS e PAD < percentil 90
Pré-hipertensão	PAS e/ou PAD > percentil 90 e < percentil 95 ou sempre que PA > 120/80mmHg
HAS estágio 1	PAS e/ou PAD entre o percentil 95 e 99 acrescido de 5mmHg
HAS estágio 2	PAS e/ou PAD > percentil 99 acrescido de 5mmHg

* Para idade, sexo e percentil de altura, em três ocasiões diferentes.

Alterações do metabolismo da glicose

A obesidade na infância e adolescência está associada ao aumento das concentrações de insulina de jejum e à resposta exagerada da insulina à glicose endovenosa[81]. Nas crianças obesas o aumento da adiposidade visceral está associado a uma diminuição de 40% da sensibilidade à insulina e diminuição nos níveis de adiponectina, hormônio que participa da regulação da glicemia e do catabolismo dos ácidos graxos[82].

A presença da resistência insulínica é compensada por um aumento da secreção desse hormônio pelas células betapancreáticas, ocorrendo o hiperinsulinismo para manter a tolerância normal à glicose. Ela é o mecanismo central responsável pelo desenvolvimento, em indivíduos obesos, de diabetes melito tipo 2, hipertensão arterial, dislipidemia e doença cardiovascular[14].

Segundo o Consenso da Associação Americana de Diabetes[83], deve submeter-se à triagem para diabetes melito tipo 2 toda criança ou adolescente com IMC maior do que o percentil 85 para idade e sexo ou peso maior do que 120% do ideal para estatura e que apresente dois ou mais dos fatores de risco a seguir:

- Aquelas com história familiar de diabetes melito tipo 2 em parentes de primeiro ou segundo grau.
- As de etnia com maior predisposição ao desenvolvimento do diabetes tipo 2 (populações indígenas, africanas, asiáticas ou hispânicas).
- Aquelas que apresentem sinais ou condições associadas à resistência a insulina, como *acanthosis nigricans* (condição dermatológica caracterizada por espessamento, hiperpigmentação e acentuação da linhas da pele, gerando aspecto grosseiro e aveludado no local afetado), hipertensão arterial, dislipidemia e síndrome do ovário policístico.

A triagem deve ser realizada preferencialmente com a glicemia de jejum, a cada 2 anos, com início após os 10 anos de idade[83]. A determinação da resistência à insulina, entretanto, é mais complicada e envolve técnicas aplicáveis apenas à pesquisa, como o *clamp* euglicêmico-hiperinsulinêmico. Uma alternativa tem sido a mensuração da insulina plasmática em jejum, que se tem mostrado cada vez mais confiável para identificação de hiperinsulinismo[14]. Além disso, relações com a glicemia e o teste oral de tolerância à glicose têm sido sugeridas[78]. Vale salientar que a investigação da influência dos distúrbios hormonais na etiologia ou como complicação da obesidade deve ser realizada em conjunto com o médico, que reconhecerá a necessidade da investigação, como também atuará na análise e interpretação dos resultados[84].

O Quadro 15.7 mostra os valores de glicose plasmática para o diagnóstico de diabetes[85] e o Quadro 15.8 mostra os valores de insulina plasmática em jejum[78] e da relação glicemia/insulina[14] utilizados para o diagnóstico de resistência insulínica.

Quadro 15.7. Valores de glicose plasmática (mg/dL) para diagnóstico de diabetes melito e seus estágios pré-clínicos

Categoria	Jejum*	TOTG†	Casual§
Glicemia normal	< 100	< 140	
Glicemia de jejum alterada	> 100 e < 126	–	
Tolerância à glicose diminuída	–	≥140 e < 200	
Diabetes melito	≥126	≥ 200	≥ 200 (com sintomas clássicos†)

* Jejum considerado como a falta de ingestão calórica por no mínimo 8 horas; †Teste Oral de Tolerância à Glicose (TOTG) – deve ser realizado após 2h da ingestão de 1,75g de glicose por kg de peso ou máximo de 75g; §Glicemia plasmática casual é aquela realizada a qualquer hora do dia; †Os sintomas clássicos de DM incluem poliúria, polidipsia e perda de peso não explicada.

264 PARTE V · Nutrição em Pediatria

Quadro 15.8. Valores de insulina plasmática em jejum e relação glicemia/insulina para o diagnóstico da resistência insulínica

Parâmetro	Classificação	Valores
Insulina plasmática em jejum (SBC)[78]	Normal Limítrofe-alto Alto	< 15µm/L 15 a 20µm/L > 20µm/L
Relação glicemia/insulina (SBP)[14]	Normal Sugestiva resistência insulínica Resistência insulínica	> 8 4-7 < 4

Síndrome metabólica (SM)

Com o aumento da prevalência da obesidade iniciada já na infância e adolescência, observa-se um aumento na frequência de alterações metabólicas simultâneas, anteriormente observadas principalmente em adultos, chamada de síndrome metabólica. A síndrome metabólica pode ser definida como um grupo de distúrbios que inclui obesidade, principalmente de origem central, resistência à insulina, hipertensão e dislipidemia, com LDL-colesterol e triglicérides elevados e HDL-colesterol reduzido, e vem ganhando importância devido à sua associação com o desenvolvimento subsequente de doença cardiovascular e diabetes tipo 2[86].

Não existe ainda consenso sobre a definição da síndrome metabólica em crianças e adolescentes. Em 2007, a IDF[62] sugeriu um critério específico para adolescentes. Porém, os autores ressaltam que existem diferenças étnicas, entre os sexos e as idades, sendo necessários mais estudos para estabelecer os riscos em cada grupo. Esta definição leva em consideração as faixas etárias, não sendo possível o diagnóstico da SM em crianças menores de 6 anos devido à insuficiência de dados[87]. A presença da obesidade abdominal é considerada obrigatória para o diagnóstico, visto que a deposição abdominal de gordura está muito correlacionada com a resistência à insulina[62].

No Quadro 15.9 estão descritos os critérios para definição da síndrome metabólica em crianças e adolescentes conforme definição da IDF[62].

Quadro 15.9. Critérios para a síndrome metabólica na criança e no adolescente conforme a IDF[63]

Faixa etária (anos)	Fatores avaliados				
	Circunferência da cintura	Triglicerídeos (mg/dL)	HDL-C (mg/dL)	Pressão arterial (mmHg)	Glicemia (mg/dL)
6-10	≥ p90	SM não pode ser diagnosticada, mas devem ser acompanhados esses parâmetros se houver história familiar de SM, dislipidemia, DM2, HAS e/ou obesidade			
10-16	≥ p90	≥ 150mg/dL	< 40	PAS ≥ 130 ou PAD ≥ 85	≥ 100
≥ 16*	♂ >102cm ♀ > 88cm	≥ 150mg/dL	♂ < 40 ♀ < 50	PAS ≥ 130 ou PAD ≥ 85	≥ 110

SM: síndrome metabólica; PAS: pressão arterial sistólica; PAD: pressão arterial diastólica.
Nota: para o diagnóstico da SM são necessários CC > percentil 90 de acordo com a curva de Freedman et al.[61] e, no mínimo, mais dois fatores de risco.
*Critérios semelhantes aos de adultos.

Fonte: adaptado de Zimmet et al.[62]; SBH et al.[88].

Anemia

Crianças e adolescentes são grupos vulneráveis ao desequilíbrio no balanço do ferro e muitos são os fatores que contribuem para essa condição, tais como necessidade aumentada de ferro para o crescimento, perdas sanguíneas e dieta pobre em ferro[89]. Esses fatores, quando associados aos maus hábitos alimentares presentes em indivíduos com excesso de peso, nos quais o aumento do consumo energético não está associado, necessariamente, à melhoria qualitativa da dieta em relação aos micronutrientes, tornam possível o desenvolvimento de anemia por deficiência de ferro.

No entanto, há poucos estudos na literatura mostrando uma relação entre anemia ou deficiência de ferro e o excesso de peso em crianças e adolescentes. Saraiva[90], estudando adolescentes com excesso de peso, obteve 17% de anemia. Em outro estudo realizado com crianças e adolescentes em Israel, ao ser analisado o nível de ferro, encontrou-se uma prevalência de deficiência de ferro de 55,4%, sendo que 38,8% eram obesos[91].

A anemia encontrada nesses estudos pode ser um dado relevante, mostrando a importância de seu rastreamento em crianças e adolescentes com excesso de peso, a qual pode estar associada à deficiência de ferro, intensificando, assim, a necessidade dos cuidados com essa população. Para mais informações sobre o diagnóstico e o tratamento da anemia ferropriva observar orientações no Capítulo 17 – Carências Nutricionais.

TRATAMENTO

Ao iniciarmos esse tópico é necessário termos em mente que a prevenção é um dos primeiros passos para obtenção do sucesso na diminuição da prevalência da obesidade, a qual pode iniciar-se desde a fase intrauterina, com os cuidados no pré-natal da mãe, e posteriormente com o estímulo ao aleitamento materno, bem como a introdução adequada da alimentação complementar, acompanhamento do crescimento e desenvolvimento e estímulo para hábitos de vida saudáveis tanto nas atividades da família quanto na escola[14,18].

O Quadro 15.10 descreve as principais recomendações para a prevenção da obesidade na infância e adolescência.

Conforme revisão publicada por Sichieri e Souza[92], sobre as estratégias para prevenção da obesidade em crianças e adolescentes, as que integram os pais e a família têm obtido melhores resultados. Estudos com elementos isolados da dieta, como cálcio, proteína, fibras e índice glicêmico, não têm mostrado eficácia. Por outro lado, embora ainda não conclusivos, aqueles que avaliaram os resultados referentes à redução de bebidas com alto teor de açúcar e redução do sedentarismo parecem ter um maior impacto na diminuição da obesidade.

O tratamento da obesidade envolve não apenas as alterações dietéticas, mas também modificação do estilo de vida, ajustes na dinâmica familiar, incentivo à prática de atividade física e apoio psicossocial. Para crianças e adolescentes, o envolvimento de toda a família é fundamental para garantir o sucesso do tratamento e permitir a adesão dos pacientes à terapia[14]. Nesse aspecto a atuação de uma equipe multiprofissional é extremamente benéfica para obtenção do sucesso do tratamento.

A Associação Americana de Medicina publicou em 2007 um consenso sobre Avaliação, Prevenção e Tratamento do Sobrepeso e Obesidade em Crianças e Adolescentes[93], em que são expostas as metas para a manutenção e a perda de peso corporal conforme a idade e o grau de obesidade (Quadro 15.11).

O cálculo para a estimativa das necessidades energéticas para a perda e manutenção do peso de crianças e adolescentes com excesso de peso utiliza fórmulas específicas que podem ser vistas no Quadro 15.12.

266 PARTE V · Nutrição em Pediatria

Quadro 15.10. Recomendações para a prevenção da obesidade na infância e adolescência

Pré-natal
• Avaliar e monitorar o estado nutricional da gestante • Orientar sobre a alimentação adequada à gestante • Identificar os fatores de risco familiares: diabetes melito, doenças cardiovasculares, hipertensão arterial e dislipidemias. Na presença de diabetes gestacional, manter o controle glicêmico
Puericultura
• Avaliar e monitorar o crescimento e o desenvolvimento, observando o canal de crescimento no cartão da criança • Estimular o aleitamento materno e orientar sobre alimentação complementar adequada • Esclarecer os pais sobre a importância de atitudes que levem a uma boa educação alimentar, como: estabelecer e fazê-los cumprir os horários das refeições, não pular refeições nem substituí-las por lanches, dar orientações sobre mastigar bem os alimentos, realizar as refeições em ambiente calmo e com a televisão desligada e limitar o consumo de alimentos de elevado teor calórico, como salgadinhos, doces, frituras e refrigerantes • Estimular e orientar o lazer ativo de acordo com as diversas faixas etárias, respeitando-se as preferências da criança e do adolescente • Regular o tempo de lazer passivo: horários de TV, computador e *videogame*
Família
• Orientar toda a família sobre hábitos alimentares saudáveis • Estimular a realização da refeição com toda a família em lugar e tempo regulares; e não pular refeições, principalmente o café da manhã • Estimular a adesão dos pais a um estilo de vida ativo
Escola
• Educar e capacitar os diversos profissionais envolvidos com a criança, principalmente sobre nutrição básica e os benefícios da atividade física • Orientar os pais sobre o controle da merenda escolar, a avaliação dos alimentos oferecidos na cantina e os lanches preparados em casa e levados à escola, no que diz respeito à quantidade de colesterol, gordura saturada, sal, açúcar, com o objetivo de assegurar uma dieta saudável • Inserção da educação nutricional no currículo escolar • Promoção de atividades físicas programadas e com metas
Comunidade
• Estimular os pais a reivindicarem uma comunidade mais ativa • Reivindicação de áreas de lazer e de esporte disponíveis no bairro • Promoção de eventos de lazer ativos e esportivos
Indústria
• Produzir alimentos com menor conteúdo de gordura total, saturada, sal e açúcar, fornecendo melhores informações nos rótulos dos produtos alimentícios
Governo
• Criar centros recreativos e parques • Estimular o transporte ativo com ciclovias seguras • Controlar melhor os rótulos dos alimentos e os subsídios para produtos com baixa densidade energética • Fiscalizar a mídia, evitando propaganda de alimentos não nutritivos nos horários da programação infantil na TV

Fonte: SBP[14]; Speiser[18].

Quadro 15.11. Metas para manutenção e perda de peso corporal em crianças e adolescentes com excesso de peso, conforme faixa etária e percentil de IMC

Faixa etária*	Categorias de IMC	Conduta
2-5 anos	p85-94	Manter peso até IMC abaixo do p85
	p ≥ 95	Manter peso até IMC abaixo do p85 (Se IMC > 21kg/m², recomenda-se perda de peso de até 0,5 kg/mês)
6-11 anos	p85-94	Manter peso até IMC abaixo do p85
	p95-98	Manter peso até IMC abaixo do p85 ou perda gradual de peso de até 0,5kg/mês
	p ≥ 99	Perda de peso gradual de até 0,9kg/mês
12-18 anos	p85-94	Manter peso até IMC abaixo do p85
	p95-98	Perder peso até IMC abaixo do p85 (recomenda-se perda de peso de até 0,9kg/semana)
	p ≥ 99	Perda de peso gradual de até 0,9kg/mês

*Em menores de 2 anos, recomenda-se acompanhar o indicador peso/altura, não havendo metas para perda de peso, mas sim a adoção de medidas preventivas.

Fonte: adaptado de Barlow [93]; Spear et al[94]; Rao[95].

Quadro 15.12. Fórmulas para cálculo das necessidades energéticas para crianças e adolescentes com sobrepeso e obesidade entre 3 e 18 anos

Meninos
GEB para perda de peso em meninos com sobrepeso e obesos: GEB (kcal/d) = 420 − 33,5 x idade [a] + 418 x altura [m] + 16,7 x peso [kg]
GET para manutenção do peso em meninos com sobrepeso e obesos: GET = 114 − [50,9 x idade (a)] + PA x (19,5 x peso [kg] + 1.161,4 x altura [m])
Coeficiente de atividade física (PA): PA = 1,00 se considerado sedentário PA = 1,12 se considerado atividade leve PA = 1,24 se considerado atividade moderada PA = 1,45 se considerado atividade intensa
Meninas
GEB para perda de peso em meninas com sobrepeso e obesos: GEB (kcal/d) = 516 − 26,8 x idade [a] + 347 x altura [m] + 12,4 x peso [kg]
GET para manutenção do peso em meninos com sobrepeso e obesos: GET = 389 − [41,2 x idade (a)] + PA x (15,0 x peso [kg] + 701,6 x altura [m])
Coeficiente de atividade física (PA): PA = 1,00 se considerado sedentário PA = 1,18 se considerado atividade leve PA = 1,35 se considerado atividade moderada PA = 1,60 se considerado atividade intensa

Fonte: adaptado do IOM[96].

Tratamento dietético

A abordagem dietética deve ser baseada nas necessidades individuais do paciente. De uma forma geral, as evidências mais atuais sugerem que essa intervenção deve ser realizada em etapas. Neste capítulo abordaremos as fases do tratamento nutricional conforme recomendações da Sociedade Brasileira de Pediatria[14] e Vitolo[97], atreladas a nossa experiência diária no cuidado de crianças e adolescentes com excesso de peso.

Etapa 1: Anamnese alimentar e avaliação do comportamento

O profissional deve conhecer com detalhes a alimentação da criança ou do adolescente, considerando as informações sobre a disponibilidade de alimentos, as preferências e recusas alimentares, os alimentos e preparações habitualmente consumidos tanto pela criança como pela família, o local onde são feitas as refeições, quem as prepara, as atividades habituais da criança, a ingestão de líquidos que contêm calorias (sucos, refrigerantes, achocolatados), nas refeições e intervalos, e os tabus e crenças alimentares[20].

Diferentes métodos podem ser utilizados para obtenção dessas informações dietéticas. Entre eles podem ser citados: história dietética, recordatório alimentar de 24 horas, registro alimentar de 1, 3, 7 ou 10 dias ou frequência alimentar. A escolha do método deve considerar o objetivo ou tipo de informação que se pretende conhecer naquele momento[98] (Capítulo 13 – Avaliação Nutricional).

A avaliação do comportamento consiste em identificar algumas atitudes que podem estar presentes entre crianças e adolescentes obesos, como: mastigação rápida, ausência de horários para alimentar-se e omissão de refeições durante o dia, comer assistindo à TV, o excesso de tempo gasto com televisão, *videogame* e computadores e a não realização de atividades físicas regulares[14].

Etapa 2: Esclarecimento de conceitos inadequados e mudanças de comportamento

É importante o esclarecimento de certos conceitos inadequados e bastante difundidos, relacionados às "dietas para emagrecer", como o de comer apenas verduras e frutas[14]. Nessa fase pode-se abordar o conceito de calorias, mostrando a diferença entre os alimentos que contêm muitas calorias e outros que têm poucas calorias e que, portanto, não há alimentos proibidos[97]. Pode-se utilizar a pirâmide alimentar para demonstrar que os alimentos ricos em açúcar e gorduras podem ser consumidos com moderação, em pequenas porções e esporadicamente.

As inadequações em relação às atitudes comportamentais devem ser corrigidas paulatinamente, iniciando-se, de preferência, com aquelas que o paciente e sua família consideram mais simples de mudar e progredindo para as de maior grau de dificuldade. Nessa fase pode-se estabelecer e organizar os horários das refeições e dos lanches, recomendando-se cinco ou seis refeições diárias com um intervalo de 3 horas entre elas e desestimular o hábito de não fazer o desjejum ou omitir outra refeição. Além disso, é importante estimular a realização das refeições com toda a família, sem a interferência da televisão ou computador[14].

Etapa 3: Redução da quantidade

Nessa fase orienta-se redução gradativa da quantidade de alimentos consumidos em excesso, identificados na anamnese. Estimula-se a redução das porções e do número de repetições[14]. Pode-se manter o hábito alimentar qualitativo, visto que as mudanças abruptas e drásticas podem levar o paciente e seus familiares à não adesão do tratamento dietético[97].

Algumas orientações, como diminuir a frequência de frituras, substituindo-as por alimentos assados ou grelhados, ou a redução da utilização de óleo na preparação dos alimentos, além de orientar a retirada das aparas de gordura da carne ou do frango, já contribuem para a redução da ingestão calórica total diária[14].

Etapa 4: Mudanças na qualidade

Recomenda-se que essa etapa seja iniciada quando a criança e/ou o adolescente incorporar(em) as orientações das etapas anteriores. Nessa fase haverá possivelmente maiores segurança e cumplicidade com o profissional e, então, orientações sobre a inserção de alimentos anteriormente não habituais de importância nutricional (como frutas, verduras, legumes e leguminosas) podem ser aceitas com maior facilidade[14,97]. É importante salientar que essa introdução deve ser realizada de forma gradual e acordada com o paciente para que seja uma meta possível de ser cumprida. A pirâmide alimentar pode ser utilizada para demonstrar os grupos de alimentos, esclarecendo os conceitos de variedade, moderação e proporcionalidade da alimentação. O Quadro 15.13 demonstra o número diário de porções por grupo alimentar recomendado para cada faixa etária.

Quadro 15.13. Número diário de porções recomendado para cada grupo da pirâmide alimentar, de acordo com a faixa etária

Nível pirâmide	Grupo alimentar	Idade 6 a 11 meses	Idade 1 a 3 anos	Idade pré-escolar e escolar	Idade adolescente e adultos
1	Cereais, pães, tubérculos e raízes	3	5	5	5 a 9
2	Verduras e legumes	3	3	3	4 a 5
	Frutas	3	4	3	4 a 5
3	Leites, queijos e iogurtes	3	3	3	3
4	Carnes e ovos	2	2	2	1 a 2
	Feijões	1	1	1	1
	Óleos e gorduras	2	2	1	1 a 2
	Açúcar e doces	0	1	1	1 a 2

Fonte: SBP[14].

Etapa 5: Manutenção

Nessa fase, o próprio paciente ou sua família utiliza as informações e os aprendizados adquiridos nas fases anteriores para se adaptar às diversas situações (festas, viagens, cotidiano), controlando os excessos e realizando substituições, buscando atingir a alimentação equilibrada[14].

A avaliação do sucesso do tratamento nutricional em pacientes com excesso de peso inclui não apenas a redução de peso ou o ajuste do IMC, mas também a redução das

270 PARTE V · Nutrição em Pediatria

morbidades associadas, modificações no estilo de vida e possivelmente redução dos danos futuros, como o aparecimento de doença crônicas.

Uso de adoçantes, alimentos *diet* e *light*

A substituição do açúcar pelo adoçante é recomendada apenas em situações como no diabetes melito e na intolerância à glicose que persiste mesmo após as alterações dietéticas, não sendo indicada nas alterações mais simples do metabolismo glicídico, como resistência insulínica ou glicemia de jejum alterada. Nesses casos recomenda-se ajustar a proporção de carboidratos em relação ao valor energético total da dieta[14], corrigindo os erros alimentares.

A utilização dessas substâncias no tratamento da obesidade infantil não deve ser recomendada, uma vez que não são conhecidos seus efeitos a longo prazo no crescimento e desenvolvimento de crianças e adolescentes[14,97].

Da mesma forma, os alimentos *diet* (aqueles com total ausência de um nutriente, como, por exemplo, gordura e carboidrato, para 100g de produto) também não estariam indicados para o manejo da obesidade infantil, pois contêm adoçantes em substituição ao açúcar e não contribuem para a mudança do hábito alimentar, podendo, ainda, não apresentar impacto na diminuição da ingestão total de calorias[14].

Já o alimento *light* é aquele que contém menos de 25% de algum nutriente: gordura, proteína, carboidrato ou sódio. Embora esse tipo de alimento seja frequentemente comercializado a um custo mais elevado, pode ser utilizado como coadjuvante no manejo dietético, sobretudo aquele com redução do conteúdo de gordura[14].

REFERÊNCIAS BIBLIOGRÁFICAS

1. Francischi RPP, Pereira LO, Freitas CS et al. Obesidade: atualização sobre sua etiologia, morbidade e tratamento. Rev Nutr 2000; 13:17-28.
2. World Health Organization. Expert Committee on Physical Status: the use and interpretation of anthropometry. Geneva: World Health Organization; 1995.
3. James PT. Obesity: the worldwide epidemic. Clin Dermatol 2004; 22:276-80.
4. Flegal KM, Tabak CJ, Ogden CL. Overweight in children: definitions and interpretation. Health Educ Res 2006; 21:755-60.
5. Must A, Hollander SA, Economos CD. Childhood obesity: a growing public health concern. Expert Rev Endocrinol. Metab 2006; 1:233-54.
6. Oliveira CL, Fisberg M. Obesidade na infância e adolescência – uma verdadeira epidemia. Arq Bras Endocrinol Metab 2003; 47:107-8.
7. Wang Y, Monteiro C, Popkin BM. Trends of obesity and underweight in older children and adolescents in the United States, Brazil, China, and Russia. Am J Clin Nutr. 2002; 75:971-7.
8. Chinn S, Rona RJ. Prevalence and trends in overweight and obesity in three cross sectional studies of British children, 1974-94. BMJ 2001; 322:24-6.
9. Veiga GV, Cunha AS, Sichieri R. Trends in overweight among adolescents living in poorest and richest regions of Brazil. Am J Public Health 2004; 94:1.544-8.
10. Costa RF, Cintra IP, Fisberg M. Prevalência de sobrepeso e obesidade em escolares da cidade de Santos, SP. Arq Bras Endocrinol Metab 2006; 50:60-7.
11. Suñé FR, Dias-da-Costa JS, Olinto MTA, Pattussi MP. Prevalência e fatores associados para sobrepeso e obesidade em escolares de uma cidade no Sul do Brasil. Cad Saúde Pública 2007; 23:1.361-71.
12. Campos LA, Leite AJM, Almeida PC. Prevalência de sobrepeso e obesidade em adolescentes escolares do município de Fortaleza, Brasil. Rev Bras Saúde Matern Infant 2007; 7:183-90.

13. Pinto ICS. Excesso de peso e alguns fatores associados em escolares do Recife-PE, 2007 [dissertação]. Recife: Departamento de Nutrição, Universidade Federal de Pernambuco; 2009.
14. Sociedade Brasileira de Pediatria (SBP). Departamento de Nutrologia. Obesidade na infância e adolescência – Manual de Orientação. São Paulo, 2008: 116.
15. Negrão AB, Licinio J. Leptina: o diálogo entre adipócitos e neurônios. Arq Bras Endocrinol Metab. 2000; 44:205-214.
16. Halpern ZSC, Rodrigues MB, Costa RF. Determinantes fisiológicos do controle do peso e apetite. Rev Psiquiatr Clin 2004; 31:150-3.
17. Mancini MC, Halpern A. Aspectos fisiológicos do balanço energético. Arq Bras Endocrinol Metab 2002; 46:230-48.
18. Speiser PW, Rudolf MCJ, Anhalt H, Camacho-Hubner C, Chiarelli F, Eliakim A. Consensus Statement: childhood obesity. J Clin Endocrinol Metab 2005; 90:1.871-87.
19. Godoy-Matos AF, Guedes EP, Souza LL, Martins MF. Management of obesity in adolescents: state of art. Arq Bras Endocrinol Metab 2009; 53:252-61.
20. Mello ED, Luft VC, Meyer F. Obesidade infantil: como podemos ser eficazes? J Pediatr (Rio J). 2004; 80:173-82.
21. Singhal V, Schwenk WF, Kumar S. Evaluation and management of childhood and adolescent obesity. Mayo Clin Proc 2007; 82:1.258-64.
22. Balaban G, Silva GAP. Efeito protetor do aleitamento materno contra a obesidade infantil. J Pediatr (Rio J) 2004; 80:7-16.
23. Lippo BRS. Fatores associados ao sobrepeso em adolescentes. [dissertação]. Recife: Departamento de Nutrição, Universidade Federal de Pernambuco; 2008.
24. Toral N, Slater B, Silva MV. Consumo alimentar e excesso de peso de adolescentes de Piracicaba, São Paulo. Rev Nutr 2007; 20:449-59.
25. Lopez FA, Escrivão MAMS, Oliveira FLC et al. Obesidade exógena na infância e adolescência. J Pediatr (Rio J) 2000; 76:S305-10.
26. Armstrong J, Reilly JJ. Breastfeeding and lowering the risk of childhood obesity. Lancet 2002; 359 (9322):2.003-4.
27. Gillman MW, Rifas-Shiman SL, Camargo CA et al. Risk of overweight among adolescents who were breastfed as infants. JAMA 2001; 285:2.461-7.
28. Bini V, Celi F, Berioli MG et al. Body mass index in children and adolescents according to age and pubertal stage. Eur J Clin Nutr 2000; 54:214-8.
29. Maffeis C, Talamini G, Tato L. Influence of diet, physical activity and parents' obesity on children's adiposity: a four-year longitudinal study. Int J Obes Relat Metab Disord 1998; 22:758-64.
30. Ramos AMPP, Barros Filho AA. Prevalência de obesidade em adolescentes de Bragança Paulista e sua relação com a obesidade dos pais. Arq Bras Endocrinol Metab 2003; 45:663-8.
31. Moraes SA, Rosas J B, Mondini L et al. Prevalência de sobrepeso e obesidade e fatores associados em escolares de area urbana de Chilpancingo, Guerrero, México, 2004. Cad Saúde Pública 2006; 22: 1.289-301.
32. Gordon-Larsen P, Adair LS, Popkin B M. Ethnic differences in physical activity and inactivity patterns and overweight status. Obesity 2002; 10:141-9.
33. Crespo CJ, Smit E, Troiano RP, et al. Television watching, energy intake, and obesity in US children. Arch Pediatr Adolesc Med 2001; 115:360-5.
34. Eisenmann JC, Bartee RT, Wang MQ. Physical activity, TV viewing, and weight in U.S. youth: 1999 Youth risk behavior survey. Obes Res 2002; 10:379-85.
35. American Academy of Pediatrics. Children, Adolescents, and Television. Pediatrics 2001; 107: 423-6.
36. Monteiro P, Victora C, Barros F. Fatores de risco sociais, familiares e comportamentais para obesidade em adolescents. Rev Panam Salud Publica 2004; 6:250-8.
37. Silva KS, Nahas MV, Hoefelmann LP et al. Associações entre atividade física, índice de massa corporal e comportamentos sedentários em adolescentes. Rev Bras Epidemiol 2008; 11:159-68.
38. World Health Organization (WHO). Diet, nutrition and the prevention of chronic diseases. Genebra: WHO, 2003.

39. Sichieri R. Avaliação do consumo alimentar e do consumo de energia. In: Sichieri R. Epidemiologia da Obesidade. Rio de Janeiro: Eduerj, 1998; 65-68.
40. Farias Júnior G, Osório MM. Padrão alimentar de crianças menores de cinco anos. Rev Nutr 2005; 18:793-802.
41. Bull NL. Study of the dietary habits, foods consumption and nutrients intakes of adolescents and young adults. World Review of Nutrition and Dietetics, Basel, 1988; 57:24-74.
42. Tojo R, Leis R, Queiro T. Nutrición en el adolescente. Factores de riesgo biopsicosociales. An Esp Pediatr 1991; 35:S74-83.
43. Andersen LF, Nes M, Sandstad B, Bjorneboe G-E, Drevon CA. Dietary intake among Norwegian adolescents. Eur J Clin Nutr 1995; 49:555-64.
44. Currie A, Cappuccio FP. Sleep in children and adolescents: A worring scenario can we understand the sleep deprivation-obesity epidemic? Nutr Metab Cardiovasc Dis 2007; 17:230-2.
45. Chaput JP, Brunet M, Tremblay A. Relationship between short sleeping hours and childhood overweight/obesity: results from the 'Québec en Forme' Project. Int J Obes 2006; 30:1.080-5.
46. Barbosa KBF, Franceschini SCC, Priore SE. Influência dos estágios de maturação sexual no estado nutricional, antropometria e composição corporal de adolescentes. Rev Bras Saúde Matern Infant 2006; 6:375-82.
47. Adair LS, Gordon-Larsen P. Maturation timing and overweight prevalente in US adolescent girls. Am J Plubic Health 2001; 91:642-4.
48. Adami F, Vasconcelos FAG. Obesidade e maturação sexual precoce em escolares de Florianópolis – SC. Rev Bras Epidemiol 2008; 11:549-60.
49. Giugliano R, Melo ALP. Diagnóstico de sobrepeso e obesidade em escolares: utilização do índice de massa corporal segundo padrão internacional. J Pediatr (Rio J) 2004; 80:129-34.
50. Cole TJ, Bellizzi MC, Flegal KM, Dietz WH. Establishing a standard definition for child overweight and obesity worldwide: international survey. BMJ 2000; 320:1.240-2.
51. Monteiro POA, Victora CG, Barros FC et al. Diagnóstico de sobrepeso em adolescentes: estudo de desempenho de diferentes critérios para o Índice de Massa Corporal. Rev Saúde Pública 2000; 34: 506-13.
52. Must A, Dallal GE, Dietz WH. Reference data for obesity: 85th and 95th percentiles of body mass index (wt/ht2) and triceps skinfold thickness. Am J Clin Nutr 1991; 53:839-46.
53. Veiga GV, Sichieri R. Avaliação Nutricional de Adolescentes. In: Kag G, Sichieri R, Gigante DP. Epidemiologia Nutricional. Rio de Janeiro: Fioruz/Atheneu, 2007; 79-92.
54. Brasil. Ministério da Saúde. Vigilância Alimentar e Nutricional (SISVAN): Orientações para coleta e análise de dados antropométricos em serviços de saúde. Brasília: Secretaria de Atenção à Saúde, 2008.
55. Brasil. Ministério da Saúde. Vigilância Alimentar e Nutricional (SISVAN): Orientações para coleta e análise de dados antropométricos em serviços de saúde. Brasília: Secretaria de Atenção à Saúde, 2009.
56. World Health Organization. WHO Child Growth Standards: Length/height-for-age, weight-forage, weight-for-length, weight-for-height and body mass index-for-age. Methods and development. WHO (nonserial publication). Geneva, Switzerland: WHO, 2006.
57. World Health Organization. de Onis M, Onyango AW, Borghi E, Siyam A, Nishida C, Siekmann J. Development of a WHO growth reference for school-aged children and adolescents. Bulletin of the World Health Organization 2007; 85:660-7.
58. Li C, Ford ES, Mokdad AH, Cook S. Recent Trends in Waist Circumference and Waist-Height Ratio Among US Children and Adolescents. Pediatrics 2006; 118:1.390-8.
59. Almeida CAN, Pinho AP, Ricco RG, Elias CP. Abdominal circumference as an indicator of clinical and laboratory parameters associated with obesity in children and adolescents: comparison between two reference tables. J Pediatr 2007; 83:181-5.
60. Taylor RW, Jones IE, Williams SM, Goulding A. Evaluation of waist circumference, waist-to-hip ratio, and the conicity index as screening tools for high trunk fat mass, as measured by dual-energy X-ray absorptiometry, in children 3-19y. Am J Clin Nutr 2000; 72:490-5.

61. Freedman DS, Serdula MK, Srinivasan SR, Berenson GS. Relation of circumference and skinfold thicknesses to lipid and insulin concentration in children and adolescents: the Bogalusa Heart Study. Am J Clin Nutr 1999; 69:308-17.
62. Zimmet P, Alberti G, Kaufman F et al. The metabolic syndrome in children and adolescents: the IDF consensus. Diabetes Voice 2007; 52:29-32.
63. Garnett SP, Baur LA, Cowell CT. Waist-to-height ratio: a simple option for determining excess central adiposity in young people. Int J Obes Relat Metab Disord 2008; 32:1.028-30.
64. McCarthy HD, Ashwell M. A study of central fatness using waist-to-height ratios in UK children and adolescents over two decades supports the simple message – 'Keep your wais circumference to less than half your height'. Int J Obes 2006; 30:988-92.
65. Kahn HS, Imperatore G, Cheng YJA. Population-based comparison of BMI percentiles and waist-to-height ratio for identifying cardiovascular risk in youth. J Pediatr 2005; 146:482-8.
66. Duquia RP, Dumith SC, Reichert FF, Madruga SW, Duro LN, Menezes AMB et al. Epidemiologia das pregas cutâneas triciptal e subescapular elevadas em adolescentes. Cad Saúde Pública 2008; 24: 113-21.
67. Wells JC, Victora CG. Indices of whole-body and central adiposity for evaluating the metabolic load of obesity. Int J Obes 2005; 29:483-9.
68. Chiara V, Sichieri R, Martins PD. Sensibilidade e especificidade de classificação de sobrepeso em adolescentes. Rev Saúde Pública 2003; 37:226-31.
69. Frisancho AR. Anthropometric Standards for the assessment of growth and nutrional sattus. Ann Arbor, Mich: University of Michigen Press, 1990.
70. Slaughter MH, Lohman TG, Boileau RA. Skinfold equations for estimation of body fatness in children and youth. Human Biol 1988; 60:709-23.
71. Must A. Morbidity and mortality associated with elevated body weight in children and adolescents. Am J Clin Nutr 1996; S63:445-7.
72. Dietz WH. Health consequences of obesity in youth: childhood predictors of adult disease. Pediatrics. 1998; 101:518-25.
73. Brandão AP, Brandão AA, Berenson GS, Fuster V. Síndrome metabólica em crianças e adolescentes. Arq Bras Cardiol 2005; 85:79-81.
74. Brotons C, Ribera A, Perich RM, et al. Worldwide distribution of blood lipids and lipoproteins in childhood and adolescence: a review study. Atherosclerosis 1998; 139:1-9.
75. Pellanda LC, Echenique L, Barcellos LMA, Maccari J, Borges FK, Zen BL. Ischemic heart disease: prevention should begin in childhood. J Pediatr 2002; 78:91-6.
76. Carvalho DF, Paiva AA, Melo ASO et al. Perfil lipídico e estado nutricional de adolescentes. Rev Bras Epidemiol. 2007; 10:491-8.
77. Grillo LP, Crispim SP Siebert NA; Andrade ATW; Rossi A; Campos IC. Perfil lipídico e obesidade em escolares de baixa renda. Rev Bras Epidemiol 2005; 8:75-81.
78. Sociedade Brasileira de Cardiologia. Departamento de Aterosclerose et al. I Diretriz de Prevenção da Aterosclerose na Infância e na Adolescência. Arq Bras Cardiol 2005; S85:3-36.
79. Hanevold C, Waller J, Daniels S, Portman R, Sorof J. The effects of obesity, gender, and ethnic group on left ventricular hypertrophy and geometry in hypertensive children: a collaborative study of the International Pediatric Hypertension Association. Pediatrics 2004; 113:328-33.
80. Guimarães ICB, Almeida AM, Santos AS, Barbosa DBV, Guimarães AC. Pressão arterial: efeito do índice de massa corporal e da circunferência abdominal em adolescentes. Arq Bras Cardiol 2008; 90: 426-32.
81. Gabbay M, Cesarini PR, Dib SA. Diabetes melito do tipo 2 na infância e adolescência: revisão da literatura. J Pediatr (Rio J) 2003; 79:201-8.
82. Tfayli H, Arslanian1 S. Pathophysiology of type 2 diabetes mellitusin youth: the evolving chameleon. Arq Bras Endocrinol Metab. 2009; 53:165-74.
83. American Diabetes Association. Type 2 diabetes in children and adolescents. Diabetes Care. 2000; 23:381-9.
84. Vitolo MR. Campagnolo PDB. Repercussões da obesidade. In: Vitolo MR. Nutrição da gestação ao envelhecimento. Rio de Janeiro: Editora Rubio, 2008: 347-53.

85. Sociedade Brasileira de Diabetes (SBD). Tratamento e acompanhamento do diabetes mellitus. Diretrizes da Sociedade Brasileira de Diabetes. 2007.
86. Chen W, Berenson GS. Metabolic syndrome: definition and prevalence in children. J Pediatr (Rio J) 2007; 83:1-3.
87. Faria ER, Ranceschini SCC, Peluzio MCG, Priore SE. Síndrome Metabólica em adolescentes: uma atualização. Nutrire Rev Soc Bras Alim Nutr 2009; 34:179-94.
88. Sociedade Brasileira de Hipertensao et al. I Diretriz Brasileira de Diagnóstico e Tratamento da Síndrome Metabólica. Arq Bras Cardiol 2005; 84:S3-28.
89. Faria EV. Características nutricionais e fatores associados com sobrepeso e obesidade em adolescentes atendidos em ambulatório da Faculdade de Ciências Médicas de Minas Gerais em Belo Horizonte. [dissertação]. Belo Horizonte: Universidade Federal de Minas Gerais; 2007.
90. Saraiva TLF. Estado nutricional de ferro, vitamina A e zinco em adolescentes obesos ou com sobrepeso atendidos no ambulatório do Instituto Materno Infantil de Pernambuco, 2004 [dissertação]. Recife: Departamento de Nutrição, Universidade Federal de Pernambuco; 2004.
91. Pinhas-Hamiel O, Newfield RS, Koren I, Agmon A, Lilos P, Phillip M. Greater prevalence of iron deficiency in overweight and obese children and adolescents. Int J Obes Relat Metab Disord 2003; 27:416-8.
92. Sichieri R, Souza RA. Estratégias para prevenção da obesidade em crianças e adolescentes. Cad Saúde Pública, 2008; 24:S209-34.
93. Barlow SE, Expert Committee. Expert Committee Recommendations Regarding the Prevention, Assessment, and Treatment of Child and Adolescent Overweight and Obesity: Summary Report. Pediatrics 2007; 120:164-92.
94. Spear BA, Barlow SE, Erwin C et al. Recommendations for Treatmet of Child and Adolescent Overweight and Obesity. Pediatrics 2007; 120:254-88.
95. Rao G. Childhood Obesity: Highlights of AMA Expert Committee Recommendations. Am Fam Physician 2008; 78:57-63.
96. Institute of Medicine. Food and Nutrition Board. Dietary Reference Intakes for Energy, Carbohydrate, Fiber, Fat, Fatty Acids, Cholesterol, Protein, and Amino Acids. National Academy of Sciences. 2005.
97. Vitolo MR. Intervenção nutricional. In: Vitolo MR. Nutrição da gestação ao envelhecimento. Rio de Janeiro:Rubio, 2008: 357-367.
98. Brasil. Ministério da Saúde. Secretaria de Atenção à Saúde. Departamento de Atenção Básica. Obesidade/Brasília: Ministério da Saúde, 2006: 108.

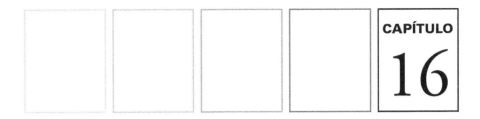

Desnutrição

Alyne Cristine Souza da Silva

Diversos problemas relacionados à nutrição fazem parte do cenário epidemiológico de países em desenvolvimento[1,2]. Embora tenha reduzido nos últimos anos, a desnutrição infantil ainda permanece como uma das principais causas do déficit de crescimento e desenvolvimento da criança, além de estar associada a maior risco de doenças infecciosas e consequente mortalidade[3-9].

Por outro lado, tem-se observado um aumento simultâneo da obesidade e de doenças crônicas-não transmissíveis. Estas mudanças refletem os extremos da má nutrição que ocorrem em uma determinada população ao longo do tempo. Tal fenômeno é denominado transição nutricional[12-14].

A falta do alimento tem sido classicamente associada à ocorrência de desnutrição; no entanto, sabe-se que grande parte da ocorrência deste agravo está relacionada também a outros fatores que devem ser considerados para a promoção de uma boa nutrição, dentre os quais podem ser citadas as condições de vida e saúde das famílias[15].

Diversos países têm investido numa grande variedade de programas com a finalidade de melhorar o estado nutricional da população. No entanto, grande parte dos programas tem tido um limitado impacto na diminuição de prevalências de desnutrição crônica infantil[20].

No Brasil, o percentual de óbitos por desnutrição grave em nível hospitalar mantém-se em torno de 20%, muito acima dos valores recomendados pela OMS (inferiores a 5%)[21].

276 PARTE V · Nutrição em Pediatria

Esses altos índices de letalidade decorrem principalmente de práticas inapropriadas no diagnóstico e na conduta ante crianças desnutridas[22]. Dessa forma, a sistematização do cuidado clínico-nutricional, bem como a capacitação de todos os profissionais de saúde envolvidos no tratamento hospitalar dessas crianças, mostrou-se indispensável para a redução desses índices[21].

Foi pensando dessa forma que a Organização Mundial da Saúde (OMS) recomendou a vários especialistas do mundo que desenvolvessem um protocolo para padronizar os cuidados do paciente desnutrido grave, respeitando a sua condição fisiopatológica, a fim de reduzir as taxas de mortalidade hospitalar[21].

ETIOLOGIA DA DESNUTRIÇÃO

Diversos fatores concorrem para o surgimento da desnutrição e, na maior parte dos casos, não por falta de alimento. Existem várias outras dimensões necessárias à promoção de uma boa nutrição[15], o que a torna uma entidade clínica de origem multifatorial com raízes na pobreza[21]. Dentre eles podemos citar os de origem biológica (baixo peso ao nascer, prematuridade) e os de origem ambiental, como disponibilidade inadequada dos alimentos, falta de saneamento básico, baixa escolaridade, além das infecções que podem causar anorexia e, consequentemente, redução do peso[26].

A história natural da desnutrição tem origem na maioria das vezes ainda no período embrionário, em que a má nutrição da mãe define o destino do bebê. Privações nutricionais durante a gestação podem acarretar retardo do crescimento intrauterino (RCIU) e consequente baixo peso ao nascer, favorecendo a mortalidade neonatal e um maior risco de desenvolver doenças crônicas na vida adulta[2]. O baixo peso ao nascer apresenta associação com o déficit estatural[23] e atua dificultando o estabelecimento da alimentação, além de favorecer complicações clínicas da criança e maior risco de doenças infecciosas[24,25].

Estudo realizado no Nordeste brasileiro confirma a multicausalidade descrita na literatura e enfatiza a influência da qualidade do ambiente sobre a saúde e o estado nutricional infantil. Assim, para a prevenção de alterações nutricionais na infância devem ser observadas as condições sociais, econômicas e demográficas da mãe e da criança, como também os cuidados com a saúde e o risco de morbidades[27].

Fatores maternos relacionados à afetividade também têm enorme influência no crescimento e desenvolvimento da criança. Sabe-se que privações sofridas durante a infância materna perpetuam-se durante a vida adulta e refletem-se nos cuidados dispensados aos seus filhos, formando um ciclo vicioso. Consequentemente, os cuidados e investimentos dispensados à nutrição da criança ficam prejudicados[28]. Além disso, as práticas alimentares inadequadas, como a utilização de fórmulas lácteas diluídas, podem contribuir sobremaneira para o déficit nutricional[2].

FISIOPATOLOGIA DA DESNUTRIÇÃO

As alterações fisiológicas observadas em pacientes desnutridos confirmam a premissa de que a homeostase é a base da sobrevivência de todos os seres vivos. Observa-se uma adaptação em todos os compartimentos do corpo, onde o metabolismo basal pode estar reduzido em até 70% dos valores normais[29]. O Quadro 16.1 resume as principais alterações encontradas.

Quadro 16.1. Principais alterações encontradas em crianças desnutridas e suas consequências funcionais

Órgão/sistema	Alteração	Consequência funcional
Tubo digestivo	Achatamento e atrofia das vilosidades intestinais	Diminuição de todas as enzimas digestivas
Fígado	Esteatose Lesão dos hepatócitos Alteração grave de todas as funções hepáticas Redução da síntese de proteínas e da gliconeogênese	Hipoproteinemia Edema Hipoglicemia
Músculos	Redução/perda de massa muscular esquelética e lisa	Magreza acentuada Movimentos débeis de membros e tronco Alterações miocárdicas
Sistema imunológico	Atrofia de timo, amígdalas e linfonodos Imunidade deprimida	Infecções subclínicas Septicemia
Metabolismo	Metabolismo basal e bomba de sódio-potássio alterados	Hipoglicemia Hipotermia/ hipertermia Distúrbios eletrolíticos
Sistema circulatório	Função renal alterada Débito cardíaco e volume circulatório reduzidos	Risco de morte por sobrecarga cardíaca
Sistema hormonal	Níveis de insulina e de fator 1 de crescimento reduzidos Hormônio do crescimento e cortisol aumentados	Intolerância à lactose e à insulina
Rim	Redução da filtração glomerular e da excreção de sódio e fosfato	Risco de morte por administração de sódio Infecções urinárias comuns

Fonte: Monte[2].

QUADRO CLÍNICO

Alguns fatores estão intimamente relacionados com o aumento da mortalidade em crianças gravemente desnutridas. Dentre eles podemos citar a presença de edema, distúrbios hidroeletrolíticos, deficiência de micronutrientes, disfunção hepática, infecção associada, além da não utilização de um protocolo de atendimento[22].

278 PARTE V · Nutrição em Pediatria

A desnutrição grave apresenta-se em duas formas distintas (Quadro 16.2); no entanto é comum encontrarmos pacientes com a forma mista.

Quadro 16.2. Formas clínicas da desnutrição infantil

Desnutrição edematosa	Emagrecimento grave
Retardo do crescimento	Perda de massa muscular
Perda de gordura subcutânea e muscular	Extremidades muito delgadas
Edema depressível (membros inferiores)	Abdômen proeminente
Hepatomegalia	Fácies senil
Esteatose hepática	Retardo no crescimento
Alterações mentais e de humor	Pregas frouxas (sinal da calça frouxa)
Lesões de pele	Panículo adiposo ausente ou escasso

A hipoalbuminemia foi considerada durante muitos anos como a única responsável pelo edema nutricional, considerado um importante marcador de gravidade. Na década de 80[30], sugeriram que o estresse oxidativo, decorrente da produção deficiente de defesas antioxidantes, promoveria uma lesão celular que acometeria vários órgãos[30]. O estresse oxidativo afeta, particularmente, os ácidos graxos poli-insaturados das membranas, principalmente o endotélio vascular, pelo fenômeno da peroxidação lipídica, promovendo o extravasamento de líquido para o espaço intersticial[29]. Diante disso, novas perspectivas de tratamento surgiram, principalmente enfatizando a importância da suplementação de micronutrientes[22].

DIAGNÓSTICO NUTRICIONAL

Alguns aspectos merecem destaque na identificação dos antecedentes nutricionais da criança. Dentre eles os aspectos psicossociais e dietéticos são a base para um diagnóstico. No Quadro 16.3 encontra-se um resumo dos principais aspectos que devem ser considerados durante a investigação nutricional. Especialmente na ocasião da abordagem à mãe ou responsável, deve-se evitar uma postura imperativa e onipotente, a fim de não causar constrangimento em responder as perguntas.

Quadro 16.3. Principais aspectos que devem ser considerados na investigação nutricional

Aspectos clínicos	Aspectos dietéticos	Aspectos psicossociais
Peso e estatura ao nascer	História da amamentação	Presença de irmãos menores de 5 anos

(Continua)

Quadro 16.3. Principais aspectos que devem ser considerados na investigação nutricional (*continuação*)

Aspectos clínicos	Aspectos dietéticos	Aspectos psicossociais
Marcos do desenvolvimento	Início de alimentação complementar	História de desnutrição em irmãos menores de 5 anos
Doenças e internações anteriores	Estocagem e administração de alimentos	Condição de moradia
Alterações gastrointestinais	Dieta habitual	Condições de emprego/trabalho
Histórico de alergia	Preferências alimentares	Renda familiar
	Modificação recente do hábito alimentar	Comportamento de risco da família (tabagismo, alcoolismo, uso de drogas)

Adaptado do protocolo da OMS[21].

TRATAMENTO

A classificação do estado nutricional deve ser realizada tão logo o paciente seja admitido, considerando os novos padrões da OMS, de acordo com o exposto no Capítulo 13 – Avaliação Nutricional. A presença de edema bilateral nos membros inferiores e/ou o indicador peso/altura < –3 DP são considerados pela OMS critérios de inclusão no Protocolo de Desnutrição Grave.

Uma equipe de saúde bem treinada e integrada nas ações correspondentes aos 10 passos para tratamento do desnutrido grave em nível hospitalar pode ser o diferencial para atingir os objetivos preconizados pela OMS. O Quadro 16.4 resume as etapas do tratamento proposto no Manual de Atendimento da Criança com Desnutrição Grave em Nível Hospitalar[21,31].

No desnutrido grave, a compreensão da fisiopatologia é fundamental para o planejamento do manejo dietético. Devem-se respeitar as condições clínicas do paciente visando primeiro à estabilização metabólica e em seguida à recuperação nutricional. Dessa forma, complicações como insuficiência cardíaca congestiva e síndrome de realimentação podem ser evitadas[23].

O profissional de saúde deve ter em mente que o hospital, ambiente muitas vezes inóspito, pode sim ser o local não só para recuperação nutricional, mas também para reabilitação psicomotora e emocional.

280 PARTE V · Nutrição em Pediatria

Quadro 16.4. Etapas do tratamento da desnutrição grave em nível hospitalar

Ações	Tratamento inicial		Reabilitação	Acompanhamento
	Dias 1-2	Dias 3-7	Semanas 2-6	Semanas 7-26
Hipoglicemia				
Hipotermia				
Desidratação				
Corrigir desequilíbrio eletrolítico				
Tratar infecção				
Corrigir deficiência de micronutrientes	sem ferro		com ferro	
Iniciar a alimentação				
Aumentar a alimentação para recuperar o peso perdido (crescimento rápido)		transição		
Estimular o desenvolvimento emocional e sensorial				
Preparar para a alta				

Fonte: OPAS[32].

TERAPIA NUTRICIONAL

Objetivos

- Promover a estabilização metabólica
- Evitar o catabolismo proteico
- Iniciar a recuperação nutricional

A intervenção nutricional deve ser realizada em duas fases: a primeira, chamada fase de estabilização, tem por objetivo corrigir os distúrbios hidroeletrolíticos, evitar a hipoglicemia e fornecer a cota mínima necessária para evitar o catabolismo e promover a estabilização do paciente. A segunda, chamada fase de recuperação, objetiva recuperar os tecidos perdidos mediante a administração de uma cota calórica e proteica elevada.

A fase de estabilização inicia-se no primeiro dia do internamento, e já nessa ocasião deve ser administrado o preparado alimentar inicial que contém as características necessárias para atender às necessidades do paciente nessa fase. Pode durar de 1 a 7 dias, dependendo da evolução da criança. O Quadro 16.5 contém as características da dieta conforme a fase do tratamento, e o Quadro 16.6, os constituintes de cada preparado.

Quadro 16.5. Composição da dieta por 100 mL de solução, de acordo com a fase do tratamento

Constituinte	Estabilização (F-75)	Recuperação (F-100)
Energia	75kcal	100kcal
Proteína	0,9g	2,9g
Lactose	1,3g	4,2g
Potássio	3,6mmol	5,9mmol
Sódio	0,6mmol	1,9mmol
Magnésio	0,43mmol	0,73mmol
Zinco	2mg	2,3mg
Cobre	0,25mg	0,25mg
Constituinte % de energia	**Estabilização (F-75)**	**Recuperação (F-100)**
Proteína	5%	12%
Gordura	32%	53%
Osmolaridade	280mOsm/litro	419mOsm/litro

Quadro 16.6. Constituintes dos preparados alimentares para desnutrido grave

Constituintes	Preparado fase inicial (F75)	Preparado fase da recuperação (F100)
Leite em pó integral	35g	110g
Açúcar	100g	50g
Óleo vegetal	20mL	30mL
Solução eletrólitos/minerais	20mL	20mL
Complete com água para	1.000mL	1.000mL

Fonte: OPAS[32].

Em condições favoráveis, a via oral será sempre a preferencial. Nos casos em que o paciente não atinja as necessidades basais, apresente algum distúrbio de deglutição ou esteja inconsciente ou comatoso, deve-se administrar a dieta por via nasogástrica. O registro preciso da quantidade ingerida, assim como da quantidade oferecida, permite identificar uma ingestão deficiente e programar a intervenção adequada[21].

Nessa fase, a oferta líquida total não deve ultrapassar o volume de 120 a 140mL/kg de peso/dia, incluindo o volume das preparações e do soro (oral e venoso) administrados. Se há edema, usar o menor valor, e se houver perdas por vômitos e/ou diarreia, repor com o soro de reidratação oral específico para o malnutrido (Resomal) conforme preconizado pela OMS.

Eventualmente, fracionar a dieta em intervalos frequentes e oferecer em pequenos volumes pode facilitar a ingestão programada, garantindo assim a cota mínima para essa fase, que é de 80kcal/kg/dia. Valores inferiores podem manter o paciente em catabolismo e piorar seu estado nutricional[21].

Caso a criança seja alimentada por via nasogástrica, deve-se permanecer até que ela aceite, por via oral, três quartos do total da dieta das 24 horas ou que aceite o volume

282 PARTE V · Nutrição em Pediatria

total da preparação, em duas refeições consecutivas. Após a retirada da sonda, o volume ingerido deve ser rigorosamente monitorado nas primeiras 48 horas[21].

Concluída a fase de estabilização, deve-se realizar a transição para a fase de recuperação. Nessa ocasião, a criança deve estar apta para receber uma cota calórica (150 a 220kcal/kg/dia) e proteica (4 a 6g ptn/kg/dia) alta a fim de recuperar os tecidos perdidos. O retorno do apetite é um indicador importante de que a criança está preparada. É imprescindível realizar uma transição lenta e gradual entre os preparados alimentares da fase de estabilização e de recuperação, a fim de evitar a ocorrência de sobrecarga cardíaca e até de consequente insuficiência cardíaca, que pode levar a criança à morte. O aumento súbito do conteúdo nutricional da alimentação também pode favorecer a presença de diarreia osmótica e levar a uma impressão errônea de intolerância à lactose[21].

A transição deve ser realizada, substituindo o preparado alimentar inicial (F-75) pelo preparado de crescimento rápido (F-100) nos mesmos volume e frequência calculados para a fase de estabilização e mantidos por 48 horas. Nesse período é importante observar eventuais alterações nas frequências cardíaca e respiratória. A partir daí devem ser aumentados 10mL da fórmula em cada horário de refeição até que a criança deixe sobras. O volume agora passa a ser o volume máximo tolerado pela criança[21].

CORREÇÃO DA DEFICIÊNCIA DE MICRONUTRIENTES

A carência de micronutrientes durante a infância pode contribuir para acarretar déficit no desenvolvimento dos sistemas fisiológicos, em especial do sistema nervoso, retardo no crescimento e imunodeficiência. Quando associada à desnutrição energético-proteica, a multideficiência de minerais pode afetar marcantemente a eficácia de intervenções terapêuticas[21]. O zinco, o cobre e o magnésio parecem ter grande influência sobre o sistema imunológico, mesmo em deficiências moderadas. Na desnutrição grave, esses micronutrientes encontram-se acentuadamente reduzidos, o que pode levar a diversas disfunções imunológicas, possibilitando, assim, o aumento na suscetibilidade a infecções[33].

Níveis adequados de micronutrientes têm importância não apenas no processo de recuperação nutricional, mas também no mais rápido retorno da competência imunológica e no combate ao estresse oxidativo. Por isso, a correção dos déficits deve ser realizada tão logo seja iniciado o tratamento nutricional, com exceção do ferro, que deve ser reposto apenas na fase de recuperação, quando a criança começa a ter apetite e a ganhar peso, o que se deve ao fato de esse micronutriente promover a liberação de substâncias pró-oxidantes que podem determinar piora na situação de estresse oxidativo com maior lesão tecidual, aumentando assim o quadro infeccioso[29].

A reposição pode ser feita através da adição da solução de eletrólitos tanto nos preparados alimentares quanto na solução de reidratação oral específica para o malnutrido, o Resomal (ver composição no Quadro 16.7), o qual foi elaborado especialmente para oferecer uma menor concentração de sódio e maior de potássio, uma vez que o desnutrido grave apresenta altos níveis de sódio corporal e baixos níveis de potássio em decorrência da falência da bomba de sódio e potássio. No Quadro 16.8 encontram-se os principais micronutrientes com as respectivas dosagens a serem suplementadas.

A suplementação vitamínica pode ser feita acrescentando-as diretamente nos preparados alimentares, porém comumente elas podem alterar o sabor, prejudicando a aceitação pela criança. Desse modo, a suplementação pode ser feita sob a forma medicamentosa, através dos suplementos vitamínicos disponíveis no mercado. Vale salientar a importância de selecionar um suplemento que não tenha o ferro em sua composição, uma vez que este mineral só deve ser administrado na fase de recuperação. Caso a decisão seja suplementar diretamente através dos preparados alimentares, o Quadro 16.9 relaciona as vitaminas necessárias e suas respectivas quantidades.

Quadro 16.7. Composição do Resomal

Substância	Quantidade p/ 1.000mL
Cloreto de potássio	89,5g
Citrato tripotássico	32,4g
Cloreto de magnésio ($MgCl_2$-$6H_2O$)	30,5g
Acetato de zinco	3,3g
Sulfato de cobre	0,56g
Água	1.000mL

Fonte: WHO[32].

Quadro 16.8. Suplementação de micronutrientes para crianças desnutridas

Micronutriente	Reposição diária
Multivitaminas	Dobro*
Ácido fólico	3mg/kg
Zinco	2mg/kg
Cobre	0,2mg/kg
Ferro	1mg**

*Duas vezes a quantidade recomendada para a idade.
**No primeiro dia administrar 5mg.

Quadro 16.9. Composição da mistura de vitaminas para 1.000mL dos preparados alimentares

Vitaminas	Quantidade por litro
Tiamina (vitamina B_1)	0,7mg
Riboflavina (vitamina B_2)	2,0mg
Ácido nicotínico	10 mg
Piridoxina (vitamina B_6)	0,7mg
Cianocobalamina (vitamina B_{12})	1µg
Ácido fólico	0,35mg
Ácido ascórbico (vitamina C)	100mg
Ácido pantotênico (vitamina B_5)	3mg
Biotina	0,1mg
Retinol (vitamina A)	1,5mg
Calciferol (vitamina D)	30µg
α-Tocoferol (vitamina E)	22mg
Vitamina K	40µg

Fonte: OPAS[32].

284 PARTE V · Nutrição em Pediatria

Quanto à deficiência de vitamina A, a administração deve ser feita rotineiramente, em dose única, de acordo com a idade e a presença ou não de manifestações oculares, no primeiro dia de internação, exceto se a criança já recebeu a vitamina A há 30 dias ou menos da internação.

Quadro 16.10. Administração de vitamina A de acordo com a presença ou não de manifestações clínicas oculares

Crianças sem manifestações oculares*		
Idade		**Dose**
Abaixo de 6 meses		50.000UI
6 a 12 meses		100.000UI
1 a 5 anos ou mais		200.000UI
Crianças com manifestações oculares		
1ª dose: na internação	< 6 meses	50.000UI
	6 a 12 meses	100.000UI
	> 12 meses	200.000UI
2ª dose: no 2º dia de internação		Dosagem específica para a idade
3ª dose: no 2º dia de internação		Dosagem específica para a idade

*Manifestações oculares: cegueira noturna, xerose conjuntival, xerose corneana ou ulceração da córnea ou ainda o amolecimento da córnea – ceratomalacia.
Fonte: OPAS[32].

MONITORAMENTO

Tanto na fase de estabilização quanto na de recuperação nutricional devem ser feitos a observação e o registro diário dos seguintes dados:

- Peso diário no mesmo horário em jejum

- Registro de perdas (vômitos, diarreia)

- Ingestão alimentar

O acompanhamento nutricional deve incluir a avaliação da resposta terapêutica do paciente, a qual dever ser realizada por meio do cálculo do ganho médio de peso (GMP). Essa análise leva em consideração o ganho médio de peso por dia e sua relação com o peso médio da criança. Dessa forma, para uma avaliação no período de 3 dias deve-se subtrair o último peso do primeiro peso em gramas e dividir o resultado pelo período (3 dias). Deve-se considerar como peso inicial o peso da criança já hidratada e sem edema. O próximo passo é calcular o peso médio e, após, dividir o GMP pelo peso médio de acordo com o exemplo a seguir:

Exemplo:

Um paciente foi incluído no protocolo com peso inicial de 3.200g; após hidratação, iniciou a fase de recuperação, na qual apresentou os seguintes registros de peso:

Início da fase de recuperação

1º peso: 3.300g

2º peso: 3.330g

3º peso: 3.350g

4º peso: 3.500g

5º peso: 3.600g

- 1º Passo: Pegar o último peso registrado e subtrair pelo primeiro:

3.600g – 3.300g = 300g

- 2º Passo: Dividir o resultado pelo número de dias, que no caso foram cinco.

Então: 300/5 = 60g

- 3º Passo: Escolher dois pesos, somar e dividir por dois para calcular o peso médio:

3.500 + 3.350 = 6.850/2 = 3.425g

- 4º Passo: Depois é só pegar o ganho de peso e dividir pelo peso médio, ou seja, 60g/3.425 = 17,5g/kg de peso e interpretar o resultado de acordo com o Quadro 16.11.

Quadro 16.11. Classificação do ganho médio de peso e conduta

Valor de referência	Classificação	Conduta
< 5g/kg de peso/dia	Insuficiente	Reavaliação completa
5-10g/kg de peso/dia	Moderado	Reavaliar cota calórica e investigar infecção
>10g/kg de peso/dia	Bom	Boa resposta ao tratamento

SITUAÇÕES ESPECIAIS

Algumas situações merecem destaque na conduta nutricional da criança desnutrida grave. Nos casos em que a criança estiver recebendo aleitamento materno recomenda-se manter o aleitamento, identificar possíveis falhas e garantir uma técnica adequada. No entanto, deve-se assegurar que a criança receba primeiro o preparado alimentar, pois o valor calórico fornecido pelo leite materno, nesse caso, não é suficiente para assegurar a velocidade de crescimento rápido que a criança com desnutrição grave necessita para sua reabilitação. Nas crianças com possibilidade real de relactação deve ser tentada essa técnica após a fase de estabilização.

286 PARTE V · Nutrição em Pediatria

Outra situação comum é a dificuldade de aceitação da fórmula por parte de crianças maiores que não têm o hábito de tomar leite ou lactentes jovens que possuem o hábito de tomar leite acrescido de farináceos ou engrossantes sob a forma de mingau. Nesses casos, podemos ajustar a terapia ao hábito alimentar dos pacientes acrescentando o farináceo às fórmulas do protocolo (concentrações) e oferecendo cardápios calculados de acordo com a densidade energética do F-100, utilizando alimentos sólidos adequados para a idade. No Anexo XII encontram-se algumas receitas que podem ser utilizadas nestas situações

REFERÊNCIAS BIBLIOGRÁFICAS

1. Monteiro CA, Benício MHD, Knno SC, Silva ACF, Lima ALL, CondeWL. Causas do declínio da desnutrição infantil no Brasil, 1996-2007. Rev de Saúde Pública 2009; 43:35-43.
2. Monte CMG. Desnutrição: um desafio secular à nutrição infantil. J Pediatr (Rio J) 2000; 76:S285-97.
3. Unicef (Fundo das Nações Unidas para a Infância). Progress for children: A World Fit for Children Statistical Review. Number 6, December 2007.
4. Black RE, Allen LH, Bhutta ZA et al. Maternal and Child undernutrition: global and regional exposures and health consequences. Lancet 2008; 371:243-60.
5. Victora CG, Adair L, Fall C et al. Maternal and child undernutrition: consequences for adult health and human capital. Lancet 2008; 371:340-57.
6. Batista Filho M. Saúde e nutrição. In: Rouquayrol, M. Z. Epidemiologia e saúde. 4ª ed. Rio de Janeiro: Médica e Científica, 1991; 365-81.
7. Oliveira LPM, Barreto LM, Assis AMP et al. Preditores do retardo de crescimento linear em pré-escolares: uma abordagem multinível. Cad Saúde Pública 2007; 23:601-613.
8. Who (World Health Organization). Training Course on Child Growth Assessment. Version 1 – November 2006. Geneva, WHO, 2006.
9. Beaton G, Kelly A, Kevany J, Martorell R, Manson J. Appropriate Uses of Anthropometric Indices in Children. ACC/SCN State-of-the-Art Series in Nutrition Policy, Paper No.7, Geneva: United Nations, 1990.
10. WHO (World Health Organization). Use and interpretation of anthropometric indicators of nutritional status. Bull World Health Organ 1986; 64:929-41.
11. WHO (World Health Organization). Physical status: the use and interpretation of anthropometry. Geneva: The Organization; 1995 (Technical Report Series, 854).
12. Batista Filho M, Rissin A. A transição nutricional no Brasil: tendências regionais e temporais. Cad Saúde Pública 2003; 19:181-91.
13. Monteiro CA, D'Aquino MH, Konno SC, Silva ACF, Lima ALL, Conde WL. Causas do declínio da desnutrição infantil no Brasil, 1996-2007. Rev Saúde Pública 2009; 43:35-43.
14. Ministério da Saúde. PNDS 2006 – Pesquisa Nacional de Demografia e Saúde da Criança e da Mulher. Brasília – DF, 2008.
15. Valente FLS. Fome, desnutrição e cidadania: inclusão social e direitos humanos. Saúde e Sociedade 2003; 12:51-60.
16. Drachler ML et al. Desigualdade social e outros determinantes da altura em crianças: uma análise multinível. Cad Saúde Pública 2003; 19:1815-25.
17. Engstrom EM, Anjos LA. Déficit estatural nas crianças brasileiras: relação com condições sócio-ambientais e estado nutricional materno. Cad Saúde Pública 1999; 15:559-67.
18. Oliveira LPM, Barreto ML, Assis AMO et al. Preditores do retardo de crescimento linear em pré-escolares: uma abordagem multinível. Cad Saúde Pública 2007; 23:601-13.
19. Rose D. Economic determinants and dietary consequences of food insecurity in the United States. Nutrition J 1999; 129:517-20.
20. Galvan M, Amigo H. Programs destined to decrease the chronic malnutrition. A review in Latin American. Arch Latinoam Nutr 2007; 57:316-26.

21. Brasil. Ministério da Saúde. Secretaria de Atenção à Saúde. Coordenação Geral da Política de Alimentação e Nutrição. Manual de atendimento da criança com desnutrição grave em nível hospitalar. 2005. 142p.
22. Sarni ROS. Tratamento da desnutrição em crianças hospitalizadas em São Paulo. Rev Assoc Med Bras 2005; 51:106-12.
23. Barroso GS, Sichieri R, Salles-Costa R. Fatores associados ao déficit nutricional em crianças residentes em uma área de prevalência elevada de insegurança alimentar. Rev Bras Epidemiol 2008; 11: 484-94.
24. Berkowitz GS, Papiernik E. Epidemiology of preterm birth. Revista de Epidemiologia 1993; 15: 414-44.
25. Sawaya AL. Desnutrição: conseqüências em longo prazo e efeitos da recuperação nutricional. Estud av 2006; 20:147-58 .
26. Olinto MTA, Victora CG, Barros FC, Tomasi E. Determinantes da desnutrição infantil em uma população de baixa renda: um modelo de análise hierarquizado. Cad Saúde Pública 1993; 9:14-27.
27. Monteiro CA. A dimensão da pobreza, da desnutrição e da fome no Brasil. Estud Av 2003; 17: 7-20.
28. Nóbrega FJ, Campos ALR, Nascimento CFL. Distúrbios nutricionais e fraco vínculo mãe/filho. Rio de Janeiro: Editora Revinter; 2000.
29. Golden MHN. The development of concepts of malnutrition. The Journal of Nutrition.2002; 132: 2117S-2S.
30. Queiroz SS, Sarni RS, Torres MAA. In: Lopes FA, Brasil ALD. Nutrição e dietética em clínica pediátrica. São Paulo: Atheneu; 2003; 161-199.
31. Falbo AR, Alves JGB, Batista Filho M, Cabral-Filho JE. Implementação do Protocolo da Organização Mundial de Saúde para manejo da desnutrição grave em hospital no Nordeste do Brasil. Cad Saúde Pública 2006; 22:561-70.
32. World Health Organization. Management of the child with a serious infection orsevere malnutrition: guidelines for care at the first-referral level in developing countries. [S.l.]: OMS, Unicef. 2000.
33. Thurlow RA, Winichagoon P, Pongcharoen T et al. Risk of zinc, iodine and other micronutrient deficiencies among school children in North East Thailand. Eur J Clin Nutr 2006; 60:623-32.

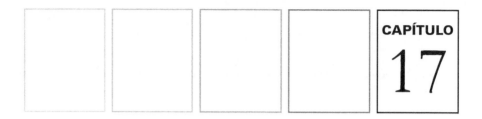

Carências Nutricionais

Ana Célia Oliveira dos Santos
Poliana Coelho Cabral

Seria bastante interessante que em pleno século XXI não houvesse mais necessidade de abordar questões sobre carências nutricionais, distúrbios cuja descrição da história natural ocorreu há séculos. No entanto, casos como a epidemia de beribéri no Maranhão, ocorrida em 2006 e 2007, mostram a necessidade de discutir tais patologias e principalmente preparar os profissionais de saúde para o correto diagnóstico e a intervenção adequada. No caso específico do Maranhão, a internação de pacientes com edema, parestesia de membros inferiores e superiores, dificuldade de deambular e óbito por insuficiência cardiorrespiratória levou a inúmeras hipóteses diagnósticas, tais como: doença de etiologia desconhecida, intoxicação por agrotóxicos ou por bebida alcoólica e síndrome de Guillain-Barré. Felizmente, um médico com experiência na Região Amazônica sugeriu o diagnóstico de beribéri, o qual foi confirmado pelo teste terapêutico com administração de tiamina[1].

Os sinais clássicos de carências nutricionais podem ser de mais fácil identificação; porém, antes desse estágio, há alterações não perceptíveis ao exame clínico, mas que já são capazes de comprometer o sistema imune, as defesas antioxidantes e o desenvolvimento físico e mental do indivíduo[2]. Desse modo, a "fome oculta", definida como a carência não explícita de um ou mais micronutrientes, constitui-se hoje no mundo em importante problema nutricional, estimando-se que 250 milhões de crianças estão em risco de deficiência de vitamina A e 2 bilhões de seres humanos sofrem de anemia ferropriva[3].

Neste capítulo serão abordados alguns distúrbios importantes no campo da nutrição em saúde pública e da nutrição individual, visando integrar os profissionais de saúde dentro desse difícil contexto de diagnóstico e tratamento dos problemas nutricionais carenciais.

DEFICIÊNCIA DE VITAMINA A (DVA)

A vitamina A é um nutriente essencial, importante na promoção do crescimento e desenvolvimento, na manutenção da integridade epitelial, na função imune e na reprodução[4]. Baixos níveis séricos de vitamina A estão associados a alterações subclínicas, a exemplo dos distúrbios de diferenciação celular, da depressão da resposta imune, da redução da mobilização do ferro, ou clínicas, tais como o aumento acentuado da morbimortalidade, principalmente por doenças infecciosas, retardo do crescimento, anemia e xeroftalmia, sobretudo em crianças menores de 5 anos[5,6,7,8]. O termo *xeroftalmia* é empregado para designar todas as manifestações clínico-oculares atribuídas à DVA, compreendendo um amplo espectro de sinais e sintomas que vão desde a cegueira noturna até a ulceração corneal e a ceratomalacia[8].

Epidemiologia

Estima-se que 127 milhões de pré-escolares no mundo tenham DVA e 4,4 milhões tenham xeroftalmia. Além disso, 7,2 milhões de gestantes/nutrizes apresentam concentrações inadequadas de retinol no soro ou no leite materno ($<0,70\mu$mol/L), 13,5 milhões têm concentrações de vitamina A consideradas baixas ou marginais (0,70 a 1,04μmol/L) e, anualmente, mais de 6 milhões de mulheres desenvolvem cegueira noturna durante a gravidez[9].

No Brasil, não há inquéritos nacionais que mostrem a real situação dessa carência. Evidências de DVA têm sido documentadas, sobretudo no Nordeste[10,11,12,13], não ficando, no entanto, restritas a essa região. Os estudos disponíveis mostram que a DVA também foi detectada nos Estados do Amazonas, São Paulo, Minas Gerais (Vale do Jequitinhonha), Santa Catarina e Rio Grande do Sul[13,14].

Aspectos fisiopatológicos e recomendações dietéticas

A vitamina A está presente nos alimentos sob duas formas: a vitamina A pré-formada (ésteres de retinil), de origem animal, e a pró-vitamina A (carotenoides), de origem vegetal[15]. Entre os alimentos fontes de vitamina A pré-formada, podemos citar o fígado, a gema de ovo, o leite e seus derivados integrais ou fortificados. Já os carotenoides são encontrados nos vegetais verde-escuros e amarelo-alaranjados[16].

Dos mais de 600 carotenoides identificados, apenas 50 apresentam atividade de pró-vitamina A, e, antes da liberação das novas recomendações pelo *Institute of Medicine* (IOM), os fatores de conversão utilizados para cálculo do valor de vitamina A de um alimento de origem vegetal eram definidos como: 1μg de retinol ou 12μg de alfacaroteno ou 6μg de betacaroteno correspondiam ao equivalente de retinol (RE)[17].

Em 2001, o IOM liberou as *Dietary Reference Intake* (DRI) para vitamina A com recomendações nutricionais para as populações americana e canadense[18]. Nessa publicação[18], o IOM considerou novos fatores de conversão de carotenoides, avaliando dois parâmetros: a biodisponibilidade, que é a fração ingerida de um nutriente disponível para ser utilizada tanto nas funções fisiológicas do organismo quanto na sua estocagem, e a bioconversão, que é a fração do nutriente biodisponível (carotenoide absorvido) convertido na forma ativa do nutriente (retinol)[19]. Desse modo, com base nesses dois aspectos, o IOM propôs o conceito de equivalente da atividade de retinol (RAE – *retinol activity equivalent*) para expressar a atividade de carotenoides em termos de vitamina A em substituição ao termo Equivalente de Retinol (RE), sendo $1\mu g$ RAE = $1\mu g$ retinol, $2\mu g$ de betacaroteno suplementar, $12\mu g$ de betacaroteno dietético e $24\mu g$ de outros carotenoides dietéticos[18]. No entanto, Weist et al.[20] apontam para o fato de que esses novos fatores de conversão ainda podem estar superestimando o valor de vitamina A de alimentos de origem vegetal, uma vez que a biodisponibilidade de carotenoides de alguns tipos de vegetais pode ser ainda mais baixa.

Há divergências na literatura quanto à eficácia dos carotenoides no combate à DVA. Alguns estudos epidemiológicos mostram que o consumo de uma dieta rica em carotenoides pode melhorar o estado nutricional de vitamina A[21,22,23], enquanto outros mostraram pouco ou nenhum efeito dos carotenoides dietéticos sobre a concentração sérica de retinol[24,25]. Desse modo, estudos adicionais são necessários para avaliar sua efetividade na prevenção da DVA, tendo em vista que nas populações em risco de deficiência aproximadamente 60% da vitamina A ingerida é proveniente de carotenoides[26]. Além disso, segundo Campos & Rosado[27], não é possível ignorar o fato de que com os novos fatores de conversão tornou-se muito difícil atingir a recomendação dietética apenas com alimentos fontes de pró-vitamina A, visto que o valor de vitamina A dos vegetais foi reduzido pela metade. Esses autores alertam também para a necessidade de se ter prudência ao utilizar as tabelas de composição de alimentos, pois elas não trazem o teor de carotenoides dos produtos de origem vegetal e sim o valor de vitamina A, ainda na forma de RE[27].

Outro dado importante é que a vitamina A pré-formada é mais eficientemente absorvida do que os carotenoides, variando de 70% a 90% contra 20% a 50%, respectivamente[28]. Além disso, a eficiência de absorção dos carotenoides dietéticos diminui quando seu consumo aumenta, ao contrário da vitamina A pré-formada[29]. A quantidade de gordura na dieta é outro fator que interfere na absorção de vitamina A. O uso atual de dietas com muito baixo teor de gordura é um dado preocupante no que se refere à manutenção de um estado nutricional adequado dessa vitamina.

O requerimento de vitamina A é baseado na garantia de reservas adequadas. Quando a ingestão é suficiente, mais de 90% do total de vitamina A do organismo é estocado no fígado e transportado aos tecidos pela proteína carreadora de retinol (RBP – *retinol binding protein*). Por outro lado, quando a ingestão mantém-se inadequada por longo período, as reservas hepáticas diminuem a valores críticos, impossibilitando a manutenção dos níveis séricos de retinol a um nível normal ($\geq 0,70\mu mol/L$). Estima-se que um indivíduo adulto, com reserva adequada, ficaria protegido contra deficiência por um período de 4 semanas com dieta isenta dessa vitamina[1,18].

A recomendação de vitamina foi determinada pelo IOM em 2001[18] com base na ingestão necessária para assegurar uma reserva corpórea adequada. Os valores de referência, de acordo com os estágios de vida, para ingestão dietética recomendada (RDA – *recommended dietary allowance*), ingestão adequada (AI – *adequate intake*) e nível máximo de ingestão tolerável (UL – *tolerable upper intake level*) encontram-se descritos no Quadro 17.1.

Quadro 17.1. Recomendações dietéticas (RDA, AI e UL) de vitamina A para indivíduos nos diferentes estágios de vida

	RDA/AI (μg RAE/dia)	UL (μg RAE/dia)
Bebês		
0 a 6 meses	400*	600
7 a 12 meses	500*	600
Crianças		
1 a 3 anos	300	600
4 a 8 anos	400	900
Homens		
9 a 13 anos	600	1.700
14 a 18 anos	900	2.800
19 a 70 anos	900	3.000
> 70 anos	900	3.000
Mulheres		
9 a 13 anos	600	1.700
14 a 18 anos	700	2.500
19 a 70 anos	700	3.000
> 70 anos	700	3.000
Gestantes		
≤ 18 anos	750	2.800
19 a 50 anos	770	3.000
Lactantes		
≤ 18 anos	1.200	2.800
19 a 50 anos	1.300	3.000

Fonte: Institute of Medicine/Food and Nutrition Board[18].

Valores com asterisco são AI (ingestão adequada) e os valores sem asterisco são RDA (ingestão dietética recomendada). UL = Ingestão máxima tolerada. RAE = Equivalentes de atividade de retinol.

Níveis séricos de vitamina A

A dosagem do retinol sérico tem sido o teste bioquímico mais utilizado no diagnóstico do estado nutricional de vitamina A[19].

A Organização Mundial da Saúde (OMS) preconiza como ponto de corte para definição de DVA valores de retinol sérico < 0,70μmol/L (20μg/dL)[30]. No entanto, cada vez mais, vem sendo utilizado como ponto de corte o valor de < 1,05μmol/L (30μg/dL). Um dos motivos é que, apesar da ausência de sintomatologia clínica, nesse nível de retinol sérico já ocorrem alterações do sistema imune e de reparação tecidual, que afetam principalmente o epitélio respiratório[31,32]. Vários estudos confirmam a associação entre DVA e a presença e severidade de quadros infecciosos, principalmente infecção respiratória e diarreia[31,33,34]. Por outro lado, em situações de inflamação/infecção, a vitamina A é rápida e significativamente reduzida em aproximadamente 72 horas. Isso ocorre por três motivos principais: 1) desvio da síntese proteica, priorizando a síntese de proteínas positivas de fase aguda em detrimento das proteínas negativas, tais como a RBP; 2) consumo ele-

292   PARTE V · Nutrição em Pediatria

Quadro 17.2. Classificação dos níveis séricos de retinol

	Nível de retinol sérico	
	µg/dL	µmol/L
Normal	> 30,0	≥ 1,05
Aceitável	20,0 a 29,9	0,70 a 1,04
Baixo	10,0 a 19,9	0,35 a 0,69
Deficiente	< 10,0	< 0,35

Fonte: OMS[30].

vado de antioxidantes, pela exacerbação do estresse oxidativo causado pela inflamação/infecção; e 3) aumento da excreção urinária durante a fase aguda da infecção[35]. Desse modo, é fundamental que as concentrações de retinol sérico sejam avaliadas em conjunto com marcadores do estado inflamatório, a exemplo da proteína C-reativa[19]. No Quadro 17.2 encontra-se a classificação dos níveis séricos de retinol segundo a OMS[30].

Sinais e sintomas

A manifestação clínica mais precoce da DVA é a cegueira noturna ou dificuldade de adaptação a ambientes com baixa luminosidade, sintoma difícil de avaliar em lactentes e crianças pequenas[5]. No entanto, para os maiores de 2 anos de idade, os familiares podem relatar que, ao escurecer, a criança tropeça e esbarra mais em obstáculos, o que não ocorre à luz do dia. A esse respeito, a avaliação da cegueira noturna, por meio de uma entrevista padronizada (Quadro 17.3), tem mostrado boa associação com os indicadores bioquímicos, além de ser não invasiva e de baixo custo, ou seja, bastante útil em estudos populacionais[30,36].

Com a evolução do quadro, aparece a xerose ou secura das conjuntivas e, nessa ocasião, podem ser visíveis as manchas de Bitot, que são depósitos de material espumoso ou caseoso, resultantes do acúmulo de células epiteliais descamadas, fosfolipídios e bactérias saprófitas[5]. As manchas são assintomáticas, de cor branca ou acinzentada, ovaladas ou triangulares, com a base voltada para a córnea e localizadas mais frequentemente na face lateral do olho[19,37]. Com o avançar da carência, surge a xerose corneal, com a córnea tornando-se áspera, seca e sem brilho, podendo evoluir para a úlcera corneal, ocorrendo a liberação de enzimas proteolíticas que provocam um quadro de necrose liquefativa do

Quadro 17.3. Entrevista para investigação de cegueira noturna em pré-escolares

1. Tem algum problema para enxergar durante o dia?
2. Tem problema para enxergar com pouca luz ou à noite?
3. Se a resposta 2 for sim, tal problema é o mesmo de outras crianças da comunidade?
4. Seu filho tem cegueira noturna?

Fonte: OMS[30].
Considera-se como caso de cegueira noturna quando a resposta para a pergunta 1 for *não* e a resposta para a pergunta 2 e/ou 3 for *sim*.

tecido corneano, caracterizando a ceratomalacia[5]. Até o estágio da xerose corneal, o tratamento com vitamina A resulta na cura sem deixar sequelas para o indivíduo[19]. A partir desse estágio, as lesões podem levar à perda do olho[19,37].

Tratamento e prevenção

Segundo Diniz & Santos[19], as evidências clínicas da DVA devem ser tratadas como uma emergência médica, sobretudo aquelas que cursam com comprometimento corneal. Os autores recomendam 200.000UI de vitamina A (110mg de palmitato de retinol ou 69mg de acetato de retinol) no diagnóstico, repetindo-se a dose 24 horas depois. Nos menores de 1 ano ou com peso inferior a 8kg, utilizar metade dessa dosagem, e nas mulheres em idade reprodutiva devem ser utilizadas no máximo 10.000UI diárias durante 2 semanas, em virtude do possível potencial teratogênico da vitamina A.

No que se refere à prevenção primária e secundária da DVA, várias estratégias têm sido propostas com efeito a curto, médio e longo prazos[31]. A curto prazo, a distribuição de megadoses de vitamina A (100.000 e 200.000UI), em dias nacionais de vacinação, tem ocorrido no Brasil desde 1983. A OMS apoia essa estratégia, mas alerta para a necessidade da suplementação regular, duas vezes ao ano, para que os benefícios sobre a morbimortalidade na infância possam ser alcançados[32]. A esse respeito, o Ministério da Saúde do Brasil instituiu em 2005 o Programa Nacional de Suplementação de Vitamina A, que tem por objetivo reduzir e controlar a DVA em lactentes, pré-escolares e mulheres no pós-parto imediato de áreas de risco[33], prática que não deveria ser limitada às áreas tradicionalmente incluídas no mapa da DVA, tendo em vista o número de acometidos fora das áreas endêmicas dessa carência[13,14]. No pós-parto imediato, a suplementação é benéfica tanto para a mulher, pela elevação dos seus níveis séricos de retinol, como para a criança, via leite materno[34]. Os valores para suplementação de vitamina A no grupo materno-infantil podem ser encontrados no Quadro 17.4.

A médio prazo, uma estratégia segura, eficaz e que atende a grande parte da população é a fortificação de alimentos com vitamina A. Desse modo, de forma semelhante ao que já ocorre com o ferro e o ácido fólico, a implementação dessa medida de intervenção deve ser encorajada no Brasil, pois já se dispõe de tecnologia necessária e não se observa grande alteração no custo final do produto[35]. Ressalta-se ainda a importância de educar a população quanto à necessidade de inclusão na alimentação diária de alimentos fontes de vitamina A e de carotenoides, sendo essa uma das principais estratégias a longo prazo no combate à DVA.

Quadro 17.4. Dose de suplementação de vitamina A para o grupo materno-infantil

Lactentes a partir de 6 meses – 100.000UI
Crianças maiores de 1 ano – 200.000UI
Puérperas – 200.000UI em dose única no pós-parto

Fonte: Ministério da Saúde[33].

DEFICIÊNCIA DE VITAMINA D

A vitamina D é essencial para a homeostase do cálcio e manutenção da saúde óssea, pertence ao grupo dos esteroides e apresenta uma função do tipo hormonal. Deficiência severa dessa vitamina causa raquitismo em crianças e osteomalacia em adultos[38,39]. Por outro lado, alguns estudos realizados com adultos e idosos na década de 1990 mostram que uma deficiência menos severa, chamada por alguns de "insuficiência de vitamina D", já pode levar a alterações no metabolismo ósseo, ao hiperparatireoidismo secundário à perda óssea, à osteoporose e ao aumento do risco de fraturas[40,41,42,43]. Os efeitos da insuficiência de vitamina D sobre o metabolismo ósseo de crianças ainda não foram bem estabelecidos[44].

Epidemiologia

Cerca de 1 bilhão de pessoas em todo o mundo apresentam deficiência ou insuficiência de vitamina D, com os idosos e as crianças de 3 a 18 meses constituindo os principais grupos de risco[39,45,46]. No Brasil, onde a incidência de luz solar é considerada abundante, sempre se acreditou que a prevalência dessa deficiência fosse pequena. No entanto, o problema existe, principalmente nas regiões Sul e Sudeste do Brasil, particularmente entre os idosos, pessoas de pele escura ou que raramente se expõem ao sol. Desse modo, precisamos conhecer no nosso país a magnitude e a distribuição espacial do problema para que medidas de prevenção e tratamento possam ser estabelecidas.

Fisiopatologia e valores desejáveis de vitamina D

Considerada um nutriente essencial, a vitamina D pode ser obtida através da exposição solar (a mais importante fonte para os humanos) ou com a dieta, principalmente por meio de alimentos fortificados em razão da escassez de fontes naturais dessa vitamina. Entre os principais metabólitos da vitamina D destacam-se a vitamina D_2 (ergocalciferol); vitamina D_3 (colecalciferol); a 25(OH)D (calcidiol) e a 1,25(OH)$_2$D (calcitriol). Após a absorção intestinal ou síntese cutânea, a vitamina D sofre no fígado sua primeira hidroxilação pela ação da enzima 25-hidroxilase, presente nos hepatócitos, gerando a 25(OH)D, que apesar de ter pouca atividade biológica é o metabólito mais abundante na circulação, sendo, portanto, utilizado como marcador do estado nutricional de vitamina D[39]. Para se tornar ativa, a 25(OH)D sofre mais uma hidroxilação no rim, pela ação da enzima α_1-hidroxilase, gerando a forma biologicamente ativa, a 1,25(OH)$_2$D ou calcitriol.

Suprimento diminuído de vitamina D, por diminuição da exposição solar ou baixa ingestão, pode resultar em níveis plasmáticos reduzidos de 25(OH)D e 1,25(OH)$_2$D, que por sua vez pode ocasionar diminuição na absorção intestinal de cálcio e, subsequentemente, aumento na secreção do paratormônio (PTH). A esse respeito, o hiperparatireoidismo secundário tem sido considerado o melhor marcador de insuficiência de vitamina D em adultos, especialmente em idosos, tendo em vista que a relação inversa entre a 25(OH)D e os níveis de PTH é mais pronunciada com o avanço da idade[47]. Em dois grandes estudos com populações adultas foi evidenciado que os níveis circulantes de PTH começam a se elevar quando as concentrações séricas de 25(OH)D caem abaixo de 31 a 32ng/mL (77 a 80nmol/L)[47,48]. A definição de valores desejáveis de vitamina D para crianças e adultos tem sido objeto de debate nos últimos anos, porque geralmente são estabelecidos sem levar em conta o grau de exposição solar ou a ingestão de vitamina D pela população[49]. Recentemente, Holick[45] sugeriu pontos de corte para avaliação do estado nutricional de vitamina D em adultos, tendo como valores indicativos de deficiência e insuficiência níveis de 25(OH)D $\leq$ 20ng/mL e 21 a 29ng/mL, respectivamente (Quadro 17.5). Por outro lado, ainda não existe consenso sobre valores ótimos de 25(OH)D para crianças[49]. Com isso, têm-se adotado na prática os mesmos pontos de corte sugeridos para os adultos[44].

Quadro 17.5. Critérios diagnósticos propostos para avaliação do estado nutricional de vitamina D

Estado nutricional de vitamina D	25(OH)D (ng/mL)
Deficiência	$\leq$ 20
Insuficiência	21 a 29
Suficiência	$\geq$ 30
Intoxicação	> 150

Fonte: Holick[45].

Recomendações nutricionais

As fontes naturais de vitamina D são limitadas. Leite e derivados fortificados, cereais fortificados, óleo de peixe e óleo de fígado de peixe são as principais fontes. Além disso, a quantidade de exposição solar necessária para a síntese de vitamina D depende de muitos fatores, tais como: a quantidade de pigmentação da pele, o grau de latitude, a estação do ano, a poluição do ar e o uso de protetores solares[50,51,52,53]. Por todos esses motivos, as recomendações para assegurar adequado estado nutricional de vitamina D foram revisadas e publicadas em 2008[54].

Em 1997, o comitê da *National Academy of Science, Food and Nutrition Board* estabeleceu por meio das DRI os valores de referência, de acordo com estágios de vida, para ingestão adequada (AI) de vitamina D para a população dos EUA e Canadá, valores que para bebês, crianças, adolescentes e adultos não idosos consistiam em uma ingestão diária de 200UI (5μg/dia) de vitamina D[55]. Em 2003, o comitê de nutrição da Academia Americana de Pediatria (AAP) adotou essa recomendação para bebês e crianças[56], apesar de 50 anos de experiência clínica demonstrarem, na época, que 400UI de vitamina D (quantidade presente em uma colher de chá de óleo de fígado de bacalhau) serviam tanto para prevenir quanto para tratar o raquitismo em crianças[54]. Contudo, novos estudos realizados com crianças e adolescentes [50,57,58,59,60] levantaram a questão de que as recomendações de 200UI/dia não seriam suficientes nem mesmo para bebês e crianças pequenas. Em síntese, a Academia Americana de Pediatria (AAP) recomenda, hoje, para a prevenção da deficiência de vitamina D em bebês, crianças e adolescentes, uma ingestão de 400UI/dia e para atingir esse nível de ingestão a AAP recomenda[54]:

1. Crianças em aleitamento exclusivo ou parcial devem ser suplementadas com 400UI de vitamina D, começando nos primeiros dias de vida. Essa suplementação

deve ser mantida até a criança estar desmamada e recebendo 1.000mL/dia de fórmula láctea enriquecida com vitamina D.

2. Todos os bebês não amamentados, bem como as crianças mais velhas que estão ingerindo < 1.000mL de fórmula láctea enriquecida ou leite integral/dia, também deveriam receber suplemento de vitamina D de 400UI/dia. Outras fontes dietéticas de vitamina D, como os alimentos fortificados, devem ser incluídas na alimentação diária da criança.

3. Adolescentes que não obtêm 400UI de vitamina D por meio da alimentação também deveriam receber suplementação de 400UI/dia.

4. Crianças com risco aumentado de deficiência de vitamina D, como aquelas com má absorção crônica de gorduras ou em uso de anticonvulsivantes, podem continuar deficientes mesmo com ingestão de 400UI/dia. Doses mais elevadas de vitamina D podem ser necessárias para atingir níveis séricos normais dessa vitamina, os quais devem ser avaliados a cada 3 meses até a sua normalização.

No entanto, será que essa recomendação da AAP se aplica a regiões de luz solar abundante, como é o caso do Nordeste brasileiro? Essa e muitas outras questões sobre a suplementação de vitamina D permanecem abertas e não respondidas pela comunidade científica. Desse modo, são necessárias mais pesquisas sobre esse assunto complexo, global e controverso.

Vale salientar que todas as fórmulas lácteas devem ter a concentração de vitamina D mínima de 40UI/100kcal (258UI/L) e máxima de 100UI/100kcal (666UI/L). Todas as fórmulas vendidas no Brasil fornecem essa recomendação[39].

Envelhecimento e deficiência de vitamina D

Assim como as crianças, os idosos também são considerados grupo de risco para a deficiência de vitamina D. Os estudos mostram que quanto maior a idade, menor é a quantidade de pró-vitamina D_3 na pele, de forma que, uma pessoa com 70 anos produz aproximadamente 25% menos vitamina D_3 do que um adulto com 20 anos, ambos expostos à mesma quantidade de luz[61,62]. Outras causas de deficiência em idosos seriam menor exposição solar, ingestão alimentar insuficiente e interações medicamentosas[45].

A deficiência de vitamina D está associada, principalmente, ao desenvolvimento de doenças ósseas, como a osteoporose, a osteomalacia, a osteopenia e o raquitismo em crianças. Além disso, em idosos essa deficiência leva a alterações musculares e aumento nas quedas e fraturas[45]. Estima-se que aproximadamente 33% das mulheres entre 60 e 70 anos e 60% daquelas com mais de 80 anos tenham osteoporose. O déficit de vitamina D é um fator determinante dessa alteração, e a suplementação dessa vitamina associada à suplementação com cálcio constitui fator de proteção óssea para as mulheres[61].

Com o envelhecimento populacional, as doenças crônicas não transmissíveis, dentre elas o câncer, tornaram-se importante causa de morbimortalidade e já está bem documentado hoje que o risco de desenvolver e morrer de câncer de cólon, próstata, mama, ovário, esôfago, linfoma não Hodgkin e outros tipos está relacionado ao fato de morar em latitudes elevadas e estar em maior risco de deficiência de vitamina D[61-66]. A esse respeito, em 1998, Schwartz et al.[67] relataram que as células prostáticas também possuíam o arsenal enzimático para produzir $1,25(OH)_2D$. Essa observação ajudou a definir o importante papel da vitamina D na prevenção do câncer. O aumento da exposição solar ou da ingestão de vitamina D leva a um crescimento na produção de $25(OH)D$, a qual é usada pelas células da próstata para produzir $1,25(OH)_2D$, que ajuda a manter sob controle a proliferação celular prostática, diminuindo assim o risco de essas células se tornarem malignas[68-70]. Após essa observação, também foi constatado que uma ampla variedade de células do corpo também possui essa característica.

Desse modo, tem sido sugerido que a elevação dos níveis sanguíneos de $25(OH)D$ permite que a maioria dos tecidos do corpo tenha bastante substrato para a produção de $1,25(OH)_2D$, que servirá de sentinela, ajudando a controlar o crescimento e a maturação celular, diminuindo assim o risco de malignidade[68]. Essa hipótese tem sido apoiada por estudos prospectivos e retrospectivos que mostram que, se os níveis de $25(OH)D$ são iguais ou maiores do que 20ng/mL, existe uma redução de 30% a 50% no risco de desenvolver e morrer de câncer de colón, próstata e mama[63,64,68,70]. Além do câncer, existem evidências científicas que associam a deficiência de vitamina D com um risco aumentado de diabetes tipo 1[71], esclerose múltipla[72,73], artrite reumatoide[74] e doença cardiovascular[75].

A AI *(adequate intake)* para idosos (>70 anos) é de 600UI/dia ($15\mu g$/dia)[55]. No entanto, alguns autores têm sugerido que a ingestão de 800UI/dia ($20\mu g$/dia) de vitamina D deveria ser recomendada para a população adulta de um modo geral, visto que esse nível de ingestão possibilita a recuperação e a manutenção do estado nutricional dessa vitamina, além de ser um nível de ingestão seguro e sem efeitos adversos [76,77]. Relatos mostram que o consumo médio de 800UI/dia leva à supressão do PTH, à manutenção da densidade mineral óssea e à redução na pressão arterial em adultos[77]. Com relação à segurança, tendo como base as DRI[55], o nível de ingestão máxima tolerável (UL) tido como o mais alto nível de ingestão de vitamina D isenta de riscos para quase todos os indivíduos de uma população é de 2.000UI/dia.

Ainda existem muitos questionamentos com relação à vitamina D, sendo preciso determinar, por exemplo, a RDA *(recommended dietary alowance)*, para ser utilizada no lugar da AI. A AI se refere ao nível de ingestão de um determinado nutriente que deve ser utilizado como base quando as evidências científicas não são suficientes para se estabelecer a sua cota diária recomendada (RDA). Com isso, talvez haja consenso sobre os níveis de vitamina D recomendados para os diferentes estágios de vida.

DEFICIÊNCIA DE FERRO

O ferro é um nutriente classificado como micromineral ou "elemento traço", denominação dada aos minerais necessários em pequenas quantidades diárias (miligramas ou microgramas), para manutenção da normalidade metabólica e funcionamento adequado das células. É o elemento químico metálico, de número atômico 26 e peso atômico 55,847, intimamente relacionado ao metabolismo do oxigênio, essencial à vida, pois, com exceção de algumas espécies de *Lactobacillus*, todos os demais seres vivos necessitam de ferro[78]. As funções do ferro no organismo incluem, além do metabolismo energético, regulação gênica, crescimento e diferenciação celular, ligação e transporte do oxigênio, armazenamento de oxigênio no músculo, reações enzimáticas, síntese de neurotransmissores e síntese proteica, bem como a conversão de betacaroteno na forma ativa da vitamina A[79,80,81].

PARTE V · Nutrição em Pediatria

A deficiência de ferro é a mais comum de todas as deficiências nutricionais em seres humanos e afeta adversamente vários sistemas orgânicos, comprometendo o desempenho cognitivo, o comportamento, o crescimento, a imunidade, a produção e a utilização de energia. Em mulheres grávidas, especificamente, a carência de ferro aumenta o risco perinatal para a mãe e neonato e aumenta a morbimortalidade na infância[82].

A condição de deficiência é definida como aquela na qual não existem estoques de ferro mobilizáveis e em que sinais de uma oferta insuficiente aos tecidos e células são notados. O mais severo estágio de deficiência de ferro é associado com a anemia. Os termos *anemia, deficiência de ferro, anemia ferropênica* ou *ferropriva* são frequentemente usados como equivalentes. No entanto, anemia é definida como a diminuição na concentração de hemoglobina em relação aos valores de referência da população normal em virtude de multiplicidade de etiologias. A carência de vários nutrientes, tais como folato, B_{12}, proteínas e cobre, pode contribuir para a ocorrência de anemia no mundo[83]. Anemia por carência de ferro é caracterizada por hemácias pequenas (microcíticas) e com pequena quantidade de hemoglobina (hipocrômicas).

O ferro é essencial à vida porque tem a capacidade de receber e transferir elétrons, participando de processos redox nas células. Devido à alta reatividade, o elemento torna-se potencialmente tóxico, uma vez que na forma livre favorece a formação de espécies reativas de oxigênio[84]. O acúmulo de ferro nos tecidos tem sido associado a processos patológicos, como câncer, doenças hepáticas e cardíacas, diabetes e doenças crônico-degenerativas[85,86].

Epidemiologia da carência de ferro

A prevalência da deficiência de ferro varia de acordo com os fatores do hospedeiro, tais como: idade, sexo e condições fisiológicas, patológicas, ambientais e socioeconômicas. A anemia por deficiência de ferro resulta de longo período de balanço negativo entre a quantidade de ferro biologicamente disponível e a necessidade orgânica do mineral[82,83]. Tem maior prevalência em mulheres e crianças, sendo que crianças entre 6 e 24 meses apresentam risco duas vezes maior para desenvolver doença do que aquelas entre 25 e 60 meses[87].

Avaliando pela necessidade orgânica de ferro, o período gestacional é o mais crítico, pois a demanda total do mineral gira em torno de 1.000mg, aumentando de 0,8mg/dia no primeiro trimestre para 6,3mg/dia no segundo e terceiro trimestres[82] . A amenorreia compensa parte dessa demanda e também o aumento da absorção intestinal de ferro. Mesmo assim, a necessidade é tão elevada que dificilmente pode ser preenchida apenas com o ferro alimentar[88].

No Brasil, a frequência de anemia ferropriva em gestantes ocorre em 1/3 desse grupo populacional. Rocha et al.[89] avaliaram 168 gestantes de baixo nível socioeconômico e baixa escolaridade e encontraram prevalência total de anemia ferropriva de 21,4%, sendo que ela aumentou com a idade gestacional. Essa condição apresentou associação estatisticamente significante com o peso ao nascer da prole.

Ferreira et al.[90], avaliando gestantes da região semiárida de Alagoas, observaram prevalência de anemia de 50%. As variáveis associadas à anemia com significância estatística foram: maior número de membros na família, menor faixa etária da gestante e de seu companheiro, não possuir vaso sanitário em casa, história de perda de filho por abortamento e/ou mortalidade, residência em zona rural, renda *per capita* baixa, peso pré-gestacional e início do pré-natal após o primeiro trimestre de gestação. Dessa forma, os autores concluíram que a magnitude da anemia está associada ao fator socioeconômico.

Para mulheres, Fabian et al.[91], avaliando a ocorrência de anemia em mulheres adultas não grávidas, encontraram prevalência de 19,2%, sendo que as mulheres negras apresentaram risco três vezes maior do que as mulheres brancas.

No Brasil foi evidenciada uma tendência para o aumento da anemia em pré-escolares por dois estudos nos quais a prevalência da doença passou de 35,6% na década de 1980 para 46,9% na década de 1990, no município de São Paulo[5], e de 19,3% para 36,4% na Paraíba[92,93]. Segundo Osório[87], a anemia em crianças tem origem multicausal, e dentre os fatores associados encontram-se as condições socioeconômicas, as condições de assistência à saúde, o estado nutricional, a presença de morbidades e o consumo alimentar, principalmente relacionado à biodisponibilidade do ferro nos alimentos e aos fatores biológicos.

O aumento da prevalência da anemia ferropriva em crianças pode ser decorrente das mudanças nos hábitos alimentares que acompanham a transição nutricional no país.

Em recente revisão sistemática[94], os autores fizeram uma avaliação da prevalência da anemia em menores de 5 anos, no Brasil, a partir de dados publicados entre janeiro de 1996 e janeiro de 2007, encontrando dados medianos para prevalência de 53%, confirmando valores estimados pela OMS. Em todos os artigos analisados, a variável que se associou de forma significante à anemia foi a idade da criança. Os autores reforçam, entretanto, a necessidade de pesquisas com amostra de base populacional.

Não há inquérito nacional que mostre a real situação dessa carência no Brasil, somente estudos em diferentes regiões, que mostram alta prevalência da doença, estimando-se que cerca de 4,8 milhões de pré-escolares sejam atingidos por essa deficiência. Apesar da inexistência de estudos nacionais abrangentes, dados regionais têm demonstrado elevada prevalência de anemia no Brasil em todas as idades e níveis socioeconômicos.

Metabolismo do ferro

Um indivíduo adulto tem no seu organismo de 4 a 5g de ferro, sendo que cerca de 2,5g na forma de hemoglobina. A aquisição de ferro pelo organismo ocorre de duas fontes principais: da dieta e da reciclagem de hemácias senescentes[95].

O ferro está presente nos alimentos em duas formas: ligado à molécula do grupamento heme (ferroso, Fe^{2+}), de origem animal, e o ferro inorgânico (férrico, Fe^{3+}). O ferro ligado à molécula do heme é mais bem absorvido do que o ferro inorgânico, que geralmente está ligado a substâncias orgânicas ou inorgânicas dos alimentos. A maior parte do ferro da dieta, cerca de 85%, é de origem vegetal. A acidez gástrica e a presença de substâncias redutoras na dieta, como o ácido ascórbico, e a ação de enzimas presentes na borda em escova do intestino favorecem a redução à forma ferrosa (Fe^{2+}), propiciando maior absorção. Por outro lado, a presença de ácidos biliares e de bicarbonato-fosfato diminui a absorção.

A absorção do ferro é influenciada pela quantidade, pela biodisponibilidade de ferro ingerido na dieta, pela quantidade armazenada (ligado à ferritina e à hemossiderina) e pela taxa de produção de eritrócitos. Durante períodos em que as necessidades de ferro

300 PARTE V · Nutrição em Pediatria

estão aumentadas, como na infância e na gravidez, e quando há perdas de sangue, a absorção de ferro é mais elevada. A absorção intestinal de ferro é rigorosamente controlada pelo organismo, por mecanismos que envolvem a expressão das proteínas envolvidas nesse processo. Em uma dieta normal que contém 13 a 18mg de ferro, apenas 10 a 15% são absorvidos e disponibilizados na corrente sanguínea[96,97].

A absorção ocorre predominantemente no duodeno e no início do jejuno. O ferro deve atravessar a membrana apical, em contato com a luz intestinal, e a membrana basolateral da célula epitelial para chegar ao plasma. Para reconhecimento pelos receptores da célula intestinal, a carga e a forma com que o ferro se apresenta são importantes[96].

Existem evidências de que o heme é transportado por um carreador específico, uma proteína da membrana apical denominada *heme carrier protein 1* (HCP1)[98]. Também na superfície da membrana apical foi identificado o transportador de metal divalente (DMT-1 – *divalent metal transporter I*), proteína regulada pelas reservas de ferro presente nos alimentos. Esse transportador é especializado no transporte do íon ferroso da luz intestinal para o interior da célula, embora transporte também Mn^{2+}, Co^{2+}, Cu^{2+} e Zn^{2+}. A redução do ferro férrico (Fe^{3+}) à forma ferrosa é mediada pela duodenal citocromo b-redutase (DCYTB)[99]. No interior da célula intestinal o ferro é armazenado ligado à ferritina, podendo ser perdido nas fezes com as células intestinais esfoliadas ou ser liberado para o sangue.

A membrana basolateral regula o transporte do ferro dos enterócitos para o plasma por ação de um transportador da membrana celular denominado ferroportina (FPT), um exportador similar ao DMT-1, também seletivo para o ferro na forma Fe^{2+}[96]. A FPT localiza-se não apenas na membrana basolateral do enterócito, mas também em outros tipos celulares, incluindo sinciciotrofoblastos placentários, hepatócitos e macrófagos. A expressão do RNAm da FTP está aumentada na deficiência de ferro e na hipoxia[100].

A transferrina, proteína transportadora de ferro sérico, tem grande afinidade pelo ferro na forma férrica. Assim, a hefaestina, oxidase semelhante à ceruloplasmina sérica, é responsável pela conversão de Fe^{2+} à forma Fe^{3+} para permitir o transporte pela transferrina. Mutações que inativam a FPT ou a hefaestina levam a prejuízo na absorção e acúmulo de ferro nos enterócitos e nos macrófagos[95]. A transferrina é uma glicoproteína sintetizada pelo fígado, abundante no plasma, que tem dois sítios de ligação ao ferro. Em condições normais, a transferrina utiliza apenas 30% da sua capacidade de transporte do ferro. Essa condição de baixa saturação tem efeitos fisiológicos importantes, a saber: reduzir a toxicidade do ferro livre e evitar a disponibilidade de ferro para o crescimento de micro-organismos, protegendo contra infecções.

Ligado à transferrina, o ferro é internalizado por endocitose pelas células a partir da ligação do complexo ferro-transferrina a um receptor específico para transferrina na superfície das células, denominado TFR-1. O complexo transferrina TFR-1 libera o ferro, que é então utilizado pela célula para incorporação à protoporfirina na síntese do heme, para armazenamento ou para outra função específica[95].

O ferro fica armazenado principalmente nas células reticuloendoteliais do fígado, baço e medula óssea nas formas de ferritina e hemossiderina. A apoferritina, principal proteína de armazenamento, incorpora ferro férrico, formando a ferritina. Normalmente pequena quantidade de ferritina circula na corrente sanguínea, e a quantidade circulante é proporcional à estocada. Assim, a determinação da ferritina sérica funciona como um marcador dos estoques de ferro do organismo[101]. A hemossiderina corresponde a uma ferritina na qual o excesso de ferro forma agregados que alteram a estrutura molecular original, tornando o ferro pouco disponível.

A maior parte do ferro no organismo está associada à molécula de hemoglobina, presente nos glóbulos vermelhos do sangue. Normalmente as hemácias vivem cerca de 120 dias até serem destruídas na medula óssea, no baço e no fígado. A parte proteica, a globina, libera aminoácidos que são reutilizados; o grupamento heme é degradado pela ação da heme oxigenase e da biliverdina redutase, tendo como produtos o CO, a bilirrubina e o ferro, que é reciclado, sendo transportado pela transferrina para reutilização pelas células[102].

Em 2000 e 2001 foi identificado um pequeno peptídeo, a hepcidina, sintetizada pelo fígado, que tem o papel regulatório fundamental na homeostase do ferro, regulando a absorção intestinal, o transporte através da placenta, a reciclagem pelo macrófago e a liberação dos estoques[103,104]. A síntese de hepcidina aumenta na sobrecarga de ferro e diminui na anemia e hipoxia[105]. Mutações que alteram a expressão do hormônio regulatório hepcidina são associadas à anemia ferropriva refratária ao tratamento com suplementação de ferro[106].

Aspectos fisiopatológicos e recomendações dietéticas

O organismo não dispõe de mecanismos específicos para eliminar o excesso de ferro. Na urina normal praticamente não há ferro, e a excreção diária corresponde à perda pelas fezes, suor, cabelos, descamação da pele e mucosas, além da menstruação e da transferência placentária da mãe para o feto. Homens adultos normais perdem cerca de 1mg de ferro/dia, que corresponde à quantidade que deve ser absorvida da alimentação. A mulher adulta em idade fértil requer 1,5 a 2mg de ferro/dia e a gestante, 3mg de ferro/dia. As necessidades para as fases de crescimento variam e são assim definidas: 0,6mg/dia para lactentes menores de 6 meses; 1,2mg/kg/dia dos 6 aos 12 meses; 0,6mg/kg/dia dos 12 aos 24 meses e 1,2mg/dia para adolescentes[107] (Anexo I).

Uma alimentação diversificada contém cerca de 5 a 7mg de ferro/1.000kcal. O ferro presente nas carnes vermelhas e vísceras de animais é biologicamente mais disponível, por ser absorvido por um mecanismo independente. Fatores presentes nos alimentos podem diminuir ou intensificar a absorção de ferro. Nem todo ferro presente nos alimentos é absorvido e biodisponibilizado na corrente sanguínea.

As causas para ocorrência de carência de ferro podem ser resumidas em duas categorias[108]:

1. **Condições em que há aumento das necessidades de ferro**
- O crescimento rápido de crianças e adolescentes.
- A fase reprodutiva da vida da mulher na qual ocorre perda de ferro em processos fisiológicos, como a menstruação e a gravidez.
- Perdas de sangue por doação, sangramentos agudos ou crônicos.

2. **Diminuição da ingestão ou absorção de ferro**

PARTE V · Nutrição em Pediatria

- A quantidade de ferro absorvida da dieta depende do teor de ferro dos alimentos, de sua biodisponibilidade e de fatores individuais.

- Ferro de origem animal, ferro heme, é duas a três vezes mais eficientemente absorvido do que o ferro de origem vegetal.

- A quantidade de ferro absorvida dos alimentos de origem vegetal depende de outros ingredientes que compõem a refeição. Substâncias como os flavonoides, polifenóis (taninos, principalmente) e fitatos, presentes nos grãos integrais, café, algumas leguminosas e outros alimentos vegetais diminuem a absorção do ferro; o cálcio presente no leite em produtos lácteos também diminui a absorção do ferro não heme; são também considerados inibidores da absorção do ferro outros minerais, como zinco, cadmo, cobre, cobalto, níquel e manganês.

- Alguns outros fatores, como uso de antiácidos e anti-inflamatórios, diminuem a absorção do ferro.

Os fatores de risco para deficiência de ferro estão resumidos na Quadro 17.6.

Quadro 17.6. Fatores de risco para deficiência de ferro

Ingestão/absorção/estoques inadequados de ferro	Aumento nas necessidades/perdas de ferro
Estilos alimentares vegetarianos, especialmente dietas vegan	Períodos menstruais intensos/longos
Dieta macrobiótica	Crescimento rápido
Baixa ingestão de carne, peixe, frango ou alimentos fortificados com ferro	Gestação (atual ou recente)
Restrições alimentares	Doença inflamatória intestinal
Baixa ingestão de alimentos fontes de ácido ascórbico	Uso crônico de aspirina ou drogas anti-inflamatórias não esteroidais (ex., ibuprofeno) ou de corticoide
Perda de peso crônica ou significante	Participação em esportes de resistência (ex., corridas de longa distância, natação, ciclismo)
Uso de substâncias abusivas	Treinamento físico intensivo
História de anemia por deficiência de ferro	Doações de sangue frequentes
Residir em país em desenvolvimento	Infecção parasitária
Necessidades especiais de cuidados de saúde	

Fontes: Compilação do Centers for Disease Control and Prevention. Recommendations to prevent and control iron deficiency anemia in the United States. Morb Mort Wkly Rep 1998; 47:1-29; Provan D. Mechanisms and management of iron deficiency anaemia. Br J Haematol 1999; 105 Suppl 1:19-26; Frewin R, Hensen A, Provan D. ABC of clinical haematology: iron deficiency. Br Med J 1997; 314:360-3; Wharton B. Iron deficiency in children: detection and prevention. Br J Haematol 1999; 106:270-80.

O consumo de alimentos fortificados com ferro contribui para um maior aporte do mineral. No Brasil, a obrigatoriedade da fortificação de farinhas de trigo e milho destinadas ao consumo humano com 4,2mg de ferro/100g de farinha ocorre desde junho de 2004[109]. Essa medida visa aumentar o acesso a alimentos que contenham ferro para todos os segmentos populacionais dados os hábitos alimentares da população brasileira.

Sinais e sintomas da deficiência de ferro

As consequências da deficiência de ferro, especialmente da anemia por deficiência de ferro, são muitas e incluem[79,83]:

Nos lactentes e crianças:

- comprometimento do desenvolvimento motor;

- comprometimento do desenvolvimento cognitivo;

- comprometimento do desenvolvimento da linguagem;

- alteração do comportamento (insegurança, dificuldade de concentração, fadiga);

- redução do apetite;

- redução da atividade física;

- redução da imunocompetência.

Em adultos de ambos o sexos:

- redução da resistência física;

- menor capacidade produtiva.

Em mulheres grávidas:

- aumento da morbidade e mortalidade maternas;

- aumento da morbidade e mortalidade fetais;

- aumento do risco de baixo peso ao nascer.

Os sintomas associados à carência de ferro são decorrentes da baixa oferta de oxigênio às células, que ficam privadas da atividade aeróbica e da eficiente produção de energia, comprometendo a proliferação, o crescimento e a diferenciação celular, o metabolismo energético, as reações de biotransformação e o trabalho muscular. A relação entre carência de ferro e imunocompetência é controversa na literatura[110]. Embora muitos patógenos necessitem de ferro e tenham desenvolvido mecanismos para adquirir esse nutriente do hospedeiro, este também necessita de ferro para manter uma efetiva resposta imune[111]. Existem evidências dessa associação. O trabalho de Ceyda et al.[112], comparando crianças anêmicas e crianças normais, obteve resultados que sugeriram que a resposta humoral e celular e a atividade de citocinas foram influenciadas na anemia por deficiência de ferro. Golz et al.[113] encontraram associação entre otites recorrentes e anemia.

Diagnóstico do estado nutricional de ferro

A medida do valor da concentração de hemoglobina no sangue é a forma mais usual de diagnosticar anemia. Esse valor é controlado homeostaticamente, variando levemente entre pessoas normais. A deficiência desenvolve-se de forma gradual e progressiva, e seus efeitos adversos iniciam-se antes do aparecimento da anemia[114]. Os dois primeiros estágios são chamados de deficiência de ferro e o último corresponde à anemia instalada.

O primeiro estágio corresponde ao *esgotamento das reservas de ferro* ou *depleção de ferro*. Ocorre quando o organismo já não possui reservas de ferro, mas a concentração de hemoglobina mantém-se dentro dos níveis nos limites estabelecidos. O esgotamento das reservas de ferro define-se pela baixa concentração de ferritina sérica ($< 12\mu g/L$). Essa é uma proteína positiva de fase aguda e sua concentração no sangue aumenta na presença de doenças inflamatórias e infecciosas; assim sendo, a determinação da ferritina não serve para avaliar os estoques de ferro em condições precárias de saúde[83,108,114].

A segunda fase é conhecida como a eritropoiese ferro-deficiente e caracteriza-se por alterações bioquímicas que refletem a insuficiência na oferta de ferro para síntese do heme e outros compostos férricos, embora a concentração de hemoglobina ainda esteja normal. Essa condição caracteriza-se por aumento na concentração do receptor de transferrina, diminuição dos níveis de saturação de transferrina e ferro sérico e, consequentemente, a capacidade total de ligação da transferrina apresenta-se aumentada[83,108,114].

O terceiro e último estágio da deficiência é a *anemia por deficiência de ferro ou anemia ferropriva*. Nesse estágio, a quantidade de ferro é inadequada para a síntese do heme, resultando em concentrações da hemoglobina abaixo dos níveis nos limites estabelecidos, com prejuízos funcionais, tanto mais graves quanto maior for a deficiência. Caracteriza-se por hemácias hipocrômicas e microcíticas, ocorrendo também redução do volume corpuscular médio (VCM), que é a relação entre o valor do hematócrito (medida do volume ocupado pelas hemácias em relação ao volume total de sangue) e o número de hemácias. São considerados *normais* valores entre 80 e 100fL (fentolitros)[83,108,114]. O Quadro 17.7 sintetiza os indicadores que marcam os três estágios de depleção e as alterações observadas[115].

Quadro 17.7. Indicadores do estado nutricional do ferro

	Sobrecarga	Normal	Depleção de depósitos	Deficiência de ferro	Anemia ferropriva
Ferritina sérica	↑	N	↓	↓	↓↓
Saturação da transferrina	↑↑	N	N	↓	↓
VCM	N	N	N	N	↓
Hemoglobina	N	N	N	N	↓

N = normal.

Quadro 17.8. Pontos de corte para diagnóstico de anemia para os grupos etários

Grupo	Hb(g/dL)
Crianças de 6 meses a 6 anos	11
Crianças de 6 a 14 anos	12
Mulheres adultas	12
Homens adultos	13
Mulheres grávidas	11

Fonte: Organización Mundial de La Salud. Anemias nutricionales. Genebra: OMS, 1968. (Série de Informes Técnicos, 405.)

Quadro 17.9. Classificação da gravidade da anemia segundo os valores de hemoglobina

Grupo	Hb(g/dL)
Anemia leve	9,0-11,0
Anemia moderada	7,0-9,0
Anemia grave	< 7,0
Anemia muito grave	< 4,0

Fonte: Opportunities for Micronutrient Interventions (OMNI). U.S. Agency for International Development (Usaid). *Anemia Detection Methods in Low-Resource Settings*: A Manual For Health Workers. Washington, 1997, 51 p.

O parâmetro universal utilizado para definir anemia é a concentração de hemoglobina no sangue. Embora essa não apresente boas especificidade e sensibilidade para avaliar o estado nutricional do ferro, é um indicador de fácil operacionalização e baixo custo[108]. Os diversos parâmetros hematológicos e bioquímicos refletem os três estágios da carência de ferro e podem ser utilizados isoladamente ou associados no diagnóstico do estado nutricional de ferro em indivíduos e populações. Quando usados isoladamente, nenhum deles é adequadamente sensível e específico. Na Quadro 17.8 encontram-se os pontos de corte para diagnóstico da anemia, definidos pela OMS em 1968[83]. Os níveis de gravidade da anemia, conforme os valores de hemoglobina, estão demonstrados no Quadro 17.9[116].

O exame físico clássico toma por base a presença de sinais clínicos e sintomas de anemia: palidez cutânea, da conjuntiva, dos lábios, da língua e das palmas das mãos, além de respiração ofegante, disfagia, astenia e perda do apetite. Esses sinais e sintomas não são específicos e o diagnóstico bioquímico deve ser associado[116].

Tratamento e prevenção da anemia por deficiência de ferro

A suplementação medicamentosa com sais de ferro é um recurso tradicional e amplamente utilizado, sendo a forma oral a via de administração preferencial. O uso diário de suplementos de ferro apresenta efeitos colaterais indesejáveis, provocando baixa adesão do usuário, o que atualmente foi minimizado pela redução da periodicidade da administração das doses de sais de ferro. Batista-Filho & Ferreira (1996)[117] já discutiam essa estratégia para aumento da eficácia e efetividade e redução de custos e de efeitos colaterais dos esquemas medicamentosos de prevenção e tratamento da anemia. Atualmente a prática do uso semanal do suplemento tem sido utilizada; para gestantes, a OMS preconiza a suplementação de uma única dose diária de 60mg[108,118].

PARTE V · Nutrição em Pediatria

No Brasil, atualmente a suplementação é feita segundo a portaria n° 730, de 13 de maio de 2005 do Ministério da Saúde, que instituiu o Programa Nacional de Suplementação de Ferro, destinado a prevenir a anemia ferropriva, mediante a suplementação para crianças de 6 meses a 18 meses de idade, gestantes a partir da 20ª semana gestacional e mulheres até o 3º mês pós-parto.

O sulfato ferroso ($FeSO_4$), um dos sais mais utilizados, apresenta menor custo, embora apresente efeitos indesejáveis gastrointestinais e componentes da dieta que podem interferir na absorção[118].

A orientação para uma alimentação saudável, visando ao conhecimento dos alimentos fontes de ferro, fatores inibidores e estimuladores da absorção, constitui uma estratégia importante para prevenção da anemia[119].

A fortificação com ferro já é uma prática em todo o Brasil para as farinhas de trigo e milho destinadas ao consumo humano. Já existem especulações sobre o efeito positivo dessa fortificação para redução de anemia em gestantes. Os dados, no entanto, não são conclusivos[120]. Além disso, o país desenvolve o Programa Nacional de Suplementação de Ferro para atender crianças de 6 a 18 meses e gestantes a partir da 20ª semana gestacional e 3 meses pós-parto e pós-aborto[121]. Programas de prevenção da deficiência de ferro utilizando suplementação em mulheres grávidas são comuns; no entanto, nem sempre são sistematicamente implementados ou bem monitorados e avaliados[108].

Práticas alimentares simples podem ser efetivas para prevenção e tratamento da carência de ferro, melhorando a absorção do mineral. Elas incluem[108]:

- Não ingerir chás e café durante a principal refeição; esperar pelo menos 2 horas para fazer uso dessas bebidas.

- Incluir na principal refeição frutas ou sucos de frutas, fontes de vitamina C, tais como laranja, acerola e goiaba.

- Consumir leite e produtos derivados nos lanches e no desjejum.

- Cereais integrais e frutas devem constituir o desjejum ou lanches.

DEFICIÊNCIA DE VITAMINA B₁ (TIAMINA)

A vitamina B_1, a tiamina, foi o primeiro composto a ser identificado paralelamente com a vitamina A como sendo uma "amina vital" ou vitamina. O beribéri, doença decorrente da carência de tiamina, acometia milhares de pessoas no final do século XIX. A dieta básica dessas pessoas era arroz polido. Em 1896, Christian Eijkman, um médico militar holandês, em Java, na Indonésia, observou que aves alimentadas com restos da alimentação oferecida aos prisioneiros do hospital militar desenvolviam paralisia nas patas, sintoma semelhante ao apresentado pelos prisioneiros e outras pessoas com beribéri. Alimentando as aves com arroz com casca, os animais se recuperaram. Assim foi demonstrado que a dieta à base de arroz polido era a causa de beribéri em humanos e da polineurite nas aves. Partindo dessa observação, foi postulada a hipótese de que no arroz polido havia uma substância tóxica para o sistema nervoso que era neutralizada por uma substância presente no arroz integral. O beribéri foi erradicado dos prisioneiros com a utilização do arroz integral[122].

Já no início do século XX, em 1911, o polonês Casimir Funk entendeu que a dieta determinava o aparecimento de certas doenças (doenças carenciais). Estudou o beribéri e extraiu do farelo de arroz a forma cristalina do "fator antiberibéri", dando a esse composto o nome de *vitamine* por considerar que era um composto essencial à vida e aminado[123].

As epidemias de beribéri foram comuns no século XVIII e principalmente no século XIX, quando foram introduzidos os moinhos que possibilitaram o polimento do arroz, com a remoção da camada de aleuroma entre o gérmen e o endosperma amiláceo. Atualmente, casos da doença são detectados de forma isolada, como em índios xavantes[124], e em caso de insuficiência cardíaca[125]. No entanto, recentemente o beribéri reapareceu no Brasil, na forma de surto epidêmico, na região pré-amazônica maranhense. Nesse Estado, nos anos de 2006 e 2007, a internação de pacientes com dormência e inchaço nas pernas, dificuldade de deambular e óbito por insuficiência cardiorrespiratória levou a inúmeras hipóteses diagnósticas, tais como: doença de etiologia desconhecida, intoxicação por agrotóxicos ou por bebida alcoólica e síndrome de Guillain-Barré. Felizmente, um médico com experiência na Região Amazônica sugeriu o diagnóstico de beribéri, o qual foi confirmado pelo teste terapêutico com administração de tiamina[1].

Propriedades, metabolismo, fontes alimentícias e biodisponibilidade

A tiamina consiste de uma substância com um anel pirimidínico ligado ao tiazol por uma ponte metilênica. Em tecidos animais, 95% a 98% da tiamina estão presentes na forma fosforilada, como difosfato ou pirofosfato, e em quantidades menores na forma monofosfato. É uma substância solúvel em água e perde sua atividade quando submetida a altas temperaturas ou pH alcalino[126].

Em produtos de origem animal e vegetal, a tiamina ocorre predominantemente na forma não fosforilada. A absorção da vitamina é realizada no duodeno proximal e jejuno por, pelo menos, dois mecanismos: em baixas concentrações sua absorção é mediada por carreadores que dependem do Na^+ e em altas concentrações a absorção ocorre por difusão passiva, um mecanismo pouco eficaz. A vitamina é fosforilada nas células da mucosa intestinal e nessa forma é transportada para o fígado. A excreção da tiamina pela urina reflete principalmente a quantidade ingerida. A tiamina presente nas fezes reflete a quantidade não absorvida[127]. O armazenamento de tiamina no organismo é suficiente para cerca de 6 semanas.

A tiamina é encontrada em uma variedade de alimentos de origem animal e vegetal. Os alimentos considerados melhores fontes são aqueles que fornecem quantidades superiores a 0,3mg/1.000kcal de energia. As fontes mais ricas são os cereais integrais, as carnes magras, vísceras (especialmente fígado, coração e rins), gema de ovo e, em menor quantidade, frutas, raízes e vegetais verdes. Em razão de sua alta solubilidade, os métodos de manuseio e cocção expõem a tiamina a perdas consideráveis. O armazenamento de cereais e sementes também reduz o conteúdo de tiamina de forma gradual[128].

Dados sobre consumo alimentar de tiamina são escassos na literatura. Martins, Cavalcanti e Mazzili[129] avaliaram a relação entre o consumo alimentar e renda familiar em uma cidade do interior de São Paulo, observando que o consumo médio *per capita* de calorias e de proteínas da população estudada foi satisfatório, enquanto o de vitamina A, tiamina, riboflavina, vitamina C e de cálcio foi insatisfatório.

308 PARTE V · Nutrição em Pediatria

Estudos sobre a biodisponibilidade de tiamina relacionam a absorção e utilização da vitamina com outros compostos presentes no alimento. Os compostos que podem interferir na absorção e biodisponibilidade incluem as fibras, que comprometem a absorção, e os compostos fenólicos, que são termoestáveis e encontrados em tecidos vegetais. Dentre eles destacam-se o ácido cafeico, o ácido clorogênico e o ácido tânico (taninos). Estudos *in vitro* revelam que a atividade antitiamina dos polifenóis requer pH superior a 6,5 e a presença do oxigênio[130,131]. Nessas condições ocorrerão abertura do anel tiazol e oxidação e polimerização dos produtos fenólicos, produzindo quinonas ativas com consequente oxidação de tiamina e perda da atividade biológica.

A presença do ácido ascórbico e de outros agentes antioxidantes previne a formação de quinonas e a oxidação da tiamina. Modificações químicas da tiamina pela oxidação de cátions divalentes, como cálcio e magnésio, aumentam a precipitação da vitamina pelos taninos, tornando-a menos biodisponível para absorção intestinal. A presença do ácido ascórbico, ácido tartárico e ácido cítrico em alimentos, como frutas e vegetais, diminui esta precipitação, provavelmente por sequestrarem os cátions divalentes. O consumo de chás, café e outros produtos que contêm polifenóis foi associado à redução da tiamina total do cérebro, da atividade da transcetolase, bem como do alfacetoglutarato e da piruvato-desidrogenase. Esses efeitos foram revertidos quando o consumo foi suspenso[132,133].

As tiaminases são compostos termolábeis encontrados em peixes, mariscos, tecidos vegetais e também produzidos por micro-organismos que catalisam a clivagem da tiamina. Assim, o consumo de peixes crus pode ser considerado um fator de risco para a deficiência de tiamina[134].

Outro fator da dieta que interfere na absorção da tiamina é a deficiênca de folato, provavelmente por interferir na integridade do processo ativo de absorção[135]. O álcool também inibe o processo de absorção, sendo a deficiência de tiamina no alcoolista associada também à redução da ingestão de uma dieta balanceada[136].

Funções

A descoberta da tiamina levou a especulações sobre seu papel metabólico. Estudos com tecido cerebral de pombos foram realizados, sendo observado que o quociente respiratório desses tecidos diminuía na carência de tiamina e que havia o acúmulo de piruvato nessa condição[137].

A tiamina é essencial para o crescimento e metabolismo em animais, plantas e micro-organismos. Nos animais a tiamina é essencial para o bom funcionamento dos sistemas muscular e nervoso. O pirofosfato de tiamina (TPP) é a forma biologicamente ativa da vitamina. O TPP serve como coenzima na formação ou na degradação de alfacetóis pela transcetolase e na descarboxilação oxidativa dos alfacetoácidos. O TPP é cofator enzimático para[128,138]:

1. Descarboxilações oxidativas pelas desidrogenases mitocondriais do ácido pirúvico e do alfacetoglutarato, assim como dos análogos alfacetoácidos de leucina, isoleucina e valina.

Glicose-----------piruvato* --------acetil-CoA

Acetil-CoA------- alfacetoglutarato**--------- succinil-CoA

*Piruvato-desidrogense-TPP como cofator

** alfacetoglutarato-desidrogenase-TPP como cofator

Essas rotas desempenham um papel-chave no metabolismo energético da glicose e são especialmente importantes para o tecido nervoso. Na ausência de tiamina estarão comprometidos o ciclo de Krebs e a produção de ATP, e dessa forma haverá prejuízo para a função celular.

2. Formação de alfacetóis pela transcetolase

> Xilulose-5-P -----Ribose 5-P*---------gliceraldeído-3-P

*Transcetolase-TPP como cofator

Essa rota é parte da via das pentoses, outra via de utilização da glicose que tem como produto final pentoses para síntese de ácidos nucleicos e NADPH, importante cofator em rotas de biossíntese.

3. Cofator de enzima guanilato-ciclase que converte guanosina monofosfato (GMP) em guanosina monofosfato cíclico (GMPc), um ligante de canais iônicos.

Deficiência

A deficiência de tiamina ocorre por causa da ingestão insuficiente, aumento dos requerimentos, como na gravidez e lactação, dieta rica em carboidrato, infecções parasíticas crônicas e consumo de álcool. Pode ocorrer também pelo consumo de substâncias que possuem atividade antitiamina e que podem estar presentes em chás (folhas fermentadas de chá e extratos de folhas de chá), em nozes de certos tipos de palmeira, em peixes crus, frutos do mar e no café. A deficiência de tiamina pode estar presente em pacientes em uso de altas doses de diuréticos[139], e também tem sido referida deficiência em pacientes após *bypass* gástrico[140,141] e em pacientes com nutrição parenteral[142].

O beribéri é a doença típica da deficiência de tiamina, e os sinais e sintomas variam, dependendo da idade do indivíduo e da duração e gravidade da deficiência. Há três tipos de beribéri: o beribéri seco ou neurítico, o beribéri úmido ou edematoso e o beribéri infantil ou agudo. A primeira forma ocorre prevalentemente em idosos e alcoolistas, sendo caracterizada por pronunciado desgaste muscular e desordens neurológicas. No beribéri úmido ocorrem um mau funcionamento cardíaco e edema generalizado. O beribéri infantil é decorrente principalmente de deficiência materna de tiamina e ocorre entre 2 e 6 meses de idade da criança, levando a óbito por falha cardíaca[128,138].

Casos de polineuropatia nutricional entre índios xavantes associados a dietas deficientes foram relatados como beribéri seco, decorrente do uso excessivo de arroz polido na alimentação[124]. Além do surto relatado no Maranhão[1], também há referência a um surto de beribéri, registrado em 2008, entre os índios macuxi e wapixana, no norte de Roraima. Os casos da doença foram registrados apenas nas regiões das Serras, em Uiramutã, com indígenas apresentando os sintomas do beribéri: edemas nos membros inferiores, fraqueza, cansaço e problemas cardíacos. A partir da morte de seis indígenas com esses sintomas, foi realizada uma investigação por técnicos da Funasa em parceria com o Ministério da Saúde e apoio da Secretaria de Saúde do Uiramutã, que identificaram a condição carencial[143].

PARTE V · Nutrição em Pediatria

A síndrome de Wernicke-Korsakoff (SWK) é uma complicação potencialmente fatal associada à deficiência de vitamina B_1 em alcoolistas[128,138]. Foi descrita inicialmente como duas entidades distintas – encefalopatia de Wernicke e psicose de Korsakoff. A primeira é caracterizada por nistagmo, marcha atáxica, paralisia do olhar conjugado e confusão mental. Esses sintomas usualmente têm início abrupto, ocorrendo mais frequentemente em combinação. A psicose de Korsakoff é uma desordem mental na qual a memória de retenção está seriamente comprometida em um paciente até então sadio[144].

O consumo crônico de álcool está relacionado à baixa absorção de tiamina pelas células intestinais, bem como à menor fosforilação da mesma, em sua forma ativa, e diminuição do estoque hepático de tiamina. Esses fatores, associados à menor ingestão de alimentos contendo tiamina, podem justificar a baixa concentração de tiamina nos dependentes de álcool[128]. Vários mecanismos têm sido implicados na patogênese dessa síndrome, mas ainda não são totalmente compreendidos. Uma das explicações são as perdas neuronais, e os mecanismos para essa morte cerebral incluem deficiência energética cerebral, excitotoxicidade mediada pelo glutamato, acidose láctica focal e alteração da barreira hematoencefálica. A explicação mais plausível parece ser uma diminuição da oxidação do piruvato, resultante da diminuição da atividade das desidrogenases dependentes de tiamina. Com o acúmulo de lactato nos neurônios, há uma alteração de pH (acidose), gerando morte celular. A intensa formação de radicais livres também está associada a quadros de SWK[144]. No Brasil há relato de ocorrência da SWK em 2,2% da população[145].

Necessidades em humanos e avaliação da condição nutricional de tiamina

As recomendações para ingestão são baseadas na ingestão calórica total: 0,5mg/1.000kcal para crianças, adolescentes e adultos e 0,4mg/100kcal para lactentes. A ingestão mínima de 1,0mg/dia é feita para adultos que consomem dietas de baixo valor calórico. Um adicional de 0,4mg/dia é recomendado para gestantes e 0,5mg/dia para lactantes[138,155].

Para avaliação do *status* nutricional de tiamina deve ser levado em consideração que o processo de deficiência tem início com a ingestão inadequada até posterior deficiência nos tecidos, desordens metabólicas em vários órgãos e, por fim, as manifetações clínicas da beribéri[128]. Assim, para avalição da condição nutricional de tiamina devem ser avaliados o consumo alimentar, os exames laboratoriais e o exame físico.

Os testes laboratoriais incluem a medição da excreção urinária de tiamina, o nível de tiamina no soro ou plasma, piruvato, alfacetoglutarato e lactato sanguíneo e atividade do alfacetoglutarato e da transcetolase sérica[128,138].

DEFICIÊNCIA DE VITAMINA B_9 (ÁCIDO FÓLICO)

O folato, também conhecido como fator da dieta, que previne anemia megaloblástica, foi inicialmente estudado na década de 30, sendo isolado em 1941 a partir do espinafre, dando origem a sua terminologia, do latim *folium*, que significa *folha*[146]. Caracteriza-se por ser um composto hidrossolúvel, amarelo, cristalino que faz parte de um grupo de substâncias conhecidas como *pterinas*. Assim sendo, *folato* é um termo genérico para os compostos que têm atividade vitamínica similar à do ácido pteroilglutâmico. O termo é usado tanto para as formas da vitamina que ocorrem naturalmente nos alimentos quanto para a forma sintética encontrada em suplemento medicamentoso e em alimentos enriquecidos[128].

O ácido pterilglutâmico é a forma estável da vitamina encontrada naturalmente nos alimentos e é formado pela ligação de três compostos: pterina, ácido paraminobenzoico (PABA), conjugado com até 10 resíduos adicionais de ácido glutâmico[128]. A estrutura dos folatos pode variar, reduzindo o componente pteridínico para formar o ácido di-hidrofólico e tetra-hidrofólico (THF). Tetra-hidrofolatos e N-10 tetra-hidrofolato são instáveis ao oxigênio. O ácido fólico e a forma N-5 tetra-hidrofolato são relativamente estáveis ao oxigênio. Todos os folatos são degradados pela luz[138].

Metabolismo e função do folato

A dieta fornece predominantemente o pteroilpoliglutamato, que é hidrolisado a monoglutamato para absorção pela mucosa intestinal, pela enzima glutâmico-carboxipeptidase II, presente na borda em escova do jejuno. Depois da desconjugação, a absorção ocorre no jejuno por um mecanismo de transporte dependente do pH, que envolve um carreador, embora ocorra absorção por difusão quando altas concentrações estão presentes. Mudanças do pH luminal em razão do uso crônico de fármacos ou enfermidades que modificam o pH jejunal podem alterar a absorção do folato[128,138].

No interior da célula intestinal, o ácido fólico é reduzido a THF, metilado ou formilado para ingressar na circulação porta. A forma predominante no plasma é o 5-metil-THF, que se liga à albumina ou à proteína transportadora de ácido fólico. Os tecidos possuem proteínas associadas às membranas que atuam como receptoras de folatos. No meio intracelular o folato é encontrado na sua forma como oligo-γ-glutamato[127]. Os tecidos têm capacidade limitada de armazenar folato acima dos requerimentos celulares, sendo o tecido hepático o que tem cerca de 50% de toda a vitamina armazenada[128]. Formas reduzidas são excretadas pela urina e pela bile. A excreção urinária do ácido fólico pode ser potencializada pelo consumo de etanol e uso de diuréticos[127].

O folato age como coenzima em várias reações celulares fundamentais e é necessário na divisão celular em função de seu papel na biossíntese de purinas e pirimidinas e, consequentemente, na formação do DNA e do RNA. O principal papel é atuar como coenzima na transferência de grupos formila, hidroximetila ou metila entre as substâncias diferentes, participando da síntese de purinas (guanina e adenina) e da pirimidina timina. É também necessário para conversão de histidina em ácido glutâmico e na formação das células sanguíneas. O crescimento rápido e as multiplicações celulares requerem um suprimento adequado de folato[128,138,146].

Efeitos da deficiência de folato

O metabolismo do folato pode ser afetado negativamente pelo consumo insuficiente do nutriente, a biodisponibilidade, polimorfismos genéticos relacionados ao metabolismo da vitamina e interações com outros nutrientes e fármacos[128].

A deficiência clínica grave conhecida é a anemia megaloblástica, que se caracteriza por eritrócitos anormalmente grandes e nucleados, ocorrendo também diminuição dos leucócitos e plaquetas em razão da alteração geral da divisão celular relacionada à síntese deficiente de ácidos nucleicos. Sintomas gastrointestinais também ocorrem na deficiência grave em razão da regeneração constante da mucosa intestinal[128].

As mulheres grávidas apresentam risco maior de desenvolver deficiência de folato em função do aumento das necessidades da vitamina para síntese de DNA e outras reações de transferência de unidades monocarbonadas. Durante a gravidez, o folato interfere com o aumento dos eritrócitos, o alargamento do útero e o crescimento da placenta e do feto. Baixa ingestão de folato na gravidez e baixas concentrações de folato materno podem acarretar anemia megaloblástica, parto prematuro e baixo peso ao nascer. A elevação da concentração de homocisteína na grávida é associada a abortos espontâneos e outras complicações. Malformações do tubo neural estão associadas à baixa ingestão de folato. Os defeitos de fechamento do tubo neural (DFTN) são malformações congênitas resultantes do fechamento incorreto ou incompleto do tubo neural entre a terceira e quinta semanas do desenvolvimento embrionário, resultando em anencefalia, encefalocele e espinha bífida[147,148].

O consumo de folatos por grávidas brasileiras foi avaliado, tendo sido encontrada prevalência de deficiência de folato na dieta (ingestão abaixo de 600μg/dia) de 51,3%, sendo que 22,4% das gestantes fizeram uso de suplemento medicamentoso contendo ácido fólico. Adicionando-se o suplemento ao folato da dieta, a prevalência de deficiência caiu para 43,8%[149]. Em um estudo anterior, também realizado na cidade do Rio de Janeiro, foi encontrada a prevalência de 63,7% de consumo dietético inadequado de folato em grávidas, independentemente das variáveis maternas: idade, cor, condições de saneamento da moradia, idade gestacional, intervalo interpartal, paridade e estado nutricional pré-gestacional. No entanto, o consumo da vitamina mostrou-se dependente do grau de escolaridade materna e do uso de suplemento. As mulheres de menor grau de escolaridade apresentaram 2,5 vezes mais chance de consumo inadequado de folato e as que não relataram o uso de suplemento apresentaram 16,3 vezes mais chance de inadequação dietética de folato[150].

Para avaliar os níveis de folatos maternos e fetais em gestações com malformações por DFTN foi realizado um estudo do tipo caso-controle, no qual houve 14 casos de fetos com DFTN (grupo de estudo) e 14 casos de fetos com outras malformações (grupo-controle). O ácido fólico foi dosado em sua forma total e metilada, nos compartimentos fetal e materno, utilizando dosagens séricas e eritrocitárias. Os resultados mostraram taxas anormalmente baixas de folatos nos eritrócitos das mães portadoras de fetos com DFTN, tanto para as formas totais como para as formas metiladas[151].

Para analisar o efeito da obrigatoriedade da adição de ácido fólico às farinhas de trigo e milho e seus produtos foi estudado o efeito da presença desse nutriente nos alimentos sobre a prevalência de defeitos de fechamento do tubo neural entre nascidos vivos no município de Recife (PE). Não foi encontrada diferença estatisticamente significativa entre as prevalências de defeitos do fechamento do tubo neural nos períodos anterior e posterior à fortificação dos alimentos com acido fólico, sendo sugeridos pelos autores mais estudos que avaliem maior período e considerem o nível de consumo dos produtos fortificados pelas mulheres em idade fértil[152].

CAPÍTULO 17 · Carências Nutricionais   313

O alcoolismo crônico também é causa de deficiência de folato em razão da ingestão deficiente decorrente do efeito calórico do etanol e dos efeitos deletérios do etanol sobre a absorção da vitamina, o metabolismo hepatocelular e a excreção renal[138].

O metabolismo do folato envolve cerca de 30 genes, enzimas e transportadores e são frequentes vários alelos polimórficos que envolvem as rotas metabólicas, resultando em malformações congênitas, doenças cardiovasculares e câncer[128]. O uso de fármacos também pode afetar a absorção e o metabolismo do ácido fólico. São antagonistas do folato: o metotrexato (aminopterina), usado no tratamento do câncer, e a trimetoprima, um antibiótico[128].

Folato e vitamina B$_{12}$

A carência de folato leva à anemia megaloblástica, condição essa em que as hemácias são grandes e imaturas em função da alteração na síntese do DNA. A carência de B$_{12}$, cobalamina, leva a uma condição semelhante, que não responde ao tratamento com folato, denominada de anemia perniciosa, que cursa também com manifestações neurológicas[153]. O isolamento da vitamina B$_{12}$ permitiu identificar esse segundo fator antianemia. Os efeitos da deficiência de cobalamina são mais evidentes em células de divisão rápida, tais como o tecido eritropoiético da medula óssea e as células da mucosa intestinal. Esses tecidos necessitam das formas N5-N10-metileno e N10-formil do tetra-hidrofolato para replicação do DNA. Na carência de B$_{12}$ a forma N5-metiltetra-hidrofolato não pode ser convertida nas outras formas de tetra-hidrofolato, acumulando-se em detrimento da redução das demais formas, o que limita a síntese de purinas e de timidina, resultando na anemia megaloblástica. O papel da cobalamina é atuar na via de remetilação da homocisteína, recuperando metionina, via metionina sintase, utilizando o grupo metil do N5-metiltetra-hidrofolato e tendo como consequência as formas ativas envolvidas na síntese de purinas e timidina e reduzindo homocisteína[128,154]. Hiper-homocisteinemia é associada a maior risco de doença cardiovascular.

Recomendações para ingestão, fontes alimentícias e avaliação da condição nutricional

As recomendações para ingestão estão dispostas no Anexo I[155] e, conforme se observa, a ingestão diária recomendada varia de acordo com a faixa etária e a condição fisiológica.

As melhores fontes naturais da vitamina são o espinafre e demais vegetais verdes, a laranja e as vísceras, principalmente o fígado. Atualmente, produtos alimentícios à base de farinhas de trigo e milho são enriquecidos com ferro e ácido fólico[109].

A avaliação do *status* nutricional da vitamina inclui a determinação do folato sérico e eritrocitário e as anormalidades das funções metabólicas. A concentração sérica não representa os depósitos corporais, mas a ingestão recente é considerada um marcador sensível, sendo usada como parâmetro para definir um estado deficitário de valores séricos menores do que 3μg/L[155]. Como os eritrócitos maduros são incapazes de captar folato, a concentração eritrocitária representa a captação pelo reticulócito em formção no início dos 120 dias de vida do eritrócito. Sendo assim, a concentração eritrocitária é considerada um marcador de longo prazo da ingestão de folato[128]. A concentração de homocisteína também é usada para avaliar deficiência dessa vitamina, embora não seja específica dessa condição.

REFERÊNCIAS BIBLIOGRÁFICAS

1. Lira PIC, Andrade SLLS. Epidemia de beribéri no Maranhão – Editorial. Cad. Saúde Pública 2008; 24:1202-03.
2. Ramalho A. A fome oculta e seu impacto na saúde populacional. In: Ramalho A. Fome oculta – Diagnóstico, tratamento e prevenção. São Paulo: Atheneu, 2009: 3-10.
3. Fundo das Nações Unidas para a Infância – Unicef and The Micronutrient Iniciative. Vitamin & Mineral deficiency: a global progress report. March, 2004.
4. FAO (Food and Agriculture Organization)/ WHO (World Health Organization). Vitamin A. In: FAO/ WHO. Human vitamin and mineral requeriments. Report of a Joint FAO/WHO Expert Consultation. Bangkok 2001; 87-107.
5. Sommer A. La carencia de vitamina A y sus consecuencias. Guia práctica para la detección y el tratamiento. Ginebra: OMS, 1995.
6. McLaren DS, Frigg M. Manual de ver y vivir sobre los transtornos por deficiencia de vitamina A (VADD). Washington: OPS, 1999.
7. Villamor E, Fawzi WW. Effects of vitamin A supplementation on immune responses and correlation with clinical outcomes. Clin Microbiol Rev 2005; 18:446-64.
8. Sommer A, Davidson RF. Assessment and control of vitamin A deficiency: the Annecy accords. J Nutr. 2002; 132:2845S-50S.
9. West KP. Extent of vitamin A deficiency among preschool children and women of reproductive age. J Nutr. 2002; 132:S2857-66.
10. Martins MC, Santos LMP, Assis AMO. Prevalência da hipovitaminose A em pré-escolares no Estado de Sergipe, 1998. Rev Saúde Públ 2004; 38:537-42.
11. Diniz AS. Trends in growth faltering, vitamin A deficiency, iron deficiency anemia among schoolchildren of Northeast Brazil. Pediatric Research 2005; 58:1094-98.
12. Pereira JA, Paiva AA, Bergamaschi DP, Rondó PHC, Oliveira GC, Lopes IBM et al. Concentrações de retinol e de beta-caroteno séricos e perfil nutricional de crianças em Teresina, Piauí, Brasil. Rev Bras Epidemiol 2008; 11:287-96.
13. Ramalho RA, Flores H, Saunders C. Hipovitaminose A no Brasil: um problema de saúde pública. Pan Am J Public Health 2002; 12:117-21.
14. Geraldo RRC, Paiva SAR, Pitas AMCS, Godoy I, Campana AO. Distribuição da hipovitaminose A no Brasil nas últimas quatro décadas: ingestão alimentar, sinais clínicos e dados bioquímicos. Rev Nutr 2003; 16:443-60.
15. International Vitamin A Consultative Group (IVACG). Guidelines for the development of a simplified dietary assessment to identify groups at risk for inadequate intake of vitamin A. Washington: Nutrition Foundation, 1989.
16. Ramalho A, Saunders C, Padilha PC. Aspectos fisiopatológicos e epidemiológicos da deficiência de vitamina A. In: Ramalho A. Fome oculta – Diagnóstico, tratamento e prevenção. São Paulo: Atheneu, 2009: 3-10.
17. National Academy of Science/National Council Research (NAS-NCR). Recommended dietary allowances. 9a ed., Washington, D.C., 1989; 78-92.
18. Institute of Medicine (IOM). Food and Nutrition Board. Dietary Reference Intakes for Vitamin A, Vitamin K, Arsenic, Boron, Cromium, Copper, Iodine, Iron, Manganese, Molybdenium, Nickel, Silicon, Vanadium and Zinc. Washington, DC., National Academy Press, 2001, 797p.
19. Diniz AS, Santos LMP. Epidemiologia da hipovitaminose A e xeroftalmia. In: Kac G, Sichieri R, Gigante DP. Epidemiologia Nutricional Rio de Janeiro: Atheneu, 2007: 325-46.
20. West CE, Eilander A. Van Lieshout M. Consequences of revised estimates of carotenoid bioefficacy for dietary control of vitamin A deficiency in developing countries. J Nutr 2002; 132:2920s-26s.
21. Jalal F, Nesheim MC, Agus Z, Sanjur D, Habicht JP. Serum retinol concentrations in children are affected by food sources of β-carotene, fat intake, and anthelmintic drug treatment. Am J Clin Nutr 1998; 68:623-9.
22. Ribaya-Mercado JD, Solon FS, Solon MA, Cabal-Barza MA, Perfecto CS, Tang G, et al. Bioconversion of plant carotenoids to vitamin A in Filipino school-aged children varies inversely with vitamin A status. Am J Clin Nutr 2000; 72:455-65.

23. Tang G, Gu X, Hu S, Xu Q, Qin J, Dolnikowski GG et al. Green and yellow vegetables can maintain body stores of vitamin A in Chinese children. Am J Clin Nutr 1999; 70:1069-76.
24. de Pee, S. West CE, Muhilal, Karyadi D, Hautvast JGAJ. Lack of improvement in vitamin A status with increased consumption of dark-green leafy vegetables. Lancet 1995; 346:7581-86.
25. de Pee S, West CE, Permaesih D, Martuti S, Muhilal, Hautvast JGA. Orange fruit is more effective than are dark-green, leafy vegetables in increasing serum concentrations of retinol and -carotene in schoolchildren in Indonesia. Am J Clin Nutr 1998; 68:1058-67.
26. WHO, Global prevalence of vitamin A deficiency. World Health Organization, Geneva, 1995 (WHO/NUT/95.3).
27. Campos FM, Rosado GP. Novos fatores de conversão de carotenóides provitaminicos A. Cien Tecnol Aliment 2005; 25:571-78.
28. Sivakumar B, Reddy V. Absorption of labeled vitamin A in children during infection. British J Nutr 1972; 27:299-04.
29. Olson JA. The biological role of vitamin A in maintaining epithelial tissues. Israel Journal of Medical Science 1972; 8:1170-78.
30. World Health Organization. Indicators for assessing vitamin A deficiency and their application in monitoring and evaluating intervention programs. Geneva: WHO; 1996.
31. Diniz AS. Combate à deficiência de vitamina A: linhas de ação e perspectives. Rev Bras de Saúde Materno Infantil 2001; 1:31-36.
32. World Health Organization/International Vitamin A Consultative Group. Using immunization contacts to combat vitamin A deficiency. Report of an Informal Consultative Group of the World Health Organization. Geneva: World Health Organization; 1993.
33. Ministério da Saúde (MS). Vitamina A mais: Programa Nacional de Suplementação de Vitamina A: Condutas Gerais/Ministério da Saúde. Secretaria de Atenção a Saúde. Departamento de Atenção Básica. Brasília: Ministério da Saúde, 2004.
34. Tchum SK, Tanumihardjo SA, Newton S, De Benoist B, Owusu-Agyei S, Arthur FK et al. Evaluation of vitamin A supplementation regimens in Ghanaian postpartum mothers with the use of the modified relative-dose-response test. Am J Clin Nutr 2006; 84:1344-49.
35. Ramalho A, Saunders C, Padilha PC. Tratar e prevenir a deficiência de vitamina A In: Ramalho A. Fome oculta – Diagnóstico, tratamento e prevenção. São Paulo: Atheneu, 2009: 247-63.
36. Saunders C, Ramalho A, Chagas CB. Indicadores da deficiência de vitamina A. In: Ramalho A. Fome oculta – Diagnóstico, tratamento e prevenção. São Paulo: Atheneu, 2009: 123-36.
37. Leão E, Starling ALP, Teixeira Neto F, Silva LMG, Figueiredo RCP, Norton RC et al. Estados carenciais específicos. In: Teixeira Neto F. Nutrição Clínica. Rio de Janeiro: Guanabara Koogan, 2003: 164-82.
38. Ben-Mekhbi H. Rickets and vitamin D deficiency. In: Holick MF, ed. Vitamin D. Physiology, Molecular Biology, and Clinical Application. Totowa, NJ: Humana Press; 1999: 273–86.
39. Martinez FE, Monteiro JP. O papel das vitaminas no crescimento e desenvolvimento infantil. In: Fisberg M, Barros MJL. O papel dos nutrientes no crescimento e desenvolvimento infantil. São Paulo: Sarvier, 2008: 11-34.
40. Dawson-Hughes B, Haris SS, Krall EA, Dallal GE. Effect of calcium and vitamin D supplementation on bone density in men and women 65 years of age or older. N Engl J Med 1997; 337:670-76.
41. Kinyamu HK, Gallagher JC, Fafferty KA, Balhorn KE. Dietary calcium and vitamin D intake in elderly woman: effect on serum parathyroid hormone and vitamin D metabolites. Am J Clin Nutr 1998; 67:342-48.
42. LeBoff MS, Kohlmeier L, Hurwitz S, Franklin J, Wright J, Glowacki J. Occult vitamin D deficiency in postmenopausal US women with acute hip fracture. JAMA 1999; 281:1505-11.
43. Sahota O, Masud T, San P, Hosking DJ. Vitamin D insufficiency increases bone turnover markers and enhances bone loss at the hip in patients with established vertebral osteoporosis. Clin Endocrinol 1999; 51:217-21.
44. Bowden SA, Robinson RF, Carr R, Mahan JD. Prevalence of vitamin D deficiency and insufficiency in children with osteopenia or osteoporosis referred to a pediatric metabolic bone clinic. Pediatrics 2008; 121:1584-90.

45. Holick MF. Vitamin D deficiency. N Engl J Med 2007; 357:266-81.
46. Cuppari L, Lopes MGG, Unger MD. Aspectos fisiopatológicos e epidemiológicos da deficiência de vitamina D. In: Ramalho A. Fome oculta – Diagnóstico, tratamento e prevenção. São Paulo: Atheneu, 2009: 85-95.
47. Vieth R, Ladak Y, Walfish PG. Age-related changes in the 25- hydroxyvitamin D versus parathyroid hormone relationship suggest a different reason why older adults require more vitamin D. J Clin Endocrinol Metab 2003; 88:185-91.
48. Chapuy MC, Preqiosi P, Maamer M, Arnaud S, Galan P, Hercberg S, eunier PJ. Prevalence of vitamin D insufficiency in an adult normal population. Osteoporos Int 1997; 7:439-43.
49. Hollis BW. Circulating 25-hydroxyvitamin D levels indicative of vitamin D sufficiency: Implications for establishing a new effective dietary intake recommendation for vitamin D. J Nutr 2005; 135:317-22.
50. Roth DE, Martz P, Yeo R, Prosser C, Bell M, Jones AB. Are national vitamin D guidelines sufficient to maintain adequate blood levels in children? Can J Public Health. 2005; 96:443-49.
51. Matsuoka LY, Wortsman J, Haddad JG, Kolm P, Hollis BW. Racial pigmentation and the cutaneous synthesis of vitamin D. Arch Dermatol. 1991; 127:536-38.
52. Matsuoka LY, Wortsman J, Dannenberg MJ, Hollis BW, Lu Z, Holick MF. Clothing prevents ultraviolet-B-radiationdependent photosynthesis of vitamin D3. J Clin Endocrinol Metab 1992; 75:1099-03.
53. Matsuoka LY, Wortsman J, Hollis BW. Use of topical sunscreen for the evaluation of regional synthesis of vitamin D3. J Am Acad Dermatol. 1990; 22(5 pt 1):772-75.
54. Wagner CL, Greer FR. Prevention of rickets and vitamin D deficiency in infants, children and adolescents. Pediatrics 2008; 122:1142-52.
55. Institute of Medicine, Food and Nutrition Board, Standing Committee on the Scientific Evaluation of Dietary References Intakes. Vitamin D. In: Dietary Reference Intakes for Calcium, Phosphorus, Magnesium, Vitamin D and Fluoride. Washington DC: National Academy Press 1997: 250-87.
56. Gartner LM, Greer FR; American Academy of Pediatrics, Section on Breastfeeding Medicine and Committee on Nutrition. Prevention of rickets and vitamin D deficiency: new guidelines for vitamin D intake. Pediatrics 2003; 111(4):908-10.
57. Sichert-Hellert W, Wenz G, Kersting M. Vitamin intakes from supplements and fortified food in German children and adolescents: results from the DONALD study. J Nutr 2006; 136:1329-33.
58. Viljakainen HT, Natri AM, Ka¨rkka¨inen MM, et al. A positive dose-response effect of vitamin D supplementation on site specific bone mineral augmentation in adolescent girls: a double-blinded randomized placebo-controlled 1-year intervention. J Bone Miner Res 2006; 21:836-44.
59. Canadian Paediatric Society, Health Canada; Dietitians of Canada. Breastfeeding and Vitamin D. Ottawa, Ontario, Canada: Canadian Paediatric Society; 2003.
60. Bischoff-Ferrari HA, Giovannucci E, Willett WC, Dietrich T, Dawson-Hughes B. Estimation of optimal serum concentrations of 25-hydroxyvitamin D for multiple health outcomes. Am J Clin Nutr 2006; 84:18-28.
61. Holick MF. Sunlight and vitamin D for bone health and prevention of autoimmune diseases, cancers, and cardiovascular disease. Am J Clin Nutr 2004; 80:678S-88S.
62. MacLaughlin J, Holick MF. Aging decreases the capacity of human skin to produce vitamin D3. J Clin Invest 1985; 76:1536-38.
63. Garland C, Shekelle RB, Barrett-Connor E, Criqui MH, Rossof AH, Oglesby P. Dietary vitamin D and calcium and risk of colorectal cancer: A 19-year prospective study in men. Lancet 1985; 9:307-9.
64. Garland FC, Garland CF, Gorham ED, Young JF. Geographic variation in breast cancer mortality in the United States: a hypothesis involving exposure to solar radiation. Preventive Med 1990; 19:614-22.
65. Hanchette CL, Schwartz GG. Geographic patterns of prostate cancer mortality. Cancer. 1992; 70:2861-9.
66. Grant WB. An estimate of premature cancer mortality in the U.S. due to inadequate doses of solar ultraviolet-B radiation. Cancer. 2002; 94:1867-75.
67. Schwartz GG, Whitlach LW, Chen TC, Lokeshwar BL, Holick MF. Human prostate cells synthesize 1,25-dihydroxyvitamin D3 from 25-hydroxyvitamin D3. Cancer Epidemiol. Biomarkers Prev. 1998;7:391-5.

CAPÍTULO 17 · Carências Nutricionais

68. Holick MF. Vitamin D. Importance in the prevention of cancers, type 1 diabetes, heart disease, and osteoporosis. Am J Clin Nutr 2004; 79:362-71.
69. Feldman D, Zhao XY, Krishnan AV. Editorial/mini-review: vitamin D and prostate cancer. Endocrinology 2000; 141:5-9.
70. Chen TC, Holick MF. Vitamin D and prostate cancer prevention and treatment. Trends Endocrinol Metab 2003; 14:423-30.
71. Hypponen E, Laara E, Jarvelin M-R, Virtanen SM. Intake of vitamin D and risk of type 1 diabetes: a birth-cohort study. Lancet 2001; 358:1500-3.
72. Ponsonby AL, McMichael A, van der Mei I. Ultraviolet radiation and autoimmune disease: insights from epidemiological research. Toxicology 2002; 181-182:71-8.
73. Embry AF, Snowdon LR, Vieth R. Vitamin D and seasonal fluctuations of gadolinium-enhancing magnetic resonance imaging lesions in multiple sclerosis. Ann Neurol 2000; 48:271-2.
74. Merlino LA, Curtis J, Mikuls TR, Cerhan JR, Criswell LA, Saag KG.Vitamin D intake is inversely associated with rheumatoid arthritis. Arthritis Rheum 2004; 50:72-7.
75. Zittermann A, Schleithoff SS, Tenderich G, Berthold HK, Ko¨ rfer R, Stehle P. Low vitamin D status: a contributing factor in the pathogenesis of congestive heart failure? J Am Coll Cardiol 2003; 41:105-12.
76. Compson JE. Vitamin D deficiency: time for action. BMJ 1998; 317:1466-67.
77. Vieth R. Why the optimal requirement for vitamin D3 is probably much higher than what is officially recommended for adults. J Steroid Biochem Mol Biol 2004; 89:575-79.
78. Ponka P. Iron metabolism: physiology and pathophysiology. The J Trace Elemnts in Experimental Medicine 2000; 13:73-83.
79. Centers for Disease Control and Prevention. Recomendations to prevent and control iron deficiency in the United States. MMWR Morb Mortal Wkly Rep 1998; 47:1-29
80. Provam D. Mechanism and management of iron deficiency anaemia. Br J Haematol. 1999;105 Suppl 1:19-26.
81. Beard J L. Iron biology in immune function, muscle metabolism and neuronal functioning. J Nutr 2001; 131:568-79.
82. Demaeyer EM, Dallman PR, Gurney JM, Hallberg L, Sood SK, Srikantia SG. Preventing and Controlling Iron Deficiency Anemia Through Primary Health Care: a guide for health administrators and program managers. Geneva, Switzerland: World Helath Organization, 1989.
83. Organización Mundial de la Salud. Anemias nutricionales. Ginebra: OMS, 1968. (Série de Informes Técnicos, 405).
84. Siqueira EMMA, Almeida GS, Arruda S. Papel adverso do ferro no organismo. Comum Cien Saúde 2006; 17:229-36.
85. Pezzetta LM, Goldstein MR. Iron, type 2 diabetes mellitus, and Alzheimer's disease. Cell Mol Life Scie 2009; 66:2943.
86. Camaschella C. A potential pathogeni role in Alzheimer's disease. J Cell Mol Med 2008; 58:1548-50.
87. Osório M. Fatores determinantes da anemia em crianças. Jornal de Pediatria 2002; 269-78.
88. International Nutritional Anemia Consultative Group. Iron deficiency in women. Washington DC: The Nutrition Foundation, 1981. 68p.
89. Rocha DS, Pereira Netto M, Priore SE et al. Estado nutricional e anemia ferropriva em gestantes: relação com o peso da criança ao nascer. Rev Nutr 2005; 18:481-9.
90. Ferreira HS, Moura FA, Cabral Junior CR. Prevalência e fatores associados à anemia em gestantes da região semi-árida do Estado de Alagoas. Rev Bras Ginecol Obstet 2008; 30:445-51.
91. Fabian C, Olinto MTA, Costa JSD, Nácul LC. Prevalência de anemia e fatores associados em mulheres adultas residentes em São Leopoldo, Rio Grande do Sul, Brasil. Cad Saúde Pública 2007; 23:1199-205.
92. Santos, L. Bibliografia sobre Deficiência de Micronutrientes no Brasil, 1990-2000: Anemia. V. 2(a). Brasília: Organização Pan-Americana da Saúde/Organização Mundial da Saúde 2002.
93. Oliveira RS, Diniz As, Benigna MJC et al. Magnitude, distribuição espacial e tendência da anemia em pré-escolares da Paraíba. Rev Saúde Pública 2002; 36:26-32.

94. Jordão R E, Bernadi JLD, Barros Filho A A. Prevalência de anemia ferropriva no Brasil: uma revisão sistemática. Rev Paul Pediat 2009; 27:90-8.

95. Grotto HZW. Metabolismo do ferro: uma revisão sobre os principais mecanismos envolvidos em sua homeostase. Re. Bras Hematol Hemoter 2008, 30:390-7.

96. Chung J, Wessling-Resnick M. Molecular mechanisms and regulation of iron transport. Crit Rev Clin Lab Sci 2003; 40:151-82.

97. Andrews NC. A genetic view of iron homestasis. Semin Hematol 2002; 39(4):227-34.

98. Shayeghi M, Latunde-Dada GO, Oakhill JS, et al. Identification of an intestinal heme transporter. Cell 2005; 122:789-801.

99. De Domenico. I; Ward, M.D.; Kaplan, J. Regulation of iron acquisition and storage: consequences for iron-linked disorders Nature Reviews Molecular Cell Biology 2008; 9:72-81

100. Pietrangelo A. The ferroportin disease. Blood Cells Mol Dis 2004; 32:131-8.

101. Paiva AA, Rondó PHC, Guerra-Shinohara EM. Parâmetros para avaliação do estado nutricional de ferro. Rev Saude Pública 2000; 34:421-6.

102. Knuston M, Wessiling-Resnick M. Iron metabolism in the reticuloendothelial system. Crit Rev Biochem Mol Biol 2003; 38:61-8.

103. Park CH, Valore EV, Waring AJ, Ganz T. Hepcidin, a urinary antimicrobial peptide synthesized in the liver. J Biol Chem 2001; 276:7806-10.

104. Krause A, Neitz S, Mägert HJ, et al. LEAP-1, a novel highly disulfide-bonded human peptide, exhibits antimicrobial activity. FEBS Lett 2000; 480:147-50.

105. De Domenico I, Ward DM, Kaplan J. Hepcidin regulation: ironing out the details. J Clin Invest. 2007; 117:1755-58.

106. Finberg KE, Heeney MM, Campagna DR, et al. Muta- tions in TMPRSS6 cause iron-refractory iron deficiency anemia (IRIDA). Nat Genet 2008; 40:569-571-7.

107. Cha D F, Cunha SFC, Garcia-Júnior A. Microminerais: In: Dutra-de-Oliveira, J.E; Marchine, J.S. Ciências Nutricionais –Aprendendo a aprender. 2ed. Sarvier ed. 2008; 183-87.

108. World Health Organization (WHO). Iron deficiency Anaemia. Assessment,Prevention and Control. A guide programme managers. Geneva: WHO, 2001.

109. Brasil. Ministério da Saúde. Agência Nacional de Vigilância Sanitária. RDC no.334, de 13 de dezembro de 2002. Aprova o regulamento técnico para a fortificação das farinas de trigo e das farinhas de milho com ferro e ácido fólico. Disponível em:http://www.anvisa.gov.br/legis/. Acesso em: 05 de junho de 2009

110. Strauss RG. Iron deficiency, infections, and immune function: a reassessment. Am J Clin Nutr 1978; 31:660-66.

111. Beard JL. Iron biology in immune function, muscle metabolism and neuronal functioning. J Nutr 2001; 131:568-80.

112. Ceyda E, Leyla A, Zeynep K, Nuray G, a Isik Y. The effect of iron deficiency anemia on the function of the immune system. The Hematol Journal 2005; 5:579-83.

113. Golz A, Netzer A, Goldenberg D, Westerman, MD, Westerman Lm, Zvi Joachims H. The association between iron-deficiency anemia and recurrent acute otitis media. Am J Otolaryngol 2001; 22:391-94.

114. Brasil. Ministério da Saúde. Cadernos de Atenção Básica no 20. Carência de micronutrientes 2007: 23-38.

115. Yip R, Dallman PR. Hierro. In: Organización Panamericana de la Salud. International Life Sciences Institute. Conocimentos actuales sobre nutrición. 8th ed. Washington (DC); 2003. (OPS – Publicación Científica, 565).

116. Viteri FE. Opportunities for micronutrient interventions (omni). U.S. Agency for International Development (Usaid). Anemia Detection Methods in Low-Resource Settings: A Manual For Health Workers. Washington, 1997, 51 p.

117. Batista Filho, Ferreira LOC. Prevenção e tratamento da anemia nutricional ferropriva: Novos enfoques e perspectivas. Cadernos de Saúde Pública 1996; 12:37-45.

CAPÍTULO 17 · Carências Nutricionais   319

118. Ferreira MLM, Ferreira L O C, Silva AA, Batista Filho M. Efetividade da aplicação do sulfato ferroso em doses semanais no Programa Saúde da Família em Caruaru, Pernambuco, Brasil. Cad Saúde Pública 2003; 19:375-81.
119. Brasil. Ministério da Saúde. Coordenação Geral da Política de Alimentação e Nutrição. Oficina de Trabalho "Carências Nutricionais: Desafio para Saúde Pública. Ministério da Saúde. 2004.
120. Sato APS, Fujimori E, Szarfarc SC, Sato JR, Bonadio IS. Prevalência de anemia em gestantes e a fortificação de farinhas com ferro. Texto contexto – enferm 2008; 17:474-81.
121. Brasil. Ministério da Saúde. Secretaria de Atenção à Saúde. Departamento de Atenção Básica. Manual Operacional do Programa Nacional de Suplementação de Ferro/Ministério da Saúde, Secretaria de Atenção à Saúde, Departamento de Atenção Básica. – Brasília: Ministério da Saúde, 2005. 28p. (Série A. Normas e Manuais Técnicos).
122. Chick H. The discovery of vitamins. Prog Food Nutr Sci 1975; 1:1-20
123. Rosenfeld L. Vitamine-vitamin. The early years of discovery. Clin Chem 1997; 43:680-5.
124. Vieira Filho JPB, Oliveira MRDS, Schultz ARR. Polineuropatia nutricional entre índios Xavantes. Rev Ass Med Brasil 1997; 43:82-8.   ·
125. Minicucci MF, Zornoff LAM, Matsui M et al. Generalized edema and hyperdynamic circulation. A possible case of Beriberi. Arquivos Brasileiros de Cardiologia 2004; 83:176-78.
126. Bianchini-Pontuschika R, Penteado MVC. Vitamina B1. In: Vitaminas. In: Marilene De Vuono Camargo Penteado. (Org.). Vitaminas: aspectos nutricionais e bioquímicos.
127. Jordão AA, Deminice R, Vannucchi H . Vitaminas Hidrossolúveis. In: José Eduardo Dutra de Oliveira; Julio Sérgio Marchini. (Org.). Ciências Nutricionais - Aprendendo a Aprender. 2 ed. São Paulo: Sarvier, 2008; 1:231-248.
128. Bowman, BA, Russell, RM. Conocimientos actuales sobre nutrición. Octava edición. Washington, Organización Panamericana de la Salud; Instituto Internacional de Ciencias de la Vida, 2003. 873p. ilus. (Publicación Científica y Técnica No. 592).
129. Martins IS, Cavalcanti MLF, Mazzilli R N. Relação entre consumo alimentar e renda familiar na cidade de Iguape, S. Paulo (Brasil). Ver. Saúde Pub 1977; 11:23-38.
130. Vimokesant S. Kunjara K. Rungruangsak S, Nakornchai, Panijpan B. Beriberi caused by antithiamin factors in food and its prevention, Ann N Y Acad Sci 1982; 378:123.
131. Hilker, D M, Somogy J C. Antithiamins of plant origin: their chemical nature and mode of action. Ann. N.Y. Acad. Sci. 1982; 378 p.
132. Ruenwonsa P, Pattanavibag S. Decrease in the activities of thiamine pyrophosphate dependent enzymes in rat brain after prolonged tea consumption. Nutr Rep Int 1983; 27:713-16.
133. Ruenwonsa P, Pattanavibag S. Impairment of acetylcholine synthesis in thiamine deficient rats developed by prolonged tea consumption. Life Sci 1984; 34:365-70.
134. Taungbodhitham AK. Thiamin content and activity of antithiamin factor in vegetables of southern Thailand. Food Chem 1995; 52:285-9.
135. Howard L, Wagner C, Schenker S. Malabsorption of thiamine in folate deficient rats. J Nutr 1977; 107:775-82.
136. Thomson AD, Baker H, Leevy CM, Patterns of 35S thiamin hydrochloride absorption in the malnourished alcoholic patient, J. Lab Clin Med 1970; 76:35-39.
137. Sinclair HM. The effect of B1 upon respiratory quotient of brains tissue. Biochem J 1933; 27:1927-34.
138. Tanphaichitr V. Thiamine. In: Handbook of vitamins. Rucker, BR, Suttie J W, McCormick DB, Machlin LJ. Ed. Marcel Dekker Inc. p 2001; 275-316.
139. Cunha S, Albanesi Filho FM, Bastos VLFC, Antelo DS, Souza M M. Níveis de tiamina, selênio e cobre em pacientes com cardiomiopatia dilatada idiopática em uso de diuréticos. Arq Bras Cardiol. 2002; 79:454-9.
140. Alves LFA, Gonçalves RM, Cordeiro GV, Lauria MW, Ramos AV. Beribéri pós bypass gástrico: uma complicação não tão rara. relato de dois casos e revisão da literatura. Arq Bras Endocrinol Metab 2006; 50:564-68.
141. Lopes LC, Chaves, MD, Faintuch J, Kahwage S, Alencar FA. A cluster of polyneuropathy and Wernicke- Korsakoff Syndrome in a bariatric unit. Obesity Surgery 2002; 12:328-34.

142. Sanz PA, Albero GR, Acha Perez FJ, Playan UJ, Casamayor PL, Celaya PS. Thiamine deficiency associated with parenteral nutrition: apropos of a new case. Nutr Hosp 1994; 9:110-13.
143. Portal sipam –Sistema de Protección de la Amazonia. Censipam – Centro Gestor e Operacional do Sistema de Proteção da Amazônia. Indios serão capacitados na prevenção do beriberi. Disponível em http://www.sipam.gov.br/ . Acessado em 27/09/2009.
144. Maciel C, Kerr-Corrêa F. Complicações psiquiátricas do uso crônico do álcool. Rev Bras Psiquiatr 2004; 26:47-50.
145. Lana-Peixoto MA, Santos EC, Pittella JE. Coma and death in unrecognized Wernicke's encephalopathy - an autopsy study. Arq Neuro-Psiquiatr 1992; 50:329-33.
146. Doroguetti DC, Penteado, MVCP. Ácido fólico. In: Penteado. M.V.C.. Vitaminas aspectos nutricionais, bioquímicos, clínicos e analíticos. Ed. Manole, 2003; 487-524.
147. Santos, LMP; Pereira MZ. Efeito da fortificação com ácido fólico na redução dos defeitos do tubo neural. Cad. Saúde Pública, Rio de Janeiro. 2007; 23:17-24.
148. Boyles AB, Billups AV, Deak KL, Siegel DG, Mehltretter L, Slifer SH, et al. Neural Tube defects and folate pathway genes: family-based association tests of gene-gene and gene-environment interactions. Environ Health Perspect 2006; 114:1547-52.
149. Fonseca VM, Sichieri R, Basilio L, Ribeiro LVC. Consumo de folato em gestantes de um hospital público do Rio de Janeiro. Rev Bras Epidemiol 2003; 6:319-327.
150. Lima HL, Saunders C, Ramalho A. Ingestão dietética de folato em gestantes do município do Rio de Janeiro. Rev. bras. saúde matern. Infant 2002 2:303-311.
151. Bunduki V, Martinelli S, Cabar FR, Dommergues SMM, Dumez Y, Zugaib M. Dosagem de folatos maternos e fetais, séricos e eritrocitários em malformações por defeito de fechamento do tubo neural no feto. Rev Bras Ginecol Obstet 1998; 20:335-41.
152. Pacheco SS, Braga C, Souza AI, Figueroa JN. Efeito da fortificação alimentar com ácido fólico na prevalência de defeitos do tubo neural. Rev Saúde 2009; 43:565-571.
153. Ban-Hoçk T, van Driel IR, Glesson PA. Pernicious anemia. N Engl Med 1997; 337:1441-8,
154. Champe P C, Harvey RA. Bioquímica ilustrada. 2ª edição, Porto Alegre: Artes Médicas, 2007: 371-92.
155. Food and Nutrition Board.Dietary references intake for thiamin, riboflavin, niacin, vitamin B6, folate, vitamin B12, pantothenic acid, biotn, and choline. Washington, DC. National Academic Press, 1998.

PARTE VI

NUTRIÇÃO EM PEDIATRIA – SITUAÇÕES ESPECIAIS

PART IV

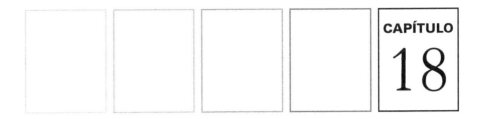

Prematuridade

Cristiane Pereira da Silva

O manejo nutricional do recém-nascido pré-termo (RNPT) representa um desafio para a equipe multiprofissional em razão de condições especiais, como metabolismo acelerado, diminuição das reservas orgânicas, maior risco de complicações associadas à imaturidade do sistema digestivo e capacidade reduzida de adaptação ante situações de sobrecarga hidroeletrolítica[1]. Em caso de RNPT com doenças, os conhecimentos científicos acerca da conduta nutricional ficam mais esparsos, pois essas crianças apresentam reservas nutricionais para poucos dias, e quanto menor o peso ao nascer, menor é a reserva nutricional[2].

A alimentação do RNPT visa nutri-lo de forma adequada para promover crescimento e desenvolvimento próximos do padrão normal[2-6], pois técnicas alimentares específicas e tipos variados de alimentos podem influenciar o desenvolvimento, a morbidade e a mortalidade dos recém-nascidos (RN) de uma maneira geral, particularmente nos prematuros.

Existem controvérsias sobre qual o melhor alimento, quando deve ser o início da nutrição enteral (NE), qual a melhor forma para realizá-la, com que frequência oferecer e com qual volume iniciar e incrementar o aporte nutricional[7].

Não há consenso na literatura sobre o melhor momento para iniciar a amamentação ao seio nos prematuros. Os indicadores tradicionais utilizados são estabilidade fisiológica, peso maior ou igual a 1.500g, idade gestacional igual ou maior do que 34 semanas e a capacidade de ingerir todo o volume prescrito[8]. No entanto, ao optarmos por esses parâmetros, podemos retardar o início da sucção direta ao peito[9].

324 PARTE VI · Nutrição em Pediatria – Situações Especiais

Os critérios comportamentais devem ser levados em conta, como sugar a sonda naso-gástrica, apresentar reflexo de busca durante o contato pele a pele e permanecer no estado de alerta, registrando também as observações das genitoras e da equipe de enfermagem[10].

TERAPIA NUTRICIONAL ENTERAL

A nutrição enteral (NE) é indicada desde que o trato gastrointestinal esteja funcionando. As principais indicações são: RN com idade gestacional abaixo de 34 semanas ou peso inferior a 1.500g[4], sendo a frequência de oferta a cada 3 a 4 horas ou quando solicitado pelo RN[5].

A NE tem como vantagens, principalmente se comparada com a nutrição parenteral, a baixa incidência de complicações clínicas significativas. Dentre as principais complicações da nutrição enteral podemos citar as mecânicas (perfuração gástrica, duodenal ou jejunal; esofagite), gastrointestinais (distensão, náuseas, vômitos, diarreias, enterocolite necrosante, alteração da flora bacteriana) e infecciosas (pneumonia aspirativa, contaminação do alimento e da sonda)[4].

O início da alimentação enteral deve ocorrer o mais rápido possível, assim que as condições clínicas permitam e o trato gastrointestinal se mostre funcionante. É preconizado que a intervenção alimentar seja feita no mínimo até 36 horas. Quando não for possível por conta das condições clínicas do RNPT, a intervenção deverá ser feita no máximo até 72 horas após o nascimento[11].

A alimentação enteral mínima é definida como a prática de alimentação com volumes mínimos de dieta enteral em RNPT, com a finalidade de estimular e suprir nutrientes para o desenvolvimento do trato gastrointestinal durante a nutrição parenteral, minimizando o estresse provocado por ela[12]. Essa conduta deve ser realizada entre 24 e 36 horas após o nascimento, com cerca de 12 a 24mL/kg/dia, promovendo efeitos benéficos, como a maturação das funções gastrointestinais, favorecendo a tolerância alimentar e reduzindo casos de enterocolite necrosante[11].

São inúmeras as vantagens do início precoce da dieta nesses RN. Dentre eles, podemos citar a promoção da motilidade intestinal, melhor tolerância alimentar, redução de incidência de sepse e indução da atividade da lactose,[2,3] maior ganho de peso, incidência mais baixa de disfunção hepática e menor ocorrência de raquitismo clínico[3].

A via de administração mais usada é a sonda em posição gástrica, pois causa menos intolerância e também é de menor custo em relação à parenteral, além de ser mais fisiológica. A administração intermitente é mais preferível do que a contínua, com volumes iniciais de 1 a 2mL com intervalos de 1 a 2 horas. Conforme a evolução do quadro do RNPT, os volumes devem ser aumentados cerca de 5 a 10mL/kg/dia, até atingir 10 a 20mL/kg/dia, conforme a tolerância. A administração contínua é mais utilizada em RNPT extremos com quadros respiratórios graves ou em RNPT com intolerância à administração intermitente em consequência de refluxos ou resíduo gástrico persistente[13].

TERAPIA NUTRICIONAL PARENTERAL

A nutrição parenteral (NP) é indicada para RN metabolicamente estáveis, quando a NE adequada não é possível e que podem enquadrar-se nas seguintes situações: peso menor do que 1.800g e sem perspectiva de receber NE significativa por mais de 3 dias ou peso de 1.800g ou mais e sem perspectiva de receber NE significativa por mais de 5 a 7 dias. A NP utilizada por período muito curto (menor do que 3 dias) não apresenta benefícios nítidos, particularmente em neonatos maiores, que dispõem de reservas de energia e nutrientes mais importantes[3,5].

A NP é iniciada geralmente no segundo dia de vida. A glicose é a principal fonte de energia e deve ser ofertada na quantidade de até 3,4g/kg/dia, porém a velocidade infundida de glicose deve ser monitorada, pois a produção de insulina pelo fígado é insuficiente, podendo ocorrer hiperglicemia. Quanto às proteínas, os RNPT toleram 1g/kg/dia de aminoácidos, com aumento diário de 0,5g/kg/dia, atingindo no máximo a 3g/kg/dia. A oferta inicial de emulsões lipídicas é de 0,5g/kg/dia, com incremento diário de mesmo valor, podendo chegar no máximo a 2,5 a 3,0g/kg/dia[14].

As complicações da NP são frequentes e compreendem aquelas relacionadas ao cateter (posicionamento, arritmias cardíacas, fenômenos tromboembólicos), processos infecciosos (por *S. aureus*, *S. epidermidis*, fungos) e as metabólicas (hiperglicemia, hipoglicemia, distúrbios de sódio e potássio séricos, acidose hiperclorêmica)[4,5,15].

NECESSIDADES NUTRICIONAIS

O fornecimento adequado de nutrientes tem como objetivo promover crescimento e desenvolvimento físico semelhantes aos da vida intrauterina na mesma idade gestacional[16]. Ao nascerem, os RNPT têm necessidades nutricionais especiais, decorrentes de sua velocidade de crescimento e da imaturidade funcional[17,18].

A taxa metabólica basal do RNPT, de acordo com a calorimetria indireta, varia entre 60 e 75kcal/dia. Para tais valores, devem-se acrescentar o gasto de energia pelo crescimento, a maior relação entre a superfície e a massa corporal. Assim, as necessidades energéticas ofertadas para o RNPT devem girar em torno de 110 a 150kcal/kg/dia, sendo 25% a 50% de carboidratos, 30% a 40% de lipídios e 10% a 20% de proteínas[19].

O aporte de aminoácidos, mesmo com a baixa ingestão de energia, economiza a proteína endógena por aumentar a síntese proteica, diminuindo, assim, a diferença entre proteólise e síntese de proteínas. Em decorrência da imaturidade gastrointestinal e hepática, a qualidade dos aminoácidos ofertados terá mais importância do que sua quantidade. Os aminoácidos de maior importância são: tirosina, cisteína, taurina, histidina, glicina, glutamina e arginina[18,20].

A glicose é uma importante fonte de energia para os RNPT. No início de sua vida, os depósitos de glicogênio são limitados, pois eles têm dificuldade de produzi-lo. Para a adequada oferta calórica recomenda-se que os carboidratos sejam responsáveis por 25% a 50% dessa oferta. No leite humano (LH) o principal carboidrato é a lactose e nas fórmulas especiais infantis há 50% de lactose e 50% de polímeros de glicose. Essa adição tem o objetivo de adequar a oferta calórica, diminuir a carga osmótica e melhorar a absorção de carboidratos. Propõe-se a ingestão de 3,2 a 12g de carboidrato para cada 100kcal (leite humano ou fórmula infantil especial para prematuro), não devendo ultrapassar 8g por 100mL. Uma ingestão maior pode causar diarreia osmótica, por conta da dificuldade que o RNPT tem de absorver grandes volumes de lactose[13,20].

A gordura deve corresponder de 30% a 40% das necessidades calóricas diárias dos RNPT. Os ácidos graxos essenciais têm grande importância no crescimento e desenvolvi-

326 PARTE VI · Nutrição em Pediatria – Situações Especiais

mento do sistema nervoso central (SNC) e também são de fácil absorção. Os lipídios são fundamentais para o desenvolvimento cerebral, necessários para a mielinização e o crescimento dos neurônios e para o desenvolvimento das retinas, e são partes componentes de fosfolipídios da membrana celular[20]. A recomendação para lipídios gira em torno de 4,7g/kg/dia, com variação entre 4 e 9g/kg/dia[13].

As vitaminas e minerais em geral exercem papel fundamental no crescimento e desenvolvimento adequado, visto que o prematuro é privado da deposição de minerais que ocorre no final da gestação; isso, associado à baixa ingestão dietética, pode favorecer o aparecimento da osteopenia da prematuridade, manifestada por fraturas e microfraturas e causada, provavelmente, pela ingestão de fórmulas não específicas, leite materno não suplementado ou ingestão de NP por tempo prolongado[21]. Os Quadros 18.1 e 18.2 apresentam as recomendações nutricionais de macronutrientes, minerais e vitaminas.

Quadro 18.1. Recomendações para ofertas diárias de macronutrientes e minerais (unidade/kg/dia) por via enteral em RNPT

Macronutrientes e minerais	Peso ao nascer menor de 1.000g	Peso ao nascer entre 1.000 a 1.500g
Energia (kcal)	130 a 150	110 a 130
Proteína (g)	3,8 a 4,4	3,4 a 4,2
Carboidratos (g)	9 a 20	7 a 17
Gorduras (g)	6,2 a 8,4	5,3 a 7,2
Ácido linoleico (mg)	700 a 1.680	600 a 1.440
Ácido docosa-hexaenoico (mg)	> 21	> 18
Ácido araquidônico (mg)	> 28	> 24
Sódio (mEq)	3 a 5	3 a 5
Cloro (mEq)	3 a 7	3 a 7
Potássio (mEq)	2 a 3	2 a 3
Cálcio (mg)	100 a 220	100 a 220
Fósforo (mg)	60 a 140	60 a 140
Magnésio (mg)	7,9 a 15	7,9 a 15
Ferro (mg)	2 a 4	2 a 4

Fonte: Tsang et al.[22].

Quadro 18.2. Recomendações para ofertas diárias de vitaminas (unidades/kg/dia) por via enteral em RNPT

Vitaminas	Quantidades diárias
Vitamina A (UI)	700 a 1.500
Vitamina D (UI)	150 a 400
Vitamina E (UI)	6 a 12
Vitamina K (µg)	8 a 10
Vitamina C (mg)	18 a 24

(Continua)

Quadro 18.2. Recomendações para ofertas diárias de vitaminas (unidades/kg/dia) por via enteral em RNPT (*continuação*)

Vitaminas	Quantidades diárias
Tiamina (µg)	180 a 240
Riboflavina (µg)	250 a 360
Niacina (µg)	3,6 a 4,8
Vitamina B_6 (µg)	150 a 210
Folato (µg)	25 a 50
Vitamina B_{12} (µg)	0,3
Ácido pantotênico (mg)	1,2 a 1,7
Biotina (µg)	3,6 a 6,0

Fonte: Tsang et al.[22].

ALEITAMENTO MATERNO

O alimento de escolha para o RNPT é o leite de sua própria mãe. O leite produzido pela mãe de RNPT nas primeiras 4 semanas pós-parto contém maior concentração de nitrogênio, proteínas com função imunológica, lipídios totais, ácidos graxos de cadeia média, vitaminas A, D e E, cálcio, sódio e energia que aquele da mãe do RN a termo (RNT)[23]. Caso a criança não consiga sugar diretamente no peito, deverá receber o leite ordenhado. Uma estratégia alimentar que resulta num melhor ganho de peso entre os RNPT consiste na oferta do leite posterior, que contém até três vezes mais gordura do que o leite anterior[24].

A utilização de leite posterior da própria mãe, ordenhado mecanicamente para recém-nascidos de baixo peso (RNBP) hospitalizados em unidade neonatal de país em desenvolvimento, está relacionada a um aumento médio de peso da ordem de 18,8g por dia[25].

Se o leite da mãe não está disponível, o leite humano (LH) processado em bancos de leite, que mantém muitos dos fatores de proteção, é outra boa opção[26].

O leite materno protege da alergia os prematuros com história familiar de atopia, principalmente no que diz respeito à incidência de eczema. Isso foi observado aos 18 meses de idade, quando aqueles que receberam leite artificial apresentaram maior risco de desenvolver esse tipo de reação se comparados aos que receberam LH de banco de leite[27].

Os ácidos graxos ômega 3 são essenciais para que haja desenvolvimento normal da retina, em especial nos recém-nascidos de muito baixo peso (RNMBP)[28]. Assim, esses lipídios, juntamente com outras substâncias antioxidantes, como vitamina E, betacaroteno e taurina, poderiam explicar a proteção oferecida pelo LH contra o desenvolvimento da retinopatia da prematuridade. Sabe-se que a incidência e a gravidade dessa doença estão significativamente diminuídas nos prematuros que foram alimentados exclusivamente com leite materno ou receberam pelo menos 80% da sua ingestão láctea na forma de LH[29]. Além disso, há vantagem no desempenho cognitivo em crianças nascidas prematuras alimentadas com LH[30].

Na impossibilidade do uso do LH para a alimentação do RNPT, são utilizadas fórmulas infantis especiais que preenchem suas necessidades primárias e apresentam-se com elementos funcionais adicionais que promovem a maturação e o desenvolvimento da visão e dos sistemas nervoso e imunológico[12].

328   PARTE VI · Nutrição em Pediatria – Situações Especiais

A maioria das fórmulas infantis para RNPT contém ácidos linoleico e alfalinolênico, que são considerados essenciais para o desenvolvimento e crescimento do sistema nervoso central, maturação da visão e resposta inflamatória. No Brasil, o licenciamento de fórmulas infantis está baseado no *Codex Alimentarius* da Organização Mundial da Saúde (OMS)[26].

As fórmulas para RNPT desenvolvidas pela indústria alimentícia têm como modelo o LH, mas são produzidas a partir do leite de vaca, que contém menor quantidade de proteína do soro do leite. Tais fórmulas não devem ser ofertadas de forma irregular (alteração de concentração, excesso de volume e acréscimo de ingredientes), podendo sobrecarregar o RNPT e afetar sua capacidade de metabolizar os nutrientes. Assim, as fórmulas infantis têm entre 240 e 300mOsm/kg e densidade calórica entre 70 e 81kcal/100mL[31].

Estudos epidemiológicos britânicos apontam que RNPT alimentados com fórmula infantil apresentam probabilidade seis vezes maior de desenvolver enterocolite necrosante, quando comparados a bebês amamentados,[32] e que bebês prematuros alimentados com leite da própria mãe teriam uma vantagem de 8,3 pontos no quociente de inteligência medido aos 7,5-8 anos de idade[33].

As diferenças qualitativas entre LH e fórmula infantil, tais como a especificidade no conteúdo de ácidos graxos, poderiam explicar as vantagens no desenvolvimento de RNPT. Considera-se que somente o leite materno contém quantidades adequadas de ácidos graxos poli-insaturadas de cadeia longa, necessários ao desenvolvimento normal do cérebro e da retina[34,35].

ADITIVOS DO LEITE HUMANO

Aditivos industrializados, derivados de leite de vaca, também estão disponíveis e são recomendados por algumas fontes no sentido de atingir a necessidade nutricional das crianças[36,37].

Não existe recomendação unânime quanto à utilização desses aditivos disponíveis sob a forma de pó ou líquido. No entanto, a maior parte dos estudos sugere o seu uso em RN com peso de nascimento menor do que 1.500g. Outros trabalhos recomendam o uso em RN com idade gestacional menor do que 32 semanas. Existem sugestões para sua utilização em populações de risco, como, por exemplo, em RNPT com doença pulmonar crônica, após cirurgias ou durante o uso de corticoterapia, ou seja, em situações que aumentem o catabolismo ou alterem a incorporação proteica e mineral[38].

A composição do aditivo do LH varia em relação à quantidade e fonte de proteína, de cálcio e fósforo, à presença e à quantidade de oligoelementos e vitaminas e à fonte de carboidratos (lactose ou polímeros de glicose, como a dextrino-maltose). Esses últimos, por sua vez, influenciarão a osmolaridade. Recomenda-se iniciar a adição desses preparados quando o RN estiver recebendo pelo menos 100mL/kg/dia de LH ou de 50% a 80% das suas necessidades nutricionais. Sugere-se que a introdução seja gradual conforme o esquema a seguir[39]:

- início: 1/4 da dose recomendada;
- após 2 a 3 dias: aumenta-se para 1/2 da dose recomendada;
- após 2 a 3 dias: aumenta-se para 2/3 da dose recomendada;
- após 2 a 3 dias: oferece-se a quantidade total recomendada.

Existe uma grande variedade de aditivos de LH, a maioria preparada à base de proteínas, carboidratos, cálcio, fósforo, magnésio e sódio, podendo também conter zinco, cobre e vitaminas[39].

A adição desses nutrientes de origem bovina ao LH tem garantido a obtenção de taxas de crescimento apropriadas aos RNMBP[40], sem afetar o esvaziamento gástrico e a tolerância alimentar[41].

Vale ressaltar, no entanto, que a manipulação do leite materno não é isenta de riscos. A adição de substâncias exógenas pode alterar a osmolaridade e afetar as propriedades intrínsecas de defesa do LH[42,43].

Além disso, nos países em desenvolvimento, nem sempre os aditivos estão disponíveis para todos os RNPT, e há a necessidade de se identificar quais deles seriam realmente beneficiados com essa suplementação nutricional[44].

Porcelli et al.[45], analisando um novo aditivo com maior quantidade proteica, menor quantidade de lactose, mas com a mesma quantidade de carboidratos na forma de polímeros de glicose, menor quantidade de cálcio e fósforo e o dobro da quantidade de sódio administrado a um grupo de RNMBP, observaram maior ganho de peso, crescimento linear e de perímetro cefálico e também níveis mais altos de ureia nitrogenada, ao comparar esse grupo com o que recebeu o aditivo comercial.

Entretanto, os dados existentes não são unânimes, pois alguns estudos, como os descritos, observaram um menor ganho de peso e um menor crescimento linear entre os RN que receberam leite materno aditivado; em contrapartida, uma metanálise reunindo 596 RN observou um maior ganho de peso entre os RNPT que receberam leite materno aditivado e também maior crescimento em comprimento e perímetro cefálico[46].

Apesar dos grandes avanços na área de nutrição e alimentação de prematuros, ainda são necessários estudos a longo prazo para entender melhor as necessidades nutricionais, como também a forma de supri-las.

REFERÊNCIAS BIBLIOGRÁFICAS

1. Gartner LM, Morton J, Lawrence RA et al. Breastfeeding and the use of human milk. Pediatrics 2005; 115:496-06.
2. Martinez FE, Camelo Jr. JS. Alimentação do recém-nascido pré-termo. J Pediatr 2001; 77(1):S32-40.
3. Rugolo LMSS. Manual de neonatologia. Rio de Janeiro: Revinter, 2000; 82-220.
4. Carvalho ES, Carvalho WB. Terapêutica e prática pediátrica (2ª ed.) São Paulo: Atheneu; 2000; 1.091-123.
5. Cloherty JP, Stark AR. Manual de neonatologia. Rio de Janeiro: Medsi; 2000; 104-651.
6. Feferbaum R, Quintal VS, Araújo MCK. Aspectos práticos da nutrição enteral do recém-nascido pré-termo. Rev Bras Nutr Clin 2001; 16(4):148-56.
7. Leite HP. Nutrição enteral em pediatria. Pediatr Mod 1999; 35(7):457-78.
8. Boo NY, Goh ES. Predictors of breastfeeding in very low birthweight infants at the time of discharge from hospital. J Trop Pediatr 1999; 45:195-201.
9. Meier P, Brown LP, Hurst MN. Breastfeeding the preterm infant. In: Riordan J, Auerbach KG. Breastfeeding and human lactation. Boston: Jones and Bartlett Publishers; 1998: 449-81.
10. Schanler RJ, Hurst NM, Lau C. The use of human milk and breastfeeding in premature infants. Clin Perinatol 1999; 26:379-98.
11. Costa H. Alimentação enteral mínima. In: Feferbaum, R; Falcão, MC. Nutrição do recém-nascido. São Paulo: Atheneu, 2005.

330   PARTE VI · Nutrição em Pediatria – Situações Especiais

12. Telles Júnior M, Leite HP. Terapia nutricional no paciente pediátrico grave. São Paulo: Atheneu, 2005.
13. Magalhães LMS, Bicudo JN. Nutrição em recém-nascidos prematuros. Rev Méd Hosp Ana Costa 2006; 11(1):756-61.
14. Feferbaum R, Delgado AF, Szczupar MC. M. Nutrição parental. In: Feferbaum R, Falcão MC. Nutrição do recém-nascido. São Paulo: Atheneu, 2005.
15. Feferbaum R, Faria IM. Nutrição parenteral no recém-nascido. Rev Bras Nutr Clin 2001; 16(4):157-63.
16. Morley R, Lucas A. Randomized diet in the neonatal period and growth performance until 7.5-8 y of age in preterm children. Am J Clin Nutr 2000; 71:822-8.
17. Vinagre RD, Diniz EMA. O leite humano e sua importância na nutrição do recém-nascido prematuro. São Paulo: Atheneu, 2002.
18. Camelo Junior JSC, Martinez FE. Dilemas Nutricionais no pré-termo extermo e repercussões na infância, Adolescência e Vida Adulta. J Pediat 2005; 81(1):533-42.
19. Lamounier JA. Nutrição e alimentação do recém-nascido prematuro. Rev Med 2003; 20(3):55-9.
20. Gianini NM, Vieira AA, Moreira MCE. Avaliação dos Fatores associados ao estado nutricional na idade corrigida de termo em recém-nascidos de muito baixo peso. J Pediatr 2005; 81(1):237-9.
21. Trindade CEP. Importância dos minerais na alimentação do pré-termo extremo. J Pediatr 2005; 81(1):S43-S51.
22. Tsang RC, Uauy R, Koletzko B, Zlotkin SH. Nutrition of the preterm infant. Scientific basis and pratical guidelines. 2 ed. Cincinati: Digital educacional publishing Inc., 2005.
23. Gross SJ, David RJ, Baumann L, Tomarelli RM. Nutritional composition of milk produced by mothers delivering preterm. J Pediatr 1980; 96:641-4.
24. Valentine CJ, Hurst NM, Schanler RJ. Hindmilk improves weight gain in low-birth-weight infants fed human milk. J Pediatr Gastroenterol Nutr 1994; 18:474-7.
25. Slusher T, Hampton R, Bode-Thomas F, Pam S, Akor F, Meier P. Promoting the exclusive feeding of own mother's milk through the use of hindmilk and increased maternal milk volume for hospitalized, low birth weight infants (< 1800 g) in Nigeria: a feasibility study. J Hum Lact 2003; 19:191-8.
26. Vinagre RD. Análise crítica do uso do leite humano procedente de banco de leite na alimentação do recém-nascido prematuro (dissertação). São Paulo: Universidade de São Paulo; 1999.
27. Lucas A, Brooke OG, Morley R, Cole TJ, Bamford M. Early diet of preterm infants and development of allergic or atopic disease: randomised prospective study. BMJ 1990; 300:837-40.
28. Uauy RD, Hoffman DR. Essential fat requirements of preterm infants. Am J Clin Nutr 2000; 71:245S-50S.
29. Hylander MA, Strobino DM, Dhanireddy R. Human milk feedings and retinopathy of prematurity among very low birth weight infants abstract. Pediatr Res 1996; 37:214A .
30. Bier JB, Olivier T, Ferguson A, Vohr BR. Human milk improves cognitive and motor development of premature infants during infancy. J Hum Lact 2002; 18:361-7.
31. Delgado ES, Halpern R. Amamentação com menos de 1.500 gramas: funcionamento motor-oral e apego. Pró-fono: Rev Atualiz Cientif 2005; 17(2):141-52.
32. Lucas A, Cole TJ. Breast milk and neonatal necrotising enterocolitis. Lancet 1990; 336:1519-23.
33. Lucas A, Morley R, Cole TJ, Lister G, Leeson-Payne C. Breast milk and subsequent intelligence quotient in children born preterm. Lancet 1992; 339:261-4.
34. Uauy R, Andraca I. Human milk and breastfeeding for optimal mental development. J Nutr 1995; 125:2278S-80S.
35. Uauy R, Hoffman DR. Essential fatty acid requirements for normal eye and brain development. Semin Perinatol 1991; 15(6):449-55.
36. Guerrini P. Human milk fortifiers. Acta Paediatr 1994; 402:37-9.
37. Canadian Paediatric Society, Nutrition Committee. Nutrition needs and feeding of premature infants. Can Med Assoc J 1995; 152:1.765-85.
38. Atkinson AS. Human milk feeding of the micropremie. Clin Perinatol 2000; 27:235-47
39. Schanler RJ. The role of human milk fortification for premature infants. Current controversies in Perinatology Care III. Clin Perinatol 1998; 25:645-57.

40. Schanler RJ, Shulman RJ, Lau C. Growth of premature infants fed fortified human milk abstract. Pediatr Res 1997; 41:240A.
41. McClure RJ, Newel SJ. Effect of fortifying breast milk on gastric emptying. Arch Dis Child 1996; 74:60-2.
42. Schanler RJ. Fortified human milk: the nature's way to feed premature infants. J Hum Lact 1998; 14:5-11.
43. De Curtis M, Candusso M, Pieltain C, Rigo J. Effect of fortification on the osmolality of human milk. Arch Dis Child Fetal Neonatal Ed. 1999; 81:141-3.
44. Ruiz JG, Charpak N, Figueroa Z. Predictional need for supplementing breastfeeding in preterm infants under Kangaroo Mother Care. Acta Paediatr 2002; 91:1.130-4.
45. Porcelli P, Schanler R, Greer F et al. Growth in human milk fed very low birth weight infants receiving a new human milk fortifier. Ann Nutr Metab 2000; 44:2-10.
46. Harding KCA. Multicomponent fortified human milk for promoting growth in preterm infants. Cochrane Database 2000; (2): CD000343.

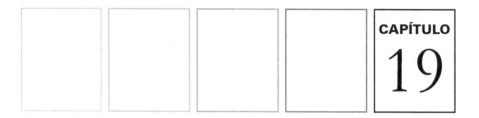

Erros Inatos do Metabolismo

Beatriz Jurkiewicz Frangipane
Renata Bernardis de Oliveira

Em 1908, Sir Archibald Garrod definiu erros inatos do metabolismo (EIM) como um bloqueio no fluxo normal de processos metabólicos e observou que a expressão desses bloqueios demonstrava padrões de herança compatíveis com os quatro padrões de herança de Mendel: autossômica recessiva, autossômica dominante, ligada ao X dominante e ao X recessiva[1,2].

Os EIM levam a doenças metabólicas hereditárias (DMH). O defeito de transporte de proteínas ou a falta de atividade de uma ou mais enzimas específicas causa as DMH[3].

Nas centenas de DMH descritas, as manifestações clínicas e bioquímicas são relacionadas a acúmulo, deficiência ou superprodução de produtos ou substratos do metabolismo normal[2] (Figura 19.1).

Os EIM são individualmente raros, porém a incidência acumulativa é de 1:2.500 nascidos vivos. Contudo, a prevalência individual das doenças é bastante variável, dependendo da raça[4-7]. Caracterizam-se pela herança autossômica recessiva, apresentando 25% de risco para a doença a cada gestação.

Algumas DMH levam a graves manifestações clínicas. O pronto diagnóstico e a apropriada terapia podem prevenir sérias consequências dessas doenças[1,8].

A triagem neonatal pode identificar algumas dessas doenças, mas a maioria deve ser diagnosticada pelo conhecimento das manifestações clínicas e laboratoriais[1]. Essas não são limitadas à infância e à adolescência; elas podem aparecer também na idade adulta[9].

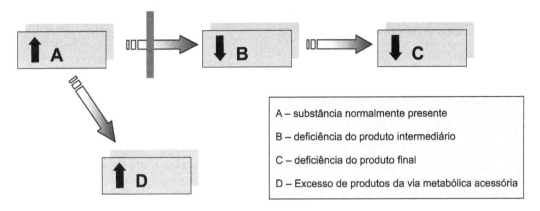

Figura 19.1. Modelo do bloqueio metabólico.

Alguns sintomas específicos se apresentam em um ou mais grupos de doenças, tais como disfagia decorrente de progressivo agravo neurológico, deficiência na utilização de energia das glicogenoses e dificuldade na utilização de algum nutriente, como nas aminoacidopatias[1,8,10]. O retardo de crescimento é frequentemente descrito como sintoma clínico em DMH, com manifestação neonatal ou infantil[1,9].

Saudubray e cols.[11] classificaram as DMH de acordo com o fenótipo clínico e descreveram sinais e sintomas que auxiliam a prática diária. Um resumo da classificação é descrito no Quadro 19.1.

Quadro 19.1. Classificação das doenças metabólicas hereditárias

Grupos	Características	Doenças
Grupo I	São erros inatos do metabolismo intermediário levando a intoxicação aguda e/ou crônica e progressiva por acúmulo de produtos tóxicos próximos ao bloqueio metabólico. Apresentam intervalos livres de sintomas e têm grande relação com a ingestão alimentar	Aminoacidopatias, acidúrias orgânicas, defeitos do ciclo da ureia e intolerância aos açúcares
Grupo II	Doenças com deficiência de energia. Os sintomas causados em parte pela deficiência na produção ou utilização de energia são resultantes de erros inatos do metabolismo intermediário no fígado, miocárdio, músculo ou cérebro. As manifestações clínicas podem resultar do acúmulo de componentes tóxicos ou da deficiência da produção de energia	Glicogenoses, acidemias lácticas congênitas, defeitos de oxidação dos ácidos graxos e doenças mitocondriais de cadeia respiratória
Grupo III	Doenças com distúrbio na síntese ou no catabolismo de moléculas complexas. Os sintomas são permanentes, progressivos, independentes de intercorrências, e não relacionados com a ingestão alimentar	Doenças lisossomais, peroxissomais e do defeito intracelular de transporte

Neste capítulo iremos descrever o tratamento dietético de algumas doenças metabólicas hereditárias, nas quais a terapia nutricional é fundamental para o tratamento.

FENILCETONÚRIA

A fenilcetonúria é um erro inato no metabolismo de herança autossômica recessiva que resulta da deficiência da enzima hepática fenilalanina (FAL) hidroxilase. Essa enzima catalisa a conversão da FAL em tirosina, que tem papel importante na produção de neurotransmissores. A deficiência enzimática causa acúmulo de FAL, resultando em hiperfenilalaninemia e levando a anormalidades no metabolismo (Figura 19.2). O paciente não tratado precocemente apresenta retardo mental, hiperatividade, microcefalia, atraso de desenvolvimento, convulsões, eczemas, distúrbio de comportamento e outros sintomas[12-17].

O diagnóstico precoce, antes do primeiro mês de vida, permite prevenir todas as sequelas descritas, sendo obrigatória assim a realização da triagem neonatal – "teste do pezinho" – em todo o território nacional, oferecido pelo SUS, pela Portaria GM/SM 822, de 6 de junho de 2001. É recomendado que o exame seja colhido após 48 horas de nascimento, para garantir que o recém nascido (RN) tenha sido alimentado, evitando desse modo resultados falso-negativos[18].

A incidência da fenilcetonúria é variável. Na população caucasiana, a incidência é de aproximadamente 1:10.000 e no Brasil, de 1:15.000[14,19].

As hiperfenilalaninemias são definidas por níveis plasmáticos de FAL acima de 4mg/dL. Elas podem ser classificadas em[11,20]:

Fenilcetonúria clássica: em que os níveis plasmáticos de FAL são superiores a 20mg/dL e a atividade enzimática residual, menor do que 1%.

Fenilcetonúria leve: níveis plasmáticos de FAL entre 10 e 20mg/dL e atividade enzimática residual de 1% a 3%.

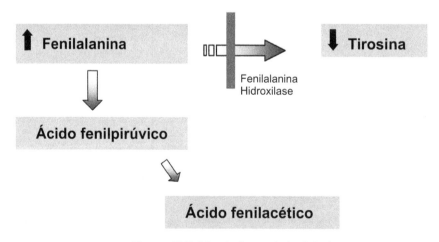

Figura 19.2. Metabolismo da fenilalanina.

Hiperfenilalaninemia: níveis de fenilalanina inferiores a 10mg/dL e atividade residual maior do que 5%.

Deficiência de tetra-hidrobiopterina (BH4): determinada pela deficiência do cofator BH4 necessário para a ativação da FAL hidroxilase.

Tratamento dietoterápico

O tratamento tem como objetivo prevenir o acúmulo de FAL no sangue o mais precocemente possível. Segundo o *Medical Research Council* (MRC), toda criança com níveis de FAL acima de 10mg/dL, tirosina normal ou diminuída, que esteja recebendo uma ingestão normal de proteína, deve iniciar dieta restrita em FAL.

A dieta consiste em oferecer alimentos com baixo teor em FAL, porém em quantidade suficiente, de forma a evitar uma síndrome carencial, por se tratar de um aminoácido essencial[7,21,22]. Retiram-se da dieta alimentos ricos em proteína de origem vegetal e animal. O aspartame também deve ser excluído, por conter FAL em sua composição. As frutas, os vegetais e outros alimentos com baixo teor de proteína são mantidos, porém controlados quantitativamente, já que se deve conhecer exatamente o conteúdo de FAL desses alimentos[23,24]. O teor de FAL nos alimentos pode ser encontrado na tabela brasileira disponibilizada no *site* www.anvisa.gov.br/alimentos/fenilcetonuria/index.htm.

A recomendação de FAL é individualizada, variando de paciente para paciente. Depende da atividade enzimática, idade, velocidade de crescimento e do estado de saúde. A recomendação de acordo com a faixa etária pode variar, sendo maior nos primeiros meses de vida (20 a 50mg/kg/dia) e declinando posteriormente com a diminuição da velocidade de crescimento[25,26] (Quadro 19.2).

Quadro 19.2. Recomendações diárias de ingestão de energia e nutrientes para lactentes, crianças e adultos portadores de fenilcetonúria

Idade	Nutriente				
	FAl (mg/kg)	Tir (mg/kg)	Proteína (g/kg)	Energia (kcal/kg)	Fluidos (mL/kg)
Lactentes					
0 a < 3 meses	25-70	300-350	3,5-3,0	120 (145-95)	160-135
3 a < 6 meses	20-45	300-350	3,5-3,0	120 (145-95)	160-130
6 a < 9 meses	15-35	250-300	3,0-2,5	110 (135-80)	145-125
9 a < 12 meses	10-35	250-300	3,0-2,5	105 (135-80)	135-120
	(mg/dia)	(g/dia)	(g/dia)	(kcal/dia)	(mL/dia)
Crianças					
1 a < 4 anos	200-400	1,72-3,00	≥ 30	1.300 (900-1.800)	900-1.800
4 a < 7 anos	210-450	2,25-3,50	≥ 35	1.700 (1.300-2.300)	1.300-2.300
7 a < 11 anos	220-500	2,55-4,00	≥ 40	2.400 (1.650-3.300)	1.650-3.300

(Continua)

336 PARTE VI · Nutrição em Pediatria – Situações Especiais

Quadro 19.2. Recomendações diárias de ingestão de energia e nutrientes para lactentes, crianças e adultos portadores de fenilcetonúria (*continuação*)

Idade	Nutriente				
	FAI (mg/kg)	Tir (mg/kg)	Proteína (g/kg)	Energia (kcal/kg)	Fluidos (mL/kg)
Mulheres					
11 a < 15 anos	250-750	3,45-5,00	≥ 50	2.200 (1.500-3.000)	1.500-3.000
15 a < 19 anos	230-700	3,45-5,00	≥ 55	2.100 (1.200-3.000)	1.200-3.000
≥ 19 anos	220-700	3,75-5,00	≥ 60	2.100 (1.400-2.500)	2.100-2.500
Homens					
11 a < 15 anos	225-900	3,38-5,50	≥ 55	2.700 (200-3.700)	2.000-3.700
15 a < 19 anos	295-1.100	4,42-6,50	≥ 65	2.800 (2.100-3.900)	2.100-3.900
≥ 19 anos	290-1.200	4,35-6,50	≥ 70	2.900 (2.000-3.300)	2.000-3.300

Fonte: Acosta PB e Yannicell S[12].

A deficiência de FAL na dieta pode levar a algumas consequências, como déficit de crescimento em crianças e perda de peso em adultos, retardo mental a longo prazo, diminuição ou elevação dos níveis plasmáticos de FAL, dependendo do estágio da deficiência, queda de cabelo, alterações nos precursores de células vermelhas e anemia, hipoproteinemia e aminoacidúria generalizada e redução dos níveis plasmáticos de pré-albumina.

A recomendação de proteína para fenilcetonúricos excede as recomendações das *dietary reference intakes* (DRI). Para esses pacientes, a oferta de aminoácidos funciona como principal fonte proteica, apresentando rápida absorção, embora em quantidade diminuída, e rápido metabolismo, necessitando assim de uma oferta maior que a recomendada pelas DRI para poder atender às necessidades[19].

Tal recomendação de proteína não pode ser atingida com alimentos naturais sem que haja uma ingestão excessiva de FAL. A dieta, portanto, deve ser suplementada com produtos especiais ou fórmula metabólica, que consistem em uma mistura de aminoácidos isentos de FAL, utilizados para suprir a necessidade proteica da dieta, sendo a principal fonte de nitrogênio e fornecendo aproximadamente 75% da proteína dietética[27,28]. A fórmula metabólica também deve conter tirosina para suprir a necessidade de 100 a 120mg/kg/dia, e o total de aminoácidos deve ser no mínimo de 3g/kg/dia em crianças menores de 2 anos e deve manter-se em 2g/kg/dia em crianças acima de 2 anos[19,26].

As fórmulas metabólicas podem ter diferentes composições, sendo aminoácidos enriquecidos de vitaminas e minerais; aminoácidos mais carboidrato, gordura, com enriquecimento de vitaminas e minerais; tabletes ou cápsulas de aminoácidos sem carboidrato, vitaminas e minerais ou barra de aminoácidos. É importante utilizar o produto que melhor se adapte às características de cada paciente[29,30].

As fórmulas metabólicas são divididas e utilizadas de acordo com a faixa etária. O Ministério da Saúde, pela Portaria GM/SM 822, de 6 de junho de 2001, garante o forne-

CAPÍTULO 19 · Erros Inatos do Metabolismo

cimento da fórmula metabólica para os pacientes devidamente cadastrados no Programa Nacional de Triagem Neonatal.

As fórmulas com mistura de aminoácidos enriquecidas com carboidratos, gorduras, vitaminas e minerais são normalmente utilizadas no início do tratamento, associadas a fórmulas infantis ou leite materno (LM), que fornecem as necessidades mínimas toleradas de FAL ao paciente. A criança com fenilcetonúria pode ser amamentada, existindo vários métodos para realizá-la quando a mãe opta por oferecer LM ao seu filho[31-33]. A fórmula metabólica deve ser oferecida em pequenas doses, de três a cinco vezes durante o dia, para que não ocorram maior oxidação e perda de nitrogênio pela urina, ou alterações rápidas nos níveis séricos de FAL, ou até mesmo sintomas gastrointestinais, como vômito e diarreia, relatados em crianças que tomam a fórmula em uma ou duas doses[30].

Alimentos sólidos devem ser introduzidos de acordo com as recomendações normais, entre 4 e 6 meses de idade, iniciando com suco e purê de frutas e posteriormente vegetais. A segunda refeição salgada deve ser oferecida após os 6 meses, quando a quantidade de FAL oferecida deve respeitar a tolerância individual. A FAL pode ser calculada por sistema de equivalência, como, por exemplo, utilizando grupos de substituições com 15mg de FAL, como utilizado nos Estados Unidos e na Austrália. Outra forma de controle, utilizada no Reino Unido, considera que 50mg de FAL equivalem a aproximadamente 1g de proteína, porém essa utilização causa controvérsias, pois aplica-se apenas a cereais e alguns vegetais. Normalmente, a maioria das frutas e dos vegetais contém 30 a 40mg de FAL por 1g de proteína[34].

Os níveis séricos de FAL devem ser mantidos o mais próximo do normal, porém existem diferentes recomendações na literatura. De acordo com a recomendação do *UK Medical Research Council Working Group*, crianças de 0 a 4 anos devem manter níveis entre 2 e 6mg/dL, de 5 a 10 anos, níveis de 2 a 8mg/dL, e acima de 11 anos, níveis de 2 a 11,6mg/dL. Conforme o consenso de 2000, recomenda-se que os níveis de FAL sejam mantidos em até 6mg/dL até os 12 anos e, após, até 10mg/dL, inclusive na vida adulta[18,21,26].

Os níveis de FAL sanguíneos para o controle do tratamento devem ser monitorados frequentemente. O exame deve ser coletado no mesmo horário, preferencialmente no período da manhã, quando as concentrações de FAL são usualmente mais altas. Crianças de 0 a 4 anos de idade devem dosar a FAL sanguínea semanalmente, de 5 a 10 anos, quinzenalmente, e acima de 11 anos, mensalmente[26,34].

Vários fatores podem contribuir para elevar a FAL sanguínea, como infecções agudas que levem ao catabolismo proteico, excessiva ou inadequada ingestão de FAL e ingestão inadequada de energia e proteína. Durante períodos de doenças *Sick Day* existem recomendações específicas em que os pacientes devem receber alimentos energéticos, como polímeros de glicose, para redução do catabolismo proteico, e reduzir a ingestão de FAL, o que pode ocorrer espontaneamente pela falta de apetite. A fórmula metabólica deve ser mantida[19,26,35-37].

O tratamento da fenilcetonúria é por toda a vida. Estudos prospectivos demonstraram que pacientes que suspenderam a dieta aos 6, 8 e 12 anos de idade manifestaram alterações neurológicas, as quais se revertiam se os níveis de FAL se reduzissem para 10mg/dL[36,38,39].

Deve-se ter como objetivo a dieta ideal, nutricionalmente completa, de fácil realização, de agradável palatabilidade, adaptada ao estilo de vida de cada paciente, possibilitando, assim, manter níveis de FAL sanguínea aceitáveis e proporcionar crescimento e desenvolvimento dentro da normalidade[30].

FENILCETONÚRIA MATERNA

A fenilcetonúria materna em mulheres não tratadas resulta em crianças com microcefalia, retardo mental, doença congênita cardíaca, dismorfia facial e retardo de crescimento intrauterino[17,35-38,40].

Estudos constataram que mulheres fenilcetonúricas grávidas, que não fizeram dieta pobre em FAL durante a gestação, tiveram filhos com malformações congênitas, sendo demonstrado que a FAL materna atua como teratogênico no feto[36,40].

A FAL tem gradiente positivo da placenta para o feto, ocasionando concentrações de FAL 1 a 2,9 vezes maiores do que as da mãe. Assim, recomenda-se que mulheres com fenilcetonúria e hiperfenilalaninemia em idade fértil mantenham níveis de FAL entre 2 e 4mg/dL antes da concepção e até o final da gestação[36,38]. As dosagens de FAL devem ser realizadas duas vezes por semana[36,38].

A recomendação de FAL é individualizada, variando de paciente para paciente. Depende da atividade enzimática, da idade, do ganho de peso, do trimestre da gestação, da adequação de energia e proteína e do estado de saúde. A prescrição de FAL deve ser iniciada pelo valor inferior das recomendações de acordo com a idade e trimestre da gestação[37].

A dieta deve fornecer de 200 a 600mg de fenilalanina no primeiro trimestre, 200 a 800mg no segundo trimestre e 300 a 1.200mg no terceiro trimestre. A recomendação proteica varia de 70 a 75g/dia. Calorias e outros nutrientes devem ser adequados de acordo com a idade, o peso e o trimestre gestacional[36,37].

A tirosina da dieta está presente na fórmula metabólica e só deve ser suplementada com 300 a 400 mg/dia, se a dosagem plasmática estiver abaixo do limite inferior. A tirosina plasmática deve permanecer em 0,9 a 1,8mg/dL, sendo que a dosagem deve ser realizada mensalmente[36,37].

As recomendações nutricionais de energia e nutrientes para gestantes com fenilcetonúria encontram-se no Quadro 19.3.

Quadro 19.3. Recomendações diárias de ingestão de energia e nutrientes para gestantes portadoras de fenilcetonúria

Trimestre e idade	Fenilalanina (mg/dia)	Tirosina (g/dia)	Proteínas (g/dia)	Calorias (kcal/dia)
1º trimestre				
15-19	200-600	5,7-7,5	> 75	2.500
> 19	200-600	4,5-7,7	> 70	2.500
2º trimestre				
15-19	200-900	5,7-7,5	> 75	2.500
> 19	200-900	4,5-7,7	> 70	2.500
3º trimestre				
15-19	300-1.200	5,7-7,5	> 75	2.500
> 19	300-1.200	4,5-7,7	> 70	2.500

Fonte: Acosta PB e Yannicell S[12].

Na fenilcetonúria materna é importante que as gestantes, principalmente as adolescentes, e seus familiares sejam educados e tenham sempre em mente o potencial risco para o feto também apresentar FAL aumentada. Isso é importante para que elas entendam que devem realizar a dieta restrita antes da concepção e mantê-la por toda a gestação, garantindo assim níveis adequados de FAL.

ACIDEMIAS: PROPIÔNICA E METILMALÔNICA

As acidúrias orgânicas podem ser definidas como distúrbios metabólicos que se associam ao aumento dos ácidos orgânicos em fluidos biológicos, sendo responsáveis por produzirem uma série de alterações metabólicas secundárias. Entre elas é destacado o efeito inibitório em vários passos do metabolismo intermediário, no déficit de carnitina e na síntese anormal de ácidos graxos. Consequentemente, esses pacientes podem apresentar hipoglicemia, hiperlactecemia, hiperamonemia e hiperglicinemia. A inibição da atividade do ciclo de Krebs pode também diminuir a síntese de ATP[41].

As acidemias propiônica (APP) e metilmalônica (AMM) são as mais conhecidas e ocorrem em virtude de deficiências enzimáticas nas diferentes etapas do metabolismo dos aminoácidos valina, metionina, treonina e isoleucina. O diagnóstico confirma-se com a determinação de ácidos orgânicos na urina.

A acidemia propiônica é causada pela deficiência de propionil-CoA carboxilase (enzima mitocondrial biotina-dependente), levando a um acúmulo de ácido propiônico e outros metabólitos anormais. A incidência dessa doença é menor que 1:100.000[42]. A acidemia metilmalônica é causada por uma deficiência de metilmalonil-CoA mutase (MM-CoA mutase), uma enzima mitocondrial vitamina B_{12}-dependente. Na acidemia metilmalônica, os metabólitos encontrados são o ácido metilmalônico, e por inibição secundária da enzima propionil-CoA carboxilase se acumula também o ácido propiônico, e seus metabólitos, como propionilcarnitina, 3-hidroxipropiônico, metilcitrato e ácido 3-hidroxi-isovalérico. Assim como a maioria dos erros inatos do metabolismo, essas doenças apresentam herança autossômica recessiva[42]. A incidência é de 1:50.000 tanto para as formas leves como graves[42] (Figura 19.3).

Tratamento dietoterápico

A intervenção nutricional para os pacientes portadores de acidemias deve ser precoce. O tratamento dietético da acidemia propiônica e da acidemia metilmalônica tem como objetivo reduzir a produção de propionato mediante a restrição dos aminoácidos precursores isoleucina, metionina, treonina e valina, além de evitar o jejum para limitar a oxidação dos ácidos graxos de cadeia ímpar[42,43].

É importante ressaltar que aproximadamente 50% do propionato são formados pelo catabolismo de isoleucina, metionina, treonina e valina; 25% são produzidos pelas bactérias aeróbicas do intestino e, provavelmente, 25% provêm da oxidação dos ácidos graxos de cadeia ímpar.

A restrição dos aminoácidos envolvidos na doença é realizada com dieta restrita em proteína. A dieta deve ser suplementada com fórmula metabólica de aminoácidos isenta de isoleucina, metionina, treonina e valina. A dieta deve ser fracionada de 3 a 4 horas, durante o dia, e à noite pode ser utilizado amido de milho cru na dose de 1,5 a 1,75mg/kg para minimizar a lipólise[36,38].

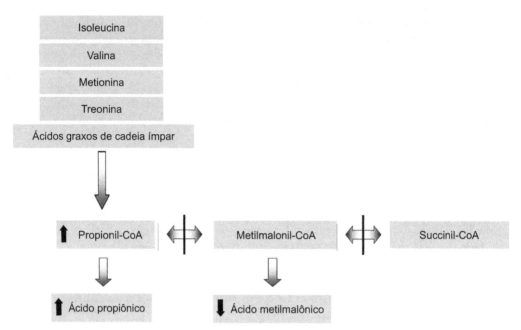

Figura 19.3. Esquema de bloqueio metabólico nas acidemias propiônica e metilmalônica.

A fórmula metabólica, que consiste de mistura de aminoácidos isenta do(s) aminoácido(s) envolvido(s) no bloqueio metabólico, deve ser acrescida de vitaminas e minerais e enriquecida com nutriente deficiente pelo bloqueio metabólico. Tem a função de repor os micronutrientes e aminoácidos essenciais, com exceção dos restritos, que se apresentam deficientes devido às imposições dietéticas. Isso permite bom controle metabólico e crescimento e desenvolvimento adequados[44].

Os lactentes devem receber a fórmula de aminoácido e a ela deve ser adicionada fórmula láctea infantil com a menor quantidade de proteína possível. Em torno dos 4 meses de idade a introdução de outros alimentos deve ocorrer, utilizando-se alimentos que contenham baixos teores de proteína, tais como vegetais e frutas, sempre com controle da quantidade tolerada. A dieta é individualizada, pois a tolerância a isoleucina, metionina, treonina e valina nas acidemias propiônica e metilmalônica varia de acordo com a idade, o peso e o grau da deficiência enzimática[36,38].

No Quadro 19.4 encontram-se as recomendações diárias de proteínas e aminoácidos para portadores de acidemias.

Os objetivos do tratamento durante o período crônico são manter o equilíbrio bioquímico, prevenir o catabolismo, evitar jejuns prolongados e manter a hidratação adequada.

Para que sejam alcançados os objetivos do tratamento dietético, os alimentos ricos em proteína são excluídos ou restringidos da dieta. Em consequência dessa restrição, indicadores antropométricos e laboratoriais de avaliação nutricional devem ser monitorados com frequência.

Durante o seguimento, os aminoácidos plasmáticos devem ser mantidos dentro da normalidade, como também os níveis de amônia e carnitina livre. A excreção de ácidos orgânicos na urina também deve ser monitorada[36,38,43].

Quadro 19.4. Recomendações diárias de ingestão de proteína, isoleucina, metionina, treonina e valina para portadores de acidemias

Idade	Isoleucina	Metionina	Treonina	Valina	Proteína
Lactentes	mg/kg	mg/kg	mg/kg	mg/kg	g/kg
0 a 3 meses	70 – 120	20 – 50	50 – 135	65 – 105	3,0 – 3,5
3 a 6 meses	60 – 100	15 – 45	50 – 100	60 – 90	3,0 – 3,5
6 a 9 meses	50 – 90	10 – 40	40 – 75	35 – 75	2,5 – 3,0
9 a 12 meses	40 - 80	10 – 30	20 – 40	30 – 60	2,5 – 3,0
Meninos e Meninas	mg/dia	mg/dia	mg/dia	mg/dia	g/dia
1 a 4 anos	485 – 735	180 – 390	415 – 600	550 – 830	≥ 30
4 a 7 anos	630 – 960	255 – 510	540 – 780	720 – 1080	≥ 35
7 a 11 anos	715 – 1090	290 – 580	610 – 885	815 – 1225	≥ 40
Mulheres	mg/dia	mg/dia	mg/dia	mg/dia	g/dia
11 a 15 anos	965 – 1470	390 – 780	830 – 1195	1105 – 1655	≥ 55
15 a 19 anos	965 – 1470	275 – 780	830 – 1195	1105 – 1655	≥ 55
≥ 19 anos	925 – 1410	265 – 750	790 – 1145	790 – 1585	≥ 55
Homens	mg/dia	mg/dia	mg/dia	mg/dia	mg/kg
11 a 15 anos	540 – 765	290 – 765	810 – 1170	1080 – 1515	≥ 50
15 a 19 anos	670 – 950	475 – 950	1010 – 1455	1345 – 2015	≥ 65
≥ 19 anos	1175 – 1190	475 – 950	1010 - 1455	1345 - 2015	≥ 65

O acompanhamento da dieta dos pacientes portadores de acidúria orgânica deve ser feito por uma equipe multidisciplinar. Logo após o diagnóstico, o acompanhamento clínico minimamente recomendado deve ser mensal até o primeiro ano de vida, para que a mãe seja esclarecida sobre a dieta e os riscos das transgressões para o desenvolvimento de seu filho. Após esse período, o acompanhamento pode ser bimestral ou trimestral, dependendo da evolução da criança e das dificuldades da família. A orientação alimentar entregue à família deve ser clara, frequente e por escrito, de forma que o correto entendimento do tratamento favorecerá o êxito do manejo nutricional[36].

GALACTOSEMIA

A galactosemia é um erro inato do metabolismo da galactose, tendo herança autossômica recessiva. A principal via metabólica da utilização da galactose pelo organismo envolve três enzimas: galactose-1-fosfatouridiltransferase (GALT), galactoquinase (GALK) e uridildifosfato-galactose-4'-epimerase (GALE), sendo a galactosemia clássica a principal representante desse grupo.

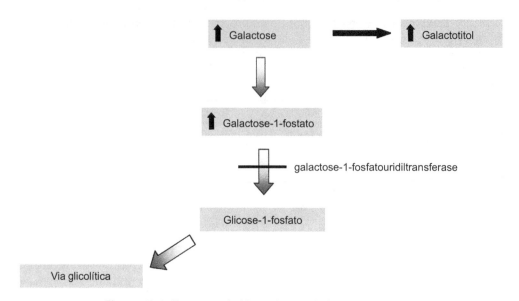

Figura 19.4. Esquema de bloqueio metabólico na galactose.

A enzima deficiente responsável pela galactosemia clássica é a GALT, que catalisa a produção de glicose-1-fosfato a partir de galactose-1-fosfato e a produção de uridilfosfato (UDP)-galactose a partir de UDP-glicose (Figura 19.4)[45].

Sua prevalência na forma clássica foi estimada pelos resultados dos programas de triagem neonatal e é de 1 caso para 30.000 nascidos vivos[46].

Na galactosemia clássica, após alguns dias de ingestão de leite materno (LM) ou fórmulas contendo lactose, as crianças afetadas começam a apresentar sucção débil, baixo ganho ponderal, hipoglicemia, alterações hepatocelulares, diátese hemorrágica, icterícia e hiperamonemia. Se não forem tratadas adequadamente, a descompensação metabólica pode evoluir para hiperamonemia, sepse por *E. coli*, choque e morte. Apesar de a catarata no período neonatal ser classicamente considerada uma de suas manifestações principais, esse sinal ocorre apenas em 10% dos pacientes nessa idade[47,48]. Crianças que sobrevivem ao período neonatal e mantêm-se em dieta inadequada desenvolvem retardo mental e alterações corticais e cerebelares. Mesmo quando a terapia é iniciada precoce e corretamente, o seguimento prospectivo dessas crianças tem mostrado que elas podem apresentar catarata, apraxia verbal, déficit ponderoestatural, baixo rendimento escolar e déficits neurológicos, predominantemente alterações piramidais e ataxia, além de falência ovariana[49,50].

Crianças que apresentam triagem neonatal positiva, sinais e sintomas compatíveis ou a associação de clinitest (Benedict) positivo com reação de glicofita (fita de impregnação de glicose oxidase) negativa devem ser submetidas à cromatografia de glicídios na urina.

Tais exames são considerados de triagem e orientam a investigação laboratorial a seguir. Além dos testes que detectam excreção aumentada de açúcares na urina, outros exames laboratoriais de rotina podem estar alterados e apresentar albuminúria, hipofosfatemia, hipocalemia e aminoacidúria generalizada[51-53].

CAPÍTULO 19 · Erros Inatos do Metabolismo

A confirmação do diagnóstico deve ser realizada pelo ensaio enzimático para estimativa da atividade de GALT. A galactosemia clássica possui atividade menor do que 5%[54-56].

Tratamento dietoterápico

A intervenção nutricional para os pacientes portadores de galactosemia deve ser precoce. O tratamento consiste de dieta fracionada e balanceada de acordo com o requerimento nutricional, restrição dietética de lactose e galactose e suplementação de vitaminas e minerais, em razão da restrição imposta pela doença. Por isso, o LM ou de outro animal deve ser substituído por fórmula de isolado proteico de soja. A suplementação de cálcio é necessária, principalmente após a introdução de alimentos e consequentemente diminuição da fórmula de isolado proteico de soja, que geralmente são suplementadas com esse mineral.

Alguns estudos sugerem até a restrição de frutas e vegetais que contenham quantidades significativas de galactose, como tâmaras, mamão papaia, caqui, tomate e melancia, que contêm mais de 10mg de galactose por 100g de produto fresco[47,50]. No Quadro 19.5 encontra-se o teor de galactose de alguns alimentos.

A efetiva restrição de galactose torna essencial e cuidadosa a leitura de rótulos de todos os alimentos industrializados. O leite é adicionado a muitos produtos, e a lactose aparece com frequência nos medicamentos.

Quando os alimentos sólidos são introduzidos na dieta dos lactentes, deve-se tomar cuidado ao ler os rótulos de produtos contendo lactose, como leite seco sólido não gorduroso, caseína, soro de leite ou soro de leite sólido. Alimentos contendo lactato, ácido láctico e lactoalbumina são seguros para incluir na dieta.

As fórmulas de isolado proteico de soja devem ser adequadas à faixa etária e podem estar disponíveis no mercado para a criança até o quinto mês de idade e para crianças a partir de 6 meses de idade. A quantidade diária de fórmula utilizada dependerá da necessidade nutricional, da tolerância do paciente e da composição de nutrientes presentes nas diversas fórmulas comercializadas.

A dieta deve proporcionar a quantidade energética recomendada para crianças e adultos saudáveis conforme as DRI. A quantidade de energia deve ser individualizada, considerando o peso, a estatura, a idade e a atividade física, visando proporcionar o cres-

Quadro 19.5. Teor de galactose dos alimentos

Alimentos permitidos < 5mg/100g	Alimentos limitados 5 a 20mg/100g	Alimentos excluídos > 20mg/100g
Isolado proteína de soja Ovos Carnes Gorduras Manga Morango Arroz Aveia Couve-flor Pão sem leite e/ou derivados	Maçã Banana Laranja Cenoura Brócolis Batata-doce Berinjela	Leite e derivados Mamão Melancia Leguminosas Tomate

cimento e o desenvolvimento adequados em crianças e a manutenção do peso em adultos. A quantidade de vitaminas e minerais deverá ser a recomendada para crianças e adultos saudáveis conforme as DRI.

Para o acompanhamento de pacientes com galactosemia é importante a avaliação da dosagem de galactitol na urina, se possível. Cromatografia de aminoácidos urinários e avaliação bioquímica da função hepática devem ser realizadas a cada 3 a 6 meses, além da avaliação oftalmológica, pelo menos anualmente.

GLICOGENOSE I

A glicogenose tipo I ou doença do depósito de glicogênio, também conhecida como doença de von Gierke, é um erro inato do metabolismo de herança autossômica recessiva. A expressão da doença pode ser causada pela deficiência da enzima glicose-6-fosfatase ou a deficiência no transporte microssomal da proteína para a glicose-6-fosfatase, resultando num acúmulo excessivo de glicogênio no fígado, nos rins e na mucosa intestinal[57].

A deficiência leva à produção inadequada de glicose hepática resultante da glicogenólise e da gliconeogênese. A Figura 19.5 mostra o esquema do bloqueio metabólico na glicogenose tipo I.

Os indivíduos com glicogenose tipo I podem apresentar no período neonatal hipoglicemia e acidose láctica, porém é mais comum a apresentação dos sintomas por volta do terceiro ao quarto mês de vida, com hepatomegalia e convulsões por hipoglicemia.

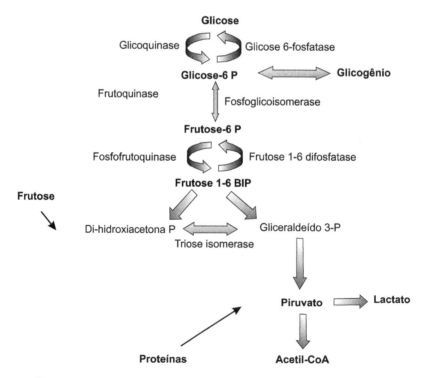

Figura 19.5. Esquema do bloqueio metabólico na glicogenose tipo I.

CAPÍTULO 19 · Erros Inatos do Metabolismo

Essas crianças apresentam frequentemente acúmulo de tecido gorduroso nas bochechas, denominado "faces de boneca". Outros achados clínicos são a baixa estatura e o abdômen protuberante devido à hepatomegalia. Os mais importantes achados bioquímicos são a hipoglicemia, a acidose láctica, a hiperuricemia e a hiperlipidemia[58,59].

Apesar de a glicogenose tipo I afetar principalmente o fígado, vários outros órgãos também são afetados. As complicações a longo prazo em pacientes não devidamente tratados são baixa estatura, sintomas de gota, pancreatite, aterosclerose e adenoma hepático. O diagnóstico precoce e a introdução adequada do tratamento são fundamentais para que as complicações possam ser prevenidas[57,58].

Tratamento dietoterápico

O objetivo principal no tratamento da glicogenose tipo I é manter a normoglicemia, pois essa condição pode corrigir a maioria das anormalidades metabólicas. O manejo é basicamente dietético e visa suprir as necessidades nutricionais para crescimento e desenvolvimento adequados em crianças e manutenção do estado nutricional no adulto e dos níveis de glicose sérica durante o período de jejum.

A dieta consiste em alimentação frequente com carboidratos complexos e na terapia do amido cru ou na infusão contínua de glicose por sonda nasogástrica[59,60]. A adequação calórica implica a distribuição de um terço das calorias diárias para a terapia do amido cru ou para a infusão contínua de glicose e dois terços das calorias distribuídas uniformemente entre as refeições. As calorias das refeições são distribuídas aproximadamente em 60% a 70% de carboidratos, 10% a 15% de proteínas e 20% a 25% de lipídios[57,61].

A ingestão dietética de frutose e lactose deve ser restrita em razão do bloqueio metabólico. A suplementação de vitaminas e minerais pode ser necessária em consequência da restrição dietética[61].

A terapia do amido cru é introduzida na dose de 1,6g/kg de peso/dose de amido de 4/4 horas, diluída na proporção de 1:2 em água à temperatura ambiente para crianças menores de 2 anos. Para as maiores é recomendada uma dose de 1,75 a 2,5g/kg de peso/dose de 6/6 horas e, em adultos, uma única dose antes de dormir pode ser suficiente para manter a normoglicemia por aproximadamente 7 horas[57,60,61].

A infusão contínua de glicose é descrita na literatura, porém, na prática clínica, esse método pode ser necessário apenas no período de diagnóstico em crianças muito pequenas ou em pacientes hospitalizados. Na prática, torna-se desconfortável para o paciente e seus familiares.

A terapia do amido cru aliada a refeições frequentes tem-se mostrado eficiente no controle da glicemia na maioria dos pacientes. Crianças menores de 2 anos podem requerer a introdução de amilase pancreática medicamentosa.

CONSIDERAÇÕES FINAIS

O acompanhamento dos pacientes portadores de doenças metabólicas hereditárias deve ser feito por uma equipe multidisciplinar, e as orientações dietéticas são imprescindíveis para o sucesso do tratamento e a melhor qualidade de vida do paciente. Logo após o diagnóstico, o acompanhamento clínico minimamente recomendado deve ser mensal até o primeiro ano de vida, para que os familiares sejam esclarecidos sobre a dieta e os riscos das transgressões para o desenvolvimento da criança. Após este período, o acompanhamento pode ser bimestral ou trimestral, dependendo da evolução do paciente e das dificuldades da família.

REFERÊNCIAS BIBLIOGRÁFICAS

1. Seashore MR, Rinaldo P. Metabolic disease of the neonate and young infant. Seminars in Perinatology 1993; 17:318-29.
2. Elsas LJ, Acosta PB. Nutritional support of inherited metabolic disease. In: Shils ME ed. Modern Nutrition in health and disease. Baltimore: Lippincott Williams & Wilkins, 2000; 61:1.003-56.
3. Waber L. Inborn errors of metabolism. Pediatric Annals 1990; 19:105-17.
4. Schmidt B, Martins AM, Fisberg RM, Müler R, Adel ACA, Subero EM. Fenilquetonuria: aspectos clínicos y terapéuticos. Pediatria al Dia. 1987; 3:256-7.
5. Camargo Neto E, Schulte J, Silva LCS, Giugliani R. Cromatografia em camada delgada para detecção neonatal de fenilcetonúria e outras aminoacidopatias. Rev Bras Anal Clin 1993; 25:81-2.
6. Wilcox WR. Inborn errors of metabolism. Online copyright 1995. Disponível em: http://wwilcox@mailgate.csmc.edu>. Acesso em: 10 set. 2000.
7. Pinto ALR, Raymond KM, Bruch I, Antoniuk SA. Estudo de prevalência em recém-nascidos por deficiência de biotinidase. Rev Saúde Pública 1998; 32:148-52.
8. Burton BK. Inborn errors of metabolism in infancy: A guide to diagnosis. Pediatrics 1998; 102:69.
9. Martins AM. Inborn errors of metabolism: a clinical overview. São Paulo Med J 1999; 117:251-65.
10. Leonard JV, Morris AAM. Inborn errors of metabolism around time of birth. The Lancet 2000; 356:583-7.
11. Saudubray JM et al. Classification of Inborn errors of metabolism. In: Saudubray JM. Inborn metabolic disease – diagnoses and treatment. Springer 2006.
12. Acosta PB, Yannicelli S. In: Protocol 1 – The Ross Metabolic Formula Sistem, Nutrition Support Protocols, USA: Ross Products Division, 2001.
13. Folling I. The discovery of pheylketonuria. Acta Paediatr Suppl 1994; 407:4-10.
14. Martins AM. Estudo clínico e evolutivo de pacientes com fenilcetonúria [Tese]. São Paulo: Escola Paulista de Medicina; 1987.
15. Bickel H, Gerrard J, Hickmann EM. Influence of pheylalanine intake on phenylketonuria. Lancet 1953; 17:812-3.
16. Armstrong MD, Tyler FH. Studies on phenylketonuria. Restricted phenylalanine intake in phenylketonuria. J Clin Invest 1955; 34:565-80.
17. Scriver CR, Kaufman S. Hyperfenylalaninemia: Phenylalanine Hydroxylase Deficiency. In: Scriver CR ed. The Metabolic & Molecular Bases of Inherited Disease. Sarvier, 2001.
18. Franóis B, Ponzone. Dietary control and blood phenyl levels. In: Romano V ed. Phenylketonuria: from Biochemistry to treatment – Proceedings of a roundtable organized by OASI Institute (I.R.C.C.S.) Troina, Italy 1997. J Inher Metab Dis 1998; 21:21-6.
19. Elsas LJ, Acosta PB. Nutritional Support of Inherited Metabolic Disease. In: Shils ME, Olson JA et al., eds. Modern Nutrition in Health and Disease, 1999.
20. Acosta PB. Recommendations for protein and energy intakes by patients with phenylketonuria. Eur J Pediatr 1996; 155:S121-24.
21. National Institutes of Health Consensus Development Conference Statement. Phenylcetonuria: screening and management, 2000.
22. Rupp A, Burgard P. Comparison of different indices of dietary control in phenylketonuria. Acta Paediatr 1995; 84:521-7.
23. Martins AM. Erros Inatos do Metabolismo – abordagem clínica [catálogo Support] – 2001.
24. Schweitzer-Krantz S, Burgard P. Survey of national guidelines for the treatment of phenylketonuria. Eur J Pediatr 2000; 159:S70-3.
25. Bremer HJ, Anninos A et al. Amino acid composition of food products used in the treatment of pacients with disorders of the amino acid and metabolism. Eur J Pediatr 1996; 155:S108-14.

26. Medical Research Council Working Party on Phenylketonuria. Recomendations on the dietary management of Phenylketonuria. Arch Dis Child 1993; 68:426-7.
27. Krauch G, Müller et al. Comparison of the protein quality of dietetically treated phenylketonuria patients with the recommendations of the who Expert Consulation. Eur J Pediatr 1996; 155:S153-7.
28. Herrmann ME, Brösicke HG et al. Dependence of the utilization of a phenylalanine- free amino acid on different amounts of single doseingested. A case report. Eur J Pediatr 1996; 153:501-3.
29. Cockburn F, Clark BJ. Recomendations for protein and acid intake in phenylketonuric patients. Eur J Pediatr 1996; 155:S125-9.
30. MacDonald A. Diet and compliance in Phenylketonuria. Eur J Pediatr 2000; 159:S136-41.
31. Motzfeldt K, Lilje R, Nylander D. Breastfeeding in phenylketonuria. Acta Paediatr 1999; 432:25-7.
32. Duncan Ll, Elder Sb. Breastfeeding the infant with PKU. J Hum Lact 1997; 13:231-5.
33. Greve LC, Wheeler Md, Green-Burgeson DK et al. Breastfeeding inthe management of the newborn with phenylketonuria: A pratical approach to dietary therapy. JADA 1994; 94:305-9.
34. Acosta PB, Yannicelli S et al. Nutrient intake and growth of infants with phenylketonuria undergoing therapy. J Pediatr Gastroenterol Nutr 1998; 27:287-91.
35. Smith I, Lee P. The hiperphenylalaninemias. In: Fernandes J, Saudubray JM, Van den Berghe G eds. Inborn Metabolic diseases Diagnosis and treatment. Berlin Heidelberg New York: Springer-Verlag 2000; 171-84.
36. Cornejo VE, Raimann B. Errores innatos del metabolismo de los aminoácidos. En errores innatos em el metabolismo del nino 2003; 71-9.
37. Acosta PB, Yannicelli S. Protocol 1 – Phenylketonuria. In: The Ross Metabolic Formula Sistem, Nutrition Support Protocols, , USA: Ross Products Division, 2001.
38. Mc Donald A. Disorder of amino acid metabolism, organic acidemias and urea cycle defects; phenylketonuria. In: Shaw V, Lawson M. Clinical Pediatric Dietetics. Blackwell Science 2001; 235-53.
39. Carvalho TM, Santos HMGP, Vargas PR. Manual de normas Técnicas e Operacionais do Programa Nacional de Triagem Neonatal do ministério da saúde, Brasília: Ministério da Saúde 2002.
40. Rouse B, Azen C, Koch R et al Maternal Phenylketonuria Collaborative Study (MPKUCS) Offspring; Facial anormalies, Malformations, and Early Neurological Sequelae. Am J Med Genetics 1997; 69:89-95.
41. Treacy E, Clow C, Mamer A, Scriver R. Metylmalonic academia with a severe chemical but benign clinical phenotype. J Pediatr 1993; 122:428-9.
42. Wendel U, Baulny HO. Branched-Chain Organic Acidurias/Acidemias In: Saudubray JM. Inborn metabolic disease – diagnoses and treatment. Springer 2006; 246-62.
43. Touati G et al. Metylmalonic and propionic acidurias: Management Without or with a few supplements of specific amino acid mixture. J Inherit Matab Dis 2006; 29:288-98.
44. Yannicelli S. Nutrition therapy of organic acidaemias with amino acid-basid formulas: Emphasis on metylmalonic and propionic acidaemia. J Inherit Matab Dis 2006; 29:281-7.
45. Elsas LJ, Acosta PB. Nutrition support of inherited metabolic diseases. In: Shils ME et al., eds. Modern nutrition in health and disease. Filadélfa: Lea & Fiber, 1994.
46. Friedman JH, Leny HL, Boustamy RM. Late onset of distinct neurologic syndromes in galactosemia siblings. Neurology 1989; 39:741-2.
47. Gross KC, Acosta, PB. Fruits and vegetables are a search of galactose: implications in planning the diets of patients with galactosaemia. J Inher Metab Dis 1991; 14:253-8.
48. Holton JB, Walter JH, Tyfield LA. "Galactosemia". In: Scriver CR, Beaudet AR, Sly W, Valle D eds. The metabolic and molecular bases of inherited disease. Nova York: McGraw-Hill, 2001.
49. Jakobs C, Schweitzer S, Dorland B. Galactitol in galactosemia. Eur J Pediatr 1995; 154:50-2.
50. National Research Council. Dietary reference intakes for energy, carbohydrate,fiber, fat acids, cholesterol, protein, and amino acid (macronutrients). Washington DC: National Academy Press, 2002 substituir por: Ridel K, Leslie N, Gilbert D. An Updated Review of the Long-Term Neurological Effects of Galactosemia. Pediatr Neurol 2005; 33:153-61.
51. Nelson D. Verbal dyspraxia in children with galactosemia. Eur J Pediatr 1995; 154:56-7.
52. Schweiter S, Shin Y, Bodehl J. Long term outcome in 134 patients with galactosemia. Eur J Pediatr 1993; 152:36-43.

348 PARTE VI · Nutrição em Pediatria – Situações Especiais

53. Segal S. Disorders of galactose metabolism. In: Scriver CH et al., ed. The metabolic and molecular basis of inherited disease. Nova York: McGraw-Hill, 1995: 7.
54. Segal S. Galactosaemia today: the enigma and the challenge. J Inher Metab Dis 1998; 455-71.
55. Waggoner DD, Buist NR, Donnell GN. Long-term prognosis in galactosemia: results of a survey of 350 cases. J Inherit Metab Dis 1990; 13:802.
56. Wat R, Gibson JB. Update: newborn screening for galactosemia. J Arkansas Med Scri 1996; 92:539.
57. Chen YT. Glicogen Storage Disease. In: The metabolic basis of inherited disease. Scriver ed. Sarvier, 2001.
58. Rake JP, Visser G, Labrune P, Leonard JV, Ullrich K, Smit GPA. Guindelines for management of glycogen storage disease type I – European Study on Glycogen Storage Disease Type I. Eur J Pediatr 2002; 161:112-9.
59. Wolfsdorf JI, Holm IA, Weinstein DA. Glycogen storage diseases. Endocrinology and Metabolism Clinics 1999; 28:801-23.
60. Smit GPA. The long-term outcome of patients with glycogen storage disease type Ia. Eur J Pediatr 1993; 152:52-5.
61. Goldberg T, Slonim AE. Nutrition therapy for hepatic glicogen storage diseases. JADA 1993; 93:1.423-30.

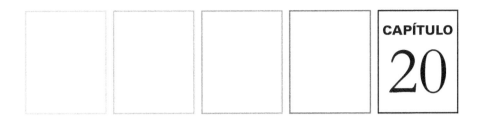

Distúrbios do Aparelho Digestório

Aline Figueirôa Chaves de Araújo
Alyne Cristine Souza da Silva
Alcinda de Queiroz Medeiros
Isabel Carolina da Silva Pinto
Maria Josemere de Oliveira Borba Vasconcelos
Conciana Maria Andrade Freire

Diversas doenças do trato gastrointestinal podem levar a distúrbios nutricionais importantes provocados por diminuição da superfície absortiva, demanda metabólica aumentada, síntese diminuída, deficiências enzimáticas ou baixa ingestão alimentar. É importante identificar esses distúrbios precocemente a fim de prover um bom suporte nutricional. A seguir serão discutidas algumas doenças do aparelho digestório, como o refluxo gastroesofágico, as doenças inflamatórias intestinais, a constipação intestinal crônica e a diarreia.

REFLUXO GASTROESOFÁGICO

O refluxo gastroesofágico (RGE) define-se como o retorno involuntário do conteúdo gástrico para o esôfago, constituindo uma das três principais causas de consulta em gastroenterologia pediátrica, sendo responsável por 75% das doenças do esôfago[1]. Pode ser fisiológico ou patológico, dependendo das complicações associadas.

O RGE fisiológico é comum nos primeiros meses de vida, mas pode ocorrer em qualquer faixa etária. As regurgitações pós-alimentares surgem entre o nascimento e os 4 meses, com resolução espontânea, na maioria dos casos, até 1 ano de idade. A intensidade dos sintomas diminui bastante após 5 meses[2]. O RGE é patológico quando, além de vômitos e regurgitações, estão presentes outros sinais e sintomas com comprometimento do estado clínico geral do paciente, definido como doença do refluxo gastroesofágico[3].

Pode ocorrer várias vezes ao dia, no período pós-prandial, tanto em crianças como em adultos sadios. O material refluído é composto por alimentos, saliva, suco gástrico e, eventualmente, bile e suco duodenal. No lactente, o RGE pode ser exteriorizado como

PARTE VI · Nutrição em Pediatria – Situações Especiais

regurgitação sem que exista doença ou repercussão sobre o bem-estar e o crescimento ponderoestatural da criança[4].

Sua prevalência no primeiro ano de vida é de cerca de 67% entre 4 e 5 meses, 21% entre 6 e 7 meses e cai para menos de 5% aos 12 meses[2].

Em bebês, o RGE é comum e normalmente desaparece por volta dos 6 aos 12 meses de idade; o tratamento envolve espessamento de alimentos, terapia posicional com decúbito dorsal ou lateral, cabeceira elevada em 20 ou 30 graus, adequação da dieta, orientação adequada e tranquilização dos pais[3,5].

Embora regurgitações e vômitos sejam as manifestações mais frequentes na criança, estudos mostram que menos de 20% do material refluído para o esôfago distal é regurgitado por lactentes com RGE[6]. Essa talvez seja uma das justificativas para a ocorrência de outros sintomas associados ao refluxo patológico, como broncoespasmo, tosse noturna, sinusites, otites, laringites, irritabilidade, dor epigástrica, baixo ganho ponderal.

A doença do refluxo gastroesofágico (DRGE) consiste no retorno involuntário do conteúdo gástrico para o esôfago, associado a sinais, sintomas ou complicações decorrentes da presença de material refluído no esôfago ou na área respiratória[4]. É definida como a presença de sintomatologia ou complicações do RGE não restritas a regurgitações ou vômitos[7,8,9,10].

Na criança, as principais queixas são dor abdominal, sugestiva se associada às refeições, regurgitações, vômitos frequentes ou intermitentes, queimação retroesternal, faringodinia matinal*, saciedade precoce e disfagia, raramente[11].

A DRGE divide-se em duas categorias:

* DRGE primária – Decorrente de uma disfunção na junção esôfago gástrica.

* DRGE secundária – Resultante de outras condições clínicas, como, por exemplo, obstrução intestinal, alergia alimentar, doenças respiratórias obstrutivas crônicas, doença do colágeno[4].

Os mecanismos mais frequentes envolvidos na gênese da DRGE são alterações nos mecanismos de defesa do esôfago, disfunção da junção gastroesofágica, presença de secreção ácida, dismotilidades primárias do esôfago, aumento da pressão intragástrica, enzimas digestivas e sais biliares no esôfago[4].

Fatores genéticos e ambientais também atuam na gênese da DRGE. Nos pacientes com história familiar positiva para a doença existe tendência a desenvolver formas mais graves da doença, inclusive com maior frequência de epitélio de Barrett. O uso de anti-inflamatórios não hormonais, o alcoolismo e o tabagismo podem agravar a DRGE pre-existente[4].

O diagnóstico de DRGE em crianças envolve diagnóstico diferencial dos distúrbios do trato gastrointestinal superior, alergia ao leite de vaca, doença metabólica e infecções renais ou no sistema nervoso central (SNC)[11].

A abordagem recomendada para crianças com RGE não patológico consiste em tranquilização dos pais com relação à natureza fisiológica da regurgitação excessiva e, se hou-

---

*Faringodinia matinal – dor na faringe pela manhã.

CAPÍTULO 20 • Distúrbios do Aparelho Digestório   351

ver necessidade, complementar com recomendações nutricionais para bebês alimentados com fórmulas. Nas situações em que há risco de vida do paciente ou em que os pacientes são resistentes ou dependentes de medicamentos ácido-supressores, deve ser considerado um procedimento cirúrgico, como a fundoplicatura laparoscópica*[12].

Objetivos da terapia nutricional

- Eliminar o refluxo para o esôfago.
- Obter e manter o peso corporal desejável.
- Neutralizar a acidez gástrica, quando possível.

Recomendações

As recomendações dietéticas para o tratamento da DRGE encontram-se no Quadro 20.1.

Quadro 20.1. Recomendações dietéticas para o tratamento da DRGE[4,13]

Não interferir com o aleitamento materno, exceto quando houver dificuldade no aleitamento.O leite materno é de rápido esvaziamento gástrico e é fator protetor contra regurgitações. Não deve ser feita nenhuma tentativa de regular os horários ou o volume, pois essas medidas podem levar à perda do aleitamento.
Fracionar dieta com refeições frequentes e pequenas, com alimentos abrandados; em crianças menores também devem ser corrigidas as técnicas de alimentação: posição da criança e tamanho do orifício do bico da mamadeira.
Orientar posição ereta durante 2 horas depois das refeições e evitar ingestão de alimentos gordurosos (frituras, molhos cremosos, caldo de carne, carnes gordas, massas, castanhas, manteigas, margarinas etc.).
Utilizar espessantes ou fórmulas antirregurgitação.
Introdução de refeições sólidas.
Dieta rica em proteína para estimular a secreção de gastrina e aumentar a pressão sobre o esfíncter esofágico inferior.
Evitar alimentos que diminuam a pressão do esfíncter esofágico inferior, como chocolate, café comum e descafeinado, cebola, alho, hortelã etc.
Evitar grandes refeições que aumentem a pressão gástrica e alterem a pressão no esfíncter esofágico inferior, o que permite a ocorrência do refluxo.
Orientar a ingestão de líquidos entre as refeições; se consumidos com alimentos, podem provocar distensão abdominal.
Evitar roupas apertadas em torno do estômago.
Controle da obesidade.

---

*Fundoplicatura laparoscópica – redução cirúrgica do diâmetro da abertura para o fundo do estômago e sutura da extremidade do esôfago àquela parte realizada com laparoscópio.

DOENÇA INFLAMATÓRIA INTESTINAL

A doença inflamatória intestinal (DII) é uma doença crônica, de etiologia desconhecida, que acomete todo o trato gastrointestinal, possuindo as duas formas mais comuns de manifestação: a retocolite ulcerativa inespecífica (RCUI) e a doença de Crohn (DC), que se caracterizam pela recorrência e por serem imunologicamente mediadas, tendo como órgão-alvo o intestino e principal evento o processo inflamatório crônico. Atualmente é aceito que sua origem seja multifatorial, envolvendo agentes genéticos, imunes, ambientais (provavelmente microbiológicos), alimentares e alterações na permeabilidade da barreira intestinal. Ocorre com frequência na faixa etária pediátrica[14], porém a maior prevalência é em pacientes entre as idades de 15 e 25 anos, sem diferença entre os sexos[15].

Existem fortes evidências de que as DII são o resultado de um desequilíbrio entre a flora bacteriana comensal e o aparato imunológico da mucosa intestinal, envolvendo diversos aspectos, como imunidade inata, resposta inflamatória e função de barreira mucosa[16].

A DC caracteriza-se por inflamação de caráter granulomatoso e segmentar, que pode afetar da boca ao ânus, com maior frequência a região terminal do íleo, com sintomas de dor abdominal, diarreia e perda ponderal, enquanto a RCUI é delimitada ao comprometimento da mucosa do cólon, ocorrendo de forma contínua, sendo a diarreia sanguinolenta a manifestação mais comum[15].

A RCUI foi identificada em crianças desde 1920, porém até hoje é pouco lembrada como afecção possível na pediatria[17]. Aproximadamente 20% dos casos de RCUI iniciam a sintomatologia antes dos 20 anos de idade. A doença incide mais em adolescentes do que em crianças, embora possa acometer até lactentes[18-20]. Muitas vezes, os sintomas intestinais são discretos ou inexistentes por meses ou anos, durante os quais predominam as manifestações extraintestinais ou as repercussões sistêmicas da doença, fato que torna mais difícil o diagnóstico em pacientes pediátricos[21,22]. Essa dificuldade colide com a necessidade de diagnóstico mais precoce para esses pacientes, em razão das suas particularidades, como velocidade de crescimento, mudanças físicas e labilidade psíquica, que os tornam mais susceptíveis às consequências do atraso no diagnóstico[23,24]. Além disso, a RCUI em crianças e adolescentes tem propensão para curso mais complicado, com tendência à extensão pancolônica e malignização ao longo da evolução[25-27].

A DC atinge mais a população feminina, sendo mais frequente em adultos jovens, na faixa etária entre 20 e 40 anos, com um segundo pico a partir dos 55 anos[28].

O tratamento da DII é medicamentoso, nutricional e cirúrgico, sendo a terapia nutricional necessária em diferentes fases da doença[29]. Consequentemente, um plano racional de nutrientes deve incluir aqueles que forneçam calorias e modulem a inflamação, ao mesmo tempo que reduzam o estímulo antigênico, regulem a resposta inflamatória e imunológica e estimulem o trofismo da mucosa[30-32].

As duas formas apresentam importantes alterações nutricionais, associadas principalmente à atividade da doença. Porém, em relação à dietoterapia é necessário que sejam tratadas de forma distintas. Enquanto na DC a terapia nutricional enteral ou parenteral pode funcionar como terapia primária na redução da atividade inflamatória da doença, isso não ocorre na RCUI. Alguns pacientes com DC que apresentam a doença em atividade de modo constante poderão beneficiar-se com dietas de exclusão. A literatura evidencia o elevado consumo de margarina e de açúcar refinado como fator potencializador do risco aumentado para a DC, assim como o alto consumo de gorduras mono e poli-insaturadas e de vitamina B_6, que pode elevar o risco de desenvolvimento de RCUI[33,34]. Em relação ao tratamento da RCUI, a utilização de fibras dietéticas solúveis pode desempenhar um papel na redução da atividade da doença. Entretanto, novas possibilidades de intervenção nutricional que buscam a redução da atividade inflamatória dessas doenças despontam com a utilização dos ácidos graxos ω-3 e probióticos[35].

Repercussões nutricionais

Não há evidências de que a dieta tenha influência significativa na causa da DII, porém as associações entre consumo excessivo de alimentos industrializados, uso de aditivos, hábitos alimentares errôneos durante a infância e a introdução de alimentos geneticamente modificados na dieta, bem como o aumento da prevalência da DII, estão em investigação[14].

Portadores de DII estão em risco de várias formas de desnutrição e à nutrição deve ser dada a maior consideração em cada estágio da doença[36], sendo os principais sinais visíveis dessa deficiência nutricional o déficit estatural e o atraso do desenvolvimento puberal daqueles observados em aproximadamente 35% dos pacientes com DC e entre 6% e 12% daqueles com colite ulcerativa[37].

A desnutrição aguda observada na fase de atividade da doença, cujas manifestações clínicas principais são perda ponderal, anemia e hipoalbuminemia, pode associar-se a uma desnutrição crônica, resultando em caquexia, deficiências nutricionais múltiplas e retardo no crescimento, sendo mais comuns na DC, enquanto que na RCUI observa-se uma maior ocorrência de anemia por perdas sanguíneas[38].

A perda ponderal, o déficit estatural e a depleção de micronutrientes que caracterizam a desnutrição são consequências nutricionais na faixa etária pediátrica[39]. O grau de comprometimento nutricional depende da idade do paciente, da localização e gravidade da doença e dos medicamentos utilizados. Fatores como redução da ingestão e/ou perdas intestinais de nutrientes, febre, infecção e aumento da demanda nutricional contribuem para o balanço negativo[40].

Carências de vitaminas e minerais são comuns nas crianças com DII. As deficiências de minerais mais encontradas são as de ferro (baixa ingestão e altas perdas intestinais) e cálcio associadas a hipoalbuminemia[39]. A anemia na DC é resultado de vários fatores, como deficiência de ferro, folato e vitamina B_{12}, enquanto na RCUI a principal causa é a deficiência de ferro. A diarreia provoca distúrbio hidroeletrolítico, alterando a concentração dos minerais, dentre eles o zinco, que tem um papel importante no sistema imune e deve ser suplementado[41].

Entre as vitaminas hidrossolúveis, as mais prejudicadas são o ácido fólico e a B_{12} (baixa ingestão e má absorção intestinal)[39]. Já entre as lipossolúveis, a deficiência mais encontrada é a de vitamina D, sendo a complicação mais comum a osteoporose, relacionada com a deposição e reabsorção ósseas[33,34].

Os benefícios potenciais da suplementação com óleo de peixe têm sido reportados em diversos processos inflamatórios e imunológicos, atenuando as consequências morfológicas e inflamatórias e diminuindo as concentrações teciduais de eicosanoides pró-inflamatórios[42].

354 PARTE VI · Nutrição em Pediatria – Situações Especiais

Quadro 20.2. Principais fatores relacionados à depleção nutricional nas DII

Causa	Eventos
Ingestão reduzida	Dor ou medo da dor abdominal, diarreia, vômitos, náuseas, anorexia, deficiência de zinco, dietas restritas, sensação de paladar alterado – finalidade do controle dos sintomas
Má absorção	Diminuição de área absortiva – inflamação, cirurgia, sobrecrescimento bacteriano, drogas; dependendo da parte do intestino e se houve ressecção intestinal, acarreta importantes consequências e/ou deficiências nutricionais
Perdas de nutrientes	Perda entérica de proteínas, eletrólitos, oligoelementos, sangramentos durante períodos de inflamação ativa na DII. Na DC predominam hipoalbuminemia, perda proteica e balanço nitrogenado negativo, e na RCUI ocorre anemia, em razão dos sangramentos frequentes
Aumento das necessidades nutricionais	Inflamação, febre, infecção, reparo tecidual, hemólise, formação de abscessos e fístulas – a atividade da doença parece ser o fator determinante para o aparecimento de hipermetabolismo energético e proteico
Medicamentos e interações com nutrientes	Corticoides (cálcio), sulfassalazina (folatos), colestiraminas (vitaminas lipossolúveis)

Fonte: Flora[35].

Objetivos da terapia nutricional

- Aplicar a terapia adequada de acordo com o tipo e a atividade da doença, corrigindo ou evitando a desnutrição e favorecendo o crescimento em crianças[35].
- Fornecer aporte adequado de nutrientes[35].
- Utilizar dietas que reduzam a atividade da doença, contribuindo para o alívio dos sintomas[35].
- Manter e/ou recuperar o estado nutricional do paciente[35].
- Aumentar o tempo de remissão da doença[35].
- Minimizar as indicações cirúrgicas e as complicações pós-operatórias[35].

Recomendações

As recomendações para as crianças devem ser feitas de acordo com a sua altura, idade e necessidade de recuperação de crescimento[43].

- Necessidades calóricas de bebês – 120kcal/kg; crianças – 80 a 100kcal/kg; adolescentes – 60 a 80kcal/kg[13].
- Fracionar as refeições, deixando-as em menor volume e mais frequentes[13].

- Na presença de fístulas usar dieta com baixo teor de resíduos (elementar ou de baixo teor de fibras), rica em calorias, com alto conteúdo de proteínas[13].

- Na presença de bridas no trato gastrointestinal, uma dieta pobre em resíduos pode evitar obstruções intestinais[33].

- O uso de antioxidante pode ser benéfico[13].

- O uso de suplemento de vitaminas C, D, E, B_6, B_9 e B_{12} e também dos minerais ferro, zinco, cobre, cálcio, potássio e magnésio pode ser indicado[13].

- Em caso de intolerância à lactose, reduzir o consumo de leite e derivados[13].

- Os açúcares e as massas devem ser evitados na fase aguda, pois são alimentos fermentativos e aceleram o trânsito intestinal[41].

- As fibras insolúveis devem ser evitadas na fase aguda e, na medida em que houver melhora da diarreia, reiniciadas progressivamente[41].

- Na DC, a ingestão de gordura pode ser reduzida se houver esteatorreia. O uso de triglicerídeo de cadeia média (TCM) pode ser bem tolerado[13,41].

Terapia nutricional

A oferta calórico-proteica adequada durante a fase aguda da doença por via oral é muito difícil devido ao quadro de anorexia e outros fatores, sendo o suporte nutricional enteral e parenteral utilizado com o objetivo de melhorar o estado nutricional. Existem três indicações gerais para a nutrição enteral (NE) em indivíduos com DII:

1. Terapia adjunta para corrigir ou evitar a desnutrição e promover o crescimento.

2. Terapia primária na fase aguda da DC.

3. Suporte nutricional a longo prazo em indivíduos com síndrome do intestino curto[34].

A terapia enteral, além de fornecer os nutrientes para a recuperação e manutenção do estado nutricional, oferece algumas vantagens, como melhora dos mecanismos de defesa imune e preservação da mucosa intestinal, evitando a translocação bacteriana. Este é um dos riscos à administração de nutrição parenteral (NP), pois, após 7 dias na ausência de nutrientes no lúmen, ocorre atrofia intestinal com consequente aumento da permeabilidade intestinal, permitindo a passagem de antígenos da parede intestinal para o sangue[44].

Na NE, a presença do alimento no trato digestivo estimula a manutenção da integridade morfológica e funcional do epitélio intestinal, protegendo-o da exposição a antígenos alimentares, tida como uma das prováveis causas desencadeadoras da doença[35].

As dietas industrializadas elementares ou os polímeros utilizados devem ser inicialmente administrados com baixa tonicidade e pequenos volumes, que são aumentados gradativamente, até atingir as necessidades calórico-proteicas do paciente[41].

PARTE VI · Nutrição em Pediatria – Situações Especiais

O ponto favorável das dietas enterais elementares relaciona-se ao repouso intestinal mais completo, quando comparadas às poliméricas, e à menor carga bacteriana e antigênica proteica. No entanto, isso ainda permanece em investigação científica[45].

O uso da NP fica reservado a indivíduos que não toleram a NE,[31] em razão do custo elevado e de importantes complicações da NP total, aliados à evidência de inutilidade do repouso intestinal para se alcançar a remissão clínica[46].

A NP tem sido utilizada em pacientes gravemente desnutridos ou que necessitem de cirurgias[39], tendo mostrado bons resultados no controle da doença em pacientes na fase aguda da DC. No entanto, sua indicação deve ser criteriosa em função de complicações, entre elas: risco de infecção, obstrução de cateter, desidratação, necessidade de exames bioquímicos frequentes, custo elevado e infraestrutura para manejo adequado[24,39].

Quadro 20.3. Nutrientes específicos utilizados no tratamento das DII

Nutrientes	Efeitos
Ácidos graxos de cadeia curta (AGCC). Principais: acetato, butirato, propionato	Estímulo do crescimento da mucosa e aumento do fluxo sanguíneo são as fontes energéticas preferenciais das células epiteliais do cólon e aumentam a absorção de sódio e da água para o lúmen intestinal
Ácidos graxos poli-insaturados ω3 (fontes: óleo de peixe)	Ação anti-inflamatória pela capacidade de reduzir os níveis de mediadores pró-inflamatórios, como tromboxanos A2, ácido araquidônico e leucotrienos
Glutamina	Principal combustível oxidativo da célula epitelial – enterócito jejunal, tornando-se aminoácido essencial em estados catabólicos. Promove menos lesão intestinal grave, menor perda ponderal, melhora no BN e menor atividade da doença. Entretanto, não deve ser utilizada em DC, pela síntese de arginina a partir da glutamina, com liberação de óxido nítrico, que provocaria o aumento da permeabilidade intestinal, piorando a atividade da doença
Probióticos	Produção de efeitos benéficos na imunidade intestinal, e de AGCC, equilíbrio da microbiota intestinal. Amenizam a intolerância à lactose, controlam a diarreia aguda, melhoram a atividade clínica da doença e previnem as recidivas da DII. A utilização na DII tem resultado no prolongamento do tempo de remissão

Fonte: Flora[35].

CONSTIPAÇÃO INTESTINAL CRÔNICA NA INFÂNCIA

A constipação intestinal é um sintoma observado frequentemente na população pediátrica. Constitui um problema populacional tanto pela prevalência elevada quanto pelas dificuldades encontradas para sua definição[47,48]. A Sociedade Brasileira de Gastroenterologia Pediátrica e Nutrição (SBGPN), em 1984, definiu a constipação intestinal como uma síndrome que consiste na eliminação, com esforço, de fezes ressecadas ou de consistência aumentada, independentemente do intervalo entre as evacuações[49]. Mais recentemente, a Sociedade Americana de Gastroenterologia Pediátrica e Nutrição (SAGPN) elaborou a definição de constipação intestinal como retardo ou dificuldade nas defecações, presentes por 2 semanas ou mais e suficientes para causar desconforto significante para o indivíduo[50].

A prevalência de constipação tem apresentado grande variação entre os estudos. Uma revisão sistemática com abrangência multinacional realizada com crianças e adolescentes na faixa etária de 0 a 18 anos encontrou prevalência entre 0,7% e 29,6%[51]. No Brasil, a prevalência estimada em crianças com idade entre 6 e 16 anos chegou a 38,4%[52]. Em alguns estudos foi observado que o início da constipação é mais frequente nos lactentes, período no qual a prevalência também é mais elevada, comparando-se aos escolares e pré-escolares, que apresentam declínio discreto na frequência do sintoma[53,54]. Na maioria das vezes a causa é funcional. No entanto, a constipação crônica e refratária ao tratamento também tem sido atribuída em crianças à hipersensibilidade alimentar, como, por exemplo, à proteína de leite de vaca[55].

Classificação da constipação intestinal

A constipação pode ser classificada, quanto ao tempo de duração, como aguda ou crônica.

Um episódio agudo caracteriza-se por uma alteração brusca do hábito intestinal com eliminação de fezes ressecadas em pequeno volume, podendo ser decorrente de mudança da alimentação ou ambiente, menor ingestão de líquidos, situações de repouso como pós-operatórios e processos febris ou diminuição da atividade física. Nesses casos, geralmente ocorre normalização do hábito intestinal após o retorno ao estilo de vida normal.

Os quadros crônicos são considerados quando os sintomas ultrapassam 2 semanas e podem ser decorrentes de um manejo inadequado de uma constipação aguda. A constipação crônica pode ser de origem orgânica, na qual a etiologia é conhecida, ou funcional, em que o fator etiológico é desconhecido; segundo descrições da literatura, essa última corresponde a 95% dos casos de constipação na infância[49,56].

Fisiopatologia e manifestações clínicas

A fisiopatologia da constipação intestinal crônica funcional ainda é desconhecida.

O processo normal de defecação depende de vários fatores, tais como: as ações simultâneas dos esfíncteres anais interno e externo, a tonicidade do reto e a condição da medula espinhal. Várias alterações isoladas ou associadas nesse processo já foram descritas em crianças com constipação intestinal crônica funcional; entre elas, pressão esfinctérica anormalmente elevada, sensibilidade retal reduzida e falta de relaxamento ou contração paradoxal do esfíncter anal externo[57,58].

As manifestações clínicas variam desde a eliminação de fezes ressecadas de pequenas dimensões na forma de cíbalos até fezes muito volumosas. O intervalo entre as evacuações também apresenta variabilidade, devendo ser ressaltado que, em alguns casos, podem ser observadas evacuações diárias[59]. Outras manifestações clínicas atribuídas à constipação crônica funcional incluem dor abdominal crônica recorrente, distensão abdominal, vômitos, infecções urinárias de repetição, retenção urinária e enurese. Alguns pacientes também podem apresentar anorexia ou diminuição do apetite[53,60].

Diagnóstico

Para avaliação diagnóstica da constipação crônica é necessário obter história clínica detalhada, incluindo anamnese alimentar e exame físico cuidadoso, no qual é enfatizada a palpação abdominal para investigação de massa abdominal (geralmente em hipogástrio e fossa ilíaca esquerda). A inspeção anal, sempre que possível, deverá ser feita, a fim de detectar anormalidades como o ânus anteriorizado ou a presença de fissuras ou cicatrizes (plicomas). Ao toque retal é possível se observar a presença de fezes impactadas ou não na ampola retal[61].

Os exames laboratoriais são utilizados quando se suspeita de uma causa orgânica de constipação, principalmente da doença de Hirschsprung, ou quando se quer estudar melhor os mecanismos fisiopatológicos envolvidos em um quadro de constipação crônica funcional. Dentre os exames laboratoriais mais comumente utilizados podem ser destacados: exames bioquímicos, indicados na suspeita de deficiências ou excessos de hormônios tireoidianos ou adrenais e distúrbios hidroeletrolíticos; estudos radiológicos (raios X simples do abdômen, enema opaco); manometria anorretal e biópsia retal[58].

Tratamento

A hipótese diagnóstica de constipação crônica funcional deve prevalecer de modo provisório, até que na anamnese e no exame físico não se encontrem causas intestinais e/ou extraintestinais de constipação orgânica[47].

Embora haja uma elevada prevalência de constipação na infância, observa-se que as crianças nem sempre recebem tratamento específico para o problema. Frequentemente, a família não valoriza as manifestações clínicas apresentadas pelas crianças ou há resistência da família às medidas terapêuticas da constipação[47].

A criança com constipação crônica, com ou sem complicações, necessita receber uma terapia organizada e adequada à sua idade e à gravidade do problema, objetivando aliviar ou eliminar os sintomas presentes e prevenir ou diminuir a ocorrência de complicações[47]. Deve ser explicado o objetivo de cada conduta aos pais ou responsáveis, e se possível à própria criança, com linguagem que possibilite o entendimento de todos, permitindo, assim, que o tratamento seja completo e de modo adequado[58].

O programa terapêutico consiste basicamente em quatro etapas:

Educação: importante para estabelecer uma relação entre o profissional de saúde e a família, incluindo o próprio paciente. As medidas educativas visam oferecer explicações sobre a constipação e o programa terapêutico a ser realizado.

Desimpactação fecal ou esvaziamento do fecaloma: procedimento de lavagem intestinal realizado geralmente na primeira consulta com a utilização de enemas (sorbitol, soluções fosfatadas, glicerina ou vaselinas). O esvaziamento retocolônico completo é conseguido após 2 a 4 dias. Os casos mais complicados podem necessitar de um tempo maior. A utilização de enemas é mantida até a saída completa das fezes impactadas e a criança apresente 1 a 2 evacuações amolecidas ao dia e sem esforço[47].

Prevenção da reimpactação: é realizada por meio do uso de laxativos, ingestão hídrica e fibras alimentares. A administração dos laxantes é realizada sempre levando em

Quadro 20.4. Recomendação dietética de fibras e água para indivíduos de 1 a 18 anos

Grupo etário	Água (litros/dia)*	Fibra (g/dia)
Criança		
1 a 3 anos	1,3	19
4 a 8 anos	1,7	25
Sexo masculino		
9 a 13 anos	2,4	31
14 a 18 anos	3,3	38
Sexo feminino		
9 a 13 anos	2,1	26
14 a 18 anos	2,3	26

*Total de água, incluindo a contida nos alimentos, bebidas e água para beber.

Fonte: IOM[66].

consideração a idade da criança, o peso e a gravidade do problema. São preferencialmente usados em crianças acima de 6 meses, em razão dos efeitos colaterais, e os mais comumentes utilizados são: óleo mineral, hidróxido de magnésio ou lactulose[58].

O fornecimento de líquidos é muito importante na determinação da constipação intestinal, sendo necessária uma adequada recomendação de ingestão hídrica[58] (Quadro 20.4).

O tratamento de manutenção envolve ainda, fundamentalmente, a mudança dos hábitos alimentares, incluindo o aumento no consumo de alimentos ricos em fibras alimentares. A terapia dietoterápica na constipação ainda será discutida.

Recondicionamento do hábito intestinal: nessa fase procura-se incentivar a criança a sentar no vaso sanitário com os pés apoiados para otimizar a prensa abdominal, por 5 a 10 minutos após as principais refeições, a fim de aproveitar a presença do reflexo gastro-cólico, o que facilita as evacuações[58].

As medidas terapêuticas instituídas devem ser contínuas, pois a principal causa do insucesso no tratamento da constipação é sua realização inadequada[61].

Terapia nutricional

Parte fundamental do tratamento da constipação consiste na mudança dos hábitos alimentares com adequação da alimentação quantitativa e qualitativamente e regulação dos horários das refeições, assim como a utilização da fibra alimentar, ressaltando que a orientação dietética deve ser constante no seguimento do tratamento[51,61].

A fibra alimentar é responsável pela melhora das funções do intestino grosso por meio da redução do tempo do trânsito intestinal, aumento do peso e frequência das fezes e diluição do conteúdo do intestino, fornecendo substrato fermentável à microflora. As características de fermentabilidade, massa/volume e capacidade de reter água contribuem para melhorar as funções do intestino grosso[63].

360 PARTE VI · Nutrição em Pediatria – Situações Especiais

A dieta rica em fibras resiste à digestão enzimática ou absorção de líquidos durante sua passagem pelo trato gastrointestinal, formando, assim, um bolo fecal volumoso, que é um estímulo para a evacuação.

É importante salientar que as fibras insolúveis em água (lignina, celulose e algumas hemiceluloses) devem estar mais presentes em relação às solúveis, pois se considera que as insolúveis tenham um papel de maior importância na prevenção e no tratamento da constipação intestinal. No entanto, as recomendações de consumo de fibra não levam em consideração o tipo de fibra. O consumo de líquidos em associação às fibras alimentares é indispensável; caso contrário, as fibras não irão desempenhar suas funções de controle intestinal. Vale ressaltar ainda que o papel da fibra alimentar é mais efetivo na fase de manutenção do tratamento com a promoção de fezes macias, mas não ajuda a diminuir a massa fecal já existente[61,63].

Na infância, o aumento de fibras alimentares deve ser obtido por meio das fontes naturais disponíveis: frutas, principalmente as que possam ser consumidas com casca ou bagaço, hortaliças, legumes, leguminosas, cereais, grãos integrais e sementes. O Quadro 20.5 mostra o conteúdo de diferentes tipos de fibra de alguns alimentos que podem ser incluídos ou aumentados na alimentação.

Quadro 20.5. Conteúdo de diferentes tipos de fibras nos alimentos

Alimento	Medidas caseiras	Fibra total (g)	Fibra solúvel (g)	Fibra insolúvel (g)
Maçã vermelha	1 unid P (130g)	2,5	0,97	1,58
Abacaxi	1 rod G (100g)	1,2	0,1	1,1
Carambola	1 unid M (150g)	4,0	0,3	3,75
Manga	1 unid P (82,5g)	2,3	1,32	0,96
Pera	1 unid M (110g)	2,6	0,55	2,09
Laranja	1 unid P (140g)	2,6	1,75	0,91
Mamão papaia	½ unid P (160g)	2,88	TR	TR
Pêssego	1 unid G (110g)	2,2	0,88	1,1
Figo	6 unid (70g)	2,3	0,45	1,85
Ameixa preta seca	5 unid (25g)	2,3	0,96	1,35
Beterraba	9 col sopa (144g)	4,0	1,15	2,88
Brócolis	1 xíc chá (100g)	3	1,45	1,55
Cenoura	1 unid G (150g)	3,9	1,65	2,25
Espinafre	4 col sopa (100g)	2,3	0,7	1,6
Vagem	5 col sopa (100g)	3,2	1,3	1,9
Mandioquinha	2 col sopa (50g)	24,9	–	–
Feijão branco	½ concha (75g)	5,9	1,71	4,2

(Continua)

Quadro 20.5. Conteúdo de diferentes tipos de fibras nos alimentos (*continuação*)

Alimento	Medidas caseiras	Fibra total (g)	Fibra solúvel (g)	Fibra insolúvel (g)
Ervilha fresca	6 col sopa (108g)	5,5	1,29	4,21
Lentilha	2 col arroz (64g)	2,9	0,48	2,43
Grão de bico	1 col arroz (45g)	2,2	0,67	1,53
Farelo de trigo	3 col sopa (30g)	12,6	0,93	11,64
Gérmen de trigo	2 col sopa (30g)	3,9	–	–
Farinha de aveia	1 1/2 col sopa (25g)	1,5	–	–
Farelo de aveia	3 col sopa (21g)	4,2	<2,1	<2,1
Farinha de centeio	2 col sopa (30g)	5,4	–	–
Farinha de amendoim	1 ½ col sopa (22,5g)	3,6	–	–
Semente de linhaça	1 col sopa (10g)	2,8	–	–
Semente de abóbora	1 xíc	7,1	–	–

– Ausência de dados; TR – traços.

Fonte: Pacheco[63].

Os suplementos de fibras em pó ou fibras medicamentosas podem ser úteis para pessoas que não conseguem consumir quantidades suficientes de fibras alimentares e a recomendação estabelecida não foi atingida. Esses suplementos podem ser utilizados para crianças acima de 4 anos[62,64].

Recomendações

As recomendações de fibras existentes são para crianças sadias, sendo consideradas seguras e sem riscos para a saúde.

O Comitê de Nutrição da Academia Americana de Pediatria recomenda que a quantidade de fibra alimentar deva ser de 0,5g/kg/dia, atingindo o máximo de 30g na adolescência. A Fundação Americana de Saúde preconiza que, a partir do término do período de lactência até atingir a idade adulta, a ingestão diária de fibra seja a idade em anos, acrescida de 5g, atingindo o máximo de 25g no período pubertário[65]. Mais recentemente, foram publicadas as ingestões dietéticas de referência (DRI)[66] pelo *Institute of Medicine* (IOM)[66] (Quadro 20.4).

É importante lembrar que o aleitamento materno é fator de proteção contra a constipação no primeiro semestre de vida. Deve-se, portanto, em lactentes desmamados, prevenir a constipação, orientando a introdução precoce de fibras alimentares e o consumo de água[58].

DOENÇAS DIARREICAS

A diarreia aguda caracteriza-se pela eliminação de fezes líquidas, três ou mais vezes ao dia[67], com início abrupto e curso potencialmente autolimitado, perdas fecais anormais, principalmente água e eletrólitos, apresentando, algumas vezes, muco ou sangue, com duração de até 14 dias[68].

A diarreia persistente é a síndrome clínica resultante da diarreia aguda e se caracteriza pela continuidade do quadro por um período superior a 14 dias, acarretando graus variáveis de comprometimento nutricional[67,69], e infecção extraintestinal grave, podendo ocorrer desidratação[67].

As doenças diarreicas constituem um dos principais problemas que afetam a população infantil dos países em desenvolvimento, comprometendo o seu bem-estar e gerando uma carga considerável de morbimortalidade[67,70], ao lado de demanda importante de serviços de saúde[71].

Sua instalação e seu curso patogênico resultam da sinergia de uma multiplicidade de fatores econômicos, sociais, culturais e biológicos[72], podendo, em função desse amplo espectro de condições, ocorrer e evoluir diferentemente entre as várias regiões e grupos populacionais[73]. Condições como baixa renda, baixa escolaridade materna, desmame precoce, precárias condições de habitação e de acesso a serviços de saneamento básico, baixo peso ao nascer, desmame precoce e desnutrição estão associadas à instalação da doença, hospitalização e mortalidade, sobretudo nas crianças menores de 1 ano de vida[74,75,76,77,78,79].

Várias investigações expressam a relação direta entre desnutrição e a baixa resistência às infecções, estabelecendo um processo sinérgico[75,80], constituindo um modelo de ocorrências epidemiológicas, de forma que, nos países de piores condições socioeconômicas, mais da metade dos óbitos é atribuída aos efeitos combinados da desnutrição e dos agentes infecciosos[72,81,82].

De modo peculiar, a diarreia pode acarretar a desnutrição energético-proteica e/ou agravar o estado de desnutrição prévia. Ademais, por si só, a desnutrição favorece a instalação da diarreia persistente[83]. A implantação da terapia de reidratação oral (TRO) causou um impacto considerável, pois o manejo adequado dos casos nessa instância é altamente efetivo para seu controle, repercutindo diretamente no declínio nas taxas de hospitalização e mortalidade por diarreia[84].

No entanto, esse resultado não ocorreu de forma homogênea entre as regiões com estágios diferentes do processo de desenvolvimento, de modo que o problema ainda se comporta como importante causa de hospitalização e consultas nos serviços de saúde de áreas geográficas distintas, bem como de mortalidade[71,85,86,87].

Dados da Organização Mundial da Saúde (OMS)[67] apontaram que, em 2003, aproximadamente 1,87 milhão de crianças menores de 5 anos morreram devido à diarreia, correspondendo a aproximadamente 19% da mortalidade infantil total[70].

No Brasil observou-se uma queda de 93,9% nas mortes infantis por diarreia de 1980 a 2005, passando da segunda posição para a quarta em relação ao total das seis principais causas relacionadas à mortalidade infantil[88]. Apesar do substancial declínio nas taxas de mortalidade por diarreia em menores de 5 anos, dados oficiais do Sistema de Informações de Mortalidade (SIM/MS) evidenciaram que, em 2006, as síndromes diarreicas representaram 3,9% do total de óbitos dessa faixa etária e que esse indicador apresentou diferenças regionais importantes: Nordeste (6,5%), Norte (4,9%), Centro-Oeste (3,5%), Sudeste (1,8%) e Sul (1,5%)[88].

Essas diferenças também estão contempladas nas taxas de internações dessa mesma faixa etária por doenças infecciosas, segundo dados do sistema de informações hospitalares do SUS (SIH/SUS), em que no ano de 2007 a região Norte apresentou uma taxa de 32,35%, seguida da Nordeste, com 29,26%, e da Sudeste, com 16,23%[89].

Etiologia e fisiopatologia

As doenças diarreicas são causadas por agentes etiológicos específicos, com mecanismos fisiopatológicos distintos, com incidências e frequências de complicações que variam entre regiões e populações estudadas[69]. Os agentes envolvidos são vírus, bactérias e parasitas, sendo que a sua importância está relacionada com condições de higiene e saneamento básico, em que a transmissão dos patógenos ocorre na maioria das vezes pela via fecal-oral, seja por contato direto ou veiculada por água ou alimentos contaminados[69,90]. Os agentes bacterianos são relevantes em países em desenvolvimento, e os virais, em países industrializados[90]. Os mais comuns são: rotavírus, *Escherichia coli*, *Shigella*, *Salmonella*, *Campylobacter jejuni*, *Vibrio cholerae*, *Giardia duodenalis*, *Entoameba histolytica* e *Cryptosporidium*[67].

O episódio diarreico agudo, uma vez mal conduzido, pode evoluir para o prolongamento do quadro diarreico, por meio de múltiplos e complexos mecanismos fisiopatológicos que contribuem para o comprometimento do estado nutricional, podendo ter repercussões fatais[91].

As lesões provocadas pelos enteropatógenos podem levar à infiltração celular da lâmina própria com consequente perda das funções absortivas da barreira epitelial[91]. Como consequência podem ocorrer: 1) absorção de proteínas heterólogas com desencadeamento de uma hipersensibilidade à proteína, geralmente a do leite de vaca; 2) redução das enzimas entéricas (dissacaridades e dipeptidases), levando à má absorção de dissacarídeos e peptídeos; 3) má absorção de sais biliares conjugados em consequência da lesão do íleo terminal[93].

Estudo morfológico da mucosa do intestino delgado proximal de crianças com diarreia persistente demonstrou que as alterações morfométricas são proporcionais ao estado nutricional, ou seja, ocorre uma diminuição do tamanho do enterócito à medida que aumenta o grau de desnutrição[94]. A Figura 20.1 ilustra as alterações morfológicas do enterócito.

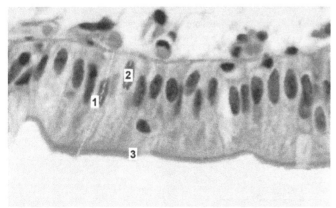

Variáveis avaliadas quanto às consequências da desnutrição:
1) altura do enterócito
2) altura do núcleo
3) altura da borda em escova

Fonte: Pires[94].

Figura 20.1. Ilustração das alterações morfológicas do enterócito.

Alterações no mecanismo de regulação da flora microbiana podem contribuir para o supercrescimento microbiano na porção superior do intestino grosso. Como consequência, uma série de eventos patológicos pode ocorrer em cadeia, iniciando com a desconjugação e desidroxilação dos sais biliares, alterações morfológicas da mucosa intestinal, levando a uma deficiência de enteroquinase e enzima ATPase[91].

A inadequada absorção de sais biliares pode levar também a uma má absorção da gordura dietética, bem como da vitamina B_{12}. Dessa forma, a esteatose também pode estar presente em pacientes com diarreia persistente e má nutrição[95]. Essas alterações são responsáveis pelo prolongamento do quadro diarreico.

A Figura 20.2 demonstra de forma esquemática a fisiopatologia da diarreia persistente.

O comprometimento nutricional pode precipitar complicações do quadro diarreico, levando à má absorção de nutrientes, e ele, por sua vez, contribui para a piora do estado nutricional, caracterizando o sinergismo que envolve os fatores fisiopatológicos desse processo[91].

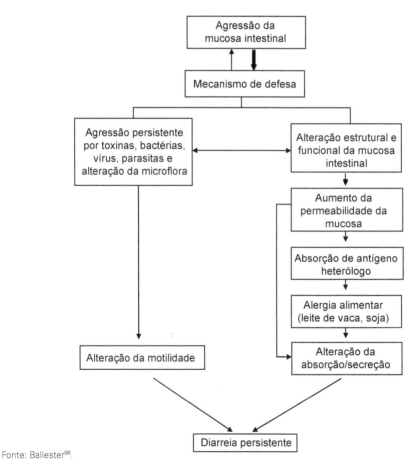

Fonte: Ballester[96].

Figura 20.2. Esquema da fisiopatologia da diarreia persistente.

A Figura 20.3 descreve a fisiopatologia da desnutrição durante um episódio diarreico.

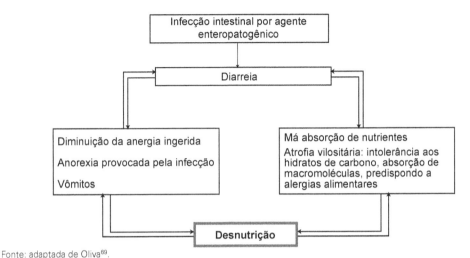

Fonte: adaptada de Oliva[69].

Figura 20.3. Esquema da fisiopatologia da desnutrição durante episódio diarreico.

Objetivos da terapia nutricional

- Repor as perdas de nutrientes.
- Restabelecer o equilíbrio hidroeletrolítico.
- Prevenir ou tratar a desnutrição.

Tratamento

De acordo com a OMS, toda criança com diarreia deve ser avaliada quanto a desidratação, presença de sangue nas fezes, desnutrição e infecções associadas[67]. As informações obtidas durante o atendimento da criança com diarreia devem levar em consideração alguns aspectos clínicos e dietéticos que auxiliem o tratamento.

Quadro 20.6. Principais aspectos clínicos e dietéticos que devem ser levados em consideração durante o atendimento da criança com diarreia

História clínica – presença de sangue nas fezes
• Duração da diarreia
• Número de evacuações durante o dia
• Frequência dos episódios de vômitos
• Presença de febre, tosse e de outros sinais de infecções. Tipo e quantidade de líquidos (incluindo aleitamento materno) e alimentos consumidos

Fonte: adaptado da OMS[67].

Manejo da diarreia aguda

A terapia de reidratação oral é o primeiro passo para o tratamento de um quadro diarreico agudo[97], e a sua administração, juntamente com outras medidas terapêuticas, pode reduzir drasticamente a duração e a gravidade da diarreia[67,98]. O Quadro 20.7 descreve a composição da solução de reidratação oral.

Uma maior oferta de líquidos durante o quadro diarreico pode auxiliar a prevenção da desidratação. Os líquidos caseiros podem ser utilizados, levando em consideração algumas observações: 1) a água deve ser oferecida prioritariamente; 2) as soluções hiperosmolares com elevado teor de açúcar devem ser evitadas, tais como: refrigerantes e sucos industrializados; 3) evitar soluções com efeito diurético, estimulante ou purgativo, como café e alguns chás medicinais[67].

A alimentação adequada para a idade deve ser oferecida tão logo as primeiras horas de reidratação tenham sido concluídas. O aleitamento materno deve ser estimulado e no caso de crianças maiores que apresentem inapetência deve ser realizado o fracionamento da dieta com volumes menores. Alimentos ricos em energia e micronutrientes devem compor o plano alimentar a fim de evitar perda ponderal[97].

As crianças que recebem alimentos em quantidade adequada de calorias e nutrientes sem interrupção durante o episódio diarreico apresentam manutenção do crescimento e evolução ponderal. Além disso, restabelecem mais rapidamente a função intestinal, incluindo a habilidade para digerir e absorver vários nutrientes[67].

Diversos fatores podem contribuir para a perpetuação do quadro diarreico. Dentre eles podemos citar a presença de sangue nas fezes, febre, suspensão da dieta por mais de 24 horas, uso de antibióticos, ausência de geladeira no domicílio e hiperemia perianal[99].

Além disso, algumas crianças apresentam condições associadas que podem contribuir para a perpetuação do quadro diarreico. São elas: menores de 6 meses de idade ou menores de 1 ano com desnutrição grave, desidratação e/ou distúrbios metabólicos graves. Dessa forma, apesar do consenso de que a alimentação habitual e adequada em calorias e proteínas para cada faixa etária deve ser a primeira escolha num quadro diarreico agudo, justifica-se a utilização de fórmulas lácteas isentas de lactose nessas condições[69].

Quadro 20.7. Composição da solução de reidratação oral

Compostos	g/L
Cloreto de sódio	2,6
Glicose anidra	13,5
Cloreto de potássio	1,5
Citrato de sódio di-hidrato	2,9

Fonte: OMS[67].

Manejo da diarreia persistente

Em muitos casos, a diarreia persistente pode ser tratada em nível domiciliar. No entanto, o internamento é necessário quando houver associação de infecções extraintestinais ou sepse, quando se tratar de criança com idade inferior a 6 meses, ou ainda quando houver sinal de desidratação[67].

A anorexia, frequente nesses pacientes, pode prejudicar ainda mais o estado nutricional, comprometendo o crescimento ponderoestatural[96]. Nesses casos, ou quando a ingestão oral não atender às necessidades nutricionais, a dieta deverá ser administrada por via enteral[91].

A administração de nutrientes na luz do intestino deve ser priorizada, uma vez que favorece uma regeneração mais rápida da mucosa intestinal, além de a função intestinal, na maioria dos casos, não estar totalmente prejudicada[96]. Dessa forma, a nutrição parenteral deve ser utilizada em último caso[91].

O fornecimento de calorias e proteína em quantidade adequada, associada à reposição de micronutrientes, como o zinco, geralmente proporciona não só o encerramento do quadro diarreico, como também a recuperação do estado nutricional[67,98].

A lesão na mucosa intestinal presente na diarreia persistente pode provocar uma deficiência de lactase, impossibilitando a hidrólise da lactose em glicose e galactose. Nesses casos, a utilização de formulações com teor reduzido de lactose se faz necessária para uma mais rápida regeneração da mucosa[67,96,100].

A redução da lactose pode ser feita por meio da utilização de fórmulas comercialmente disponíveis ou pelas alternativas alimentares de baixo custo, como a utilização de iogurtes ou leites fermentados, os quais apresentam boa tolerância por possuir sua própria enzima, a galactosidase[101].

Em alguns casos, as alterações que ocorrem no intestino delgado durante um episódio diarreico são mais severas e promovem uma maior permeabilidade, favorecendo uma maior absorção de proteínas heterólogas, as quais funcionam como antígenos alimentares. Geralmente isso ocorre com a proteína do leite de vaca e requer a exclusão dessa proteína da dieta[96].

No entanto, o custo elevado que tais formulações apresentam limita a sua utilização dentro e fora dos hospitais, provocando a interrupção da terapia implantada e um maior risco de recorrência da diarreia ou perda de peso[96].

Uma revisão da literatura sobre o tratamento da diarreia persistente avaliou diversos trabalhos e concluiu que uma variedade de dietas têm sido propostas para o tratamento desses pacientes, incluindo fórmulas semielementares, sem lactose, à base de proteína de soja, e aquelas à base de proteína do frango, todas com comprovada eficácia no tratamento da diarreia persistente[100].

Portanto, a terapêutica nutricional, além de eficaz, deve levar em consideração a utilização de fórmulas com menor custo e amplamente disponíveis para a maioria da população e que a manutenção do aleitamento materno e a implantação de bons hábitos de higiene podem evitar a ocorrência de novos episódios[67,96,100].

Manejo da diarreia persistente na desnutrição grave

Em crianças desnutridas graves com diarreia persistente devem ser realizadas a correção dos distúrbios hidroeletrolíticos e a reidratação conforme preconiza o protocolo para desnutrição da OMS. A dieta administrada deve contemplar as fases de estabilização e recuperação por meio dos preparados alimentares específicos, respeitando a condição clínica do paciente. Dessa forma, a oferta calórica e proteica deve ser oferecida de forma fracionada, devendo a progressão ocorrer de forma lenta e gradual de acordo com a tolerância do paciente[67].

Nos casos em que a criança não apresente melhora do quadro diarreico com a fórmula específica para a fase de estabilização deve ser realizado o manejo para dietas isentas de lactose ou fórmulas à base de proteína de soja e ainda hidrolisados proteicos, caso não se obtenha sucesso[67].

Vale salientar que raras são as vezes em que são necessárias as modificações dos preparados alimentares propostos pela OMS para dietas especializadas, uma vez que, ao mesmo tempo que os eletrólitos como zinco, cobre e magnésio, atuam como imunomoduladores, regenerando a membrana dos enterócitos, é ofertada uma adequada quantidade de calorias e proteínas, proporcionando a recuperação nutricional e, consequentemente, a melhora da função intestinal; além disso, a fórmula preconizada para a fase de estabilização possui um teor reduzido de lactose (ver Capítulo 16 – Desnutrição).

Atuação dos micronutrientes

O zinco possui funções imunomoduladoras, incluindo efeitos positivos sobre a barreira da mucosa[92]. Atua como componente de metaloenzimas e estabilizador de polissomos durante a síntese proteica e de membranas para circulação de elementos celulares. É essencial para a mobilização hepática de vitamina A e para o crescimento e a replicação celular[102].

Sua deficiência é frequente em episódios diarreicos, principalmente em crianças de países em desenvolvimento[92,97]. Estudos demonstram que a suplementação de 10 a 20mg de zinco em crianças e lactentes pode reduzir em até 20% a frequência e a gravidade do episódio diarreico, além de possuir ação profilática por 2 a 3 meses. A sua suplementação está indicada tanto na diarreia aguda quanto na persistente por um período que deve corresponder a 10 a 14 dias[67,97].

Alimentos com fontes de zinco, como as carnes em geral, gérmens de cereais, fígado de vitela e castanhas, devem compor o plano alimentar desses pacientes, e igual atenção deve ser dada à presença de fatores antinutricionais, como o fitato, que diminuem a absorção e aumentam a excreção urinária desse mineral[98].

Outro micronutriente que pode estar deficiente em um episódio de diarreia é a vitamina A, que possui funções fisiológicas importantes, como a manutenção da visão normal, crescimento e desenvolvimento ósseo, diferenciação celular, especialmente as superfícies epiteliais, além de manter a integridade do sistema imune[93].

Tal deficiência ocorre porque a diarreia diminui a absorção e aumenta as necessidades de vitamina A. Em regiões pobres, onde crianças malnutridas são comuns, os estoques corpóreos podem estar diminuídos, tornando-as grupo de risco para a carência desse micronutriente[67].

Crianças com diarreia que apresentem hipovitaminose A podem desenvolver rapidamente lesões oculares, como a xeroftalmia, além de maior suscetibilidade a infecções

Quadro 20.8. Recomendação de nutrientes na diarreia persistente

Nutriente	Recomendação
Zinco	10 a 20mg/dia durante 10 a 14 dias
Vitamina A	12m a 5 anos – 200.000 unidades 6 a 12 meses – 100.000 unidades < 6 meses – 50.000 unidades

Fonte: OMS[67].

respiratórias, levando ao agravamento do quadro diarreico e, consequentemente, à maior morbimortalidade[67,103].

Estudos não evidenciaram benefícios da suplementação de vitamina A no tratamento da diarreia[104]. Porém, na prevenção, pode promover redução da morbimortalidade por sua atuação sobre o epitélio e as mucosas[105].

A OMS recomenda que todas as crianças com diarreia persistente devam receber suplementação de multivitaminas e minerais a cada dia durante pelo menos 2 semanas. Além disso, alimentos ricos em caroteno, como frutas, vegetais amarelos ou alaranjados e verde-escuros, além de carnes, ovos e fígado, devem compor seu plano alimentar rotineiramente[67].

As recomendações específicas para a vitamina A e zinco em diferentes faixas etária encontram-se resumidas no Quadro 20.8.

Probióticos

Desde o início do último século os probióticos têm despertado interesse de vários pesquisadores, e a elucidação de seu papel no tratamento e prevenção da diarreia aguda continua sendo o principal objetivo de vários estudos[106].

Alguns deles têm demonstrado redução da severidade da diarreia e menor permanência hospitalar em crianças com diarreia aguda suplementadas com probióticos, quando comparadas com o grupo-controle[107]. Outros concluíram que o seu efeito é mais pronunciado quando administrados na fase inicial do processo diarreico[108].

A eficácia dos probióticos está relacionada ao tipo de diarreia, período de administração e agente etiológico envolvido. Além disso, seu papel como coadjuvante no tratamento possui eficácia limitada a poucas cepas[109].

Existe uma lista imensa de potenciais benefícios que os probióticos poderiam promover em determinadas situações. Mas, antes de utilizá-los como rotina na prática clínica, deve ser realizada uma avaliação cuidadosa dos critérios e padrões relativos à qualidade e à confiabilidade das cepas, além da padronização das doses e seus efeitos específicos[106,110].

REFERÊNCIAS BIBLIOGRÁFICAS

1. Netzer P, Hammer B. Indications for results and consequence of 24-hour esophageal pH monitoring. Schweiz Med Wochenschr 1996; 79:53-7.

2. Nelson SP, Chen EH, Syniar GM, Christoffel KK. Prevalence of symptoms of gastroesophageal reflux during infancy. A pediatric practice-based survey. Pediatric Practice Research Group. Arch Pediatr Adolesc Med 1997; 151:569-72.
3. Jung A. Gastroesophageal reflux in infats and children. Am Fam Physician 2001; 64:1853-60.
4. Silva GAP; Antunes MMC. Regurgitação e Doença do Refluxo Gastroesofágico. In: Alves JGB; Ferreira OS; Maggi RS eds. Fernando Figueira Pediatria – Instituto Materno Infantil de Pernambuco (IMIP). Rio de Janeiro: Guanabara Koogan, 2004: 525-33.
5. Carrol AE, Garrison MM, Christakis DA. A systematic review of nonpharmacological and nonsurgical therapies for gastroesophageal reflux in infants. Arch Pediatr Adolesc 2002; 156:109-13.
6. Paton IY, Namayakkhara CS, Simpson H. Vomiting and gastroesophageal reflux. Arch Dis Child 1988; 63:837-40.
7. Craig WR, Hanion-Dearman A, Sinclair C, Taback S, Moffatt M. Metoclopramide, thickened feedings, and positioning for gastro-oesophageal reflux in children under two years (Cochrane Review). In: The Cochrane Library, Issue 1, 2006. Oxford: Update Software 2006.
8. Dent J, El-Serag HB, Wallander MA, Johansson S. Epidemiology of gastro- oesophageal reflux disease: a systematic review. Gut 2005; 54:710-7.
9. Hassall E. Decisions in diagnosing and managing chronic gastroesophageal reflux disease in children. J Pediatr. 2005; 146:S3-12.
10. Rudolph CD, Mazur LJ, Liptak GS et al. Guidelines for evaluation and treatment of gastroesophageal reflux in infants and children: recommendations of the North American Society for Pediatric Gastroenterology and Nutrition. J Pediatr Gastroenterol Nutr 2001; 32:S1-31.
11. Vandenplas Y, Hassall E. Mechanisms of gastroesophageal reflux and gastroesophageal reflux disease. J Pediatr Gastroenterol Nutr 2002; 35:119-36.
12. Vandenplas Y. Diagnosis and treatment of gastroesophageal reflux disease in infants and children. Can J Gastroenterol 2000; 14: 26-34.
13. Escott-Stump, S. Nutrição Relacionada ao Diagnóstico e Tratamento. Manole. São Paulo; 271-336.
14. Verhave M, Baldassano RN, Bousvaros A et al. Research agenda for pediatric gastroenterology, hepetology and nutrition: Chronic Inflamatory Bowel Disease. J Pediatr Gastroenterol Nutr 2002; 35:S286-90.
15. Stenson WF. Doença intestinal inflamatória. In: Bennet A, Goldman L. Cecil: Tratado de Medicina Interna. Rio de Janeiro: Guanabara Koogan, 200:801-9.
16. Pinho M. A biologia molecular das doenças inflamatórias intestinais. Rev Bras Coloproct 2008; 28:119-123.
17. Walker-Smith JA. Chronic inflammatory bowel disease in children: a complex problem in management. Postgrad Med J 2000; 76:469-72.
18. Baldassano RN, Piccoli DA. Inflammatory bowel disease in pediatric and adolescent patients. Gastroenterol Clin North Am 1999; 28:445-58.
19. Russel MG. Changes in the incidence of inflammatory bowel disease: What does it mean? Eur J Intern Med 2000; 11:191-6.
20. Falcone RA, Lewis LG, Warner BW. Predicting the need for colectomy in pediatric patients with ulcerative colitis. J Gastroenterol Surg 2000; 4:201-6.
21. Sakata T, Niwa Y, Goto H et al. Asymptomatic inflammatory bowel disease with special reference to ulcerative colitis in apparently health persons. Am J Gastroenterol 2001; 96:735-9.
22. Haller C, Markowitz JA. Perspective on inflammatory bowel disease in the child and adolescent at the turno f the millenium. Cur Gastroenterol Rep 2001; 3:263-71.
23. Buller HA. Problems in diagnosis of IBD in children. Neth J Med 1997; 50:S8-11.
24. Saha MT, Ruuska T, Laippala P, Lenko HI. Growth of pubertal children with inflammatory bowel disease. J Pediatr Gastroenterol Nutr 1998; 26:310-4.
25. Kirschner BS. Ulcerative colitis in children. Pediatr Clin N Am 1996; 43:235-54.
26. Ferguson A. Assessment and management of ulcerative colitis in children. Eur Gastroenterol Hepatol 1997; 9:958-63.
27. Rivosecchi M, Lucchetti MC, Dall'Oglio L et al. Ulcerative colitis in children under 10 years of age: medical and surgical treatment. Acta Chir Belg 1996; 96:104-7.

28. Burgos MGPA, Salviano FN, Belo GM, Bion FM. Doenças inflamatórias intestinais: O que há de novo em terapia nutricional? Rev Bras Nutr Clin 2008; 23:184-9.
29. Young RJ, Vanderhoof JA. Nutrition in pediatric inflammatory bowel disease. Nutrition 2000; 16:78-80.
30. Campos FG, Waitzberg DL, Plopper C, Terra RM, Habr-Gama A. Ácidos graxos de cadeia curta e doenças colo-retais. Rev Bras Nutr Clin 1998; 13:276-85.
31. Campos FG, Waitzberg DL, Teixeira MG, Mucerino DR, Habr-Gama A, Kiss DR. Inflamatory bowel diseases: principles of nutrition therapy. Rev Hosp Clin Fac Med USP 2002; 57:187-98.
32. Carpentier YA, Simoens C, Siderova V, Vanweyenberg V, Eggerickx D, Deckelbaum RJ. Recent developments in lipid emulsions: relevance to intensive care. Nutrition 1997; 13:73-8.
33. Dieliman LA, Heizer WD. Nutritional issues in inflammatory bowel disease. Gastroenterol Clin N Am 1998; 27:435-51.
34. Graham TO, Kandil HM. Nutritional factors in inflammatory bowel disease. Gastroenterol Clin N Am 2002; 31:203-18.
35. Flora APL, Dichi I. Aspectos atuais na terapia nutricional da doença inflamatória intestinal. Rev Bras Nutr Clin 2006; 21:131-7.
36. Kathleen Mahan L, Escott-Stump S. Krause Alimentos, Nutrição e Dietoterapia. São Paulo: Roca, 2005; 30:672-703.
37. Sutton MM. Nutritional needs of children with inflammatory bowel disease. Comprehensive Therapy 1992; 18:21-5.
38. Dichi I, Burini RC. Desnutrição protéico-energética na doença inflamatória intestinal. Rev Bras Nut Clin 1996; 11:8-15.
39. Seidman E, LeLeiko N, Ament M et al. Nutritional issues in pediatric inflammatory bowel disease. J Pediatric Gastroenterol Nutr 1991; 12:424-38.
40. Lins MGM, Silva GAP. Doença inflamatória crônica intestinal. In: Alves JGB, Ferreira OS, Maggi RS eds. Fernando Figueira Pediatria Instituto Materno Infantil de Pernambuco (IMIP) Rio de Janeiro: Guanabara Koogan 2004:550-4.
41. Waitzberg DL. Nutrição oral, enteral e parenteral na prática clínica. São Paulo: Atheneu, 2004; 87: 1361-71.
42. Campos FG, Waitzberg DL, Logulo AF, Torrinhas RS, Teixeira WGJ, Habr-Gama A. Imunonutrição em colite experimental: efeitos benéficos dos ácidos graxos ômega-3. Arq Gastroenterol. 2002; 39: 48-54.
43. Griffiths AM. Doença intestinal inflamatória. In: Shils ME, Olson JA, Shike M, Ross AC eds. Tratado de Nutrição Moderna na Saúde e na Doença. São Paulo: Manole, 2003: 1221-9.
44. Dichi I, Burini RC. Dietoterapia na doença inflamatória intestinal. Rev Bras Nut Clin 1996; 11:1-7.
45. Caruso L. Distúrbios do trato digestório. In: Cuppari L ed. Guia de nutrição: nutrição clinica no adulto. Barueri: Manole, 2005: 221-39.
46. Greenberg GR, Fleming CR, Jeejeebhoy KN, Rosenberg IH, Sales D, Tremaine WJ. Controlled trial of bowel rest and nutrition support in the management of Crohn's disease. Gut 1988; 29:1309-15.
47. Morais BM, Maffei HVL. Constipação Intestinal. J Pediatr (Rio J) 2000; 25:147-56.
48. Lembo A, Camilleri M. Chronic constipation. N Engl J Med 2003; 349:1360-68.
49. Loenning-Baucke V. Chronic constipation in children. Gastroenterology 1993; 105:1557-64.
50. Baker SS, Liptak GS, Colleti RB et al. Constipation in infants and children: evaluation and treatment. A medical position statement of North American Society for Pediatric Gastroenterology and Nutrition. J Ped Gastroenterol Nutr 1999; 29:612-26.
51. Van den Berg MM, Benninga MA, Di Lorenzo C. Epidemiology of childhood constipation: a systematic review. Am J Gastroenterol 2006; 101:2401-09.
52. Maffei HVL, Moreira FL, Oliveira Júnior WM, Sanini V. Prevalência de constipação em escolares do ciclo básico. J Pediatr (Rio J) 1997; 73:340-44.
53. Maffei HVL, Moreira FL, Kissimoto M, Chaves SM, El Faro S, Aleixo A. História clínica e alimentar de crianças atendidas em ambulatório de gastroenterologia pediátrica (GEP) com constipação intestinal crônica funcional (CICF) e suas possíveis complicações. J Pediatr (Rio J) 1994; 70:280-6.

54. Motta ME, Silva GA. Características clínicas da constipação intestinal crônica funcional em crianças. Rev Bras Matern Infant 1997; 11:115-21.
55. Carroccio A, Iacono G. Review article: chronic constipation and food hypersensitivity - an intriguing relationship. Aliment Pharmacol Ther 2006; 24:1295-304.
56. Tahan S, Weber TK, Morais MB. Constipação crônica em pediatria. In: Palma D, Oliveira FLC, Escrivão MAMS eds. Guia de nutrição clínica na infância e na adolescência. Barueri, SP: Manole 2009: 493-512.
57. Loening-Baucke VA. Encoprese and soiling. Pediatr Clin North Am 1996; 43:279-98.
58. Bigèlli RHM, Fernandes MIM, Galvão LC. Constipação intestinal na criança. Medicina, Ribeirão Preto 2004; 37:65-75.
59. Morais MB, Fagundes-Neto U. Constipação em Pediatria. Pediatr Mod 1995; 31:1030-42.
60. Roma E, Adamidis D, Nikolara R, Constantopoulos A, Messaritakis J. Diet in chronic constipation in children: the role of fiber. JPGN 1999; 28:169-74.
61. Morais MB, Speridião PGL, Taban S. Constipação crônica funcional na infância. In: Lopes FA, Brasil ALD eds. Nutrição e Dietética em Clínica Pediátrica. São Paulo: Atheneu, 2004: 247-54.
62. Silva GAP, Lins MGM. Constipação Intestinal. In: Alves JGB, Ferreira OS, Maggi RS eds. Fernando Figueira Pediatria Instituto Materno Infantil de Pernambuco (IMIP). Rio de Janeiro: Guanabara Koogan, 2004: 560-7.
63. Pacheco M. Tabela de equivalentes, medidas caseiras e composição química dos alimentos. Rio de Janeiro: Rubia, 2006: 51-60.
64. Beyer PL. In: Tratamento Médico Nutricional para Doenças do Trato Gastrointestinal Inferior. Mahan LK, Escott-Stump S eds. Alimentos, Nutrição & Dietoterapia. São Paulo: Roca, 2010: 673-706.
65. Willians CL, Bollella M, Wynder EL. A new recommendation for dietary fiber in child-hood. Pediatrics 1995; 96:985-8.
66. Institute of Medicine (IOM). Dietary Reference Intakes for energy, carbohydrate, fiber, fat, fatty acids, cholesterol, protein, and amino acids (Macronutrients). Washington, DC: National Academy Press 2005.
67. The treatment of diarrhoea – A manual for physicians and other senior health workers. Genebra: OMS, 2005.
68. Brasil. Ministério da Saúde. Assistência e controle das doenças diarréicas. Brasília (DF): Ministério da Saúde, 1993.
69. Oliva CAG, Neto UF. Diarréias Aguda e Persistente. In: Lopes FA, Brasil ALD eds. Nutrição e Dietética em Clínica Pediátrica. São Paulo: Atheneu, 2004.
70. Boschi-Pinto C, Velebit L, Shibuya K. Estimating child mortality due to diarrhoea in developing. Bull World Health Organ, 2008; 86:710-7.
71. UNICEF. Situação mundial da infância. Brasília, 2005.
72. Rouquayrol MZ, Goldbaum M. Epidemiologia, história natural e prevenção de doenças. In: Rouquayrol MZ, Almeida Filho N eds. Epidemiologia e saúde. Rio de Janeiro: Medsi, 2003: 17-35.
73. Benício MHDA, Monteiro CA. Tendência secular da doença diarréica na infância na cidade de São Paulo (1984-1996). Rev Saúde Pública 2000; 34:S83-90.
74. Arifeen S, Black RE, Antelman G, Baqui A, Caulfield L, Becker S. Exclusive breastfeeding reduces acute respiratory infection and diarrhoea deaths among infants in Dhaka Slums. Pediatrics 2001; 108:167-71.
75. Wierzba TF, El-Yazeed RA, Savarino SJ et al. The interrelationship of malnutrition and diarrhea in a periurban area outside Alexandria, Egypt. J Pediatr Gastroenterol Nutr, 2001; 32:189-96.
76. Cáceres DC, Estrada E, Deantônio R, Paláez D. La enfermidade diarréica aguda: um reto para salud pública em Colômbia. Rev Panam Salud Publica. 2005; 17:6-14.
77. Fewtrell L, Koufmann RB, Kay D, Haller L, Colford Jr JM. Water, sanitation, and hygiene interventions to reduce diarrhoea in less developed coutries: a systematic review and meta-analysis. The Lancet, London 2005; 5.
78. Quigley MA, Kelly YJ, Sacker A. Breastfeeding and hospitalization for diarrheal and respiratory infection in the United Kingdom Millennium Cohort Study. Pediatrics 2007; 119.

CAPÍTULO 20 · Distúrbios do Aparelho Digestório   373

79. Matijasevich A, Juraci AC, Santos IS et al. Hospitalizations during infancy in three population-based studies in Southern Brazil: trends and differentials. Cad Saúde Pública 2008; 24:S437-43.
80. Kossmann J, Nestel P, Herrera MG, El Amin A, Fawzi WW. Undermutrition in relation to chillood infections: a prospective study in the Sudan. European Journal of Clinical Nutrition 2000; 54:463-72.
81. Bryce J, Boschi-Pinto C, Shibuya K, Black RE. WHO estimates of the causes of death in children. The Lancet, London 2005; 365:1147-54.
82. Nandy S, Irving M, Gordon D, Subramanian SV, Smith GD. Porverty, child undernutrition and morbidity: new evidence from India. Bull of the World Health Organ, Geneva 2005; 83.
83. Moreira FL, Padovan CR, Maffei HVL. Evolução antropométrica de crianças hospitalizadas com diarréia persistente e desnutrição grave, submetidas a suporte nutricional. J Pediatr (Rio J) 1996; 72: 235-41.
84. Victora CG, Bryce J, Fontaine O, Monasch R. Reducing deaths from diarrhoea through oral rehydration therapy. Bull of the World Health Organ, Geneva 2000; 78:1246-55.
85. Lima AA, Moore SR, Barbosa MS, et al. Persistent diarrhea signals a critical period of increased diarrhea burdens and nutritional shortfalls: a prospective cohort study among children in northeastern Brazil. Pediatr Infect Dis J 2000; 181:1643-51.
86. Vasconcelos MJOB, Batista Filho M. Doenças diarréicas em menores de cinco anos no Estado de Pernambuco: prevalência e utilização de serviços de saúde. Rev Bras Epidemiol 2008; 11:128-38.
87. Oliveira TCR, Latorrell Tendências da internação e da mortalidade infantil por diarréia: Brasil, 1995 a 2005. Rev Saúde Pública 2010; 44:102-11.
88. Saúde Brasil, 2008. disponível em: http://portal.saude.gov.br/portal/aplicações. Acessado em: fevereiro de 2010.
89. Brasil. Ministério da Saúde. Sistema de Informações Hospitalares do SUS (SIH/SUS). Disponível em: <http://tabnet.datasus.gov.br/tabnet.htm> acesso fevereiro 2010.
90. Instituto Adolfo Lutz e Centro De Vigilância Epidemiológica "Professor Alexandre Vranjac". Diarréia e rotavírus. Rev Saúde Pública 2004; 38:844-45.
91. Andrade JAB, Moreira C, Fagundes-Neto U. Persistent Diarrhea. J Pediatr (Rio J) 2000; 76:S119-126.
92. Grimwood K, Forbes DA. Acute and Persistent Diarrhea. Pediatr Clin N Am 2009; 56:1343-61.
93. Barbieri D, Palma D. Gastroenterologia e Nutrição: Série Atualizações Pediátricas. Atheneu, 2001.
94. Pires ALG, Silveira TR, Silva VDJ. Estudo morfométrico e estereológico digital da mucosa do intestino delgado de crianças eutróficas e desnutridas com diarréia persistente J Pediatr (Rio J) 2003; 79: 329-36.
95. Morais MB, Neto UF. Enteropatia Ambiental. São Paulo 2003; 17:137-148.
96. Ballester D, Escobar AMU, Gris SJFE. Diarréia Persistente: Revisão dos Principais aspectos fisiopatogênicos, fatores de risco e implicações terapêuticas. Pediatria (São Paulo) 2000; 24:112-21.
97. World Gastroenterology Organisation. WGO Practice Guidelines. Acute Diarrhea 2008; 13-16.
98. Rocha IFO, Speridião PGL, Morais MB. Efeito do zinco e da vitamina A na diarréia aguda e persistente: Metanálise dos dados. Eletr J Pediatr Gastroenterol Nutr Liver Dis. 2009; 3.
99. Lins MGM, Motta MEFA, Silva GAP. Fatores de risco para diarréia persistente em lactentes. Arq Gastroenterol 2003: 239-45.
100. Melo DF, Fagundes Neto U. Manejo da Diarréia Persistente. Eletronic J Pediatr Gastroenterol Nutr Liver Dis 2003.
101. Mattos Â, Ribeiro T, Mendes P, Valois S. Comparison of yogurt, soybean, casein, and amino acid-based diets in children with persistent diarrhea. Nutr Research 2009; 29:462-69.
102. Waitzberg DL. Nutrição oral, enteral e parenteral na prática clínica. São Paulo: Atheneu, 2003; 7: 117-148.
103. Ferraz IS, Daneluzzi JC, Vannucchi H et al. Nível sérico de zinco e sua associação com deficiência de vitamina A em crianças pré-escolares. J Pediatr (Rio J) 2007; 83:512-17.
104. Oliveira J M, Rondó PHC. Evidências do impacto da suplementação de vitamina A no grupo materno-infantil. Cad Saúde Pública 2007; 23:2565-75.

105. Walser BL, Lima AAM, Guerrant RL. Effects of high-dose oral vitamin a on diarrheal episodes among children with persistent diarrhea in a northeast Brazilian community. Am J Med Hyg 1996; 54:582-5.
106. Morais MB, Jacob CMA. The Role of probiotics and prebiotics in pediatric practice. J Pediatr (Rio J) 2006; 82:S189-97.
107. Chen CC, Kong MS, Lai MW et al. Probiotics have clinical, microbiologic, and immunologic efficacy in acute infectious diarrhea. Pediatr Infect Dis J 2010; 29:135-8.
108. Rosenfeldt V, Michaelsen KF, Jakobsen M. Effect of probiotic Lactobacillus strains in young children hospitalized with acute diarrhea. Pediatr Infect Dis J 2000; 21:411.
109. Guarino A, Vecchio A. Probiotics as prevention and treatment for diarrhea. Curr Opin Gastroenterol 2009; 25:18-23.
110. Gupta V, Garg R. Probiotics. Indian J Med Microbiol 2009; 27:202-9.

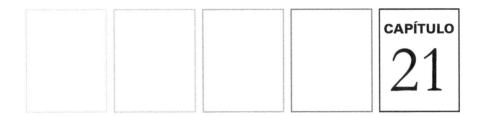

Alergia à Proteína do Leite de Vaca

Alyne Cristine Souza da Silva
Aline Figueirôa Chaves de Araújo

A alergia alimentar é caracterizada por reações imunológicas adversas que são desencadeadas por antígenos alimentares específicos e mediadas ou não por anticorpos IgE, resultando em uma variedade de manifestações intestinais ou sistêmicas[1,2].

A proteína do leite de vaca é o alérgeno alimentar mais comum na faixa etária pediátrica por seu alto consumo e potencial alergênico, sendo a causa de alergia alimentar mais prevalente nos primeiros anos de vida[1,3].

Outras proteínas presentes na soja, peixe, ovo, trigo, crustáceos, leguminosas, amendoim, visualizadas no Quadro 21.1, apresentam também grande potencial alergênico, porém neste capítulo será abordada a alergia à proteína do leite de vaca (APLV), em razão da sua representatividade no grupo etário pediátrico[4].

FISIOPATOLOGIA

O sistema imunológico do organismo atua por meio de mecanismos específicos e não específicos e sua resposta contra determinado antígeno depende de uma série de fatores, dentre os quais a integridade orgânica funcional das mucosas e a resposta celular[5,6].

O organismo possui barreiras naturais inespecíficas, como a pele, a saliva, o ácido clorídrico do estômago, o muco presente nas mucosas e no trato respiratório, o peristaltismo e a flora normal, entre outros. Se as barreiras físicas, químicas e biológicas são vencidas, o combate aos agentes infecciosos entra na fase de ação específica, incluindo a imunidade humoral (produção de anticorpos) e celular (leucócitos e células do sistema mononuclear fagocitário)[5].

PARTE VI · Nutrição em Pediatria – Situações Especiais

Quadro 21.1. Composição de proteínas dos alimentos mais comumente relacionados com alergia alimentar

ALIMENTOS			
Leite de vaca		**Ovo de galinha**	
Caseínas	αs-caseínas: αs1, αs2 β-caseínas κ-caseínas γ-caseínas	Clara	Albumina Ovalbumina Ovomucoide Ovotransferrina Ovomucina Lisozima
Proteínas do soro	β-lactoglobulina α-lactoalbumina Proteases e peptonas Proteínas do sangue Albumina Imunoglobulinas	Gema	Grânulo: Lipovitelina Fosvitina Lipoproteína de baixa densidade
		Plasma	Lipoproteína de baixa densidade Livetina
Peixe		**Crustáceos**	
Parvalbuminas (alérgeno M)		Tropomiosinas	
Leguminosas		**Trigo**	
Leguminas Vicilinas		Albumina hidrossolúvel Globulinas solúveis	
		Prolaminas	Gliadinas α, β, γ, ω
		Glutelinas	Gluteninas
Soja		**Amendoim**	
Globulinas	7S:β-conglicina β-amilase Lipoxigenase Lecitina 11S:glicinina	Albuminas	Aglutininas Glicoproteínas lecitino-reativas Inibidores de protease Inibidores de α-amilase Fosfolipases
Proteínas do soro	Hemaglutinina Inibidor de tripsina Urease	Globulinas	Araquina Conaraquina

Fonte: Solé[4].

Posteriormente à invasão de um patógeno, a primeira linha de defesa celular ocorre por meio dos granulócitos, macrófagos e linfócitos e das células do sistema complemento, agindo de maneira inespecífica. As complexas interações entre essas células são coordenadas por meio da liberação de citocinas e outros mediadores, ativando as imunoglobulinas e as células imunocomplementares, iniciando, assim, uma resposta imune específica[6].

O intestino é o maior órgão imunológico do organismo, o qual desenvolve uma barreira com complexas funções, tanto de seleção como de defesa, com propriedades celulares e físico-químicas. As mucosas representam a interface entre o organismo e o meio que o cerca, e os eventos imunológicos, aí iniciados, traduzem a fisiologia da operação do sistema imune. A mucosa intestinal possui particularidades muito interessantes do ponto de vista imunológico, pois, além das estratégias de defesa contra a entrada de patógenos, evolui no reconhecimento e, consequentemente, na tolerância aos nutrientes e à microbiota intestinal. O intestino possui diversos mecanismos imunológicos, sendo a principal imunoglobulina a IgA, que atua na superfície da mucosa através de uma neutralização de vírus e toxinas bacterianas, prevenindo a penetração de antígenos alimentares na barreira epitelial e ajudando a proteger o organismo contra infecções entéricas[6].

As funções intestinais incluem o processo de digestão de alimentos, a absorção de nutrientes e a defesa contra o ambiente externo. A defesa do intestino é baseada em três constituintes essenciais: a barreira mucosa, a microbiota e o sistema imunológico local – tecido linfoide associado ao intestino (GALT – *gut associated lymphoid tissue*)[7,8,11] (Figura 21.1).

A microbiota é uma importante biomassa viva que tem várias interações fisiológicas e associações com outros componentes e mantém um equilíbrio entre os microorganismos que residem no trato gastrointestinal (TGI), gerando interação importante com a nutrição, a fisiologia e a regulação com o sistema imunológico. Essa estabilidade

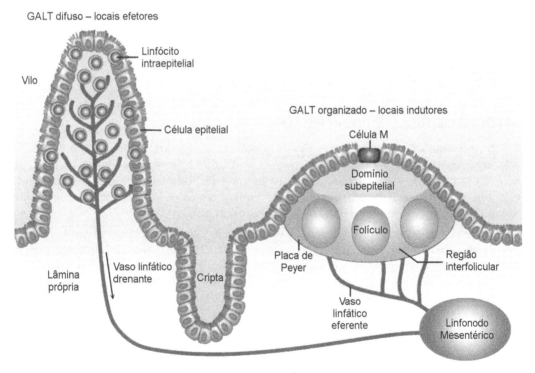

Figura 21.1. Representação dos elementos da barreira intestinal. GALT organizado, indução da resposta imune (placas de Peyer, linfonodos mesentéricos), e GALT difuso, local efetor (linfócitos intraepiteliais e células da lâmina própria). Tanto as placas de Peyer quanto os vilos da lâmina própria são drenados por vasos linfáticos que chegam ao linfonodo mesentérico. Adaptada de Mowat (2003).
Fonte: Mowat AM. Anatomical basis of tolerance and immunity to intestinal antigens. Nat Rev Immunol 2003;3:331-41.

378 PARTE VI · Nutrição em Pediatria – Situações Especiais

varia de pessoa para pessoa, podendo ser influenciada por fatores físicos, clínicos e ambientais[7].

Existem fatores que elevam a absorção de antígenos pelo TGI, predispondo o surgimento da alergia alimentar na infância, como baixas concentrações de IgA secretória no lactente jovem, imaturidade do TGI nos 2 primeiros anos de vida, doenças que causam lesão na mucosa intestinal, alterações da microbiota, imunodeficiências e redução da acidez gástrica, entre outros[1,3].

Há quatro tipos de reações de hipersensibilidade na APLV: tipo I (anafiláticas ou de hipersensibilidade imediata), tipo II (citotóxica), tipo III (hipersensibilidade mediada por imunocomplexos) e tipo IV (hipersensibilidade tardia ou imunidade mediada por células), podendo ocorrer de forma isolada ou associadas, o que explica, assim, as múltiplas apresentações clínicas da doença[3].

As reações tipo I, as mais comuns, são iniciadas dentro de minutos após a exposição do alérgeno com IgE ou IgG ligada a mastócitos ativados, induzindo a liberação de substâncias vasoativas, como histamina e citocinas[1,9].

O desenvolvimento da alergia alimentar depende da interação entre predisposição genética e fatores ambientais relacionados à exposição à proteína alimentar. Sabe-se que a capacidade de sintetizar níveis altos de IgE total e de desencadear respostas IgE-específicas tem base genética ainda não esclarecida. Entre os fatores ambientais envolvidos estão a natureza e a carga do antígeno, a exposição à proteína do leite de vaca intraútero ou durante a amamentação e a frequência de administração da dieta[9-11].

FATORES DE RISCO E PREVENÇÃO

Em condições normais, a ingestão de proteínas alimentares promove um estado de tolerância que impede o desenvolvimento de reações de hipersensibilidade. Tal fato não ocorre em indivíduos suscetíveis, nos quais há uma resposta imunológica bem definida com liberação de mediadores inflamatórios[4]. Tais mecanismos caracterizam a base imunológica comum que as alergias alimentares apresentam[12].

Sabe-se que o risco para o desenvolvimento de alergias está fortemente influenciado por fatores genéticos e que crianças com mãe ou irmãos com alergias alimentares têm 50% a 70% de chances de desenvolver alguma manifestação. No entanto, os fatores ambientais podem influenciar de forma crucial o desenvolvimento, a manutenção e a severidade das alergias[12].

Dessa forma, para o desenvolvimento de alergia alimentar são necessários: predisposição genética, presença de antígenos alimentares e falhas dos mecanismos de defesa[4,13]. O controle da exposição aos antígenos é a única forma de prevenir a alergia alimentar; no entanto, ainda é um desafio a sua implementação. Certamente, as engenharias molecular e imunológica poderão fornecer melhores subsídios para sua prevenção[13].

No Quadro 21.2 são apresentadas as seguintes recomendações para prevenção primária de alergia alimentar publicadas pela Academia Americana de Pediatria e pela Sociedade Europeia de Gastroenterologia Pediátrica, Hepatologia e Nutrição.

Quadro 21.2. Recomendações para prevenção primária de alergias alimentares

Parâmetro	AAP	ESPGHAN	Comentário
Lactentes de alto risco	Ambos os pais; apenas um dos pais e irmão	Apenas um dos pais ou irmão	A prevenção está restrita aos lactentes de alto risco
Dieta durante a gravidez	Não recomendada	Não recomendada	Os estudos não mostram benefícios da exclusão de leite de vaca e ovos, pois poderia afetar a nutrição materna
Aleitamento materno exclusivo	6 meses	4 a 6 meses	Estudos confirmam o efeito preventivo benéfico
Dieta materna durante a lactação	Considerar a eliminação de leite de vaca, ovos, peixe, amendoim e outros tipos de nozes	Não recomendada	Há estudos conflitantes. A AAP exclui amendoim e outros tipos de nozes
Evitar fórmulas à base de soja	Recomendado	Recomendado	Estudos não mostram benefícios da fórmula de soja na prevenção primária
Fórmulas hipoalergênicas para lactentes amamentados com mamadeira	Fórmula extensamente hidrolisada ou parcialmente hidrolisada (FPH)	Fórmula extensamente hidrolisada ou parcialmente hidrolisada	Existe respaldo para o uso de fórmulas com reduzida alergenicidade-FPH. Pode ser adequado em vista da eficácia equivalente, custo mais baixo e melhor palatabilidade
Fórmulas hipoalergênicas para lactentes amamentados ao seio	Fórmula extensamente hidrolisada ou parcialmente hidrolisada	Fórmula extensamente hidrolisada ou parcialmente hidrolisada	Existe grande respaldo para o uso de fórmulas extensamente hidrolisadas, mas, devido ao seu alto custo, podem ser usadas as parcialmente hidrolisadas
Introdução tardia de alimentos sólidos	Iniciar pelo menos no 6º mês. Introduzir leite de vaca aos 12 meses; ovo aos 24 meses; amendoim, nozes e peixe aos 36 meses	5 meses	As recomendações da ESPGHAN são mais liberais, baseadas em estudos nos quais a APLV foi evitada mesmo quando as fórmulas de leite de vaca foram apresentadas aos 5 meses

Academia Americana de Pediatria (AAP) e European Society for Paediatric Gastroenterology, Hepatology and Nutrition (ESPGHAN).
FHP – fórmulas parcialmente hidrolisadas.
Fonte: Ferreira[13].

MANIFESTAÇÕES CLÍNICAS

As reações de hipersensibilidade podem apresentar-se de formas variadas, assim como com tempos de manifestações distintos, podendo surgir imediatamente ou dias após a exposição ao alérgeno, dependendo do mecanismo imunológico envolvido[4]. A sintomatologia pode variar entre déficit de crescimento, diarreia, vômitos ou regurgitação, fezes com sangue, constipação intestinal, refluxo gastroesofágico, dentre outros[14,15]. O Quadro 21.3 resume as principais manifestações clínicas de acordo com o mecanismo relacionado e os principais sintomas.

380 PARTE VI · Nutrição em Pediatria – Situações Especiais

Quadro 21.3. Principais manifestações clínicas e sintomas de acordo com o mecanismo imunológico envolvido

Manifestação	Mediada por IgE (início agudo)	IgE-mediada por células (início tardio)	Não IgE-mediada (início tardio)
Sistêmica	Choque anafilático, anafilaxia	–	–
Cutânea	Urticária, angioedema, *rash* morbiliforme, urticária aguda, rubor	Dermatite atópica, dermatite de contato	–
Respiratória	Rinite, conjuntivite e broncoespasmo	Asma	Hemossiderose
Digestiva	Síndrome da alergia oral, hipersensibilidade gastrointestinal	Esofagite eosinofílica Gastrite eosinofílica Gastroenterocolite eosinofílica	Enteropatia induzida por proteína alimentar/proctite/proctocolite/enterocolite

Fonte: adaptado de Ferreira[13].

DIAGNÓSTICO

O diagnóstico da alergia alimentar deve ser realizado mediante uma detalhada história clínica e dietética que possibilite a identificação do alérgeno alimentar e sua relação com manifestações alérgicas[4,11,13]. A capacidade recordatória dos sintomas por parte dos pais ou responsáveis, associada à habilidade e sensibilidade do profissional de saúde em distinguir as reações de hipersensibilidade de outras condições patológicas, determina o grau de confiabilidade das informações coletadas[4].

Na ocasião da anamnese, algumas informações são importantes para nortear o profissional de saúde no diagnóstico da alergia alimentar: descrição dos sinais e sintomas, sincronizar o tempo de ingestão e o início dos sintomas, avaliar a frequência com que têm ocorrido, quantidade necessária do alimento para provocar reação, dentre outras[16].

Alguns testes laboratoriais são sugeridos para diagnosticar a alergia alimentar e um número crescente tem aumentado seu valor preditivo, no entanto, até o momento, não há teste *in vitro* ou *in vivo* que mostre a completa correlação com a clínica da alergia alimentar, permanecendo o teste de desencadeamento oral duplo-cego controlado por placebo*, o padrão-ouro para o diagnóstico de alergia alimentar[17]. No entanto, devido a sua dificuldade de operacionalização e em virtude do tempo necessário para sua realização, pode ser considerado o teste de desencadeamento aberto[18].**

---

*Oferta de alimentos e/ou placebo em doses crescentes e intervalos regulares, sob supervisão médica, com concomitante monitoramento de possíveis reações clínicas, no qual nenhuma das partes tem conhecimento do preparado a ser testado pelo paciente.

**Aquele em que médico e paciente sabem o tipo de alimento oferecido, principalmente quando se trata de lactentes[18].

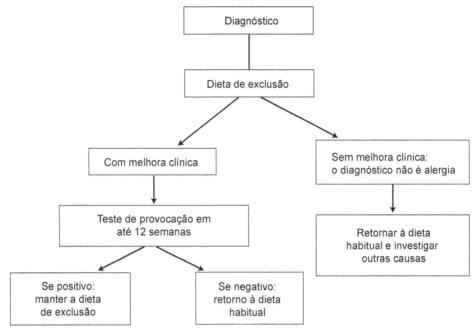

Fonte: adaptada do protocolo para dispensação de fórmulas. Consenso Brasileiro sobre Alergia Alimentar[4].

Figura 21.2. Algoritmo para diagnosticar a alergia à proteína do leite de vaca.

TRATAMENTO

Uma vez estabelecido o diagnóstico de alergia alimentar, a única terapia comprovadamente eficaz é a exclusão do alérgeno da dieta. Tal procedimento deve proporcionar a total remissão dos sintomas. A base do tratamento da alergia alimentar é essencialmente nutricional e consiste, além da dieta de exclusão, na utilização de fórmulas ou dietas hipoalergênicas que atendam a todas as necessidades nutricionais[4].

Durante a terapêutica de exclusão do leite de vaca e derivados deve ser realizado um monitoramento rigoroso e periódico da ingestão quantitativa e qualitativa de nutrientes, a fim de evitar possíveis déficits nutricionais, bem como redução da velocidade de crescimento e desenvolvimento dessas crianças[20].

Além da inadequação nutricional que uma dieta de exclusão mal planejada pode proporcionar, alguns fatores presentes na APLV, como má absorção intestinal, perda de nutrientes nas regurgitações e nos vômitos, anorexia, perda sanguínea na colite alérgica e perda proteica na gastroenteropatia eosinofílica, podem contribuir para a ocorrência de desnutrição energético-proteica, além de prejuízo no crescimento e desenvolvimento[21].

O sucesso da terapia nutricional está intimamente relacionado com o grau de conscientização da família. Por isso, para garantir o cumprimento às recomendações é fundamental amplo trabalho de educação nutricional da família, principalmente da mãe e/ou cuidador[4].

OBJETIVOS DA TERAPIA NUTRICIONAL

1. Evitar o aparecimento dos sintomas.
2. Evitar a progressão da doença e a piora das manifestações alérgicas.
3. Proporcionar à criança crescimento e desenvolvimento adequados.

TERAPIA NUTRICIONAL

Alguns aspectos importantes devem ser considerados durante o manejo dietético da APLV: 1) aleitamento materno, 2) uso de fórmula artificial e 3) alimentação complementar. No caso de crianças em aleitamento materno (LM), seja exclusivo ou não, deve-se realizar a dieta de exclusão da nutriz, a fim de evitar a sensibilização por meio do leite materno[4,22].

No caso de lactentes que já estejam em uso de fórmula artificial, a substituição do leite de vaca deve ser realizada considerando não só o tipo de proteína, como também seu grau de hidrólise[22]. Existe consenso de que a proteína extensamente hidrolisada promove redução dos sintomas em 80% a 90% dos casos, sendo recomendada principalmente nas formas não mediadas por IgE[23]. Nos casos mais graves, cerca de 5% a 10% podem apresentar sensibilização mesmo com fórmulas extensamente hidrolisadas. Nesses casos, o concentrado de aminoácidos livres está indicado[4,19].

Antes do surgimento das fórmulas extensamente hidrolisadas, as que continham proteína isolada de soja eram a principal alternativa terapêutica utilizada. No entanto, a identificação e a caracterização de frações proteicas demonstraram a similaridade com a proteína do leite de vaca e o seu grande efeito alergênico, de tal forma que cerca de 30% a 50% das crianças que possuem alergia à proteína do leite de vaca podem apresentar, concomitantemente, alergia à proteína da soja. Além disso, pode promover algumas limitações na absorção de nutrientes por conter altas concentrações de fitato, alumínio e fitoestrógenos[24].

Desta forma, grande parte dos consensos contraindica a utilização de fórmulas à base de proteína de soja no tratamento da alergia à proteína do leite de vaca[4,19]. Com exceção da Academia Americana de Pediatria, que orienta, para crianças menores de 6 meses e sob a forma mediada por IgE, uma tentativa com fórmulas à base de proteína isolada de soja, uma vez que apresentam menor risco de sensibilização[25].

É importante salientar que algumas formulações não são indicadas no tratamento da APLV por não serem seguras do ponto de vista imunológico ou por conterem baixo valor nutritivo, como os preparados à base de soja não purificada ou extrato de soja que não atendem às recomendações para a faixa etária, ou ainda as formulações parcialmente hidrolisadas, por conterem proteínas intactas do leite de vaca, e os produtos à base de leite de cabra, ovelha ou outros mamíferos, em razão da similaridade antigênica[26].

Crianças com APLV que tenham iniciado ou que tenham idade para iniciar a alimentação complementar devem receber dieta com total exclusão da proteína do leite de vaca com nutrientes em quantidade suficiente para atender suas necessidades nutricionais e garantir o crescimento e o desenvolvimento[4,27]. No Anexo XII encontram-se algumas receitas que podem ser utilizadas nestas situações.

Estudos têm demonstrado que frequentemente crianças submetidas à dieta de exclusão da proteína do leite de vaca recebem quantidade insuficiente de cálcio, fósforo, vitamina D, riboflavina e niacina[28,29].

CAPÍTULO 21 · Alergia à Proteína do Leite de Vaca   383

Especial atenção deve ser dada à identificação de alimentos contendo leite de vaca por meio da leitura de rótulos, pois frequentemente ocorrem erros na identificação desses produtos em virtude de falhas na rotulagem, ou ainda pela interpretação errônea pelo consumidor[30].

Estudo realizado com pais de crianças em dieta de exclusão do leite de vaca concluiu que, apesar de orientados, eles não estão plenamente preparados para o reconhecimento de expressões e alimentos que contenham ou não proteínas do leite de vaca e que existe necessidade de aprimoramento das orientações para essa dieta de exclusão[31].

O Quadro 21.4 lista as principais substâncias ou expressões que contêm proteína do leite de vaca.

Para finalizar, não podemos deixar de comentar sobre a importância da avaliação do consumo de cálcio nas crianças submetidas à dieta de exclusão, considerando as principais fontes de cálcio e sua biodisponibilidade[32]. No caso de ingestão deficiente, a suplementação deve ser realizada considerando as recomendações diárias de ingestão de cálcio de acordo com a faixa etária e o sexo (ver Capítulo 1 – Conceitos e Aplicações).

Quadro 21.4. Principais substâncias ou expressões que contêm proteína do leite de vaca

Aroma de queijo	Sabor açúcar queimado
Caseína	Sabor de iogurte
Caseinato	Sabor de leite condensado
Lactoalbumina	Sabor de queijo
Lactoglobulina	*Whey protein*
Lactose	
Lactulose	
Proteínas do soro	
Soro do leite	
Sabor artificial de manteiga	
Sabor de caramelo	
Sabor creme de bavária	

REFERÊNCIAS BIBLIOGRÁFICAS

1. Sampson HA. Food allergy. JAMA 1997; 278:1.888-94.
2. Sampson HA. Update on food allergy. J Allergy Clin Immunol 2004; 113:805-19.
3. Duarte MA. Alergia alimentar. In: Péret Filho LA ed. Manual de Suporte Nutricional em Gastroenterologia Pediátrica. Rio de Janeiro: MEDSI, 1994: 89-97.
4. Solé D, Silva LR, Rosário Filho NA et al. Consenso Brasileiro sobre Alergia Alimentar: 2007. Documento conjunto elaborado pela Sociedade Brasileira de Pediatria e Associação Brasileira de Alergia e Imunopatologia. Rev Bras Alerg Imunopatol 2008; 31:64-89.
5. Fleisher TA, Bleesing JJH. Immune function. Pediatr Clin North Am 2000; 47:1.197-209.
6. Suchner U, Kuhn KS, Furst P. The scientific basis of immunonutrition. Proc Nutr Soc 2000; 59:553-63.
7. Bourlioux P, Koletzko B, Guarner F, Braesco V. The intestine and its microflora are partners for the protection of the host: report on the Danone Symposium "The Intelligent Intestine", held in Paris, June 14, 2002. Am J Clin Nutr 2003; 78:675-83.
8. Cummings JH, Antonie JM, Azpiroz F et al. PASSCLAIM – Gut health and immunity. Eur J Nutr 2004; 43:S118-73.
9. Walker-Smith JA. Gastrointestinal food allergy. In: Walker-Smith JA, Murch SH ed. Diseases of the Small Intestine in Childhood. Oxford: Isis Medical Media, 1999.
10. Vicente JS. Alergia alimentaria y su papel en patología gastrointestinal. Rev Esp Enf Digest 1997; 89: 551-8.

384 PARTE VI · Nutrição em Pediatria – Situações Especiais

11. Hunter B. Alergias Alimentarias. Gastr Latinoam 2007; 18:144-51.
12. Herz U. Immunological basis and management of food allergy. J Ped Gastroenterol Nutr 2008; 47: 54-7.
13. Ferreira CT, Seidman E. Food allergy: a practical update from the gastroenterological viewpoint. J Pediatr (Rio J) 2007; 83:7-20.
14. Scott H, Sicherer MD, Donald YM. Advances in allergic skin disease, anaphylaxis, and hypersensitivity reactions to foods, drugs, and insects in 2009. J Allergy Clin Immunol 2010; 125:85-97.
15. Speridião PGL, Morais MB. Alergia à proteína do leite de vaca. In: Palma D, Oliveira FLC eds. Guia de nutrição clínica na infância e na adolescência. Barueri, SP: Manole 2009: 463-75.
16. Rodrigues M. Alergia Alimentar. São Paulo; Temas de Pediatria Nestlé; 2004; 79:39.
17. Cocco RR, Camelo-Nunes IC, Pastorino AC et al. Abordagem laboratorial no diagnóstico da alergia alimentar. Rev Paul Pediatr 2007; 25:258-65.
18. Iacono G, Francesca C, Montalto G et al. Intolerance of cow's milk and chronic constipation in children. N Engl J Med 1998; 339:1.100-4.
19. Diário Oficial – Poder executivo – Seção I – N° 223 – DOE de 28/11/07 – Saúde Resolução SS – 336, de 27-11-2007 – Protocolo Clínico para Normatização da dispensação de fórmulas infantis especiais a pacientes com alergia à proteína do leite de vaca, atendidos pelo Sistema Único de Saúde, bem como os mecanismos de acompanhamento e avaliação do tratamento proposto. Elaborado por pediatras e nutricionistas das escolas médicas e alguns hospitais públicos da cidade de São Paulo.
20. Medeiros LCS, Speridião PGL, Fagundes-Neto U, Morais MB. Ingestão de nutrientes e estado nutricional de crianças em dieta isenta de leite de vaca e derivados. J Pediatr (Rio J) 2004; 80:363-70.
21. Vieira MC, Spolidoro JVN, Morais MB, Toporovski MS. Guia de diagnóstico e tratamento da alergia a proteína do leite de vaca. São Paulo: Alergia Alimentar Infantil/Support 2004: 46.
22. Host A, Koletzko B, Dreborg S et al. Dietary products used in infants for treatment and prevention of food allergy. Joint Statement of the European Society for Paediatric Allergology and Clinical Immunology (ESPACI) Committee on Hypoallergenic Formulas and the European Society for Paediatric Gastroenterology, Hepatology and Nutrition (ESPGHAN) Committee on Nutrition. Arch Dis Child 1999; 81:80-4.
23. Cardoso AL, Yonamine GH. Abordagem nutricional na alergia à proteína do leite de vaca. In: Schvartsman BGS, Maluf Jr PT eds. Nutrologia Básica e Avançada / – Coleção Pediatria. Instituto da Criança HC-FMUSP/coordenadores Artur Figueiredo Delgado, Ary Lopes Cardoso, Patrícia Zamberlan – Barueri, SP: Manole – 2010; 144-57.
24. European Society for Paediatric Gastroenterology, Hepatology and Nutrition (ESPGHAN). Committee on Nutrition: Soy protein infant formulae and follow-on formulae: A commentary by the ESPGHAN Committe on Nutrition 2006; 42:352-61.
25. American Academy of Pediatrics. Committee on Nutrition. Hypoallergenic infant formulas. Pediatrics 2000; 106:346-9.
26. Oldaeus G, Bradley CK, Björkstén B. Allergenicity screening of "hypoallergenic" milk-based formulas. J Allergy Clin Immunol.1992; 90:133-5.
27. Prescott SL, Smith P, Tang M et al. The importance of early complementary feeding in the development of oral tolerance: Concerns and Controversies. Pediatr Allergy Immunol, 2008; 19: 375-80.
28. Pereira PB, Silva CP. Alergia a proteína do leite de vaca em crianças: repercussão da dieta de exclusão e dieta substitutiva sobre o estado nutricional. Pediatria 2008; 30:100-6.
29. Lifschitz C. Is there a consensus in food allergy management? J Pediatr Gastroenterol Nutr 2008; 47: 58-9.
30. Binsfeld BL, Pastorino AC, Castro AP. Conhecimento da rotulagem de produtos industrializados por familiares de pacientes com alergia a leite de vaca. Rev Paul Pediatr 2009; 27:296-302.
31. Weber TK, Speridião PG, SdepanianVL et al. The Performance of parents of children receiving cow's milk free diets at identification of commercial food products with and without cow's milk. J Pediatr 2007; 83:459-64.
32. Monti G, Libanore V, Marinaro L. Multiple boné fractures in an 8-year-old child with cow's milk allergy and inappropriate calcium supplementation. Ann Nutr Metab 2007; 51:228-31.

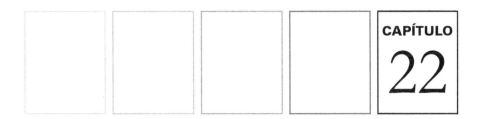

Doença Celíaca

Conciana Maria Andrade Freire
Alyne Cristine Souza da Silva

A doença celíaca (DC) é uma enteropatia imunomediada causada pela sensibilidade permanente ao glúten em indivíduos geneticamente suscetíveis, também denominada enteropatia glúten-sensível[1].

A DC é comum em todo o mundo, já sendo considerada um problema de saúde pública[2]. Estudos epidemiológicos em populações da Europa, América do Sul, Austrália e EUA mostram uma prevalência de 0,5% a 1%, incluindo indivíduos sintomáticos e assintomáticos[3]. No Brasil, pesquisas recentes mostram dados semelhantes entre doadores de sangue, como na cidade de Ribeirão Preto, com prevalência estimada de 1:273[4], e em São Paulo, com prevalência de 1:214[5].

A etiologia está relacionada a fatores ambientais (ingestão do glúten), imunológicos (alterações da imunidade celular e humoral) e genéticos. Atualmente, a teoria mais aceita para a patogênese da DC baseia-se na associação entre ingestão de glúten e a predisposição genética[6,7].

O glúten refere-se a frações proteicas específicas encontradas no trigo (gliadina), na cevada (hordeína), no centeio (secalina) e na aveia (avenina). Há indícios de que essas moléculas de peptídeos sejam modificadas por processo de desaminação durante a absorção para uma forma que seja responsável por desencadear uma resposta imunológica mediada por linfócitos T, que por sua vez causa danos à mucosa intestinal[3,6].

A suscetibilidade genética entre os indivíduos com DC e seus familiares é sugerida pela presença dos antígenos de histocompatibilidade (HLA), sendo que mais de 90% dos casos estão associados ao HLA DQ2 (codificado pelos alelos DQA1* 0501 e DQB1* 0201) e o restante ao HLA-DQ8 (DQA1* O301 e DQB1* 0302). Entretanto, a molécula DQ é

386 PARTE VI · Nutrição em Pediatria – Situações Especiais

comum na população geral (25%-30%), mas apenas uma pequena proporção desenvolve a doença, indicando que a sua presença é necessária, mas não suficiente para expressão da doença. Acredita-se que esse fenômeno ocorra por desregulação da resposta imunológica, podendo estar relacionado com outros mecanismos ainda não esclarecidos, e por esta razão aguardam-se novos estudos com outros genes que apresentem forte potencial para estarem envolvidos com a DC[8,9,10].

A DC afeta o intestino delgado em suas porções proximal e média, comprometendo os locais nobres da absorção, embora segmentos mais distais também possam estar envolvidos. O comprometimento do intestino lesado varia em cada paciente, correlacionando-se com a gravidade dos sintomas clínicos. Quanto mais grave a lesão e maior o segmento atingido, mais intensa será a má absorção e mais doente o indivíduo[7].

Nos últimos anos houve o reconhecimento de um amplo espectro das manifestações clínicas e histológicas, o que levou a comparar as várias formas da doença a um *iceberg*. A forma clássica, na qual há sintomas gastrointestinais intensos, representa apenas a parte visível do *iceberg*, enquanto as formas silenciosa e atípica constituem a parte submersa, representando a maioria dos pacientes com DC não diagnosticada[11,12].

É possível que fatores como tempo de aleitamento materno mais prolongado, introdução tardiamente do glúten na alimentação e, sobretudo, variações quantitativas e qualitativas na ingestão do glúten influenciem a mudança da apresentação clínica da doença[11,12].

MANIFESTAÇÕES CLÍNICAS

Na forma clássica, as manifestações começam nos primeiros anos de vida após a introdução do glúten na dieta. Geralmente as crianças apresentam diarreia crônica, vômitos, distensão abdominal, irritabilidade, anorexia, déficit de crescimento, diminuição do tecido celular subcutâneo e atrofia da musculatura glútea. A crise celíaca, que é caracterizada por diarreia aquosa, explosiva, distensão abdominal importante, desidratação, desequilíbrio eletrolítico, hipotensão, letargia e choque, raramente é observada[3].

A forma não clássica ou atípica da doença manifesta-se mais tardiamente na criança e apresenta-se com sintomas digestivos, como dor abdominal recorrente, náuseas, vômitos, empachamento e constipação intestinal, ou sintomas extradigestivos, os quais são predominantes, tais como: baixa estatura, anemia por deficiência de ferro sem causa aparente e resistente à reposição de ferro, hipoplasia do esmalte dentário, osteoporose, esterilidade, artralgia ou artrite, epilepsia associada à calcificação intracraniana, irritabilidade e tristeza[3,7].

Na forma assintomática ou silenciosa, os indivíduos apresentam sorologia positiva e alterações de histologia da mucosa intestinal e que revertem com dieta isenta de glúten.

O conhecimento da forma assintomática tornou-se mais fácil a partir do desenvolvimento de marcadores sorológicos específicos para doença celíaca, especialmente entre familiares de primeiro grau de pacientes celíacos[3,13]. Os métodos para diagnóstico serão descritos posteriormente.

Novos termos para a doença foram apresentados, nos últimos anos, como doença celíaca latente e potencial, porém ainda não há um consenso por parte dos autores quanto à utilização dessas novas terminologias[3].

A forma potencial foi descrita para os indivíduos com sorologia positiva, mas que nunca apresentaram alteração na arquitetura vilositária da mucosa intestinal. Já a forma latente refere-se aos indivíduos com biópsia intestinal normal frente ao consumo regular de glúten, mas que já apresentaram em algum outro momento da vida atrofia parcial ou total das vilosidades, normalizando após a isenção do glúten da dieta. Alguns autores consideram que esse critério pode ser impreciso, visto que a biópsia normal pode não ser representativa de todo o intestino, em virtude da natureza focal das lesões da mucosa intestinal em estágio precoce[14,15].

A DC tem sido associada a diversas doenças autoimunes, como diabetes melito tipo 1 (DM1), tireoidite, doença de Addison, hepatite autoimune, cirrose biliar primária, colangite esclerosante, gastrite crônica e doença do colágeno[3]. A prevalência de DC entre os portadores de DM1 varia muito entre os países. Estudos recentes sobre crianças diabéticas mostram associação com DC em 6,2% na Itália[16], 3% na Áustria[17] e 10,3% na Líbia[18]; no Brasil, em 2,5% no Rio de Janeiro[19], 4% em Campinas[20] e 10,5% em Recife[21].

DIAGNÓSTICO

Reconhecer os distúrbios e as principais características clínicas da DC é de fundamental importância para o diagnóstico; entretanto, não existe teste específico para essa doença. Os achados laboratoriais e histopatológicos são variados, assim como os achados clínicos, que dependem do momento no qual se está fazendo o diagnóstico.

Para o diagnóstico da DC é considerada padrão-ouro a biópsia intestinal alterada, juntamente com os testes sorológicos positivos. Na primeira etapa são efetuados os testes sorológicos, e os melhores disponíveis, por terem sensibilidade e especificidade elevadas, são o anticorpo IgA tTG (antitransglutaminase) e o anticorpo EmA IgA (antiendomísio). Outro anticorpo ainda usado, porém com menores sensibilidade e especificidade, é o antigliadina (AGA), que ajuda na detecção de falha na dieta isenta de glúten[7].

ANTICORPOS

Anticorpo antigliadina (AGA)

Foi o primeiro marcador sorológico descrito na DC dirigido à proteína cereal absorvida pela mucosa intestinal. É predominantemente da classe IgA e IgG e detectado por meio da técnica imunoenzimática (ELISA). É usado para rastrear falha na dieta isenta de glúten em celíacos com diagnóstico já confirmado, não sendo mais rotineiramente recomendado, pois níveis elevados podem ser encontrados em pacientes com alergia alimentar, doenças autoimunes, infecções, parasitoses intestinais e também em indivíduos normais[3,7].

Anticorpo antiendomísio (EmA IgA)

É o anticorpo constituído primariamente por IgA, e correlaciona-se positivamente com a gravidade da lesão da mucosa. É detectado por imunofluorescência indireta, podendo ser utilizado substrato de esôfago de macaco ou cordão umbilical humano. O EmA IgA constitui-se num poderoso exame específico para DC, útil não só na forma ativa, mas também na forma silenciosa ou potencial. É excelente para diagnóstico, monitoração da dieta, rastreamento de familiares de celíacos e detecção de DC como comorbidade em outras doenças autoimunes[7].

Anticorpo antitransglutaminase tecidual (anti-tTG)

O anticorpo transglutaminase tem sido universalmente recomendado como teste de *screening* para a DC, podendo ser avaliado pelo método ELISA, comercialmente disponível e de fácil execução[2].

O anti-tTG pode ser o principal autoantígeno endomisial-alvo que interfere na matriz extracelular, nos mecanismos de reparação tecidual e reconhece a gliadina do trigo, rica em glutamina como um de seus substratos. A desvantagem é que pode gerar resultados falso-positivos na presença de outras doenças, como DM1, doença crônica do fígado, artrite reumatoide e insuficiência cardíaca[7,22].

Os testes de triagem para DC detectam inicialmente anticorpos da classe IgA, sendo recomendável investigar a deficiência de IgA simultaneamente, a fim de evitar resultados falso-negativos, pois sabe-se que essa deficiência ocorre em cerca de 2% a 10% dos indivíduos celíacos. Nesses casos de deficiência de IgA, podem ser determinados os anticorpos EmA e tTG da classe IgG, uma vez que ambos apresentam uma elevada correlação com adequada confiabilidade para o rastreamento diagnóstico da DC. Observa-se também que, em crianças menores de 2 anos de idade, há menores sensibilidade e especificidade do EmA e do tTG, sendo uma faixa etária onde o AGA pode ser vantajoso. Apesar de os marcadores sorológicos serem de grande utilidade para rastreamento de DC, o resultado positivo não faz por si só o diagnóstico da doença, pois podem ocorrer resultados falso-positivos e falso-negativos[2,3,23].

Biópsia intestinal

A avaliação da histologia intestinal obtida por biópsia é imprescindível para o diagnóstico da DC, mesmo na presença das manifestações clínicas e sorologia positiva. A biópsia pode ser realizada por meio de cápsula endoscópica ou endoscopia digestiva alta e, como a doença compromete mais o duodeno e o jejuno proximal, recomenda-se que a amostra seja colhida preferencialmente da junção duodenojejunal e de quantos fragmentos forem necessários para o exame[7,13].

A interpretação da biópsia deve ser realizada por um patologista experiente e familiarizado com as alterações compatíveis com a DC, devendo ser avaliados a infiltração linfocitária, o padrão das criptas e a atrofia vilositária. O aspecto do relevo da mucosa celíaca à estereoscopia é muito característico: mucosa lisa pelo desaparecimento total das vilosidades (atrofia vilositária) e hiperplasia das criptas. A superfície da mucosa está recoberta por epitélio de aspecto pseudoestratificado. Devido à perda de polaridade basal nuclear e infiltrado linfocitário, as células são cuboides com núcleos hipercromáticos e citoplasma basofílico. Há um aumento do número de mitoses e de células indiferenciadas, evidenciando-se também na lâmina própria um intenso infiltrado por plasmócitos, macrófagos, linfócitos e alguns eosinófilos[7,13,24].

A Sociedade Europeia de Gastroenterologia e Nutrição, em 1990, revisou os critérios para o diagnóstico da doença celíaca e considerou, para crianças acima de 2 anos, que a obtenção de uma biópsia intestinal anormal na presença de sintomas sugestivos de DC ou sorologia positiva, seguida de resposta clínica ou sorológica favorável após a instituição da dieta isenta de glúten, é suficiente para confirmar o diagnóstico, desde que outras causas de atrofia vilositária sejam excluídas. Entretanto, nos casos em que o diagnóstico é duvidoso, recomenda-se, após um período de restrição de glúten, a reintrodução do mesmo na dieta, de modo camuflado, sob a forma de pó, a fim de observar o surgimento de manifestações clínicas e alterações sorológicas ou histológicas que confirmem ou afastem o diagnóstico[1,7,13].

Tratamento

Após a confirmação diagnóstica da DC, a dieta sem glúten deverá ser mantida por toda a vida. Ao planejá-la, devemos levar em consideração a idade do paciente, suas necessidades nutricionais, a etapa evolutiva da doença, bem como seu acometimento sistêmico[7].

A dieta para o paciente celíaco é isenta de todas as fontes dietéticas que contenham glúten, como: trigo, centeio, malte, cevada e aveia (Quadro 22.1). A ampliação da dieta deve ser progressiva e individualizada, apesar da resposta terapêutica rápida, pois há retrocessos na evolução relacionados a técnicas dietéticas inadequadas[7].

Os portadores de DC devem ser informados sobre os alimentos que são permitidos para o consumo (Quadro 22.2). Além disso, devem ser orientados quanto à não utilização dos mesmos utensílios usados para o preparo de alimentos com glúten, como faca, copo e liquidificador, pois podem conter resíduos, provocando contaminação cruzada. Deve-se ter o conhecimento de que o glúten não é uma proteína indispensável e pode ser substituído por outras proteínas vegetais e animais. No Anexo XII encontram-se algumas receitas de preparações sem glúten.

Na primeira fase, a dieta deve ser suplementada com vitaminas e minerais a fim de corrigir deficiências, sobretudo de ferro, folato ou vitamina B_{12}. Em indivíduos com osteoporose é recomendável a administração de cálcio e vitamina D, podendo as vitaminas A e E serem necessárias para repor as reservas esgotadas naqueles pacientes com esteatorreia. A suplementação da vitamina K pode ser utilizada na vigência de púrpura, sangramento ou tempo de protrombina prolongado. A reposição hidroeletrolítica é indispensável para aqueles pacientes desidratados pela diarreia grave, a qual pode levar também a uma intolerância à lactose e à frutose na fase aguda da doença. Nesses casos, para controlar os sintomas pode ser útil uma dieta isenta de lactose (leite e derivados), utilizando-se leite de soja, caseinatos ou fórmulas especiais, de acordo com a tolerância e a idade do paciente, e pobre em sacarose, preferindo-se dextrinas e maltoses[7,25].

Quadro 22.1. Alimentos que contêm glúten

Trigo	Farinha, gérmen e farelo de trigo, pão e itens de panificação contendo trigo, amido de trigo, farinha de rosca, macarrão, bolos, biscoitos, cereais matinais feitos de trigo e farinhas para mingau
Centeio	Cereais, pão e itens de panificação contendo centeio
Aveia	Farinha, farelo ou flocos de aveia
Cevada	Farinha de cevada, bala de cevada, cerveja
Produtos industrializados que podem conter glúten	Molhos, sopas, leite maltado, achocolatado, iogurte, coalhada, requeijão, sorvete, vinagre de malte, temperos (*curry*, catchup, mostarda e maionese), carnes processadas e em conservas (linguiça, salame, presunto, salsichas, patês), salgadinho, pipoca, marzipan, balas e chicletes, fruta cristalizada, sobremesas instantâneas, bebidas com sabor de frutas, chás ou cafés aromatizados, *whisky*

PARTE VI · Nutrição em Pediatria – Situações Especiais

Quadro 22.2. Alimentos isentos de glúten

Farinhas e féculas	Farinha de arroz, creme de arroz, arrozina, arroz integral em pó e seus derivados Fubá, farinha de milho, amido de milho (maisena), flocos de milho, canjica e pipoca caseira Fécula ou farinha de batata Fécula ou farinha de mandioca (aipim), como a tapioca, polvilho doce ou azedo Macarrão de cereais (arroz, milho e mandioca) Cará, inhame, araruta, sagu, trigo sarraceno
Bebidas	Sucos de frutas e vegetais naturais, refrigerantes e chás. Cafés com selo ABIC
Leites e derivados	Leite em pó, esterilizados (caixas tetrapack), leites integrais, desnatados e semidesnatados. Leite condensado, cremes de leite, Yakult. Queijos frescos, tipo minas, ricota, parmesão. Pães de queijo. OBS: para iogurte e requeijão, observar informações nas embalagens
Açúcares, doces e achocolatados	Açúcar de cana, mel, melado, rapadura, glicose de milho, maltodextrina, dextrose, glicose. Geleias de fruta e de mocotó, doces e sorvetes caseiros preparados com alimentos permitidos. Achocolatados de cacau, balas e caramelos
Carnes (boi, aves, porco, cabrito, rãs etc.), peixes e produtos do mar, ovos e vísceras (fígado, coração)	Todas, incluindo presunto e linguiça caseira
Gorduras e óleos	Manteiga, margarina, banha de porco, gordura vegetal hidrogenada, óleos vegetais, azeite
Grãos	Feijão, broto de feijão, ervilha seca, lentilha, amendoim, grão de bico, soja (extrato proteico de soja, extrato hidrossolúvel de soja)
Legumes e verduras	Todos
Condimentos	Sal, pimenta, cheiro-verde, erva, temperos caseiros, maionese caseira, vinagre fermentado de vinhos tinto e de arroz, glutamato monossódico (Ajinomoto)

Na segunda fase, variável de acordo com o estágio evolutivo da doença, a alimentação vai se tornando mais abrangente, até que seja permitido receber a dieta habitual para a faixa etária, permanecendo a restrição ao glúten. Uma vez que o trato gastrointestinal retorne à sua função normal, a atividade da lactase pode também retornar e a introdução da lactose pode ser tentada[7,25].

A terceira fase é a de manutenção da dieta, devendo ser levados em consideração alguns aspectos como: a educação alimentar dos pacientes celíacos e dos familiares, o aspecto financeiro para aquisição de alimentos industrializados que não contenham glúten em sua composição e o grau de instrução e a disponibilidade de tempo para a preparação de alimentos alternativos[7,25].

A adesão à dieta isenta de glúten é variável e difícil, sobretudo durante a adolescência. Uma dificuldade encontrada nessa dieta é a presença residual de glúten nos alimentos processados ou a contaminação de alimentos com essa substância, representando uma causa de transgressão involuntária da dieta. A contaminação dos alimentos pode ocorrer desde a colheita da matéria-prima até o empacotamento do produto, passando pelos processos de armazenagem, transporte, moagem e fabricação[13,26].

Como medida preventiva à transgressão involuntária da dieta e de controle para a DC, no Brasil foi promulgada a Lei federal 8.543, de 1992, determinando obrigatoriamente a impressão de advertência em rótulos e embalagens de alimentos industrializados que contenham glúten[27].

CAPÍTULO 22 · Doença Celíaca   391

A exclusão do glúten da dieta não cura a doença, mas remite a alteração intestinal e suas complicações. Portanto, os pacientes e familiares devem ser alertados quanto aos transtornos clínicos e histológicos com o consumo esporádico de glúten[3].

Os medicamentos, apesar de raramente, também podem conter glúten, por meio de excipientes e/ou cápsulas de revestimento, devendo ser sistematicamente verificados[28].

Evolução e prognóstico

A maioria dos pacientes apresenta uma resposta clínica rápida à retirada do glúten da dieta. Geralmente em 2 semanas há o desaparecimento dos sintomas, embora esse tempo possa variar. Após a retirada observam-se uma recuperação nutricional com ganho de peso e retomada da velocidade de crescimento nas crianças e uma melhora do estado psíquico do paciente, superando a irritabilidade ou depressão[7,25].

O prognóstico da DC para os pacientes que seguem a dieta é bom e o risco de desenvolver doença maligna é o mesmo para a população geral, sendo o risco para o aparecimento de linfomas, neoplasias de esôfago e laringe e adenocarcinoma de intestino delgado aumentado naqueles não aderentes à dieta isenta de glúten[7].

Atualmente, o foco das pesquisas está na identificação de epítopos do glúten ou proteínas relacionadas, presentes nos alimentos, na intenção de modificá-las ou aumentar a tolerância a elas em portadores de DC ou em indivíduos suscetíveis. Com isso, tratamentos alternativos, não dietéticos, poderão surgir e estar disponíveis brevemente, após a identificação das epítopos relevantes do glúten, com destruição deles por meio de processos específicos e bloqueio dos HLA DQ2 e DQ8[26].

Mas, enquanto se aguardam as pesquisas, a exclusão permanente do glúten da dieta é o único tratamento conhecido, devendo ser abordado de forma esclarecedora aos portadores de DC, independentemente das manifestações clínicas que apresentam, e a seus familiares.

REFERÊNCIAS BIBLIOGRÁFICAS

1. Hill ID, Dirks MH, Liptak GS, Colletti RB, Fasano A. Guideline for the Diagnosis and Tratament of Celiac Disease in children: Recomendations of the North American Society for Pediatric Gastroenterology, Hepatology, and Nutrition . JPGN 2005; 40:1-19.
2. Fasano A, Araya M, Bhatnagar S et al. Federation of International Societies of Pediatric Gastroenterology, Hepatology, and Nutrition Consensus Report on Celiac Disease. JPGN 2008; 47:214-9.
3. Baptista ML. Doença celíaca: uma visão contemporânea. Pediatria, São Paulo 2006; 28:262-71.
4. Melo SBC, Fernandes MIM, Peres LC, Trocon LA, Galvão LC. Prevalence and demographic characteristics of celiac disease among blood donors in Ribeirão Preto, State of São Paulo, Brazil. Dig Dis Sci 2006; 51:1.020-5.
5. Oliveira RP, Sdepanian VL, Barreto JA et al. High prevalence of celiac disease in Brazilian blood donor volunteers based on screening by IgA antitissue transglutaminase antibody. Eur J Gastroenterol Hepatol 2007; 19:43-9.
6. Galvão LC, Brandão JMM, Fernandes MIM, Campos AD. Apresentação clínica de doença celíaca em crianças durante dois períodos, em serviço universitário especializado. Arq Gastroenterol 2004; 41: 234-38.
7. Kotze LMS. Doença celíaca. J Bras Gastroenterol 2006; 6:23-34.
8. Utyama SRR, Reason IJTM, Kotze LMS. Aspectos Genéticos e Imunopatogênicos da Doença Celíaca: visão atual. Arq Gastroenterol 2004; 41:121-7.
9. Cerf-Bensussan N, Cellier C, Heyman M, Brousse N, Schmitz J. Coeliac Disease: An update on facts and questions based on the10th International Symposium on Coeliac Disease. J Pediatric Gastroenterol Nutr 2003; 37:412-2.

392 PARTE VI · Nutrição em Pediatria – Situações Especiais

10. Dewar D, Pereira SP, Ciclitira PJ. The pathogenesis of coeliac disease. Int J Biochem Cell Biol 2004; 36:17-24.
11. Polanco I, Esteban M. Diagnóstico de La enfermedad celíaca. Pediátrika 2003; 23:26-9.
12. Fasano A, Catassi C. Coeliac disease in children. Best Pract Res Clin Gastroenterol 2005; 19:467-78.
13. Sdepanian VL. Doença celíaca. In: Lopez FA, Brasil ALD. Nutrição e Dietética em Clínica Pediátrica. São Paulo: Atheneu 2004; 220-6.
14. Trocone R, Greco L, Mayer M et al. Latent and potencial coeliac disease. Acta Paediatr 1996; 412:S10-14.
15. Hill ID, Bhatnagar S, Cameron DJS et al. Coeliac Disease: Working Group Report of the First World Congress of Pediatric Gastroenetrollogy, Hepatology and Nutrition. J Pediatr Gastroenterol Nutr 2002; 35:78-88.
16. Barera G, Bonfanti R, Viscardi M et al. Occurrence of celiac disease after onset of type 1 diabetes: a 6-year prospective longitudinal study. Pediatrics 2002: 109:833-8.
17. Schober E, Bittmann B, Granditsch G et al. Screening by anti-endomysium antibody for celiac disease in diabetic children and adolescents in Austria. J Pediatr Gastroenterol Nutr 2000; 30:391-6.
18. Ashabani A, Abushofa U, Abusrewill S, Abdelazez M, Tucková L, Tlaskalová-Hogenová H. The prevalence of celiac disease in Libyan children with type 1 diabetes mellitus. Diabetes Metab Res Rev 2003; 19:69-75.
19. Mont-Serrat C, Hoineff C, Meirelles RMR, Kupfer R. Diabetes e doenças auto-imunes: Prevalência de doença celíaca em crianças e adolescentes portadores de diabetes melito tipo 1. Arq Bras Endocrinol Metab 2008; 52:1.461-5.
20. Whitacker FCF, Hessel G, Lemos-Marini SHV, Paulino MFVM, Minicucci WJ, Guerra-Júnior G. Prevalência e Aspectos Clínicos da Associação de Diabetes Melito tipo 1 e Doença Celíaca. Arq Bras Endocrinol Metab 2008; 52:635-64.
21. Araújo J, Silva GAP, Melo FM. Serum prevalence of celiac disease in children and adolescents with type 1 diabets mellitus. J Pediatr 2006; 82:210-4.
22. Green PHR, Rostami K, Marsh MN. Diagnosis of celiac disease. Best Pract Res Clin Gastroenterol 2005; 19:389-40.
23. Maki M, Mustalahti K, Kokknen MD et al. Prevalence of celiac disease among children in Finland. N Engl J Med 2003; 348:2.517-24.
24. Silva TSG, Furlanetto TW. Diagnóstico de Doença Celíaca em adultos. Rev Assoc Med Bras 2010: 56: 122-6.
25. Beyer PL. In: Tratamento Médico Nutricional para Doenças do Trato Gastrointestinal Inferior. Mahan LK, Escott-Stump. Alimentos, Nutrição & Dietoterapia. São Paulo: Roca; 2010: 673-706.
26. Bai J, Zeballos E, Fried M et al. World Gastroenterology Organisation Pratice Guidelines: Doença Celíaca, 2005.
27. Brasil. Ministério da Saúde. Visalegis: Legislação em Vigilância Sanitária. Lei n. 8.543, de 23 de dezembro de 1992. Presença de glúten.
28. Lepers S, Couignoux S, Colombel JF, Dubucquoi S. Celiac disease in adults: new aspects. Rev Med Interne 2004; 25:22-34.

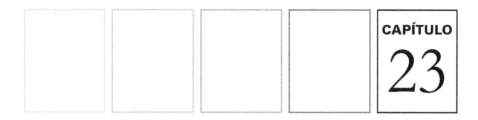

CAPÍTULO 23

Doença Hepática

Cristiane Pereira da Silva
Isabel Carolina da Silva Pinto

O fígado tem papel vital no balanço nutricional, pois é o principal local do metabolismo intermediário das proteínas, carboidratos e gorduras, tendo a função de regular o estado nutricional do organismo. A doença hepática pode interferir nas funções de regulação e metabolismo de substratos endógenos e exógenos, na síntese e no armazenamento de compostos, na ativação de vitaminas e na metabolização e excreção de substâncias tóxicas[1].

As principais causas de doença hepática crônica (DHC) na infância estão descritas no Quadro 23.1.

Quadro 23.1. Principais causas de doença hepática crônica na infância

Malformações do trato biliar
Atresia de vias biliares
Hipoplasia biliar intra-hepática sindromática (síndrome de Alagille)
Hipoplasia biliar não sindromática
Cisto de colédoco
Fibrose hepática congênita
Doença de Caroli
Infecciosas
Hepatite por vírus B, C e D
Citomegalovírus
Rubéola
Autoimunes
Hepatite autoimune
Colangite esclerosante primária

(Continua)

Quadro 23.1. Principais causas de doença hepática crônica na infância (*continuação*)

Metabólicas e genéticas Deficiência de alfa-1-antitripsina Doença de Wilson Fibrose cística Glicogênese tipos III e IV Galactosemia Frutosemia Tirosinemia Doença de Gaucher Hemocromatose Síndrome de Rendu-Osler-Weber
Idiopáticas Colestase familiar intra-hepática (doença de Byler) Hepatite neonatal
Tóxicas Isoniazida, nitrofurantoína, metotrexato, solventes orgânicos, alfametildopa, oxifenizatina
Outras Nutrição parenteral prolongada Síndrome de Budd-Chiari Insuficiência cardíaca congestiva Esquistossomose

Fonte: Mattar et al.[2].

REPERCUSSÕES NUTRICIONAIS

As deficiências nutricionais são comuns em crianças com DHC, especialmente quando o processo é colestático e tem início antes dos 6 meses de vida[3].

A desnutrição energético-proteica grave afeta aproximadamente 60% dessas crianças[4], sendo secundária à interação de múltiplos fatores, entre os quais: diminuição da ingestão alimentar, aumento das necessidades de nutrientes em função de maior gasto energético e má absorção intestinal [3]. A influência desses fatores no desencadeamento das deficiências nutricionais varia de paciente para paciente[3,5,6].

A diminuição da ingestão alimentar pode ser decorrente da anorexia[7], presente principalmente nas fases mais avançadas, podendo ser causada pela presença frequente de infecções e pela deficiência de zinco. Além dessas causas, a compressão de vísceras abdominais por organomegalia ou ascite pode levar a saciedade precoce, vômitos e/ou refluxo gastroesofágico[8], os quais, associados à oferta de dietas de baixa palatabilidade (restritas em sódio ou proteína), resultam na baixa ingestão de alimentos[2].

Quanto ao aumento do gasto energético como causa da desnutrição energético-proteica, ainda não há consenso na literatura[9]. Em crianças com hepatopatias crônicas pode-se observar um estado hipercatabólico com um acréscimo do gasto energético basal em torno de 30%, quando comparadas a uma criança normal na mesma faixa etária[2].

A má absorção intestinal se deve a anormalidades do fluxo hepatobiliar com diminuição intraluminal de ácidos biliares, principalmente na presença de colestase[10]. A colestase se caracteriza pela redução ou ausência de fluxo biliar no duodeno, que pode resultar de falha do hepatócito em secretar bile, da ausência de ductos biliares intra-hepáticos ou da obstrução dos ductos extra-hepáticos[11].

A ausência de bile no intestino causa esteatorreia, com prejuízo principalmente na absorção de gordura e vitaminas lipossolúveis, apresentando sinais e sintomas decorrentes de má absorção, que são diarreia, desnutrição, redução das proteínas plasmáticas, cegueira noturna e lesões de pele, em razão da absorção deficiente de vitamina A; osteopenia, por má absorção de vitamina D; sangramentos e hematomas decorrentes da má absorção de vitamina K; e enfraquecimento neuromuscular decorrente da má absorção de vitamina E[12]. Cerca de 50% dos ácidos graxos de cadeia longa também são insuficientemente absorvidos[13], acarretando um aumento da necessidade de ingestão de ácidos graxos essenciais, principalmente o ácido linoleico[10].

Concentração baixa de vitamina A em crianças hepatopatas crônicas colestáticas são frequentemente demonstradas, especialmente quando a colestase se inicia nos primeiros meses de vida, já que a criança nasce com reserva hepática de vitamina A reduzida[3,10].

A depleção dos estoques corpóreos de vitamina D está associada, além da reduzida absorção intestinal, a uma menor exposição solar, decorrente do estado patológico em si[14]. Somando-se a isso, nas hepatopatias crônicas a síntese de proteína carreadora da vitamina D pode estar reduzida, além da diminuição da massa funcional hepática, que acarreta menor hidroxilação da vitamina D, podendo agravar ainda mais o estado nutricional dessa vitamina[3].

Dois tipos de doença óssea são encontrados na hepatopatia crônica: o raquitismo, pela falta de calcificação da matriz proteica causada pela carência de vitamina D e má absorção de cálcio e fósforo ou pela alteração na conversão a 25-hidroxivitamina D pelo fígado lesado, e osteoporose, causada pela deficiente produção da matriz proteica pelos osteoblastos[15].

A má absorção e a deficiência de vitamina E também são comuns pela diminuição de sais biliares na luz intestinal e atividade reduzida das estearases. Como consequência, pode haver o aparecimento de doença neuromuscular progressiva. Caracteriza-se pela degeneração neuromuscular associada a neuropatia periférica, oftalmoplegia e ataxia. Hipo ou arreflexia aparece entre 18 e 24 meses de vida em crianças com colestase prolongada. Aos 3 ou 4 anos aparecem quadros de ataxia, oftalmoplegia e neuropatia periférica, surgindo ataxia apendicular ao redor dos 6 anos de idade. Entre 8 e 10 anos podem aparecer ptose palpebral, fraqueza muscular proximal, parestesias e pés cavos[16].

Dentre os principais oligoelementos deficientes na DHC estão o ferro e o zinco. A anemia é uma manifestação comum. Os principais fatores envolvidos na sua gênese são: aumento do volume plasmático, hemorragias por varizes de esôfago, hemólise, deficiência de elementos como ferro, vitamina B_{12} e ácido fólico, e anormalidades próprias da inflamação crônica[17]. Mattar et al.[18], estudando a absorção intestinal de ferro em crianças com doença hepática crônica com e sem colestase, observaram que o primeiro grupo apresentou média de absorção de ferro menor do que as crianças sem colestase.

O zinco é um mineral essencial que atua em diversas funções do organismo pelo fato de ser cofator de mais de 300 enzimas e proteínas. É importante em atividades do sistema imune, prevenção de formação de radicais livres, crescimento estatural, desenvolvimento sexual e cognitivo e síntese de DNA[19]. Em crianças com DHC, o estado de zinco corporal pode estar alterado, sendo a deficiência causada provavelmente por erros no mecanismo de distribuição aos tecidos e excreção desse nutriente[20].

O uso de medicamentos diuréticos e de corticoides (muitas vezes administrados em pacientes hepatopatas) pode levar a deficiências desse mineral, uma vez que eles aumen-

PARTE VI · Nutrição em Pediatria – Situações Especiais

tam sua excreção pela urina. Outro fator que pode estar relacionado à deficiência de zinco é a quantidade de ácido fítico presente nas refeições dos indivíduos, substância antagonista à absorção de zinco[20].

AVALIAÇÃO NUTRICIONAL

O estado nutricional de uma criança com doença hepática crônica (DHC) é um dos fatores que interferem na sobrevida tanto dos pacientes que aguardam um transplante como daqueles que já o fizeram[14]. A avaliação nutricional de maneira seriada pode dirigir os efeitos da terapêutica nutricional instituída. Apesar das críticas existentes, diversos índices antropométricos e clínicos estão disponíveis para esse fim e são úteis para caracterizar aspectos da composição corpórea e a intensidade de acometimento nutricional. Além disso, constituem método prático para ser utilizado no seguimento ambulatorial de pacientes com doenças crônicas[3].

A composição corporal das crianças desnutridas com DHC é semelhante à das sem DHC, com perda de massa celular metabolicamente ativa e depósitos de gorduras, resultantes de distúrbios combinados de ingestão, absorção e metabolismo de nutrientes[6,21].

Técnicas convencionais de avaliação, como peso corporal e peso ajustado à idade, geralmente não são precisas em pacientes com doença hepática, por causa da retenção de líquidos, que se manifesta por ascite e edema subcutâneo, mascarando a perda subjacente de massa corporal em compartimentos cruciais[22].

Os membros superiores são menos propensos ao acúmulo de líquidos do que o tronco e os membros inferiores. Por esse motivo, a utilização de medidas de composição corporal, como as pregas cutâneas, circunferência média do braço e área muscular do braço, é o melhor parâmetro para estimativa do estado nutricional de pacientes com doença crônica do fígado, e, portanto, deve fazer parte da avaliação nutricional desses pacientes[3]. Parâmetros de avaliação nutricional inferiores a dois desvios padrões ou abaixo do percentil 5 indicam forte indício de desnutrição[23] (ver Capítulo 13 – Avaliação Nutricional).

OBJETIVOS DA TERAPIA NUTRICIONAL

- Provisão adequada de calorias e nitrogênio para a síntese de proteínas.
- Restauração e prevenção do desequilíbrio de aminoácidos plasmáticos.
- Prevenção de deficiências de vitaminas, minerais e oligoelementos.
- Promoção do crescimento e o desenvolvimento da criança, adequando o estado nutricional pré-transplante e a qualidade de vida do paciente[24,25].

Em indivíduos com DHC deve-se preferir a alimentação por via oral, o que, porém, nem sempre é possível devido à presença de anorexia e debilidade progressiva secundária à evolução da doença hepática, podendo ser necessária alimentação por sonda enteral. A gastrostomia é contraindicada em pacientes com doença hepática, em razão da ascite e do risco de peritonite. Entretanto, crianças mais velhas com fibrose cística e doença hepática têm apresentado bons resultados com a gastrostomia[26].

A alimentação por via nasogástrica é mais eficaz sob a forma de infusão contínua, pois promove um balanço energético superior em crianças com má absorção, além de diminuir

Quadro 23.2. Recomendações de aporte nutricional para crianças com hepatopatia crônica

Componentes	Recomendações
Calorias (VCT)	1,2 a 1,5 vez a necessidade de uma criança saudável
Proteínas	12% a 15% do VCT (2,5 a 3 g/kg/dia)
Carboidratos	50% a 60% do VCT
Lipídios	30% a 35% do VCT Ácidos graxos essenciais: 5% do VCT TCM: 25% a 30% do VCT
Vitamina A	Forma lipossolúvel: 50.000UI/mês/IM Forma lipossolúvel: 5.000 a 25.000UI/dia/VO
Vitamina D	Colecalciferol: 800 a 5.000UI/dia/VO 25OH D3: 3 a 10L/kg/dia/VO 1,25 (OH)2 : 0,04 a 0,2L/kg/dia/VO
Vitamina E	α-tocofenol: 1 a 2UI/dia/IM ou 25 a 50UI/dia/VO TPGS:15 a 25UI/kg/dia
Vitamina K	5mg de 5/5 dias IM 2,5mg 2x/semana ou 1,5mg/dia/VO
Vitaminas hidrossolúveis	Dobro da DRI
Zinco	5mg/kg/dia em solução de sulfato de zinco
Cálcio	25 a 100mg/kg/dia
Ferro	5 a 6mg/kg/dia de ferro elementar
Selênio	25 a 50mg/kg/dia

Fonte: adaptado de Silveira[24]. VCT – valor calórico total; TCM – triglicerídeo de cadeia média; TCL – triglicerídeo de cadeia longa; DRI – ingestão diária recomendada; IM – intramuscular; VO – via oral.

o risco de aspiração. Em crianças gravemente debilitadas indica-se a infusão contínua. Nas menos comprometidas podem ser necessárias apenas infusões noturnas para fornecimento de calorias em quantidade adequada, prevenindo ou revertendo o baixo peso[27,28].

O acompanhamento dietoterápico deve ser instituído por meio de inquéritos alimentares realizados frequentemente para identificação de erros alimentares, o que permite a orientação de uma alimentação adequada com refeições equilibradas, pequenas e frequentes[29].

No Quadro 23.2 estão apresentadas as recomendações nutricionais para crianças com DHC.

Transplante hepático

A partir do desenvolvimento de técnicas de transplante hepático, na década de 1980, e da disponibilidade do uso da ciclosporina após o transplante, esse procedimento passou a representar a principal opção terapêutica para crianças com doença hepática avançada. Nos últimos anos, a indicação do transplante hepático ampliou-se para pacientes não obrigatoriamente em fase terminal de hepatopatias[5].

O transplante de fígado está indicado em todas as crianças com doença hepática com deterioração progressiva das condições de saúde, antes do aparecimento de complicações que determinem risco excessivo com o procedimento[29]. Sendo assim, as indicações para o transplante incluem: colestase, prurido e/ou ascite intratáveis do ponto de vista clínico; hipertensão porta com sangramento de varizes sem resposta ao tratamento; episódios múltiplos de colangite ou episódios de peritonite bacteriana espontânea; síntese hepática progressivamente deficiente; repercussão no crescimento ponderoestatural e encefalopatia hepática[30,31].

Em termos mundiais, a principal indicação ocorre em crianças com atresia de vias biliares (AVB) submetidas à portoenterostomia de Kasai sem sucesso, alcançando um índice de mais de 50% de crianças transplantadas abaixo dos 2 anos de idade na Europa e nos EUA. Insuficiência hepática fulminante secundária à hepatite viral ou tóxica é a principal indicação de insuficiência hepática aguda[32].

A melhora do estado nutricional, além de ser pré-requisito para o transplante hepático, propicia redução no tempo de permanência em UTI e diminuição da mortalidade, sendo um dos mais importantes fatores responsáveis pelo aumento da sobrevida dos transplantados[33].

Verificou-se que o estado nutricional tem relação direta com a sobrevida e com as complicações após a realização do transplante hepático, sendo o principal fator pré-operatório no qual podemos atuar[5].

REFERÊNCIAS BIBLIOGRÁFICAS

1. Pugliese RPS, Miura I, Porta G. Hepatopatias. In: Telles Júnior M, Tanniri U Suporte nutricional em pediatria. São Paulo: Ateneu, 1994:233-48.
2. Mattar RHGM, Azevedo RA, Morais MB. Terapia nutricional nas hepatopatias crônicas. In: Fundamentos da terapia nutricional em pediatria. São Paulo: Sarvier, 2002:184-209.
3. Kaufman SS, Murray ND, Wood RP, Shaw W, Vanderhoff J. Nutritional support for the infant with extrahepatic biliary atresia. J Pediatr 1987; 110:679-86.
4. Deirdre AK. Nutritional factors affecting growth before and after liver transplantation. Pediatr Transp 1997; 1:80-4.
5. Moukarzel AA, Najim I, Vargas J et al. Effective nutricional status and outcome of orthotopic liver transplantation in paediatric patients. Transplant Proc 1990; 22:1560-3.
6. Chin SE, Shepherd RW, Thomas BJ et al. The nature of malnutricion in children with end-stage liver disease awaiting orthotopic liver transplantation. Am J Nutr 1992; 56:164-8.
7. Fanelli FR, Laviano A, Muscaritoli M, Preziosa I, Ariemma S, Cangiano C. Anorexia associated to chronic illnesses: new pathogenic and therapheutic insights. Rev Bras Nutr Clin 1995; 10:101-6.
8. Sokol RJ, Stall C. Anthropometric evaluation of children with chronic liver disease. Am J Nutr 1990; 52:203-8.
9. Maio R, Dichi JB, Burini RC. Conseqüências nutricionais das alterações metabólicas dos macronutrientes na doença hepática crônica. Arq Gastroenterol 2000; 37:52-7.
10. Andrews WS, Pau CML, Chase HP et al. Fat soluble vitamin deficiency in biliary atresia. J Pediatric Surg 1981; 16:284-90.
11. Erlinger S. Medical management of chronic cholestasis. In: Schiff E, Sorrel MM, Mandrey WC. Schiff's Diseases of the Liver. 8ª ed. Filadélfia: Lippincoot-Raven Publishers; 1999:611-29.
12. Sherlock S, Dooley J. Diseases of the liver and biliary system. 10ª ed. Oxford: Blackwell Science; 1997.
13. Beath SV, Both IW, Kelly DA. Nutricional support in liver disease. Arch Dis Child 1993; 69:545-9.
14. Feranchak AP, Ramires RO, Sokol RJ. Medical and nutritional management of cholestasis. In: Suchy FJ, Sokol RJ, Balistreri F. Liver disease in children. Filadélfia: Lippincott Williams & Wilkins; 2001: 195-237.
15. Goulet OJ, De Ville GJ, Otte JB, Ricour C. Preoperative nutritional evaluation and support for liver transplantation in children. Transplant Proc 1987; 19:3249-55.

16. Guggenhein MA, Jakson U, Lilly J, Silverman A. Vitamin E deficiency and neurological disease in children with cholestasis: a prospective study. J Pediatr 1983; 102:577-9.
17. Eckman JR. The liver and hematopoiesis in hepatology. In: Zakin D, Boyer TD. Hepatology: a textbook of liver disease. Philadelphia: W. B. Saunders; 1996:685-890.
18. Mattar RHGM, Azevedo RA, Speridião PGL, Fagundes Neto U, Morais MB. Estado nutricional e absorção intestinal de ferro em crianças com doença hepática crônica com e sem colestase. J Pediatr (Rio J). 2005; 81:317-24.
19. Mafra D, Cozzolino SM. The importance of zinc in human nutrition. Rev Nutr 2004; 17:79-87.
20. Pereira TC, Hessel G. Deficiência de zinco em crianças e adolescentes com doenças hepáticas crônicas. Rev Paul Pediatr 2009; 27:322-8.
21. Chin SE, Shepherd RW, Cleghorn GJ et al. Survival, growth and quality of life in children after orthotopic liver transplation: a five year experience. J Pediatr Child Health 1991; 27:380-5.
22. Shepherd, R. Complicações e tratamento das doenças hepáticas crônicas. In: Deirdre AK. Doenças Hepáticas e do Sistema Biliar em Crianças. São Paulo: Livraria e Editora Santos; 2001:189-208.
23. Bavdekar A, Bhave S, Pandit A. Nutrition management in chronic liver disease. Indian J Pediatr 2002; 69:427-31.
24. Silveira RT. Colestase na infância. In: Kalil AN, Coelho J, Strauss E. Fígado e vias biliares. Rio de Janeiro: Livraria e Editora Revinter; 2001:177-92.
25. Sokol RJ, Heubi JE, Butler-Simon N, McClung HJ, Lilly JR, Silverman A. Treatment of vitamin E deficiency during chonic childhood cholestasis with oral -tocoferyl plyethyleneycol-1000 succinate. Gastroenterology 1987; 93:975-85.
26. Ely J. The liver and pancreas. In: Shaw V, Lawson M. Clinical Pediatric Dietetics. Oxford: Blackwill Scientific Publications; 1994:90-100.
27. Moreno LA, Gottrand F, Hoden S, Turck D, Lowille GA, Farreaux JP. Improvement of nutritional status in cholestatic children with supplemental nocturnal enteral nutrition. J Pediatr Gastroenterol Nutr 1991; 12:213-6.
28. Thomas AG. Parenteral and enteral nutrition in gastrointestinal disease. Indian J Pediatr 1994; 61:643-50.
29. Mesquita MCO, Ferreira AR, Veloso LF et al. Pediatric liver transplantation: 10 years of experience at a single center in Brazil. J Pediatr (Rio J). 2008; 84:395-402.
30. Muiesan P, Vergani D, Mieli-Vergani G. Liver transplantation in children. J Hepatol 2007; 46:340-8.
31. Balistreri WF. Transplantation for childhood liver disease: no overview. Liver Transpl Surg 1998; 4:S18-23.
32. Busuttil RW, Farmer DG, Yersiz H et al. Analysis of long-term outcomes of 3200 liver transplantations over two decades: a single-center experience. Ann Surg 2005; 241:905-16.
33. Gopalan S, Saran S, Sengupta R. Practicalities of nutrition support in chronic liver disease. Curr Opin Clin Metab Care 2000; 3:227-9.

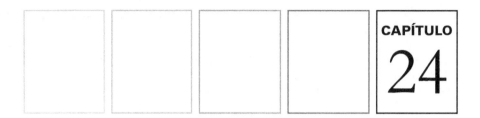

Doenças Renais

Iza Cristina de Vasconcelos Martins Xavier
Aline Figueirôa Chaves de Araújo
Mirella Gondim Ozias Aquino de Oliveira

Os rins são essenciais à homeostase não apenas porque eliminam produtos nitrogenados indesejáveis do metabolismo, como também por manterem constantes o volume hídrico extracelular, a concentração extracelular de potássio, a pressão osmótica e o equilíbrio ácido-básico do organismo e exercer funções endócrinas, como a produção de eritropoetina, intervindo na produção de células do sangue, da renina, controlando a regulação da pressão arterial, e da vitamina D_3 ativa (calcitriol), que atua na absorção de cálcio pelo organismo[1].

Assim, a importância dos rins torna-se evidente quando são observadas as consequências da perda da função renal, interferindo na saúde, no crescimento e no desenvolvimento desde a infância até a adolescência[2].

LESÃO RENAL AGUDA

A lesão renal aguda (LRA), anteriormente chamada de insuficiência renal aguda, pode ser caracterizada por um aumento reversível na concentração sanguínea de creatinina e resíduos de produtos nitrogenados e pela incapacidade de os rins regularem a homeostase de fluidos e eletrólitos adequadamente[3]; geralmente é determinada como uma síndrome clínica de interrupção súbita e contínua da diminuição da função renal[4].

A LRA é multifatorial e frequentemente associada a doenças graves, como a sepse, o choque, o trauma, a queimadura ou a síndrome de disfunção de múltiplos órgãos[5], contribuindo para o risco nutricional[6]. Crianças criticamente doentes com LRA muitas vezes têm doenças crônicas que podem predispor o comprometimento do estado nutricional[6,7].

CAPÍTULO 24 · Doenças Renais 401

Existem muitas causas da LRA, e as mais comuns estão listadas no Quadro 24.1. A lesão renal pode ser dividida em lesão pré-renal, doença renal intrínseca e uropatias, incluindo agravos vasculares e causas obstrutivas. Algumas causas da LRA, como necrose cortical e trombose da veia renal, ocorrem mais comumente em recém-nascidos, enquanto a síndrome hemolítico-urêmica (SHU) é mais comum em crianças pequenas, e a glomerulopatia rapidamente progressiva geralmente ocorre em crianças maiores e adolescentes. Uma importante causa da LRA em recém-nascidos é a exposição no útero materno a drogas que interferem na nefrogênese, como os inibidores da enzima conversora da angiotensina, os bloqueadores do receptor e os anti-inflamatórios não esteroides[8-11]. A história, o exame físico e os exames laboratoriais, como exame de urina e estudos radiográficos, podem estabelecer a causa provável dessa disfunção renal.

Nas crianças, em razão dos agravos isquêmicos, a SHU, a glomerulonefrite aguda e outras causas são mais suscetíveis para demonstrar oligúria (produção de urina menor ou igual a 1mL/kg/hora ou débito urinário inferior ou igual a 0,8mL/kg/hora ou 240mL/m^2/24h em lactentes e crianças maiores) ou anúria (ausência ou quase ausência da produção de urina, diurese inferior a 100mL/24h)[3,12].

A literatura tem focalizado a importância da uniformidade dos critérios de disfunção renal em pacientes críticos agudos. O grupo *Acute Dialysis Quality Initiative* (ADQI) publicou uma definição de consenso para a LRA em pacientes críticos, de acordo com o grau de disfunção renal, originando os critérios RIFLE[13-15] (Figura 24.1), que em pediatria parecem ser bastante promissores para melhor caracterização da LRA[5]. No entanto, apesar de serem validados em crianças, são necessários estudos adicionais.

Quadro 24.1. Etiologia da lesão renal aguda

Etiologia	Tipo
Lesão pré-renal	Diminuição real do volume intravascular Diminuição efetiva do volume intravascular

Doença renal intrínseca	Necrose tubular aguda (nefropatia vasomotora)
	    Hipoxia/lesões isquêmicas
	    Indução por drogas
	    Toxina-mediada
	    Toxinas endógenas – hemoglobina, mioglobina
	    Toxinas exógenas – etilenoglicol, metanol
	Nefropatia por ácido úrico e síndrome de lise tumoral
	Nefrite intersticial
	    Indução por drogas
	    Idiopática
	Glomerulonefrite – GNRP
	Lesões vasculares
	    Trombose da artéria renal
	    Trombose da veia renal
	    Necrose cortical
	    Síndrome hemolítico-urêmica
	Hipoplasia/displasia com ou sem uropatia obstrutiva
	    Idiopática
	    Exposição a drogas nefrotóxicas

Uropatia obstrutiva	Obstrução em um único rim Obstrução ureteral bilateral Obstrução uretral

Fonte: Andreoli[3].

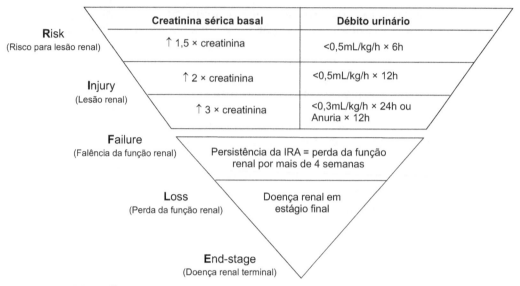

Fonte: Nogueira & Oliveira[16].

Figura 24.1. Critérios da classificação RIFLE para a LRA.

O estudo RIFLE define três classes de severidade crescentes da lesão renal: – risco (*Risk*-R), dano (*Injury*-I) e falha (*Failure*-F) – e de duas classes de desfecho: perda (*Loss*) e doença renal em estágio final (*End-stage kidney disease*), sendo esses associados à alta mortalidade hospitalar e ao maior uso de recursos de alta complexidade. Uma característica original da classificação RIFLE é que fornece três classes de severidade para lesão renal com base em mudanças na creatinina sérica e no débito urinário.

Os pacientes com classe R do RIFLE estão certamente em risco elevado para progressão para classes I ou F. Pacientes classificados como I ou F apresentam um risco significativamente aumentado de mortalidade hospitalar, comparados com aqueles que não progridem após a classe R ou aqueles que nunca desenvolveram lesão aguda, ainda que ajustados para a gravidade da doença, da raça, do sexo e da idade[17]. Segundo Valencia et al.[4], a padronização do suporte nutricional por classificação RIFLE é urgentemente necessária.

Objetivos da terapia nutricional

- Manter e/ou melhorar o estado nutricional e metabólico[18,19].
- Manter o equilíbrio hidroeletrolítico, ácido-básico e mineral, com o controle de potássio, fosfatos e sódio dietético[18,19].
- Adequar a ingestão de líquidos para manter o equilíbrio de fluidos[18,19].
- Prevenir dano renal adicional[18,19].
- Auxiliar a recuperação da função renal, se possível[18,19].
- Controlar algumas consequências da uremia[18,19].
- Reduzir a taxa de morbimortalidade dos pacientes com LRA[18,19].

Terapia nutricional

A terapia nutricional desempenha papel importante na conduta pediátrica na LRA, não apenas nos distúrbios metabólicos específicos associados à lesão renal, mas também proporcionando energia suficiente para evitar o catabolismo proteico, a inanição e a cetoacidose e controlar os distúrbios metabólicos, melhorando a sobrevida dos pacientes[6,20-22].

A aceitação alimentar é muitas vezes melhor após o início da diálise porque o líquido retirado por ultrafiltração permite volumes mais adequados da dieta. A intervenção nutricional para crianças com LRA depende da monitoração de alguns parâmetros, o que permitirá aplicar os ajustes na prescrição nutricional[20,21], conforme descrito a seguir:

- Avaliação bioquímica dos níveis plasmáticos de sódio, potássio, bicarbonato, ureia, creatinina, albumina, glicose, cálcio, magnésio e fosfato, os quais devem ser regularmente monitorados.

- Causa de LRA por implicação de outros órgãos.

- Funcionamento gastrointestinal.

- Parâmetros de crescimento: se disponíveis, altura e peso registrados no gráfico de crescimento. O peso antes do início da LRA vai ajudar a determinar uma estimativa mais precisa de peso seco.

- História dietética[21].

Pacientes com LRA apresentam necessidades variadas e individualizadas de energia, líquido, eletrólitos e outros nutrientes que dependem da fase da doença, do volume urinário, da presença de perdas por fístulas, drenos, sondas e queimaduras e do tempo de jejum. A determinação dessas necessidades depende da monitoração diária, particularmente dos níveis séricos de potássio, sódio, magnésio e fósforo[19].

DOENÇA RENAL CRÔNICA

Segundo a *National Kidney Foundation* (NKF), em seu documento *Kidney Disease Outcomes Quality Initiative* (K/DOQI)[23], a doença renal crônica (DRC) é uma lesão presente por um período igual ou superior a 3 meses, definida por anormalidades estruturais ou funcionais do rim, com ou sem diminuição do ritmo de filtração glomerular (RFG), manifestada por anormalidades patológicas ou marcadores de lesão renal, incluindo alterações sanguíneas ou urinárias, ou nos exames de imagem.

O RFG, também conhecido como taxa de filtração glomerular (TFG), é calculado a partir da depuração de creatinina endógena, ou *clearance* de creatinina, por meio das equações recomendadas para estimativa da filtração glomerular (FG) em crianças, conforme descrito no Quadro 24.2.

Quadro 24.2. Estimativa do ritmo de filtração glomerular em crianças

Equações	Fórmulas
Fórmula de Schwartz	FG (mL/min) = 0,55 x altura/creatinina sérica
Equação de Counahan-Barratt	FG (mL/min/1,73m^2) = 0,43 x altura/creatinina sérica

404 PARTE VI · Nutrição em Pediatria – Situações Especiais

Em crianças, a equação de Counahan-Barratt[24] e a de Schwartz[25] utilizam a proporcionalidade entre a filtração glomerular (FG) e a altura/creatinina sérica. Ambas usam a altura com estimativa de massa muscular e tornam-se relativamente imprecisas à medida que a FG cai. Apesar dessa limitação, qualquer uma das fórmulas é conveniente e prática, recomendando-se o seu uso na prática clínica[24,25].

O Quadro 24.3 apresenta os pontos de corte para o estágio de doença renal crônica.

Quadro 24.3. Estagiamento da doença renal crônica

Estágio	Descrição	RFG (mL/min/1,73m²)
I	Lesão renal com RFG normal ou aumentado	≥ 90
II	Lesão renal com leve diminuição do RFG	60-89
III	Lesão renal com moderada diminuição do RFG	30-59
IV	Lesão renal com acentuada diminuição do RFG	15-29
V	Falência renal funcional ou em diálise	< 15

Fonte: K/DOQI[23,26].

O manejo nutricional de crianças com DRC concentra-se em promover o crescimento e o desenvolvimento ótimos pela manutenção do bom estado nutricional, evitando desnutrição, anormalidades metabólicas e toxicidade urêmica[2]. O Quadro 24.4 apresenta as recomendações nutricionais na DRC.

Quadro 24.4. Necessidades nutricionais na doença renal crônica

Tratamento		Energia (kcal/kg/dia)	Proteína (g/kg/dia)
Pré-diálise	Prematuros	120-180	2,5-3,0
	0-6 meses	115-150	1,5-2,1
	6 meses-1 ano	95-150	1,5-1,8
	1-2 anos	95-120	1,0-1,8
	Mais 2 anos	Mínimo de EER em altura/idade	1,0-1,5
Diálise peritoneal	Prematuros	120-180	3,0-4,0
	0-6 meses	115-150	2,9-3,0
	6 meses-1 ano	95-150	2,3-2,4
	1-3 anos	95-120	1,9-2,0
	4-6 anos	90	1,9-2,0
	Meninos		
	7-10 anos	1.970kcal/dia	1,7-1,8

(Continua)

CAPÍTULO 24 · Doenças Renais   405

Quadro 24.4. Necessidades nutricionais na doença renal crônica (*continuação*)

Tratamento		Energia (kcal/kg/dia)	Proteína (g/kg/dia)
Diálise peritoneal	11-14 anos	2.220kcal/dia	1,7-1,8
	15-18 anos	2.755kcal/dia	1,4-1,5
	Meninas		
	7-10 anos	1.740kcal/dia	1,7-1,8
	11-14 anos	1.845kcal/dia	1,7-1,8
	15-18 anos	2.110kcal/dia	1,4-1,5
Hemodiálise	Prematuros	120-180	
	0-6 meses	115-150	2,6
	6 meses-1 ano	95-150	2,0
	1-3 anos	95-120	1.6
	4-6 anos	90	1,6
	Meninos		
	7-10 anos	1.970kcal/dia	1,4
	11-14 anos	2.220kcal/dia	1,4
	15-18 anos	2.755kcal/dia	1,3
	Meninas		
	7-10 anos	1.740kcal/dia	1,4
	11-14 anos	1.845kcal/dia	1,4
	15-18 anos	2.110kcal/dia	1,2

Obs.: utilizar altura/idade se percentil < 2 de altura.
Fonte: K/DOQI[2,3].
Observação: ver Capítulo 14 para cálculo da EER.

Tratamento conservador ou pré-diálise

A DRC pode levar a alterações importantes no metabolismo e no estado nutricional. O acúmulo de metabólitos tóxicos e a perda, ainda que parcial, da função reguladora do equilíbrio hidroeletrolítico, ácido-básico e hormonal podem causar anorexia, distúrbios gastrointestinais, acidose metabólica, resistência à insulina, hiperparatireoidismo secundário e inflamação[27].

O tratamento inicial do paciente renal crônico em tratamento conservador consiste na correção da doença de base, quando possível, e dos diversos distúrbios causados pelo dano renal, tentando desacelerar a progressão da doença. A avaliação do estado nutricional deve ser realizada com frequência, desde o início do tratamento conservador[28].

406 PARTE VI · Nutrição em Pediatria – Situações Especiais

Objetivos da terapia nutricional

- Manter ou restabelecer o estado nutricional[27].
- Proporcionar melhores condições para o crescimento e o desenvolvimento infantil[27].
- Retardar a progressão da doença renal[27].
- Minimizar o acúmulo de compostos nitrogenados tóxicos[27].
- Assegurar a ingestão de macro e micronutrientes recomendada[27].
- Prevenir, corrigir ou minimizar os distúrbios hidroeletrolítico, mineral, ácido-básico e hormonal[27].

Terapia nutricional

Na fase não dialítica da DRC é recomendada dieta hipoproteica, suplementada com aminoácidos essenciais e/ou cetoácidos, associada à oferta adequada de energia, uma vez que o aporte calórico inadequado pode ser um fator agravante da desnutrição se não for cuidadosamente monitorado.

É recomendada restrição de sódio e de fósforo na dieta. A necessidade de restrição de potássio depende da função renal e é determinada pelos níveis séricos do eletrólito. O cálcio pode necessitar de suplementação, mas depende dos seus níveis séricos, do fósforo e do paratormônio (PTH)[27].

Com o uso em longo prazo de dietas hipoproteicas, é recomendada a suplementação de vitaminas hidrossolúveis, podendo ser indicada a administração da vitamina D[27].

Faz-se necessário o controle adequado de hipertensão arterial, proteinúria, hiperlipidemia, hiperfosfatemia e acidose metabólica, na tentativa de evitar ou retardar a progressão da DRC para estágios finais[29].

Tratamento dialítico

O tratamento dialítico é um procedimento em que ocorre a exposição de duas soluções, o sangue e o dialisato, por meio de uma membrana semipermeável, para remoção de solutos urêmicos anormalmente acumulados e do excesso de água. Além disso, possibilita o restabelecimento do equilíbrio eletrolítico e ácido-básico do organismo. Esse procedimento pode ser realizado por meio da diálise peritoneal (DP), utilizando como membrana o peritônio do próprio paciente, ou por meio da hemodiálise (HD), utilizando uma membrana artificial[29].

A diálise peritoneal convencional é um método dialítico contínuo, realizado diariamente, em que o agente osmótico infundido na cavidade peritoneal é a glicose em diferentes concentrações e volumes. Nesse tipo de diálise, os principais problemas nutricionais estão relacionados à absorção constante de glicose e às grandes perdas de nutrientes durante o procedimento. A infecção do peritônio ou peritonite é a principal complicação da diálise peritoneal, podendo manifestar-se por febre, dor no abdômen, mal-estar, náuseas, vômitos e diminuição do apetite[30].

A hemodiálise é um método dialítico intermitente, realizado geralmente três vezes por semana, no período de 4 horas por sessão, podendo remover em torno de 1 a 4 litros de fluidos. Os maiores problemas nutricionais desse procedimento estão associados ao acúmulo de metabólitos entre as sessões dialíticas e à perda de nutrientes[31].

Dependendo do paciente e da eficiência da diálise, as alterações no volume do fluido corporal podem resultar em situações que variam desde edema e congestão pulmonar até hipotensão e desidratação, o que pode tornar as medidas de composição corporal imprecisas, dificultando a avaliação e o acompanhamento do estado nutricional[32,33].

Objetivos da terapia nutricional

- Recuperar e/ou manter o estado nutricional[34,35].

- Minimizar o catabolismo proteico, decorrente do processo dialítico[34,35].

- Assegurar a ingestão de macro e micronutrientes recomendada[34,35].

- Manter o equilíbrio ácido-básico, hidroeletrolítico, de minerais e de vitaminas[34,35].

- Melhorar o prognóstico[34,35].

- Minimizar os efeitos metabólicos da absorção contínua de glicose do dialisato (na DP)[34,35].

Terapia nutricional

Consiste em dietas hiperproteicas, normocalóricas e restritas em líquidos, sódio, potássio e fósforo, para pacientes em HD. Já em pacientes em DP, as dietas devem ser hipocalóricas, hiperproteicas e restritas em sódio e fósforo. O Quadro 24.5 mostra algumas recomendações para pacientes submetidos à terapia dialítica e o Quadro 24.6, alimentos com alto teor de potássio, fósforo e sódio.

A restrição hídrica pode variar, dependendo da diurese e da função renal do indivíduo. O Quadro 24.7 mostra a reposição hídrica.

Em caso de peritonite é indicado um adicional proteico de 0,1-0,2g/kg/dia.

Em decorrência das perdas intradialíticas significativas, existe indicação de suplementação diária de vitaminas hidrossolúveis para esses pacientes. Com exceção da vitamina D, a suplementação de vitaminas lipossolúveis não é indicada. A vitamina A pode acumular-se no organismo[34,35].

Quadro 24.5. Recomendações nutricionais em crianças e adolescentes com doença renal crônica em terapia dialítica

Idade	DRI	Recomendação HD	Recomendação DP
	(g/kg/dia)	(g/kg/dia)	(g/kg/dia)
0-6 meses	1,5	1,6	1,8
7-12 meses	1,2	1,3	1,5
1-3 anos	1,05	1,15	1,3
4-13 anos	0,95	1,05	1,1
14-18 anos	0,85	0,95	1,0

Fonte: KDOQI[23].

408 PARTE VI · Nutrição em Pediatria – Situações Especiais

Quadro 24.6. Relação dos alimentos com alto teor de potássio, fósforo e sódio

Nutrientes	Alimentos
Potássio	Abacate, açaí, água de coco, agrião, alface, banana-prata ou nanica, cenoura, goiaba, graviola, jaca, kiwi, laranja-pera ou baía, mamão, maracujá, melão, pepino, pimentão, pinha, repolho, tangerina, tomate, uva, grãos (feijão, ervilha, grão-de-bico, soja), frutas secas (coco, uva-passa, damasco, ameixa seca), chocolate, caldo de cana, sucos concentrados de frutas, extrato de tomate, café solúvel em excesso, oleaginosas (nozes, amendoim, amêndoas, avelã, castanhas), sal dietético
Fósforo	Carnes (boi, frango, peixe, porco, sardinha, frutos do mar, salsicha, mortadela, presunto, salame, linguiça, miúdos), leite e derivados, gema de ovo, feijão e outros grãos, amendoim, chocolate, castanha de caju, nozes, avelã, refrigerante à base de cola
Sódio	Sal de cozinha, enlatados e conservas (ervilha, milho verde, azeitonas, picles, palmito, molho de tomate, sardinha, cogumelos), extrato de tomate, catchup, maionese, mostarda, molho inglês, caldo de carne industrializado, molhos industrializados, temperos industrializados, produtos para realçar sabor, amaciantes de carne, bolacha, bolacha de água e sal, molho de soja (shoyo), defumados, embutidos, toucinho, bacon, banha, salame, salsicha, presunto, fiambre, mortadela, linguiça calabresa, paio, charque, picles, carne de sol, bacalhau, hambúrguer, quibe, queijo salgado, salgadinhos (pastel, empada, coxinha), manteiga

Fonte: TACO[36].

Quadro 24.7. Reposição hídrica em crianças e adolescentes

Grupos etários	Perdas insensíveis
Neonatos pré-termo	40mL/kg/dia
Neonatos	20 a 30mL/kg/dia
Crianças e adolescentes	20mL/kg/dia ou 400mL/m²

Fonte: DRI[37].

Cálculo da glicose do dialisato
Aproximadamente 60% da glicose do dialisato são absorvidos e isso pode representar cerca de 15% a 20% da necessidade calórica. Existe uma forte correlação entre a quantidade de glicose infundida por dia e a quantidade absorvida, que pode ser calculada pela fórmula:
Glicose absorvida = 11,3 x concentração glicose (g/dL) – 10,9
O resultado, multiplicado por 3,7, corresponde ao total calórico absorvido. Isso representa um aporte energético de 300 a 400kcaL/dia, quando utilizado o esquema habitual de 4 trocas (3 bolsas a 1,5g% e 1 bolsa a 4,25g% de glicose). Recomenda-se uma ingestão calórica de 35kcal/kg peso ideal/dia, já incluídas as calorias provenientes da glicose absorvida. Os carboidratos devem representar 35% a 40% do total calórico oral, preferencialmente composto por polissacarídeos complexos[38].

Transplante renal

O transplante renal é a terapia de escolha para os pacientes com doença renal crônica terminal, estando o paciente em fase dialítica ou mesmo pré-dialítica ou preemptiva[39]. O transplante apresenta diversas vantagens sobre a diálise, porém, infelizmente, por várias razões, esse tratamento não é possível para a maioria dos pacientes antes de passarem algum tempo em tratamento dialítico[40].

O transplante renal preemptivo pode ser oferecido para todos os candidatos a transplante renal, mas particularmente para pacientes diabéticos (para reduzir a incidência de complicações vasculares, cardíacas, oculares e neurológicas próprias do diabetes) e em crianças com idade inferior a 10 anos (para se evitar prejuízo no crescimento, osteodistrofia renal e, principalmente, pelas dificuldades dialíticas)[39].

Pouca atenção é dada aos aspectos nutricionais do transplantado, porém essa terapia apresenta riscos potenciais, e os cuidados nutricionais são de várias naturezas e caracterizados de acordo com a fase do transplante[40].

Objetivos da terapia nutricional

- Recuperar e/ou manter o estado nutricional.
- Reduzir o estresse metabólico da cirurgia.
- Minimizar as complicações relacionadas ao uso da terapia medicamentosa.
- Assegurar a ingestão de macro e micronutrientes recomendada.

Terapia nutricional

A terapia nutricional após o transplante renal está relacionada ao uso e à quantidade de medicamentos imunossupressores, particularmente glicocorticoides e ciclosporina, que provocam efeitos colaterais metabólicos, incluindo hipercatabolismo proteico, obesidade, dislipidemia, intolerância à glicose, diabetes, hipertensão arterial sistêmica, hipercalemia, alteração no metabolismo e ação da vitamina D, entre outros, os quais interagem com anormalidades metabólicas e nutricionais prévias surgidas durante o período dialítico[41].

O estresse cirúrgico e as altas doses de corticosteroides podem levar a um catabolismo proteico grave. Um dos efeitos metabólicos relacionados ao uso dessas drogas é a elevação da gliconeogênese hepática, tendo um potencial ainda maior no paciente previamente desnutrido. O hipercatabolismo proteico pode conduzir a um excesso de produção de ureia, retardar a cicatrização da ferida operatória e aumentar a suscetibilidade à infecção. Esses efeitos podem ser minimizados através de uma ingestão calórico-proteica adequada[40].

As recomendações de líquidos e eletrólitos podem variar, dependendo principalmente do nível da função renal e da presença ou não de necrose tubular aguda. Essas necessidades devem ser avaliadas diariamente[40].

As crianças transplantadas também estão sujeitas a um risco maior de desenvolver a doença cardíaca coronariana na vida adulta. Princípios alimentares saudáveis devem ser discutidos antes da alta ou durante a consulta ambulatorial precoce, como:

- A terapia imunossupressora interfere com efeitos colaterais importantes, como visualizado no Quadro 24.8.

410 PARTE VI · Nutrição em Pediatria – Situações Especiais

Quadro 24.8. Terapia medicamentosa e efeitos nutricionais – Imunossupressores/corticoides e sua correção

Medicamento	Efeitos	Terapia
Ciclosporina	Hiperlipidemia	↓LIP e CH simples, ↑fibras
	Hiperglicemia	↓CH simples, ↑fibras
	Hipercalemia	Restrição de K
	Hipomagnesemia	Suplementar Mg
	Nefrotoxicidade	Restrições alimentares conservadoras
	Hipertensão	↓ingestão de Na
Glicocorticoides	> catabolismo	↑ingestão de proteína
	< cicatrização	
	Hiperlipidemia	↓LIP e CH, ↑fibras
	Hiperglicemia, síndrome de Cushing	↓CH simples, ↑fibras
	Retenção de sódio e líquido	↓ingestão de Na
	Hiperfagia	Regular quantidade
	Hipercalciúria	↑ingestão de Ca^{++} ou suplementação
	Hipocalemia	↑ingestão de K
	↑secreção do suco gástrico	Evitar irritantes gástricos
Azatioprina	Anorexia, náusea, vômitos, dor de garganta, paladar alterado	Ajuste da dieta e do número de refeições, monitorar a ingestão, variedade de sabores e comidas
	Ulceração esofágica e oral	Dieta conforme tolerância
	Anemia macrocítica, leucopenia e trombocitopenia	Complementar ácido fólico
OKT 3	Anorexia, náusea, vômitos, diarreia	Ajuste da dieta e do número de refeições, monitorar a ingestão
Micofenolato de mofetil	Diarreia	Hidratação
		Fornecer fibras solúveis
Tacrolimus	Diarreia	Hidratação
	Hiperglicemia	↓CH simples
	Hipercalemia	↓K
	Náusea, vômitos	Ajuste da dieta, monitorar a ingestão

LIP: lipídio; CH: carboidrato.
Fonte: adaptado de Gray[42]; Perolin[43].

- Orientações devem ser dadas para tomar cuidado com a higiene dos alimentos e evitar aqueles que implicam maior risco de toxi-infecção alimentar.

- Na hipertensão, a dieta hipossódica pode ser incorporada como parte de orientação da alimentação saudável.

- Ingestão adequada de cálcio deve ser incentivada, uma vez que nessas crianças a terapia com esteroides é por longo prazo.

- Incentivar o consumo de maior quantidade de líquidos após o transplante, o que pode ser difícil para as crianças que já apresentavam baixo consumo de líquidos quando em diálise[18].

REFERÊNCIAS BIBLIOGRÁFICAS

1. Reddi AS, Kuppasani K. Kidney Function in Health and Disease. In: Byham-Gray L, Burrowes J, Chertow G, eds. Nutrition in kidney disease. Totowa: Humana Press, 2008; 3-17.
2. Secker D. Infancy, Childhood and Adolescence. In: Byham-Gray L, Burrowes J, Chertow G, eds. Nutrition in kidney disease. Totowa: Human Press, 2008; 431-67.
3. Andreoli SP. Acute kidney injury in children. Pediatr Nephrol 2009; 24:253-63.
4. Valencia E, Marin A, Hardy G. Nutrition therapy for acute renal failure: a new approach based on 'risk, injury, failure, loss, and end-stage kidney' classification (RIFLE). Curr Opin Clin Nutr Metab Care 2009; 12:241-4.
5. Akcan-Arikan A, Zappitelli M, Loftis LL et al. Modified RIFLE criteria in critically ill children with acute kidney injury. Kidney Int 2007; 71:1.028-35.
6. Zappitelli M, Goldstein SL, Symons JM et al. Protein and calorie prescription for children and young adults receiving continuous renal replacement therapy: a report from the Prospective Pediatric Continuous Renal Replacement Therapy Registry Group. Crit Care Med 2008; 3.612:3.239-45.
7. Vazquez MJL, Martinez-Romillo PD, Diez Sebastian J et al. Predicted versus measured energy expenditure by continuous, online indirect calorimetry in ventilated, critically ill children during the early postinjury period. Pediatr Crit Care Med 2004; 5:19-27.
8. Lip GYH, Churchill D, Beevers M, Auckett A, Beevers DG. Angiotensin converting enzyme inhibitors in early pregnancy. Lancet 1997; 350:1.446-7.
9. Martinovic J, Benachi A, Laurent N, Daikha-Dahmane F, Bugler MC. Fetal toxic effects and angiotensin-II-receptor antagonists. Lancet 2001; 358:241-2.
10. Benini D, Fanos V, Cuzzolin L, Tato L. In: Utero exposure to nonsteroidal anti-inflammatory drugs: neonatal acute renal failure. Pediatr Nephrol 2004; 19:232-4.
11. Cooper WO, Hernandez-Diaz S, Arbogast PG et al. Major congenital malformations after first-trimester exposure to ACE inhibitors. N Engl J Med 2006; 354:2.443-51.
12. Pinto RSC. Insuficiência Renal Aguda. In: Alves JGB, Ferreira OS, Maggi RS (eds.). Fernando Figueira Pediatria Instituto Materno Infantil de Pernambuco (IMIP). Rio de Janeiro: Guanabara Koogan, 2004; 801.
13. Bellomo R, Ronco C, Kellum JA et al. Acute Dialysis Quality Initiative workgroup. Acute renal failure. Definition, outcome measures, animal models, fluid therapy and information technology needs: The Second International Consensus Conference of the Acute Dialysis Quality Initiative (ADQI) Group. Crit Care 2004; 8:204-12.
14. Bellomo R, Kellum JA, Ronco C. Defining and classifying acute renal failure: from advocacy to consensus and validation of the RIFLE criteria. Intensive Care Med 2007; 33:409-13.
15. Freire KMS, Bresolin NL, Farah ACF, Carvalho FLC, Goes JEC. Lesão renal aguda em crianças: incidência e fatores prognósticos em pacientes gravemente enfermos. Rev Bras Ter Intensiva 2010; 22:166-74.
16. Nogueira CS, Oliveira CRD. Disfunção renal: Definição e diagnóstico. In: Cavalcanti IL, Cantinho FAF e Assad A, eds. Sociedade de Anestesiologia do Estado do Rio de Janeiro, Medicina Perioperatória 2006: 571-7.

412 PARTE VI · Nutrição em Pediatria – Situações Especiais

17. Hoste EAJ, Clermont C, Kersten A et al. RIFLE criteria for acute kidney injury are associated with hospital mortality in critically ill Patients: A cohort analysis. Crit Care 2006; 10:73.
18. Walker K. Nutrition in renal disease. Guidelines for the nutritional management of children with renal disease. Dietetics departament royal hospital for sick children Women & Children's Directorate. Greater Glasgow and Cldye 2008; 1-10.
19. DITEN, 2008a. Martins C, Cuppari L, Avesani C, Gusmão MH. Terapia Nutricional para Pacientes com Injúria Renal Aguda. Sociedade Brasileira de Nutrição Parenteral e Enteral. Projeto Diretrizes, 2008. Disponível em: http://www.sbnpe.com.br/arquivos/diten_014.doc, acessado em 15 de janeiro de 2010.
20. Coleman JE, Watson AR. Nutritional support for the child with acute renal failure. J Hum Nutr Diet 1992; 5:99-105.
21. Royle J. The Kidney. In: Shaw V, Lawson M, eds. Clinical paediatric dietetics. Blackwell Publishing, 2007; 202-38.
22. Davenport A, Stevens P. Clinical Practice Guidelines Module 5: Acute Kidney Injury UK Renal Association 2008.
23. National Kidney Foundation (K/DOQI) Clinical Practice Guidelines for Nutrition in Children with CKD: 2008 Update. Am J Kidney Dis 2009; 53:1-124.
24. Counahan B, Chantler C, Ghazali S et al. Estimation of glomerular filtration rate from plasma creatinine concentration in children. Arch Dis Child 1976; 51:875-8.
25. Schwartz GJ, Feld LG, Langford DJ. A simple estimate of glomerular filtration rate in full-term infants during the first year of life. J Pediatr 1984; 104:849-54.
26. National Kidney Foundation (K/DOQI). Clinical practice guidelines for chronic kidney disease: evaluation, classification and stratification. Am J Kidney Dis 2002; 39:1-266.
27. DITEN, 2008b. Martins C, Cuppari L, Avesani C, Gusmão MH. Terapia Nutricional para Pacientes na Fase Não Dialítica da Doença Renal Crônica. Sociedade Brasileira de Nutrição Parenteral e Enteral. Projeto Diretrizes, 2008. http://www.sbnpe.com.br/arquivos/diten_015.doc, acessado em 15 de janeiro de 2010.
28. Fernandes RG, Ribeiro Neto JPM. Insuficiência renal crônica. In: Alves JGB, Ferreira OS, Maggi RS, eds. Fernando Figueira Pediatria Instituto Materno – Infantil de Pernambuco (IMIP). Rio de Janeiro: Guanabara Koogan, 2004; 834-9.
29. Cuppari L, Avesani CM, Mendonça COG, Martini LA, Monte JCM. Doenças renais. In: Cuppari L, ed. Guia de nutrição: nutrição clínica no adulto. Barueri: Manole, 2005; 189-220.
30. Avesani C, Heimburger O, Stenvinkel P, Lindholm B. Nutritional aspects of adults patients treated with chronic peritoneal dialysis. J Bras Nefrol 2006; 28:232-8.
31. Burrowes JD, Cockram DB, Dwyer JT et al. Cross-sectional relationship between dietary protein and energy intake, nutritional status, functional status and comorbidity in older versus younger hemodialysis patients. J Ren Nutr 2002; 12:87-95.
32. Kurtin PS, Shapiro AC, Tomita H, Raizman D. Volume status and body composition of chronic dialysis patients: utility of bioelectric impedance plethysmography. Am J Nephrol 1990; 10:363-7.
33. Kushner RF, De Vries PMJP, Gudivaka R. Use of bioelectrical impedance analysis measurements in the clinical management of patients undergoing dialysis. Am J Clin Nutr 1996; 64:503-9.
34. DITEN, 2008c. Martins C, Cuppari L, Avesani C, Gusmão MH. Terapia Nutricional para Pacientes em Hemodiálise Crônica. Sociedade Brasileira de Nutrição Parenteral e Enteral. Projeto Diretrizes, 2008. disponível em: http://www.sbnpe.com.br/arquivos/diten_016.doc, acessado em 15 de janeiro de 2010.
35. DITEN, 2008d. Martins C, Cuppari L, Avesani C, Gusmão MH. Terapia Nutricional para Pacientes em Diálise Peritoneal Crônica. Sociedade Brasileira de Nutrição Parenteral e Enteral. Projeto Diretrizes, 2008. disponível em: http://www.sbnpe.com.br/arquivos/diten_017.doc, acessado em 15 de janeiro de 2010.
36. TACO – Tabela Brasileira de Composição de Aliementos/NEPA – UNICAMP Versão II. Campinas: NEPA – UNICAMP, 2006; 105.
37. Food and Nutrition Board: Dietary Reference Intakes: Water, Potassium, Sodium, Chloride, and Sulfate. Washington, DC, The National Academies, 2004.

38. Cuppari L, Draibe SA, Ajzen H. Nutrição no paciente com insuficiência renal crônica. Disponível em: www.virtual.unifesp.br/cursos/.../nutpacinsufrenal.pdf, acessado em 10 de outubro de 2010.
39. Wolfe RA, Ashby VB, Milford EL et al. Comparison of mortality in all patients on dialysis awaiting transplantation, and recipients of a first cadaveric transplant. N Eng J Med 1999; 314:1.725-30.
40. Martins C, Furukawa LL. Nutrição e Transplante Renal. In: Riella MC, Martins C, eds. Nutrição e o rim. Rio de Janeiro; Guanabara Koogan, 2001; 149-61.
41. Papini H, Santana R, Ajzen H, Ramos OL, Pestana JOM. Alterações metabólicas e nutricionais e orientação dietética para pacientes submetidos a transplante renal. J Bras Nefrol 1996; 18:356-69.
42. Gray L. Nutritional implication of renal transplantation. Renal Nutr Forum 1993; 12:1-3.
43. Perolin MB, Zaina FE, Lopes RW. Terapia nutricional no transplante hepático. Arq Gastroenterol 2002; 39:114-22.

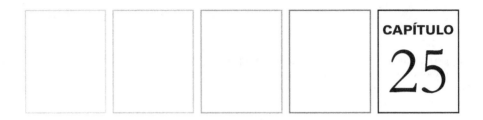

Cardiopatias Congênitas

Janine Maciel Barbosa
Ana Paula Gomes Ribeiro

As cardiopatias congênitas são definidas como anormalidades estruturais do coração ou dos grandes vasos, presentes ao nascimento, compreendendo desde defeitos que evoluem de forma assintomática até aqueles que determinam sintomas importantes e alta taxa de mortalidade[1]. Elas constituem as anomalias congênitas mais frequentes, cuja estimativa da incidência é de que, a cada 1.000 nascidos vivos, 2 a 10 sejam afetados por alguma malformação cardíaca[2].

Essa condição possui etiologia multifatorial e pode resultar da interação entre predisposição genética e fatores intrauterinos ou fatores pós-natais e anormalidades hemodinâmicas. Os tipos de cardiopatia congênita são caracterizados de acordo com as alterações na circulação pulmonar, tais como: volume sanguíneo, fluxo, pressão venocapilar e resistência[3]. Além disso, são geralmente divididas em dois grandes grupos: cianóticas e acianóticas, de acordo com a presença ou não de cianose*, respectivamente, conforme descrito no Quadro 25.1.

Apesar dos avanços tecnológicos no diagnóstico, tratamento e técnicas cirúrgicas, que permitem maior sobrevida e melhor qualidade de vida para as crianças com cardiopatia congênita, o déficit ponderoestatural continua sendo um dos problemas mais comuns[5]. A desnutrição colabora para pior evolução clínica e cirúrgica desses pacientes por promover retardo na cicatrização e aumento da incidência de infecções, do tempo de internamento e da taxa de mortalidade[6].

---

*Cianose – sinal ou sintoma marcado pela coloração azul-arroxeada da pele ou mucosas devido ao aumento de hemoglobina não oxidada (desóxi-hemoglobina) ocasionado pela falta de oxigênio no sangue.

Tabela 25.1. Principais tipos de cardiopatias congênitas

Acianóticas		Cianóticas
Obstrutivas	**Shunts[‡] esquerda-direita**	
Estenose pulmonar	Persistência do canal arterial	Transposição das grandes artérias
Estenose aórtica	Comunicação interatrial	Tetralogia de Fallot
	Comunicação interventricular	

‡Shunts – são aberturas (desvios) que permitem a passagem de sangue entre as cavidades e/ou vasos cardíacos.
Fonte: Wessel e Samour.[4]

REPERCUSSÕES NUTRICIONAIS

São vários os fatores que contribuem para o retardo no desenvolvimento físico destas crianças, porém alguns permanecem ainda desconhecidos (Quadro 25.2).

Tanto nas cardiopatias cianóticas como nas acianóticas tem sido descrita a associação com a desnutrição e o retardo de crescimento. As malformações cardíacas que cursam com congestão venosa, hipertensão pulmonar, insuficiência cardíaca e *shunts* esquerda-direita comprometem o equilíbrio hemodinâmico e resultam em diminuição da velocidade de crescimento[8].

O aumento na taxa de metabolismo basal desempenha papel importante no retardo do desenvolvimento físico nessa patologia. O hipermetabolismo está relacionado ao aumento na demanda energética do sistema hematopoiético, do músculo cardíaco hipertrofiado e dos músculos respiratórios. A policitemia é um mecanismo adaptativo induzido pela hipóxia crônica e acidose, resultante da hematopoiese acelerada que eleva o consumo energético[8].

Quadro 25.2. Fatores que contribuem para a desnutrição em crianças com cardiopatia congênita

Lesão cardíaca	**Má absorção**
• Congestão venosa	• Hipoxemia
• Hipertensão pulmonar	• Congestão venosa
• Insuficiência cardíaca	• Esteatorreia
• *Shunts* esquerda-direita	• Enteropatia perdedora de proteína
Hipermetabolismo	**Alterações séricas**
• Policitemia	• Acidose metabólica
• Hipertrofia do músculo cardíaco	• Hipocalemia
• Aumento na atividade do sistema nervoso simpático	• Hipomagnesemia
• Aumento na temperatura basal	• Diminuição de IGF-1 e IGFBP-3
• Infecções respiratórias de repetição	
Diminuição na ingestão alimentar	**Interação droga-nutriente**
• Hipomotilidade gástrica	• Diuréticos
• Diminuição da capacidade gástrica	• Digitálicos
• Saciedade precoce	
• Anorexia	
• Dispneia, taquipneia	

Fonte: adaptado de Nydegger e Bines[7].

416 PARTE VI · Nutrição em Pediatria – Situações Especiais

A diminuição na ingestão alimentar em geral é decorrente de alterações no trato gastrointestinal. A hipomotilidade gástrica, induzida pela hipoxemia e hipocalemia, resulta em retardo do esvaziamento gástrico, que dá ao paciente a sensação de saciedade precoce. Além disso, ocorre diminuição da capacidade gástrica secundária à compressão exercida pela presença de hepatomegalia e/ou ascite. A anorexia, associada ao estado de hipoxemia crônica e ao uso de medicações, contribui ainda mais para o agravamento desse quadro[8,9].

As funções absortivas parecem estar comprometidas em consequência da hipoxemia e da congestão. Na maioria das crianças com cardiopatia congênita ocorre má absorção de gorduras e proteínas. A má absorção de gordura pode ocorrer por edema intestinal, disfunção pancreática e concentração anormal de sais biliares, ocasionando esteatorreia. Em relação às proteínas, ocorre perda entérica nas situações de congestão e no pós-operatório de cirurgias que aumentam a pressão atrial direita, como a cirurgia de Fontan. Nestes casos ocorre aumento das pressões venosa e linfática, com dilatação leitosa das vilosidades intestinais, levando a um edema local que ingurgita as células da mucosa e, assim, impede a absorção de aminoácidos e peptídeos, resultando na drenagem de proteínas para a luz intestinal[8-11].

Além dos fatores já descritos, existe ainda a relação entre o retardo no crescimento físico e as alterações endócrinas. Crianças com cardiopatia congênita apresentam redução nos níveis séricos do fator de crescimento semelhante à insulina tipo 1 (IGF-1– *insuline-like growth factor 1*), principal fator de crescimento responsável pelo desenvolvimento muscular e crescimento longitudinal de ossos longos. Paralelamente, apresentam ainda redução na concentração da sua proteína transportadora no plasma, a IGFBP-3 (*insuline-like growth factor binding protein 3*)[12,13].

No tratamento da cardiopatia congênita faz-se necessário, na maioria das vezes, o uso de medicamentos para recuperar ou manter a estabilidade hemodinâmica com aumento da contratilidade miocárdica, aumento da perfusão periférica e diminuição das congestões venosa, sistêmica e pulmonar. Os medicamentos mais utilizados são diuréticos, inibidores da enzima conversora de angiotensina e betabloqueadores. O principal efeito colateral do uso de diuréticos é a perda urinária de eletrólitos e nutrientes hidrossolúveis[14]. Nos pacientes em uso de diuréticos, a perda de potássio é uma das principais preocupações em razão dos riscos de arritmias decorrentes da hipocalemia[15]. No entanto, os diuréticos também aumentam a perda urinária de nutrientes hidrossolúveis, tais como magnésio, cloreto, bicarbonato de sódio e vitaminas C, B_6 e B_1, o que indica que os pacientes em uso prolongado de diuréticos podem estar em risco de desenvolver deficiências nutricionais[16].

AVALIAÇÃO NUTRICIONAL

Independentemente dos fatores envolvidos no retardo do crescimento nas crianças com cardiopatia congênita, a avaliação nutricional é importante por permitir a identificação de pacientes desnutridos ou em maior risco nutricional, além de auxiliar o planejamento dietético (Quadro 25.3).

CAPÍTULO 25 · Cardiopatias Congênitas   **417**

Quadro 25.3. Roteiro para avaliação nutricional na cardiopatia congênita

História clínica	• História da doença • Uso de medicamentos (digitálicos, diuréticos, betabloqueadores, anti-hipertensivos) • Cirurgias anteriores
História social	• Condições de moradia (água potável, saneamento básico), renda familiar, escolaridade do(a) cuidador(a)
Anamnese alimentar	• Intolerâncias e alergias alimentares, síndromes disabsortivas • História alimentar pregressa: duração do aleitamento materno, introdução de alimentação complementar, causas de desmame precoce • História alimentar atual: número de refeições, horários, alimentos consumidos (quantidade e frequência), consumo entre as refeições, ingestão hídrica
Antropometria	• Peso ao nascer, peso habitual, perda ponderal, peso atual • Comprimento ao nascer, estatura atual • Circunferências (cefálica, torácica, braquial) • Pregas cutâneas (tricipital, bicipital)
Exame físico	• Sinais clínicos de desnutrição (perda de gordura subcutânea, perda de massa muscular) • Sinais de deficiência de micronutrientes (ressecamento da pele, despigmentação do cabelo, palidez de mucosas, glossite, rachaduras labiais) • Investigar presença de edema, ascite, visceromegalias.
Exames bioquímicos	• Glicemia, hemograma, hematócrito • Eletrólitos – Na, K, Ca, Mg, P • Proteínas viscerais – albumina, pré-albumina, transferrina, proteína ligadora do retinol

Fonte: adaptado de Oba[10]; Duarte e Castellani[17]; Gibson[18].

Informações referentes à história clínica, tais como características da doença, cirurgias e internações anteriores, assim como a história social da família, devem ser obtidas no momento da admissão, pois fornecem elementos importantes para identificar situações de risco e subsidiar a conduta nutricional[17].

É fundamental a investigação sobre o consumo alimentar com utilização de inquéritos alimentares, possibilitando fornecer estimativas da ingestão de calorias, proteínas e micronutrientes, mas deve-se levar em consideração que cada método possui vantagens e limitações[19].

Na criança cardiopata nenhum método isolado de avaliação descreve precisamente o seu estado nutricional, mas a utilização de duas ou mais medidas permite um diagnóstico nutricional mais adequado. As medidas antropométricas podem ser de difícil interpretação em razão das alterações orgânicas próprias da situação clínica,

PARTE VI · Nutrição em Pediatria – Situações Especiais

tais como a presença de edema, perdas de líquido secundárias ao uso de diuréticos e a presença de hepatomegalia e ascite. Portanto, na avaliação antropométrica, além de medidas de peso e estatura, é importante a obtenção de parâmetros complementares, como a circunferência braquial (CB) e a prega cutânea tricipital (PCT), uma vez que os membros superiores não costumam ser afetados pelo edema[18].

O exame físico auxilia o diagnóstico nutricional pela observação de sinais clínicos de desnutrição e de deficiências de micronutrientes. Em adição, exames bioquímicos complementam esses achados e, portanto, devem ser avaliados[17].

Das anomalias cromossômicas associadas à cardiopatia congênita, a mais incidente é a síndrome de Down, cujos defeitos cardíacos ocorrem em metade de seus portadores[9]. Como o crescimento e a estatura final das crianças com essa síndrome diferem dos considerados normais, recomenda-se a utilização de curvas desenvolvidas especialmente para essa população. O crescimento delas difere das demais em virtude da precocidade no início do estirão de crescimento e velocidade reduzida de crescimento linear, resultando em indivíduos de estatura mais baixa em relação à população em geral. Há também predisposição para o excesso de peso, particularmente entre os adolescentes e os adultos[20]. O CDC (*Centers for Disease Control and Prevention*) recomenda o uso da curva elaborada por Cronk et al.[21] construída com dados obtidos a partir de crianças americanas portadoras da síndrome de Down. Os resultados desse estudo apontam que crianças com a trissomia do 21 e com diagnóstico de cardiopatia congênita moderada ou grave mostram maior deficiência de crescimento do que as sem cardiopatia ou que a apresentam de forma leve[21]. As curvas para avaliação antropométrica de crianças com síndrome de Down estão disponíveis no Anexo V.

OBJETIVOS DA TERAPIA NUTRICIONAL

- Recuperar e/ou manter o estado nutricional.
- Diminuir o risco de complicações cirúrgicas.
- Fornecer aporte adequado de macronutrientes, evitando hipo ou hiperalimentação.
- Fornecer aporte adequado de micronutrientes, prevenindo carências nutricionais.

RECOMENDAÇÕES NUTRICIONAIS

A desnutrição exerce um papel importante entre as crianças com cardiopatia congênita, especialmente pelo risco de complicações no pós-operatório. A correção cirúrgica imediata no paciente desnutrido traz consigo um maior risco de infecção e complicações de cicatrização. Por outro lado, ao se adiar a cirurgia, aguardando a melhora do estado nutricional, pode-se promover agravamento das suas condições hemodinâmicas[22]. Portanto, a avaliação nutricional seguida do estabelecimento de uma terapia nutricional precoce pode auxiliar a recuperação nutricional e diminuir as complicações pós-operatórias e o tempo de internação hospitalar.

Energia

As crianças com cardiopatia congênita necessitam de maior aporte calórico para manter seu crescimento e desenvolvimento. Metanálises mostram um aumento em torno de 35% no gasto energético em relação a crianças sem problemas cardíacos[23].

Apesar de existirem vários métodos para mensurar o gasto energético, tais como calorimetrias direta e indireta e água duplamente marcada, não há consenso na literatura sobre o melhor método a ser utilizado na criança com cardiopatia congênita[7]. Na ausência desses métodos recomenda-se a utilização de fórmulas preditivas para determinar o gasto energético, acrescidas de fator injúria, de acordo com a situação clínica de cada paciente. Estudos sugerem que as equações atualmente utilizadas superestimam ou subestimam o gasto energético[24,25,26]. No entanto, na criança com retardo de crescimento e/ou com cardiopatia congênita a equação de Schofield parece ser a mais adequada[27,28]. O Quadro 25.4 apresenta as principais fórmulas disponíveis para uso em pediatria. Outros autores recomendam a ingestão calórica de 120 a 160kcal/kg de peso/dia para atingir o crescimento adequado nesses pacientes[29,30,31] (Quadro 25.4).

No pré-operatório deve-se evitar tanto a hipo como a hiperalimentação. A ingestão abaixo das necessidades traz com ela todos os riscos e complicações da desnutrição, já a oferta calórica excessiva está associada a um estado hiperadrenérgico e ao aumento do consumo de oxigênio pelo miocárdio, o que pode levar à descompensação cardíaca. A oferta de carboidrato deve ser monitorada, pois seu excesso aumenta a liberação de insulina, que possui efeito antinatriurético e pode levar à retenção de sódio, contribuindo para agravar o quadro de congestão[22].

Quadro 25.4. Fórmula para predição de taxa de metabolismo basal (TMB)

Fonte	Idade	Sexo	Fórmula
OMS	0-3 anos	Masculino	$60,9 \times P - 54$
		Feminino	$61 \times P - 51$
	3-10 anos	Masculino	$22,7 \times P + 495$
		Feminino	$22,4 \times P + 499$
Schofield (peso)	0-3 anos	Masculino	$59,48 \times P - 30,33$
		Feminino	$58,29 \times P - 31,05$
	3-10 anos	Masculino	$22,7 \times P + 505$
		Feminino	$20,3 \times P + 486$
Schofield (peso e altura)	0-3 anos	Masculino	$0,167 \times P + 1517,4 \times E - 617,6$
		Feminino	$16,25 \times P + 1023,2 \times E - 413,5$
	3-10 anos	Masculino	$19,6 \times P + 130,3 \times E + 414,9$
		Feminino	$16,97 \times P + 161,8 \times E + 371,2$
Harris-Benedict	0-3 anos	Masculino	$66,47 + 13,75 \times P + 5,0 \times E - 6,76 \times I$
		Feminino	$655,10 + 9,56 \times P + 1,85 \times E - 4,68 \times I$
	3-10 anos	Masculino	$66,47 + 13,75 \times P + 5,0 \times E - 6,76 \times I$
		Feminino	$655,10 + 9,56 \times P + 1,85 \times E - 4,68 \times I$

Fonte: ESPGHAN[26].
P: peso em kg; E: estatura em metro; I: idade em anos.

420   PARTE VI · Nutrição em Pediatria – Situações Especiais

No pós-operatório, o estresse metabólico é agravado pela resposta inflamatória do trauma cirúrgico e pelos efeitos da circulação extracorpórea na cirurgia cardíaca. O contato do sangue com a superfície dos condutos de circulação extracorpórea produz lesão endotelial generalizada, que estimula a resposta inflamatória sistêmica. Apesar de a maioria dos estudos relatar aumento das necessidades energéticas após o trauma, investigações conduzidas com crianças cardiopatas no pós-cirúrgico obtiveram redução de aproximadamente 32%. Isso ocorre devido ao uso prolongado de ventilação e sedação, o que contribui para a redução no consumo de oxigênio e no gasto energético. Além disso, o trauma cirúrgico pode conduzir a um período temporário de pausa no crescimento, de forma que a energia pode concentrar-se na cicatrização e recuperação[32].

Nesse período deve-se ter atenção especial quanto à oferta calórica excessiva que resulta, principalmente, em complicações metabólicas, aumento do gasto energético e comprometimento respiratório, com aumento na produção de dióxido de carbono, que, por sua vez, pode causar maior trabalho respiratório, particularmente em pacientes com ventilação mecânica e reserva pulmonar limitada[33].

Para o cálculo do gasto energético deve-se levar em consideração que as crianças em cuidados intensivos no pós-operatório de cirurgia cardíaca, além de apresentarem diminuição no seu gasto energético, não utilizam energia para o crescimento e para a atividade física. Portanto, em pacientes pediátricos críticos, tem-se sugerido utilizar apenas as fórmulas preditivas da taxa de metabolismo basal (TMB), sem fator injúria, no cálculo das necessidades energéticas[26].

Proteína

O aporte proteico mínimo recomendado para o paciente com cardiopatia congênita deve atingir um percentual em torno de 8% a 10% das calorias totais, dando-se preferência a proteínas de alto valor biológico para otimizar o crescimento[8,29,34]. No entanto, em condições especiais, tais como na enteropatia perdedora de proteína, esse macronutriente deve ser suplementado[10].

O limite máximo de oferta proteica não deve exceder 4g/kg de peso/dia em lactentes e 3g/kg de peso/dia nas crianças. O excesso de proteína aumenta a carga de solutos renais e pode provocar azotemia e acidose metabólica[10]. Dessa forma, para assegurar um bom aproveitamento das proteínas como fonte de aminoácidos, não permitindo que elas sejam utilizadas como fonte energética, recomenda-se uma oferta em torno de 150 a 200kcal não proteicas para cada grama de nitrogênio[34].

No pós-operatório de cirurgia cardíaca, devido ao aumento do catabolismo em virtude do trauma cirúrgico, é necessária uma maior oferta proteica, sendo prudente uma oferta mínima de 2,5g/kg de peso/dia de proteína com aumento até 3,5g/kg de peso/dia, de acordo com a tolerância[34].

Minerais

O uso de diuréticos para tratar a cardiopatia congênita pode promover depleção de sódio, potássio, cloro, cálcio e fósforo. Os níveis séricos de potássio merecem atenção especial em função do risco de arritmias, ocasionadas tanto pela hipo como pela hipercalemia[34]. As recomendações de potássio são de 2 a 3mEq/kg/dia ou 78 a 117mg/kg/dia[8], tendo como valores máximos as recomendações das DRI (*Dietary Reference Intake* –

CAPÍTULO 25 · Cardiopatias Congênitas   421

Anexo I). A ingestão de sódio deve ser monitorada para prevenir a retenção hídrica. Sua recomendação deve ser de 2 a 3mEq/kg/dia ou 46 a 69mg/kg/dia[8], não devendo ultrapassar os valores preconizados pela DRI, como mostrado no Quadro 25.5. É importante ressaltar que a terapia agressiva com diuréticos pode resultar em níveis baixos de sódio e potássio. No entanto, a hiponatremia pode ser secundária à retenção hídrica decorrente de insuficiência cardíaca[30].

O requerimento de micronutrientes para o metabolismo nessas crianças parece estar aumentado, e o fornecimento inadequado de minerais-traços, tais como magnésio ou zinco, pode limitar a síntese proteica[19]. Em adição, o estoque adequado de fósforo é necessário para produzir o trifosfato de adenosina e manter o metabolismo do miocárdio[34].

Crianças com cardiopatia congênita cianótica possuem maiores requerimentos de ferro em razão da policitemia. A cianose crônica presente nesses pacientes estimula a produção de eritropoetina endógena, resultando em policitemia como mecanismo de compensação para melhorar o transporte de oxigênio para as células. Dessa forma, é importante acompanhar os níveis séricos de ferritina, hemograma e capacidade total de ligação do ferro dos pacientes que apresentem malformação do tipo cianótica. Recomenda-se atingir os valores propostos pela DRI ou uma ingestão mínima de 2mg/kg/dia de ferro[34].

Vitaminas

A maioria dos pacientes com cardiopatia congênita que evoluem com insuficiência cardíaca congestiva apresenta diminuição na absorção intestinal de gorduras e de vitaminas lipossolúveis. Nos casos de pós-operatório complicado com quilotórax traumático, o qual decorre do acúmulo de quilo (linfa) na cavidade pleural a partir de uma fístula linfática, o *status* de vitaminas lipossolúveis pode estar significativamente reduzido e elas devem ser suplementadas[34]. Além disso, o uso prolongado de diuréticos pode aumentar as perdas urinárias de vitaminas hidrossolúveis, tais como as vitaminas C, B_6 e B_1[15].

As características da dietoterapia na cardiopatia congênita encontram-se sintetizadas no Quadro 25.5.

Quadro 25.5. Recomendações nutricionais na cardiopatia congênita

Características	Recomendação nutricional
Valor energético total	120 a 160kcal/kg/dia ou VCT = TMB x FI x FA X FT
Proteína	8-10% VCT Lactentes: máximo 4g/kg/dia Crianças: máximo 3g/kg/dia 150-200kcal não proteica/grama de nitrogênio
Lipídio	35-50% VCT (4% ácidos graxos essenciais)

(Continua)

422 PARTE VI · Nutrição em Pediatria – Situações Especiais

Quadro 25.5. Recomendações nutricionais na cardiopatia congênita (*continuação*)

Características	Recomendação nutricional
Carboidrato	45-65% VCT
Sódio	2 a 3mEq/kg/dia ou 46 a 69mg/kg/dia 0-6 meses 0,12g/dia[‡] 7-12 meses 0,37g/dia[‡] 1-3 anos 1,0g/dia[‡] 4-8 anos 1,2g/dia[‡]
Potássio	2 a 3mEq/kg/dia ou 78 a 117mg/kg/dia 0-6 meses 0,4g/dia[‡] 7-12 meses 0,7g/dia[‡] 1-3 anos 3,0g/dia[‡] 4-8 anos 3,8g/dia[‡]

VCT: valor calórico total; TMB: taxa de metabolismo basal; FI: fator injúria; FA: fator atividade; FT: fator térmico.
[‡]AI (ingestão adequada) segundo DRI[35].

TERAPIA NUTRICIONAL

A indicação para terapia nutricional enteral no paciente com cardiopatia congênita deve ser considerada nos casos de ingestão oral abaixo de suas necessidades, ganho de peso inadequado, inabilidade de coordenar sucção, deglutição e respiração ou quando houver aumento da dispneia após a alimentação[36], enquanto a nutrição parenteral só deve ser indicada nos períodos de pré- e pós-operatórios complicados ou em situações que impeçam a utilização da via enteral por mais de 4 a 5 dias[10].

A via de administração depende da gravidade da patologia, da idade e do estado nutricional[10]. A via oral é preferencial, mas encontra-se limitada em razão das necessidades calóricas elevadas e da presença de fadiga, anorexia e dispneia. Nessas situações, a nutrição enteral pode ser associada à alimentação oral com o objetivo de atingir as necessidades nutricionais e prover o crescimento adequado[10,31].

A nutrição enteral é preferível em relação à parenteral quando o trato gastrointestinal encontra-se funcionando, uma vez que essa via é mais fisiológica, segura, acessível e apresenta menos complicações metabólicas e infecciosas[29,31]. A nutrição parenteral total (NPT) é utilizada apenas quando a via oral e/ou enteral for contraindicada. Assim que possível, deve-se associar a nutrição enteral, pois o uso prolongado de NPT resulta em atrofia de vilosidades intestinais, risco de quebra da barreira da mucosa intestinal e aumento da translocação bacteriana[37].

A perfusão intestinal em recém-nascidos pré-termo com anormalidades cardíacas pode não ser adequada, e períodos de asfixia podem comprometer ainda mais a integridade da mucosa intestinal. Em função do maior risco que esses lactentes correm de desenvolver enterocolite necrosante são necessários cuidados adicionais no início e na evolução da alimentação enteral. Para esses pacientes é indicada a nutrição parenteral precoce em associação à nutrição enteral mínima (estímulo trófico), até que um volume adequado tenha sido atingido[4].

A via de acesso para terapia nutricional em um período curto pode ser realizada por meio de sonda nasogástrica ou pós-pilórica. No entanto, é importante levar em consideração que os lactentes portadores de cardiopatia congênita apresentam maior frequência de refluxo gastroesofágico (RGE) e, portanto, a sonda na posição gástrica pode aumentar os episódios de refluxo e agravar o quadro de esofagite. A utilização da sonda pós-pilórica e a adoção de medidas posturais para evitar o refluxo e prevenir as aspirações são alternativas para aqueles pacientes que apresentam retardo no esvaziamento gástrico ou RGE[10,31]. Nos casos em que a duração da terapia nutricional for prolongada, poderá ser necessária a inserção de gastrostomias ou jejunostomias[29].

Geralmente as infusões contínuas são mais toleradas do que as em bolos e têm a vantagem de não oferecer sobrecarga hídrica e favorecer a tolerância gastrointestinal[38]. A infusão em bolo ou por gavagem pode causar distensão, reduzir a complacência pulmonar no paciente em ventilação mecânica e aumentar o risco de aspiração[22].

As fórmulas enterais utilizadas para lactentes e crianças com cardiopatia congênita são as mesmas para as demais crianças. Entretanto, algumas condições clínicas, usualmente encontradas nesses pacientes, requerem o uso de fórmulas especializadas. Lactentes desnutridos graves podem desenvolver deficiência de lactase. Dependendo dos sinais e sintomas encontrados, devem ser utilizadas fórmulas isentas de lactose ou à base de proteína de soja. Além disso, esses lactentes podem ter maior sensibilidade à proteína do leite de vaca, desenvolvendo quadro de alergia alimentar. As crianças que apresentarem alergia à proteína intacta ou aquelas com quadro grave de má absorção podem requerer o uso de fórmula semielementar especializada[29].

Em função da demanda metabólica elevada e da restrição hídrica é necessário aumentar a densidade calórica das fórmulas por meio da adição de módulos de carboidrato e lipídio. A modularização da dieta deve ser feita com cautela, com adição gradual e monitoração da tolerância gastrointestinal.

Os polímeros de glicose fornecem cerca de 3,8kcal/g e devem ser utilizados em concentração inferior a 5%. Os triglicerídeos de cadeia longa (TCL) mais utilizados são o óleo de milho ou girassol, que contêm ácidos graxos essenciais (AGE) e fornecem 8,9kcal/mL[39]. Utiliza-se a concentração de 2%, mas com a desvantagem de retardar o esvaziamento gástrico e não se emulsificar com a dieta. Os triglicerídeos de cadeia média (TCM) usualmente utilizados nas situações de má absorção ou quilotórax traumático contêm em média 8,5kcal/mL e não necessitam dos sais biliares para sua solubilização, sendo absorvidos diretamente via porta. Apresentam a vantagem de não retardar o esvaziamento gástrico, mas possuem sabor desagradável e efeito catártico, quando utilizados em grande quantidade. Atualmente se encontra disponível módulo de TCM enriquecido com ácidos graxos essenciais, que deve ser utilizado com cautela nos casos de má absorção. Em geral, os módulos de proteína são utilizados quando há perda entérica de proteína[8,10,29,31].

Na terapia nutricional no paciente cardiopata, principalmente nas situações em que há ingesta calórica forçada, é necessário monitorar a tolerância alimentar (resíduo gástrico, distensão abdominal, consistência e pH fecal, presença de substâncias redutoras na fezes), o volume ingerido, o ganho ponderal, o balanço hídrico e as funções cardiorrespiratória, renal e hepática[10].

ALEITAMENTO MATERNO

O aleitamento ao seio deve ser incentivado no lactente com cardiopatia sempre que suas condições clínicas permitirem, em razão dos benefícios que o leite humano propor-

PARTE VI · Nutrição em Pediatria – Situações Especiais

ciona, tais como propriedades imunológicas e o conteúdo em nutrientes de melhor digestibilidade, além de fortalecer o vínculo mãe-filho. Apesar disso, geralmente é recomendado o uso de mamadeiras com base no argumento de que o aleitamento ao seio é mais difícil para essas crianças. No entanto, dados publicados por Marino, O'Brien e Lore[40] mostraram que a saturação de oxigênio em crianças com cardiopatia congênita foi maior e menos variável quando amamentadas ao seio, em relação às que utilizaram mamadeira, indicando assim que existe menor estresse cardiorrespiratório no aleitamento materno ao seio.

Apesar dos inúmeros benefícios, o aleitamento materno exclusivo pode não ofertar as calorias e proteínas necessárias para lactentes com demanda metabólica elevada, como os cardiopatas. No entanto, existem várias estratégias que podem ser utilizadas para o manejo adequado nessa situação[29].

O leite posterior contém significativamente mais energia e gordura do que o leite anterior. Nos casos em que a mãe produz um volume de leite superior às necessidades do lactente, a tentativa de ofertar o leite posterior, por meio da extração de parte do leite anterior, poderá contribuir com a aceleração do crescimento[31,41,42].

O leite humano possui cerca de 67kcal/100mL e pode ser mantido intercalado com fórmula de maior densidade calórica para atingir as necessidades dos lactentes com cardiopatia congênita que apresentaram déficit nutricional. Nesses casos deve-se atentar para a quantidade de água livre na dieta, principalmente quando o aleitamento for insuficiente ou desconhecido[29]. Outra estratégia que pode ser utilizada consiste no uso de aditivos de leite humano[29,31]. Esses produtos são acrescidos ao leite ordenhado e aumentam a concentração de proteína, energia, sódio, cálcio, fósforo e vitaminas. No entanto, foram desenhados especificamente para recém-nascidos pré-termo e devem ser utilizados com cautela em lactentes com cardiopatia congênita em virtude do seu maior conteúdo em sódio e minerais[29].

ALIMENTAÇÃO COMPLEMENTAR

Alimentos sólidos devem ser introduzidos para os lactentes com cardiopatia congênita entre 4 e 6 meses de idade, período semelhante ao preconizado aos lactentes saudáveis. Inicialmente, devem ser introduzidos alimentos de boa digestibilidade, tais como cereais para lactentes fortificados com ferro, além de frutas e vegetais sem adição de sal, amassados ou na forma de purê, conforme recomendação do Ministério da Saúde[43]. A alimentação pode ser suplementada com polímero de glicose, xarope de glicose e óleos vegetais para o incremento da oferta calórica. A maioria dos alimentos comercializados para lactentes, especialmente papas ou sopas à base de vegetais e carnes, contém grande quantidade de sódio e, portanto, deve ser evitada[29,44].

REFERÊNCIAS BIBLIOGRÁFICAS

1. Ebaid M. Cardiologia em pediatria: temas fundamentais. São Paulo: Roca, 2000 (Série InCor): 495-512.
2. Amorim LF, Pires CAB, Lana AMA et al. Apresentação das cardiopatias congênitas diagnosticadas ao nascimento: análise de 29.770 recém-nascidos. J Pediatr 2008; 84:83-90.
3. Marcondes E, Vaz FAC, Ramos JLA, Okay Y. Pediatria básica: Tomo III Pediatria clínica especializada. São Paulo: Savier, 2003.

CAPÍTULO 25 · Cardiopatias Congênitas

4. Wessel JJ, Samour PQ. Cardiology. In: Handbook of pediatric nutrition. London; Jones and Bartlett publishers, 2005: 407-20.
5. Chen CW, Li CY, Wang JK. Growth and development of children with congenital heart disease. J Adv Nurs 2004; 47:260-9.
6. Leite HP, Fisberg M, Novo NF, Nogueira EBR, Ueda I.K. Nutitional assessment and surgical risk markers in children submitted to cardiac surgery. Sao Paulo Med J 1995; 113:706-714.
7. Nydegger A, Bines JE. Energy metabolism in infants with congenital heart disease. Nutrition 2006; 22:697-704.
8. Forchielli ML, Mccoll R, Walker WA, Lo C. Children with congenital heart disease: a nutrition challenge. Nutr Reviews 1994; 52:348-353.
9. Mendes GAN. Dietoterapia nas cardiopatias congênitas. Rev Soc Cardiol Estado de São Paulo 1997; 7:515-22.
10. Oba J. Terapia nutricional na criança com cardiopatia congênita. In: Ebaid M (Org.) Cardiologia em pediatria: temas fundamentais. São Paulo; Roca, 2000: 495-512.
11. Amaral FTV, Atik E. Enteropatia perdedora de proteínas após cirurgia de Fontan. Arq Bras Cardiol 2006; 87:236-40.
12. Tovar AR, Halhali A, Torres N. Effect of nutrition rehabilitation of undernourished rats on serum insulin-like growth factor (IGF)-I binding proteins. Rev Invest Clin 1999: 51:99-106.
13. Dundar B, Akcoral A, Saylam G et al. Chronic hypoxemia leads to reduced serum IGF-I levels in cyanotic congenital heart disease. J Pediatr Endocrinol Metab 2000: 13:431-6.
14. Greenberg A. Diuretic complications. Am J Med Sci 2000; 319:10-24.
15. Greenberg A. Primer on Kidney diseases. National Kidney Foundation. Pennsylvania; Elsevier Saunders, 2005.
16. Berné Y, Carías D, Cioccia AM, González E, Hevi P. Effect of the diuretic furosemide on urinary essential nutrient loss and on body stores in growing rats. ALAN, 2005; 55:154-60.
17. Duarte AC, Castellani FR. Semiologia Nutricional em Pediatria. In: Semiologia nutricional. Rio de Janeiro; Axcel Books do Brasil Editora, 2002: 94-104.
18. Gibson R. Principles of Nutritional assesment. New York; Oxford, 2005.
19. Cavalcante AAM, Priore SE, Franceschini SCC. Estudos de consumo alimentar: aspectos metodológicos gerais e o seu emprego na avaliação de crianças e adolescentes. Rev Bras Saude Mater Infant 2004; 4:229-240.
20. Lopes TS, Ferreira DM, Pereira RA, Veiga GV, Marins VMR. Comparação entre distribuições de referência para a classificação do estado nutricional de crianças e adolescentes com síndrome de down. J Pediatr (Rio J). 2008; 84:350-356.
21. Cronk C, Crocker AC, Pueschel SM et al. Growth charts for children with Down syndrome: 1 month to 18 years of age. Pediatrics 1988; 81:102-10.
22. Leite HP. Terapia nutricional nas cardiopatias congênitas. In: Lopez FA, Sigulem DM, Taddei JAAC (Org.) Terapia nutricional em pediatria. Sarvier, 2002: 240-246.
23. Van Der Kuip M, Hoos MB, Forget PP, Westerterp KR, Gemke RJ, De Meer K. Energy expenditure in infants with congenital heart disease, including a meta-analysis. Acta Paediatr 2003; 92:921-7.
24. Thompson MA, Bucolo S, Quirk P et al. Measured versus predicted resting energy expenditure in infants: a need for reappraisal. J Pediatr 1995; 126:21-7.
25. Kaplan AS, Zemel BS, Neiswender KM et al. Resting energy expenditure in clinical pediatrics: measured versus prediction equations. J Pediatr 1995; 127:200-5.
26. ESPGHAN. Guidelines On Paediatric Parenteral Nutrition. J Pediatr Gastroenterol Nutr 2005; 41:S5-S11.
27. Sentongo TA, Tershakovec AM, Mascarenhas MR et al. Resting energy expenditure and prediction equations in young children with failure to thrive. J Pediatr 2000; 136:345-50.
28. Avitzur Y, Singer P, Dagan O et al. Resting energy expenditure in children with cyanotic and noncyanotic congenital heart disease before and after open heart surgery. JPEN 2003; 27(1):47-51.
29. Sinden AA, Sutphen J. Growth and nutrition. In: Adams H. Heart disease in infants, children and adolescents. Baltimore: Williams; Wilkins; 1995: 366-74.

30. Lewis A, Hsieh V. Congenital heart disease and lipid disorders in children. In: Ekvall VK. Pediatric nutrition in chronic disease and developmental disorders. New York; Oxford, 2005: 229-231.
31. Steltzer M, Rudd N, Pick B. Nutrition care for newborns with congenital heart disease. Clin Perinatol 2005; 32:1017-1030.
32. Mitchell IM, Davies PSW, Day JME, Pollock JCS, Jamieson MPG. Energy expenditure in children with congenital heart disease, before and after cardiac surgery. J Thorac Cardiovasc Surg 1994; 107:374-380.
33. Jensen GL, Binkley J. Hazards of overfeeding. In: Shikora AS, Martindale RG, Schwaitzberg SB (Ed.). Nutritional considerations in the intensive care unit: science, rationale and practice – ASPEN. Iowa: Kendall/Hunt, 2002: 111-8.
34. Premer DM, Georgieff MK. Nutrition for ill neonates. NeoReviews 1999; 20:56-62.
35. Institute of Medicine. Dietary reference intakes for water, potassium, sodium, chloride, and sulfate. Washington (DC): National Academy Press; 2004.
36. MacDonald A. Enteral feeding and food intolerance in paediatrics. In: Heatley RV, Green JH, Losowsky MS. Consensus in clinical nutrition. Melbourne; Cambridge University Press, 1994: 192-223.
37. Sun X, Spencer AU, Yang H, Haxhija EQ, Teitelbaum DH. Impact of caloric intake on parenteral nutrition-associated intestinal morphology and mucosal barrier function. JPEN. 2006; 30(6):474-9.
38. Schwarz SM, Gewitz MH, See CC et al. Enteral nutrition in infants with congenital heart disease and growth failure. Pediatrics. 1990; 86(3):368-73.
39. TACO (Tabela brasileira de composição de alimentos). NEPA-UNICAMP. Versão II.Campinas: NEPA-UNICAMP, 2006. 105p.
40. Marino BL, O'Brien P, Lore H. Oxygen saturations during breast and bottle feedings in infants with congenital heart disease. J Pediatr Nurs 1995; 10(6):360-4.
41. Valentine CJ, Hurst NM, Schauler RJ. Hindmilk improves weight gain in low-birth-weight infants fed human milk. J Pediatr Gastroenterol 1994; 18:474.
42. Hurst NM, Meier PP. Breastfeeding the preterm infant. In: Riordan J. Breastfeeding and human lactation. Boston/London; Jones and Bartlett Publishers, 2004: 382.
43. Ministério da Saúde. Secretaria de Atenção à Saúde. Departamento de Atenção Básica. Saúde da criança: nutrição infantil: aleitamento materno e alimentação complementar. Brasília; Editora do Ministério da Saúde; 2009.
44. Stanfield PS, Hui YH. Diet therapy and congenital heart disease. In: Stanfield PS, Hui YH. Nutrition and diet therapy: self-instructions modules. American dietetic association. Jones and Bartlett Publishers, 2009: 377-382.

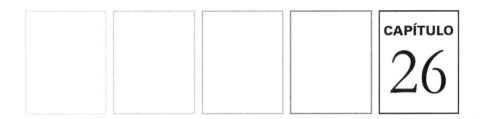

Fibrose Cística

Isabel Carolina da Silva Pinto
Conciana Maria Andrade Freire
Cristiane Pereira da Silva

A fibrose cística (FC), também conhecida como mucoviscidose, é uma doença genética autossômica recessiva que afeta vários sistemas do corpo humano, em especial o trato respiratório. É caracterizada por doença pulmonar obstrutiva crônica, com acúmulo de secreção espessa e purulenta, infecções respiratórias recorrentes, perda progressiva da função pulmonar e *clearance* mucociliar diminuído, insuficiência pancreática e aumento de eletrólitos no suor, bem como acometimento com menos frequência de intestino, fígado, vias biliares e genitais[1,2].

A incidência da FC varia de acordo com as etnias. A população mais afetada é a caucasoide (brancos), cuja incidência varia de 1/2.000 a 1/5.000 nascidos vivos na Europa, EUA e Canadá. Já nos negros americanos a incidência é de 1/15.000 a 1/17.000 e, na Finlândia, de 1/40.000. Nos asiáticos é mais rara, sendo 1 em cada 90.000 nascidos vivos[1,2].

No Brasil, estima-se que a incidência da doença seja de 1/10.000 nascidos vivos, embora haja variação na frequência das mutações em diferentes regiões geográficas. Na região Sul, em razão de variações na frequência das mutações, essa incidência é mais próxima da população caucasiana centro-europeia, ficando próxima de 1/2.000 a 1/5.000 nascidos vivos, o que se reflete numa diferente prevalência da doença nas regiões do Brasil[3].

FISIOPATOLOGIA E ETIOLOGIA

A FC é uma doença genética autossômica recessiva. O seu gene, que está localizado no braço longo do cromossomo 7q no lócus q31, é responsável pela codificação de uma

428 PARTE VI · Nutrição em Pediatria – Situações Especiais

proteína transmembrana, reguladora do transporte iônico, composta por 1.480 aminoácidos, denominada CFTR (*Cystic Fibrosis Transmembrane Condutance*)[4].

A CFTR, também chamada de canal de cloro, é sintetizada no núcleo celular, sofre maturação em organelas citoplasmáticas e migra até a membrana apical das células, onde fica localizada[1]. Pode ser encontrada em vários tipos celulares, principalmente nas células epiteliais do trato respiratório, e também nas glândulas salivares, glândulas sudoríparas, no intestino, pâncreas, fígado e trato reprodutor[2].

Já foram identificadas mais de 1.000 mutações do gene da fibrose cística, porém a mais frequente delas ocorre por uma deleção de três pares de bases, adenosina-tiamina-tiamina (ATT), resultando na perda do aminoácido fenilalanina na posição 508 (ΔF508) da proteína da CFTR, o que impede seu funcionamento adequado. Essa mutação é denominada ΔF508; Δ significa supressão e F, abreviação do aminoácido fenilalanina[5].

Aproximadamente 70% a 90% dos cromossomos da FC na população do norte da Europa têm a mutação ΔF508, cuja incidência diminui na população mediterrânea, no Centro-Sul europeu, para cerca de 50% dos cromossomos[1,2].

No Brasil, ao se estudar a presença dessa mutação em pacientes com diagnóstico de FC, encontrou-se uma incidência de 49% no Rio Grande do Sul, 27% em Santa Catarina, 52% em São Paulo, 44% no Paraná e 53% em Minas Gerais[3].

A mutação ΔF508, na forma homozigótica, está associada à presença de insuficiência pancreática[5,6], doença pulmonar mais grave e colonização precoce por *Pseudomonas aeruginosa*[7].

Em condições normais, a CFTR é responsável pela secreção de cloro e sódio pelas células epiteliais para a luz brônquica por meio de transporte ativo. Com a alteração genética, a CFTR é anormalmente sintetizada, alterando seu funcionamento, causando redução na excreção do cloro e aumento da eletronegatividade intracelular e resultando em maior fluxo de sódio para o interior da célula, preservando assim o equilíbrio eletroquímico. Isso acarreta um aumento de fluxo de água para o interior da célula e, consequentemente, desidratação do muco extracelular, diminuindo o *clearance* e alterando seu conteúdo iônico[8,9].

Ocorre então aumento das secreções mucosas e também da viscosidade, favorecendo a obstrução dos ductos, o que predispõe as infecções crônicas acompanhadas de reação inflamatória e posterior processo de fibrose[1]. A disfunção generalizada das glândulas exócrinas, com consequente obstrução dos ductos de vários órgãos, causa doença pulmonar crônica, insuficiência pancreática, infertilidade masculina e concentração elevada de sódio e cloro no suor[2].

MANIFESTAÇÕES CLÍNICAS

As manifestações clínicas podem ser muito variáveis e ocorrer precocemente ou na vida adulta. As manifestações mais comuns na FC são tosse e diarreia crônicas, além de déficit nutricional; entretanto, pode manifestar-se de várias outras maneiras, por ser uma doença que pode acometer vários órgãos[2].

Manifestações respiratórias

O acometimento do trato respiratório associa-se com a maior morbidade e é a causa de morte em mais de 90% dos pacientes. O dano ao aparelho respiratório é progressivo e

CAPÍTULO 26 · Fibrose Cística   **429**

de intensidade variável, e determina, na maioria das vezes, o prognóstico final da doença, sendo o aspecto mais crítico da FC[1].

A FC manifesta-se no sistema respiratório por um acúmulo de secreção espessa e purulenta, infecções respiratórias recorrentes, perda progressiva da função pulmonar e *clearance* mucociliar diminuído[2].

A manifestação mais comum é a tosse persistente, mas muitas crianças apresentam história de bronquiolite de repetição, síndrome do lactente chiador, infecções recorrentes do trato respiratório ou pneumonias recidivantes[1].

Há duas hipóteses que relacionam a causa da doença pulmonar na FC. A primeira sugere que a falta ou o defeito da CFTR causaria desidratação do muco, resultando em muco concentrado e diminuição da atividade mucociliar, favorecendo a infecção. A segunda hipótese sugere que a falta ou deficiência da CFTR resulta em hipertonicidade do muco, em razão da elevação na concentração de sais nas vias aéreas, inibindo a ação de defensinas que atuam como barreira antimicrobiana[10].

A doença pulmonar na FC caracteriza-se pela colonização e infecção respiratória por bactérias que levam a dano irreversível. Os micro-organismos mais frequentes são: *Staphylococcus aureus*, *Haemophilus influenzae*, *Pseudomonas aeruginosa* e *Burkholderia cepacia*, que geralmente aparecem nas vias aéreas nessa ordem, respectivamente[11].

O *S. aureus* é a bactéria mais frequentemente isolada em lactentes com FC, enquanto *H. influenzae* e a *P. aeruginosa* são mais frequentes depois dos 2 anos de vida. A *P. aeruginosa* é a principal bactéria responsável pelo dano pulmonar. A incidência de colonização por *P. aeruginosa* aumenta com a idade. Eventualmente, 70% a 90% dos pacientes fibrocísticos são infectados[2].

Manifestações digestivas

A mais importante alteração digestiva é a insuficiência pancreática (IP). Ela está presente em torno de 85% a 90% dos pacientes portadores de FC[7,12]. Os indivíduos suficientes pancreáticos ao nascimento podem apresentar declínio da função pancreática após alguns anos, tornando-se insuficientes pancreáticos[13]. Estima-se que aproximadamente 92% das crianças com FC apresentarão IP até o primeiro ano de vida[14].

A primeira manifestação de insuficiência pancreática na FC é o íleo meconial (obstrução do íleo terminal por um mecônio espesso, que aparece em 15% a 20% dos pacientes[15]. Outra manifestação que ainda pode ocorrer no período neonatal em cerca de 5% dos fibrocísticos é o edema hipoproteinêmico secundário à insuficiência pancreática[1].

A má absorção é predominantemente ocasionada pela disfunção pré-epitelial que resulta em não absorção de nutrientes não digeridos em função da insuficiente secreção pancreática. O muco espesso obstrui os ductos pancreáticos e impede que as enzimas atinjam o duodeno. Além disso, a secreção de bicarbonato também fica prejudicada, fazendo com que o pH do duodeno permaneça baixo, prejudicando a ação das enzimas pancreáticas que necessitam de pH alcalino para sua ação. A diminuição ou ausência de enzimas pancreáticas conduz à deficiência na absorção de lipídios, proteínas e, em menor grau, de carboidratos[16].

Em crianças maiores, a insuficiência pancreática caracteriza-se por diarreia crônica, esteatorreia, com evacuações de fezes volumosas, amarelo-palha, brilhantes, gordurosas

430 PARTE VI · Nutrição em Pediatria – Situações Especiais

e fétidas, geralmente com mais de cinco evacuações por dia. Podem ser percebidos restos alimentares não digeridos nas fezes[2]. Prolapso retal aparece em cerca de 20% dos pacientes menores de 5 anos não tratados, sendo um sinal bastante importante e podendo indicar agravo nutricional grave[17].

O acometimento hepatobiliar, que pode estar presente em 5% dos pacientes, caracteriza-se pela fibrose biliar, ocasionada pelo aumento anormal de secreção de íons pelo epitélio das vias biliares com consequente aumento da viscosidade da secreção, diminuindo o fluxo biliar e predispondo a obstrução biliar e a reação inflamatória. Pode ser causa de morte em 1% a 2% dos pacientes[1]. O dano hepatobiliar pode exacerbar a severidade da má absorção em razão da inadequação na secreção da bile, necessária ao processo de digestão e absorção das gorduras[18].

Manifestações nutricionais

Há uma íntima relação entre a alteração da composição corporal, desnutrição e função pulmonar. Os indivíduos com FC estão mais propensos a desenvolver desnutrição, principalmente em virtude das más digestão e absorção de nutrientes, bem como as complicações progressivas da doença, que aumentam ainda mais a demanda de nutrientes, tornando difícil atingir as necessidades nutricionais pela ingestão oral[19].

Existem múltiplos fatores inter-relacionados que afetam o estado nutricional, tais como: mutações genéticas, grau de insuficiência pancreática, ressecção intestinal, perdas de sais e ácidos biliares, refluxo gastroesofágico, inflamação e infecções pulmonares, diabetes e condições psicológicas[1]. Dispneia e vômitos, induzidos pela tosse, anorexia durante episódios de infecções e sensação prejudicada do olfato e paladar também impedem ou diminuem a ingestão de alimentos[19].

A má absorção de gorduras, secundária à insuficiência pancreática, é a principal anormalidade com repercussões nutricionais. Pacientes com insuficiência pancreática estão mais propensos à desnutrição e têm pior prognóstico em termos de crescimento, função pulmonar e sobrevida do que os pacientes suficientes pancreáticos[18]. Nos insuficientes pancreáticos, a não reposição exógena de enzimas pancreáticas reduz a absorção de gorduras em até 40% a 50% do total de lipídios consumidos[20].

A desnutrição pode ser resultado do aumento do gasto calórico, da baixa ingestão e da má absorção de nutrientes. A demanda de energia está aumentada, dentre outras causas, pelo acréscimo do trabalho respiratório secundário à doença pulmonar crônica[2].

A desnutrição está extremamente relacionada ao declínio acelerado da função pulmonar, o que aumenta o risco de colonizações pulmonares e afeta a resposta imune. A perda de peso acentuada, principalmente quando associada à diminuição da massa magra, implica consequências sobre os músculos respiratórios e a elasticidade pulmonar[21].

Outras manifestações

A esterilidade é marcante nos fibrocísticos e atinge mais de 95% dos homens e pelo menos 60% das mulheres[2]. Nos homens há atrofia ou obstrução dos ductos deferentes, resultando em esterilidade na maior parte dos casos. As mulheres, em geral, têm retardo

CAPÍTULO 26 · Fibrose Cística **431**

puberal e diminuição da fertilidade em razão da menor hidratação do muco cervical, o que dificulta a migração dos espermatozoides[8].

O aumento da perda de cloreto de sódio pelo suor também é uma das manifestações da enfermidade. A perda crônica de suor e de outros fluidos pode não só causar depleção eletrolítica grave como, e em épocas de calor intenso, também desidratação, hiponatremia e hipocloremia grave, que necessitam de intervenção imediata[17].

Três outras complicações que nos últimos tempos têm aparecido com maior evidência nos fibrocísticos em razão do aumento da expectativa de vida e dos avanços no tratamento são o diabetes, a osteoporose e a dislipidemia, que serão mais bem detalhados nos tópicos a seguir.

DIAGNÓSTICO

O diagnóstico da FC deve-se basear na presença de uma ou mais manifestações clínicas, caracterizadas por doença pulmonar crônica, insuficiência pancreática exócrina crônica, história familiar de FC e/ou teste positivo de triagem neonatal, associadas à elevação anormal da concentração de cloro no suor (> 60mEq/L) em duas ocasiões diferentes ou na presença de duas mutações genéticas[1,2,12].

O teste do suor é o padrão-ouro para o diagnóstico da FC. A dosagem de cloreto no suor deve ser realizada pela iontoforese estimulada com pilocarpina. Concentrações de cloro no suor acima 60mEq/L, em duas ocasiões diferentes, em amostras contendo pelo menos 100mg de suor, devem ser consideradas como diagnóstico de FC. Os níveis considerados normais vão até 45mEq/L. Adolescentes e adultos jovens podem ter valores mais elevados, sendo necessário repetir o teste quando há resultados entre 45 e 60mEq/L, pois esses valores são considerados duvidosos[12].

O diagnóstico também pode ser realizado pela identificação de duas mutações genéticas conhecidas, principalmente quando o paciente apresenta quadro clínico compatível e teste de suor não conclusivo[12].

A partir de 1979, desenvolveu-se o teste de triagem neonatal para diagnóstico da FC, a partir da dosagem quantitativa de tripsinogênio imunorreativo (IRT)[12]. No Brasil, a partir de 2001, o teste tem sido acrescentado ao "teste do pezinho", inicialmente no Paraná, após aprovação do Programa Nacional de Triagem Neonatal[22]. Até o momento, apenas os estados do Paraná, Santa Catarina e Minas Gerais incluem essa dosagem. O IRT é um precursor da enzima pancreática, e sua dosagem é um indicador indireto da doença, cuja concentração costuma estar persistentemente elevada no sangue dos recém-nascidos com fibrose cística, mesmo nos casos em que ainda há suficiência pancreática[23].

Esse teste tem por objetivos o diagnóstico precoce e a melhora da qualidade de vida dos pacientes. Alguns estudos relatam os benefícios do diagnóstico precoce pelo teste neonatal, diminuindo as intercorrências pulmonares e oferecendo oportunidades para prevenir a desnutrição em crianças portadoras de FC[23].

O teste é realizado a partir da coleta de sangue, conforme protocolo já estabelecido de triagem neonatal para doenças como fenilcetonúria, hipotireoidismo congênito e hemoglobinopatias. Utiliza-se como ponto de corte para dosagem de ITR o valor de 70ng/mL, sendo necessárias duas amostras acima do ponto de corte para confirmação do

432   PARTE VI · Nutrição em Pediatria – Situações Especiais

resultado. Em seguida, se positivo, o paciente deve ser submetido ao teste do suor para confirmação do diagnóstico[12,23,24].

AVALIAÇÃO DO ESTADO NUTRICIONAL

O tratamento da FC envolve uma abordagem multidisciplinar, sendo o suporte nutricional fundamental para a diminuição da morbimortalidade e melhora da qualidade de vida, visto que já está bem esclarecida a associação entre a desnutrição e a deterioração da função pulmonar[25], relacionando-se diretamente com a sobrevida dos pacientes.

A avaliação nutricional deve contemplar as avaliações antropométrica, clínica, bioquímica e dietética, além de dados sobre aspecto das fezes, adesão à terapia de reposição enzimática, suplementação vitamínica e presença de complicações, descritas a seguir.

Avaliação antropométrica

Segundo o Consenso Americano de Nutrição em Fibrose Cística[7], existem três fases nas quais o estado nutricional e o crescimento da criança com FC merecem maior atenção: o primeiro ano de vida, nos primeiros 12 meses após o diagnóstico e na puberdade (nas meninas, dos 9 aos 16 anos, e nos meninos, dos 12 aos 18 anos). Recomenda-se que a avaliação do estado nutricional deva ser realizada a cada 3 meses[7], embora a periodicidade possa variar de acordo com as necessidades do paciente[26].

Esse consenso recomenda a utilização dos parâmetros de estatura para idade (E/I), peso para estatura (P/E), índice de massa corporal para idade (IMC/I) e percentual de peso ideal (% Pi) para a identificação de risco e falência nutricional[7].

O cálculo do percentual de peso ideal (% Pi) leva em consideração o percentual de estatura para idade (% Pi = peso atual × 100/peso/idade, que corresponde ao mesmo percentil de estatura/idade)[7]. A classificação do estado nutricional conforme percentual de peso ideal encontra-se no Quadro 26.1. O Quadro 26.2 apresenta um exemplo para o cálculo do percentual de peso ideal (% Pi) e o Quadro 26.3 demonstra a classificação para risco e falência nutricional[7].

Quadro 26.1. Classificação do estado nutricional conforme percentual de peso ideal (% Pi)

Estado nutricional	Percentual de peso ideal (% Pi)
Eutrofia	90%-110%
Peso insuficiente	85%-89%
Desnutrição leve	80%-84%
Desnutrição moderada	75%-79%
Desnutrição severa	< 75%

Fonte: Ramsey[18].

Quadro 26.2. Exemplo para o cálculo do percentual de peso ideal (% Pi)

Menina, 5 anos. Peso atual de 13,5kg e Estatura de 104,5cm
• 1º Passo: Encontrar o percentil do indicador E/I nas tabelas de referência da OMS. Neste caso, E/I = p15 (se < p3, considerar o p3)
• 2º Passo: Encontrar o peso, correspondente à idade, no mesmo percentil do E/I. Assim, P/I no p15 = 15,7kg
• 3º Passo: Calcular o % Pi utilizando a fórmula: % Pi = (Peso atual x 100)/Peso ideal Neste caso: (13,5 x 100)/15,7 = 86%
• 4º Passo: Classificar de acordo com Ramsey (Quadro 26.1). Neste caso, criança classificada com Peso Insuficiente

Quadro 26.3. Classificação de risco e falência nutricional em pacientes com FC segundo o Consenso Americano de Fibrose Cística [7]

Estado nutricional	Comprimento ou estatura	%Pi (todas as idades)	P/E (0 a 2 anos)	IMC (2 a 20 anos)	Ação
Aceitável	Normal	≥ 90%	> p25	> p25	Manter monitoramento
Risco nutricional[1]	Não acompanha o potencial genético	≥ 90% (com perda de peso ou peso-platô)[2]	p10-25	p10-25	Considerar a evolução clínica e nutricional[3]
Falência nutricional	< p5	< 90%	< p10	< p10	Tratar a falência nutricional

[1] Considerar atraso puberal também como um marcador de risco de falência nutricional (nas meninas: não desenvolvimento das mamas após os 13 anos; não menarca após os 16 anos ou após 5 anos do início do desenvolvimento das mamas. Nos meninos: não crescimento dos testículos ou mudanças genitais após os 14 anos).

[2] Peso-platô é definido como não aumento de peso por mais de 3 meses em paciente com menos de 5 anos de idade ou não aumento de peso por mais de 6 meses em pacientes com mais de 5 anos.

[3] Nem todos os pacientes dessa categoria estão em falência nutricional.

Mais recentemente, uma revisão sistemática reavaliou as recomendações existentes para o manejo nutricional de crianças portadoras de FC e concluiu que na prática clínica o uso de % Pi não classifica adequadamente os pacientes em risco nutricional, principalmente em crianças de baixa estatura[27,28,29]. A *Cystic Fibrosis Foundation* recomenda que para crianças menores de 2 anos seja utilizado o percentil de P/E e para os indivíduos de 2 a 20 anos o percentil de IMC, pois esses indicadores foram mais sensíveis às alterações da função pulmonar. Recomenda ainda que o P/E ou o IMC/I para indivíduos de 0 a 2 anos e 2 a 20 anos, respectivamente, seja igual ou maior do que o percentil 50 para que haja manutenção da melhor função pulmonar[27].

As medidas de composição corporal, com a determinação da massa magra e da massa gorda também, devem ser avaliadas, visto que esses dois compartimentos podem refletir melhor o estado nutricional dos pacientes com FC. Pinto e cols.[30] encontraram déficit nutricional em pacientes com FC apenas quando avaliadas as medidas de com-

434   PARTE VI · Nutrição em Pediatria – Situações Especiais

posição corporal, ao passo que os indicadores antropométricos (P/I, E/I e P/E) demonstravam eutrofia.

Recomenda-se que sejam realizadas as medidas de circunferência do braço (CB) e da prega cutânea tricipital (PCT), no mínimo, anualmente. A partir desses indicadores antropométricos, dois outros podem ser obtidos para melhor avaliação dos estoques musculares e de gordura: a área muscular do braço (AMB) e a área gordurosa do braço (AGB)[7]. Todos os valores devem ser comparados de acordo com idade e sexo, segundo a referência de Frisancho[31] (ver Capítulo 13 – Avaliação Nutricional).

Avaliação da ingestão alimentar

Para a avaliação da ingestão alimentar, o recordatório de 24 horas combinado ao registro alimentar de 3 ou 5 dias é o método mais indicado para se avaliar o consumo energético, como também as necessidades de ajustes das enzimas pancreáticas, devendo ser realizado com uma frequência mínima anual se o paciente apresentar crescimento satisfatório[7,18].

Além da avaliação da ingestão dietética, outros itens devem ser observados, tais como: o funcionamento intestinal (frequência, consistência das evacuações e presença de constipação), a adesão à reposição das enzimas pancreáticas (se ingestão das doses recomendadas e cumprimento dos horários) e a utilização de suplementos nutricionais, vitaminas e minerais[26].

Avaliação clínica

Na avaliação nutricional, o exame físico é fundamental no sentido de elucidar sinais da deficiência de macro e micronutrientes, norteando a orientação dietética[32]. O Quadro 26.4 demonstra as principais manifestações clínicas presentes nos fibrocísticos.

Quadro 26.4. Manifestações clínicas presentes na fibrose cística

Manifestações clínicas	Comprometimento
Diminuição do tecido celular subcutâneo, hipotrofia muscular Cabelos secos, quebradiços e despigmentados Icterícia, cianose e visceromegalia	Desnutrição
Acrodermatite enteropática (lesões vesicobolhosas e eritematosas em regiões periorificiais) Alopecia, estomatite, queilite angular, paroníquia e blefaroconjuntivite	Deficiência de zinco
Manifestações hemorrágicas (púrpura, equimoses e sangramento gengival)	Deficiência de vitamina K
Xerose dérmica, hiperqueratose folicular, xeroftalmia e mancha de Bitot	Deficiência de vitamina A
Estomatite angular, glossite e queilite	Deficiência de vitaminas B_2, B_3 e B_6
Hiperpigmentação generalizada ou máculas hiperpigmentadas, além de sinais de neuropatia periférica	Deficiência de vitamina B_{12} e/ou vitamina E
Baqueteamento digital	Comprometimento da função pulmonar

Fonte: adaptado de Pires, Obelar e Wayhs[32].

Avaliação laboratorial

Além do exame físico, é importante a avaliação bioquímica para uma maior clareza quanto ao estado nutricional do paciente. O Consenso Americano de Fibrose Cística[7] recomenda a realização de dosagens das vitaminas lipossolúveis, pela presença da má absorção das gorduras e possivelmente dessas vitaminas; do betacaroteno, por ser um precursor da vitamina A e ter função antioxidante; e de alguns minerais como: cálcio, ferro, zinco e sódio; além de ácidos graxos essenciais, conforme o Quadro 26.5.

Quadro 26.5. Monitoramento laboratorial em pacientes com fibrose cística

Nutrientes	Quando monitorar	Exames
Vitamina A	No diagnóstico Anualmente	Vitamina A (retinol)
Vitamina D	No diagnóstico Anualmente	25-OHD
Vitamina E	No diagnóstico Anualmente	Alfatocoferol
Vitamina K	No diagnóstico Anualmente Pacientes com hemoptise, hematêmese ou insuficiência hepática	PIVKA-II* (preferencialmente) ou INR (tempo de protrombina)
Betacaroteno	De acordo com avaliação clínica	Níveis sanguíneos
Cálcio/estado ósseo	> 8 anos (se fatores de risco presentes)**	Cálcio, fósforo, paratormônio (PTH) Densitrometria óssea
Ferro	No diagnóstico Anualmente Se paciente com apetite diminuído	Hemoglobina e hematócrito
Zinco	Recomendada suplementação por 6 meses quando baixa estatura	Não há consenso para avaliação
Sódio	Na presença de desidratação ou exposição ao calor	Sódio sérico e urinário (quando presente na urina, indica depleção do sódio corporal total)
Proteína sérica	No diagnóstico Anualmente Pacientes em risco nutricional	Albumina Pré-albumina Proteína total

* Proteína induzida pela ausência de vitamina K – É a medida mais sensível para avaliação dessa vitamina.

** Candidatos para transplante de órgãos, pós-transplantados, doença pulmonar grave, fratura óssea associada com atividades de baixo impacto, uso crônico de medicamentos corticosteroides, atraso no desenvolvimento puberal e carência nutricional.

Fonte: Borowitz[7]; Barbosa[26].

TERAPIA DE REPOSIÇÃO ENZIMÁTICA

Uma vez identificada a insuficiência pancreática, deve-se iniciar a terapia de reposição enzimática. As enzimas devem ser administradas concomitantemente a qualquer

436 PARTE VI · Nutrição em Pediatria – Situações Especiais

refeição. As mais utilizadas são cápsulas de microesferas revestidas com uma proteção entérica sensível ao pH, sendo ativadas num pH 5,5 a 6,0, evitando a inativação pela acidez gástrica[32].

No Brasil, a Portaria 263, de 18 de julho de 2001[33], publicou as recomendações para o tratamento de reposição enzimática nas crianças portadoras de FC. Preconiza-se o início do tratamento com 1.000U/kg/refeição de lipase para menores de 4 anos e 500U/kg/refeição para maiores de 4 anos e, usualmente, metade da dose deve ser utilizada para os horários de lanche. A dose total diária deve refletir aproximadamente três refeições e dois a três lanches. Se os sinais e sintomas de má absorção persistem, incrementos nas doses podem ser realizados. Não se sabe a segurança de doses entre 2.500 e 6.000U/kg por refeição. Acima dessa dose pode ocorrer o risco de colonopatia fibrosante. No caso do desenvolvimento de colonopatia, a dose deve ser reduzida para 500 a 2.500U/kg/refeição. O uso de antiácidos aumenta a biodisponibilidade por diminuir a inativação pelo pH baixo. A dose máxima diária não deve ultrapassar 10.000U/kg de lipase.

A adequação da terapia enzimática pode ser feita com parâmetros de crescimento e padrão das fezes. O melhor método consiste na dosagem de gordura fecal de 72 horas e no cálculo do coeficiente de absorção de gorduras. Outros métodos estão sendo desenvolvidos para adequar a terapia enzimática[19].

Alguns alimentos não precisam da suplementação enzimática antes de serem ingeridos, tais como: frutas (exceto abacate), vegetais (exceto batata e os grãos feijão e ervilha), açúcar, mel e geleias[34].

Estudos como o de Adde et al.[35], Gaspar et al.[6] e Adde et al.[36] relatam melhora do estado nutricional com o aumento dos parâmetros antropométricos A/I e P/I e massa magra, aliado a adequada adesão à reposição de enzimas pancreáticas quando se trata de indivíduos insuficientes pancreáticos.

RECOMENDAÇÕES NUTRICIONAIS

Recomendações energéticas e de macronutrientes

As necessidades de nutrientes em indivíduos com FC variam muito de um para outro e até no mesmo indivíduo durante o curso da doença. Os fatores a serem considerados para estimativa das necessidades nutricionais são: sexo, idade, taxa metabólica basal, atividade física, infecção respiratória e gravidade da doença pulmonar e da má absorção[18,20].

A intervenção nutricional deve iniciar-se no momento do diagnóstico e inclui a educação nutricional, a orientação dietética, a suplementação de vitaminas e a terapia de reposição enzimática. A orientação deve ser continuada, porque os ajustes na terapia enzimática são frequentes, em razão das alterações da dieta, dos requerimentos nutricionais com o crescimento e a idade ou do aparecimento de complicações, como diabetes[1].

O gasto energético basal representa 2/3 do gasto energético total, sendo 1/3 a soma do gasto da atividade física, termogênese dos alimentos e crescimento. Os pacientes com FC apresentam maior gasto energético basal, estando ele diretamente relacionado à gravidade do comprometimento pulmonar[32].

As necessidades nutricionais para pacientes com FC estão aumentadas em energia, gordura e proteína. Recomenda-se um consumo de 120% a 150% das necessidades estimadas de energia (*Estimated Energy Requirement* – EER) estabelecidas para indivíduos saudáveis de mesma idade e sexo[34]. Também se indica um maior consumo de lipídios de 35% a 40% das calorias totais e proteínas de 15% (sendo 150% a 200% da RDA)[7]. As equações para o cálculo da EER[37] estão disponíveis no Quadro 26.6.

Uma outra forma para o cálculo do gasto energético em pacientes portadores de FC leva em consideração o grau de comprometimento pulmonar e a insuficiência pancreática[18]. Os passos para o cálculo do gasto energético encontram-se no Quadro 26.7.

Quadro 26.6. Equações para cálculo da necessidades estimadas de energia (EER) conforme estágios da vida

Estágios da vida	EER (kcal/dia)
Crianças de 0 a 35 meses	
0-3 meses	[89 x P (kg)] – 100 + 175
4-6 meses	[89 x P (kg)] – 100 + 56
7-12 meses	[89 x P (kg)] – 100 + 22
13-35 meses	[89 x P (kg)] – 100 + 20
Crianças e adolescentes de 3 a 18 anos	
Meninos	
3-8 anos	88,5 – [61,9 x I] + PA x [26,7 x P + 903 x E] + 20
9-18 anos	88,5 – [61,9 x I] + PA x [26,7 x P + 903 x E] + 25
Meninas	
3-8 anos	135,3 – [30,8 x I] + PA x [10 x P +934 x E] + 20
9-18 anos	135,3 – [30,8 x I] + PA x [10 x P +934 x E] + 25

PA: Coeficiente de atividade física.

Coeficiente de atividade física (PA) conforme o nível de atividade física (PAL), de acordo com a faixa etária e o sexo

Categorias	PAL	PA	
		3 a 18 anos	
		Masculino	Feminino
Sedentário	1,0-1,39	1,0	1,0
Leve	1,4-1,59	1,13	1,16
Moderada	1,6-1,89	1,26	1,31
Intensa	1,9-2,49	1,42	1,56

Fonte: IOM[37].

438 PARTE VI · Nutrição em Pediatria – Situações Especiais

Quadro 26.7. Cálculo da necessidade energética diária (NED) para fibrocísticos, considerando funções pulmonar e pancreática

1º Passo: calcular a taxa metabólica basal (TMB)		
Faixas etárias	Sexo feminino	Sexo masculino
0-3 anos	61 x peso(kg) – 51	60,9 x peso(kg) – 54
3-10 anos	22,5 x peso(kg) + 499	22,7 x peso(kg) + 495
10-18 anos	12,2 x peso(kg) + 746	17,5 x peso(kg) + 651
Fonte: FAO/OMS 1985.		

2º Passo: calcular o gasto energético diário (GED) GED = TMB x (CA + CD)	
Coeficiente de atividade (CA)	Coeficiente de comprometimento pulmonar (CP)
Acamado: 1,3	VEF1 = 80% do predito: 0,0
Sedentário: 1,5	VEF1 = 40 a 79% do predito: 0,2
Ativo: 1,7	VEF1 < 40% do predito: 0,3
VEF1 = volume expiratório forçado no primeiro segundo.	

3º Passo: calcular a necessidade energética Diária (NED)
Sem insuficiência pancreática: NED = GED
Com insuficiência pancreática: levar em consideração o grau de esteatorreia, considerando uma absorção da gordura ingerida inferior a 93% NED = (GED x 0,93)/CAG (Coeficiente de Absorção de Gordura)*

*O CAG é obtido através de exames que quantifiquem a gordura fecal. Utilizar 0,85 se gordura fecal indisponível.
Fonte: Ramsey[18].

Vale salientar que não há método padrão-ouro para estimativa das necessidades energéticas em pacientes com FC. A avaliação da adequação da cota calórica ofertada deve ser feita pelo acompanhamento do ganho de peso e do crescimento[7].

Recomendação de vitaminas e minerais

A má absorção de vitaminas lipossolúveis está frequentemente presente na maioria dos pacientes com FC, principalmente naqueles com insuficiência pancreática[14]. Apesar da terapia de reposição enzimática, os portadores de FC podem permanecer com a absorção prejudicada dessas vitaminas, em razão da presença de doença hepática ou das alterações na circulação êntero-hepática de sais biliares, sendo recomendada a suplementação dessas vitaminas[7] (Quadro 26.8).

Quadro 26.8. Recomendações para suplementação de vitaminas lipossolúveis de acordo com a idade

Idade	Vitamina A (UI)	Vitamina E (UI)	Vitamina D (UI)	Vitamina K (mg)
0-12 meses	1.500	40-50	400	0,3-0,5
1-3 anos	5.000	80-150	400-800	0,3-0,5
4-8 anos	5.000-10.000	100-200	400-800	0,3-0,5
> 8 anos	10.000	200-400	400-800	0,3-0,5

Fonte: Borowitz[7].

Alguns minerais estão diretamente associados às demandas dos pacientes com FC. Dentre eles, merecem destaque: cálcio, ferro, zinco e sódio.

O cálcio é importante para a mineralização óssea, contração muscular e transmissão de sinais no sistema nervoso. Com a maior longevidade dos pacientes portadores de FC, está aumentando a prevalência de osteopenia, osteoporose e do risco de fratura tanto em crianças como em adultos fibrocísticos[38]. Recomenda-se que a ingestão dietética baseie-se nas DRI[7,39] (Anexo I).

A deficiência de ferro é frequente na FC e pode ser causada por vários fatores: ingestão alimentar inadequada, má absorção, infecção crônica e perda sanguínea. A ferritina é frequentemente usada para a avaliação do *status* do ferro, mas nos pacientes com FC deve ser utilizada com cautela, pois é afetada pela inflamação. A transferrina sérica pode ser utilizada como indicador de deficiência de ferro, sendo recomendado o monitoramento anual por meio de hematócrito e hemoglobina[7].

Se for necessária a suplementação de ferro, ela não deve ser realizada próximo ao horário da reposição enzimática, visto que as enzimas diminuem a absorção desse mineral[20].

O zinco tem importante participação em várias enzimas. A sua deficiência está caracterizada por retardo no crescimento, acrodermatite e distúrbio na função imune[20]. É difícil diagnosticar a deficiência de zinco, visto que pode estar presente mesmo com níveis normais de zinco plasmático. Recomenda-se a suplementação empírica por um período de 6 meses se os pacientes apresentarem retardo no crescimento ou baixa estatura ou se forem apresentados níveis inadequados de vitamina A, visto que a deficiência de zinco afeta o *status* da vitamina A[7].

Crianças com FC podem desenvolver hiponatremia por causa das perdas de sal na pele, principalmente em regiões de clima quente e durante a realização de exercícios, e devem ser monitoradas por meio de avaliação bioquímica. Crianças em aleitamento materno exclusivo, principalmente quando expostas a ambientes quentes, perda hídrica excessiva e em casos de febre, suor ou taquipneia, também devem ser monitoradas[7,20]. Nesses casos, recomenda-se a suplementação das seguintes doses diárias de cloreto de sódio (NaCl): para as crianças menores de 1 ano – 500mg; 1-7 anos – 1g; para as maiores de 7 anos – 2 a 4g divididos em doses menores[14].

440   PARTE VI · Nutrição em Pediatria – Situações Especiais

TERAPIA NUTRICIONAL
Particularidades da alimentação de crianças com FC

Nos indivíduos portadores de fibrose cística, a oferta de leite materno é recomendada como alimento ideal durante o primeiro ano de vida, orientando-se o início da alimentação complementar após os 4 a 6 meses. Quando o aleitamento materno não é possível, podem-se oferecer as fórmulas lácteas modificadas para a idade, com aumento da densidade calórica, utilizando-se de módulos de carboidratos ou lipídio, dependendo da necessidade, não sendo recomendada a oferta de leite de vaca integral no primeiro ano de vida. O uso de fórmulas com baixo teor de lactose ou com proteína hidrolisada pode ser recomendado para crianças que eventualmente desenvolvam intolerância à lactose ou alergia à proteína do leite de vaca, respectivamente, bem como para aquelas que possuem graves alterações de absorção intestinal, como na síndrome do intestino curto desenvolvida por crianças com ressecção intestinal por íleo meconial[7,19,20].

Nas etapas subsequentes do desenvolvimento, a alimentação deve seguir as recomendações para cada fase da vida. Nos lactentes, as recomendações de alimentação seguem as mesmas da criança sem fibrose cística, seguindo *Os dez passos para alimentação saudável para crianças menores de 2 anos*[40]. Na fase pré-escolar deve-se ficar atento aos períodos de variação do apetite, bem como à resistência à aceitação de novos alimentos. No escolar, o aumento das atividades diárias pode comprometer a realização das refeições de forma adequada. Já a adolescência é marcada por um período de grande demanda energética em razão da aceleração do crescimento. As infecções pulmonares são mais frequentes, bem como o aparecimento do diabetes que ocorre nessa fase. Além disso, as demandas de ferro e cálcio estão aumentadas, necessitando de atenção na orientação desses nutrientes. Ainda na adolescência é importante ficar atento aos fatores comportamentais, como o afastamento da família e a necessidade de autoafirmação, que podem dificultar o estabelecimento de uma alimentação adequada[7,32].

Nutrição na FC em situações especiais

Com o aumento da expectativa de vida e os avanços no tratamento, algumas complicações anteriormente não observadas passaram a ser identificadas em pacientes com FC. Dentre elas, merecem atenção o diabetes melito, a doença mineral óssea (osteoporose) e a dislipidemia.

Diabetes melito

O diabetes melito é a principal cormobidade relacionada à FC. O risco de seu desenvolvimento é maior do que na população em geral e, frequentemente, manifesta-se entre 15 e 21 anos de idade. A Associação Americana de Diabetes (ADA) classifica o diabetes, em relação à FC, na categoria de "outros tipos específicos de diabetes", como doença do pâncreas exócrino[41]. Sua fisiopatologia inclui doença pancreática exócrina com posterior destruição estrutural dos tecidos exócrino e endócrino, insuficiência endócrina e aumento da resistência periférica à insulina, determinando a alteração da cinética secretora de insulina até o comprometimento da sua secreção total[42].

Geralmente tem início insidioso com manifestações clínicas súbitas, nas quais a hiperglicemia pós-prandial é a alteração mais precoce[42]. Recomenda-se realizar teste oral de tolerância à glicose a cada 2 anos em adolescentes de 10 a 16 anos e anualmente após essa idade[43].

O tratamento consiste principalmente no manejo da hiperglicemia, prevenção da hipoglicemia e otimização do estado nutricional, além da promoção da adaptação social e emocional[44]. A orientação nutricional para fibrocísticos portadores de diabetes difere daquela para os portadores de diabetes tipo 1 ou 2. Enquanto a morbimortalidade delas está associada a nefropatias e doença cardiovascular, a ligada à FC relaciona-se à desnutrição e doença pulmonar[42].

A restrição calórica é inapropriada[44], sendo recomendado manter a ingestão energética em torno de 120% a 150% das necessidades diárias para a idade, mantendo-se a distribuição dos macronutrientes semelhante à dos pacientes com FC sem diabetes[43]. Deverá ser enfatizado o maior consumo de carboidratos complexos, não havendo necessidade de restrição dos carboidratos simples, apenas de bebidas com elevada concentração de açúcar[32].

Doença mineral óssea

A doença mineral óssea (osteoporose) pode estar presente em pacientes com FC. Sua etiologia é multifatorial e inclui comprometimento nutricional, diminuição na atividade física e sedentarismo, má absorção de vitaminas D e K, baixa ingestão e absorção de cálcio, resposta inflamatória pulmonar e uso de corticoterapia[45].

Caldeira et al.[38], estudando adolescentes portadores de FC, observaram que 54% deles apresentaram redução da densidade mineral óssea, havendo correlação entre densidade mineral óssea e índice de massa corporal, doença pulmonar e insuficiência pancreática.

Do ponto de vista nutricional, a manutenção do bom estado nutricional e de uma dieta balanceada e adequada, garantindo uma boa ingestão de cálcio, além da exposição solar para garantir o metabolismo da vitaminas D e a realização de atividade física regular, podem prevenir a doença óssea, bem como auxiliar seu controle[32].

Dislipidemia

Os indivíduos portadores de FC podem apresentar um padrão dislipidêmico caracterizado por hipocolesterolemia e mais frequentemente por hipertrigliceridemia e deficiência de ácidos graxos essenciais (AGE). A fisiopatologia da dislipidemia ligada à FC não está totalmente esclarecida. Os principais fatores de risco são: a insuficiência pancreática; as dietas ricas em carboidratos, que resultam em sobrecarga da capacidade do fígado para a síntese e o armazenamento de glicogênio, desviando essa via metabólica para a produção de triglicerídeos; o estado inflamatório por meio da produção de citocinas pró-inflamatórias que inibem a atividade da lipase lipoproteica e estimulam a lipogênese hepática; e o uso crônico de corticoterapia[44].

Não existe recomendação específica para triagem e diagnóstico laboratorial da dislipidemia ligada à FC, sendo recomendados os pontos de corte existentes para a população sem FC propostos pela Sociedade Brasileira de Cardiologia (SBC) na I Diretriz de Prevenção da Aterosclerose na Infância e na Adolescência (ver Capítulo 15 – Obesidade). O tratamento baseia-se nas recomendações quanto ao manejo da hipertrigliceridemia para pacientes sem FC. Inclui dieta balanceada, mantendo-se a distribuição dos macronutrientes

442 PARTE VI · Nutrição em Pediatria – Situações Especiais

recomendada para indivíduos portadores de FC sem dislipidemia, reposição de enzimas pancreáticas, micronutrientes e fibras. Há a necessidade de mais estudos para orientação dos profissionais quanto a prevenção, ao diagnóstico e ao tratamento desse distúrbio[44].

Suporte nutricional

A intervenção nutricional no paciente com fibrose cística deve ser iniciada com orientação do aumento da densidade energética das refeições, podendo ser orientado o uso de módulos de carboidratos, gorduras ou proteínas. O uso de suplementos energéticos pode ser recomendado, embora se deva assegurar que não seja utilizado como substituto das refeições[7]. Existem vários tipos de suplementos nutricionais disponíveis, geralmente com densidade energética de 1 a 2kcal/mL. Sua indicação dependerá da necessidade nutricional e da capacidade individual de ingestão alimentar[7,26]. Gaspar et al.[6] observaram um aumento do indicador E/I e massa magra em pacientes com FC após intervenção nutricional com uso de suplementação oral.

A utilização de triglicerídeos de cadeia média (TCM) é uma boa opção para aumento do aporte energético. Não necessitam de enzimas pancreáticas ou sais biliares para sua absorção, chegando rapidamente à circulação portal para serem utilizados. A combinação com triglicerídeos de cadeia longa (TCL), que contêm os ácidos graxos essenciais (AGE), torna-se benéfica, uma vez que a deficiência de AGE pode ter como consequência lesões descamativas da pele e atraso na cicatrização e no crescimento, podendo aumentar a suscetibilidade às infecções pulmonares[19].

A nutrição enteral está indicada quando a suplementação oral não for suficiente para atingir o peso desejado[7]. O consenso europeu indica a nutrição enteral para os menores de 2 anos em falência nutricional em uso da suplementação oral e para os indivíduos entre 2 e 18 anos quando o peso ideal para estatura for inferior a 85%[20].

A via de administração pode ser nasogástrica, nasojejunal, gastrostomia ou jejunostomia. Atualmente a gastrostomia é a via mais indicada em pacientes que necessitarão de um maior tempo de uso de nutrição enteral. Está associada a melhor qualidade de vida e da função pulmonar com melhora do estado nutricional e baixos índices de complicações[32].

Inicialmente a nutrição enteral deve atender entre 30% e 50% das demandas energéticas diárias, sendo monitorada pelo acompanhamento ponderal e do crescimento, além das reservas corporais de massa muscular e adiposa. A administração das enzimas pancreáticas deve ser realizada no início e durante a infusão da dieta[7].

A nutrição parenteral pode ser utilizada por um curto período. Situações como pós-operatório de grandes cirurgias do trato digestivo ou pacientes com estado nutricional comprometido que aguardam por transplante pulmonar ou hepático podem beneficiar-se da nutrição parenteral[20].

REFERÊNCIAS BIBLIOGRÁFICAS

1. Ribeiro JD, Ribeiro MAGO, Ribeiro AF. Controvérsias na fibrose cística - do pediatra ao especialista. J Pediatr (Rio J) 2002; 78:S171-86.
2. Reis FJC, Damaceno N. Fibrose Cística. J Pediatr (Rio J) 1998; 74:S76-94.
3. Raskin S, Phillips JA, Krishnamani MR et al. DNA analysis of cystic fibrosis in Brazil by direct PCR amplification from Guthrie cards. Am J Med Gen 1993; 46:665-9.

CAPÍTULO 26 · Fibrose Cística

4. Kerem B, Rommens JM, Buchanan JA et al. Identification of the cystic fibrosis gene: genetic analysis. Science 1989; 245:1073-80.
5. Alvarez AE, Ribeiro AF, Hessel G, Bertuzzo CS, Ribeiro JD. Fibrose cística em um centro de referência no Brasil: características clínicas e laboratoriais de 104 pacientes e sua associação com o genótipo e a gravidade da doença. J Pediatr (Rio J) 2004; 80:371-9.
6. Gaspar MCA, Chiba SM, Gomes CET, Juliano Y, Novo NF, Ancona-Lopez F. Resultado de intervenção nutricional em crianças e adolescentes com fibrose cística. J Pediatr (Rio J) 2002; 78:161-70.
7. Borowitz D, Baker RD, Stallings V. Consensus Report on Nutrition for Pediatric Patients with Cystic Fibrosis. J Pediatr Gastroenterol Nutr 2002; 35:246-59.
8. Silva FAA, Dodge JA. Guidelines for the diagnosis and management of cystic fibrosis. Geneva: World Health Organization; 1996.
9. Rowe SM, Miller S, Sorscher EJ. Mechanisms of disease cystic fibrosis. N Engl J Med 2005; 352: 1.992-2.001.
10. Rose V. Mechanisms and markers of airways inflammation in cystic fibrosis. Eur Respir J 2002; 19: 333-40.
11. Raymond NC, Chang PN, Crow SJ et al. Eating disorders in patients with cystic fibrosis. J Adolesc 2000; 23:359-63.
12. Smyth R. Diagnosis and management of cystic fibrosis. Arch Dis Child 2005; 90:1-6.
13. Couper RTL, Corey M, Moore DJ, Fisher LJ, Forstner GG, Durie PR. Decline of exocrine pancreatic function in cystic fibrosis patients with pancreatic insufficiency. Pediatr Res. 1992; 32:179-82.
14. UK Cystic Fibrosis Trust Nutrition Working Group. Nutritional management of cystic fibrosis. Cystic Fibrosis Trust, 2002.
15. Evans AK, Fitzgerald DA, Mckay KO. The impact of meconium ileus on the clinical course of children with cystic fibrosis. Eur Respir J 2001; 18:784-9.
16. Castro LP, Dani R. Defeitos entéricos da absorção. In: Dani R, Castro LP. Gastroenterologia Clínica. 3ª ed. Rio de Janeiro: Guanabara Koogan; 1993. p. 733-57.
17. Segal E, Grenoville M, Macri CN, Fernandez A. Consenso de Fibrosis Quística. Arch Argent Pediatr 1999; 97:188-224.
18. Ramsey BW, Farrell PM, Pencharz P. Consensus Committee. Nutritional assessment and management in cystic fibrosis: a consensus report. Am J Clin Nutr 1992; 55:108-16.
19. Cardoso AL, Gurmini J, Spolidoro JVN, Nogueira RJN. Nutrição e fibrose cística. Rev Bras Nutr Clin. 2007; 22:146-54.
20. Sinaasappel M, Stern M, Littlewood J et al. Nutrition in patients with cystic fibrosis: a European Consensus. J Cyst Fibros 2002; 1:51-7.
21. Bentur L, Kalnins D, Levison H, Corey M, Durie PR. Dietary intakes of young children with cystic fibrosis: is there a difference? J Pediatr Gastroenterol Nutr 1996; 22:254-8.
22. Santos GPC, Domingos MT, Wittig EO, Riedi CA, Rosário NA. Programa de triagem neonatal para fibrose cística no estado do Paraná: avaliação após 30 meses de sua implantação. J Pediatr (Rio J) 2005; 81:240-4.
23. Rosa FM, Vieira IEN, Ruhland L, Ludwig Neto R, Cunha RV, Rubi SMG. Triagem neonatal. In: Santa Catarina. Secretaria de Estado da Saúde. Superintendência da Rede de Serviços Próprios. Hospital Infantil Joana de Gusmão. Fibrose cística enfoque multidisciplinar. Florianópolis: Secretaria de Estado da Saúde, 2008: 91-112.
24. Comeau AM, Accurso FJ, White TB et al. Guidelines for Implementation of Cystic Fibrosis Newborn Screening Programs: Cystic Fibrosis Foundation Workshop Report. Pediatrics 2007; 119:495-518.
25. Chaves CRMM, Britto JAA, Oliveira CQ, Gomes MM, Cunha ALP. Associação entre medidas do estado nutricional e a função pulmonar de crianças e adolescentes com fibrose cística. J Bras Pneumol 2009; 35:409-14.
26. Barbosa E. Nutrição. In: Santa Catarina. Secretaria de Estado da Saúde. Superintendência da Rede de Serviços Próprios. Hospital Infantil Joana de Gusmão. Fibrose cística enfoque multidisciplinar. Florianópolis: Secretaria de Estado da Saúde, 2008: 291-325.

444 PARTE VI · Nutrição em Pediatria – Situações Especiais

27. Stallings VA, Stark LJ, Robinson KA, Feranchak AP, Quinton H. Evidence-based practice recommendations for nutrition-related management of children and adults with cystic fibrosis and pancreatic insufficiency: results of a systematic review. J Am Diet Assoc 2008; 108:832-9.
28. Huichuan JL, Shoff SM. Classification of malnutrition in cystic fibrosis: implications for evaluating and benchmarking clinical practice performance. Am J Clin Nutr 2008; 88:161-6.
29. Zhang Z, Lai HJ. Comparison of the use of body mass index percentiles and percentage of ideal body weight to screen for malnutrition in children with cystic fibrosis. Am J Clin Nutr 2004; 80:982-91.
30. Pinto ICS, Silva CP, Britto MCA. Perfil nutricional, clínico e socioeconômico de pacientes com fibrose cística atendidos em um centro de referência no nordeste do Brasil. J Bras Pneumol 2009; 35:137-43.
31. Frisancho AR. New norms of upper limb fat and muscle areas for assessment of nutritional status. Am J Clin Nutr 1981; 34:2.540-5.
32. Pires MMS, Obelar MS, Wayhs MLC. Nutrologia. In: Santa Catarina. Secretaria de Estado da Saúde. Superintendência da Rede de Serviços Próprios. Hospital Infantil Joana de Gusmão. Fibrose cística enfoque multidisciplinar. Florianópolis: Secretaria de Estado da Saúde, 2008: 255-89.
33. Brasil. SAS/MS nº 263, de 18 de julho de 2001. Fibrose cística: enzimas pancreáticas. Brasília; 2001.
34. Royal Brompton Hospital. Clinical Guidelines: Care of Children with Cystic Fibrosis. 4th edition. 2007.
35. Adde FV, Rodrigues JC, Cardoso AL. Seguimento nutricional de pacientes com fibrose cística: papel do aconselhamento nutricional. J Pediatr (Rio J) 2004; 80:475-82.
36. Adde FV, Dolce P, Tanikawa CE, Uehara DY, Cardoso AL, Rozov T. Suplementação dietética em pacientes com fibrose cística. J Pediatr (Rio J) 1997; 73:317-23.
37. Institute of Medicine (IOM). Dietary Reference Intakes for energy, carbohydrate, fiber, fat, fatty acids, cholesterol, protein, and amino acids (Macronutrients). Washington, DC.: National Academy Press 2005; 1.331.
38. Caldeira RJA, Fonseca VM, Gomes Junior SCS, Chaves CRMM. Prevalência de doença mineral óssea em adolescentes com fibrose cística. J Pediatr (Rio J) 2008; 84:18-25.
39. Institute of Medicine (IOM). Dietary Reference Intakes for Calcium, Phosphorous, Magnesium, Vitamin D, and Fluoride. Washington, DC.: National Academy Press, 1997.
40. Brasil. Ministério da Saúde. Secretaria de Atenção à Saúde. Departamento de Atenção Básica. Saúde da criança: nutrição infantil: aleitamento materno e alimentação complementar/Ministério da Saúde, Secretaria de Atenção à Saúde, Departamento de Atenção Básica. Brasília: Editora do Ministério da Saúde, 2009.
41. American Diabetes Association. Report of the expert committee on the diagnosis and classification of diabetes mellitus. Diabetes Care 1998; 21:S5.
42. Manna TD, Setian N, Rodrigues JC. O diabetes melito na fibrose cística: uma comorbidade cada vez mais frequente. Arq Bras Endrocrinol Metab 2008; 52:188-97.
43. Brennan AL, Geddes DM, Gyi KM, Baker EH. Clinical importance of cystic fibrosis-related diabetes. J Cyst Fibros 2004; 3:209-22.
44. Alves CAD, Lima DS. Dislipidemia relacionada à fibrose cística. J Bras Pneumol 2008; 34:829-37.
45. Döring G, Conway SP. Osteoporosis in cystic fibrosis. J Pediatr (Rio J) 2008; 84:1-3.

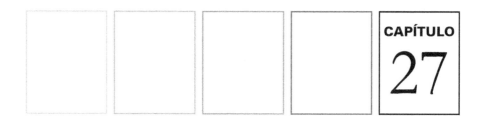

Câncer

Janine Maciel Barbosa
Ana Paula Gomes Ribeiro

O câncer infantil compreende 0,5% a 3% de todas as neoplasias malignas na maioria das populações[1]. Em países desenvolvidos, o câncer é a segunda causa de óbito entre os menores de 15 anos, atrás apenas dos acidentes[2]. Atualmente se destaca como a mais importante causa de óbito nos países em desenvolvimento[3]. Estima-se que, para o Brasil, no ano de 2010, ocorrerão 9.386 novos casos de câncer entre os menores de 18 anos[4].

Os tumores infantis diferem dos tumores típicos dos adultos, em relação à sua localização, tipo histológico e comportamento clínico[1]. Os tumores pediátricos correspondem a um grupo altamente específico, geralmente embrionário, que afeta as células do sistema hematopoiético e os tecidos de sustentação, enquanto no adulto atingem as células do epitélio que recobrem os diferentes órgãos[5]. Além disso, tendem a apresentar menores períodos de latência, em geral crescem rapidamente e tornam-se bastante invasivos, porém respondem melhor ao tratamento e são considerados de bom prognóstico[3]. Dos cânceres infantis, os tipos mais comuns, na maioria das populações, são as leucemias, seguidas pelos linfomas, tumores do sistema nervoso central (SNC), neuroblastoma, tumor de Wilms, rabdomiossarcoma, tumores ósseos e retinoblastomas[4].

Crianças e adolescentes portadores de câncer constituem um grupo de risco para desnutrição, que pode ser causada por vários mecanismos envolvendo o próprio tumor, a resposta do hospedeiro ao tumor e o tratamento antineoplásico[6]. Apresenta como consequência maiores riscos de infecções, menor resposta terapêutica, maior toxicidade à quimioterapia e menores taxas de sobrevida[6,7].

A prevalência de desnutrição ao diagnóstico nas crianças com câncer varia entre 6% e 50%, dependendo do tipo de tumor, localização, malignidade e estadiamento[8,9]. Alguns tumores sólidos, em estágios avançados, tais como sarcomas, neuroblastoma e tumor de Wilms, têm sido associados a maior risco de desnutrição, quando comparados a tumores localizados ou leucemias[10].

As formas mais comuns de tratamento antineoplásico incluem cirurgia, quimioterapia e radioterapia[5]. Essas modalidades terapêuticas podem provocar efeitos agressivos no hospedeiro, pois, além de complicações como dor, febre e infecções, causam ainda redução do apetite, aumento do requerimento energético, além de outras complicações secundárias à toxicidade provocadas por quimioterapia e radioterapia[11]. A desnutrição encontrada ao diagnóstico pode agravar-se durante o tratamento antineoplásico, principalmente se o paciente for submetido a protocolos quimioterápicos agressivos[12].

CAQUEXIA NEOPLÁSICA

O câncer é uma doença catabólica que pode levar à caquexia, caracterizada por anorexia, perda ponderal progressiva, disfunção orgânica, perda de massa muscular e de tecido adiposo, com alteração no metabolismo das proteínas, carboidratos e lipídios, secundária a anormalidades hormonais e metabólicas, decorrentes da interação tumor-hospedeiro[13,14] (Figura 27.1). Por ter intensa relação com a anorexia, a expressão síndrome anorexia-caquexia (SAC) tem sido comumente utilizada.

As alterações metabólicas observadas no paciente com câncer representam a consequência clínica de uma resposta inflamatória sistêmica crônica[14]. Citocinas pró-inflamatórias, como o fator de necrose tumoral (TNF-α), o interferon-gama (INF-γ) e as interleucinas 1 e 6 (IL-1 e IL-6), são produzidas por macrófagos e linfócitos do hospedeiro e representam a defesa do organismo contra a invasão das células tumorais[9]. Como resultado, tem-se uma cascata de eventos semelhantes à resposta metabólica ao estresse, em que há mobilização de gordura e tecido muscular, diferente do que ocorre na desnutrição simples, também dita inanição, que ocorre devido a falta ou fornecimento de nutrientes ao organismo, na ausência de fatores estressantes. Neste caso há preferência por mobilização de gordura, poupando o músculo esquelético[9,14] (Quadro 27.1).

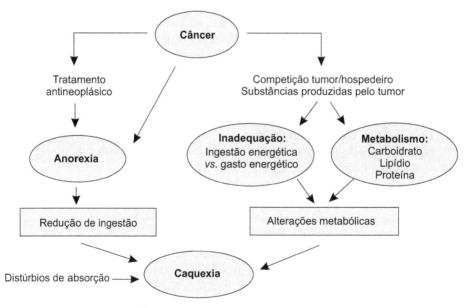

Fonte: adaptado de Nitemberg e Raynard[13].

Figura 27.1. Mecanismo fisiopatológico da caquexia neoplásica.

CAPÍTULO 27 · Câncer

Quadro 27.1. Principais alterações na inanição e na caquexia neoplásica

	Inanição	Caquexia neoplásica
Taxa metabólica basal	Diminuição	Variável
Metabolismo de proteína		
Turnover de proteína	Diminuição	Aumento
Síntese proteica corporal	Diminuição	Aumento
Catabolismo proteico corporal	Diminuição	Aumento
Síntese proteica no músculo esquelético	Diminuição	Diminuição
Catabolismo proteico no músculo esquelético	Diminuição	Aumento
Síntese hepática de proteínas	Diminuição	Aumento
Balanço nitrogenado	Diminuição	Diminuição
Metabolismo dos carboidratos		
Turnover de glicose	Diminuição	Aumento
Gliconeogênese hepática	Aumento	Aumento
Atividade do ciclo de Cori	Inalterada	Aumento
Sensibilidade à insulina	Diminuição	Diminuição
Metabolismo dos lipídios		
Lipólise	Aumento	Aumento
Lipogênese	Inalterada	Variável
Atividade da lipase lipoproteica	Inalterada	Diminuição

Fonte: Nitenberg e Raynard[13].

ALTERAÇÕES METABÓLICAS

O hipermetabolismo pode ser causa direta da perda de peso em alguns pacientes caquéticos[13,15]; entretanto, são ainda limitados os dados que expliquem as alterações no metabolismo energético da criança com câncer. Alguns estudos apontam para um aumento na taxa de metabolismo basal (TMB) ao diagnóstico, tanto nos portadores de leucemias[16] como nos de tumores sólidos[17]. No entanto, à medida que o tumor responde ao tratamento, ocorre normalização da TMB a valores de referência[16,17].

As alterações no metabolismo dos carboidratos incluem o aumento do *turnover* de glicose e a resistência à insulina, que levam à hiperglicemia. A maioria dos tumores sólidos produz grandes quantidades de lactato, o qual é reconvertido em glicose pelo fígado, através do ciclo de Cori. Essa conversão resulta em consumo de seis moléculas de adenosina trifosfato (ATP). Esse ciclo fútil pode ser responsável, pelo menos em parte, pelo aumento do gasto energético e consequente perda ponderal observada no paciente com câncer[15,18,19].

448 PARTE VI · Nutrição em Pediatria – Situações Especiais

No caso dos lipídios, há um aumento da lipólise e diminuição da lipogênese, resultando no aumento do *turnover* de ácidos graxos livres e glicerol. Dois mecanismos têm sido propostos para essas alterações: (a) inibição da lipase lipoproteica (LLP) e (b) estimulação direta da hidrólise de triglicerídios no adipócito, pelo fator mobilizador de lipídio (FML), por meio de mecanismo semelhante aos dos hormônios lipolíticos[20].

No primeiro mecanismo, as citocinas inibem a LLP, impedindo que os adipócitos captem ácidos graxos livres das lipoproteínas plasmáticas para armazenamento, resultando em aumento de lipídios na circulação[15]. Quanto ao FML, trata-se de uma proteína isolada na urina de pacientes com caquexia neoplásica, mas ausente em pessoas saudáveis. A indução da lipólise pelo FML decorre do aumento intracelular de AMP cíclico, possivelmente formado em resposta à ativação da enzima adenilato ciclase[20].

A perda de massa muscular é causada pelo aumento na proteólise e pela diminuição da síntese proteica. O *turnover* de proteínas corporais é significativamente maior em pacientes oncológicos com perda ponderal, em razão da priorização da síntese hepática de proteínas de fase aguda[15]. Além disso, o catabolismo proteico está relacionado ao nível sérico do fator indutor de proteólise (PIF), capaz tanto de induzir a degradação como de inibir a síntese proteica na musculatura esquelética. O PIF é uma glicoproteína produzida pelo tumor, que ativa o sistema proteolítico ubiquitina-proteassoma, dependente de ATP, nas células musculares no paciente com neoplasia maligna[15,16,21].

ALTERAÇÕES HORMONAIS

O controle da ingestão alimentar tem regulação cerebral, no nível do hipotálamo, eixo hipotálamo-hipófise e sistema autonômico. Essa regulação é feita por mecanismos de ordem comportamental, como ingestão de alimentos, padrões de atividade e de sono, ou fisiológicos, como ajuste da temperatura corpórea, gasto energético basal e ativação de resposta aguda ao estresse. O controle da ingestão depende de vários tipos de neuro-hormônios centrais e gastrointestinais. No paciente com câncer existem algumas evidências de alteração na atuação desses compostos[22].

A leptina, hormônio produzido e secretado pelo tecido adiposo, age nos receptores presentes no hipotálamo, inibindo a ingestão alimentar e estimulando o gasto energético[23]. No indivíduo saudável, a perda de peso ocasiona diminuição nos níveis de leptina, proporcionalmente à diminuição de gordura corpórea. Quando há diminuição nos níveis de leptina cerebral, ocorre um aumento da atividade de sinais orexígenos no hipotálamo, que estimulam o apetite e suprimem o gasto energético[15]. No paciente com câncer, as citocinas, produzidas pelo hospedeiro em reação à invasão tumoral, podem inibir a ingestão de alimentos, por meio do aumento do nível da leptina e/ou da simulação do efeito hipotalâmico do *feedback* negativo, sinalizador da leptina, impedindo o mecanismo compensatório normal, diante da diminuição da ingestão alimentar e da perda de peso[15,22].

Um outro mecanismo associado à SAC envolve o neuropeptídeo Y (NPY), considerado o mais potente peptídeo estimulador do apetite e que faz parte de uma rede interconectada de substâncias orexígenas, que incluem a galanina, peptídeos opioides, o hormônio concentrado de melanina (MCH) e a orexina[15,24]. O NPY aumenta a ingestão de alimentos, diminui o gasto energético e aumenta a lipogênese, promovendo o balanço energético positivo e o aumento da reserva de gordura[15,24]. Em situações de estresse metabólico, como no câncer, as citocinas influenciam negativamente a regulação da ação orexígena do NPY[22,24].

Alguns autores têm descrito que a alteração na sinalização de melanocortinas pode ser fator contribuinte para a SAC[25,26]. Melanocortinas compreendem uma família de peptídeos reguladores centrais, incluindo o hormônio adrenocorticotrófico (ACTH) e o hormônio melanócito estimulante (MSH)[27]. Segundo Inui[15], na perda de peso progressiva, possivelmente ocorre uma regulação negativa no sistema anorexígeno sinalizador de melanocortina, como uma alternativa para conservar o estoque de energia. Entretanto, esse sistema permanece ativo durante a caquexia neoplásica.

COMPLICAÇÕES SECUNDÁRIAS AO TRATAMENTO

O tratamento antineoplásico tem o objetivo de destruir as células malignas; no entanto, também atua nos tecidos normais, causando efeitos colaterais que podem comprometer o estado nutricional do paciente. Os efeitos colaterais da quimioterapia são sistêmicos e dependem da dose e da frequência das drogas utilizadas, enquanto na radioterapia a reação é confinada à região irradiada, dependendo a sua severidade da dose administrada, fracionamento, intervalo, volume de tecido tratado e tipo de radiação[28]. Essas duas modalidades terapêuticas, quando associadas, promovem danos mais agressivos ao paciente[28,29] (Quadros 27.2 e 27.3).

As náuseas e os vômitos são os efeitos colaterais mais comuns do tratamento[31]. Provavelmente eles são de origem multifatorial, decorrentes da interação de fatores psicológicos e dos efeitos diretos da quimioterapia em receptores no SNC e no trato gastrointestinal (TGI)[33]. Outros fatores desencadeantes desses sintomas incluem a radioterapia, infecções, distúrbios metabólicos e hidroeletrolíticos, constipação, obstrução gastrointestinal e metástases ou tumores no SNC[34].

Quadro 27.2. Efeitos colaterais e os principais agentes quimioterápicos usados em oncologia pediátrica

Efeito colateral	Quimioterápico
Náusea e vômito	• Bleomicina, carboplatina, cisplatina, ciclofosfamida, doxorrubicina, etoposídeo, ifosfamida, metotrexato, melfalano
Mucosite	• Actinomicina D, bleomicina, doxorrubicina, bussulfano, etoposídeo, 5-fluorouracila, ifosfamida, melfalano, metotrexato, vincristina, vimblastina
Diarreia	• Actinomicina D, ciclofosfamida, doxorrubicina etoposídeo, 5-fluorouracila, melfalano, metotrexato
Constipação	• Vincristina, vimblastina
Anorexia	• Ciclofosfamida, doxorrubicina, 6-mercaptopurina, metotrexato, melfalano
Hepatotoxicidade	• Bussulfano, ciclofosfamida, ifosfamida, melfalano, 6-mercaptopurina
Nefrotoxicidade	• Cisplatina, ifosfamida

Fonte: adaptado de Adamson et al.[30].

450 PARTE VI · Nutrição em Pediatria – Situações Especiais

Quadro 27.3. Principais efeitos da radioterapia de acordo com a área irradiada

Área irradiada	Efeitos agudos	Efeitos tardios*
Sistema nervoso central	• Anorexia • Náusea e vômitos	• Cefaleia, letargia
Cabeça e pescoço	• Anorexia • Xerostomia • Disfagia, odinofagia • Mucosite • Disgeusia, disosmia	• Úlceração da mucosa • Xerostomia • Disfagia, odinofagia • Trimos • Osteorradionecrose
Tórax	• Anorexia • Disfagia, odinofagia • Pirose	• Fibrose, estenose esofágica
Abdomên e pelve	• Anorexia • Náuseas, vômitos • Diarreia, cólicas, timpanismo • Colite/enterite aguda • Intolerância à lactose	• Ulceração, obstrução, fístula intestinal • Diarreia, má absorção, má digestão • Colite/enterite crônica

*Período maior do que 90 dias após o tratamento.
Fonte: adaptado de Donalson[31]; Eldridge[32].

As náuseas e os vômitos podem ser classificados, de acordo com o tempo de início dos sintomas, em agudos (nas primeiras 24 horas após a quimioterapia), tardios (24 horas após) e antecipatórios (horas ou dias antes do tratamento)[34]. O potencial emetogênico da quimioterapia determinará a escolha do antiemético a ser empregado[35]. A profilaxia com os antieméticos e o aconselhamento nutricional podem minimizar esses sintomas.

Os efeitos citotóxicos da quimioterapia e da radioterapia não se restringem apenas às células neoplásicas. Tecidos normais que apresentam altas taxas de multiplicação celular são frequentementes afetados. Entre esses tecidos está a mucosa do TGI, cuja lesão ocasiona mucosite[33]. As lesões podem ocorrer em diferentes níveis do TGI (boca, esôfago, intestino)[36], resultando em alterações na ingestão, digestão e absorção de nutrientes[15].

A mucosite oral representa a principal complicação não hematológica, decorrente do efeito citotóxico da quimioterapia e da radioterapia, sendo associada ao aumento da morbidade nesses pacientes[37]. Sintomas decorrentes da mucosite, tais como dor, odinofagia, disfagia e disgeusia, limitam a ingestão alimentar e aumentam o risco nutricional. A mucosite representa ainda um fator de risco para sepse em pacientes neutropênicos*, uma vez que pode funcionar como porta de entrada para micro-organismos patógenos na circulação sistêmica[38].

A diarreia é um sintoma comum em pacientes submetidos à quimioterapia, principalmente em protocolos com 5-fluorouracila e metotrexato[31,39,40], assim como aos sub-

---

*A neutropenia é definida como a diminuição do número de neutrófilos < 500/mm^3. Os neutrófilos são os principais responsáveis pela defesa contra infecções causadas por bactérias.

CAPÍTULO 27 · Câncer   451

metidos à radioterapia na região do abdômen e pelve[31,40]. Acredita-se que a diarreia seja induzida por efeito tóxico direto da quimioterapia e radioterapia sobre as células da mucosa intestinal[31,40]. Além disso, o uso prolongado de antibióticos pode modificar a flora intestinal normal e permitir o crescimento excessivo de micro-organismos patógenos, prolongando o quadro diarreico[41].

A constipação é uma ocorrência secundária ao uso de quimioterápicos, principalmente os alcaloides da vinca (vincristina, vimblastina), assim como ao de drogas utilizadas para tratar sinais e sintomas associados ao tratamento e à neoplasia (antieméticos para náuseas e vômitos; opioides para dor)[39]. As drogas utilizadas no tratamento antineoplásico também têm toxicidades específicas que afetam outros órgãos ou tecidos, em que alguns agentes são nefrotóxicos, causando perdas renais excessivas de certos nutrientes (potássio, magnésio, cálcio, fósforo)[8].

As recomendações nutricionais no tratamento dos principais efeitos colaterais encontram-se detalhadas no Quadro 27.4.

Quadro 27.4. Recomendações nutricionais para os principais efeitos colaterais causados pelo tratamento antineoplásico

Efeito colateral	Recomendações
Anorexia	• Modificar a consistência da dieta conforme a aceitação do paciente • Aumentar a densidade calórica das refeições • Aumentar fracionamento e diminuir volume • Quando necessário, utilizar suplementos nutricionais hipercalóricos e hiperproteicos
Alterações de paladar	• Estimular a ingestão de alimentos mais prazerosos • Aumentar fracionamento e diminuir volume • Quando necessário, utilizar suplementos nutricionais com flavorizantes e aromas • Melhorar a apresentação dos pratos (harmonia entre cores, sabores e textura) • Melhorar o sabor das preparações com uso de ervas aromáticas e condimentos
Xerostomia	• Aumentar a oferta de líquidos em pequenas quantidades várias vezes ao dia • Adequar os alimentos conforme aceitação, ajustando consistência • Adicionar caldo, molhos e cremes às preparações • Dar preferência a alimentos umedecidos • Evitar alimentos secos ou muito condimentados • Quando necessário, utilizar suplementos nutricionais com flavorizantes cítricos • Oferecer alimentos ou bebidas estimulantes da salivação (cítricos, azedos ou picantes) como limão, balas de hortelã, gomas de mascar sem açúcar.

(Continua)

PARTE VI · Nutrição em Pediatria – Situações Especiais

Quadro 27.4. Recomendações nutricionais para os principais efeitos colaterais causados pelo tratamento antineoplásico (*continuação*)

Efeito colateral	Recomendações
Náuseas e vômitos	• Aumentar fracionamento e diminuir volume • Dar preferência a alimentos mais secos • Dar preferência a alimentos na consistência branda • Evitar jejuns prolongados • Evitar ingestão de líquidos durante as refeições • Evitar preparações que contenham frituras ou alimentos gordurosos • Evitar preparações muito doces • Evitar preparações em temperaturas extremas • Manter a cabeceira da cama elevada (45°) durante as refeições • Evitar ambientes abafados e com odor forte de alimentos para realizar refeições • Evitar roupas apertadas • Incentivar o hábito de higiene bucal
Mucosite oral	• Modificar a consistência da dieta de acordo com o grau de mucosite (graus I, II e III) • Evitar alimentos irritantes (ácidos, condimentos picantes, secos, duros) • Utilizar alimentos à temperatura ambiente, fria ou gelada • Diminuir o sal das preparações
Diarreia	• Aumentar fracionamento e reduzir volume • Avaliar necessidade de restringir a lactose, sacarose, glúten, cafeína • Considerar o uso de prebióticos, probióticos e simbióticos • Evitar alimentos flatulentos ou hiperosmolares • Aumentar ingestão de líquidos isotônicos
Constipação	• Orientar consumo de alimentos ricos em fibra e com características laxativas • Considerar o uso de prebióticos, probióticos e simbióticos • Considerar o uso de módulo de fibra dietética mista • Estimular a ingestão hídrica conforme recomendações

Fonte: adaptado de Brasil[42].

Procedimentos cirúrgicos também são utilizados como meio de tratamento do câncer infantil e podem levar a repercussões nutricionais importantes. A cirurgia pode ser utilizada de forma isolada ou associada à quimioterapia ou radioterapia pré ou pós-operatória. Alguns efeitos colaterais comuns da cirurgia incluem fadiga, aumento nas necessidades de calorias e proteínas para a cicatrização de feridas e a recuperação tecidual, além de alterações temporárias no apetite e na função intestinal causadas pela anestesia e analgesia[32,43]. As cirurgias para ressecção de tumores localizados no TGI podem prejudicar a ingestão, a digestão e a absorção dos nutrientes, em razão da sintomatologia associada, tais como anorexia, náuseas, vômitos, disfagia, odinofagia e diarreia[44].

ACONSELHAMENTO NUTRICIONAL

O aconselhamento nutricional deve ser realizado com o paciente e os membros da família logo na admissão e durante o tratamento, juntamente com a avaliação nutricional periódica[32]. Na nossa prática, o aconselhamento nutricional realizado na admissão é direcionado ao esclarecimento sobre o impacto do câncer e de seu tratamento sobre o estado nutricional, os efeitos colaterais esperados e seu manejo dietético, bem como a importância de uma alimentação saudável durante o tratamento e os cuidados com a aquisição, higiene e preparo dos alimentos.

O profissional de nutrição e os demais profissionais da equipe multidisciplinar de saúde, composta por médicos, enfermeiros, psicólogos, odontólogos, fisioterapeutas, farmacêuticos, fonoaudiólogos e terapeutas ocupacionais, desenvolvem atividades juntos à criança e seus cuidadores, buscando a melhor resposta ao tratamento e qualidade de vida desses pacientes. Em nosso serviço, a equipe multidisciplinar de saúde dispõe de apostilas educativas sobre assuntos relativos ao tratamento e ao acompanhamento da criança com câncer que auxiliam a criança e seus cuidadores a terem melhor entendimento sobre o câncer, seus efeitos e seu tratamento.

AVALIAÇÃO NUTRICIONAL

A avaliação nutricional deve incluir história clínica, social e alimentar, além do exame físico, dados antropométricos e bioquímicos[8,42,45], conforme detalhado no Quadro 27.5. Deve ser realizada logo após o diagnóstico e repetida periodicamente, dependendo da idade do paciente, diagnóstico, tratamento e outros fatores de risco[44].

Quadro 27.5. Parâmetros para avaliação nutricional em oncologia pediátrica

História clínica	• História da doença • Tratamento antineoplásico • Medicações em uso (antieméticos, opioides, corticoides) • Cirurgias e procedimentos diagnósticos
História social	• Condições de moradia, renda familiar • Escolaridade do cuidador(a)
História alimentar	• Efeitos colaterais (náuseas, vômitos, mucosite, diarreia) • Ingestão alimentar (recordatório 24h, registro alimentar de 3 dias, questionário de frequência alimentar) • Adequação da ingestão alimentar • Alergias, aversões e intolerâncias alimentares • Preferências alimentares • Uso de suplementos, ervas ou terapias alternativas
Exame físico	• Presença de edema, ascite, visceromegalias, massa tumoral • Sinais de desnutrição (perda de gordura subcutânea, perda de massa muscular) • Sinais de deficiências de micronutrientes

(Continua)

454 PARTE VI · Nutrição em Pediatria – Situações Especiais

Quadro 27.5. Parâmetros para avaliação nutricional em oncologia pediátrica (*continuação*)

Antropometria	• Peso ao nascer, peso habitual, perda ponderal, peso atual, peso ideal • Comprimento ao nascer, estatura atual • Pregas cutâneas • Circunferências (cefálica, torácica, braquial, muscular do braço)
Dados bioquímicos	• Glicemia • Colesterol total, triglicerídeo, HDL, VLDL, LDL • Hemograma, hematócrito, ferritina • Proteínas viscerais – albumina, pré-albumina, transferrina, proteína ligadora do retinol

Fonte: Ladas et al.[8]; Brasil[42]; Mosby et al.[45]; Duarte e Castellani[46].

O Consenso Nacional de Nutrição Oncológica (CNNO)[45] sugere que crianças e adolescentes com câncer devem ter seu estado nutricional avaliado no momento da abertura do prontuário e reavaliado em 15 ou 30 dias, de acordo com a presença ou não de risco nutricional, respectivamente. Quando internadas, devem ser avaliadas no período de 48 horas após admissão e reavaliadas com 7 dias, se apresentarem risco nutricional, e com 15 dias, caso não apresentem.

História alimentar

A história alimentar consiste em uma entrevista com o objetivo de obter informações sobre os hábitos alimentares atuais e passados do paciente[47]. Deve conter informações referentes à ingestão alimentar, obtida por instrumentos como o recordatório 24 horas, investigação sobre alergias, aversões, intolerâncias e preferências alimentares[45].

A aversão alimentar é uma complicação comum em pacientes submetidos a tratamento antineoplásico, apresentando repercussão importante no estado nutricional e na qualidade de vida desses pacientes[48]. A radioterapia e a quimioterapia podem alterar o paladar, incluindo aumento no sabor amargo, azedo ou metálico[45,49]. Contudo, não está claro se essas alterações são decorrentes de mudanças no paladar (disgeusia) ou no olfato (disosmia), uma vez que sabor, odor e sensações somatossensoriais são fortemente integrados durante a alimentação[49].

As crianças também aprendem a associar o sabor dos alimentos às consequências fisiológicas da sua ingestão. Um exemplo disso é a aversão resultante de comer um alimento que provoca náuseas e vômitos. Dessa forma, a aversão alimentar associada aos efeitos colaterais secundários aos tratamentos antineoplásicos pode explicar a diminuição da aceitação alimentar desses pacientes[50].

Antropometria

Medidas de peso isoladamente podem não ser adequadas para a avaliação nutricional na criança com câncer, uma vez que ela sofre a influência de uma série de alterações corporais secundárias ao tratamento ou à própria neoplasia. Pacientes com tumores sólidos apresentam massas que podem chegar até 10% do seu peso corporal total[51] e aqueles com tumores hematológicos, durante a terapia com corticoide, podem apresentar retenção hidrossalina[52]. A infusão de líquidos endovenosos e os distúrbios hidroeletrolíticos decorrentes de episódios de vômitos e diarreia podem alterar o estado de hidratação[52]. A presença de edema, ascite e visceromegalias também pode comprometer o peso corporal[45].

A avaliação da composição corporal não é diretamente influenciada por esses fatores, e portanto fornece estimativa mais confiável do estado nutricional. Podem ser utilizadas as pregas cutâneas tricipital e bicipital para estimativas de reserva de gordura, e a circunferência muscular do braço para reserva de massa magra[51,53] (ver Capítulo 13 – Avaliação Nutricional).

Métodos de avaliação nutricional por imagem (ressonância, tomografia, *dual-energy X-ray absorptiometry* – DEXA), bioimpedância e técnicas densitométricas (pesagem hidrostática) podem representar recursos adicionais para auxiliar o diagnóstico nutricional, porém não são apropriados para a prática clínica por serem métodos de alto custo, restritos a centros especializados de pesquisa[54].

Apesar de ainda existirem divergências na literatura no que diz respeito aos critérios para diagnóstico da desnutrição em crianças com câncer, há sugestões de definição de risco nutricional e consequente indicação de terapia nutricional, conforme descrito no Quadro 27.6.

Outra forma de definir o risco nutricional na criança com câncer baseia-se no tipo de neoplasia e no seu estadiamento[9]. Doenças avançadas, com má resposta ao tratamento e múltiplas recaídas, conferem maior risco nutricional[56,57] (Quadro 27.7).

Quadro 27.6. Indicadores de risco nutricional em oncologia pediátrica

Indicador	Ponto de corte
Peso para idade (P/I) Altura para idade (A/I) Peso para altura (P/A) IMC para idade (IMC/I)	• Entre –1DP e –2DP (escore Z) • Entre p3 e p10 (percentil)
Percentual de perda de peso (% PP)	• Maior do que 5% (peso antes da doença)
PCT CMB	• Menor do que p5 para idade e sexo
Albumina sérica	• Menor do que 3,2mg/dL (na ausência de estresse metabólico)
Consumo alimentar	• Menor do que 70% das necessidades por 3 a 5 dias consecutivos (independentemente dos déficits antropométricos)
Sintomas no TGI	• Presente por mais de 5 a 10 dias

PCT: prega cutânea tricipital; CMB: circunferência muscular do braço.

Fonte: adaptado de Brasil[42]; Mauer et al.[55]; Andrassy e Chwals[56].

456 PARTE VI · Nutrição em Pediatria – Situações Especiais

Quadro 27.7. Risco nutricional de acordo com o tipo e o estadiamento do câncer pediátrico

Alto risco nutricional	Baixo risco nutricional
• Doenças avançadas durante tratamento intensivo • Tumor de Wilms estágios III e IV e com histologia desfavorável • Neuroblastoma estágios III e IV • Rabdomiossarcoma • Sarcoma de Ewing • Linfoma não Hodgkin • Leucemia mieloide aguda (LMA) • Leucemia linfocítica aguda (LLA) de alto risco • Leucemia com múltiplas recaídas • Síndrome diencefálica (síndrome de Russell)	• Leucemia linfocítica aguda de bom prognóstico • Tumores sólidos localizados • Doenças avançadas em remissão durante tratamento de manutenção

Fonte: Rickard et al.[57].

Dados bioquímicos

A avaliação de proteínas viscerais, tais como a albumina, transferrina, pré-albumina e proteína ligadora de retinol, é recomendada na avaliação nutricional de pacientes hospitalizados[58]. Os níveis séricos dessas proteínas devem ser avaliados na criança com câncer, mas é importante entender que esses parâmetros são pouco sensíveis e inespecíficos como marcadores do estado nutricional em pacientes oncológicos, uma vez que condições clínicas comuns no câncer, como alterações no estado de hidratação, nas funções renal e hepática, além da presença de infecção, inflamação e uso de medicações, como os quimioterápicos, podem modificar as concentrações séricas dessas proteínas[8,45].

A resistência à insulina e a hiperglicemia são condições que podem estar presentes como consequência do uso de medicações, incluindo os glicocorticoides e a L-asparaginase, e de alterações metabólicas secundárias à neoplasia[45,59]. Assim, é importante a monitoração da glicemia, principalmente nos pacientes com leucemia linfoide aguda (LLA), durante a fase de indução da remissão da doença, em que há maior risco dessas alterações[59].

Os valores de hemoglobina e hematócrito podem estar diminuídos não apenas em razão da menor ingestão de proteína e ferro, mas também por efeito da quimioterapia e radioterapia, da infiltração de células malignas na medula óssea, da presença de inflamação e da perda sanguínea[60]. Por outro lado, a hemoglobina e o hematócrito podem estar aumentados, caso o paciente apresente desidratação[45].

O estado nutricional em ferro deve ser considerado quando forem avaliados os valores de hemoglobina e hematócrito, e a melhor medida para isso é a ferritina sérica. No entanto, a ferritina é uma proteína de fase aguda e possivelmente estará elevada nos pacientes oncológicos. Nesses casos, a utilização do receptor solúvel de transferrina tem-se mostrado útil na diferenciação entre a anemia por deficiência de ferro e a anemia secundária à doença crônica[61]. É importante lembrar que alguns pacientes que evoluem com mielossupressão ou mesmo anemias graves, que recebam transfusões sanguíneas repetidas, podem apresentar algum grau de sobrecarga de ferro em vez de deficiência[45].

OBJETIVOS DA TERAPIA NUTRICIONAL

São necessários ainda alguns parâmetros bioquímicos para monitorar a função renal (ureia, creatinina) e hepática (transaminases, bilirrubina), em virtude do risco de toxicidade secundária ao tratamento antineoplásico[9,45]. Algumas drogas, como a cisplatina, podem levar a dano tubular renal, causando uma diminuição na capacidade de filtração do rim, com o consequente decréscimo do *clearance* da creatinina[62].

OBJETIVOS DA TERAPIA NUTRICIONAL

- Prevenir e tratar a desnutrição[8,9,16].
- Manter crescimento e desenvolvimento saudáveis para a idade[8,16].
- Fornecer aporte adequado de fluidos, energia e nutrientes.
- Favorecer a aceitação e a tolerância da dieta.
- Minimizar os efeitos colaterais[8,16].
- Favorecer a recuperação do sistema imune[16].
- Favorecer a tolerância ao tratamento.
- Aumentar a sobrevida e melhorar o prognóstico.
- Melhorar a qualidade de vida.

RECOMENDAÇÕES NUTRICIONAIS

Energia e proteína

Apesar da disponibilidade de alguns métodos para mensurar o gasto energético, tais como medidas de calorimetria, ainda não existe um único método com validade, fidedignidade e facilidade de uso que possa ser empregado rotineiramente em pediatria. Na ausência desses métodos, recomenda-se a utilização de fórmulas preditivas da TMB, acrescidas de fator injúria, de acordo com a condição clínica[63]. Sabe-se, contudo, que algumas vezes essas equações subestimam ou superestimam o gasto energético[64,65] (Quadro 27.8).

Quadro 27.8. Equações para cálculo da estimativa da TMB em crianças e adolescentes

Fonte	Idade	Sexo	Fórmula
OMS (1985)	0-3 anos	M F	$60,9 \times P - 54$ $61 \times P - 51$
	3-10 anos	M F	$22,7 \times P + 495$ $22,4 \times P + 499$
	10-18 anos	M F	$17,5 \times P + 651$ $12,2 \times P + 746$
Schofield (1985)	0-3 anos	M F	$0,167 \times P + 1517,4 \times E - 617,6$ $16,25 \times P + 1023,2 \times E - 413,5$
	3-10 anos	M F	$19,6 \times P + 130,3 \times E + 414,9$ $16,97 \times P + 161,8 \times E + 371,2$
Harris-Benedict (1998)	0-18 anos	M F	$66,47 + 13,75 \times P + 5,0 \times E - 6,76 \times I$ $655,10 + 9,56 \times P + 1,85 \times E - 4,68 \times I$

P: peso em kg; E: estatura em metro; I: idade em anos.
Fonte: ESPGHAN[83].

458 PARTE VI · Nutrição em Pediatria – Situações Especiais

Quadro 27.9. Equações preditivas das necessidades energéticas recomendadas pelo CNNO[42]

Fonte	Idade	Sexo	Fórmula
DRI (2005)	0-3 m	M ou F	89 x P – 100 + 175
	4-6 m		89 x P – 100 + 56
	7-12 m		89 x P – 100 + 22
	13-35 m		89 x P – 100 + 20
	3-8 a	M F	88,5 – 61,9 x I + PA x (26,7 x P + 903 x A) + 20 135,3 – 30,8 x I + PA x (10 x P + 934 x A) + 20
	9-18 a	M F	88,5 – 61,9 x I + PA x (26,7 x P + 903 x A) + 25 135,3 – 30,8 x I + PA x (10 x P + 934 x A) + 25
Holliday & Segar (1957)	P (0 a 10kg) P (10 a 20kg) P (+ de 20kg)		100kcal/kg 1.000kcal + 50kcal/kg para cada kg acima de 10kg 1.500kcal + 20kcal/kg para cada kg acima de 20kg

P: peso em kg; E: estatura em metro; I: idade em anos; PA: fator atividade (1 para atividades do dia a dia; 1,16♀ ou 1,13♂ para atividade do dia a dia + 30-60 minutos de atividade moderada; 1,31♀ ou 1,26♂ para atividade do dia a dia + 60 minutos de atividade moderada).

Há divergências sobre a fórmula mais indicada para pacientes oncológicos pediátricos. Entretanto, alguns autores fazem recomendações baseados na prática clínica. Pencharz[66] recomenda para crianças e adolescentes com câncer o método prático de 90 a 100kcal/kg/dia e 2,5g/kg/dia de proteína e 40kcal/kg/dia e de 1 a 1,5g/kg/dia de proteína, respectivamente. O CNNO[42] sugere a utilização das equações da *Dietary Reference Intake* (DRI) ou de Holliday & Segar para estimar as necessidades energéticas (Quadro 27.9). Para as necessidades proteicas, sugere a utilização das recomendações da ASPEN[67] e, em caso de perda de peso e desnutrição, um acréscimo entre 15% e 50% (Quadro 27.10).

O CNNO[42] recomenda ainda que o peso utilizado nesses cálculos deve estar de acordo com o estado nutricional do paciente. Para os eutróficos utiliza-se o peso atual, para os desnutridos, o peso do percentil 50 das curvas de referência para o indicador P/E, e para os com sobrepeso/obesidade, o peso do percentil 90. Esse ajuste não deve ultrapassar 20% do peso atual[42]. Contudo, fórmulas que necessitam do peso para o cálculo do gasto ener-

Quadro 27.10. Estimativas das necessidades de proteína recomendadas pelo CNNO[42]

Faixa etária	Necessidades de proteína
Recém-nascido de baixo peso	3 a 4g/kg/dia
Recém-nascido a termo	2 a 3g/kg/dia
1 a 10 anos	1,0 a 1,2g/kg/dia
Meninos (>10 anos)	0,9g/kg/dia
Meninas (>10anos)	0,8g/kg/dia
Paciente crítico	1,5g/kg/dia

Fonte: ASPEN[67].

gético devem ser utilizadas com cautela, uma vez que o peso pode estar superestimado, conforme descrito[68].

A oferta adequada de calorias, bem como de proteína, é importante para se manter um balanço nitrogenado positivo. Para garantir a oferta proteica e evitar e hiperalimentação, a relação de calorias não proteicas para cada grama de nitrogênio* deve ser entre 100 e 150:1 em crianças com câncer em situação crítica[69] e de 150-250:1 em doentes sem estresse metabólico[52].

Necessidades hídricas

O CNNO[42] sugere a utilização das recomendações da ASPEN[67] para o estabelecimento do aporte hídrico (Quadro 27.11). A necessidade de água está relacionada ao gasto de energia, podendo ser determinada por meio do peso atual e das necessidades energéticas. Em 24 horas, as perdas insensíveis correspondem a 40mL/100kcal e as perdas urinárias a 60mL/100kcal; portanto, 100mL/100kcal ou 1mL/kcal são necessários para repor as perdas de fluidos em 24 horas. No entanto, algumas condições clínicas exigem ajustes dessas perdas, tais como na vigência de diarreia, vômitos e febre[67].

Quadro 27.11. Recomendações hídricas propostas pelo CNNO[42]

Peso	Necessidades hídricas
Crianças de 1.500 a 3.000g	110-130mL/kg
Crianças de 3 a 10kg	100mL/kg
Crianças de 10 a 20kg	1.000mL + 50mL/kg para cada kg acima de 10kg
Crianças com mais de 20kg	1.500mL + 20mL/kg para cada kg acima de 20kg

Fonte: ASPEN[67].

Vitaminas e minerais

As necessidades específicas de vitaminas e minerais para crianças e adolescentes com câncer não foram ainda estabelecidas. Estudos apontam que esses pacientes apresentam deficiência de alguns nutrientes durante o tratamento oncológico, provavelmente em função da diminuição da ingestão alimentar, alterações no metabolismo, aumento nas perdas urinárias e intestinais, além do estresse oxidativo resultante da radioterapia e da quimioterapia[52,70,71,72,73].

Dessa forma, é fundamental garantir o fornecimento adequado desses nutrientes por meio de uma alimentação equilibrada. Quando isso não for possível, a utilização de suplementos de vitaminas e minerais pode ser indicada com o objetivo de prevenir ou tratar possíveis deficiências nutricionais. Esses suplementos podem ser utilizados associados à alimentação oral ou como componentes de fórmulas nutricionais enterais ou parenterais, devendo ser administrados de acordo com os valores propostos pelas DRI para a idade[9,74] (Anexo I).

---

*1g de N = 6,25g de aminoácidos, então: calorias não proteicas por grama de nitrogênio (kcal/g N) = (kcal de lipídios + kcal de carboidratos) ÷ (grama total de proteína ÷ 6,25)

460   PARTE VI · Nutrição em Pediatria – Situações Especiais

No paciente oncológico é importante a monitoração dos eletrólitos em razão da interação droga-nutriente das medicações utilizadas nos protocolos quimioterápicos[9]. Nas crianças com câncer podem ocorrer perdas não usuais em virtude de episódios de diarreia, presença de ostomias de eliminação intestinal, terapia diurética, além de anormalidades renais. Essas situações devem ser levadas em consideração para avaliação de necessidade de reposição de eletrólitos[69]. O Quadro 27.12 descreve alguns agentes quimioterápicos e os efeitos colaterais da diminuição dos níveis plasmáticos dos eletrólitos.

Quadro 27.12. Agentes quimioterápicos e os efeitos colaterais da diminuição dos níveis séricos dos eletrólitos

Eletrólito	Efeito colateral	Quimioterápico
Potássio	• Fraqueza muscular • Confusão mental • Arritmias cardíacas	• Ifosfamida • Ciclofosfamida • Cisplatina • Carboplatina
Fosfato	• Anorexia, fraqueza, dores ósseas, rigidez articular • Outros sintomas incluem: fraqueza muscular, tremores, parestesia, confusão mental e coma	• Ifosfamida • Ciclofosfamida • Cisplatina • Carboplatina
Cálcio	• Tetania • Letargia • Osteomalacia	• Ifosfamida
Magnésio	• Fraqueza muscular • Tetania • Vertigem • Depressão	• Cisplatina

Fonte: Ward[9].

TERAPIA NUTRICIONAL

O suporte nutricional individualizado é parte essencial do tratamento da criança com câncer[9,42]. Apesar de alguns autores apontarem a possibilidade de os nutrientes ofertados ao hospedeiro estimularem o crescimento tumoral[76,77], o suporte nutricional deve ser recomendado sempre que houver presença de risco nutricional ou desnutrição em vista de todos os benefícios ofertados por esta terapia[45,78].

Os métodos de terapia nutricional comumente empregados são a nutrição enteral, por meio de suplementos orais, sondas ou ostomias, e a nutrição parenteral, por via periférica ou central. A escolha do método mais adequado dependerá da condição clínica de cada paciente[8,67,69].

Alimentação oral

A via preferencial de terapia nutricional é a oral, por ser mais segura e menos invasiva, apesar de alguns pacientes apresentarem sintomas associados ao tratamento ou à própria neoplasia (anorexia, náuseas e vômitos, alterações no paladar, disfagia, mucosite), que podem limitar sua ingestão[32].

Pode-se investir em algumas estratégias para melhorar a aceitação, como, por exemplo, modificações na consistência e na apresentação. Ao mesmo tempo, o consumo de preparações preferidas com maior densidade enérgetica deve ser estimulado[8]. Os pacientes com alteração no paladar (disgeusia) podem beneficiar-se do uso de alguns aromatizantes e condimentos no preparo das refeições[32]. Para aqueles com aversões alimentares pode ser necessária ainda a restrição desses alimentos da dieta. Muitos pacientes têm aversão à carne vermelha; nesses casos, é importante a substituição por outras fontes alternativas de proteína (aves, peixes, ovos e produtos lácteos)[32,79]. Os pacientes com sintomas gastrointestinais podem necessitar de modificações na dieta em relação ao teor de lactose, proteína do leite de vaca, glúten, gordura e fibra[10,32].

Em alguns casos, a internação é um momento difícil para a criança e os pais, proporcionando situações de estresse[80], o que dificulta a aceitação do cardápio hospitalar. Para minimizar essa situação, o profissional de nutrição deve realizar anamnese alimentar e estar sensível aos hábitos alimentares da criança, procurando adequar a alimentação do hospital às suas preferências[81].

Na criança sem comprometimento nutricional prévio, os suplementos nutricionais podem ser considerados quando sua ingestão estiver abaixo de 75% de suas necessidades, em até 5 dias consecutivos, sem expectativa de melhora. Naquelas com risco nutricional ou desnutrição, a terapia nutricional (oral ou enteral) deve ser iniciada de imediato[42]. Existem disponíveis no mercado suplementos dietéticos modulares ou nutricionalmente completos, apropriados para uso em pediatria, na forma líquida ou em pó, com diferentes sabores, inclusive neutro, possibilitando o seu uso em preparações de consumo habitual do paciente.

Dieta para neutropênico

A neutropenia é uma complicação comum no paciente submetido à quimioterapia, aumentando o risco de episódios de infecção e sepse. A dieta para pacientes neutropênicos, também chamada de dieta baixa em bactérias, consiste na exclusão de alimentos específicos vetores de bactérias com o intuito de reduzir o risco de doenças transmitidas por alimentos (toxi-infecção alimentar)[82]. Contudo, o papel dessa dieta na redução dos episódios de infecção é ainda controverso na literatura, e sua recomendação varia amplamente entre diferentes instituições[83,84].

Em nosso serviço, utilizamos a dieta para neutropênico para todos os pacientes internados, buscando adequar os hábitos alimentares da criança às restrições da dieta. Há casos, no entanto, em que a aceitação via oral está precária, sendo necessário reduzir essas restrições, priorizando a ingestão alimentar e a orientação sobre os cuidados com a higienização. O cardápio hospitalar é composto por alimentos adequadamente coccionados, servidos à temperatura de aproximadamente 74°C, em embalagens descartáveis, e restrito em leite e derivados não pasteurizados, verduras cruas e frutas de casca fina ou difíceis de higienizar. Orientamos ainda os cuidadores e familiares a não trazerem alimentos externos.

462 PARTE VI · Nutrição em Pediatria – Situações Especiais

Terapia nutricional enteral

Na impossibilidade de utilizar a via oral ou na presença de ingestão alimentar abaixo de 60% das necessidades por até 5 dias consecutivos, sem expectativa de melhora, o CNNO[42] sugere iniciar a terapia nutricional enteral (TNE) via sonda, deixando a nutrição parenteral total (NPT) reservada para os casos de impossibilidade total ou parcial de uso do TGI. A nutrição enteral (NE) possui vantagens sobre a nutrição parenteral (NP), incluindo menor risco de infecção e outras complicações relacionadas ao cateter. Em adição, a alimentação enteral tem menor custo, é mais fisiológica e mantém a integridade da mucosa intestinal, reduzindo o risco de translocação bacteriana[10,68,75].

As contraindicações ao uso de NE são as mesmas para o pacientes pediátricos em geral[67,69,85], incluindo ainda toxicidade gastrointestinal de grau 3 ou 4 (mucosite, vômitos incoercíveis e diarreia intratável que pioram com a oferta de dieta) e plaquetopenia grave, que não é resolvida com infusão de plaquetas[69,85] (ver Capítulo 30 – Nutrição Enteral).

Outra dificuldade usualmente encontrada é o desconforto emocional e psicológico pelo uso das sondas de alimentação[57,75]. Em alguns casos, os pais demonstram resistência em relação à passagem da sonda com intuito de poupar o filho de mais um processo invasivo, sendo então necessário o acompanhamento psicológico desses pacientes e de seus cuidadores[81].

As sondas nasogástricas e nasojejunais são usadas comumente para manutenção de NE a curto prazo (<3 meses), enquanto as gastrostomias e jejunostomias são usadas quando o suporte nutricional for estimado por período mais prolongado (>3 meses)[85]. Reações locais, como inflamação e infecção, problemas mecânicos como vazamentos, oclusão e deslocamento da sonda, são as complicações mais frequentes nos pacientes com ostomias[67,68]. No entanto, alguns estudos têm evidenciado que o uso de gastrostomias e jejunostomias, em oncologia pediátrica, é seguro e eficiente para melhorar o estado nutricional, com menor frequência de complicações relacionadas ao procedimento[67,68,86-88].

A seleção da fórmula a ser utilizada depende da idade e das condições clínicas do paciente, de sua capacidade digestiva e absortiva, assim como das características das fórmulas (osmolalidade, pH, densidade calórica, conteúdo de fibra, macro e micronutrientes)[8,32]. Pacientes com lesões na mucosa intestinal, secundárias ao efeito da quimioterapia e radioterapia, como colite, enterite e tiflite, podem beneficiar-se da utilização de fórmulas elementares ou semielementares[8,32,36,75]. A forma de administração pode ser contínua ou intermitente. Apesar das vantagens fisiológicas da administração intermitente, a administração contínua, controlada por bomba de infusão, apresenta maior tolerância para os pacientes com problemas gastrointestinais[8].

As principais complicações da TNE incluem as de ordem mecânica, gastrointestinal e infecciosa[68]. Pacientes com câncer podem apresentar maior predisposição à intolerância à NE, em razão principalmente das alterações associadas ao tratamento antineoplásico[69,89]. Nesses casos, pode ocorrer lesão da mucosa intestinal, com redução da capacidade digestiva e absortiva, levando a episódios de diarreia e distensão abdominal. Em adição, pode ocorrer redução da motilidade gastrointestinal e do esvaziamento gástrico, com maior suscetibilidade a episódios de vômitos e resíduo gástrico[69,89]. Agentes pró-cinéticos, como a metoclopramida, e o reposicionamento da sonda em posição pós-pilórica podem ser benéficos em situações de dismotilidade gastrointestinal[8].

CAPÍTULO 27 · Câncer   **463**

Terapia nutricional parenteral (TNP)

A NP deve ser utilizada nos casos em que o TGI esteja não funcionante ou com dificuldade de acesso em função da plaquetopenia[8,9,45,69,75]. Crianças com comprometimento intestinal em razão de ciclos agressivos de quimioterapia e radioterapia e aquelas submetidas a transplante de medula óssea (TMO) que evoluírem com doença do enxerto *versus* hospedeiro (DECH)* podem necessitar de TNP. Outras indicações frequentes são os casos não cirúrgicos de tiflite** e os pacientes com ascite quilosa***, após cirurgia de tumor de Wilms ou neuroblastomas[8,9]. No entanto, a NP não deve ser iniciada em caso de haver necessidade por período inferior a 1 semana[8].

Para a escolha da via de acesso da NP devem ser levados em consideração alguns fatores, como a necessidade de nutrientes, duração da terapia, condição vascular do paciente e seu estado de coagulação[67]. Os pacientes com câncer possuem frequentemente acesso venoso central para administração de quimioterapia, fluidoterapia, transfusões e antibioticoterapia. A NP pode, então, ser administrada pelo acesso venoso central ou pelo acesso periférico[32]. A infusão de nutrição parenteral periférica (NPP) não é rotineiramente indicada em pediatria, devido ao risco de flebite, limitando a solução de glicose a uma concentração menor do que 12,5%, não sendo possível muitas vezes atingir as necessidades nutricionais[8]. A NPP pode ser uma opção para os casos de intolerância à progressão do volume de NE, funcionando como uma via adicional para atingir as necessidades estimadas[67,89].

As complicações mais frequentemente encontradas na NP incluem as de origem mecânica, infecciosa, metabólica e nutricional[67]. A imunossupressão, decorrente do tratamento antineoplásico, põe as crianças com câncer sob maior risco de desenvolver infecções associadas à NP[67,69]. Assim, é importante que, ao indicar a via endovenosa, o profissional esteja seguro de que o procedimento irá propiciar mais benefícios do que riscos e, caso contrário, deverá desencorajar o uso dessa via.

A síndrome da realimentação é uma complicação metabólica comumente associada à NP, mas que pode acontecer também no paciente em suporte nutricional enteral e até mesmo na alimentação oral[67]. Essa síndrome caracteriza-se por desequilíbrio de fluidos e eletrólitos, falência cardiorrespiratória, podendo ocorrer quando pacientes desnutridos, adaptados a usarem menos carboidratos e mais gordura como fonte de energia, são realimentados[8,67]. A reintrodução rápida de grandes quantidades de carboidrato pode resultar em alterações metabólicas, incluindo hipofosfatemia, hipocalemia e hipomagnesemia, em associação com a retenção de sódio e fluidos[93]. Pacientes pediátricos com câncer possuem maior risco para desenvolver a síndrome da realimentação[94]. Recomenda-se que, em crianças desnutridas ou após períodos prolongados de jejum, a NP seja iniciada de forma lenta, com monitoração dos eletrólitos (P, K, Mg) e da glicemia[67].

---

* A doença do enxerto *versus* hospedeiro, uma das maiores complicações do TMO alogênico, ocorre quando as células imunes funcionais da medula óssea transplantada produzem anticorpos contra os tecidos do receptor. Pode haver acometimento intestinal, comprometendo o estado nutricional em razão de longos períodos de diarreia e anorexia[90].

** Tiflite ou enterocolite neutropênica compreende um processo necrosante que envolve principalmente o ceco na presença de neutropenia. Geralmente ocorre em associação a episódios prolongados de granulocitopenia ou ao uso prolongado de antibióticos de largo espectro[91].

*** Ascite quilosa ou quiloperitônio é o acúmulo de fluido linfático no interior da cavidade peritoneal. Constitui uma complicação rara após procedimentos cirúrgicos abdominais ou trauma toracoabdominal[92].

464 PARTE VI · Nutrição em Pediatria – Situações Especiais

PROPOSTAS DE TERAPIA NUTRICIONAL ESPECÍFICA

Nutrientes imunomoduladores

Nutrientes como os aminoácidos glutamina e arginina e os ácidos graxos ômega-3[95] exercem efeitos sobre o sistema imunológico e a resposta inflamatória. Alguns autores referem que podem auxiliar o tratamento da SAC, a qual é derivada da ação de citocinas pró-inflamatórias[96,97,98,99].

A glutamina é o aminoácido livre mais abundante no músculo e no plasma humano[100,101]. É ainda um aminoácido importante para a produção de nucleotídeos e serve como combustível para células de proliferação rápida, como as células do sistema imune e da mucosa intestinal, além de ter um papel central no transporte de nitrogênio no organismo[100,101]. Em situações de estresse metabólico, como nos pacientes oncológicos, a glutamina plasmática está diminuída, resultando em disfunção do sistema imune[100,101,102].

Estudos clínicos têm demonstrado que a administração de glutamina restaura a função das células *natural killer* e melhora o metabolismo de proteínas. A glutamina aumenta ainda a seletividade dos quimioterápicos e protege o paciente dos danos oxidativos, por meio do aumento de glutationa celular[102-105]. Em adição, a NE com glutamina tem demonstrado prevenir e tratar a mucosite em pacientes submetidos a quimioterapia e radioterapia[101-104].

A arginina é um aminoácido não essencial que possui papel importante no metabolismo do nitrogênio e da amônia, além de participar da produção de óxido nítrico. Em situações de estresse, esse aminoácido, de forma semelhante à glutamina, deixa de ser sintetizado pelo organismo em quantidade suficiente para suprir suas necessidades, tornando-se condicionalmente essencial[106,107]. A suplementação de arginina tem demonstrado resultados promissores como substrato para modulação da resposta imune no paciente com câncer. Os seus efeitos podem reduzir o crescimento de tumores, a incidência de metástases e a tumorigenicidade de carcinógenos. Contudo, são necessários mais estudos para estabelecer a dose ideal da suplementação dietética da arginina, como também os tipos de câncer que mais se beneficiariam com o uso desse aminoácido[108].

Têm-se demonstrado efeitos benéficos da utilização de suplementos nutricionais que contenham ácidos graxos ômega-3 em pacientes com neoplasias em estado avançado[109]. Os ácidos graxos ômega-3 parecem reduzir o crescimento tumoral e a perda de peso associada à caquexia. Dentres esses, o ácido graxo eicosapentaenoico (EPA) parece ser o mais ativo. Atua na inibição do PIF[110] e na regulação de citocinas pró-inflamatórias, inibindo a produção de TNF-α, IL-1β e IL-6[111]. Bayram et al.[98], em trabalho realizado em crianças com neoplasia maligna, demonstraram diminuição da perda de peso com o uso de fórmula enriquecida em calorias, proteína e EPA.

Antioxidantes

Vários mecanismos podem levar ao estresse oxidativo no paciente com câncer. Supõe-se que o sistema redox do organismo, que inclui enzimas antioxidantes e compostos antioxidantes de baixo peso molecular, pode estar desregulado, contribuindo para a progressão da doença[112]. Existem ainda evidências que associam o estresse oxidativo e a SAC[99,112]. Estudos indicam que alguns nutrientes antioxidantes, como as vitaminas A, C e E, minimizam os efeitos tóxicos produzidos pelas drogas antineoplásicas e interferem po-

CAPÍTULO 27 · Câncer **465**

sitivamente na resposta ao tratamento empregado[113,114,115]. Contudo, em recente revisão sistemática, Lawenda et al.[116] apontaram que a suplementação com antioxidantes pode diminuir a eficácia do tratamento antineoplásico. Mais estudos são necessários para estabelecer os potenciais riscos e benefícios da suplementação de antioxidantes no paciente pediátrico oncológico.

FÁRMACOS ESTIMULANTES DO APETITE

Outra modalidade terapêutica utilizada nos casos de anorexia e caquexia são os fármacos estimulantes do apetite. No entanto, só devem ser empregados nos casos em que a intervenção dietética não obtenha sucesso[8]. O acetato de megestrol (AM), derivado sintético da progesterona, é o agente orexígeno que mais tem sido estudado, tanto entre crianças como em adultos. Outros estimulantes do apetite já testados incluem canabinoides, corticosteroides, cipro-heptadina, entre outros[117-119].

É possível que o mecanismo de ação do AM envolva a estimulação do NPY no hipotálamo[118] e a inibição da atividade das principais citocinas catabólicas[119]. O uso de AM, entretanto, não é isento de efeitos colaterais. Estudo realizado por Orme et al.[117] aponta a supressão adrenal como um dos principais efeitos colaterais da sua utilização em crianças com câncer e sugere que ele deve ser utilizado como último recurso, quando outras alternativas tenham sido esgotadas.

REFERÊNCIAS BIBLIOGRÁFICAS

1. Instituto Nacional do Câncer. Coordenação de Prevenção e Vigilância de Câncer. Estimativas 2008: Incidência de Câncer no Brasil. Rio de Janeiro; INCA, 2007; 94p.
2. Little J. Introduction. In: Little J. Epidemiology of childhood cancer. Lyon: International Agency for Research on Cancer: World Health Organization; 1999; 1-9.
3. Instituto Nacional do Câncer. Coordenação de Prevenção e Vigilância de Câncer. Câncer da criança e adolescente no Brasil: dados dos registros de base populacional e de mortalidade. Instituto Nacional de Câncer. Rio de Janeiro; INCA, 2008; 220 p.
4. Instituto Nacional do Câncer. Brasil. Ministério da saúde. Estimativa 2010: incidência de câncer no Brasil. Rio de Janeiro; INCA, 2009; 98 p.
5. Instituto Nacional do Câncer. Particularidades do câncer infantil. Disponível em: http://www.inca.gov.br. Acesso: fevereiro 2010.
6. Van CE, Arends J. The causes and consequences of cancer-associated malnutrition. Eur J Oncol Nurs 2005; 9:S51-63.
7. Sala A, Pencharz P, Barr RD. Children, Cancer, and Nutrition – A Dynamic Triangle in Review. Cancer 2004; 100:677-87.
8. Ladas EJ, Sacks N, Meacham L et al. A Multidisciplinary Review of Nutrition Considerations in the Pediatric Oncology Population: A Perspective From Children's Oncology Group. Nutr Clin Pract 2005; 20:377-93.
9. Ward E. Childhood Cancers. In: Shaw V, Lawson M. Clinical Paediatric Dietetics. Third edition. Iowa; Blackwell publishing, 2007; 461-72.
10. Rickard KA, Baehner RL, Coates TD, Weetman RM, Provisor AJ, Grosfeld JL. Supportive Nutritional Intervention in Pediatrie Cancer. Cancer Res 1982; 42:766s-73s.
11. Garófolo A, Caran EM, Silva NS, Lopez FA. Prevalência de desnutrição em crianças com tumores sólidos. Rev Nutr 2005; 18:193-200.
12. Pietsch JB. Children with Cancer: Measurements of Nutritional Status at Diagnosis. Nutr Clin Pract 2000; 15:185-88.

466 PARTE VI · Nutrição em Pediatria – Situações Especiais

13. Nitenberg G, Raynard B. Nutritional support of the cancer patient: issues and dilemmas Critical Reviews in Oncology:Hematology 2000; 34:137-68.
14. Martignoni ME, Kunze P, Friess H. Cancer cachexia. Mol Cancer 2003; 2:36-9.
15. Inui A. Cancer Anorexia-Cachexia Syndrome: Current Issues in Research and Management. CA Cancer J Clin 2002; 52:72-91.
16. Picton SV, Eden OB, Rothwell NJ. Metabolic rate, interleukin 6 and cachexia in children with malignancy. Med pediatr Oncol 1995; 5:249 (abstract).
17. Broeder ED, Oeseburg B, Lippens RJJ et al. Basal metabolic rate in children with a solid tumour. Eur J Clin Nutr 2001; 55:673-81.
18. Tisdale MJ. Metabolic abnormalities in cachexia and anorexia. Nutrition 2000; 16:1.013-4.
19. Rivadeneira DE, Evoy D, Fahey TJ, Lieberman MD, Daly JM. Nutritional Support of the Cancer Patient. CA Cancer J Clin 1998; 48:69-80.
20. Tisdale MJ. Wasting in Cancer. J Nutr 1999; 129:243S-6S.
21. Muscaritoli M, Bossola M, Doglietto GB, Fanelli FR. The Ubiquitin/Proteasome System in Cancer Cachexia. In: Mantovani G, Anker SD, Inui A et al. Cachexia and Wasting: A Modern Approach. Springer Milan. 2006.
22. Waitzberg DL, Nardi L, Ravacci G, Torrinhas R. Síndrome anorexia caquexia em câncer: abordagem terapêutica. In : Waitzber DL. Dieta, nutrição e câncer. 1ª. Reimpressão da 1ª Edição. São Paulo; Editora Atheneu: São Paulo, 2006: 334-52.
23. Meier U, Gressner AM. Endocrine Regulation of Energy Metabolism: Review of Pathobiochemical and Clinical Chemical Aspects of Leptin, Ghrelin, Adiponectin, and Resistin. Clin Chem 2004; 50: 1.511-25.
24. Inui A. Cancer anorexia-cachexia syndrome: are neuropeptides the key? Cancer Res 1999; 59:4.493-501.
25. Marks DL, Ling N, Cone RD. Role of the central melanocortin system in cachexia. Cancer Res 2001: 61:1.432-8.
26. Wisse BE, Frayo RS, Schwartz MW, Cummings DE. Reversal of cancer anorexia by blockade of central melanocortin receptors in rats. Endocrinology 2001; 142:3.292-3301.
27. Perboni S, Inui A. Anorexia in cancer: role of feeding-regulatory peptides. Phil Trans R Soc B 2006; 361:1281-89.
28. Elliot L, Davis P, Grant B. The clinical guide to oncology nutrition. 2nd edition. American Dietetic Association, 2006; 72-89.
29. Thiel HJ, Fietkau R, Sauer R. Malnutrition and the role of nutritional support for radiation therapy patients. Recent Results Cancer Res 1988; 108:205-26.
30. Adamson PC, Balis FM, Berg S, Blaney SM. General principle of chemotherapy. In: Pizzo PA, Poplack DG. Principles and Practice of. Pediatric Oncology. Philadelphia: Lippincott Williams & Wilkins, 2006.
31. Donaldson S. Effects of therapy on nutrition status of the pediatric cancer. Cancer Res 1982; 42: 729s-36s.
32. Eldridge B. Terapia nutricional para prevenção, tratamento e recuperação do câncer. In: Mahan LK, Escott-Strump S. Krause Alimentos, nutrição e dietoterapia. 11ª edição. Roca, 2005: 952-79.
33. Giglio A, Samano E. Principais substâncias terapêuticas contra o câncer. In: Waitzber DL. Dieta, nutrição e câncer. 1ª Reimpressão da 1ª Edição. Editora Atheneu. São Paulo, 2006; 123-38.
34. Herrstedt J, Roila F. Chemotherapy-induced nausea and vomiting: ESMO Clinical Recommendations for prophylaxis. Ann Oncol 2008; 19:ii110-ii112.
35. Jordan K, Sippel C, Schmoll H. Guidelines for Antiemetic Treatment of Chemotherapy-Induced Nausea and Vomiting: Past, Present, and Future Recommendations. Oncologist 2007; 12:1.143-50.
36. Davila M, Bresalier RS. Gastrointestinal complications of oncologic therapy. Nat Clin Pract Gastroenterol Hepatol 2008; 5:682-96.
37. Köstler WJ, Hejna M, Wenzel C, Zielinski CC. Oral Mucositis Complicating Chemotherapy and/or Radiotherapy: Options for Prevention and Treatment. CA Cancer J Clin 2001; 51:290-315.
38. Tsuji E, Hiki N, Nomura S T et al. Simultaneous onset of acute inflammatory response, sepsis-like symptoms and intestinal mucosal injury after cancer chemotherapy. Int J Cancer 2003; 107:303-8.

CAPÍTULO 27 · Câncer

39. Gibson RJ, Keefe DMK. Cancer chemotherapy-induced diarrhea and constipation: mechanisms of damage and prevention strategies. Support Care Cancer 2006; 14:890-900.
40. Muehlbauer PM, Thorpe D, Davis A, Drabot R, Rawlings BL, Kiker E. Putting evidence into practice: evidence-based interventions to prevent, manage, and treat chemotherapy-and radiotherapy-induced diarrhea. Clin J Oncol Nurs 2009; 13:336-41.
41. Overeem K, Soest G, Blankenstein N. Antibiotic-associated Diarrhoea. Br J Gen Pract 2008; 58:283-4.
42. Brasil. Ministério da Saúde. Instituto Nacional de Câncer. Consenso Nacional de Nutrição Oncológica. Rio de Janeiro: INCA, 2009; 65-91.
43. Thomas S. Nutrition implications of surgical oncology. In: Elliot L, Davis P, Grant B. The clinical guide to oncology nutrition. 2nd edition. American Dietetic Association, 2006; 72-89.
44. Waitzberg DL, Mazza RPJ, Alves CC. Consequências nutricionais do tratamento cirúrgico do trato gastrointestinal. In: Waitzber DL. Dieta, nutrição e câncer. 1ª. Reimpressão da 1ª Edição. Editora Atheneu. São Paulo, 2006; 407-424.
45. Mosby TT, Barr RD, Pencharz PB. Nutritional Assessment of Children With Cancer. J Pediatri Oncol Nurs 2009; 26:186-97.
46. Duarte AC, Castellani FR. Semiologia Nutricional em Pediatria. In: Duarte AC, Castellani FR. Semiologia nutricional. Rio de Janeiro; Axcel Books do Brasil Editora, 2002: 94-104.
47. Fisberg RM, Slater B, Marchioni DML, Martini LA. Inquéritos alimentares. Métodos e bases científicos. São Paulo: Manole, 2005: 1-29.
48. Mattes RD, Curran WJ Jr, Alavi J, Powlis W, Whittington R. Clinical implications of learned food aversions in patients with cancer treated with chemotherapy or radiation therapy. Cancer 1992; 70: 192-200.
49. Berteretche MV, Dalix AM, Cesar d'Ornano AM, Bellisle F, Khayat D, Faurion A. Decreased taste sensitivity in cancer patients under chemotherapy. Support Care Cancer 2004; 12:571-76.
50. Elman I, Silva MEMP. Crianças Portadoras de Leucemia Linfóide Aguda: Análise dos Limiares de Detecção dos Gostos Básicos. Revista Brasileira de Cancerologia 2007; 53:297-303.
51. Brennan BMD. Sensitive measures of the nutrititonal status of children with cancer in hospital and in the field. Int J Cancer 1998; 11:10-3.
52. Kent-Smith L, Martins C. Nutrição da criança com câncer. In: Waitzber DL. Dieta, nutrição e câncer. 1ª. Reimpressão da 1ª Edição. Editora Atheneu. São Paulo, 2006; 581-8.
53. Jeejeebhoy KN. Nutritional assessment. Nutrition 2000; 16:585-90.
54. Sigulem DM, Devincenzi UM, Lessa AC. Diagnóstico do estado nutricional da criança e do adolescent. J Pediatr (Rio J) 2000; 76:S275-84.
55. Mauer AM, Burgess JB, Donaldson SS et al. Special nutrition needs of children with malignancies – a review. J Parenter Enteral Nutr 1990; 14:315-23.
56. Andrassy RJ, Chwals WJ. Nutritional support of the pediatric oncology patient. Nutrition 1998; 14: 124-9.
57. Rickard KA, Coates TD, Grosfeld JL, Weetman RM, Baehner RL. The Value of Nutrition Support in Children With Cancer. Cancer 1986; 58:1.904-10.
58. Rosa g, Lopes MSMS, Bento CT, Fernandes AL, Monteiro WLA, Lobo MA. Exames laboratoriais empregados na avaliação nutricional. In: Rosa G, Pereira AF, Rosado EL, Lopes MSMS, Peres WAF. Avaliação nutricional do paciente hospitalizado:uma abordagem teórico-prática. Guanabara Koogan, 2008.
59. Roberson JR, Spraker HL, Shelso J et al. Clinical consequences of hyperglycemia during remission induction therapy for pediatric acute lymphoblastic leukemia. Leukemia 2009; 23:245-50.
60. Birgegård G, Aapro MS, Bokemeyer C, Dicato M, Drings P, Hornedo J et al. Cancer-Related Anemia: Pathogenesis, Prevalence and Treatment. Oncology 2005; 68:3-1.
61. Baillie FJ, Morrison AE, Fergus I. Soluble transferrin receptor: a discriminating assay for iron deficiency. Clinical & Laboratory Haematology 2003; 25:353-7.
62. Antunes LMG, Bianchi MLP. Antioxidantes da dieta como inibidores da nefrotoxicidade induzida pelo antitumoral cisplatina. Rev Nutr 2004; 17:89-96
63. Koletzko B, Goulet O, Hunt J, Krohn K, Shamir R. Parenteral Nutrition Guidelines Working Group. European Society for Clinical Nutrition and Metabolism. European Society of Paediatric Gastroen-

468 PARTE VI · Nutrição em Pediatria – Situações Especiais

terology, Hepatology and Nutrition (ESPGHAN). European Society of Paediatric Research (ESPR). Guidelines on paediatric parenteral nutrition. J Pediatr Gastroenterol Nutr 2005; 41:S5-S11.

64. Thompson MA, Bucolo S, Quirk P, Shepherd RW. Measured versus predicted resting energy expenditure in infants: a need for reappraisal. J Pediatr 1995; 126:21-7.

65. Kaplan AS, Zemel BS, Neiswender KM, Stallings VA. Resting energy expenditure in clinical pediatrics: measured versus prediction equations. J Pediatr 1995; 127:200-5.

66. Pencharz PB. Aggressive oral, enteral or parenteral nutrition prescriptive decisions in children with cancer. Int J Cancer 1998; 11:73-75.

67. ASPEN Board of Directors and the Clinical Guidelines Task Force. Guidelines for the use of parenteral and enteral nutrition in adult and pediatric patients. J Parenter Enteral Nutr 2002; 26:1SA-138-SA.

68. Garófolo A, Petrilli AS. Terapia nutricional em oncologia. In: Lopez FA, Sigulem, DM, Taddei JAAC. Fundamentos da terapia nutricional em pediatria. Sarvier. São Paulo, 2002; 214-34.

69. Garófolo A. Diretrizes para terapia nutricional em crianças com câncer em situação crítica. Rev Nutr 2005; 18:513-27.

70. Pais RC, Vanous E, Hollins B et al. Abnormal vitamin B6 status in childhood leukemia. Cancer 1990; 1: 66:2.421-8.

71. Sgarbieri UR, Fisberg M, Tone LG, Latorre Mdo R. Nutritional assessment and serum zinc and copper concentration among children with acute lymphocytic leukemia: a longitudinal study. Sao Paulo Med J 2006; 7: 124:316-20.

72. Mazor D, Abucoider A, Meyerstein N, Kapelushnik J. Antioxidant status in pediatric acute lymphocytic leukemia (ALL) and solid tumors: the impact of oxidative stress. Pediatr Blood Cancer 2008; 51:613-5.

73. Barbosa JM, Araújo LL, Silva CP, Lopes LC, Pinto ICS, Silva MGB. Níveis séricos de vitamina C e estado nutricional de crianças e adolescentes em início de tratamento antineoplásico. Rev Bras Nutr Clin 2009; 24:289.

74. Ribeiro MLAP. Vitaminas e minerais. Anais do Congresso Brasileiro de Nutrição Oncológica do Inca, III Jornada Luso Brasileira em Nutrição Oncológica, IV Jornada Internacional de Nutrição Oncológica. Rio de Janeiro; INCA, 2009: 43.

75. Sala A, Wade L, Barr RD. Nutritional support for children with cancer. Indian J Pediatri 2003; 70: 813-6.

76. Rossi-Fanelli F, Cascino A, Muscaritoli M. Review: Abnormal Substrate Metabolism and Nutritional Strategies in Cancer Management. J Parenter Enteral Nutr 1991; 15:680-3.

77. Torosian MH. Stimulation of Tumor Growth by Nutrition Support. J Parenter Enteral Nutr 1992; 16: 72S-75S.

78. Bozzetti F, Mori V. Nutritional support and tumour growth in humans: a narrative review of the literature. Clin Nutr. 2009; 28:226-30.

79. DeWys WD, Herbst SH. Oral Feeding in the Nutritional Management of the Cancer Patient. Cancer Res 1977; 37:2.429-43.

80. Milanesi K, Collet N, Oliveira BRG, Vieira CS. Sofrimento psíquico da família de crianças hospitalizadas. Rev bras enferm 2006; 59:769-74.

81. Shibuya E. Avaliação e terapia nutricional em pediátria oncológica. In: Ikemori EHA, Oliveira T, Serralheiro IFD et al. Nutrição em oncologia. São Paulo; Marina e Tecmed editora, 2003: 317-33.

82. Moody K, Charlson ME, Finlay J. The neutropenic diet: what's the evidence? J Pediatr Hematol Oncol 2002; 24:717-21.

83. Moody K, Finlay J, Mancuso C, Charlson M. Feasibility and safety of a pilot randomized trial of infection rate: neutropenic diet versus standard food safety guidelines. J Pediatr Hematol Oncol. 2006; 28:126-33.

84. DeMille D, Deming P, Lupinacci P, Jacobs LA. The effect of the neutropenic diet in the outpatient setting: a pilot study. Oncol Nurs Forum 2006; 33:337-43.

85. Bowman LC, Williams R, Sanders M, Ringwald-Smith K, Baker D, Gajjar A. Algorithm for nutritional support: experience of the Metabolic and Infusion Support Service of St. Jude Children's Research Hospital. Int J Cancer Suppl 1998; 11:76-80.

CAPÍTULO 27 · Câncer **469**

86. Aquino VM, Smyrl CB, Hagg R, McHard KM, Prestridge L, Sandler ES. Enteral nutritional support by gastrostomy tube in children with cancer. J Pediatr 1995; 127:58-62.
87. Barlaug M, Kruse A, Schroder H. Percutaneous endoscopic gastrostomy in paediatric cancer patients. Ugeskr Laeger 2008; 170:2.027-31.
88. Barron MA, Duncan DS, Green GJ et al. Efficacy and safety of radiologically placed gastrostomy tubes in paediatric haematology/oncology patients. Med Pediatr Oncol 2000; 34:177-82.
89. Garófolo A, Boin SG, Modesto PC, Petrilli AS. Avaliação da eficiência da nutrição parenteral quanto à oferta de energia em pacientes oncológicos pediátricos. Rev Nutr 2007; 20:181-90.
90. Imataki O, Nakatani S,Hasegawa T et al. Nutritional Support for Patients Suffering From Intestinal Graft-versus-Host Disease After Allogeneic Hematopoietic Stem Cell Transplantation. Am J Hematol 2006; 81:747-52.
91. Chebli JM , Nicolato A M, Oliveira AL, Capp AA, Pinheiro BA. Enterocolite neutropênica: relato de caso. HU Rev 2003; 29:438-9.
92. Godoy ARN, Lacerda CS, Carvalho M. Ascite quilosa (quiloperitônio) como manifestação inicial de carcinoma gástrico. Revista Brasileira de Cancerologia 2001; 47:159-61.
93. Fuentebella J, Kerner JA. Refeeding Syndrome. Pediatr Clin North Am 2009; 56:1.201-10.
94. Dunn RL, Steller N, Mascarenhas MR. Refeeding syndrome in hospitalized pediatric patients. Nutr Clin Pract 2003; 18:327-32.
95. Demoor-Goldschmidt C, Raynard. How can we integrate nutritional support in medical oncology? Bull Cancer 2009; 96:665-75.
96. Siddiqui R, Pandya D, Harvey K, Zaloga GP. Nutrition modulation of cachexia/proteolysis. Nutr Clin Pract 2006; 21:155-67.
97. Yoshida S, Kaibara A, Ishibashi N, Shirouzu K. Glutamine supplementation in cancer patients. Nutrition 2001; 17:766-8.
98. Bayram I, Erbey F, Celik N, Nelson JL, Tanyeli A. The use of a protein and energy dense eicosapentaenoic acid containing supplement for malignancy-related weight loss in children. Pediatr Bloof Cancer 2009; 52:571-4.
99. Mantovani G, Macciò A, Madeddu C, Gramignano G, Serpe R, Massa E. Randomized phase III clinical trial of five different arms of treatment for patients with cancer cachexia: interim results. Nutrition 2008; 24:305-13.
100. Hall JC, Heel K, McCauley R. Glutamine. Br J Surg. 1996; 83:305-12.
101. Kuhn KS, Muscaritoli M, Wischmeyer P, Stehle P. Glutamine as indispensable nutrient in oncology: experimental and clinical evidence. Eur J Nutr 2010; 49:197-210.
102. García LA, Zarazaga A, García-Luna PP et al. Clinical evidence for enteral nutrition support with glutamine: A systematic review. Nutrition 2003; 19:805-11.
103. Medina MA. Glutamine and cancer. J Nutr 2001; 131:2539S-42S.
104. Souba WW. Glutamine and Cancer. Ann Surg 1993; 218:715-28.
105. Fontana GL, Saez LMJ, Santisteban BR, Gil HA. Compuestos nitrogenados de interés en nutrición clínica. Nutr Hosp 2006; 21:15-29.
106. Wu G, Morris SM Jr. Arginine metabolism: nitric oxide and beyond. Biochem J 1998; 336:1-17.
107. Morris SM Jr. Arginine metabolism: boundaries of our knowledge. J Nutr 2007; 137:1602S-09S.
108. Novaes MRCG, Lima LAM. Efeitos da suplementação dietética com L-arginina no paciente oncológico: uma revisão de literatura. Arch Latinoam Nutr 1999; 49:301-6.
109. Berquin IM, Edwards IJ, Chen YQ. Multi-targeted therapy of cancer by omega-3 fatty acids. Cancer Lett 2008; 269:363-77.
110. Whitehouse AS, Smith HJ, Drake JL et al. Mechanism of attenuation of skeletal muscle protein catabolism in cancer cachexia by eicosapentaenoic acid. Cancer Res 2001; 36:177-84.
111. Wigmore SJ, Fearon KC, Maingay JP, Ross JA. Down-regulation of the acute-phase response in patients with pancreatic cancer cachexia receiving oral eicosapentaenoic acid is mediated via suppression of interleukin-6. Clin Sci 1997; 92:215-21.
112. Mantovani G, Madeddu C, Gramignano G et al. An Innovative Treatment Approach for Cancer-Related Anorexia/Cachexia and Oxidative Stress: Background and Design of an Ongoing, Phase III, Randomized Clinical Trial. Supportive Cancer Therapy 2007; 4:163-7.

113. Lamsonl DW, Brignall MS. Antioxidants in cancer therapy; their actions and interactions with oncologic therapies. Alternative Med Rev 1999; 4:304-29.
114. Weijl NI, Hopman GD, Wipkink-Bakker A et al. Cisplatin combination chemotherapy induces a fall in plasma antioxidants of cancer patients. Ann Oncol 1998; 9:1.331-7.
115. Santos HS, Cruz WM. A terapia nutricional com vitaminas antioxidantes e o tratamento quimioterápico oncológico. Revista Brasileira de Cancerologia 2001; 47:303-8.
116. Lawenda BD, Kelly KM, Ladas EJ, Sagar SM, Vickers A, Blumberg JB. Should Supplemental Antioxidant Administration Be Avoided During Chemotherapy and Radiation Therapy? J Natl Cancer Inst 2008; 100:773-8.
117. Orme LM, Bond JD, Humphrey MS, Zacharin MR, Downie PA, Jamsen KM ET AL.Megestrol acetate in pediatric oncology patients may lead to severe, symptomatic adrenal suppressionLisa M. Cancer 2003; 98:397-405.
118. McCarthy HD, Crowder RE, Dryden S, Williams G. Megestrol acetate stimulates food and water intake in the rat: effects on regional hypothalamic neuropeptide Y concentrations. Eur J Pharmacol 1994; 14:265:99-102.
119. Femia RA, Goyette RE. The science of megestrol acetate delivery: potential to improve outcomes in cachexia. BioDrugs 2005; 19:179-87.

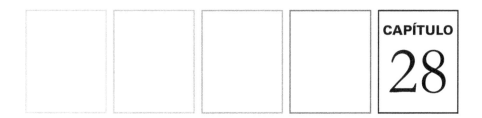

Síndrome da Imunodeficiência Adquirida

Lidiane Conceição Lopes
Ana Paula Gomes Ribeiro

A Síndrome da Imunodeficiência Adquirida (AIDS) é uma consequência da infecção causada pelo Vírus da Imunodeficiência Humana (HIV) nas células com molécula CD4+ em sua superfície (linfócitos e macrófagos), levando à perda progressiva da imunidade, sendo a AIDS uma manifestação tardia e avançada desse processo, caracterizada por infecções oportunistas[1].

A AIDS na infância foi identificada nos Estados Unidos entre 1982 e 1983[1,2]. Em 1985 foi feita a primeira notificação da transmissão vertical no Brasil, correspondendo a cerca de 84% dos casos de AIDS em crianças com até 13 anos de idade, segundo dados do Ministério da Saúde[3].

TRANSMISSÃO

A transmissão do HIV pode ocorrer por via sanguínea (uso de seringa contaminada, transfusão, transplante de órgãos ou acidente profissional), relação sexual desprotegida (no grupo infantil, inclui abuso sexual e prostituição infantil) e através da transmissão vertical[4,5]. A transmissão vertical pode ocorrer nas seguintes situações: durante a gestação, no momento do parto e pelo aleitamento materno[5].

Durante a gestação, a contaminação do feto é denominada transmissão transplacentária, sendo mais frequente a partir do segundo trimestre de idade gestacional, apresentando incidência de 30% a 50%, e depende da carga viral elevada na gestante, presença de corioamnionite e procedimentos invasivos durante a gestação[3,4,5].

A situação de risco no momento do parto ocorre em 50% a 70% dos casos, tendo como fatores envolvidos a prematuridade, o trabalho de parto prolongado, o parto va-

472 PARTE VI · Nutrição em Pediatria – Situações Especiais

ginal e acontecimentos que possam expor o concepto ao contato com sangue e fluidos maternos[3-5].

O aleitamento materno apresenta como fatores de risco a baixa contagem materna de CD4+, alta carga viral no leite e plasma maternos, a soroconversão materna durante o aleitamento e a duração da amamentação, tendo incidência de 3% a 16%[3,4,6].

De modo geral, a transmissão vertical do HIV ocorre em cerca de 25% das gestações das mulheres infectadas. No entanto, o uso de medidas profiláticas, tais como a administração da zidovudina (AZT) na gestação, no parto e no recém-nascido, pode reduzir a taxa de transmissão vertical para 8,3%[7].

No Brasil, desde 1995, há a profilaxia com AZT ou terapia antirretroviral tríplice a partir da 14ª semana de idade gestacional, utilização de AZT injetável durante o parto e AZT oral para o recém-nascido exposto, do nascimento até 42 dias de vida, e contraindicação da amamentação por meio do fornecimento de fórmula infantil até os 6 meses de vida[7,8].

É previsto que 10% a 15% das crianças infectadas apresentem início dos sintomas nos primeiros meses de vida, evoluindo com imunodepressão precoce e deterioração clínica nos primeiros 2 anos, caracterizando padrão de progressão rápida da doença. Em contrapartida, 50% a 70% apresentam padrão de evolução intermediário, com predominância de sinais e sintomas leves nos primeiros 5 a 7 anos de vida. Um terceiro grupo, cerca de 10% a 15%, tem progressão clínica lenta e livre de manifestações da doença até os 8 anos de idade ou mais[9,10].

DIAGNÓSTICO E CLASSIFICAÇÃO

A detecção laboratorial do HIV é realizada por meio de técnicas que pesquisam anticorpos, antígenos, material genético ou que isolem o vírus[8].

No grupo infantil é frequentemente difícil diagnosticar a infecção por meio dos testes de anticorpos anti-HIV, porque as crianças que nascem de mães infectadas possuem anticorpos produzidos pelo sistema imune materno, que ultrapassam a placenta para o feto, antes do nascimento, e podem persistir por até 18 meses, podendo o resultado ser falso-positivo[11]. Assim, as crianças com idade até 18 meses são consideradas infectadas quando apresentarem duas contagens de carga viral positivas, em dois momentos diferentes, sendo a primeira contagem realizada a partir de 1 mês de vida[5,12,13]. Níveis de carga viral abaixo de 10.000 cópias/mL devem ser reavaliados cuidadosamente devido ao risco de resultado falso-positivo[13].

No caso de crianças maiores de 18 meses de idade, o diagnóstico ocorre quando duas amostras de sangue são positivas para exame de detecção de anticorpos anti-HIV (ELISA I e ELISA II) e confirmadas por teste confirmatório (imunofluorescência indireta ou Western-Blot)[5,12,13].

A classificação da infecção pelo HIV baseia-se em parâmetros clínicos e imunológicos propostos pelos *Centers for Disease Control* (CDC), em 1994, sendo utilizada e recomendada pelo Ministério da Saúde do Brasil[13], conforme descrito nos Quadros 28.1, 28.2 e 28.3.

A classificação da imunodeficiência derivada da infecção pelo HIV varia conforme a faixa etária e está apresentada no Quadro 28.4.

CAPÍTULO 28 · Síndrome da Imunodeficiência Adquirida   473

Quadro 28.1. Classificação da infecção pelo HIV em menores de 13 anos de idade

Sinais e sintomas clínicos	Alterações imunológicas		
	Ausente (1)	Moderada (2)	Grave (3)
Ausentes (N)	N1	N2	N3
Leves (A)	A1	A2	A3
Moderados (B)	B1	B2	B3
Graves (C)	C1	C2	C3

Fonte: Brasil[13].

Quadro 28.2. Categoria clínica para a classificação da AIDS em menores de 13 anos de idade

Categorias clínicas	
Categoria N: Assintomático	• Ausência de sinais e/ou sintomas ou com apenas uma das condições da categoria A
Categoria A: Sinais e/ou sintomas leves	• Presença de duas ou mais das condições abaixo, porém sem nenhuma das condições das categorias B e C: – Linfoadenopatia (> 0,5cm em mais de duas cadeias diferentes) – Hepatomegalia – Esplenomegalia – Parotidite – Infecção persistente ou recorrente de vias respiratórias superiores (sinusite ou otite média)
Categoria B: Sinais e/ou sintomas moderados	• Anemia (< 8g/dL), neutropenia (<1.000/mm³) ou trombocitopenia (< 100.000/mm³), por mais de 30 dias • Meningite bacteriana, pneumonia ou sepse • Tuberculose pulmonar • Candidíase oral persistindo por mais de 2 meses • Miocardiopatia • Infecção por citomegalovírus (CMV) antes de 1 mês de idade • Diarreia, recorrente ou crônica • Hepatite • Estomatite por vírus herpes simples (HSV), recorrente (mais de dois episódios/ano) • Pneumonite ou esofagite por HSV, com início antes de 1 mês de vida • Herpes-zoster, com dois episódios ou mais de um dermátomo • Pneumonia intersticial linfocítica (LIP) • Nefropatia • Nocardiose • Febre persistente por mais de 1 mês • Toxoplasmose antes de 1 mês de idade • Varicela, disseminada (complicada)

(Continua)

Quadro 28.2. Categoria clínica para a classificação da AIDS em menores de 13 anos de idade (*continuação*)

Categorias clínicas	

Categoria C: Sinais e/ou sintomas graves	• Crianças com quaisquer das condições listadas a seguir:
	– Infecções bacterianas graves, múltiplas ou recorrentes (confirmadas por cultura, dois episódios em intervalo de 1 ano): sepse, pneumonia, meningite, infecções osteoarticulares, abscessos de órgãos internos
	– Candidíase esofágica ou pulmonar
	– Criptosporidíase ou isosporidíase com diarreia (> 1 mês)
	– CMV em locais além do fígado, baço ou linfonodos, a partir de 1 mês de vida
	– Encefalopatia pelo HIV (achados que persistem por mais de 2 meses), em razão de:
	  ◊ Déficit do desenvolvimento neuropsicomotor
	  ◊ Evidências de déficit do crescimento cerebral ou microcefalia adquirida identificada por medidas de perímetro específico ou atrofia cortical mantida em tomografias computadorizadas ou ressonâncias magnéticas sucessivas de crânio
	  ◊ Déficit motor simétrico com dois ou mais dos seguintes achados: paresias, reflexos patológicos, ataxia e outros
	– Infecção por HSV, úlceras mucocutâneas com duração maior que 1 mês ou pneumonite ou esofagite (crianças > 1 mês de vida)
	– Histoplasmose disseminada
	– *Mycobacterium tuberculosis* disseminada ou extrapulmonar
	– *Mycobacterium* ou outras espécies disseminadas
	– *Mycobcterium avium* ou *M. kansaii* disseminadas
	– Pneumonia por *Pneumocystis jiroveci*
	– Salmonelose disseminada recorrente
	– Toxoplasmose cerebral com início após o 1º mês de vida
	– Síndrome da caquexia, manifestada por:
	  ◊ Perda de peso > 10% do peso anterior; ou queda de dois ou mais percentis no parâmetro de peso para a idade; ou
	  ◊ Peso abaixo do percentil 5, em duas medidas sucessivas; e
	  ◊ Diarreia crônica (duração maior que 30 dias); ou
	  ◊ Febre por 30 dias ou mais, documentada
	– Leucoencefalopatia multifocal progressiva
	– Sarcoma de Kaposi
	– Linfoma primário do cérebro e outros linfomas

Fonte: Brasil[13].

Quadro 28.3. Categorias imunológicas para a classificação da infecção pelo HIV em menores de 13 anos de idade

Alterações imunológicas	Contagem de LT-CD4+ por idade		
	< 12 meses	1 a 5 anos	6 a 12 anos
Ausentes (1)	> 1.500 (> 25%)	≥ 1.000 (≥ 25%)	≥ 500 (≥ 25%)
Moderados (2)	750-1.499 (15-24%)	500-999 (15-24%)	200-499 (15-24%)
Graves (3)	< 750 (< 15%)	< 500 (< 15%)	< 200 (< 15%)

Fonte: Brasil[13].

Quadro 28.4. Classificação da OMS para imunodeficiência associada ao HIV em lactentes e crianças

Classificação da imunodeficiência	Valores de CD4 por idade			
	≤ 11 meses (%)	12 a 35 meses (%)	36 a 59 meses (%)	≥5 anos (céls./mm³)
Não significativa	> 35	> 30	> 25	> 500
Leve	30-35	25-30	20-25	350-499
Avançada	25-30	20-25	15-20	200-349
Grave	< 25	< 20	< 15	< 200 ou < 15%

Fonte: Brasil[13].

TRATAMENTO

Os medicamentos antirretrovirais ainda não propiciam a cura da infecção pelo HIV, mas retardam a progressão da doença e prolongam a sobrevida das crianças com HIV/AIDS. O principal fator que contribui para o sucesso da terapia é a alta adesão (> 95%) por parte da criança e dos responsáveis. Devem ser levados em consideração os fatores que influenciam a adesão, tais como disponibilidade e palatabilidade da formulação; impacto do esquema terapêutico na qualidade de vida, incluindo número de medicamentos, frequência de administração e necessidade de ingestão com ou sem alimentos; habilidade dos responsáveis na administração de regimes complexos; potencial de interação com outras drogas e efeitos colaterais[9,14].

A introdução da terapia antirretroviral combinada com três ou mais drogas reduziu de imediato a mortalidade e morbidade de crianças infectadas pelo HIV. Existem, atualmente, quatro classes de antirretrovirais, incluindo os inibidores nucleosídeos de transcriptase reversa, inibidores não nucleosídeos de transcriptase reversa, inibidores de protease e inibidores de fusão. O tratamento tem como objetivos: prolongar a sobrevida, reduzir a morbidade e melhorar a qualidade de vida, assegurar crescimento e desenvolvimento adequados, preservar, melhorar ou reconstituir o funcionamento do sistema

476 PARTE VI · Nutrição em Pediatria – Situações Especiais

imunológico, reduzindo a ocorrência de infecções oportunistas, suprimir a replicação do HIV, preferencialmente a níveis indetectáveis, pelo maior tempo possível, prevenindo ou interrompendo a progressão da doença e minimizando o risco de resistência aos antirretrovirais. É importante utilizar regimes terapêuticos que facilitem a adesão e que apresentem baixa toxicidade[13].

A *Highly Active Antiretroviral Therapy* (HAART) – Terapia Antirretroviral de Alta Potência – consiste na administração de inibidores de protease ou inibidores não nucleosídeos de transcriptase reversa em combinação com inibidores de trancriptase reversa[15].

Alguns antirretrovirais e drogas para tratamento das doenças oportunistas podem provocar efeitos colaterais que interferem na ingestão, digestão e absorção dos nutrientes e no consequente risco ao estado nutricional[11]. Deve-se verificar a interação da alimentação, do metabolismo corpóreo e de efeitos colaterais medicamentosos. Considerar, na terapia medicamentosa, os tipos, a duração e a história do uso[16]. Os principais efeitos colaterais dos antirretrovirais estão descritos no Quadro 28.5.

Quadro 28.5. Efeitos colaterais dos antirretrovirais

Efeito colateral	Antirretroviral
Alteração da percepção do sabor do alimento	Ritonavir, saquinavir (SQV)
Anemia	Zidovudina (AZT)
Anorexia	Abacavir (ABC), ritonavir
Aumento de transaminases	Efavirenz
Diarreia	Didanosina (ddl), lamivudina (3TC), amprenavir (APV), atazanavir (ATV), lopinavir/ritonavir (LPV/r), nelfinavir, ritonavir, saquinavir (SQV)
Distúrbios gastrointestinais	Estavudina (d4T), zidovudina (AZT), nevirapina
Dor abdominal	Didanosina (ddl), lamivudina (3TC), indinavir, ritonavir, saquinavir (SQV)
Flatulência	Tenofovir (TDF)
Hiperbilirrubinemia	Atazanavir (ATV)
Náusea	Abacavir (ABC), didanosina (ddl), lamivudina (3TC), tenofovir (TDF), amprenavir (APV), atazanavir (ATV), indinavir, lopinavir/ritonavir (LPV/r), ritonavir, saquinavir (SQV)
Neutropenia	Zidovudina (AZT)
Sabor metálico	Indinavir
Vômitos	Abacavir (ABC), didanosina (ddl), tenofovir (TDF), amprenavir (APV), atazanavir (ATV), lopinavir/ritonavir (LPV/r), ritonavir

Fonte: Brasil[10].

REPERCUSSÕES NUTRICIONAIS

A AIDS abrange desde a *wasting síndrome* (síndrome consumptiva), caracterizada por aumento do gasto energético, perda ponderal, enfraquecimento, febre e diarreia, desencadeando quadro de desnutrição, até uma série de alterações metabólicas e corpóreas (secundárias ao tratamento), tais como alterações do metabolismo da glicose e dos lipídios, alterações da distribuição da gordura corpórea, alterações no balanço hormonal, aumento do risco de doença cardiovascular, acidose láctica, osteopenia, esteatose hepática, entre outros[11,16-19].

A desnutrição no HIV é multifatorial, relacionada à idade de início dos sintomas, redução da ingestão alimentar, anormalidades de nutrientes, aumento dos requerimentos energéticos, efeitos adversos das medicações, má absorção intestinal, disfunções metabólicas, distúrbios neuropsiquiátricos, fatores socioculturais e econômicos[20,21].

As taxas de óbito são maiores nos desnutridos, incluindo aqueles em terapia antirretroviral. No caso da criança eutrófica observa-se uma carga viral mais controlada, possibilitando maior capacidade de resistir aos efeitos da infecção pelo HIV, retardando a progressão da doença, devido à preservação da função imune, associada ao estado nutricional, resultando na melhor eficácia das terapias medicamentosas[16].

Em geral, as crianças têm os mesmos peso e comprimento ao nascer, quando comparadas às não portadoras do HIV, e não há aumento no risco de prematuridade, embora as alterações nutricionais possam ocorrer rapidamente, mesmo nas crianças assintomáticas[2].

A diminuição do ganho de peso nos primeiros meses de vida ocorre anteriormente ao déficit de crescimento e alterações na massa muscular. O retardo no crescimento é de 20% a 80%, e há possibilidade de perda de peso maior do que 10%, do mínimo recomendado para idade, por 2 meses ou mais. As causas para o atraso no crescimento podem ser pré-natais, pela má nutrição materna, ou principalmente pós-natais, pelo uso de drogas, infecções crônicas recorrentes, anormalidade do trato gastrointestinal, desordens neurológicas e aporte nutricional inadequado[2].

O ganho de peso inadequado e o déficit de crescimento estão associados a elevada carga viral e reduzido número de células CD4, constituindo fatores de risco que elevam a mortalidade entre crianças infectadas[19,21]. Na maior parte dos casos, as crianças com boa resposta virológica (carga viral < 400 a 500 cópias/mL) tendem a ter maior aumento de peso e altura[19].

As infecções oportunistas, resultantes da redução do número dos linfócitos, assim como a presença de febre e mal-estar, alteram o apetite, além de contribuírem para a má absorção intestinal, refletindo no aparecimento dos sinais crônicos de desnutrição[22].

Outro fator contribuinte para o aparecimento da desnutrição é o aumento do gasto energético basal em 30%, mesmo na fase assintomática, com aumento de citocinas, fator de necrose tumoral e interleucinas[23]. Uma consequência preocupante dessa condição é a repercussão no comprometimento do crescimento e desenvolvimento da criança[24].

A introdução da HAART aumentou a expectativa de vida das crianças e adolescentes, mas propiciou a síndrome lipodistrófica do HIV (SLHIV), caracterizada por três principais componentes: redistribuição anormal da gordura corporal, alterações no metabolismo glicêmico e perfil lipídico sanguíneo anormal. Há perda de gordura subcutânea da

478 PARTE VI · Nutrição em Pediatria – Situações Especiais

face, de braços, pernas e nádegas, e acúmulo de gordura no pescoço e abdômen, oferecendo significativo risco cardiovascular, além de limitar a adesão ao tratamento[17,19,25].

Quanto à composição corpórea, a massa muscular geralmente está comprometida, principalmente dos 19 aos 21 meses de idade, enquanto os distúrbios físicos da massa lipídica mostram sinais de distrofia, causando importantes alterações estéticas, estando associados ao aumento da resistência periférica à insulina e à dislipidemia[16,22,26]. As crianças e adolescentes apresentam estruturas corpóreas de lipo-hipertrofia, lipoatrofia ou a combinação das duas[19].

A lipo-hipertrofia parece associar-se à idade, sexo feminino, alta carga viral, duração da terapia, índice de massa corpórea (IMC) elevado e aos inibidores de protease, enquanto a lipoatrofia é associada a baixo IMC, tratamento com inibidor nucleosídeo de transcriptase reversa, severidade e duração da infecção por HIV e 2 anos ou mais de tratamento inibidor de protease[27]. Estima-se que a prevalência da SLHIV em crianças e adolescentes varie de 13% a 67%[19].

Dessa forma, a idade, as medidas antropométricas, os parâmetros bioquímicos, a avaliação do consumo alimentar e do histórico clínico, a severidade e duração da infecção, a presença de anormalidades no metabolismo lipídico e agentes antirretrovirais adotados são considerados bons preditores de risco nutricional em crianças soropositivas, sugerindo a importância de monitorar peso, estatura, velocidade de crescimento e composição corporal ao longo da vida nesses pacientes[24,28].

Durante a terapia com HAART há uma ação inibitória direta dos antirretrovirais sobre a proteína mitocondrial GLUT-4, responsável por carrear a glicose da membrana para o interior da célula, levando ao aumento da resistência à insulina[22].

Uma das principais causas da SLHIV é o distúrbio dos mecanismos reguladores hepáticos da síntese de esteróis, o que aumenta a biossíntese hepática de colesterol e, consequentemente, resulta no acúmulo de lipídios no tecido adiposo. Outras alterações incluem aumento do LDL-colesterol, triglicerídeos e diminuição da HDL-colesterol[22,23]. Nas crianças, a hipercolesterolemia parece ser mais comum que a hipertrigliceridemia[29].

A prevalência de dislipidemia induzida pelos inibidores de protease pode variar de 20%, em crianças utilizando apenas um inibidor, até mais de 90%, naquelas tratadas com dois inibidores de protease[30].

Os micronutrientes também estão comprometidos de forma e intensidade variáveis, conforme a evolução da doença[22,26].

Alterações no metabolismo de zinco, ferro, selênio, vitamina B_{12}, carboidrato e gordura ocorrem até na fase assintomática. Ainda não está definido se essas alterações resultam de uma real deficiência ou do metabolismo alterado associado à infecção do HIV e a resposta inflamatória ou ambos[16].

As deficiências nutricionais precoces colaboram para a progressão da doença, combinação do excesso de elementos pró-inflamatórios e diminuição de nutrientes antioxidantes, tais como ácido linoleico, folato, betacaroteno, vitaminas A, C, E, B_6, B_{12}, ferro e os cofatores zinco e selênio. Todos esses nutrientes têm relação direta com a contagem de células CD4 e inversa com a carga viral[22].

CAPÍTULO 28 · Síndrome da Imunodeficiência Adquirida   **479**

A deficiência de betacaroteno é comum, interferindo na função imunomoduladora e antioxidante. O déficit de betacaroteno ocorre em todos os estágios do HIV/AIDS e pode ser sinal de má absorção[31].

A hipovitaminose A promove defeitos múltiplos do sistema imune, com mecanismos inespecíficos de queda de barreira epitelial até alterações intrínsecas da resposta imune celular e humoral[32].

O selênio é um cofator que medeia as reações com a glutationa redutase, que sintetiza antioxidante fisiológico, fortalecendo a resposta imunitária e participando no *clearance* das micobactérias. A deficiência desse mineral propicia, nos pacientes HIV-positivos, a progressão rápida para a AIDS e posterior mortalidade[19,22,31]. Sugere-se que as deficiências vitamínicas e de selênio facilitem a transmissão vertical do HIV[22].

Na doença crônica há o aparecimento de anemia microcítica e hipocrômica, além de várias alterações hematológicas. O baixo teor de ferro corporal entre as mães gestantes com infecção pelo HIV, inapetência, dieta pobre em ferro, antirretroviral e infecções oportunistas colaboram para o quadro[33].

AVALIAÇÃO NUTRICIONAL

A progressão dos sintomas após a infecção pelo HIV é bastante diferenciada de indivíduo para indivíduo e pode ser explicada por fatores adicionais que modificam o curso dessa infecção, dando destaque ao estado nutricional da criança[34].

O estado nutricional alterado, incluindo tanto a desnutrição como a obesidade, pode afetar a função imune, independentemente do HIV[16].

O processo do cuidado nutricional inclui a avaliação nutricional, diagnóstico nutricional, intervenção nutricional, monitoramento e avaliação da eficácia da assistência nutricional, a qual é composta pelos parâmetros antropométricos, bioquímicos, clínicos e dietéticos[16,35] (ver Capítulo 13 – Avaliação Nutricional).

Avaliação antropométrica

A avaliação das medidas antropométricas é importante para a identificação de indivíduos em risco nutricional e auxilia a caracterização dos depósitos de gordura corporal[36]. Dessa forma, são fundamentais o uso em conjunto do IMC e os índices de composição corpórea, com vários locais de medições[16].

É importante realizar no início do diagnóstico da infecção pelo HIV, e o acompanhamento do crescimento da criança deve ser realizado por meios de gráficos de crescimento e índices de uso corrente, em frequência mensal (para pacientes sintomáticos) e trimestral (pacientes assintomáticos)[35].

O método considerado padrão-ouro para avaliar a composição corporal de crianças é a absormetria com duplo feixe de Rx (DXA), pois identifica os sinais de redistribuição de gordura, quantificando os compartimentos de tecido adiposo e muscular precisamente[36]. Além desse, também se recomenda a realização da tomografia computadorizada e da ressonância nuclear magnética[18,37]. Contudo, esses métodos são onerosos e de difícil aplicação na prática clínica. Por isso, a avaliação da composição corporal pode ser realiza-

480   PARTE VI · Nutrição em Pediatria – Situações Especiais

da através da aferição das circunferências e pregas cutâneas (ver Capítulo 13 – Avaliação Nutricional).

Avaliação bioquímica

Os parâmetros bioquímicos identificam as possíveis desordens no metabolismo lipídico e glicêmico, que ocorrem precocemente no processo da doença e até antes da terapia antirretroviral[16,36].

São considerados indicadores de complicações da doença e prognóstico: albumina, hemoglobina, hematócrito, creatinina, nitrogênio ureico, transferrina, glicose, vitamina B_{12} e proteína C reativa[16]. Outros exames laboratoriais comumente utilizados são: pré-albumina, teste de função hepática, testes de absorção de carboidratos, estado imunológico, carga viral, vitaminas, sais minerais e perfil lipídico[13,35].

Considerando o número reduzido de publicações envolvendo o manejo das complicações da lipodistrofia em crianças brasileiras HIV-positivas, recomenda-se utilizar para diagnosticar a dislipidemia exames bioquímicos de colesterol total e frações, triglicerídeos, sendo utilizadas as recomendações da primeira diretriz de prevenção da aterosclerose na infância e adolescência da Sociedade Brasileira de Cardiologia (ver Capítulo 15 – Obesidade). No caso da resistência à insulina e diabetes melito, recomendam-se dosagem da glicemia de jejum, curva glicêmica e insulinemia basal[18,19].

Avaliação clínica

Recomenda-se acompanhamento clínico periódico, mesmo em crianças não infectadas pelo HIV, até o final da adolescência, em virtude de terem sido expostas não apenas ao vírus, mas também às drogas antirretrovirais desde o período intrauterino. Isso se deve ao fato do não conhecimento dos efeitos tardios do uso destes medicamentos. Os efeitos das drogas antirretrovirais sobre o feto incluem o potencial de teratogenicidade, carcinogênese, farmacocinética e a toxicidade das drogas que ultrapassam a barreira transplacentária[13].

A maior sobrevida dos pacientes pode aumentar a exposição e o surgimento das comorbidades. A avaliação clínica inclui a história clínica e o exame físico nutricional. A história clínica revela implicações nutricionais, como doença renal, hepatite, doença pulmonar e tuberculose, diabetes, doença cardiovascular, doença neurológica, câncer e osteoporose. É importante também a determinação da presença das infecções oportunistas que podem afetar o metabolismo, causar complicações do trato gastrointestinal, potencializar interações droga-nutriente e promover efeitos colaterais associados ao estado nutricional. Além disso, deve-se verificar a história familiar de diálise renal, diabetes e doença cardíaca, idade, sexo, estado nutricional e o perfil de medicamentos que podem ajudar a determinar a necessidade de monitorar as perdas de densidade mineral óssea, ácido láctico e outras complicações comuns do HIV[16].

A anamnese deve ser minuciosa, investigando as condições habituais de vida da criança: alimentação (presença de inapetência e intolerância alimentar), sono, comportamento; bem como a evolução da doença: intercorrências infecciosas recentes e pregressas, alterações metabólicas induzidas pela HAART e interações medicamentosas. É importante identificar a presença de manifestações neurológicas e retardo do desenvolvimento, disfunções gastrointestinais atribuíveis à hepatite e outras síndromes clínicas[13,35].

Avaliação dietética

A avaliação dietética investiga a dieta atual e habitual, as limitações no preparo, intolerância alimentar e uso de suplementos[16]. Dentre os métodos utilizados na avaliação dietética, o recordatório alimentar de 3 dias tem-se mostrado com maior validade, quando comparado os questionários de frequência alimentar, no que se refere à população infectada pelo HIV[16].

É importante investigar os aspectos psicossociais e econômicos, condições de segurança alimentar, acesso a programas assistenciais de alimentação, práticas culturais, existência de comorbidades, protocolos medicamentosos, capacidade de autoalimentação e aquisição de gêneros alimentícios, pois a avaliação do estilo de vida permite evitar complicações comuns na população HIV-positiva. Para aconselhamento dietético devem ser observados aspectos relacionados ao cuidador, tais como suas condições de saúde, as escolhas dos métodos de alimentação e possíveis distorções relacionadas à alimentação entre o cuidador e a criança[16].

Objetivos da terapia nutricional

A terapia nutricional (TN) nas crianças HIV-positivas é imprescindível para melhorar a qualidade de vida, reduzir a incidência e/ou retardar o início das complicações relacionadas ao HIV e reduzir os efeitos colaterais da terapia antirretroviral[38]. Apresenta como objetivos:

- Prevenir a desnutrição, principalmente a perda de massa muscular corporal.
- Manter a composição corporal ideal, minimizando os efeitos da lipodistrofia.
- Melhorar a função imune, minimizando os sintomas e prevenindo as infecções do HIV e oportunistas.
- Ajudar no controle das desordens morfológicas e metabólicas causadas pela terapia antirretroviral.
- Melhorar a tolerância ao tratamento antirretroviral.
- Promover melhor qualidade de vida[38].

NECESSIDADES NUTRICIONAIS

As características da dieta para atender às necessidades nutricionais das crianças HIV-positivas ainda não estão totalmente elucidadas em comparação com as crianças saudáveis. De uma forma geral, recomenda-se a utilização das *Dietary Reference Intakes* (DRI) – Ingestões Dietéticas de Referência (Anexo I), para o estabelecimento dessas necessidades, com algumas ressalvas descritas a seguir:

Energia

As necessidades energéticas dependem do estágio da doença, presença de infecções oportunistas e comorbidades, inflamação e efeitos das medicações[16].

Na doença assintomática recomenda-se um aumento de 10% na ingestão energética para manter o crescimento adequado de crianças infectadas pelo HIV. Independente-

482 PARTE VI · Nutrição em Pediatria – Situações Especiais

mente da evolução da infecção, para promover o crescimento nas crianças que apresentam perda de peso é recomendado o consumo energético aumentado em 50% a 100% dos requerimentos de crianças não infectadas[39].

Proteínas

O aporte proteico é essencial para manutenção de massa celular corporal e funções normais do organismo, incluindo a imunidade, participando na formação de citoquinas, complementos e imunoglobulinas[16].

Considera-se indicado atingir de 12% a 15% do consumo energético total, devido à ausência de recomendações baseadas em estudos conduzidos rigorosamente[39].

Lipídios

Os requerimentos lipídicos podem seguir os preconizados para as crianças saudáveis, conforme a faixa etária, pois não há evidências de que as necessidades de lipídios totais estejam aumentadas em consequência da infecção pelo HIV[39].

A recomendação de gordura deve ser avaliada em indivíduos sob terapia antirretroviral, com quadro de diarreia persistente e fatores de risco para doença cardiovascular[16,39].

A suplementação de ácido graxo ômega-3 pode ter um papel em diversos tipos de modulações metabólicas, mas requer maior investigação para determinar o seu papel no manejo da hipertrigliceridemia[16].

Micronutrientes

Como abordado anteriormente, a recomendação para oferta de micronutrientes deve seguir a orientação proposta pelas DRI.

No entanto, há evidências de que a oferta de suplementos vitamínicos retarda a progressão e a mortalidade por AIDS[22] e tem promovido melhor estado nutricional nas crianças, quando adotada desde a gestação[16]. O uso de suplementos (por exemplo, vitaminas do complexo B e vitaminas C e E) pode melhorar a função imune, prevenir a diarreia infantil e proporcionar melhores resultados obstétricos, incluindo melhor ganho de peso pré-natal materno e a redução da morte fetal e do nascimento de pré-termo, assim como baixo peso ao nascer[39]. Há evidências do benefício da suplementação da vitamina A na redução da morbimortalidade relacionada aos episódios de diarreia e infecções das vias aéreas em crianças infectadas pelo HIV[16,19]. A suplementação de zinco também tem sido associada à diminuição da diarreia[19].

Contudo, o papel dos micronutrientes oferecidos de forma isolada ou múltipla ainda não está bem estabelecido, pois não há determinação sobre o tipo, dosagem e duração da suplementação de micronutrientes. Assim, usar com cuidado os suplementos com vitamina A, zinco e ferro, pois podem causar efeitos adversos na população infectada pelo HIV[16,39].

Crianças infectadas pelo HIV, de 6 a 59 meses de idade, devem receber periodicamente (a cada 4 a 6 meses) suplementos de vitamina A (100.000UI para criança de 6 a 12 meses de idade e 200.000UI para crianças acima de 12 meses de idade). Essa indicação consiste nas recomendações atuais da *World Health Organization* (WHO) para prevenção da deficiência de vitamina A em crianças[39].

Fibras

Muitas vezes, a população HIV-positiva tem baixa ingestão de fibra na dieta. A intervenção propicia reduzir a prevalência de lipodistrofia. A ingestão precária em fibra solúvel é associada a dislipidemia nos indivíduos com lipodistrofia[16].

As evidências científicas são limitadas sobre a relação do baixo consumo de fibra dietética, assim como dietas com alto índice glicêmico, causando aumento do risco da lipodistrofia[16].

TERAPIA NUTRICIONAL

A terapia nutricional (TN) é um componente fundamental do cuidado clínico, pois a manutenção do estado nutricional adequado recupera a função imune, reduzindo a incidência de complicações, atenuando a progressão da infecção pelo HIV, melhorando a qualidade de vida e reduzindo a mortalidade[16].

A TN inclui educação, aconselhamento, modulação dietética e, em alguns casos, nutrientes suplementados por via oral, enteral e/ou parenteral[16].

A TN está indicada quando o paciente não atende, por meio da dieta habitual, às suas necessidades nutricionais de energia e macronutrientes para manutenção do ganho de peso corporal e do crescimento compatível com a idade[24,38,40].

As vias de acesso da TN podem ser:

- **Oral** – Indicado o uso de suplementos nutricionais orais quando a alimentação oral for inadequada para atender às necessidades nutricionais, pois podem promover o ganho de peso e o crescimento em crianças que são HIV-positivas com déficit de crescimento[19,38].

- **Enteral** – Escolhida quando o paciente não atingir as suas necessidades nutricionais exclusivamente por via oral[38], na anorexia severa, na persistência da má absorção e da perda de peso moderada ou grave com comprometimento do crescimento[24].

- **Parenteral** – A indicação da nutrição parenteral deve ser criteriosa. Sua escolha deve ser realizada quando o indivíduo apresentar o trato gastrointestinal não funcionante, como na obstrução intestinal; comprometimento na absorção por período prolongado, como na diarreia grave ou refratária; na presença de vômitos incoercíveis ou insucesso no suporte enteral[24,38,40].

RECOMENDAÇÕES NUTRICIONAIS

Há algumas recomendações nutricionais, baseadas em estudos, diretrizes e materiais educativos do Ministério da Saúde, que podem ser seguidas por mães e crianças HIV-positivas, como descrito a seguir:

Aleitamento materno

O risco de uma mãe infectada pelo HIV transmitir o vírus por meio do leite materno é de 7% a 22%, e se renova a cada mamada. No caso do recém-nascido de baixo peso, preferir o leite humano pasteurizado doado pelo banco de leite humano; caso não seja possível, utilizar leite artificial específico para idade, prescrito pelo pediatra e/ou nutricio-

484   PARTE VI · Nutrição em Pediatria – Situações Especiais

nista. Ao usar fórmula infantil específica para a idade, não é necessária a suplementação de ferro e vitaminas nem de outros alimentos antes dos 4 meses de idade. Se for leite integral, após o 2º mês introduzir sucos sem açúcar, ricos em vitamina C, uma vez ao dia, 100mL, até os 4 meses[42].

Em países desenvolvidos, mães HIV-positivas são orientadas a se alimentar exclusivamente com fórmulas lácteas para a idade para evitar a transmissão do HIV. Em aéreas pobres de recursos, como os países subdesenvolvidos da África, a amamentação exclusiva é recomendada, pois nessas aéreas é difícil implantar o uso da fórmula, devido à deficiência de água potável, à falta de disponibilidade de substitutos do leite materno, às normas culturais variadas e ao risco da estigmatização materna. Apesar dos riscos da transmissão pelo HIV na amamentação, há fatores protetores, tais como: diminuição da diarreia e da mortalidade. A profilaxia antirretroviral perinatal materna e na criança durante a amamentação pode reduzir o risco da transmissão pós-natal na criança[16,19].

Diarreia

Evitar alimentos ricos em lactose e, na presença de diarreia persistente, avaliar a utilização de fórmula láctea isenta de lactose ou dieta semielementar, além de triglicerídeo de cadeia média (TCM) e módulo calórico[16,40,43].

A suplementação de vitamina A e betacaroteno pode reduzir a permeabilidade intestinal e o risco de diarreia aquosa severa[16].

É recomendado aumentar a ingestão de água[35].

SLHIV e dislipidemia

- Ainda não há manejo padronizado para a SLHIV. Entretanto, várias recomendações gerais para a manutenção da saúde parecem ter efeito bastante positivo, como, por exemplo, a adoção de uma alimentação saudável, a adesão ao tratamento, a prática regular de exercícios físicos, além de cuidados com a saúde emocional, em especial os estados de desânimo e depressão[11].

- Confirmada a dislipidemia, após 2 anos de idade, desestimular o consumo de alimentos ricos em colesterol e gordura saturada e encorajar a ingestão de fibras[44].

- A Academia Americana de Pediatria recomenda que as crianças utilizem terapia medicamentosa apenas quando forem maiores de 10 anos de idade, na presença (após 6 a 12 meses de modificação dietética) e permanência dos níveis de LDL-colesterol acima de 190mg/dL, ou acima de 160mg/dL com histórico familiar de doença arterial coronariana, ou ainda na presença de dois outros fatores de risco para doença cardiovascular[36].

Estimulantes de apetite

Para combater anorexia na AIDS, dois agentes farmacológicos estimulantes do apetite são aprovados pela *Food and Drug Administration* (FDA): o canabinoide dronabinol (Marinol®) e a progesterona sintética acetato de megestrol (Megace®), que melhoram o apetite e, consequentemente, o ganho de peso.

A reposição de corticosteroides é indicada para reverter a anorexia e a perda de peso associadas com insuficiência adrenal. O uso de andrógeno ou hormônio do crescimento mostra efeitos promissores, levando ao aumento de peso e, sobretudo, de massa muscular[20,40].

O Ministério da Saúde tem publicado vários materiais educativos para promover cuidados nutricionais adequados para as crianças portadoras do vírus HIV, tais como:

- Alimentação e nutrição para pessoas que vivem com HIV e AIDS.

- Cartilha de alimentação e nutrição.

- Cartilha de alimentação para portadores de HIV/AIDS.

- Cuidando da minha criança com AIDS.

- Guia de tratamento clínico da infecção pelo HIV em crianças.

- Guia de tratamento clínico da infecção pelo HIV em pediatria.

- Guia prático de preparo de alimentos para crianças menores de 12 meses que não podem ser amamentadas.

- Guia prático de preparo de alimentos para crianças menores de 12 meses verticalmente expostas ao HIV.

- Manual de rotinas para assistência de adolescentes vivendo com HIV/AIDS.

CONSIDERAÇÕES FINAIS

A ingestão inadequada de energia, proteínas, vitaminas e minerais em razão da inapetência, associada a má absorção, elevação das necessidades nutricionais, carga viral elevada e alteração do metabolismo, pode contribuir para o atraso no crescimento e desenvolvimento, comprometendo a função imune e o sucesso do tratamento[24].

O tratamento da criança infectada pelo HIV é complexo e abrangente, envolvendo a implementação de estratégias educacionais, tanto para pacientes e familiares como para a equipe multiprofissional[22,23].

Dentre os requisitos necessários ao tratamento dessas crianças, deve constar o acompanhamento nutricional, oferecendo uma boa orientação alimentar, avaliação mensal do desenvolvimento neuropsicomotor e do ganho ponderoestatural e, ainda, orientação educacional com apoio psicossocial efetivo, melhorando o prognóstico e a qualidade de vida do paciente[22,23].

REFERÊNCIAS BIBLIOGRÁFICAS

1. Rachid M, Schechter M. Manual de HIV/AIDS. Rio de Janeiro: Revinter, 1998: 182.
2. Werner MLF. Alterações metabólicas e de distribuição de gordura corporal em crianças e adolescentes infectados por HIV/AIDS em uso de drogas antiretrovirais de alta potencia [dissertação]. Rio de Janeiro: Instituto Fernandes Figueira, Fiocruz, 2005.
3. Brito AM, Sousa JL, Luna CF, Dourado I. Tendência da transmissão vertical em AIDS após terapia antiretroviral no Brasil. Rev de Saúde pública 2006; 40:S18-22.

486 PARTE VI · Nutrição em Pediatria – Situações Especiais

4. Sbalqueiro RL, Reggiani C, Tristão EG et al. Estudo da prevalência e variáveis epidemiológicas da infecção pelo HIV em gestantes atendidas na maternidade do Hospital de Clinicas de Curitiba. DST-J Bras Doencas Sex Transm. 2004; 16:40-7.

5. Souza ES, Silva GA, Alencar LCA de. Transmissão vertical do HIV e AIDS pediátrica. In: Alves JGB, Ferreira OS, Maggi RS eds. Fernando Figueira. Pediatria – Instituto Materno-Infantil de Pernambuco (IMIP). Rio de Janeiro. Guanabara Koogan, 2004: 993-1.008.

6. WHO/UNICEF//UNAIDS. HIV and infant feeding – New evidence and programmatic experience. Report of a technical consultation: update based on the technical consultation held on behalf of the Inter-agency Team (IATT) on Prevention of HIV Infections in Pregnanant Women, Mothers and their Infants, Geneva: 2006: 25-7. Geneva: WHO: 2007: 14.

7. Brasil. Ministério da Saúde. Protocolo para a prevenção de transmissão vertical de HIV e sífilis. Manual de bolso. Brasília (DF): Secretaria de Vigilância em Saúde, Programa Nacional de DST e AIDS, 2007.

8. Yoshimoto CE, Diniz EMA, Vaz FAC. Evolução clínica e laboratorial de recém-nascidos de mães HIV positivas. Rev Assoc Med Bras 2005; 51:100-5.

9. Brasil. Ministério da Saúde. Guia de tratamento clínico da infecção pelo HIV em crianças. Brasília (DF): Secretaria de Vigilância em Saúde, Programa Nacional de DST e AIDS, 2004.

10. Brasil. Ministério da Saúde. Guia de tratamento clínico da infecção pelo HIV em pediatria. Brasília (DF): Secretaria de Vigilância em Saúde, Programa Nacional de DST e AIDS, 2006.

11. Brasil. Ministério da Saúde. Manual clínico de alimentação e nutrição na assistência a adultos infectados pelo HIV. Brasília (DF): Secretaria de Vigilância em Saúde, Programa Nacional de DST e AIDS, 2006.

12. Brasil. Ministério da Saúde. Definição nacional de caso de AIDS em indivíduos menores de 13 anos, para fins de vigilância epidemiológica. Brasília (DF): Secretaria de Vigilância em Saúde, Programa Nacional de DST e AIDS, 2000.

13. Brasil. Ministério da Saúde. Guia de tratamento clínico da infecção pelo HIV em pediatria. Brasília (DF): Secretaria de Vigilância em Saúde, Programa Nacional de DST e AIDS, 2007.

14. Costa LS, Latorre MRDO, Silva MH et al. Validity and reliability of a self-efficacy expectancy scale for adherence to antiretroviral therapy for parents and carers of children and adolescents with HIV/AIDS. J Pediatr 2008; 84:41-6.

15. Lainka E, Oezbek S, Falck M, Ndagijimana J, Niehues T. Marked dyslipidemia in human immuno-deficiency virus-infected children on protease inhibitor-containing antiretroviral therapy. Pediatrics 2002; 110:56.

16. American Dietetic Association. Position of the American Dietetic Association: Nutrition Intervention and Human Immunodeficiency Virus Infection. J Am Diet Assoc 2010; 110:1.105-19.

17. Valente O, Valente AMM. Síndrome lipodistrófica do HIV: um novo desafio para o endocrinologista. Arq Bras Endocrinol Metab 2007; 51:1-2.

18. Dutra CDT, Libonati RMF. Abordagem metabólica e nutricional da lipodistrofia em uso da terapia anti-retroviral Rev Nutr (Campinas) 2008; 21:439-46.

19. Sabery N, Duggan C. American Society For Parenteral And Enteral Nutrition (ASPEN) Clinical Guidelines: nutrition support of children with human immunodeficiency virus infection. J Parenter Enteral Nutr 2009; 33:588-606.

20. Beal J, Flynn N. Aids-associated anorexia. Journal of the Physicians Association for AIDS Care 1995; 2:19-22.

21. Centeville M, Marcillo AM, Filho AAB, Silva MTN, Toro, AADC, Vilela MMS. Lack of association between nutritional status and change in clinical category among hivinfected children in Brazil. São Paulo Med J 2005; 123:62-5.

22. Osmo HG. Alterações metabólicas e nutricionais em pacientes portadores do vírus da imunodeficiência humana e síndrome de imunodeficiência adquirida. Rev Bras Nutr Clin 2007; 22:395-8.

23. Falcão MFBA. Perfil clínico e nutricional de crianças e adolescentes infectadas pelo vírus da imunodeficiência humana, acompanhadas em centro de referência para tratamento de HIV/AIDS [monografia]. Recife: Instituto Materno Infantil Professor Fernando Figueira-IMIP, 2006.

24. Heller L, Fox S, Hell KJ, Church JA. Development of an instrument to assess nutritional risk factors for children infected with human immunodeficiency virus. J Am Diet Assoc 2000; 100:323-9.

25. Miller TL. Nutrition in paediatric human immunodeficiency virus infection. Proc Nutr Soc 2000; 59: 155-62.

26. Miller TL, Evans SJ, Orav EJ, Morris V, McIntosh K, Winter HS. Growth and body composition in children infected with the human immunodeficiency virus. Am J Clin Nutr 1993; 57:588-92.

27. Torres MAS, Muniz RM, Madero R, Borque C, García-Miguel MJ, Gómez MIJ. Prevalence of fat redistribution and metabolic disorders in human immunodeficiency virus-infected children. Eur J Pediatr 2005; 164:271-6.

28. Taylor P, Worrell C, Steinberg SM et al. Natural hitory of lipid abnormalities and fat redistribution among human immunodeficiency virus-infected children receiving long-term protease inhibitor-containing, highly active antiretoviral therapy regimens. Pediatrics 2004; 114:235-42.

29. Sharland M, Blanche S, Castelli G, Ramos J, Gibb DM. PENTA guidelines for the use of antiretroviral therapy, 2004. HIV Medicine 2004; 5:61-86.

30. McComsey GA, Leonard E. Metabolic complications of HIV therapy in children. AIDS 2004; 18: 1.753-68.

31. Patrick L. Nutrients and HIV: part one – beta carotene and selenium. Altern Med Rev 1999; 4:403-13.

32. Figueiredo JFC, Lorenzato MM, Silveira AS et al. Sobrevida e processos infecciosos em pacientes com AIDS: análise de acordo com os níveis séricos iniciais de vitamina A. Rev Soc Bras Med Trop 2001; 34:429-35.

33. Silva EB, Grotto HZW, Vilela MMS. Aspectos clínicos e o hemograma em crianças expostas ao HIV-1: comparação entre pacientes infectados e soro-reversores. J Pediatr (Rio J) 2001; 77:503-11.

34. Lacerda EMA, Saunders C. Infecção pelo HIV na gestação e na infância. In Lacerda EMA, Accioly E, Saunders C eds. Nutrição em obstetrícia e pediatria. Rio de Janeiro: Cultura Médica/Guanabara Koogan, 2002: 71-98.

35. Lacerda EMA. Infecção pelo HIV na infância. In: Lacerda EMA, Accioly E, Saunders C (eds.). Nutrição em obstetrícia e pediatria. Rio de Janeiro: Cultura Médica/Guanabara Koogan, 2009: 439-54.

36. Reis LC. Perfil nutricional de crianças e adolescentes portadores de HIV em acompanhamento ambulatorial [dissertação]. São Paulo: Faculdade de Saúde Publica, Universidade de São Paulo, 2008.

37. CDC – Centers for Disease Control and Prevention. About BM for children and teens. [documento internet] 2008. Disponível em: http//www.cdc.gov/nccdphp/dnpa/bmi/childrens_BMI/about_childrens_BMI.htm.

38. DITEN, 2008a. Coppini LZ, Mazza R. Terapia nutricional no paciente com síndrome da imunodeficiência adquirida (HIV/AIDS). Sociedade Brasileira de Nutrição Parenteral e Enteral. Projeto Diretrizes, 2008. Disponível em: http://www.sbnpe.com.br/arquivos/diten_007.doc, acessado em 17 de junho de 2009.

39. World Health Organization. Nutrient requirements for people living with HIV/AIDS: report of atechnical consultation. Geneva, 2003; 1-31.

40. Cardoso AL, Abreu VJS. Terapia nutricional na síndrome da imunodeficiência adquirida. In: Lopez FA, Sigulem DM, Taddei JAAC eds. Terapia nutricional em pediatria. São Paulo: Sarvier, 2002: 157-63.

41. Irlam JH, Visser ME, Rollins N, Siegfried N. Micronutrient supplementation in children and adults with HIV infection. Cochrane Database Syst Rev, 2005; (4):CD003650

42. Brasil. Ministério da Saúde. Guia prático de preparo de alimentos para crianças menores de 12 meses verticalmente expostas ao HIV. Brasília, (DF): Secretaria de Vigilância em Saúde, Programa Nacional de DST e AIDS, 2004.

43. Polacow VO, Scagliusi FB, Furtado LSM et al. Alterações do estado nutricional e dietoterapia na infecção por HIV. Rev Bras Nutr Clin 2004; 79-85.

44. Sociedade Brasileira de Cardiologia. I diretriz de prevenção da aterosclerose na infância e na adolescência. Arq Bras Cardiol 2005; 85:S1-36.

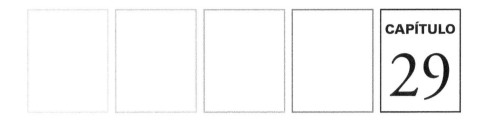

Diabetes Melito

Tarciana Maria de Lima
Isabel Carolina da Silva Pinto

O diabetes melito (DM) consiste na ocorrência de hiperglicemia resultante da não produção de insulina pelo pâncreas ou pela diminuição de sua produção. O DM tipo 1 ocorre pela não produção da insulina e tem uma prevalência no Brasil de 0,2%, mas é variável, com uma incidência de 5% a 10%[1,2]. É uma doença crônica de origem idiopática ou autoimune. A forma imunomediada, a mais prevalente, ocorre por destruição das células beta do pâncreas que produzem insulina, envolve predisposição genética e uma resposta autoimune com o surgimento de autoanticorpos, tais como: anti-insulina, antidescarboxilase do ácido glutâmico e anti-ilhota[3]. A presença de dois ou mais desses autoanticorpos aumenta o risco de diabetes em parentes de primeiro grau[4]. A idiopática refere-se à forma da doença que não possui etiologia conhecida, ocorrendo ausência de marcadores de autoimunidade contra as células beta, com graus variáveis de deficiência de insulina. Em ambas as formas do DM tipo 1 os portadores têm idade inferior a 30 anos, peso normal ou abaixo do ideal, e o mecanismo básico da hiperglicemia é o déficit de insulina, com nível plasmático do peptídeo C baixo, não ocorrendo resposta após o estímulo com glucagon, o que indica a necessidade de insulina exógena para prevenir o óbito[5].

O DM tipo 2 caracteriza-se pela produção diminuída de insulina ou mesmo resistência a esse hormônio. Esse tipo é mais prevalente entre os adultos, mas tem acometido as crianças e mais frequentemente os adolescentes. Nos Estados Unidos já representa 8% dos novos casos de diabetes e, no Brasil, os estudos ainda são raros. Entre as crianças e adolescentes, a idade média de diagnóstico está em torno dos 13 anos e o sexo feminino mostra-se mais suscetível ao risco de desenvolver a doença, sendo a maioria não dependente de insulina exógena[6].

490 PARTE VI · Nutrição em Pediatria – Situações Especiais

DIAGNÓSTICO

Os valores de pontos de corte das glicemias para o diagnóstico de DM na infância e na adolescência seguem os mesmos critérios de diagnóstico dos indivíduos adultos (Quadro 29.1).

Quadro 29.1. Valores de glicose plasmática (mg/dL) para diagnóstico de diabetes melito e seus estágios pré-clínicos

Categoria	Jejum*	TOTG[‡]	Casual[§]
Glicemia normal	< 100	< 140	
Glicemia de jejum alterada	> 100 e < 126	–	
Tolerância à glicose diminuída	–	≥140 e < 200	
Diabetes melito	≥ 126	≥ 200	≥ 200 (com sintomas clássicos**)

*Jejum considerado como a falta de ingestão calórica por no mínimo 8 horas; [‡]teste oral de tolerância à glicose (TOTG) – deve ser realizado após 2h da ingestão de 1,75g de glicose por kg de peso ou máximo de 75g; [§]glicemia plasmática casual é aquela realizada a qualquer hora do dia; **os sintomas clássicos de DM incluem poliúria, polidipsia e perda de peso não explicada.
Fonte: ADA[7].

FISIOPATOLOGIA

A hiperglicemia é o aumento excessivo de glicose no sangue, levando a manifestações clínicas imediatas ou a longo prazo. No DM tipo 1, a não produção de insulina pelo pâncreas eleva a produção dos hormônios contrarreguladores, incluindo catecolaminas, glucagon, cortisol e hormônio de crescimento. A falta de insulina gera um estado de fome celular, e o organismo lança mão de mecanismos compensatórios: o fígado realiza a neoglicogênese, síntese de glicose a partir dos tecidos musculares e lipídicos. A quebra da proteína libera aminoácidos, que serão utilizados para a síntese de novas substâncias, e a quebra do lipídio libera ácidos graxos, que serão degradados em cetonas (substâncias que em alta concentração tornam-se tóxicas ao organismo). O excesso de cetonas no sangue é liberado pela urina. Caso não ocorra essa excreção, haverá cetoacidose (cetose no sangue), gerando pH sanguíneo alterado a um nível mais ácido (< 7,3), o que pode levar o indivíduo ao coma ou até mesmo ao óbito. A cetoacidose surge com glicemia > 300mg/dL e caracteriza-se pela cetonemia/cetonúria, levando à presença de hálito cetônico, anorexia, náuseas, vômitos, dor abdominal, sonolência e confusão mental[8].

O DM tipo 2 caracteriza-se pela combinação de resistência à insulina (RI) e incapacidade de a célula beta manter uma adequada secreção desse hormônio[9]. A elevação dos níveis da glicemia é compensada pelo aumento da produção de insulina, mas, quando há RI, não ocorre a utilização da glicose pela célula. A RI está relacionada com alguns fatores, como genéticos, raciais, puberdade e peso ao nascer. Foi verificada a diminuição da ação da insulina e da hiperinsulinemia em parentes de primeiro grau não diabéticos de paciente com DM tipo 2[10], e nas crianças afro-americanas foram encontrados 30% a menos de sensibilidade à insulina[11]. O hormônio de crescimento parece aumentar a resistência à insulina na puberdade, estimulando a lipólise, que gera um aumento da oxidação de ácidos graxos livres, diminuindo a sensibilidade à ação da insulina[12]. Há também relatos de que o baixo peso ao nascer aumenta sete vezes mais o risco para o desenvolvimento da intolerância à glicose e a ocorrência de DM tipo 2[13].

Há vários fatores de risco para o DM tipo 2 em crianças e adolescentes, sendo mais prevalente a obesidade (70%-90%). O diagnóstico diferencial entre os dois tipos de diabetes ocorre à medida que a necessidade de insulina diária diminui além do normal no período de *lua de mel**[14]. Os fatores de risco para a DM tipo 2 são história familiar positiva para DM tipo 2 em parentes de primeiro ou segundo grau, grupo étnico de risco (índios americanos, afro-americanos, hispânicos, asiáticos/habitantes de ilhas do pacífico), sinais de RI ou condições associadas a essa ação, como *acanthosis nigricans***, hipertensão arterial, dislipidemia e síndrome dos ovários policísticos[7].

MANIFESTAÇÕES CLÍNICAS

Os sintomas clássicos do diabetes melito são poliúria, polidipsia, polifagia e perda não explicada de peso. As manifestações iniciais variam desde a cetoacidose até uma hiperglicemia exuberante, que pode ocorrer na presença de infecções ou outra condição de estresse. Lesões decorrentes de micose oral e/ou genital podem ocorrer, como a vulvovaginite e a balanopostite. A desidratação e a desnutrição costumam ser encontradas em pacientes com hiperglicemias acentuadas[16]. A hipoglicemia é uma manifestação clínica importante, e os portadores de diabetes que são mais vulneráveis à hipoglicemia são aqueles do sexo masculino, com idade menor de 6 anos, história prévia de hipoglicemia, doses elevadas de insulina e maior duração da doença[8] (Quadro 29.2).

Quadro 29.2. Manifestações clínicas em pacientes com diabetes melito

Complicações agudas	Complicações crônicas

• Polifagia, polidipsia, distúrbio de eletrólitos, desidratação, desnutrição
• Cetoacidose – hálito cetônico, anorexia, naúseas, vômitos, dor abdominal, sonolência, confusão mental – coma diabético
  Glicemia > 300mg/dL; pH sanguíneo < 7,3; e bicarbonato < 15mEq; cetonúria
• Hipoglicemia < 50mg/dL
	• Doenças macrovasculares
	  – Doenças arterial coronariana, vascular periférica e cerebrovascular
	• Doenças microvasculares
	  – *Microangiopatia*: nefropatia e retinopatia
	  – *Macroangiopatia*: doença aterosclerótica dos grandes vasos
	  – *Neuropatia*: lesão em nervos periféricos

Fonte: adaptado de Marion[3].

---

*Fase de lua de mel: fase de adaptação do organismo que ocorre nos primeiros meses após o diagnóstico, no qual as células beta pancreáticas ainda têm capacidade de secreção de insulina e pode haver necessidade de diminuição de insulina exógena.

***Acanthosis nigricans:* condição dermatológica caracterizada por espessamento, hiperpigmentação e acentuação das linhas da pele, principalmente nas regiões flexurais de pescoço, axilas e região inguinal, gerando aspecto grosseiro e aveludado no local afetado.

492   PARTE VI • Nutrição em Pediatria – Situações Especiais

A American Diabetes Association (ADA) recomenda que toda criança ou adolescente com índice de massa corporal (IMC) maior do que o percentil 85 para idade e sexo ou peso maior do que 120% do ideal para estatura ou que apresente dois ou mais dos fatores de risco apresentados anteriormente realize o teste de glicemia de jejum a cada 2 anos, com início após os 10 anos de idade[15]. A manifestação cutânea específica da RI, a *acanthosis nigricans*, está presente em quase 90% dessas crianças, também ocorrendo com frequência a dislipidemia, com variação de 6% a 15% nesse grupo[17].

CONTROLE DA DOENÇA

O controle da doença é realizado por meio da monitoração da glicemia, que tem por objetivo determinar o nível do controle glicêmico e prevenir as complicações agudas e crônicas futuras. Esse controle é realizado pelas terapêuticas clínica e nutricional com base nos testes de glicemia capilar, cetonemia, cetonúria e dosagem da hemoglobina glicada.

Glicemia capilar

A automonitoração glicêmica (AMG) é feita pela medida da glicemia capilar, realizada pela punção da ponta do dedo, permitindo correções imediatas. Deve ser realizada em diferentes horários do dia: em jejum, antes das refeições, após as refeições, ao deitar, na madrugada, durante o exercício e quando houver sintomas de hipoglicemia. Cada uma dessas avaliações permite um tipo de interpretação e facilita o ajuste de dose de insulina, alimentação e atividade física. Considera-se importante um número médio de seis vezes ao dia, em especial para crianças menores, com um mínimo de duas avaliações por dia. É preconizado pela Sociedade Brasileira do Diabetes (SBD) que o estado ou o município têm o dever de fornecer 100 tiras reagentes por mês aos pacientes portadores de DM tipo 1. Um consenso entre a ADA e outras associações definiu os valores de normalidade para o controle do DM: glicemias de 90 a 120mg/dL para o jejum e 140mg/dL e 180mg/dL para o pré e o pós-prandial, respectivamente[18].

A automonitoração é útil para a identificação de hipoglicemias que podem ocorrer sem sintomas. Na presença de glicemias inferiores a 60mg/dL, devem ser ingeridos 15g de carboidratos de rápida absorção, como: glicose pura – uma colher de sopa rasa ou a mesma medida de açúcar diluída em água ou 1 copo de 150mL de suco de laranja natural ou 3 balas de caramelo ou de goma. Aguardar 15 minutos e verificar a glicemia capilar novamente. Caso ela permaneça menor que 70mg/dL, repetir o procedimento. Recomenda-se verificar a glicemia após 2 horas desse procedimento, sendo o ideal que esteja entre 100 e 140mg/dL[19,20,35].

Cetonemia/cetonúria

A cetonemia, teste preferido à cetonúria, deve ser realizada em situação de estresse, com glicemias persistentemente superiores a 300mg/dL e na presença de sintomas de cetoacidose. A hiperglicemia e a acidose causam diurese osmótica, podendo levar à desidratação e ao desequilíbrio eletrolítico, ocasionando hiperperfusão cerebral e alteração da consciência[16].

Hemoglobina glicada

A hemoglobina glicada (HbA1c) é uma expressão que se refere à união da hemoglobina normal (Hb) à glicose. O nível da HbA1c reflete a glicemia média de um in-

Quadro 29.3. Valores normais de hemoglobina glicada (HbA1c) por idade

Idade	HbA1c (%)
< 6 anos	< 8,5 (> 7,5)
6-12 anos	< 8
13-19 anos	< 7-7,5

Fonte: adaptado da SBD[8].

divíduo durante 2 a 3 meses anteriores à data de realização do teste. É um controle a médio prazo e é considerado o único exame que permite a previsão de evolução para as complicações micro e macrovasculares[21]. Esse teste deve ser realizado duas vezes ao ano e a cada 3 meses para aqueles pacientes com alterações glicêmicas persistentes. Os níveis ideais para HbA1c variam conforme a faixa etária (Quadro 29.3).

Lipidograma

Segundo a ADA[8], a análise do perfil lipídico em crianças pré-púberes deve ser realizada após 2 anos da doença. Caso haja história familiar para doença cardiovascular ou se esse fato for desconhecido, recomenda-se a avaliação dos lipídios séricos em todas as crianças púberes, mesmo não havendo fatores de risco. Recomenda-se avaliar a cada 5 anos quando os níveis lipídicos estiverem normais. Já nos níveis limítrofes (LDL $\geq$ 100 e $\leq$ 129mg/dL) ou aumentados (LDL $\geq$ 130 e < 160mg/dL) devem ser tratados com dieta específica, com redução de gorduras saturadas para 7% e colesterol para 200mg/dia. Para o LDL $\geq$ 160mg/dL, recomenda-se tratamento médico específico.

TRATAMENTO CLÍNICO E NUTRICIONAL

Terapia insulínica

A insulina, injetável ou em bomba, é usada em 100% das crianças com DM tipo 1, sendo também utilizada em crianças ou adolescentes com DM tipo 2 com quadro clínico que apresente cetoacidose e glicemias superiores a 300mg/dL[8].

As insulinas mais frequentemente utilizadas em crianças são as NPH (longa duração) e regular (rápida duração), e a frequência da administração pode ser de maneira convencional, com uma ou duas aplicações ao dia, ou intensiva, com três ou mais aplicações ao longo do dia. Insulinas de ação basal, como a glargina e a detemir, e de ação ultrarrápida, como a aspart e a lispro, são utilizadas em crianças a partir de 6 anos[8].

A quantidade de carboidrato (CHO) oferecida à criança ou ao adolescente deve ser baseada na sua necessidade-dia e não na quantidade de insulina oferecida; contudo, a distribuição do total de CHO ocorrerá mediante início e pico de ação da insulina.

Na terapia com bomba, a contagem de carboidrato (CC) é imperativa, pois a bomba é capaz de liberar com precisão a insulina necessária 24 horas ao dia, tentando imitar a secreção insulínica de um pâncreas saudável[8]. A quantidade de CHO de cada refeição deverá ser dosada mediante as glicemias, sabendo-se que, para crianças e adolescentes, a relação para o efeito da ação da insulina no organismo é de uma unidade de insulina para 20-30g de CHO[18].

494 PARTE VI · Nutrição em Pediatria – Situações Especiais

Medicamentos são utilizados para manter normoglicemias em crianças e adolescentes com diagnóstico de DM tipo 2, mas ainda são alvo de discussões por haver poucos trabalhos nessa faixa etária. No momento tem sido mais utilizada a metformina, que aumenta a sensibilidade do fígado à insulina e a captação de glicose no músculo, sem efeito direto nas células beta pancreáticas. As sulfonilureias também são utilizadas, mas aumentam o risco de hipoglicemia[22].

Terapia nutricional

O primeiro passo é a realização da avaliação nutricional, que deve seguir os mesmos parâmetros das crianças e adolescentes saudáveis (ver Capítulo 13 – Avaliação Nutricional). Outro ponto-base para a terapia nutricional é a avaliação dos exames bioquímicos e o conhecimento sobre a prática de atividades físicas, caso seja realizado.

O objetivo da terapia nutricional no diabetes melito tipo 1 é atingir e/ou manter um perfil metabólico ótimo, e para isso se deve[23]:

- Estabelecer padrão alimentar adequado.
- Manter glicemias nos níveis permitidos.
- Assegurar perfil lipídico e níveis pressóricos normais.
- Obter e/ou manter crescimento e desenvolvimento adequados.

Entende-se por padrão alimentar a composição dos alimentos que constituem a dieta dos indivíduos, seu aporte calórico, distribuição dos macronutrientes (proteína, lipídios e CHO) e dos micronutrientes (vitaminas e minerais), a adequação às necessidades fisiológicas, aos horários, a regularidade e a frequência das refeições. O plano alimentar deve basear-se nas leis da alimentação (quantidade, qualidade, harmonia e adequação) e nos grupos básicos dos alimentos (grupo dos grãos, hortaliças, frutas, leite, queijos, carnes e leguminosas), como também no aporte calórico e nutricional adequado, a fim de permitir o crescimento e o desenvolvimento normais[24].

Energia

As recomendações energéticas para crianças e adolescentes portadores de diabetes não diferem das estabelecidas para as crianças sadias da mesma faixa etária, recomendadas pelas *Dietary Reference Intakes* (DRI)[25,26], as quais têm o objetivo de permitir crescimento e desenvolvimento adequados. Para o cálculo das necessidades energéticas e de nutrientes, seguir recomendações citadas no Capítulo 14 – Recomendações Nutricionais.

Outra forma para estimar as necessidades energéticas é o método prático proposto pela ADA conforme faixa etária e sexo[27] (Quadro 29.4), que pode ser dividido em seis refeições por dia.

Quadro 29.4. Recomendações calóricas (kcal) por faixa etária e sexo

Sexo	2-3 anos	4-8 anos	9-13 anos
Meninas	1.000	1.200	1.600
Meninos	1.000	1.400	1.800

Fonte: ADA[27].

Carboidratos

Fornecem 4kcal/g do alimento e o percentual de adequação varia de 45% a 60% do valor calórico total (VCT). O CHO simples é facilmente digerido e mais rapidamente absorvido por ser formado por monossacarídeos ou dissacarídeos. São eles: glicose, frutose, lactose e sacarose. São exemplos de alimentos: açúcar de mesa, mel, açúcar do leite e das frutas, rapaduras, balas, bolos, entre outros. O CHO complexo tem maior tempo de digestão e absorção mais prolongada, sendo o amido o polissacarídeo complexo mais presente na natureza e podendo ser encontrado em cereais, tubérculos e leguminosas[28].

Os açúcares simples podem ser utilizados pelos pacientes diabéticos, mas com cautela. A SBD[8] recomenda o uso de sacarose, porém adverte que deve ser administrada insulina extra. Outros comitês recomendam que a utilização de sacarose, além de ser criteriosa, não deve ultrapassar 10% do valor calórico total[29,30]. A frutose é recomendada dentro de uma alimentação saudável e não em adição ao alimento.

O CHO é o macronutriente que mais eleva a glicemia, sendo quase totalmente convertido em glicose, com tempo de digestão e absorção entre 15 minutos e 2 horas. Os não refinados, ou seja, aqueles com fibra natural intacta, têm vantagens sobre os refinados, em razão do maior teor de fibra e do menor índice glicêmico. A ADA recomenda uma quantidade de CHO/dia conforme a faixa etária, sendo de 154g/dia para os diabéticos de 2 a 3 anos de 163 a 173g/dia para os de 4 a 8 anos e de 181 a 190g/dia nas idades de 9 a 13 anos, seguindo as recomendações de 45% a 60% do VCT[28].

As fibras são também consideradas carboidratos, apesar de não serem digeridas nem absorvidas, e por essas peculiaridades têm funções importantes no bom desempenho gastrointestinal e na prevenção de algumas doenças. São classificadas como solúveis e insolúveis, sendo as primeiras importantes no controle glicêmico[31].

As fibras solúveis aumentam a viscosidade do bolo alimentar, retardando a digestão e a absorção, e são também altamente fermentáveis pela microflora intestinal, liberando ácidos graxos de cadeia curta (AGCC), que fornecem energia para os enterócitos. São exemplos de fibras solúveis: goma arábica, fruto-oligossacarídeo (FOS), inulina, pectina, mucilagens, goma guar, betaglucan e *psyllium*. Os AGCC são potentes estimuladores do hormônio *glucagon-like peptide-1* (GLP-1), um peptídeo encontrado na mucosa do íleo distal em intestino grosso, que estimula a secreção de insulina, inibe a secreção de glucagon e retarda o esvaziamento gástrico[32].

As fibras diminuem a absorção dos CHO. Em alimentos que possuem acima de 5g de fibras por porção, essas devem ser descontadas do total de gramas de carboidrato do alimento. Portanto, esta diferença será o total de carboidrato disponível para ser transformado em glicose[19,20].

Exemplo: o alimento que contém 50g de carboidrato e 5g de fibra deve ser considerado como 45g de carboidrato.

Proteínas

É recomendado um percentual que varia de 5% a 30%, conforme a faixa etária das DRI[25]. O tempo de digestão e absorção se dá entre 3 e 4 horas, e um percentual do total da proteína do alimento (35% a 60%) é convertido em glicose[19]. Quando a porção consumida de carne foi superior a 90g a quantidade de glicose proveniente da proteína deve ser contabilizada no total de carboidrato do alimento[19,20].

496 PARTE VI • Nutrição em Pediatria – Situações Especiais

Exemplo: um bife de 90g tem 20g de proteína e, se 40% do total de proteína for convertido em glicose, então 8g (40% de 20g = 8g) do alimento serão disponibilizados em glicose.

As fontes de origem animal são ricas em aminoácidos de alto valor biológico (AVB). Entre elas, constam carnes brancas e vermelhas, ovos, leite e queijos. As melhores fontes de origem vegetal são os cereais e as leguminosas, e para melhorar o *pool* de aminoácidos de uma preparação vegetal é necessária uma combinação dessas proteínas. Por exemplo: feijão com arroz é considerado a melhor mistura dentre as preparações vegetais, pois complementa o *pool* de aminoácidos essenciais (não produzidos pelo organismo)[24].

Gorduras

São os macronutrientes que fornecem o maior aporte calórico por grama de alimento (9kcal/g), conduzem vitaminas lipossolúveis (A, D, E e K) e fornecem ácidos graxos essenciais (AGE). O tempo de digestão e absorção ocorre em cerca de 5 horas, e aproximadamente 10% do total da gordura ingerida é responsável pelo aumento da glicose[19].

A ingestão diária recomendada também se dá conforme a faixa etária, variando de 25 a 40%. Até 7% da ingestão diária deve ser dos ácidos graxos saturados, 10% para os ácidos graxos poli-insaturados (ω-3 e ω-6) e 10% ou mais para os ácidos graxos monoinsaturados (ω-9)[7]. Os ácidos graxos trans devem ser evitados, pois aumentam o LDL-c e reduzem a fração lipídica do HDL-c[29]. São encontradas na gordura vegetal hidrogenada e em alimentos como: sorvetes, chocolates, produtos de padaria, salgadinhos tipo *chip*, entre outros produtos industrializados[33]. A ADA recomenda a ingestão de leite com baixo teor de gordura, bem como orienta a ingestão diária de lipídios provenientes dos óleos vegetais, que por faixa etária devem ser de 14g para crianças de 2 a 3 anos, de 17g para os de 4 a 8 anos e de 22g para os de 9 a 13 anos de idade[27]. Nas crianças menores de 2 anos não deve haver restrição de gordura[34].

ORIENTAÇÃO NUTRICIONAL

O plano alimentar deve ser individualizado, levando em consideração o estilo de vida, os hábitos alimentares e socioculturais, como também as condições financeiras. Há vários caminhos a seguir para obter o equilíbrio nutricional de um plano alimentar, e o melhor é aquele ao qual o paciente está apto a seguir e o profissional se sente mais seguro[8].

A pirâmide alimentar é um guia prático em que estão todos os grupos alimentares. Ela deve ser a base de todo o esquema alimentar.

Uma estratégia que pode ser utilizada na orientação nutricional é a substituição de alimentos que utilizam os grupos básicos, substituindo o alimento similar por outro do mesmo grupo. O plano alimentar terá calorias e nutrientes necessários ao dia e em cada refeição serão oferecidas opções de alimento de cada grupo. Pode ser estabelecida uma lista de equivalentes dos alimentos, classificados por grupos, mais frequentes na região (Anexo XI).

A lista de equivalentes, trocas, substitutos ou escolhas classifica os grupos de alimentos em categorias e porções baseadas em gramas de carboidratos, proteínas e lipídios. O uso dessa lista no plano alimentar facilita a contagem de carboidratos. Nesse método é possível conhecer a quantidade de carboidratos de cada grupo, possibilitando a troca entre os alimentos do mesmo grupo[19,20,35].

Outra forma é a contagem de carboidrato por refeição, que consiste em somar as gramas de carboidratos de cada alimento por refeição. Por meio de tabelas nutricionais ou rótulos de alimentos adquire-se a quantidade total de carboidrato da refeição. Deve ser oferecida ao paciente uma tabela que contenha os alimentos regionais e explicado como devem ser contados os CHO e como devem ser feitas as substituições dos alimentos. Nessa estratégia existe a possibilidade de flexibilização das trocas dos alimentos, mas não das quantidades de carboidratos a serem ingeridas[19,20].

É importante estimular a ingestão das mesmas quantidades de CHO em cada refeição e sempre nos mesmos horários, seguindo a quantidade já estabelecida para cada refeição, a qual deve ser baseada nas necessidades diárias e no esquema de insulina. Para utilizar este método o paciente deve estar adaptado ao esquema de insulina e ao plano alimentar. Além disso, é importante que os pais estejam orientados e motivados sobre essa abordagem nutricional, pois são exigidas habilidades para o manejo da contagem de carboidrato, tais como:

- Anotar todos os alimentos consumidos e as quantidades.

- Ler os rótulos de alimentos para identificar o tipo de CHO e a quantidade.

- Ter um guia alimentar (que deve ser oferecido pela nutricionista, no qual os alimentos estão distribuídos em tabelas por grupos de alimentos e por porções caseiras).

- Medir a glicemia em diferentes horários.

Índice glicêmico dos alimentos

O índice glicêmico (IG) é um método que indica a resposta glicêmica de uma quantidade fixa de carboidrato disponível de um determinado alimento com relação a um alimento-controle, que normalmente é o pão branco ou a glicose. A partir daí, são classificados com base em seu potencial em aumentar a glicose sanguínea. Atualmente é utilizado o pão branco por ter resposta fisiológica melhor do que a glicose[19].

A seleção dos alimentos pode ser feita mediante os valores de normalidade, que variam conforme o alimento-controle.

Pão branco: IG baixo ≤ 75; IG médio = 76-94; IG alto ≥ 95.

Glicose: IG baixo ≤ 55; IG médio = 56-69 ; IG alto ≥ 70.

A recomendação para o uso do IG baseia-se, principalmente, na substituição de alimentos de alto por baixo IG ao longo do dia. A resposta glicêmica da refeição é determinada por fatores individuais como sensibilidade à insulina, funcionamento das células beta, motilidade gastrointestinal, atividade física e variações dos parâmetros metabólicos[8].

A ADA reconhece que o IG é um bom indicador para a classificação da resposta glicêmica dos alimentos, mas questiona a sua utilidade na prática clínica. Afirma que o uso de alimentos com baixo IG pode reduzir a hiperglicemia no pós-prandial, mas que as evidências não são suficientes para os benefícios a longo prazo[34]. Existem diversos fatores que interferem na resposta glicêmica dos alimentos, como o tipo de cultivo, a forma de processamento e cocção, a consistência e o teor de fibras. Além disso, as tabelas têm uma variedade de alimentos cultivados em regiões diversas, e muitos dos alimentos regionais não são estudados[8]. Vale ressaltar que os macronutrientes, quando presentes de maneira combinada em um único alimento e/ou refeição, podem diminuir a resposta glicêmica[31], e muitos dos alimentos com baixo IG trazem na sua composição altas concentrações de gordura, o que não favorece uma alimentação saudável[29].

Carga glicêmica dos alimentos

A carga glicêmica (CG) é o produto do IG e da quantidade de carboidrato presente no alimento, comparado com o alimento-padrão. Esse marcador mede o impacto glicêmico da dieta, sendo calculado por meio da multiplicação do IG do alimento pela quantidade de carboidrato contida na porção consumida do alimento.

Pode-se verificar a CG de um alimento pela equação:

CG = IG × teor CHO disponível na porção do alimentos/100

Considerando a glicose como controle, os alimentos podem ser classificados em baixa carga glicêmica (CG < 20) e alta carga glicêmica (CG > 20)[19].

Apesar de já estar estabelecido que o índice glicêmico é uma medida de qualidade do alimento e a carga glicêmica uma medida que leva em consideração a qualidade e a quantidade, controvérsias sobre a validade desses métodos ainda persistem. Não há evidências para a utilização do IG e da CG como estratégia primária para o planejamento do plano alimentar para pessoas com diabetes melito[8,29].

Atividade física

O exercício físico é recomendado pela ADA como um componente do tratamento do diabetes, fazendo melhorar a sensibilidade à insulina, e tem efeitos psicológicos positivos. Para prevenir hipoglicemia e hiperglicemia são necessários ajustes na dosagem de insulina e adequação do plano alimentar, principalmente nos horários próximos à atividade física[8].

Para estabelecer a quantidade e o tipo de CHO a serem oferecidos deverão ser considerados a intensidade e o tempo de duração da atividade física, além das variações individuais de sensibilidade. É importante lembrar que os efeitos da atividade física podem ser tardios, podendo levar a hipoglicemias até 5 horas após o exercício, e, mais uma vez, a monitoração passa a determinar o tipo de intervenção[19].

REFERÊNCIAS BIBLIOGRÁFICAS

1. Alberti KGMM, Zimmet PZ, for the World Health Organization Consultation. Definition, diagnosis and classification of diabetes mellitus and its complications. Part 1: Diagnosis and classification of diabetes mellitus. Report of a WHO Consultation. Geneva: WHO; 1999.
2. American Diabetes Association. Report of the expert committee on the diagnosis and classification of diabetes mellitus. Diabetes Care 1998; 21:S5.
3. Franz MS. Terapia nutricional clínica para Diabetes Melito e Hipoglicemia de origem não diabética. In: Mahan LK, Escott-Stump S. Krause, alimentos, nutrição e dietoterapia. Rio de Janeiro: Elsevier, 2010: 764-809.

CAPÍTULO 29 · Diabetes Melito

4. Calliari LEP. Diabetes mellitus: classificação e diagnóstico. In: Monte O, Longui CA, Calliari LEP, Kochi C. Endocrinologia para o pediatra. São Paulo: Atheneu, 2006: 327-31.
5. Expert Comitee on the Diagnosis and Classification of Diabetes Mellitus. Follow-up report on the diagnosis of diabetes mellitus. Diabetes Care 2003; 26:3.160-7.
6. Fagot-Campagna A, Pettitt DJ, Engeugau MM et al. Type 2 diabetes among North American children and adolescents. J Pediatr 2000; 136:664-72.
7. American Diabetes Association (ADA). Standards of Medical Care in Diabetes. Diabetes Care 2010; 33:S11-61.
8. Sociedade Brasileira de Diabetes. Tratamento e acompanhamento do Diabetes Mellitus. Diretrizes da Sociedade Brasileira de Diabetes. SBD, 2007.
9. Zimmet P, Collins V, Dowse G, Knight L. Hyperinsulinaemia in youth is a predictor of type 2 (non-insulin-dependent) diabetes mellitus. Diabetologia 1992; 35:534-41.
10. Eriksson J, Franssila K, Eksrtrand A. Early metabolic defects in people at increased risk for non insulin dependent diabetes mellitus. N Engl J Med 1989; 321:337-43.
11. Arslanian SA, Suprasongsin C. Differences in the vivo insulin secretion and sensitivity of healthy black versus white adolescents. J Pediatr 1996; 129:440-3.
12. Bloch CA, Clemons P, Sperling MA. Puberty decreases insulinsensitivity. J Pediatr 1987; 110:481-7.
13. Phillips DI, Barker DJ, Hales CN, Hirst S, Osmond C. Thinness at birth and insulin resistance in adult life. Diabetologia 1994; 37:150-4.
14. Pinhas-Hamiel O, Dolan LM, Daniels SR, Standiford D, Khoury PR, Zeitler P. Increased incidence of non-insulin-dependent diabetes mellitus among adolescents. J Pediatr 1996; 128:608-15.
15. American Diabetes Association. Type 2 diabetes in children and adolescents. Diabetes Care 2000; 23:381-9.
16. Sociedade Brasileira de Diabetes. Atualização Brasileira Sobre Diabetes. Rio de Janeiro: Diagraphic Editora, 2006.
17. Stuart CA, Gilkison R, Smith MM, Bosma AM, Keenan BS, Nagamani M. Acanthosis nigricans as a risk factor for noninsulin dependent diabetes mellitus. Clin Pediatr 1998; 37:73-80.
18. Rewers M, Pihoker C, Donaghue K, et al. ISPAD Clinical Practice Consensus Guidelines 2006-2007. Assessment and monitoring of glycemic control in children and adolescents with diabetes. Pediatr Diabetes 2007; 8:408-18.
19. Monteiro JBR, Mendonça DRB, Goveia GR, BrunoL, Merino M, Sachs A. Manual Oficial de Contagem de Carboidratos, SBD. Rio de Janeiro: Diagraphic Editora, 2003.
20. Araújo LR, Perázio DM, Araújo IM, Chagas LL. Manual oficial de contagem de carboidratos. Itapevi, SP: A. Araújo Silva Farmacêutica, 2009. 98p.
21. Diabetes Control and Complications Vrial Research Group (DCCT). Effect of intensive diabetes treatment on the development and progression of long-term complications in adolescents with insulin-dependent diabetes mellitus. J Pediatr 1994; 125:177-88.
22. Zuhri-Yafi MI, Brosnan PG, Hardin DS. Treatment of type 2 diabetes mellitus in children and adolescents. J Pediatr Endocrinol Metabol 2002; 15:S541-6.
23. American Diabetes Association (ADA). Nutrition principles and recommendations in diabetes 2004; 27:S36-46.
24. Medonça BR. Alimentação e Hábitos Saudáveis. In: Manual de Nutrição Profissional: Determinando o Plano Alimentar, SBD, 2007.
25. Institute of Medicine (IOM). Dietary Reference Intakes for energy, carbohydrate, fiber, fat, fatty acids, cholesterol, protein, and amino acids (Macronutrients). Washington, DC.: National Academy Press, 1331p., 2005.
26. Institute of Medicine (IOM). Dietary Reference Intakes for Vitamin C, Vitamin E, Selenium and Carotenoids. Washington, DC.: National Academy Press, 2000.
27. American Dietetic Association. Position of the American Dietetic Association: Nutrition Guidance for Healthy Children Ages 2 for 11 Years. Journal of the American Dietetic Association 2008; 108: 1.038-47.
28. Gallagher ML. Os nutrientes e seu metabolismo. In: Mahan LK, Escott-Stump S. Krause, alimentos, nutrição e dietoterapia. Rio de Janeiro: Elsevier, 2010: 42-50.
29. Lottenberg AMP. Características da dieta nas diferentes fases da evolução do Diabetes Melito tipo 1. Arq Bras Endocrinol Metab 2008; 52:250-9.

30. Committee of Diabetes UK. The implementation of nutritional advice for people with diabetes. Diabetes Medicine 2003; 20:786-807.

31. Seyffarth AS, Bressan J. Os alimentos: calorias, macronutrientes e micronutrientes.In: Manual de Nutrição Profissional: Determinando o Plano Alimentar, SBD, 2007.

32. Coppini LZ, Waitzberg DL, Campos FG, Habr-Gama A. Fibras alimentares e ácidos graxos de cadeia curta. In: Waitzberg DL. Nutrição oral, enteral e parenteral na prática clínica. 4 ed. São Paulo:Atheneu, 2009: 149-68.

33. Chiara VL, Sichieri R, Carvalho TSF. Teores de ácidos graxos trans de alguns alimentos consumidos no Rio de Janeiro. Rev Nutr 2003; 16:227-33.

34. Calliari LEP, Monte AM. Abordagem do diabetes melito na primeira infância. Arq Bras Endocrinol Metab 2008; 52:243-9.

35. Sociedade Brasileira de Diabetes, Departamento de Nutrição. Manual oficial de contagem de carboidratos regional. Rio de Janeiro: Sociedade de Diabetes (SBD), 2009;64.

PARTE VII

TERAPIA NUTRICIONAL

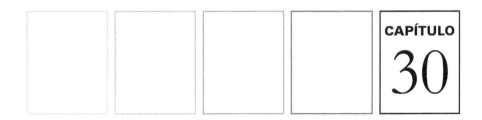

Nutrição Enteral

Maria da Guia Bezerra da Silva
Iza Cristina de Vasconcelos Martins Xavier
Ana Paula Gomes Ribeiro
Alyne Cristine Souza da Silva
Edijane Maria de Castro Silva
Maria Josemere de Oliveira Borba Vasconcelos

No cenário científico, diversos conceitos da nutrição enteral (NE) podem ser encontrados. Um dos mais utilizados é o do regulamento técnico para terapia de nutrição enteral (TNE) – Resolução 63, de 6 de julho de 2000, da Agência Nacional de Vigilância Sanitária (ANVISA), que consiste em "alimento para fins especiais, com ingestão controlada de nutrientes, na forma isolada ou combinada, de composição definida ou estimada, especialmente formulada e elaborada para uso por sondas ou via oral, industrializada ou não, utilizada exclusiva ou parcialmente para substituir ou complementar a alimentação oral em pacientes desnutridos ou não, conforme suas necessidades nutricionais, em regime hospitalar, ambulatorial ou domiciliar, visando à síntese ou manutenção dos tecidos, órgãos ou sistemas"[1].

Já a Associação Americana de Nutrição Enteral e Parenteral (ASPEN) define NE como alimentação fornecida ao paciente, adequada em macro e micronutrientes, incluindo leite humano (LH), por dispositivos de acesso entérico inseridos no trato gastrointestinal (TGI) funcionante[2].

A Sociedade Europeia de Nutrição Enteral e Parenteral (ESPEN), por sua vez, adota a definição para NE da Comissão da Comunidade Europeia Directiva 1999/21/EC, de 25 de março de 1999, como toda forma de suporte nutricional, independentemente da via de utilização, sonda nasogástrica, nasoenteral ou percutânea, incluindo a via oral[3].

Afora a sua definição, a NE oferece inúmeros benefícios fisiológicos, relacionados tanto com a função digestiva quanto com a absortiva, como manutenção da função e estrutura da mucosa intestinal, redução de complicações infecciosas e diminuição do tempo de permanência hospitalar e, consequentemente, dos custos da hospitalização[2].

504 PARTE VII · Terapia Nutricional

A NE é um procedimento útil na manutenção ou recuperação nutricional, com baixo risco quando comparada a outras terapias, como a nutrição parenteral (NP), desde que adequadamente planejada, executada e monitorada[2].

A utilização da NE é o meio preferencial em caso de inviabilidade de uso da via oral e se tolerada pelo paciente[2]. Durante essa utilização podem ocorrer situações que interferem na oferta nutricional, incluindo desde o jejum para procedimentos até as intolerâncias, como vômitos e distensão abdominal, entre outras[4].

É importante destacar alguns aspectos que devem ser levados em consideração quando definida a utilização da NE no paciente, tais como: avaliação da condição nutricional; cálculo dos requerimentos energéticos e hídricos; seleção do tipo de dieta; posicionamento e tipo da sonda; modo de infusão; sistema utilizado (aberto ou fechado); presença da equipe multiprofissional; monitoração; avaliação das complicações e legislação vigente[5].

TRIAGEM NUTRICIONAL

A desnutrição intra-hospitalar continua contribuindo significativamente para o aumento do tempo de permanência do paciente hospitalizado, podendo levar também ao aumento da mortalidade. Estima-se que cerca 30% a 50% desses pacientes apresentam-se desnutridos e, desses, muitos já apresentam algum déficit nutricional logo na admissão[6].

O diagnóstico e o tratamento da desnutrição são em grande parte negligenciados nos pacientes hospitalizados, fato que ocorre na maioria das vezes em virtude da falta de conscientização dos profissionais de saúde e da ausência de treinamentos específicos e de protocolos adequados à realidade de cada serviço[7].

Dessa forma, a triagem nutricional sinaliza, de maneira precoce, quanto aos pacientes que poderiam beneficiar-se da terapia nutricional (TN). Nesse sentido, deve ser um procedimento rápido, executado pela equipe de saúde que realiza a admissão hospitalar, buscando identificar se o paciente possui risco de desnutrição e se deve ser acompanhado, se não possui risco, mas deve ser reavaliado periodicamente, ou se já é desnutrido e necessita seguir um plano de cuidado nutricional[8].

Ainda não está clara a relação entre desnutrição e desfechos clínicos hospitalares; no entanto, como há evidências de que piores prognósticos são encontrados em pacientes desnutridos, justifica-se a avaliação do risco nutricional tão logo o paciente seja admitido[8].

Diferentes métodos têm sido propostos para avaliar o risco nutricional; contudo, algumas limitações são encontradas. Para definição do método devem ser considerados diversos fatores, como, por exemplo, custo, nível de habilidade exigido, tempo de execução, entre outros[9].

A Figura 30.1 apresenta um algoritmo para a elaboração de um plano de cuidado nutricional.

INDICAÇÕES

A NE pode ser indicada logo após a admissão, por meio da triagem nutricional, quando é identificado algum grau de desnutrição ou há um risco iminente de o paciente

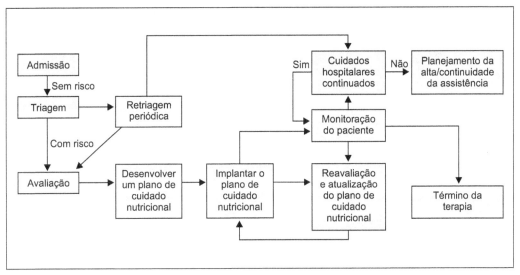

Figura 30.1. Algoritmo para elaboração de um plano de cuidado nutricional (Fonte: ASPEN[25]).

desnutrir-se ou, ainda, durante a monitoração clínica e nutricional do paciente que apresenta perda ponderal durante o internamento[2,10,11].

Para instituir a NE devem ser observados a impossibilidade da utilização da via oral ou o não atendimento das necessidades nutricionais por essa via. O trato gastrointestinal deve estar obrigatoriamente funcionante, com área e capacidade absortivas preservadas, ausência de sangramento, toxicidade e distúrbios gastrointestinais graves, por, pelo menos, 5 a 7 dias[2,10,12].

O Quadro 30.1 apresenta algumas situações que podem ser indicativas para o início da NE[13,5] e, no Quadro 30.2, estão alguns fatores em que a NE deve ser considerada quando identificados em pacientes pediátricos[13,14].

Quadro 30.1. Situações que podem ser indicativas para o início da nutrição enteral

• Prematuridade	• Doenças cardiorrespiratórias
• Retardo do crescimento ou desnutrição crônica	• Doenças pulmonares crônicas
• Desnutrição grave	• Fibrose cística
• Ingestão oral inadequada	• Doenças inflamatórias crônicas
• Distúrbios da digestão e absorção	• Doença de Crohn: tratamento da doença primária
• Transtornos da motilidade gastrointestinal	• Síndrome do intestino curto
• Aumento nas necessidades nutricionais	• Atresia biliar
• Estados hipermetabólicos	• Diarreia crônica
• Doenças metabólicas	• Comprometimento neurológico e/ou alta probabilidade de broncoaspiração
	• Paralisia cerebral e outras doenças neurológicas

Fonte: American Academy of Pediatrics[5]; Axelrod[13].

506 PARTE VII · Terapia Nutricional

Quadro 30.2. Fatores indicativos para início da nutrição enteral específicos em pediatria

- Baixo peso ao nascer (< 2.500g), mesmo na ausência de distúrbios gastrointestinais, pulmonares ou cardíacos
- Peso ao nascer maior que 2 DP abaixo da média (aproximadamente percentil 3) para a idade gestacional nas curvas de peso fetal
- Perda aguda de 10% ou mais do peso
- Aumento das necessidades metabólicas
- Dificuldade para ingerir ou tolerar a alimentação oral
- Registro de consumo inadequado ou intolerância aos nutrientes
- Inadequado ganho de peso ou uma diminuição significativa no percentual de crescimento normal

Fonte: Axelrod[13]; ASPEN[14].

CONTRAINDICAÇÕES

As contraindicações podem ser consideradas absolutas e relativas ou temporárias. Algumas das absolutas são hemorragia digestiva aguda e grave, íleo paralítico, obstrução intestinal e perfuração intestinal. Dentre as relativas destacamos a hiperêmese persistente não controlada farmacologicamente, as fístulas em nível médio de intestino delgado de alto débito e a fase inicial de isquemia intestinal[15,16].

Geralmente as contraindicações para NE em pediatria são relativas ou temporárias[10], destacando-se dismotilidade intestinal, hemorragia gastrointestinal, fístula entérica de alta produção, vômitos e diarreia grave, pancreatite grave e cirurgia abdominal de grande porte[17].

Algumas situações inviabilizam totalmente a administração da NE, como, por exemplo, ausência de função intestinal, obstrução intestinal completa, inviabilidade de acesso ao intestino (queimadura grave, traumatismos múltiplos) e fístula intestinal de alto débito[18].

SELEÇÃO DA VIA DE ACESSO

A escolha da via de acesso em NE (Figura 30.2) deve levar em consideração o estado da doença do paciente, a integridade e o funcionamento do TGI, bem como a duração da terapia[19]. As sondas nasoenterais podem estar dispostas no estômago, duodeno ou jejuno[2], de acordo com as facilidades técnicas, as rotinas de administração e as alterações orgânicas e/ou funcionais a serem corrigidas[20].

As sondas nasogástricas e nasoentéricas são recomendadas em TNE de curto prazo (até 6 semanas)[19]. Quando a duração da TNE for superior a 6 semanas, é recomendado o uso de ostomias[21]. Uma vez indicada a via de acesso ao TGI, deve-se determinar o posicionamento da extremidade distal da sonda, podendo ser gástrica ou duodenal[16]. O posicionamento da sonda no TGI deve obter confirmação radiográfica antes de ser iniciada a dieta; entretanto, em crianças a utilização de raios X deve ser criteriosa, em consequência da exposição à radiação[19].

O Quadro 30.3 apresenta as vantagens e desvantagens da localização gástrica e duodenal/jejunal.

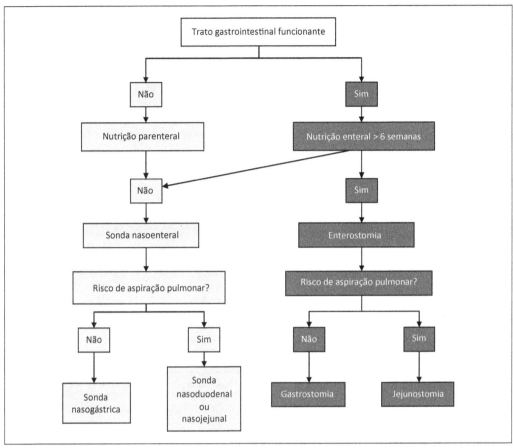

Figura 30.2 Fluxograma para escolha da via de acesso em NE. (Fonte: Alves[16].)

Quadro 30.3. Vantagens e desvantagens da localização gástrica e duodenal/jejunal

	Localização gástrica	**Localização duodenal/jejunal**
Vantagens	• Maior tolerância a fórmulas variadas (proteínas isoladas, aminoácidos cristalinos) • Boa aceitação de fórmulas hiperosmóticas • Permite a progressão mais rápida para alcançar o valor calórico total ideal • Devido à dilatação receptiva gástrica, permite introdução de grandes volumes em curto tempo • Fácil posicionamento da sonda	• Menor risco de aspiração • Maior dificuldade de saída da sonda • Permite nutrição enteral quando a alimentação gástrica é inconveniente e inoportuna
Desvantagens	• Alto risco de aspiração em pacientes com dificuldades neuromotoras de deglutição • A ocorrência de tosse, náusea ou vômitos favorece a saída acidental da sonda nasoenteral	• Risco de aspiração em pacientes que têm mobilidade gástrica ou que são alimentados durante a noite • Deslocamento acidental, podendo causar refluxo gástrico • Requer dietas normo ou hipo-osmolares

Fonte: Alves[16].

SELEÇÃO DE DIETA ENTERAL

A escolha da dieta adequada requer avaliação do estado nutricional e acompanhamento da capacidade digestiva e absortiva do paciente, além do conhecimento da fonte e da forma do substrato nutricional veiculado pela dieta enteral (DE)[22].

A fórmula enteral a ser fornecida ao paciente deve ser precedida da avaliação criteriosa quanto à composição e à osmolaridade da dieta[23]. No caso de pacientes pediátricos, deve-se observar a adequação à faixa etária, associada a requerimentos nutricionais, condições clínica e metabólica e desenvolvimento[24]. A composição das DE varia muito, sendo algumas indicadas para nutrição em geral e outras planejadas para situações específicas[22,24] (Quadro 30.4).

Quadro 30.4. Indicadores comumente avaliados para seleção de dietas enterais

Fontes e complexidade dos nutrientes • Carboidratos • Lipídios • Proteínas • Vitaminas e minerais
Densidade calórica
Osmolaridade/osmolalidade
Composição da fórmula *versus* via e tipo de administração
Composição da fórmula *versus* indicação clínica

Fonte: Baxter[22].

MONITORAMENTO

Pacientes de todas as especialidades e grupos etários devem ser monitorados enquanto submetidos à NE. A análise da tolerância às fórmulas é essencial para o seu sucesso[2].

Os parâmetros de monitoração devem ser baseados tanto nos objetivos da TN quanto na avaliação da tolerância do paciente. Em pediatria devem ser avaliados, por meio de gráficos de crescimento, dados como peso inicial, comprimento ou altura e perímetro cefálico. Também devem ser avaliados fluidos corporais, condição clínica, tolerância às fórmulas utilizadas, mudanças na medicação e valores laboratoriais[25].

A tolerância às fórmulas deve ser avaliada mediante a observação de mudanças no funcionamento do TGI. A frequência e a consistência das evacuações, assim como a presença de sangue, devem ser registradas diariamente. Outros sintomas de intolerância incluem náuseas, vômitos, resíduo gástrico elevado e distensão abdominal[25]. Um resumo dos principais parâmetros a serem considerados encontra-se no Quadro 30.5.

A frequência da monitoração depende da idade do paciente, severidade da doença, tolerância da TN, comorbidades e grau de desnutrição, devendo ser mais frequente em neonatos, lactentes, pacientes criticamente enfermos, desnutridos graves e na transição da NP para NE e via oral[25].

CAPÍTULO 30 · Nutrição Enteral   **509**

Quadro 30.5. Parâmetros de monitoração que devem ser considerados durante a terapia nutricional

- Exame físico, incluindo sinais clínicos de hidratação, excesso ou deficiência de nutrientes; dados antropométricos, como peso, altura, pregas cutâneas
- Condição clínica, sinais vitais, dados laboratoriais
- Tipos de medicamento, alterações da função gastrointestinal

Fonte: ASPEN[25].

Embora o resíduo gástrico seja amplamente utilizado na monitoração de pacientes em TN, ainda existem dúvidas quanto à sua eficácia[2,26]. Alguns trabalhos demonstraram fraca correlação do volume gástrico residual com a incidência de regurgitação e o risco de aspiração pulmonar[27, 28].

A grande quantidade de secreções endógenas produzida diariamente associada ao suco gástrico representa uma boa parte da composição do conteúdo gástrico total. Dados experimentais demonstraram grande dificuldade na diferenciação das fórmulas enterais das secreções gástricas[26]. Além disso, outros fatores podem interferir na avaliação desse parâmetro, como, por exemplo, a posição do paciente no momento da verificação, a falta de padronização da técnica de aspiração, a dificuldade de definir um resíduo gástrico elevado, entre outros[25]. Um resumo das recomendações para prevenção de aspiração em pacientes alimentados com sonda na posição gástrica está demonstrado no Quadro 30.6.

Quadro 30.6. Monitoramento do resíduo gástrico para prevenção de aspiração

1. Avaliar todos os pacientes em dieta enteral para risco de aspiração.
2. Assegurar que a sonda nasogástrica está na posição correta antes de iniciar a alimentação.
3. Em caso de RG ≥ 250mL depois da segunda medição, um agente pró-cinético deve ser considerado em pacientes adultos.
4. Resíduo gástrico > 500mL considerar o posicionamento da sonda abaixo do ângulo de Treitz e realizar uma avaliação completa da terapia nutricional.
5. Manter a cabeceira da cama elevada num ângulo de 30 a 40°, todas as vezes em que for administrar a dieta.
6. Quando possível, usar uma sonda de maior calibre nos primeiros 2 dias de alimentação enteral e avaliar o resíduo gástrico com uma seringa de pelo menos 60mL.
7. Em pacientes pediátricos gravemente enfermos, recebendo alimentação contínua por gotejamento, o volume residual gástrico pode ser verificado a cada 4 horas. Caso a forma de administração seja em *bolus*, ela deverá ser realizada antes de cada alimentação.
8. Verificar o resíduo gástrico a cada 4 horas durante as primeiras 48 horas para pacientes com alimentação na posição gástrica.

Fonte: ASPEN[2].

Pacientes com alto risco para síndrome de realimentação e outras complicações metabólicas devem ser acompanhados de perto, uma vez que a depleção de minerais e eletrólitos pode ser corrigida por meio da alimentação. O acompanhamento dos parâmetros bioquímicos é fundamental para o início da NE e deve estar baseado em protocolos, considerando o estado clínico do paciente, além do objetivo da TN[2].

A prevenção da síndrome de realimentação é de extrema importância, pois representa uma complicação de alta mortalidade na realimentação de pacientes desnutridos, além de resultar em complicações patofisiológicas, as quais podem afetar os sistemas cardíaco, respiratório, hepático e neuromuscular[2].

Os dados resultantes da monitoração devem ser utilizados para avaliar se existe necessidade de mudança na terapia nutricional. Recomenda-se que todas as mudanças realizadas na formulação de NE sejam registradas em prontuário[25].

510   PARTE VII • Terapia Nutricional

De forma geral, cada serviço deve implantar um protocolo institucionalizado com base nos consensos atuais, seguido pela legislação vigente e adequado à realidade econômica local.

COMPLICAÇÕES

A TNE está propensa a complicações, sendo necessários a prevenção e o tratamento por meio de monitoração adequada. As principais complicações encontradas são as mecânicas, infecciosas, gastrointestinais e metabólicas[29,30], observadas no Quadro 30.7.

Quadro 30.7. Complicações encontradas usualmente na terapia nutricional enteral

Complicações mecânicas		
Complicação	**Possível causa**	**Prevenção/tratamento**
Obstrução da sonda	I. Falha em irrigar a sonda regularmente II. Uso de medicação pela sonda	I. Irrigar a sonda com água, conforme protocolo da unidade II. Analisar os horários de infusão da dieta e medicamento III. Usar medicação líquida, quando possível
Deslocamento da sonda	I. Técnica de passagem incorreta II. Tosse ou vômito	I. Aplicar técnica correta de introdução da sonda II. Monitorar a posição da sonda, diariamente
Remoção acidental da sonda	I. Fixação inadequada da sonda II. Agitação do paciente	I. Fixar corretamente a sonda II. Considerar sedação, se necessário
Complicações infecciosas		
Complicação	**Possível causa**	**Prevenção/tratamento**
Contaminação microbiológica da dieta ou do sistema de infusão	I. Controle higiênico inadequado durante preparo até infusão da dieta	I. Cumprir o manual de boas práticas no protocolo: promover capacitação e validação microbiológica periódica
Complicações gastrointestinais		
Complicação	**Possível causa**	**Prevenção/tratamento**
Náusea e vômito	I. Gastroparesia II. Rápida infusão III. Intolerância à lactose	I. Manter decúbito elevado II. Reposicionar a sonda: jejunal e duodenal III. Investigar processo infeccioso IV. Considerar pró-cinéticos V. Reduzir fluxo de infusão VI. Usar fórmula isenta de lactose
Distensão abdominal e cólicas	I. Rápida infusão II. Gastroparesia III. Má absorção IV. Uso de antiácidos, antibióticos, narcóticos, íleo V. Intolerância à lactose	I. Reduzir fluxo da infusão II. Manter decúbito elevado III. Considerar pró-cinéticos IV. Ajustar dieta V. Avaliar medicação VI. Usar fórmulas isentas de lactose
Constipação intestinal	I. Obstrução do TGI II. Dieta com baixo teor de resíduos	I. Pode requerer descompressão e intervenção cirúrgica II. Utilizar dieta com fibra III. Aumentar e monitorar a hidratação

(Continua)

CAPÍTULO 30 · Nutrição Enteral **511**

Quadro 30.7. Complicações encontradas usualmente na terapia nutricional enteral (*continuação*)

Complicações gastrointestinais		
Complicação	**Possível causa**	**Prevenção/tratamento**
Diarreia: fatores não relacionados com a dieta	I. Rápida infusão. II. Uso terapêutico: antibióticos, antiácidos contendo magnésio, sorbitol, suplemento com fósforo III. Desordens do TGI	I. Reduzir fluxo de infusão II. Infusão contínua III. Avaliar medicações IV. Avaliar a integridade do TGI
Complicações metabólicas		
Complicação	**Possível causa**	**Prevenção/tratamento**
Hiperglicemia	I. Deficiência de insulina II. Uso de corticoides	I. Monitorar níveis de glicemia II. Administrar dietas isentas de sacarose
Hiperpotassemia	I. Insuficiência renal, acidose metabólica	I. Reduzir oferta de potássio II. Tratar causa básica
Hipercapnia	I. Hiperalimentação II. Oferta excessiva de carboidratos em pacientes com insuficiência respiratória	I. Prover adequado suporte nuticional
Hiper-hidratação	I. Excessiva oferta de líquido II. Síndrome de realimentação em desnutridos III. Resposta inflamatória IV. Insuficiência cardíaca, renal ou hepática ou *cor pulmonale*	I. Monitorar: balanço hídrico e peso corpóreo II. Monitorar eletrólitos séricos IV. Reduzir volume com dieta de alta densidade calórica
Desidratação hipertônica	I. Inadequada oferta de líquidos II. Perda excessiva de fluidos	I. Monitorar balanço hídrico e peso corpóreo II. Monitorar eletrólitos séricos, ureia, creatinina, hematócrito
Hipopotassemia	I. Perdas por diarreia, êmese ou uso de diurético	I. Monitorar frequentemente o potássio nessas situações
Hipofosfatemia	I. Síndrome de realimentação do desnutrido grave II. Uso de antiácidos	I. Monitorar frequentemente o fosfato

Fonte: adaptado de Alves e Waitzberg[16].

NUTRIÇÃO ENTERAL PRECOCE

A administração precoce de nutrientes no trato digestivo cumpre importante papel na prevenção de complicações sépticas na maior parte dos pacientes. Além disso, pode também atenuar uma resposta hipercatabólica em pacientes com injúria grave, como grandes queimados, apesar de existirem dados conflitantes na literatura[31]. O início dentro das primeiras 24 horas após a admissão ou cirurgia parece ser ideal, embora um prazo de 48 horas seja aceitável. É importante avaliar a condição clínica do paciente, se é cirúrgico ou não e, antes de tudo, se possui estabilidade hemodinâmica, o que é pré-requisito obrigatório para iniciar a nutrição[31].

Estudo prospectivo envolvendo dois grupos de pacientes, um recebendo NE precoce e o outro NE tardia, concluiu que, se for bem administrada, a NE precoce pode diminuir

512 PARTE VII · Terapia Nutricional

a incidência de má absorção intestinal e pneumonia nosocomial em pacientes politrau-matizados[32].

Outro estudo comparando a evolução clínica de pacientes submetidos a gastrectomia total em consequência de câncer gástrico considerou que a NE precoce se mostrou eficaz e segura, promovendo benefícios nutricionais, quando comparada à NE tardia[33].

ASPECTOS LEGAIS

A Portaria 272, de 8 de abril de 1998, foi o primeiro regulamento técnico publicado pela ANVISA definido para TN, fixando requisitos mínimos para NP. Em 6 de julho de 2000 foi aprovado o regulamento técnico específico para NE, a Resolução 63. Nesses regulamentos é importante destacar a obrigatoriedade da formação de uma equipe mul-tiprofissional com o objetivo de garantir uma TN segura e eficiente. A equipe multipro-fissional de terapia nutricional (EMTN) deve ser constituída por médico, nutricionista, enfermeiro e farmacêutico, podendo ainda incluir profissional de outras categorias, habi-litados e com treinamento específico para a prática da TN[1,34,35,36].

Como forma de garantir uma adequada assistência nutricional aos pacientes por intermédio da EMTN, o Ministério da Saúde publicou, em março de 2005, três portarias regulamentando a terapia nutricional e parenteral (TNP) no âmbito do Sistema Único de Saúde (SUS). A primeira portaria publicada foi a 343, de 1º de março de 2005, determi-nando mecanismos para a implantação da assistência de alta complexidade em TN. Em seguida, foi publicada a Portaria 131, de 8 de março de 2005, definindo os critérios para credenciamento/habilitação de Unidades de Assistência de Alta Complexidade em Tera-pia Nutricional por intermédio de seus Serviços de Assistência de Alta Complexidade em Terapia Nutricional Enteral e Serviços de Assistência de Alta Complexidade em Terapia Nutricional Enteral/Parenteral e Centros de Referência de Alta Complexidade em Tera-pia Nutricional[37,38].

A Portaria 135, de março de 2005, foi publicada para suprir a necessidade de atua-lização das tabelas de procedimentos do Sistema de Informação Hospitalar, definindo alterações na tabela de serviço/classificações dos Sistemas de Informações de Serviços de Assistência e Centros de Referência de Alta Complexidade em Terapia Nutricional, no âmbito do SUS[39].

A classificação de alta complexidade no SUS permite reembolso de 100% dos custos do procedimento de TN. A partir dessa classificação, os serviços de TN passaram a gerar receitas e a adquirir maior importância dentro dos hospitais. Para o reembolso é impres-cindível o preenchimento pelo médico e pelo nutricionista do formulário Banco de Dados dos Usuários de TN[16].

Destacando a competência do profissional nutricionista dentro da EMTN, são de sua responsabilidade todas as operações inerentes à prescrição dietética, composição e prepa-ração da NE, atendendo às recomendações das Boas Práticas de Preparação da Nutrição Enteral (BPPNE). A supervisão durante o processo de preparação da NE é fundamental para garantir a qualidade do produto a ser administrado[1].

A RDC 63 estabelece alguns procedimentos para a preparação da NE. Dentre elas podemos citar: área de recebimento da prescrição dietética, conservação, controle de qualidade, insumos, NE industrializada ou não, prazo de conservação, manipulação, re-

CAPÍTULO 30 · Nutrição Enteral **513**

cipiente, sala de manipulação da NE, sessão de manipulação e Unidade de Nutrição e Dietética[1].

As atividades de preparação da NE estão condicionadas às boas práticas de preparação da NE, que também estabelece critérios para aquisição de insumos, materiais de embalagem e NE industrializada. A organização, o pessoal, a infra-estrutura física, os equipamentos, utensílios, mobiliário e materiais, o controle do processo de preparação e a garantia de qualidade são fatores indispensáveis para a aplicação das BPPNE[1].

REFERÊNCIAS BIBLIOGRÁFICAS

1. BRASIL. Ministério da Saúde – Agência Nacional de Vigilância Sanitária. Resolução 63/2000. Brasília: Diário Oficial da União, 2000.
2. ASPEN. Enteral Nutrition Practice Recommendations. Bankhead R, Boullata J, Brantley, S. et al. JPEN 2009; 33:122.
3. Commission directive 1999/21/EC of 25 March 1999 on dietary foods for special medical purposes. Disponível em: www.idace.org /legislation/ Acessado em setembro de 2010.
4. Medley F, Stechmiller J, Field A. et al. Complications of enteral nutrition in hospitalized patients with artificial airways. Clin Nurs Res 1993; (2):212-23.
5. American Academy of Pediatrics. Pediatric Nutrition Handbook. 5ed. 2004; 391-403.
6. ESPEN Guidelines for Nutrition Screening 2002. J. Kondrup, SP. Allison, M. Elia et al. Clinical Nutrition 2003; 22(4):415-421.
7. Barendregt K, Soeters PB, Allison SP et al. Diagnóstico da Desnutrição: Rastreamento e Avaliação. In: Sobotka L. (ed.) Bases da nutrição Clínica. 3 ed. Rio de Janeiro, Rubio; 2008: 11-16.
8. Beghetto MG, Manna B, Candal A, Melo E, Polanczyk CA Triagem Nutricional em Adultos Hospitalizados. Rev Nutr 2008; 21(5):589-601.
9. Raslan M, Gonzalez MC, Dias MCG, Paes-Barbosa FC, Cecconello I, Waitzberg DL. Aplicabilidade dos Métodos de Triagem Nutricional no Paciente Hospitalizado. Rev Nutr 2008; 21(5):553-61.
10. Xavier ICVM, Ribeiro APG, Alencar LF. Nutrição Enteral na Terapia Intensiva Pediátrica. In: Terapia Intensiva do IMIP. Medbook 2008: 487-501.
11. Côrtes JFF, Fernandes SL, Maduro IPNN et al. Terapia Nutricional no paciente criticamente enfermo. Revista Medicina 2003; 36:394-98.
12. Howard P, Jonkers-Schuitema C, Furniss L et al. Managing the patient journey throughenteral nutrition care. Clin Nutr 2006; 25(2):187-95.
13. Axelrod D, Kazmerski K, Iyer K. Pediatric enteral nutrition. JPEN 2006; 30:21-6.
14. ASPEN. American Society for Parenteral and Enteral Nutrition Board of Directors and Clinical Practice Committee Definition of Terms, Style, and Conventions Used in ASPEN. Board of Directors–Approved Documents Clinical Practice Committee (2008-2009 and 2009-2010).
15. Dalieri M. Guia de Prática Clínica de Soporte Nutricional Enteral y Parenteral en Pacientes Adultos Hospitalizados y Domiciliarios. Volumen XVII, N° 5, diciembre 2008.
16. Alves CC, Waitzberg DL. Indicações e Técnicas de Ministração em Nutrição Enteral In: Waitzberg DL (ed.) Nutrição Oral, Enteral Parenteral na Prática Clínica. 4ª edição. São Paulo: Atheneu, 2009: 790.
17. Shiramizo SCPL, Vittorino MA, Oliveira RMC. Terapia nutricional enteral: indicação e vias de acesso ao tubo digestivo. In: Knobel, E (ed.) Terapia Intensiva: Nutrição. São Paulo: Atheneu, 2005: 57-70.
18. ESPEN. Nutritional Support in Pediatric Patients. Topic 10 Module 10.3 Enteral nutrition in pediatric patients. Org.: Kolacek S, Bender D. 2007: 1-12.
19. Bankhead R, Boullata J, Brantley S et al. ASPEN. Board of Directors. Enteral nutrition practice recommendations. JPEN 2009; 33:122-67.
20. Fujino V, Nogueira LABNS. Terapia Nutricional Enteral em Pacientes Graves: Revisão de Literatura. Arq Ciênc Saúde 2007; 14:220-6.
21. Aguilar-Nascimento JE, Dock-Nascimento DB. Vias de Acesso Nutricional Enteral. In: Waitzberg DL (ed.) Nutrição Oral, Enteral Parenteral na Prática Clínica. 4ª ed. São Paulo: Atheneu, 2009: 809-22.

514 PARTE VII · Terapia Nutricional

22. Baxter YC, Waitzberg DL, Gama-Rodrigues, Pinotti HW. Critérios de decisão na seleção de dietas enterais. In: Waitzberg DL (ed.) Nutrição Oral, Enteral e Parenteral na Prática Clínica. 4ª ed. São Paulo: Atheneu, 2009: 841-57.
23. Oliveira FLC, Iglesias SOB. Nutrição Enteral. In: Palma D, Oliveira FLC, Escrivão MAMS (eds.). Guia de Nutrição na Infância e na Adolescência. São Paulo: Manole, 2009: 383-416.
24. Spolidoro JVN, Epifanio M, Brandão I, Barreto AL. Dietas para Nutrição Enteral Pediátrica. In: Waitzberg DL (ed.) Nutrição oral, enteral e parenteral na prática clínica. 4ª ed. São Paulo: Atheneu, 2009: 1.433-53.
25. ASPEN. American Society for Parenteral and Enteral Nutrition. Standards for Nutrition Support: Adult Hospitalized Patients. Nutrition in Clinical. Ukleja A, Freeman KL et al. Nutrition in Clinical Practice 2010; 25(4):403-414.
26. Chang WK, McClaveb SA, Chao YC. Continuous nasogastric tube feeding: monitoring by combined use of refractometry and traditional gastric residual volumes. Clinical Nutrition 2004; 23:105-12
27. Lin HC, Van Citters GW. Stopping enteral feeding for arbitrary gastric residual volume may not be physiologically sound: results of a computer simulation model. J Parenter Enteral Nutr 1997; 21:286-9.
28. Lukan J, McClave SA, Lowen CC. Poor validity of residual volume as a marker for risk of aspiration. Am J Clin Nutr 2002; 75:417S-8S.
29. Jeejeebhoy KJ. Enteral Feeding. Curr Opin Gastroenterol 2005; 21:187-91.
30. Roy S, Rigal M, Doit C et al. Bacterial contamination of enteral nutrition in a pediatric hospital. J Hosp Infect 2005; 59:311-16.
31. Minard G, Kudsk KA. Is early feeding beneficial? How early is early? New Horiz 1994; 2(2):156-63.
32. Kompan L, Vidmar G, Spindler-Vesel A, Pe&carIs J. Early enteral nutrition a risk factor for gastric intolerance and pneumonia? Clinical Nutrition 2004; 23:527-32.
33. Rosales VB, Morales VB, Campano MB et al. Comparación entre nutrición enteral precoz y nutrición enteral tardía en el estado nutricional de pacientes gastrectomizados. Rev Chil Nutr 2009; 36(1):15-22.
34. Brasil. Ministério da Saúde. Média e Alta Complexidade. Portarias de Terapia Nutricional. Disponível em http://portal.saude.gov.br/portal/sas/mac/ visualizar_texto. Acessado em 12/11/2010.
35. Silva MLT. A Importância da Equipe Multiprofissional em Terapia Nutricional. Nutrição Oral, Enteral e Parenteral na Prática Clínica/Dan L. Waitzberg. 4 ed. São Paulo: Editora Atheneu, 2009.
36. Brasil. Ministério da Saúde. Portaria 272/98 MS/SNVS que estabelece os requisitos mínimos exigidos para a Terapia de Nutrição Parenteral. Brasília: Diário Oficial da República Federativa do Brasil, de 23 de abril de 1998.
37. Brasil. Ministério da Saúde. Portaria 343/GM que institui, no âmbito do SUS, mecanismos para implantação da assistência de Alta Complexidade em Terapia Nutricional. Brasília: Diário Oficial da República Federativa do Brasil, de 7 de março de 2005.
38. Brasil. Ministério da Saúde. Secretaria de Atenção à Saúde. Portaria 131 SAS/MS, que define unidades de Assistência de Alta Complexidade em Terapia Nutricional e Centros de Referência de Alta Complexidade em Terapia Nutricional. Brasília: Diário Oficial da República Federativa do Brasil, de 8 de março de 2005.
39. Brasil. Ministério da Saúde. Secretaria de Atenção à Saúde. Portaria 135 SAS/MS, que altera a Tabela de Serviço/Classificações dos Sistemas de Informações (SCNES, SIA e SIH/SUS). Brasília: Diário Oficial da República Federativa do Brasil, de 8 de março de 2005.

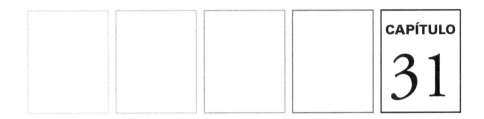

Nutrição Parenteral

Rodrigo Luis da Silveira Silva
Cristiane Pereira da Silva
Maria da Guia Bezerra da Silva

A nutrição parenteral (NP), de acordo com a legislação brasileira – Portaria 272/MS/SNVS, de 8 de abril de 1998, consiste em uma solução ou emulsão, composta basicamente de carboidratos, aminoácidos, lipídios, vitaminas e minerais, estéril e apirogênica, acondicionada em recipiente de vidro ou plástico, destinada à administração intravenosa em pacientes desnutridos ou não, em regime hospitalar, ambulatorial ou domiciliar, visando à síntese ou manutenção dos tecidos, órgãos ou sistemas[1].

INDICAÇÕES

A NP é indicada quando há uma disfunção parcial ou total do trato gastrointestinal (TGI), por impossibilidade de administração oral, quando a absorção de nutrientes é incompleta, quando a alimentação é indesejável, quando a nutrição enteral é ineficaz e está contraindicada e, principalmente, quando essas condições estão associadas ao estado de desnutrição[2,3] (Quadro 31.1).

O suporte nutricional parenteral visa melhorar não somente o estado nutricional, mas sobretudo a recuperação do paciente com redução do tempo de internação e morbimortalidade pós-operatórias[4].

CONTRAINDICAÇÕES

O suporte nutricional parenteral está contraindicado em pacientes graves, com instabilidade hemodinâmica (hipovolemia, choque cardiogênico ou séptico), edema agudo de pulmão, anúria sem tratamento dialítico ou com graves distúrbios metabólicos e

PARTE VII · Terapia Nutricional

Quadro 31.1. Indicações de nutrição parenteral em pediatria

Indicações digestivas
Má absorção clínica e/ou cirúrgica • Diarreia protraída e intratável • Síndrome do intestino curto • Fístula enterocutânea • Enterostomia proximal • Supercrescimento bacteriano intestinal • Imunodeficiência
Indicação de repouso intestinal • Doença inflamatória intestinal (doença de Crohn, colite ulcerativa ou inespecífica) • Enterocolite necrosante • Linfangiectasia intestinal • Pancreatite aguda • Hipersecreção gástrica
Doenças sistêmicas • Periarterite de Shönlein-Henoch • Enterite por radiação
Patologia neonatal do trato gastrointestinal congênita ou adquirida • Gastrosquise • Onfalocele • Íleo meconial • Ressecção extensa do intestino delgado • Enterocolite necrosante • Complicação da doença de Hirschsprung • Síndrome da pseudo-obstrução crônica do intestino
Indicações extradigestivas
Neonatologia • Prematuro < 1.500g
Doença metabólica • Estágio final da hepatopatia • Alterações congênitas do metabolismo • Fibrose cística
Hematologia e oncologia • Tumor sólido • Leucemia • Transplante de medula óssea
Nefrologia • Nefropatia grave • Tubulopatia grave • Insuficência renal
Hipercatabolismo • Queimaduras • Politraumatismo • Cirurgia

Fonte: Goulet[5].

eletrolíticos[2,6]. A NP não é indicada para prolongar a vida de pacientes terminais[2]. A dificuldade de acesso venoso por grandes queimaduras ou discrasia também é motivo de contraindicação para a NP[7].

VIAS DE ACESSO EM NP

A NP pode ser administrada por acesso venoso central ou periférico. A escolha da via dependerá do tempo previsto da terapia, dos requerimentos nutricionais do paciente, da patologia de base, do estado nutricional e dos acessos vasculares disponíveis[8,9].

Acesso venoso periférico

O termo periférico se refere às veias superficiais, mais frequentemente às veias de extremidades superiores[10]. Os acessos venosos periféricos são de curta duração e através deles só é permitida a infusão de soluções com uma osmolaridade máxima de 600-800mOsm/L, o que, por sua vez, limita o aporte de nutrientes[9].

Esse tipo de acesso é recomendado quando a NP for planejada por períodos curtos (≤14 dias) ou como alimentação complementar. A via periférica apresenta como vantagens a punção venosa superficial rápida, segura e sem necessidade de cuidados especializados, maior controle glicêmico, menores índices de complicações e menor custo[8].

Acesso venoso central

O acesso venoso central se refere à localização da ponta do cateter em uma veia de alto fluxo sanguíneo interligada à veia cava superior ou ao átrio direito. É indicado para uso por períodos longos (>14 dias) e permite a administração de soluções hiperosmolares. Essa via é necessária para a maioria dos pacientes que precisam da NP[8,11].

Os cateteres venosos centrais podem ser implantados por via percutânea (PICC) ou por punção cirúrgica principalmente de veia jugular interna, subclávia e femoral[9].

SISTEMAS DA NUTRIÇÃO PARENTERAL

Em NP, o aporte de calorias não proteicas pode ser feito exclusivamente pela glicose ou por um substrato misto, constituído de glicose e lipídios[12].

As soluções que contêm aminoácidos e glicose podem ser denominadas nutrição parenteral 2 em 1 ou sistema glicídico e apresentam a glicose como principal substrato energético. Nesse sistema, a infusão de emulsão lipídica se limita a uma ou duas vezes por semana, sendo fundamental para promover o fornecimento de ácidos graxos essenciais (AGE)[12].

Misturas 3 em 1 são fórmulas intravenosas que consistem em aminoácidos, glicose e lipídios combinados em um mesmo recipiente[13]. O sistema 3 em 1 possui vantagens em relação ao sistema glicídico, as quais podem ser evidenciadas no Quadro 31.2.

COMPOSIÇÃO DAS SOLUÇÕES

As soluções parenterais devem ser constituídas de nutrientes que atendam às necessidades nutricionais individuais das crianças nas diferentes faixas etárias em função de sua condição mórbida[15].

518 PARTE VII · Terapia Nutricional

Quadro 31.2. Vantagens do sistema 3 em 1

- Redução dos custos durante preparo, manejo e transporte
- Melhores utilização e assimilação dos nutrientes
- Redução do custo com equipos intravenosos, seringas e conectores
- Facilidade de administração
- Redução da taxa de complicações metabólicas (ex. hiperglicemia e desordens eletrolíticas), além de reduzir o custo da monitoração
- Redução dos riscos de efeitos adversos associados à oferta excessiva de glicose
- Menor osmolaridade da formulação, permitindo sua administração por via periférica
- Redução da taxa de sepse, devido ao menor numero de conexões, redução da troca de frascos e outras manipulações

Fonte: Pertkiewicz[14].

As necessidades hídricas dependem da situação clínica. A avaliação diária do peso, o estado de hidratação, a densidade urinária, o volume de diurese e o balanço hídrico fornecem boa estimativa do estado de hidratação[16].

As diretrizes de Holliday e Segar relacionam as necessidades de fluidos de manutenção a uma das três categorias de peso ($\leq$10kg, 11-20kg e >20kg). Essa fórmula permanece a mais popular e universalmente usada até hoje e continua sendo a recomendação padrão nos textos correntes de medicina pediátrica[17] (Quadro 31.3). Quando o paciente tem o peso acima de 30kg, é mais prudente a utilização da superfície corpórea (2.000mL/m^2), lembrando que um paciente com 30kg tem 1m^2 aproximadamente[18].

No período neonatal, as necessidades hídricas dependem das idades gestacional e pós-natal. No Quadro 31.4 são vistos os valores utilizados no cálculo da oferta hídrica para neonatos.

Quadro 31.3. Necessidades hídricas basais

Peso corpóreo (kg)	Necessidade hídrica (mL/kg/dia)
Até 10kg	100mL/kg/dia
De 11 a 20kg	1000mL + 50mL acima de 10kg
Acima de 20kg	1500mL + 20mL acima de 20kg

Fonte: Leite[22].

Quadro 31.4. Necessidades hídricas dos recém-nascidos

Idade (dias)	RNPT (mL/kg/dia)	RNT (mL/kg/dia)
1	60-70	70
2	80-90	70
3	100-110	80
4	120-140	80
5	125-150	90
>7	150	120

RNPT: recém-nascido pré-termo. RNT: recém-nascido a termo.
Fonte: Lopez[23].

As necessidades energéticas na faixa etária pediátrica devem satisfazer os requerimentos basais e a energia necessária para o crescimento e a atividade da criança. Calorias adicionais devem ser ofertadas em situações de estresse e da doença de base[18] (Quadro 31.5).

Os carboidratos são administrados sob a forma de glicose mono-hidratada em solução hipertônica, sendo rotineiramente a fonte exclusiva ou principal de calorias. Fornece cerca de 3,4kcal/g de glicose[15,16].

A oferta de glicose é bastante variável e depende da idade e da doença de base[15]. Uma cota mínima de 40% das necessidades calóricas na forma de glicose evita o acúmulo de corpos cetônicos[19].

Em RN pré-termo (RNPT), a infusão de glicose deve ser iniciada com 4-8mg/kg/min. Nos RN a termo (RNT) e crianças maiores de 2 anos de idade não deve exceder 13mg/kg/min (18g/kg/dia)[20] (Quadro 31.6).

As necessidades proteicas são atendidas por soluções de aminoácidos (AA) cristalinos essenciais (AAE) e não essenciais (AANE)[15]. As preparações comerciais apresentam concentrações de aminoácidos que variam de 3,5% a 10%. Para o paciente pediátrico, elas devem conter maiores quantidades de taurina, ácido aspártico e ácido glutâmico e menores quantidades de metionina, glicina e fenilalanina[21].

Recomendam-se 2,5 a 3g/kg/dia de aminoácidos para neonatos, 2 a 2,5g/kg/dia para lactentes, 1 a 1,2g/kg/dia para crianças maiores e 0,8 a 1g/kg/dia para adolescentes[16].

Os lipídios são administrados em emulsões isotônicas a 10% (1,1cal/mL ou 11cal/g) ou 20% (2cal/mL ou 10cal/g) e garantem a oferta de AGE, beneficiando o paciente com maior oferta calórica sem a necessidade de aumentar a glicose[12,16]. As emulsões lipídicas são constituídas de triglicérides de cadeia média (TCM) associados a triglicérides de ca-

Quadro 31.5. Necessidades de energia em nutrição parenteral de acordo com a idade

Idade (anos)	Cals/kg/dia
Pré-termo	110-120
0-1	90-100
1-7	75-90
7-12	60-75
12-18	30-60

Fonte: ESPGHAN[24].

Quadro 31.6. Recomendações de glicose por via parenteral em pacientes pediátricos (g/kg/dia)

Peso	1º dia	2º dia	3º dia	4º dia
Até 3kg	10	14	16	18
3-10kg	8	12	14	16-18
10-15kg	6	8	10	12-14
15-20kg	4	6	8	10-12
20-30kg	4	6	8	<12
>30kg	3	5	8	<10

Fonte: ESPGHAN[20].

Quadro 31.7. Necessidades diária de eletrólitos

Eletrólitos	Neonatos	Lactentes/crianças	Adolescentes
Sódio	2 a 5mEq/kg	2 a 6mEq/kg	Individualizada
Cloro	1 a 5mEq/kg	2 a 5mEq/kg	Individualizada
Potássio	1 a 4mEq/kg	2 a 3mEq/kg	Individualizada
Cálcio	3 a 4mEq/kg	1 a 2,5mEq/kg	10 a 20mEq
Fósforo	1 a 2mEq/kg	0,5 a 1mEq/kg	10 a 40mEq
Magnésio	0,3 a 0,5mEq/kg	0,3 a 0,5mEq/kg	10 a 30mEq

Fonte: Leite[16].

Quadro 31.8. Quantidades diárias de oligoelementos recomendados por via parenteral

Eletrólitos	RN pré-termo (µg/kg/dia)	RN termo até 3 meses (µg/kg/dia)	Crianças < 5 anos (µg/kg/dia)	Adolescentes (dose/dia)
Zinco	400	300	100	2 a 5mg
Cobre	20	20	20	200 a 500µg
Selênio	2	2	2 a 3	30 a 40µg
Cromo	0,2	0,2	0,14 a 0,2	5 a 15µg
Manganês	1	1	2 a 10	50 a 150µg
Iodo	1	1	1	–

Fonte: Leite[16].

deia longa (TCL), o que as torna vantajosas para melhor utilização de gorduras e resposta imunológica e para diminuir a incidência de alterações nas enzimas hepáticas[6,15].

A oferta de lipídio deve ser em torno de 25% a 40% das calorias não proteicas dos pacientes em uso de nutrição parenteral total (NPT). Para prevenir a deficiência de AGE, um mínimo de 0,25g/kg/dia deve ser oferecido a RNPT e 0,1g/kg/dia a nascidos a termo e crianças maiores. A infusão de lipídio deve ser usualmente limitada a um máximo de 3-4g/kg/dia (0,13-0,17g/kg/h) em lactentes e 2-3g/kg/dia (0,08-0,013g/kg/h) em crianças maiores[22].

Para suprir as necessidades dos micronutrientes são adicionadas à NP soluções balanceadas com o objetivo de oferecer as quantidades diárias de tais nutrientes. São utilizadas soluções de eletrólitos, oligoelementos e vitaminas[21].

As necessidades diárias de eletrólitos, oligoelementos e vitaminas estão descritas nos Quadros 31.7, 31.8 e 31.9, respectivamente.

COMPLICAÇÕES

As complicações da TNP na população pediátrica são semelhantes às dos adultos e podem ser divididas em:

- Metabólicas.

- Mecânicas (relacionadas ao cateter).

- Infecciosas (relacionadas ao cateter ou à solução de NP)[18].

Quadro 31.9. Necessidades mínimas diárias das principais vitaminas de recém-nascidos e lactentes (por kg de peso corpóreo)

Vitaminas	Quantidade
Vitamina A	233 unidades
Vitamina C	6mg
Vitamina D	66 unidades
Vitamina E	0,66 unidades
Vitamina B_1 (Tiamina)	0,055mg
Vitamina B_2 (Riboflavina)	0,07mg
Vitamina B_3 (Niacina)	0,9mg
Vitamina B_5 (Ácido pantotênico)	0,3mg
Vitamina B_6 (Piridoxina)	0,05mg
Biotina (Vitamina B_7)	30µg
Ácido fólico (Vitamina B_9)	8µg
Vitamina B_{12} (Cobalamina)	0,04µg

Fonte: Tannuri[15].

COMPLICAÇÕES METABÓLICAS

Várias complicações metabólicas da TNP estão relacionadas à deficiência ou ao aporte excessivo dos substratos utilizados na nutrição parenteral, tais como glicose, aminoácidos, lipídios, eletrólitos, vitaminas e oligoelementos[21,25].

Complicações referentes ao uso da glicose

Hiperglicemia e hipoglicemia

A hiperglicemia é o problema mais comum em recém-nascidos (RN). A imaturidade da função das células alfa e beta, a lenta liberação da insulina e a diminuição da resposta tecidual contribuem para sua ocorrência. Podem ocorrer glicosúria com diurese osmótica e prejuízo da função imunológica e da cicatrização. Os altos níveis de glicose plasmática podem estar associados à hemorragia intracraniana e à piora do prognóstico neurológico em pacientes com trauma cranioencefálico[26].

A infusão de glicose no paciente pediátrico pode ainda gerar outros problemas. Um deles se relaciona à osmolaridade, pois, pelo fato de a glicose ter uma alta carga osmolar, quando sua concentração excede 10%, ela acarreta flebites em veias periféricas. Se a NP está sendo infundida em vaso central, a concentração poderá ser maior (20% a 25%), pois o alto fluxo sanguíneo dilui rapidamente a concentração da solução[18].

O uso excessivo desse substrato induz o aumento da produção de CO_2, o que eleva o quociente respiratório (QR). O quociente respiratório (QR = CO_2/O_2), quando elevado, causa lipogênese e acúmulo de CO_2, que aumenta por sua vez o estímulo respiratório, podendo acarretar insuficiência respiratória em pacientes gravemente enfermos[19].

Assim sendo, recomenda-se que a oferta parenteral de glicose seja iniciada com concentrações baixas ou com velocidade de infusão lenta. Taxas de infusão acima de 16mg/

522 PARTE VII · Terapia Nutricional

kg/min não são recomendadas, pois podem se associar a hiperglicemia, esteatose hepática e excesso da produção de dióxido de carbono. O uso de insulina deve ser bastante criterioso[26].

A hipoglicemia pode ser causada por infusões mínimas de dextrose (D-glicose) ou inadequada administração de insulina, o que pode resultar em convulsões e sequelas neurológicas. A suspensão súbita da infusão de glicose hiperosmolar e a concentração ainda elevada de insulina circulante podem provocar um quadro de hipoglicemia reativa, resultando em sintomas como cefaleia occipital, sensação de frio, sede, taquicardia, parestesia, ansiedade, convulsão e eventualmente coma[27].

A glicose é a primeira opção de carboidrato a ser utilizada na NPT. Uma cota mínima de 40% das necessidades calóricas na forma de glicose evita o acúmulo de corpos cetônicos. Em lactentes, especialmente em RN, deve ser calculada a taxa de infusão de glicose (TIG). Infusões de glicose abaixo de 2mg/kg/min podem ser insuficientes para prevenir a cetose, causada pela mobilização das reservas de gordura como fonte de energia[19].

Para que sejam evitadas a hipo e a hiperglicemia deve ser sempre observada a taxa de infusão de glicose e realizadas alterações graduais. A taxa mínima deve ser de 4mg/kg/min, e uma regra prática consiste em iniciar a infusão com 6mg/kg/min e aumentar 2mg/kg/min por dia até serem atingidos 11 a 12mg/kg/min, sempre que os controles de glicêmicos permitirem[28]. A administração de glicose a neonatos e crianças maiores de 2 anos de idade não deve exceder 13mg/kg/min (18g/kg/dia)[20].

Complicações referentes ao uso dos aminoácidos

As concentrações preconizadas dos aminoácidos não têm sido implicadas em deficiências, toxicidade ou desequilíbrio e atendem à proporção com que eles são requeridos pelo organismo[5]. Por outro lado, quando são administradas quantidades excessivas de aminoácidos, podem ocorrer desconforto respiratório, uremia, disfunção hepática, aumento do consumo de oxigênio e icterícia colestática[29].

Uma ingestão excessiva de nitrogênio pode ainda provocar hiperamonemia e/ou acidose metabólica por exceder a capacidade de *clearance* renal de íons H^+ e fosfato. É fundamental que calorias e proteínas sejam ofertadas simultaneamente e com uma relação adequada entre os substratos[25].

Em pacientes recém-nascidos é fundamental que as concentrações de metionina nessas soluções sejam adequadas, principalmente no caso de prematuros, pois, por terem níveis reduzidos de cistationase, podem não converter a metionina para cistina, cisteína e taurina. Se a metionina não pode ser utilizada adequadamente, o nível plasmático elevado pode ser uma forma de deficiência desse aminoácido[29].

Complicações referentes ao uso de lipídios

Os lipídios são primariamente adicionados às soluções de NP com o objetivo de aumentar a densidade calórica da emulsão junto com a glicose, fornecendo calorias não proteicas, e suprir as necessidades de AGE[30].

Ao lado de sua função primária, atualmente se reconhece que sua incorporação em membranas celulares confere aos ácidos graxos papel modulador do metabolismo e função celulares, influenciando diferentes vias de sinalização e funções imunes[31].

CAPÍTULO 31 · Nutrição Parenteral   523

Deficiência de AGE

Desde o advento da NP, a síndrome da deficiência de AGE tem sido documentada em crianças e adultos, quando o aporte de lipídios é inadequado. O uso da NP em sistema 2 em 1 resultou em inúmeros relatos dessa deficiência, pois, nesse regime, a oferta contínua de glicose resulta em níveis elevados de insulina, deixando o fígado sem receber sua cota cíclica diária de ácidos graxos, em razão da inibição da mobilização periférica do ácido linoleico. Desse modo, os pacientes que não recebem a administração exógena de lipídios permanecem repletos de ácido linoleico, mas estão incapazes de utilizá-los em razão da hiperinsulinemia[29].

RN de muito baixo peso ou lactentes e crianças com reservas corporais de gordura depletadas ou com história de má absorção crônica de gordura são os grupos com maior risco de desenvolver deficiência de AGE[26].

Em crianças, essa deficiência se desenvolve rapidamente. Após 1 semana podem ser notados os sinais e sintomas (Quadro 31.10). A clínica da deficiência é caracterizada pelo aparecimento progressivo de pele seca, áspera e descamativa, rarefação e queda de pelos, dificuldade de cicatrização, hepatomegalia, ossos quebradiços e osteoróticos. Dependendo da gravidade e do tempo de deficiência os exames laboratoriais podem evidenciar anemia, redução de colesterol, trombocitopenia e alterações de enzimas hepáticas[18,29].

A infusão de lipídios na NP provê, em pequeno volume, alta densidade energética e AGE necessários para os crescimentos cerebral e somático, integridade da pele, função imune e coagulação. Apenas 1% a 2% das calorias totais como ácido linoleico e 0,54% como ácido linolênico podem prevenir a deficiência. Embora os produtos disponíveis variem quanto ao conteúdo de AGE, a oferta de 4% das calorias totais com lipídios (0,5g de gordura ou 2,5mL de emulsão de lipídio a 20% por kg/dia) previne a deficiência de AGE na maioria das crianças e lactentes[18,26].

Quadro 31.10. Principais sintomas clínicos da deficiência de ácidos graxos essenciais

Deficiência	Sintomas clínicos
Ácido graxos ω-6	Lesões de pele Anemia Aumento da agregação plaquetária Trombocitopenia Esteatose hepática Retardo da cicatrização Aumento da suscetibilidade a infecções Retardo do crescimento Diarreia
Ácido graxos ω-3	Sintomas neurológicos Redução da acuidade visual Lesões de pele Retardo do crescimento Diminuição da capacidade de aprendizado Eletrorretinograma anormal

Fonte: Horie[31].

Hipertrigliceridemia

Os fatores relacionados ao desenvolvimento de hipertrigliceridemia dos pacientes em uso de NP basicamente incluem dose diária total e taxa de infusão[32]. Contudo, o agente emulsificante fosfolipídico utilizado nas emulsões lipídicas tem sido implicado no desenvolvimento de níveis plasmáticos elevados de triglicerídeos por interferir na ação da lipoproteína lipase, uma enzima localizada no endotélio capilar dos tecidos extra-hepáticos, que hidrolisa a emulsão lipídica a ácidos graxos livres, os quais serão captados pelas várias células [29,33].

O uso de emulsões lipídicas mais concentradas (20%) diminui o risco de desenvolvimento de hipertrigliceridemia, tendo em vista que o seu conteúdo de emulsificante fosfolipídico é semelhante ao das emulsões menos concentradas (10%)[18].

A síndrome de sobrecarga de gordura é um quadro raro, caracterizado por extrema elevação de triglicerídeos séricos, febre, hepatoesplenomegalia, coagulopatia e disfunção de órgãos. Dessa forma, os triglicerídeos séricos devem ser monitorados e mantidos dentro dos valores normais, embora exista recomendação na literatura de que sejam aceitáveis níveis acima do limite normal, de 150-250mg/dL[19,26].

Disfunção imunológica

A modulação da função imune pelos lipídios sofre influência das características físico-químicas de seus ácidos graxos e pode ocorrer por diferentes vias. Uma delas se refere à incorporação de ácidos graxos nos fosfolípides de membrana de células imunológicas e altera a fluidez da membrana, a estrutura e a função de diferentes receptores, transportadores, enzimas e canais iônicos a ela relacionados, o que pode resultar em alteração de funções dessas células [31].

Uma outra via corresponde à formação de eicosanoides a partir do metabolismo dos ácidos graxos poli-insaturados (PUFA) ômega-6 (ω-6) (ácido araquidônico [AA]) e ômega-3 (ω-3) (ácido eicosapentaenoico [EPA] e ácido docosa-hexaenoico [DHA]), com capacidades distintas de modular a resposta inflamatória. Eicosanoides provenientes do metabolismo de PUFA tipo ω-6, como prostaglandinas E2 (PGE2), leucotrienos B4 (LTB4), tromboxanos 2 (TX2) e fator de agregação de plaquetas (PAF), são potentes mediadores inflamatórios, enquanto aqueles provenientes de PUFA ω-3, como prostaglandina E3 (PGE3), leucotrieno B5 (LTB5) e tromboxano 3 (TX3), resultam em resposta inflamatória atenuada. A competição entre ácidos graxos ω-3 e o ácido araquidônico ω-6 na via da 5-lipo-oxigenase suprime a formação dos mediadores pró-inflamatórios leucotrienos (da série 4) e tromboxanos (da série 2) e favorece a produção de séries com menor potencial inflamatório (séries 5 e 3)[21].

Atualmente, reconhece-se que tanto o excesso de PUFA ω-6 como o de PUFA ω-3 em emulsões lipídicas (EL) têm efeito imunossupressor, enquanto a manutenção da resposta imune pode ser observada pela infusão de EL com razão ω-6/ω-3 em torno de 2:1 a 4:1. EL à base de óleo de soja tem alto teor de ácidos graxos poli-insaturados (PUFA) ω-6 e pouca quantidade de PUFA ω-3, apresentando uma razão ω-6/ω-3 de 7:1[27].

Nesse sentido, existem esforços para o desenvolvimento de novas EL por duas diferentes vertentes: a redução e diluição de PUFA ω-6 e a adição de PUFA ω-3 para a obtenção de taxas balanceadas de ω-6/ω-3. Além disso, busca-se o enriquecimento de EL com antioxidantes para prevenir danos decorrentes da peroxidação lipídica. Para isso, novos substratos têm sido utilizados para o desenvolvimento de EL, resultando na disponibilidade para uso clínico de EL, que se distinguem entre si pelo conteúdo de AG e sua fonte de origem[27].

Peroxidação lipídica

A peroxidação lipídica pode ser definida como uma cascata de eventos bioquímicos resultante da ação dos radicais livres sobre os lipídios insaturados das membranas celulares, gerando principalmente os radicais alquila, alcoxila e peroxila e levando a destruição de sua membrana, falência dos mecanismos de troca de metabólitos e, numa condição extrema, à morte celular[34].

Os radicais livres possuem especial afinidade pelas duplas ligações dos ácidos graxos, sendo essa afinidade proporcional ao número de duplas ligações na cadeia. Portanto, os PUFA (com duas ou mais duplas ligações) são os alvos preferenciais dos radicais livres, estando assim sujeitos a grande peroxidação. Esse efeito é particularmente danoso em nível celular, em que a reação de peroxidação dos lipídios altera a fluidez da membrana celular e a capacidade de transporte intercelular, levando à morte da célula. Também a formação da placa aterosclerótica tem sua origem na peroxidação das lipoproteínas, levando à trombose vascular e a todas as demais consequências clínicas decorrentes dessa patologia[35].

O α-tocoferol inibe a peroxidação lipídica pela remoção dos radicais peróxido da membrana celular. É biologicamente mais ativo que os isômeros γ e β-tocoferol. Os estudos mostram que uma inadequada suplementação de α-tocoferol está relacionada com a peroxidação lipídica[29].

Alterações na difusão gasosa pulmonar

A microcirculação pulmonar é criticamente dependente de prostanoides endógenos para se adaptar de modo apropriado a alterações no fluxo sanguíneo que podem ocorrer durante estresse metabólico agudo. A produção de mediadores vasoativos modifica a relação ventilação/perfusão, e a produção de mediadores pró-inflamatórios resulta em dano mais grave na síndrome da insuficiência respiratória aguda e aglutinação de partículas lipídicas que causariam embolia gordurosa pulmonar[29].

Portanto, a suplementação exógena de precursores de prostaglandina, como o ácido linoleico, que leva ao ácido araquidônico, pode provocar alterações no fluxo sanguíneo pulmonar com consequências clínicas, podendo favorecer a vasodilatação e a vasoconstrição[18]. Preconiza-se evitar a infusão de altas doses de EL, a fim de prevenir o prejuízo de funções pulmonares, especialmente em pacientes com falência pulmonar aguda ou hipertensão pulmonar[27].

O uso de emulsões mistas com triglicerídeos de cadeias média e longa ou baseadas em ácido oleico e óleo de peixe parece reduzir as complicações respiratórias[29].

Complicações referentes ao uso de eletrólitos

As complicações eletrolíticas que surgem durante a NP estão na dependência da doença de base, presença de disfunções de órgãos vitais e estado nutricional. As anormalidades podem ser devidas às perdas aumentadas, à administração inadequada e à inabilidade de excreção, principalmente renal[29].

Sódio

Níveis séricos de sódio inferiores a 120mEq/L estão frequentemente associados a graves repercussões clínicas, devendo, por isso, ser parcialmente corrigidos, mesmo quando a etiologia for desconhecida. Os primeiros sintomas aparecem quando a concentração de sódio cai para níveis inferiores a 125mEq/L e se caracterizam por alterações do estado mental, como dificuldade de concentração e sonolência. Por outro lado, uma concentração de sódio plasmástico superior a 145mEq/L reflete uma deficiência de água em relação ao conteúdo de sódio corporal, geralmente se diagnosticando a hipernatremia quando o sódio sérico ultrapassa 150mEq/L, que é uma das causas mais frequentes de hipertonicidade, resultando em desidratação celular[36].

A sobrecarga de sódio pode desencadear hipervolemia ou anasarca, culminando com insuficiência cardíaca e congestão pulmonar. Por outro lado, a reposição deficiente de sódio acarreta hipovolemia e desidratação[29].

Cloro

Em pacientes com perdas elevadas de cloro pela drenagem gástrica excessiva, diarreia etc., a suplementação adequada previne a hipocloremia grave com distúrbios de motilidade dos tratos entérico e vascular. Na reposição de sódio e potássio, a escolha da forma cloreto ou acetato dependerá do estado ácido-básico do paciente[29].

Cálcio

Em NP, a incompatibilidade pode levar a efeitos adversos potencialmente significativos e até mesmo fatais. Um dos componentes mais reativos e que rapidamente podem originar compostos insolúveis com outros elementos são os sais de cálcio. O fosfato dibásico de cálcio ($CaHPO_4$) é uma das combinações incompatíveis mais perigosas e já resultou em fatalidade quando administrado[37].

Nos casos em que concentrações elevadas de cálcio e fósforo forem necessárias, pode-se lançar mão do uso do glicerofosfato de sódio, também conhecido como fósforo orgânico. Esse composto tem demonstrado ser altamente compatível com várias formulações de NP, o que viabiliza a utilização, com segurança, de altas concentrações de cálcio e fósforo na mesma bolsa[37].

Potássio, fósforo e magnésio (síndrome de realimentação)

A síndrome de realimentação pode ser descrita como uma condição potencialmente letal, em que ocorre uma desordem severa de eletrólitos, minerais, fluidos corporais e vitaminas, em associação com as anormalidades metabólicas em pacientes predispostos, quando realimentados por via oral, enteral ou parenteral, porém é mais comum acontecer no início da NP. As alterações mais observadas nessa síndrome envolvem o consumo intracelular de eletrólitos e minerais, como o potássio, o magnésio e principalmente o fósforo, devido ao intenso anabolismo associado com a depleção longa e a excessiva administração de carboidratos, o que favorece a entrada de potássio e fósforo na célula, resultando em hipofosfatemia grave e letal[38].

Os pacientes sob risco são aqueles que sofreram alguma privação alimentar longa ou aguda associada ou não a algum estresse. O marasmo e/ou kwashiorkor são condições clínicas consideradas de risco para o aparecimento da síndrome, principalmente se a perda de peso for maior do que 10%[38].

O potássio é o principal cátion do líquido intracelular (98%) e está presente em pequena quantidade no extracelular. A hipocalemia na síndrome de realimentação ocorre pela entrada de potássio na célula juntamente com a glicose e outros substratos energéticos, assim como o anabolismo proteico resulta da incorporação de potássio no protoplasma celular. A hipocalemia é definida como a concentração de potássio menor de que 3,5mEq/L[38]. Os sinais e sintomas da hipocalemia compreendem alterações neuromusculares, cardiovasculares, gastrointestinais, renais e metabólicas[36].

A hipocalemia é a complicação mais comum, sendo a administração excessiva em associação com a insuficiência renal a causa mais frequente de hipercalemia, em que o quadro clínico pode ser assintomático ou apresentar arritmias graves[29]. A hipercalemia ocorre quando os níveis séricos de potássio são superiores a 5,5mEq/L, e os sinais e sintomas decorrentes desse estado são principalmente de natureza muscular e cardíaca[36].

A hipofosfatemia causa trombocitopenia (déficit de coagulação sanguínea e deficiência da função leucocitária), danos na função neuromuscular (parestesia, convulsões, cãibras ou alterações da função musculoesquelética) e comprometimento dos músculos ventilatórios (hipoventilação e insuficiência respiratória), além de confusão mental e, eventualmente, coma[27].

O magnésio é o segundo cátion mais abundante no compartimento intracelular. Mais da metade do magnésio corporal está nos ossos, 20% nos músculos e o restante distribuído em diversos tecidos. Desempenha papel importante em numerosos processos metabólicos, como produção, armazenamento e utilização de energia, atuando ainda no metabolismo das proteínas, gorduras e ácidos nucleicos, bem como na integridade da função das membranas celulares, além de estar envolvido na transmissão neuromuscular, excitabilidade cardíaca e tônus cardiovascular[36].

A hipomagnesemia é caracterizada quando o magnésio plasmático é inferior a 1,4mEq/L. Apatia, astenia, convulsões, arritmia, íleo paralítico, hiper-reflexia e alterações musculares surgem comumente com o nível plasmático menor do que 1mEq/L. Esse quadro predispõe ainda perdas renais de fosfato e potássio. A disfunção muscular respiratória está associada a hipomagnesemia e hipofosfatemia graves, dificultando o desmame da ventilação mecânica[29,36].

Para a síndrome de realimentação ser prevenida devem ser tomadas algumas medidas, como iniciar gradativamente o aporte calórico e glicídico, corrigir desordens hidroeletrolíticas, realizar reposição de tiamina e monitorar os níveis séricos, principalmente fósforo, potássio e magnésio, repondo-os se necessário. O ideal é que as correções dos distúrbios hidroeletrolíticos sejam iniciadas antes da instituição da NP[29].

Complicações referentes ao uso das vitaminas

Os pacientes submetidos a NP estão, em geral, cronicamente enfermos ou hipermetabólicos, sendo necessárias doses recomendadas a indivíduos sadios para a correção de deficiências preexistentes e para prevenir a ocorrência de novas durante o tratamento. O uso de doses elevadas (medicamentosas) de algumas vitaminas, como tiamina, ácido ascórbico, vitamina K, ácido fólico e vitamina B_{12}, deve ser avaliado individualmente, com base nos requerimentos impostos pela doença de base, complicações e tratamento empregado[29].

A NP deve ser protegida da luz solar, pois algumas vitaminas, tais como a vitamina A (mais vulnerável), o complexo B, principalmente tiamina, piridoxina e riboflavina, e a

528 PARTE VII · Terapia Nutricional

vitamina C, sofrem efeito da irradiação luminosa, sendo evidenciada a degradação sob várias condições. Alguns autores referem que os efeitos da foto-oxidação em soluções 3:1 são minimizados em razão da turbidez da mistura conferida pela emulsão lipídica[29,39].

Sempre que possível, as vitaminas hidrossolúveis e lipossolúveis devem ser adicionadas à emulsão lipídica ou à mistura contendo lipídios para aumentar a estabilidade dessas vitaminas[39].

Complicações referentes ao uso dos oligoelementos

Os oligoelementos são os minerais necessários às principais funções metabólicas, em geral como cofatores fundamentais. São eles: zinco, cobre, manganês, cromo, selênio, molibdênio e iodo[19].

Os neonatos e as crianças estão mais suscetíveis ao desenvolvimento de síndromes carenciais, especialmente em relação ao zinco e ao cobre, em virtude dos estoques orgânicos reduzidos e do crescimento muito acelerado. Estima-se que dois terços do zinco e do cobre que estão presentes no feto a termo foram transferidos pela placenta durante a 10ª e a 12ª semanas de gestação. Nas crianças, o déficit de elemento-traço implica deficiências do crescimento e do desenvolvimento. Algumas pesquisas mostram que o zinco é o único elemento-traço necessário quando a NP é administrada por 1 a 2 semanas; os outros elementos são ofertados somente após 4 semanas[18].

Deficiências de outros elementos-traços são bem mais raras na NP prolongada, mesmo sem as respectivas adições. Além disso, as transfusões de plasma e sangue também são fontes desses metais. Entretanto, a adição rotineira desses oligoelementos deve ser realizada após 2 a 3 semanas de NP total[18].

Complicações hepatobiliares

A disfunção hepatobiliar ocorre em pacientes de todas as idades, porém a maioria dos casos ocorre em recém-nascidos prematuros (RNP). Em geral, é uma doença autolimitante, mas pode progredir para insuficiência hepática em uma minoria de pacientes, principalmente nos prematuros, como citado[40].

As complicações hepatobiliares podem ser divididas em três síndromes distintas. A primeira, mais comum nos adultos, caracteriza-se por esteatose sem colestase; a segunda, por colestase, aparece primariamente em crianças, e a terceira, que pode incidir nos dois grupos, por colelitíase[41].

A disfunção hepática tem sido relatada em 40% a 60% das crianças em uso prolongado de NP, geralmente depois de alguns meses de sua administração[41].

A colestasia relacionada à NP é mais comum em crianças recebendo oferta parenteral por mais de 2 semanas e aumenta para 80% das complicações quando a NP é superior a 60 dias, além de ser mais comum em prematuros e recém-nascidos de baixo peso, incidindo em crianças com peso menor do que 1.000g (50%), entre 1.000 e 1.500g (18%) e entre 1.500 e 2.000g (7%)[42].

Os principais fatores de risco para o aumento do risco de disfunção hepática por NP e doença hepática progressiva incluem prematuridade, baixo peso ao nascer, sepse e jejum prolongado, e a imaturidade do hepatócito, alterando o transporte dos ácidos biliares, parece ser o fator predisponente mais importante[42].

A maioria das complicações hepatobiliares em NP são moderadas e reversíveis, podendo haver em alguns pacientes desfechos mais graves que podem evoluir para cirrose, descompensação hepática e morte[25].

A deficiência de taurina tem sido documentada em RNP e em crianças. Os RN preferencialmente conjugam os ácidos biliares com taurina em vez da glicina, de modo que o taurocolato e não o glicocolato é o principal ácido biliar em RN. O glicocolato é mais colestático do que o taurocolato, o que será relevante caso as concentrações de ácido litocólico sejam maiores em função do supercrescimento bacteriano[18].

Após o diagnóstico, a melhor terapia consiste em implementação da NE e descontinuação da NP, quando possível. Outros procedimentos incluem redução da oferta proteica, diminuindo a relação caloria não proteica por grama de nitrogênio ao redor de 150:1. Os casos mais graves podem evoluir para falência e necessitar de transplante[18].

Doença óssea metabólica

Relatos da associação da NP com doença óssea metabólica, diminuição da densidade mineral óssea, osteoporose, dor e fraturas têm sido descritas em adultos em uso prolongado de NP. Há poucos dados na literatura a respeito da ocorrência desse distúrbio em pacientes pediátricos, embora já tenha sido descrita sua associação em crianças em regime prolongado de NP[25].

A causa da doença óssea metabólica é provavelmente multicausal e está relacionada à doença de base e a fatores relacionados à NP, tais como excesso de vitamina D, fósforo, aminoácidos e nitrogênio, desequilíbrio energético e contaminação por alumínio, que são alguns dos mecanismos descritos na literatura. Em prematuros a doença se caracteriza pela osteopenia da prematuridade. Os possíveis mecanismos fisiopatológicos incluem suplementação inadequada de cálcio e fósforo, toxicidade por alumínio e déficit de vitamina D[25,43].

COMPLICAÇÕES MECÂNICAS

As complicações mecânicas da NP estão relacionadas ao acesso venoso utilizado para infusão da solução e geralmente incluem oclusão, trombose venosa central, embolia pulmonar, pneumotórax, lesão de ducto torácico e saída acidental do cateter. Esses problemas podem surgir durante a inserção do cateter e são ocasionados, em sua maioria, por inexperiência da equipe médica ou por dificuldades técnicas[27].

Hematomas e pneumotórax são as complicações mais frequentes na técnica percutânea, ressaltando que as crianças menores são mais suscetíveis ao pneumotórax, pois o ápice do pulmão se encontra em posição mais elevada[44].

COMPLICAÇÕES INFECCIOSAS

As infecções relacionadas aos cateteres venosos são as complicações mais temidas. Sua incidência varia de 3% a 20% em pacientes hospitalizados, e essas taxas aumentam em casos mais graves. Esse tipo de contaminação é a principal causa de sepse em pacientes hospitalizados, sendo responsável pelo aumento da mortalidade desses pacientes[45].

As principais causas da infecção estão relacionadas com a falta de cuidados na punção do acesso venoso e com a ausência de cuidados assépticos adequados no local de inserção do cateter[27].

530 PARTE VII · Terapia Nutricional

A patogênese dessas infecções está relacionada com a deposição de micro-organismos no cateter no momento da inserção, com a migração de micro-organismos através da pele e ao longo de cateter, com a contaminação da conexão e do líquido da infusão, além do foco de infecção a distância[46].

Na presença de sinais de infecção sistêmica, como calafrios, febre, taquicardia, hiperglicemia súbita ou elevação da contagem de leucócitos, com suspeita de origem no cateter, este deve ser removido, efetuando-se a cultura de sua ponta[27].

As complicações infecciosas relacionadas com a contaminação da formulação parenteral são pouco frequentes na prática clínica e ocorrem como consequência de uma ou mais falhas relacionadas com a qualidade dos componentes aditivados com a técnica de manipulação asséptica e as condições ambientais sob as quais o processo é realizado. Os principais contaminantes relacionados com a manipulação da NP incluem: *Pseudomonas aeruginosa*, *Escherichia coli*, *Staphylococcus aureus*, *Streptococcus faecalis* e *Candida albicans*[27].

O farmacêutico deverá realizar todas as operações inerentes ao desenvolvimento, à manipulação, ao controle de qualidade, à conservação e ao transporte da NP, atendendo às recomendações das Boas Práticas de Preparação de Nutrição Parenteral, conforme a Portaria 272, de 8 de abril de 1998, da Agência Nacional de Vigilância Sanitária (ANVISA)/Ministério da Saúde (MS)[1].

MONITORAMENTO

O monitoramento da NP deve ser feito por meio de uma avaliação completa antes do seu início, em que se incluirão a indicação da NP, o estado nutricional do paciente, o tipo de acesso venoso utilizado, além dos controles clínicos e bioquímicos (Quadro 31.11). A frequência com que se devem realizar os últimos dependerá tanto da situação clínica do paciente como da duração do suporte nutricional. Além disso, a Equipe Multidisciplinar

Quadro 31.11. Controle laboratorial

	Primeira semana	**A seguir**
Sódio, potássio e cálcio	Cada 2 ou 4 dias	Semanal
Fósforo e magnésio	Semanal	Se necessário
Ureia e creatinina	Cada 3 dias	Semanal
Glicemia	Cada 2 ou 3 dias	Semanal
Triglicerídeos e colesterol	Cada 2 ou 3 dias	Semanal ou quando aumentar a infusão de lipídios
TGO, TGP, GGT	Semanal	Semanal
Turvação plasmática	Se possível, cada 2 dias	Semanal
Glicosúria	Cada 8 horas	Diário
Densidade urinária	Cada 8 horas	Diário
Pré-albumina*	Semanal	Semanal
Hemograma	Semanal	Semanal

Fonte: Spolidoro[19].

*Indicado para acompanhar a incorporação proteica em pacientes com suporte nutricional prolongado. A pré-albumina costuma subir antes de haver ganho de peso, prevendo assim a melhora nutricional.

CAPÍTULO 31 · Nutrição Parenteral **531**

de Terapia Nutricional (EMTN) deverá realizar avaliações periódicas do estado nutricional do paciente, bem como do cumprimento dos objetivos programados no início do tratamento[9].

Para o acompanhamento clínico de um paciente em NP, devemos ter os seguintes cuidados:

- Exame clínico diário completo (atividade, estado geral, cor da pele e mucosas, hidratação, perfusão periférica, pulsos, respiração, acesso venoso, edemas etc.).
- Controle de sinais vitais a cada 4 horas.
- Peso diário.
- Balanço hídrico rigoroso.
- Controle semanal de estatura e perímetro cefálico em prematuros.
- Controle laboratorial (Quadro 31.11).
- Proteinúria, gasometria, exames culturais (hemoculturas, uroculturas, pontas de cateteres, secreções) ou repetições mais frequentes dos exames laboratoriais serão realizados sempre que existirem indicações específicas[8].

REFERÊNCIAS BIBLIOGRÁFICAS

1. Brasil. Ministério da Saúde. Agência Nacional de Vigilância Sanitária. Portaria 272, de 8 de abril de 1998. Diário Oficial da União, Brasília, DF, 9 de abril de 1998;
2. Waitzberg DL, Nogueira MA. Indicação, Formulação e Monitorização em Nutrição Parenteral Central e Periférica. In: Waitzberg DL (ed.). Nutrição Oral, Enteral e Parenteral na Prática Clínica. São Paulo: Atheneu, 4ª ed., 2009: 921-32.
3. Machado JDC, Suen VMM, Figueiredo JFC, Marchini JS. Pacientes assintomáticos apresentam infecção relacionada ao cateter venoso utilizado para terapia nutricional parenteral. Rev Nutr 2009; 22:787-93.
4. ASPEN. Guidelines on Parenteral Nutrition: surgery. Clin Nutr. 2009; 28:378-86.
5. Goulet O, Kolestko B. Terapia Nutricional em Crianças e Adolescentes. In: Bases da Nutrição Clínica, Sobotka L, 3ª ed. Rio de Janeiro, Rubio, 2008: 394-412.
6. Monte JCM. Nutrição Parenteral. In: Cuppari L (ed.). Guia de Nutrição: Nutrição Clínica no Adulto (Guias de medicina ambulatorial e hospitalar). São Paulo: Manole, 2002: 391-97.
7. Novaes MRCG. Terapia Nutricional Parenteral. In: Gomes MJVM, Reis AMM (ed.). Ciências Farmacêuticas: Uma abordagem em Farmácia Hospitalar. 1ª ed. São Paulo: Atheneu, 2006; 25:449-69.
8. Neto OCLF, Lima LC, Gonzalez MC, Antônio VE, Carneiro MC. Vias de Acesso em Nutrição Parenteral. In: Lima LC (ed.). Manual de Nutrição Parenteral. Rio de Janeiro: Rubio, 2009: 211-21.
9. Muñoz PG et al. Documento do consenso SENPE/SEGHNP/SEFH sobre nutrición parenteral pediátrica. Nutr Hosp 2007; (28):365-377.
10. Pertkiewicz M, Dudrick SJ. Vias de Administração da Nutrição Parenteral. Bases da Nutrição Clínica, Sobotka L, 3ª ed. Rio de Janeiro: Rubio, 2008: 211-21.
11. Pittirutti M, Hamilton H, Biffi R, Macfie J, Pertkiewicz M. ESPEN guidelines on parenteral nutrition: central venous catheters (acess, care, diagnosis, and therapy of complications) Clinical Nutrition, 2009; (28):365-77.
12. Lima LC, Auad GRV. Componentes e Cálculo da Nutrição Parenteral. In: Lima LC (ed.). Manual de Nutrição Parenteral. Rio de Janeiro: Rubio, 2009: 37-76.
13. Ferracini FT, Silva MT, Filho WMB. Terapia Nutricional Parenteral: Aspectos Farmacêuticos. In: Knobel E (ed.). Terapia Intensiva – Nutrição. São Paulo: Atheneu, 2005: 141-55.
14. Pertkiewicz M, Dudrick SJ. Diferentes Sistemas da Nutrição Parenteral (3:1 vs. MF) in: Bases da Nutrição Clínica, Sobotka L, 3ª ed. Rio de Janeiro: Rubio, 2008: 227-9.

532 PARTE VII · Terapia Nutricional

15. Tannuri U. Nutrição Parenteral e Enteral na Criança In: Waitzberg DL (ed.). Nutrição Oral, Enteral e Parenteral na Prática Clínica. 4ª ed. São Paulo: Atheneu, 2009: 1405-31.
16. Leite HP, Sarni ROS. Nutrição Parenteral. In: Palma D, Oliveira FLC, Escrivão MAMS (eds.). Guia de Nutrição na Infância e na Adolescência. São Paulo: Manole, 2009: 417-29.
17. Choong K, Bohn D. Manutenção Parenteral de Líquidos na Criança Agudamente Doente. Jornal de Pediatria (83) nº 2 (Suppl), 2007: 3-10.
18. Falcone Jr. RA, Warner BW. Nutrição Parenteral em Pediatria. In: Rombeau JL, Rolandelli RH (eds.). Nutrição Clínica: Nutrição Parenteral. São Paulo: Roca, 2004: 459-73.
19. Spolidoro JVN. Nutrição Parenteral em Pediatria. Jornal de Pediatria 2000; 76(Suppl)339-48.
20. ESPGHAN and ESPEN guidelines on paediatric parenteral nutrition: Carbohydrates. J Pediatr Gastroenterol Nutr, 41 (suppl. 2), 2005: 28-32.
21. Falcão MC, Nutrição Parenteral em Pediatria. In: Rombeau JL, Rolandelli RH (eds.). Nutrição Clínica: Nutrição Parenteral. São Paulo: Roca, 2004: 303-19.
22. ESPGHAN and ESPEN guidelines on paediatric parenteral nutrition: Lipids. J Pediatr Gastroenterol Nutr, 41 (suppl. 2), 2005:19-27.
23. Lopez FA, Sigulem DM, Taddei JAAC. Fundamentos da Terapia Nutricional em Pediatria. São Paulo: Sarvier, 2002: 11-8.
24. ESPGHAN and ESPEN guidelines on paediatric parenteral nutrition: Energy. J Pediatr Gastroenterol Nutr, 41 (suppl. 2), 2005:5-11.
25. ESPGHAN and ESPEN guidelines on paediatric parenteral nutrition: Complications. J Pediatr Gastroenterol Nutr, 41 (Suppl. 2), 2005: 76-84.
26. Gazal GHA, Carvalho PRA. Complicações da Terapia Nutricional – Metabólicas. In: Telles Jr. M, Leite HP (eds.). Terapia Nutricional no Paciente Pediátrico Grave. São Paulo: Atheneu, 2005: 401-08.
27. Neto OCLF, Lima LC, Gonzalez MC. Complicações e Monitoração da Nutrição Parenteral. In: Lima LC (ed.). Manual de Nutrição parenteral. Rio de Janeiro: Rubio, 2009: 95-108.
28. Falcão MC, Ramos JL. Prediction of hyperglycemia in preterm newborn infants. Rev Hosp Clin Fac Med São Paulo; 1999: 54:3-8.
29. Lameu E. Complicações Metabólicas da Nutrição Parenteral. In: Lameu E (ed.). Clínica Nutricional. Rio de Janeiro: Revinter, 2005: 491-98.
30. Wanten G. An update on parenteral lipids and immune function: only smoke, or is there any fire? Current Opinion in Clinical Nutrition and Metabolic Care, 2006; 9:79-83.
31. Horie LM, Torrinhas RS, De Nardi L, Waitzberg DL, Falcão MC. Lipídeos em Nutrição Parenteral Pediátrica. Rev Bras Nutr Clin 2007; 22:249-55.
32. Heyman MB, Storch S, Ament M. The fat overload syndrome. Am Dis Child 1981; 135:628-30.
33. Driscoll DF, Adolph M, Bistrian BR. Emulsões Lipídicas na Nutrição Parenteral. In: Rombeau JL, Rolandelli RH (ed.). Nutrição Clínica: Nutrição Parenteral. São Paulo: Roca, 2004: 33-56.
34. Benzie IFF, Lipid peroxidation: a review of causes, consequences, measurements and dietary influences. Int J Food Sci Nut 1996; 47:233-61.
35. Dutot G. Rationnel du développement d'une nouvelle émulsion lipidique : ClinOléic®. Nutr Clin Metabol 1996; 10:11.
36. Milaré JC, Distúrbios no Metabolismo de Sódio, Potássio, Cálcio, Magnésio e Fósforo. In: Telles Jr. M, Leite HP. Terapia Nutricional no Paciente Pediátrico Grave. São Paulo: Atheneu, 2005: 253-65.
37. Auad GRV. Preparo das Formulações: Estabilidade e Compatibilidade. In: Lima LC, Manual de nutrição parenteral. Rio de Janeiro: Rubio, 2009: 135-48.
38. Franca CRN, Silva APM. Evitando a Síndrome de Realimentação. Rev Bras Nutr Clin 2006; 21:138-43.
39. ESPGHAN and ESPEN guidelines on paediatric parenteral nutrition: Vitamins. J Pediatr Gastroenterol Nutr 2005; 41:47-53.
40. Moore AF. Use fat emulsions judiciously in intensive care patients. Critical Care Med 2001; 29:1.640-8.
41. Shattuck KE, Klein GL. Complicações Hepatobiliares da Nutrição Parenteral. In: Rombeau JL, Rolandelli RH (eds.). Nutrição Clínica: Nutrição Parenteral. São Paulo: Roca, 2004:137-52.
42. Kumpf VJ. Parenteral nutrition-associated liver disease in adult and pediatric patients. Nutr Clin Pract 2006; 21:279-90.

43. Klein GL. Metabolic bone disease of total parenteral nutrition. Nutrition 1998, 114:49.
44. Kerner JA Jr, Garcia-Careaga MG, Fischer AA, Poole RL. Treatment of catheter occlusion in pediatric patients. JPEN Journal Parenteral Enteral Nutrition 2006; 30:73-81.
45. Unamuno MRDL, Carneiro JJ, Chueire FB, Marchini JS, Suen VMM. Uso de cateteres venosos totalmente implantados para nutrição parenteral: cuidados, tempo de permanência e ocorrência de complicações infecciosas. Rev Nutr Campinas: 2005; 18:261-9.
46. Shaffer SG, Weismann DN. Fluid requirements in the preterm infant. Clin Perinatol 1992; 19:233-50.

PARTE VIII

AVANÇOS EM NUTRIÇÃO

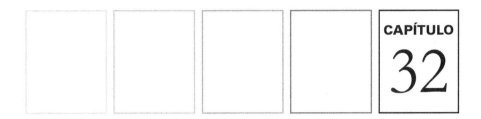

Genômica Nutricional

Lúcia Dantas Leite

O impacto resultante da conclusão do Projeto Genoma Humano (PGH) no campo da saúde abrange também as ciências nutricionais. Progressivamente, descortinam-se interações entre genes e nutrientes, possibilitando a otimização na prevenção e no tratamento de doenças mediante uma alimentação dita personificada, que considera o genótipo individual.

A genômica nutricional significa o ponto de convergência entre conhecimentos preexistentes fundamentados na interdisciplinaridade de áreas como nutrição, fisiopatologia, genética, biologia molecular e bioquímica, e novos conhecimentos oriundos da biotecnologia e das ciências "ômicas".

Nessa era pós-genoma visualizamos perspectivas extraordinárias e inovadoras para a nutrição clínica. Diante disso, objetiva-se situar o nutricionista e os demais profissionais da área da saúde nessa disciplina emergente e discutir os aspectos relevantes da genômica nutricional, sobretudo na saúde materno-infantil.

PROJETO GENOMA HUMANO, VARIAÇÃO FENOTÍPICA E EPIGENÉTICA

O PGH foi um projeto multibilionário formalmente iniciado em 1999 e coordenado pelo *Department of Energy* e pelos *National Institutes of Health* dos Estados Unidos. Planejado para ser desenvolvido em 15 anos, sua conclusão foi abreviada para 2003 em razão dos avanços tecnológicos disponíveis. Faziam parte dos seus objetivos identificar os aproximadamente 20.000 a 25.000 genes do DNA humano, determinar a sequência dos 3 bilhões de pares de bases, armazenar essas informações em bases de dados e tratar sobre questões éticas, legais e sociais decorrentes dos desdobramentos desse grandioso projeto[1].

Após a conclusão do PGH, verificou-se que o genoma humano contém aproximadamente 30.000 genes e codifica mais de 100.000 proteínas funcionalmente distintas. Análises genômicas revelaram que 99,9% dos seres humanos são idênticos entre si e apenas 0,1% do genoma humano apresenta variações interpessoais. Essa diferença, tão pequena aparentemente, corresponde a cerca de 3 milhões de polimorfismos de nucleotídios simples (SNP), ou seja, segmentos de DNA com substituições de uma única base nitrogenada. Essas mutações genéticas geram proteínas com funções alteradas capazes de influenciar qualquer etapa metabólica ou bioquímica da fisiologia orgânica. Por conseguinte, os SNP são responsáveis pela variação fenotípica entre os indivíduos, seja de natureza morfológica, fisiológica, psíquica, bioquímica ou molecular[2].

A suscetibilidade genética às doenças, por sua vez, também é uma variação fenotípica que difere entre os indivíduos ou populações, conforme a presença não só da combinação dos SNP, mas também de fatores ambientais aos quais estamos sujeitos[3], sejam eles nutricionais ou não[4] (Figura 32.1).

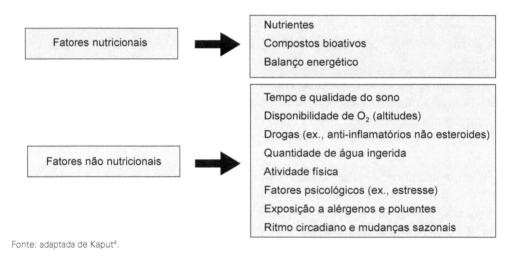

Fonte: adaptada de Kaput[4].

Figura 32.1. Fatores nutricionais e não nutricionais que podem afetar a expressão da informação genética.

A influência desses fatores ambientais ocorre mediante mecanismos epigenéticos que geram modificações químicas no genoma, capazes de alterar a expressão gênica, mesmo sem haver alteração na sequência de nucleotídios (mutação). A metilação do DNA é o principal mecanismo epigenético conhecido[5], mas outros são descritos na literatura, como a modificação de histonas e ação de RNA não codificadores que participam da remodelação da cromatina e na regulação do *imprinting* genômico[6-9]. Esses mecanismos regulam a estrutura da cromatina e a acessibilidade da maquinaria transcricional ao DNA, com controle importante na ativação e no silenciamento de genes[10].

CAPÍTULO 32 · Genômica Nutricional   **539**

Quadro 32.1. Ciências "ômicas" e seus respectivos níveis de análise

Níveis de análise	Definição	Técnicas utilizadas
Genômica	Estudo dos genes de um organismo	Sequenciamento de DNA
Transcriptômica	Estudo dos RNAm transcritos numa célula, tecido ou órgão	PCR em tempo real
		Microarray
Proteômica	Estudo das proteínas produzidas numa célula, tecido ou órgão	Espectrofotometria de massa
		Eletroforese
		Microplataformas de peptídios
Metabolômica	Estudo dos metabólitos (compostos de baixo peso molecular) presentes em fluidos corporais, como urina, sangue e saliva	Análises bioquímicas
		Cromatografia
		Espectroscopia

Fonte: adaptado de Kussmann[69]; Goodacre[70]; Ayala[37].

Diante disso, fica claro que a informação genética herdável, assim como o perfil de expressão gênica de um organismo, não é algo estagnado ou imutável. Portanto, a plasticidade da expressão gênica, mediante mecanismos epigenéticos, aumenta a variação fenotípica entre os indivíduos e desempenha relevante papel na evolução humana, uma vez que também é herdável[11,12,13]. Nesse contexto surgem dois novos termos: a epigenética e o epigenoma. O primeiro corresponde ao estudo dos mecanismos epigenéticos, enquanto o segundo se refere ao conjunto de modificações químicas no genoma celular em determinado momento[10].

A epigenética constitui importante elo entre a nutrição e o genoma[14]. Vários estudos genômicos demonstram a influência da nutrição fetal na primeira infância ou na vida adulta sobre o perfil metabólico e a suscetibilidade às doenças crônicas[15-20].

Todos esses avanços na genômica nutricional têm sido possíveis graças à aplicação das ciências "ômicas" que se classificam em genômica, transcriptômica, proteômica e metabolômica, conforme seus níveis de análise (Quadro 32.1). Utilizando as ferramentas da biologia molecular, elas fornecem biomarcadores seguros e precoces para avaliação de uma doença para monitoramento de uma intervenção dietética, além de descobrir compostos bioativos em alimentos[21].

Genômica nutricional

O genoma humano interage com diversos fatores ambientais, dentre os quais está a alimentação. Contextualizada nesse cenário, a genômica nutricional é uma ciência que estuda as interações dos nutrientes e/ou compostos bioativos, presentes nos alimentos, com os genes e os efeitos dessas interações sobre a saúde[22]. Em outras palavras, a genômica nutricional busca o entendimento molecular e genético de como os nutrientes e os compostos bioativos afetam a saúde por alterar a expressão e/ou a estrutura de um gene[3].

Os primeiros relatos dessas interações não são recentes. No século passado, os pesquisadores Archibald Edward Garrod e Roger John Williams já relatavam que a dieta

540 PARTE VIII · Avanços em Nutrição

Quadro 32.2. Premissas da genômica nutricional

Premissas da genômica nutricional
1) Os nutrientes e compostos bioativos da dieta atuam sobre o genoma humano, direta ou indiretamente, alterando a expressão ou a estrutura de um gene.
2) Sob certas circunstâncias e em alguns indivíduos, a dieta pode ser um sério fator de risco para o surgimento de várias doenças.
3) Alguns genes regulados pela dieta desempenham papéis importantes no aparecimento, na incidência e na progressão de doenças crônicas.
4) O grau da influência da dieta sobre o equilíbrio entre o estado de saúde e o de doença depende do perfil genético individual.
5) A intervenção dietética baseada no conhecimento das necessidades nutricionais, estado nutricional e genótipo (nutrição personificada) pode ser usada para prevenir, melhorar ou curar doenças crônicas.

Fonte: Kaput e Rodriguez[3].

poderia influenciar o processo de doença diferentemente entre os indivíduos e que cada ser humano possuía uma individualidade bioquímica[23]. Mesmo antes da conclusão do PGH, estudos já descreviam o importante papel dos nutrientes na expressão de genes[24-27]. No entanto, apenas na era pós-genoma atual é possível a melhor compreensão dessa ciência emergente possuidora de premissas relevantes, conforme descrito por Kaput e Rodriguez[3] (Quadro 32.2).

Essas premissas abrem caminhos para diversos questionamentos e hipóteses que necessitam de pesquisas científicas geradoras de novos conhecimentos. Para tanto, têm sido necessárias a comunicação e a colaboração internacional entre pesquisadores, governos e indústrias na tentativa de permutar informações e direcionar estudos de promoção à saúde e redução das doenças crônicas não transmissíveis[28,29,30]. Tal feito acrescenta nova ótica à nutrição clássica por considerar, agora, a variabilidade genotípica, seja num indivíduo ou numa população[31].

A estreita relação entre a dieta e a incidência ou a gravidade das doenças crônicas não é algo demonstrado recentemente[32,33,34,35]. Todavia, a maioria dos estudos não considerava a influência dos compostos bioativos dos alimentos sobre a fisiopatologia dessas enfermidades numa perspectiva molecular[3].

A interação gene-nutriente ocorre de forma bidirecional, subdividindo a genômica nutricional em nutrigenômica e nutrigenética (Figura 32.2). Enquanto a nutrigenômica estuda a influência dos nutrientes e compostos bioativos na expressão de genes, a nutrigenética estuda a influência das variações genéticas (polimorfismos) na resposta do organismo aos nutrientes e compostos bioativos[36,37].

Os nutrientes e compostos bioativos presentes na dieta podem afetar a expressão de genes direta ou indiretamente. Essas substâncias podem: a) atuar como ligantes dos receptores dos fatores de transcrição; b) ser metabolizadas por vias metabólicas primárias ou secundárias e alterar a concentração de substratos ou intermediários; e c) afetar a transdução de sinais de forma positiva ou negativa[3].

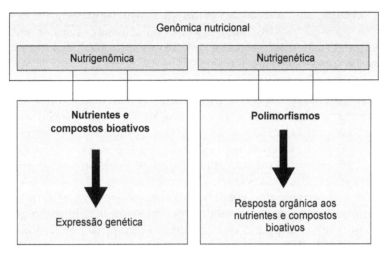

Fonte: adaptada de Ayala[24]; Mutch[39].

Figura 32.2. Subdivisão da genômica nutricional em nutrigenômica e nutrigenética.

Nutrição materna e programação fetal

Na década de 1990, alguns estudos começaram a discutir os efeitos do ambiente intrauterino sobre a saúde na vida adulta[38-41]. Isso levou ao surgimento da teoria da programação fetal, afirmando que o ambiente intrauterino altera a condição metabólica e hormonal do feto, desenvolvendo adaptações para sua sobrevivência, as quais persistem na vida pós-natal. Segundo Hales e Barker[42], a programação fetal é resultado de um mecanismo adaptativo do feto em resposta às condições maternas nas quais ele se desenvolve. Atualmente, essa teoria tenta explicar a origem do desenvolvimento de várias doenças crônicas desencadeadas após o nascimento, seja na infância ou na vida adulta[43].

A nutrição é o maior fator ambiental intrauterino que altera o genoma fetal e que pode gerar consequências em longo prazo na vida pós-natal[44]. O retardo do crescimento intrauterino (RCIU) está associado à etiologia de muitas doenças crônicas na vida adulta[40]. Vários modelos de estudos em animais e alguns em humanos demonstram que, durante a gestação, tanto a hipoalimentação quanto a hiperalimentação reduzem o suprimento sanguíneo placentário e fetal e prejudicam a síntese placentária de óxido nítrico e poliaminas, causando RCIU[44-46]. Relembrando, o óxido nítrico é um importante vasodilatador e fator de angiogênese, desempenhando papel fundamental na formação de novos vasos e no suprimento sanguíneo placenta-feto. Já as poliaminas são reguladores-chave do DNA, da síntese proteica e, consequentemente, da proliferação e diferenciação celular. Diante disso, fica clara e comprovada a ocorrência do RCIU nessas circunstâncias[47,48,49,50,51].

Como a arginina é um substrato comum para a síntese de óxido nítrico e poliaminas via óxido nítrico sintase e ornitina descarboxilase[52], sua deficiência durante a gestação causa RCIU e aumenta a mortalidade perinatal, sendo essas condições reversíveis com a suplementação desse aminoácido[53]. A importância da arginina no início da gestação é comprovada por sua elevada concentração no líquido amniótico e de seus precursores

542 PARTE VIII · Avanços em Nutrição

(glutamina e citrulina) com relação aos valores plasmáticos maternos[54,55]. A abundância dessa família de aminoácidos nos fluidos fetais está associada à maior síntese de óxido nítrico e poliaminas no período de maior desenvolvimento fetal, suportando sua atuação primordial para o crescimento intrauterino[56,57].

Outros estudos publicados têm demonstrado esse importante *link* entre a nutrição materna, a programação fetal e o desenvolvimento de doenças crônicas não transmissíveis após o nascimento. Em estudo experimental, Vickers et al.[56] verificaram que a prole de ratas Wister com RCIU oriunda de gestantes desnutridas apresentou baixo peso ao nascer e hiperfagia nos períodos pré-púbere, pós-púbere e vida adulta. Os autores explicam que a hiperfagia e a dieta hipercalórica pós-natal são sequelas de uma programação fetal que ocasiona obesidade, hiperinsulinemia e hipertensão arterial nessa prole, além de comportamento sedentário exacerbado[57]. Outros estudos ainda mais recentes demonstraram que o consumo de dieta hiperlipídica por ratas gestantes resulta em maior suscetibilidade para o surgimento dos fenótipos de obesidade e síndrome metabólica na sua prole[58,59].

Dessa forma, a construção do perfil metabólico fetal ocorre sobre a expectativa ambiental pós-natal e maximiza a chance do sucesso reprodutivo. No entanto, quando há um desencontro entre o esperado e a realidade, ocorre uma amplificação do risco para a doença em razão da má adaptação daquilo que foi programado.

Por exemplo, uma relativa resistência insulínica é desenvolvida na vida fetal em resposta à desnutrição materna, levando à diminuição do crescimento somático e à conservação energética após o nascimento (ativação dos genes econômicos – *thrifty genes*). Isso proporcionaria melhor chance de sobrevivência no ambiente pós-natal, em que teoricamente a nutrição seria escassa[43]. Se esse feto, na sua vida pós-natal, consumir dieta hipercalórica de baixa qualidade (elevado consumo de carboidratos simples, de gordura saturada e trans, pobre em fibras e micronutrientes), certamente desenvolverá obesidade numa precocidade e num grau maior do que aquele feto que não foi alvo de uma programação fetal semelhante[45].

Em artigo de revisão, Taylor e Poston[60] discorrem sobre a programação fetal da obesidade. Segundo os autores, a obesidade e suas complicações metabólicas têm sua origem não só na interação dos genes com fatores de risco da vida adulta, como alimentação desbalanceada e sedentarismo, mas também é fruto da interação entre os genes e os ambientes embrionário e fetal.

Estudos experimentais com modelos animais demonstram que fatores nutricionais maternos, como hiperalimentação, hipoalimentação, lipídios ingeridos (quantidade e qualidade) e baixo consumo de vitaminas, podem influenciar a programação fetal envolvendo a ação dos genes econômicos e alterando a expressão de alguns genes, como o da proteína desacopladora 2 (UCP2) e do receptor ativado proliferador de peroxissomo-alfa (PPAR-α), os quais estão intimamente envolvidos no metabolismo lipídico e energético[60].

Além disso, a complexa regulação neuroendócrina da ingestão alimentar na vida pós-natal, envolvendo os neuropeptídios orexígenos e anorexígenos, fatores hormonais, gastrointestinais e adipocitários[61], também sofre influência da programação fetal em consonância com os fatores maternos[62]. A alteração no padrão de metilação de genes hipotalâmicos no embrião (como um dos mecanismos epigenéticos) compõe parte da programação fetal relacionada com o apetite e o gasto energético a longo prazo[60].

Quadro 32.3. Componentes dietéticos que podem influenciar a metilação do DNA

Nutrientes	Substâncias
	Álcool
Vitamina A	Arsênio
Vitamina B$_6$	Betaína
Vitamina B$_{12}$	Cumestrol
Folato	Colina
Metionina	Equol
Selênio	Genisteína
Zinco	Polifenóis

Fonte: Trujillo[2].

A metilação do DNA ocorre pela adição covalente de um grupo *metil*, que é transferido de um doador, à citosina presente na estrutura do DNA. Essa reação é catalisada pela *DNA-metiltransferase*. A hipermetilação leva à inativação ou silenciamento de um gene, principalmente se ocorre na sua região promotora, pois modifica a conformação do DNA e torna a fita menos acessível à maquinaria da transcrição. Em outras palavras, os promotores estão hipermetilados quando o gene está inativo e estão hipometilados quando o gene está ativo[63].

Vários compostos alimentares influenciam o processo de metilação do DNA (Quadro 32.3). A presença deles da dieta materna e suas repercussões fenotípicas na prole têm sido investigadas em modelos animais[2]. Dentre esses compostos doadores de grupo metil, ácido fólico, vitamina B$_{12}$, colina, betaína e genisteína favorecem sobremaneira a metilação do DNA desde a fase embrionária, modificando o epigenoma celular[10]. Sabe-se que uma dieta materna deficiente nesses compostos e também restrita em proteínas está relacionada com a hipometilação de regiões promotoras de vários genes, dentre eles o PPAR-α e o receptor de glicocorticoide (GR). Esses genes seriam, então, superexpressos, contribuindo para o surgimento da síndrome metabólica em sua prole, fato esse que é revertido pela suplementação proteica e de ácido fólico[64] e demonstra que a exposição intrauterina aos fatores dietéticos maternos não influencia apenas o desenvolvimento embrionário, mas gera implicações a longo prazo na vida pós-natal[2].

Diante disso, a atenção à saúde da gestante deve encontrar maior relevância na prática clínica, sobretudo no que tange à alimentação e ao estado nutricional. Um adequado aporte calórico e de micronutrientes, aliado a um estilo de vida saudável, favorecerá a saúde materno-infantil não apenas no período perinatal, mas também ao longo de suas vidas.

Perspectivas da genômica nutricional na nutrição clínica

Nos últimos anos observa-se grande aplicabilidade dos alimentos funcionais e seus compostos bioativos na nutrição clínica, e até na medicina alternativa complementar. No entanto, é importante lembrar que seus efeitos metabólicos são fundamentados na nutrigenética e, portanto, as respostas terapêuticas diferem conforme os polimorfismos gênicos de cada indivíduo ou grupo populacional[65]. Estudos científicos nessa área têm favorecido

544 PARTE VIII · Avanços em Nutrição

o crescimento da indústria de suplementos nutricionais e fitoterápicos. Todavia, é uma área que ainda está começando e que carrega diferentes oportunidades e desafios para a pesquisa em nutrição. As ciências "ômicas" representam enorme potencial para esclarecer e estabelecer as melhores recomendações dietéticas individuais, sobretudo aquelas voltadas para as doenças crônicas não transmissíveis. Em um futuro próximo, dados decorrentes das ciências "ômicas" fornecerão resultados interpretáveis pela bioinformática com grande aplicabilidade e inovação à nutrição clínica[66].

Softwares para aplicação da genômica nutricional na prática clínica começam a ser construídos. Dados referentes à expressão gênica, epigenética e metabolômica são analisados nesses programas. A partir da construção de mapas metabólicos e análises estatísticas é possível investigar reações químicas específicas, como se vias metabólicas fossem avaliadas em um "micronível". Como passo subsequente, algoritmos computacionais gerados identificam padrões de mudanças e auxiliam o desenvolvimento de hipóteses e informações para recomendações dietéticas mais apropriadas[67]. Atualmente esses *softwares* são complexos e difíceis de usar, todavia a perspectiva é de que sejam melhorados e disponibilizados em 5 anos, tornando a genômica nutricional acessível aos nutricionistas clínicos[67].

No âmbito da genômica nutricional, a adequabilidade do termo "dieta personalizada" tem sido discutida. Segundo Penders[68], a viabilidade de uma dieta personalizada deve considerar a realização de pesquisas aplicáveis na prática clínica, com financiamento e infraestrutura laboratorial apropriados. Entretanto, muitos pesquisadores têm construído uma dieta dita personalizada, mas que na realidade é baseada em um número limitante de marcadores, desconsiderando a variação interindividual em favor de subgrupos populacionais específicos.

Zeisel[67] lembra-nos que é possível detectar certa quantidade de SNP e de modificações epigenéticas nos genes, mas, como essas mudanças interagem entre si, ainda é algo extremamente complexo e obscuro. Muitos genes identificados no genoma humano ainda não foram estudados, assim como as consequências funcionais de muitos polimorfismos. A criação de mapas metabólicos e de algoritmos que agrupam genes reguladores de uma via metabólica e avaliam suas interações é um desafio abraçado em pesquisas de grande magnitude, mas iniciantes numa jornada promissora. Diante disso, será que dietas delineadas para genótipos categorizados são real e totalmente personalizadas? Enquanto esse questionamento é ruminado na comunidade científica, esse termo continua sendo empregado.

Não se pode afirmar que a nutrição será a principal especialidade responsável pelo domínio da genômica nutricional, pois geneticistas, bioquímicos e engenheiros, entre outros, dominam porções dessa área interdisciplinar[67]. Portanto, a profundidade no conhecimento sobre o metabolismo humano é um pré-requisito essencial aos nutricionistas pesquisadores que queiram contribuir para os avanços da genômica nutricional sob a perspectiva da nutrição clínica, solidificando o acesso dos nutricionistas clínicos e graduandos em nutrição nessa área tão promissora.

REFERÊNCIAS BIBLIOGRÁFICAS

1. Human Genome Project Information. About the HGP: What is the Human Genome Progect. Disponível em: http://www.ornl.gov/sci/techresources/Human_Genome/project/about.shtml. Acesso em: 07 out. 2010.

CAPÍTULO 32 · Genômica Nutricional **545**

2. Trujillo E, Davis C, Milner J. Nutrigenomics, proteomics, metabolomics, and the practice of dietetics. J Am Diet Assoc 2006; 106:403-13.
3. Kaput J, Rodriguez RL. Nutricional genomics: the next frontier in the postgenomic era. Physiol Genomics 2004; 16:166-77.
4. Kaput J, Ordovas JM, Ferguson L, et al. The case for strategic international alliances to harness nutritional genomics for public and personal health. Br J Nutr 2005; 94:623-32.
5. Reik W, Dean W, Walter J. Epigenetic reprogramming in mammalian development. Science 2001; 293:1.089-93.
6. Bradbury J. Human Epigenome Project - Up and running. PLoS Biol 2003; 1: e82.
7. Li B, Carey M, Workman JL: The role of chromatin during transcription. Cell 2007; 128:707-19.
8. Allen ML, Koch CM, Clelland GK, Dunham I, Antoniou M. DNA methylation-histone modification relationships across the desmin locus in human primary cells. BMC Mol Biol 2009; 10:51.
9. Mattick JS, Amaral PP, Dinger ME, Mercer TR, Mehler MF. RNA regulation of epigenetic processes. Bioessays 2009; 31:51-9.
10. Mathers JC, McKay JA. Epigenetics – potential contribution to fetal programming. Adv Exp Med Biol 2009; 646:119-23.
11. Rakyan VK, Preis J, Morgan HD, Whitelaw E. The marks, mechanisms and memory of epigenetic states in mammals. Biochem J 2001; 356:1-10.
12. Jaenisch R, Bird A. Epigenetic regulation of gene expression: how the genome integrates intrinsic and environmental signals. Nature Genetics 2003; 33:245-54.
13. Bernstein BE, Meissner A, Lander ES. The mammalian epigenome. Cell 2007; 128:669-81.
14. Waterland RA, Jirtle RL. Early Nutrition, Epigenetic Changes at Transposons and Imprinted Genes, and Enhanced Susceptibility to Adult Chronic Diseases. Nutrition 2004; 20:63-8.
15. Frankel S, Gunnell DJ, Peters TJ, Maynard M, Smith GD. Childhood energy intake and adult mortality from cancer: the Boyd Orr Cohort Study. BMJ 1998; 316(7.130):499-504.
16. Rasmussen KM. The "fetal origins" hypothesis: challenges and opportunities for maternal and child nutrition. Annu Rev Nutr 2001; 21:73-95.
17. Waterland RA, Jirtle RL. Transposable elements: targets for early nutritional effects on epigenetic gene regulation. Mol Cell Biol 2003; 23:5.293-300.
18. Demmelmair H, von Rosen J, Koletzko B. Long-term consequences of early nutrition. Early Hum Dev 2006; 82:567-74.
19. Symonds ME. Integration of physiological and molecular mechanisms of the developmental origins of adult disease: new concepts and insights. Proc Nutr Soc 2007; 66:442-50.
20. Dolinoy DC, Weidman JR, Jirtle RL. Epigenetic gene regulation: Linking early developmental environment to adult disease. Reprod Toxicol 2007; 23:297-307.
21. Kussmann M, Raymond F, Affolter M. OMICS-driven biomarker discovery in nutrition and health. Biotechnol 2006; 124:758-87.
22. Kussmann M, Raymond F, Affolter M. OMICS-driven biomarker discovery in nutrition and health. Journal of Biotechnology 2006; 124:758-87.
23. Goodacre R. Metabolomics of a Superorganism. J Nutr 2007; 137:259S-66S.
24. Ayala AG. Nutrigenómica y nutrigenética - La relación entre la alimentación, la salud y la genómica. Offarm 2007; 24:78-85.
25. Walker WA, Blackburn G. Nutrition and gene Regulation. J Nutr 2004; 134:2.434S-36S.
26. Williams, RP. Biochemical Individuality: the basis for the genetotrophic concept. New York: McGraw Hill. 1956. 214p.
27. Goodridge AG. Dietary regulation of gene expression: enzymes involved in carbohydrate and lipid metabolism. Annu Rev Nutr 1987; 7:157-85.
28. Goodridge AG. The role of nutrients in gene expression. World Rev Nutr Diet 1990; 63:183-93.
29. Clarke SD, Abraham S. Gene expression: nutrient control of preand posttranscriptional events. FASEB J 1992; 6:3.146-52.
30. Clarke SD. Nutrient regulation of gene and protein expression. Curr Opin Clin Nutr Metab Care 1999; 2:287-89.
31. Müller M, Kersten S. Nutrigenomics: goals and strategies. Nat Rev Genet 2003; 4:315-22.

546   PARTE VIII · Avanços em Nutrição

32. Ordovas JM, Corella D. Nutritional genomics. Annu Rev Genomics Hum Genet 2004; 5:71-118.
33. DeBusk RM, Fogarty CP, Ordovas JM, Kornman KS. Nutritional genomics in practice: where do we begin? Am Diet Assoc 2005; 105:589-98.
34. Fogg-Johnson N, Kaput J. Nutrigenomics: an emerging scientific discipline. Food Technology 2003; 57:60-7.
35. Jenkins DJA, Kendall CWC, Ransom TPP. Dietary fiber the evolution of the human diet and coronary heart disease. Nutr Res 1998; 18:633-52.
36. Kant AK. Consumption of energy-dense, nutrient-poor foods by adult Americans: nutritional and health implications. The Third National Health and Nutrition Examination Survey, 1988-1994. Am J Clin Nutr 2000; 72:929-36.
37. Willett WC. Diet and breast cancer. J Intern Med 2001; 249:395-411.
38. Van Dam RM, Willett WC, Rimm EB, Stampfer MJ, Hu FB. Dietary fat and meat intake in relation to risk of type 2 diabetes in men. Diabetes Care 2002; 25:417-24.
39. Mutch DM, Wahli W, Williamsom G. Nutrigenomics and nutrigenetics: the emerging faces of nutrition. Faseb J 2005; 19:1602-16.
40. Barker DJ. The fetal and infant origins of disease. Eur J Clin Invest 1995; 25:457-63.
41. Lucas A. Role of nutritional programming in determining adult morbidity. Arch Dis Childhood 1994; 71:288-90.
42. Barker DJP, Clark PM. Fetal undernutrition and disease in later life. Rev Reprod 1997; 2:105-12.
43. Reynolds RM, Phillips DI. Long-term consequences of intrauterine growth retardation. Horm Res 1998; 49:28-31.
44. Hales CN, Barker DJP. The thrifty phenotype hypothesis. Br Med Bull 2001; 60:5-20.
45. Gluckman PD, Hanson MA. Adult disease: echoes of the past. Eur J Endocrinol 2006; 155: S47-S50.
46. Wu G, Bazer FW, Cudd TA, Meninger CJ, Spencer TE. Maternal nutrition and fetal development. J Nutr 2004; 134:2.169-72.
47. Martin-Gronert MS, Ozanne SE. Maternal nutrition during pregnancy and health of the offspring. Biochem Soc Trans 2006; 34:779-82.
48. Wu G, Bazer FW, Wallace JM, Spencer TE. Intrauterine growth retardation: implications for the animal sciences. J Anim Sci 2006; 84:2.316-37.
49. Hata T, Hashimoto M, Manabe A, Aoki S, Iida K, Masumura S et al. Maternal and fetal nitric oxide synthesis is decreased in pregnancies with small for gestational age infants. Human Reprod 1998; 13:1.070-73.
50. Hefler LA, Reyes CA, O'Brien WE, Gregg AR. Perinatal development of endothelial nitric oxide synthase-deficient mice. Biol Reprod 2001; 64:666-73.
51. Ishida M, Hiramatsu Y, Masuyama H, Mizutani Y, Kudo T. Inhibition of placental ornithine decarboxylase by DL-difluoro-methyl ornithine causes fetal growth restriction in rat. Life Sci 2002; 70: 1.395-405.
52. Reynolds LP, Redmer DA. Angiogenesis in the placenta. Biol Reprod 2001; 64:1.033-40.
53. Zheng J, Wen YX, Austin JL, Chen DB. Exogenous nitric oxide stimulates cell proliferation via activation of a mitogen-activated protein kinase pathway in ovine fetoplacental artery endothelial cells. Biol Reprod 2006; 74:375-82.
54. Flynn NE, Meininger CJ, Haynes TE, Wu G. The metabolic basis of arginine nutrition and pharmacotherapy. Biomed Pharmacother 2002; 56:427-38.
55. Vosatka RJ, Hassoun PM, Harvey-Wilkes KB. Dietary L-arginine prevents fetal growth restriction in rats. Am J Obstet Gynecol 1998; 178:242-6.
56. Wu G, Bazer FW, Tuo W, Flynn SP. Unusual abundance of arginine and ornithine in porcine allantoic fluid. Biol Reprod 1996; 54:1.261-5.
57. Kwon H, Spencer TE, Bazer FW, Wu G. Developmental changes of amino acids in ovine fetal fluids. Biol Reprod 2003; 68:1.813-20.
58. Vickers MH, Breier BH, Cutfield WS, Hofman PL, Gluckman PD. Fetal origins of hyperphagia, obesity, and hypertension and postnatal amplification by hypercaloric nutrition. Am J Physiol 2000; 279: E83-E87.

CAPÍTULO 32 · Genômica Nutricional

59. Vickers MH, Breier BH, McCarthy D, Gluckman PD. Sedentary behavior during postnatal life is determined by the prenatal environment and exacerbated by postnatal hypercaloric nutrition. Am J Physiol 2003; 285:R271-R3.

60. Srinivasan M, Katewa S, Palaniyappan A, Pandya JD, Patel MS. Maternal high-fat diet consumption results in fetal malprogramming predisposing to the onset of metabolic syndrome-like phenotype in adulthood. Am J Physiol Endocrinol Metab 2006; 291:E792-E9.

61. Tamashiro KLK, Terrillion CE, Hyun J, Koenig JI, Moran TH. Prenatal stress or high-fat diet increases susceptibility to diet-induced obesity in rat offspring. Diabetes 2009; 58:1.116-25.

62. Taylor PD, Poston L. Developmental programming of obesity in mammals. Exp Physiol 2006; 92: 287-98.

63. Leite LD, Brandão-Neto J. Integração Neuroendócrina na Regulação da Ingestão Alimentar. Neurobiologia 2009; 72:127-43.

64. Plagemann A. Perinatal nutrition and hormone-dependent programming of food intake. Horm Res 2006; 65:83-9.

65. Lewin B. Genes VII. Traduzido por Henrique Bunselmeyer Ferreira e Giancarlo Pasquali. Porto Alegre: Artmed Editora, 2001. 955p.

66. Lillycrop KA, Phillips ES, Jackson AA, Hanson MA, Burdge GC. Dietary restriction of pregnant rats induces and folic acid supplementation prevents epigenetic modification of hepatic gene expression in the offspring. J Nutr 2005; 135:1.382-86.

67. Subbiah MTR. Nutrigenetics and nutraceuticals: the next wave riding on personalized medicine. Transl Res 2007; 149:55-61.

68. Fialho E, Moreno FS, Ong TP. Nutrição no pós-genoma: fundamentos e aplicações de ferramentas ômicas. Rev Nutr 2008; 21:757-66.

69. Zeisel SH. Nutrigenomics and metabolomics will change clinical nutrition and public health practice: insights from studies on dietary requirements for choline. Am J Clin Nutr 2007; 86: 542-8.

70. Penders B. Personalised diet: is it doable? Individuality at different sites os nutrigenomic practice. Genes Nutr 2007; 2:93-4.

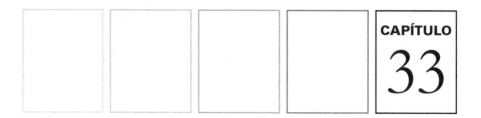

Alimentos Funcionais

Joyce Gomes de Moraes

Atualmente, a nutrição e toda a sociedade científica têm voltado seu foco para as pesquisas com compostos bioativos (fitoquímicos).[1] Os fitoquímicos, quando presentes nos alimentos, não fornecem calorias, mas sua ingestão está diretamente relacionada com a prevenção de doenças e a promoção de saúde[1,2,3], ou seja, a célebre frase de Hipócrates – "Deixe a comida ser o seu remédio e o remédio ser a sua comida" – está mais do que atual[2,3].

Alimentos funcionais contêm naturalmente fitoquímicos[3]. Existem várias definições para a expressão *alimento funcional*. No entanto, podem ser definidos como "alimentos ou quaisquer ingredientes que apresentem um impacto positivo na saúde, no desempenho físico ou no estado mental, além do seu valor nutritivo"[1]. Aqui no Brasil, as Resoluções 18 e 19 da ANVISA definem o alimento como funcional com base nas alegações de propriedade funcional e de saúde[1].

Neste capítulo vamos conhecer um pouco de alguns alimentos funcionais, bem como as suas aplicações em gestantes, lactantes e crianças.

PSYLLIUM (Plantago ovata)

O *psyllium*, fibra solúvel encontrada na *Plantago ovata* (casca da semente), também é conhecido como ispágula[4].

Como o *psyllium* tem efeito comprovado na redução dos níveis da partícula de LDL-C em adultos, vêm sendo realizados vários estudos no tratamento da hipercolesterolemia infantil com o mesmo composto[5].

De acordo com o *National Cholesterol Education Program* (NCEP), os ácidos graxos monoinsaturados e poli-insaturados e as fibras solúveis são capazes de promover alterações favoráveis nas concentrações de lipídios e lipoproteínas de crianças e adolescentes com hipercolesterolemia[6].

No caso, as fibras solúveis atuariam como um sequestrante dos ácidos biliares, promovendo maior excreção fecal do colesterol[6].

Assim, crianças com o perfil para o tratamento medicamentoso com sequestrante de ácidos biliares (idade superior aos 10 anos com um LDL-C $\geq$ 190mg/dL ou crianças de qualquer faixa etária com dois ou mais fatores de riscos para doença cardiovascular com LDL-C $\geq$ 160mg/dL) podem ser tratadas com sucesso com *psyllium*[5], já que, de acordo com os estudos, pode-se verificar uma redução entre 7% e 19% na fração de LDL-C[5,7].

A suplementação de *psyllium*, além de reduzir os níveis de LDL-C em crianças hipercolesterolêmicas, melhora a glicemia e reduz o triglicerídeo em crianças obesas[8].

As doses utilizadas variam de 3,2g a 10g ao dia.

O mecanismo de ação do *psyllium* ainda não foi totalmente desvendado. Estudos sugerem que o aumento da excreção dos ácidos biliares associado à interrupção da sua circulação êntero-hepática seria o processo responsável pelo sucesso da utilização do composto no tratamento das dislipidemias. Outra hipótese seria que o *psyllium* reduziria a produção hepática de VLDL, um precursor do LDL-C[5].

Deve ser levado em consideração que o *psyllium* pode desencadear reações alérgicas e, portanto, deve ser utilizado com cautela em crianças com história de hipersensibilidades[10].

AVEIA (*Avena sativa*)

A aveia sempre se destacou perante os demais cereais em razão do seu perfil nutricional ímpar e multifuncionalidade. É rica em betaglucana (fibra solúvel), além de ser uma boa fonte de minerais e outros nutrientes[10].

Foi somente na década de 1990 que ficou comprovado que o efeito hipocolesterolêmico da aveia se devia ao seu teor de betaglucana[11].

Nessa mesma década, o *United States Food and Drug Administration* (FDA) aprovou o *health claim* em alimentos, em que mostrou que "uma alimentação rica em fibras solúveis da aveia (farinha, farelo e flocos) e pobre em gordura saturada e colesterol pode reduzir o risco de doença do coração"[11,12].

Há alguns anos, os efeitos da betaglucana vêm despertando muito interesse, principalmente no tratamento de crianças com dislipidemia e diabetes[11,12].

O mecanismo proposto é que, quando ingerida, essa fibra, em razão da sua viscosidade, formaria uma barreira no intestino delgado, a qual reduziria a absorção de glicose, levando assim a uma redução da glicemia e da insulinemia, os quais por sua vez se traduziriam numa menor síntese de colesterol pelo fígado[11,12].

Outro mecanismo proposto seria a fermentação da betaglucana, como ocorre com qualquer fibra solúvel, pelas bactérias colônicas a ácidos graxos de cadeia curta (AGCC), os quais inibem a síntese hepática de colesterol[12].

Uso na pediatria

A utilização de fibras solúveis, inclusive as provenientes da aveia, é capaz de produzir um decréscimo de até 23% nos níveis de LDL-C em crianças com hipercolesterolemia[13].

O farelo de aveia é o subproduto da aveia mais rico em betaglucana e, apesar de apresentar um índice glicêmico de 78, seu consumo promove uma redução na glicemia pós-prandial na ordem de 33% a 62%[12].

O mais interessante é que diferentes formas de processamento da aveia, incluindo a adição de frutose à preparação, não alteram sua efetividade em atenuar os picos, o que facilita sua introdução na alimentação infantil. Assim, pode-se ofertá-la na sua forma *in natura* sob frutas ou misturada em suco, ou ainda em preparações cozidas, como papas, por exemplo. Formas de preparação, como pães e massas, devem ser evitadas, pois há a despolimerização da betaglucana, o que reduz a sua bioatividade[12,14].

Contudo, sua utilização no tratamento de crianças com hipercolesterolemia ou diabetes deve ser feita com cautela, em função do risco de reações alérgicas. A aveia está entre os cereais que apresentam reação cruzada com o trigo; portanto, crianças que apresentam hipersensibilidade ao trigo não podem usufruir dos benefícios da aveia[15].

Uso na gestação

Quanto ao uso de aveia durante a gestação, poucos estudos versam sobre o tema. Sabe-se, porém, que a alimentação materna durante a gestação tem sido relacionada com a suscetibilidade de desenvolvimento de câncer de mama pela prole do sexo feminino e que alguns alimentos funcionais fontes de betaglucana têm sido descritos como efetivos na prevenção de danos clastogênicos, na mutagenicidade, além de reduzir os níveis de malformação[16,17].

Doses

A administração de 3 gramas de betaglucana diários por 4 semanas já produz redução significativa nos níveis de LDL-C, e cada grama de betaglucana é capaz de reduzir em quatro unidades o índice glicêmico da preparação[11,12,18].

QUINOA (*Chenopodium quinoa*)

A quinoa é um pseudocereal[19,20] cultivado na América do Sul desde os tempos pré-colombianos, pertencente à mesma família botânica do espinafre.

Foi introduzida no Brasil na década de 1990 para diversificar a produção agrícola do Cerrado e, desde então, seu consumo vem cada vez mais se popularizando[21].

Uso na pediatria

A quinoa é isenta de glúten[19,21] e, portanto, constitui uma excelente opção para crianças celíacas ou com alergia ao glúten (tardia ou mediada por IgG)[22].

Os transtornos de deficiência de atenção com ou sem hiperatividade (TDA/H) estão cada vez mais sendo relacionados com os desequilíbrios nutricionais. Entre as causas de TDA/H pode-se citar a alergia tardia ao glúten (principalmente do trigo, centeio e cevada).

CAPÍTULO 33 · Alimentos Funcionais **551**

Assim, crianças com essa patologia têm na quinoa ótima opção para a substituição de cereais na sua alimentação[23].

É considerada um alimento completo pela *Food and Agriculture Organization* (FAO)[21]. Possui um elevado teor de proteínas[21,24] e maior teor de aminoácidos essenciais, em comparação com os cereais[21].

Possui ainda um alto teor de lisina e metionina, o que favoreceria sua aplicação em crianças desnutridas, além de ser rica em zinco, ferro, cálcio, potássio, magnésio, manganês, vitaminas B_1, B_2, B_3, D e E e pectina[20,21].

Porém, é o perfil de ácidos graxos essenciais da quinoa que fará com que, em breve, ela seja classificada como alimento funcional. Desses, 60% correspondem aos ácidos linoleico e linolênico[21].

Como a quinoa é fonte de magnésio, mineral necessário para a atividade do sistema complemento e com a função de inibir a agregação plaquetária, além de ômega-3, nutriente relacionado com a diminuição de reações de hipersensibilidade, ação anti-inflamatória[25] e colaborador do processo de transporte de colesterol[26], ela constitui ótima opção no tratamento de crianças com dislipidemia ou hipersensibilidades, principalmente relacionadas aos alimentos já citados, como aveia e *psyllium*, por exemplo.

Outro efeito importante da quinoa no público infantil é o aumento significante do IGF-1. O IGF-1 é um fator de crescimento envolvido no funcionamento do sistema cardiovascular, na síntese proteica e no crescimento. Depois de um período de 15 dias utilizando uma suplementação de quinoa de 100 gramas duas vezes ao dia, os efeitos no IGF-1 já são notados[27].

Uso na gestação

A anemia durante a gestação está associada a maior risco de morbimortalidade materno-fetal e se configura numa das mais comuns deficiências nutricionais nesse período. O ferro administrado via quinoa é 74% mais efetivo do que aquele ministrado via sulfato ferroso (55%)[21]. Apesar de o sulfato ferroso ser de baixa biodisponibilidade, com apenas 5% de absorção[28], ainda é comumente prescrito nos programas de pré-natal.

A quinoa, ao ser introduzida na alimentação da gestante, principalmente daquelas com faixa etária na adolescência, tem um importante papel no combate à anemia, já que contém ferro e zinco, minerais que, juntamente com o ácido fólico, aparecem deficientes[29].

Uso na amamentação

As lactantes também podem beneficiar-se da quinoa, pois a dieta materna pode afetar a composição do seu leite[30] e o leite materno é o primeiro alimento funcional com que a criança tem contato.

O consumo pela lactante de ácidos graxos da série ômega-3 a partir de alimentos fontes aumenta os níveis dessa substância no seu leite. Da mesma forma, o consumo de alimentos fontes de antígenos alimentares, como a gliadina (trigo), pode levar à sensibi-

552 PARTE VIII · Avanços em Nutrição

lização de lactentes após a ingestão do leite materno, modulando sua resposta imune[30]. Como já citado, a quinoa é rica em ácidos graxos ômega-3 (ω-3), além de ser isenta de gliadina, fração proteica do glúten.

Formas de preparo

A quinoa pode ser consumida em grãos ou na forma de farinha. Quanto à biodisponibilidade, é melhor na farinha no que se refere a carboidratos e lipídios em razão do processo de moagem[31]. Muitas preparações são obtidas a partir dos grãos cozidos, o que não afeta o teor de ferro da quinoa[32].

O grão de quinoa, após cozido, pode ser utilizado em saladas, como substituto do arroz ou do trigo para quibe, no tabule. Já a farinha de quinoa pode ser utilizada no preparo de mingaus e sopas. Na forma de flocos, pode ser adicionada a sucos, salada de frutas ou frutas em geral[21].

PEIXES (ÔMEGA 3)

Foi em 1960 que ficou comprovada em estudos a impossibilidade de o nosso organismo sintetizar o ácido graxo alfalinolênico, um ácido graxo da série ω-3 (18:3n-3), e o ácido linoleico, um ácido graxo da série ω-6 (18:2n-6)[33,34], e, assim, os ácidos graxos essenciais começaram a ganhar importância.

Efeitos metabólicos

O ácido alfalinolênico (ALA) é precursor dos ácidos eicosapentaenoico (EPA) e docosa-hexaenoico (DHA), enquanto o ácido linoleico é precursor do ácido araquidônico (AA)[33,35].

Os ácidos graxos ω-6 e ω-3 são também precursores de mediadores lipídicos, como as prostaglandinas, os leucotrienos e os tromboxanos[36,37].

No caso do AA, há síntese de compostos pró-inflamatórios, como as prostaglandinas série 2, além de compostos pró-coagulantes, como os tromboxanos série 2[36].

Os neutrófilos são fagócitos e correspondem a quase dois terços dos glóbulos brancos. Participam de reações inflamatórias e são atraídos até o local da reação inflamatória por ação de agentes quimiotáxicos[38] oriundos do AA[39].

Já os ácidos graxos ω-3 originam prostaglandinas e tromboxanos série 3, ou seja, mediadores anti-inflamatórios[35].

Outro dado importante é que os ácidos graxos ω3 podem substituir o AA na cascata dos eicosanoides. Desse modo, estudos mostram que a suplementação de ω-3 reduz a síntese de prostaglandinas série 2, além de aumentar a síntese das prostaglandinas série 3[37], reduzindo assim a inflamação[36].

Para melhor ilustrar, a Figura 33.1 representa, esquematicamente, a cascata dos eicosanoides.

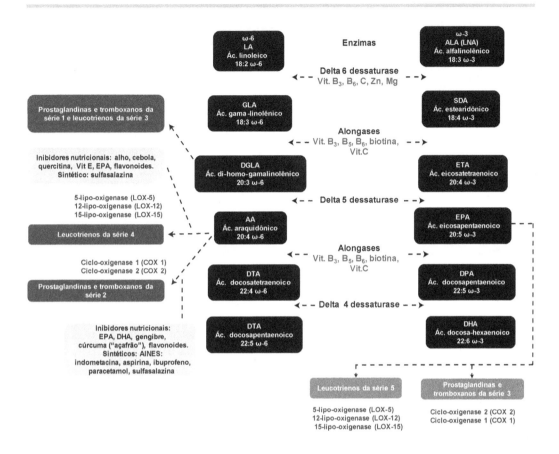

Figura 33.1. Esquemas da cascata dos ácidos graxos ômega 3 (ω-3) e ômega 6 (ω-6).

Funções

O interesse pela atividade metabólica dos ácidos graxos ω-3 data da década de 1970. Os estudos realizados naquela época apontavam os esquimós da Groenlândia como uma população de baixa taxa de morte por doenças cardíacas[35,40].

Logo após tal achado, ficou evidenciado que os esquimós, apesar do alto consumo de gorduras e colesterol, ingeriam mais do que 13% das gorduras sob a forma de ácidos graxos poli-insaturados, sendo observada ainda uma alta ingestão de ω-3 associada a uma baixa ingestão de ω-6[35,40].

Porém, os efeitos da utilização dos ácidos graxos ω-3 não se limitam aos benefícios nas doenças cardiovasculares, pois apresentam uma importante ação em doenças autoimunes, inflamatórias, alergias[35,41], câncer[35,37], diabetes[35] e até na depressão pós-parto[42].

É interessante observar que todas as patologias supracitadas apresentam uma considerável prevalência na modernidade. Na era paleolítica, a ingestão de ω-6/ω-3 ocorria na razão de 1-2:1. Atualmente, chega em alguns casos a 20-30:1[35], em virtude da alta ingestão de produtos industrializados e frituras[33].

O Quadro 33.1 mostra a relação existente de ω-6 e ω-3 nos óleos vegetais.

PARTE VIII · Avanços em Nutrição

Quadro 33.1. Razão entre ômega 6 e 3 nos óleos vegetais

Óleos	ω-6:ω-3
Óleo de linhaça	0,2:1
Óleo de canola	2:1
Óleo de soja	8:1
Óleos	**ω-6:ω-3**
Óleo de arroz	21:1
Óleo de milho	46:1
Óleo de algodão	258:1
Óleo de girassol	781:1
Óleo de oliva	9:1

Fonte: adaptado de Torsani[33].

Fontes

São consideradas fontes de ácido alfalinolênico a linhaça, a canola, as oleaginosas, bem como seus óleos derivados[33,35]. Já os ácidos EPA e DHA têm como fonte a gordura do peixe. Assim, são encontrados no arenque, no salmão, na truta, na cavala[35], além de no óleo de fígado de peixes[33].

No Quadro 33.2 é possível verificar a quantidade de ALA por porção em alguns dos alimentos fontes.

É preciso cuidado com a obtenção de ácidos graxos ω-3 por meio do consumo de peixes, pois podem conter altos níveis de mercúrio[40], um metal tóxico que pode ocasionar doenças autoimunes, cardiovasculares, danos hepáticos e renais, além de sintomas neurológicos[43].

É importante salientar que os peixes considerados fontes e os grandes, como a cavala, possuem maior teor de mercúrio que os peixes pequenos, como o atum, que devem ser os preferidos. Os óleos de peixes não são contaminados por mercúrio e constituem uma fonte segura de EPA e DHA para as gestantes[40].

Quadro 33.2. Fontes alimentares de ALA

Alimento	Porção	ALA (g)
Óleo de linhaça	1 colher de sopa	8,0
Óleo de canola	1 colher de sopa	1,3
Óleo de soja	1 colher de sopa	0,9
Óleo de oliva	1 colher de sopa	0,1
Ovo de galinha enriquecido com n3	1 unidade grande	0,34
Ovo de galinha não enriquecido	1 unidade grande	0,02

ALA: ácido alfalinolênico.
Fonte: adaptado de Torsani[33].

Quadro 33.3. Quantidade de EPA e DHA em peixes e crustáceos

Alimento	EPA (g/100g)	DHA (g/100g)
Bagre (viveiro)	0,049	0,128
Caranguejo	0,004	0,154
Bacalhau	0,295	0,118
Linguado	0,243	0,258
Cavala	0,504	0,699
Salmão	0,690	1,457
Robalo	0,206	0,556
Camarão	0,171	0,144
Peixe agulha	0,138	0,681
Truta	0,334	0,820
Atum (enlatado)	0,233	0,629
Atum (fresco)	0,283	0,890

EPA: ácido eicosapentaenoico; DHA: ácido docosa-hexaenoico.
Fonte: adaptado de Chan[40].

Uma forma segura de consumo de peixes fontes de EPA e DHA durante a gestação, sem o risco de intoxicação por mercúrio, seria limitar a ingestão de peixes pequenos a, aproximadamente, 340 gramas por semana[40].

O Quadro 33.3 relaciona o teor de EPA e DHA de alguns peixes e crustáceos.

Uso na gestação

Alimentos fontes de ω-3 são muito bem-vindos durante a gestação, principalmente aqueles que contenham DHA.

O DHA é responsável pela formação dos olhos e do sistema nervoso do feto, além de ser importante para o seu desenvolvimento, pois constitui 25% dos ácidos graxos totais presentes na massa cinzenta cerebral[44]. Também é responsável pela maturação das funções cognitivas[45].

Em um estudo foi observado que mães com elevados níveis de DHA durante a gestação geraram bebês com um padrão de sono melhor já nos primeiros dias de vida, quando comparados com aqueles de mães com baixos níveis de DHA durante a gestação. O melhor padrão de sono foi atribuído a um sistema nervoso central mais amadurecido[42].

Na metade do terceiro trimestre, em razão de um aumento dos níveis de estrogênio e prolactina, é comum observar em gestantes saudáveis um aumento dos níveis de triglicerídeos plasmáticos[46]. Os ácidos graxos ω-3 têm a função de remover os triglicerídeos da circulação[47], reduzindo seus níveis plasmáticos[48].

556 PARTE VIII • Avanços em Nutrição

É também no terceiro trimestre que ocorre a maior oferta de ω-3 ao feto, o que depende do estoque e da ingestão materna[33].

A gestante deve preocupar-se não somente com os alimentos fontes de alfalinolênico, EPA e DHA, mas também com aqueles fontes de ω-6 e outros tipos de gordura.

Uma alimentação rica em ácido linoleico reduz em até 40% a conversão do ácido alfalinolênico em EPA e DHA. Exagerar na ingestão de alimentos ricos em colesterol, gordura saturada, ácido oleico e ácidos graxos trans também dificulta o processo do mesmo modo[33].

Outro fato relevante é que a placenta transporta seletivamente AA e DHA da mãe para o feto[49]. A transferência de DHA é tão intensa durante o último trimestre que as novas mães apresentam apenas metade dos níveis sanguíneos de ácidos graxos ω-3[48], ou seja, a qualidade da alimentação materna tem papel decisivo no êxito do processo.

Nessa mesma época é verificado um aumento dos níveis de citocinas pró-inflamatórias nas gestantes, o que eleva o risco de depressão pós-parto. Recentemente, descobriu-se que a inflamação não é tão somente um fator de risco para a depressão pós-parto e sim a base para todo o processo[42].

Os estudos ainda são controversos sobre a efetividade dos ácidos graxos ω-3 no tratamento e na prevenção da depressão pós-parto[42,50-52]. Porém, sabe-se que ALA, EPA e DHA são capazes de reduzir os níveis de citocinas pró-inflamatórias como a IL-1α, IL-1β, IL-6 e TNF-α, além de aumentar os níveis de citocinas anti-inflamatórias, como a IL-10[42].

Doses

As gestantes devem consumir, no mínimo, 300 a 400mg/dia de DHA para garantir o desenvolvimento cerebral do feto[42,48].

Uso na amamentação

Ao nascer, a criança possui uma imaturidade enzimática que impossibilita a conversão de ALA em EPA e DHA. Assim, até o sexto mês de vida, o leite materno constitui a sua principal fonte de DHA[33].

Durante o período de aleitamento materno, o consumo de peixe pela mãe aumenta significativamente os níveis de DHA no leite materno[30]. Mas, assim como na gestação, o consumo de alimentos ricos em ω-6, colesterol, gordura saturada, ácido oleico e ácido graxo trans reduz os níveis de DHA no leite materno por reduzir a conversão de ALA em EPA e DHA[33].

Além da ingestão da lactante, o fator que mais influencia a composição do leite materno quanto aos ácidos graxos serão os estoques do organismo[53]. Assim, manter bons hábitos alimentares antes da concepção é de suma importância.

As crianças que são amamentadas com aleitamento materno por um maior período apresentam um desenvolvimento cognitivo melhor, traduzido em um aumento significativo do quociente de inteligência (QI), compreensão da leitura e habilidade com matemática[33,53,54]. Tal resultado está principalmente relacionado com a disponibilidade de ácidos graxos ω-3 no leite materno, em especial o DHA[33].

Doses

As lactantes devem manter uma ingestão diária de DHA na ordem de 300mg/dia para garantir a manutenção do desenvolvimento cerebral dos bebês[48].

Uso na pediatria

O transtorno de déficit de atenção e hiperatividade (TDAH) é caracterizado por anormalidades no comportamento, como hiperatividade, falta de concentração, distúrbios de aprendizagem e problemas de comunicação no início da infância[55]. Afeta três vezes mais os meninos do que as meninas[55,56].

Crianças com TDAH têm um nível plasmático de ω-3, DHA, EPA e ω-6 reduzido[33,56]. Outro fato interessante é que os meninos apresentam mais facilmente uma deficiência de DHA em virtude da sua maior necessidade de ácidos graxos essenciais.

Outro dado importante para o desequilíbrio de ácidos graxos essenciais é que ele comumente vem acompanhado de deficiência de zinco, mineral necessário para a conversão dos ácidos graxos essenciais em prostaglandinas[56]. Portanto, especial atenção deve ser dada também ao zinco nos casos de TDAH.

Fatores como prática indiscriminada de cesariana, abandono da prática do aleitamento materno e a escolha dos alimentos tão somente pelo valor calórico têm contribuído para o aumento das manifestações alérgicas, principalmente na infância[57].

Nas doenças alérgicas, os mastócitos sintetizam prostaglandinas série 2 e leucotrienos série 4. É também observado que as prostaglandinas série 2 são capazes de regular a atividade dos linfócitos, ocasionando alterações significativas durante o processo alérgico.

Como os ácidos graxos ω-3 antagonizam os efeitos do ácido araquidônico[37], precursor das prostaglandinas série 2[36,44] e dos leucotrienos série 4, a sua utilização é efetiva no tratamento e na prevenção das doenças alérgicas e inclusive da asma, uma vez que tais eicosanoides oriundos do mastócito são importantes mediadores da broncoconstrição asmática[44].

Crianças alérgicas beneficiam-se de uma alimentação rica em ω-3 também pelo fato de que ela promove uma redução dos níveis de IgE e histamina e, por conseguinte, da hipersensibilidade[25].

É válido ressaltar que a razão ω-6/ω-3 deve ser mantida de forma balanceada, pois níveis elevados na ingestão de ácidos graxos ω-3 podem resultar em efeitos imunossupressivos[44].

Quanto aos casos de dislipidemia na infância, os ácidos graxos ω-3 podem exercer uma alteração favorável nas concentrações de lipídios e lipoproteínas. Os ácidos graxos ω3 aumentam o número de receptores para o LDL-C e removem os triglicerídeos de circulação, reduzindo seu nível plasmático[47].

Estudos recentes têm mostrado a eficácia do uso dos ácidos graxos ω-3 no tratamento e na prevenção da depressão infantil[58,59]. Sabe-se que a bicamada de fosfolipídios é composta de ácidos graxos ω-3 e ω-6[33]. Como na modernidade há uma predominância na ingestão de alimentos fontes de ω-6[35], para uma manutenção da saúde cerebral na infância é necessária uma adequada ingestão de alimentos fontes de ácidos graxos ω-3[33].

558 PARTE VIII · Avanços em Nutrição

Quadro 33.4. Ingestão adequada (AI) de ω-3 nas diferentes fases da vida

Fase	Idade	Tipo	Mas.(g/dia)	Fem. (g/dia)
Lactentes	0-6 meses	ALA, EPA, DHA	0,5	0,5
Lactentes	7-9 meses	ALA, EPA, DHA	0,5	0,5
Crianças	1-3 anos	ALA	0,7	0,7
Crianças	4-8 anos	ALA	0,9	0,9
Crianças	9-13 anos	ALA	1,2	1,0
Gestantes	independe	ALA	–	1,4
Nutrizes	independe	ALA	–	1,3

Fonte: adaptado de Torsani[33].

É válido lembrar que o DHA é considerado um *smart nutrients*, ou seja, um nutriente envolvido no ótimo funcionamento cerebral, devendo, portanto, estar presente na alimentação infantil[56].

A recomendação de ingestão diária (*adequate intake – AI*) de ω-3 de acordo com faixa etária está resumida no Quadro 33.4.

LINHAÇA (*Linum usitatissimun L.*)

A linhaça é a semente do linho. De origem asiática, é muito utilizada em preparações culinárias. Suas sementes possuem uma coloração que pode variar de marrom-avermelhada a amarelo-brilhante (dourado)[2].

São as condições de cultivo e a variedade os fatores que podem alterar a pigmentação da casca da linhaça, mas ambas possuem os mesmos nutrientes com praticamente as mesmas quantidades[2,60].

No entanto, é possível encontrar algumas diferenças entre a linhaça marrom e a dourada. A semente dourada possui um sabor mais suave, além de ser cultivada em clima frio. Como é importada, o seu preço é mais elevado.

Já a semente marrom é natural do Mediterrâneo e adaptou-se bem ao cultivo no Brasil, o que torna seu preço bem mais acessível, pois se trata de um produto nacional. Por ter a casca mais rígida, é mais resistente à oxidação de alguns nutrientes[60].

A linhaça é a fonte vegetal mais rica em ácidos graxos ω-3[48]. Sua composição é 35% sob a forma de óleo e 15%-18% desses são compostos de ácido linoleico (ω-6) e 55% de ácido alfalinolênico. Assim, a linhaça possui três vezes mais ω-3 do que ω-6[1].

Mas a linhaça possui outros compostos bioativos que, juntamente com os ácidos graxos ω-3, tornam-na um ótimo alimento funcional: são as lignanas e as fibras[2].

Assim como no caso dos ácidos graxos ω-3, a linhaça é a maior fonte vegetal de lignanas, que são um potente inibidor das atividades das plaquetas, um mediador das inflamações[1].

Uso na gestação

A linhaça é um alimento capaz de influenciar favoravelmente o sistema imune[2], bem como reduzir a pressão sanguínea e a agregação plaquetária, dentre outros efeitos[1]. Porém, os estudos sobre o consumo durante a gestação ainda são muito cautelosos.

A linhaça contém níveis consideráveis de cádmio. Um estudo em animais com farinha de linhaça desengordurada encontrou níveis significantes de cádmio acumulado no fígado após alguns dias[61]. Porém, são necessários mais estudos sobre o tema.

Outra questão importante seria a ação estrogênica da linhaça em decorrência da presença das lignanas[2]. O consumo de semente ou farinha de linhaça durante a gestação de ratas não causou nenhum efeito histológico na espermatogênese da prole[62].

Alguns estudos mostram que o óleo de linhaça é efetivo na redução de teratogenicidade pela fenitoína, uma droga anticonvulsivante cujos mecanismos de bioativação ocorrem via citocromo P450 materno e/ou prostaglandina embrionária sintetase.[63,64]

O óleo de linhaça é capaz de reduzir significativamente a pressão arterial[1,48], principalmente na gravidez[65]. Tal ação é atribuída em parte ao efeito inativador de catecolaminas do óleo[65].

Um fato importante é que diabéticos perdem a capacidade de converter ALA em EPA e DHA. Portanto, gestantes diabéticas devem fazer uso de óleo de peixe como fonte de DHA[48].

Doses

A dose recomendada de óleo de linhaça para redução da pressão arterial, bem como fonte de ácidos graxos ω-3, seria de uma a duas colheres de sopa ao dia ou até 3.000mg/dia de ALA.

Uso na amamentação

Quase não há estudos sobre a relação do uso da linhaça durante a amamentação e a influência da sua atividade estrogênica na prole. Um estudo comprovou que mesmo estando expostos durante um longo período, que vai da amamentação, por intermédio da dieta materna, até a fase da adolescência, ratos de ambos os sexos não apresentaram alteração nos índices de reprodução. Porém, mais estudos, principalmente com humanos, são necessários[65].

Um dado interessante é que a suplementação de 20g de óleo de linhaça foi capaz de aumentar o teor de ácidos graxos ω-3, EPA e docosapentaenoico (DPA) do leite materno, porém não do DHA do qual o ALA é precursor[30]. Assim, as lactantes necessitam obter fontes diretas de DHA.

Uso na pediatria

O risco de desenvolvimento de diabetes e resistência à insulina tem relação direta com o teor de ácidos graxos da dieta e independe da presença de obesidade ou da localização de gorduras[48].

Assim, a resistência à insulina estaria relacionada com uma redução nos níveis de ácido linolênico associada a um alto nível de ácidos palmítico e palmitoleico[35]. É comprovado que o óleo de linhaça melhora a sensibilidade à insulina[48].

Desse modo, a introdução da linhaça na alimentação infantil seria uma forma de prevenir a resistência à insulina e o diabetes tipo 2.

560 PARTE VIII · Avanços em Nutrição

As crianças com TDAH em muito se beneficiam da linhaça, pois em tais casos há uma deficiência de ácidos graxos essenciais[55]. Estudos têm comprovado a eficácia do óleo de linhaça tanto no tratamento quanto na prevenção de TDAH em crianças[48].

Outra aplicação interessante do óleo de linhaça em crianças seria seu efeito anti-inflamatório. Em um estudo com crianças que apresentavam blefaroceratoconjuntivite crônica, o óleo de linhaça foi tão efetivo quanto o uso de antibiótico a longo prazo[66].

PREBIÓTICOS

Os prebióticos constituem componentes alimentares não digeríveis[67] ou pouco digeríveis[68] capazes de estimular seletivamente o crescimento e/ou a atividade de bactérias promotoras de saúde no cólon[67,68,69]. Assim, contribuem para uma microbiota saudável e o bem-estar dos indivíduos[70].

Os gêneros *Bifidobacterium*[67,68,70] e *Lactobacillus* são os mais estimulados pelos prebióticos[67,70].

Tipos de prebióticos

Existem vários tipos de prebióticos. A lactulose, o galacto-oligossacarídeo, o fruto-oligossacarídeo (FOS), a inulina e seus hidrolisados e a malto-oligossacarídeo são os prebióticos mais comumente encontrados na alimentação humana[68]. Porém, grande parte dos estudos científicos versa sobre FOS e inulina[67].

A inulina é um carboidrato polidisperso[67], com grau de polimerização médio de 10, composto de várias unidades de frutoses unidas principalmente por ligações do tipo β 1→2, em cadeias que variam de 2 a 60 unidades[70].

Já o FOS é um tipo de inulina de cadeia curta[67], ou seja, uma subunidade de inulina, com um grau de polimerização menor e com unidades de glicose ao término de sua cadeia. Não é hidrolisado no intestino, pois possui ligações do tipo β 1→2. Assim, chega intacto às regiões mais distais do trato digestório[70].

Os prebióticos podem ser obtidos por meio da extração dos alimentos fontes, síntese microbiológica ou enzimática ou a partir da hidrólise enzimática de polissacarídeos[68].

Efeitos metabólicos

A microflora intestinal e os probióticos fermentam os prebióticos a ácidos graxos de cadeia curta (AGCC)[68,69], a saber: acetato, butirato e propionato[68], substâncias essas que promovem um efeito tanto local quanto sistêmico no organismo[69], pois servem como fonte de energia para os enterócitos, além de atuarem como reguladores do crescimento e da diferenciação celular em outros tecidos[70].

A produção de AGCC reduz o pH do cólon, o que, por sua vez, inibe o crescimento de bactérias patogênicas e facilita a absorção de cálcio, aumentando sua biodisponibilidade[70,71].

Os AGCC promovem um pequeno efeito no metabolismo dos lipídios e minerais[69], principalmente na biodisponibilidade de cálcio e magnésio[70,72].

Ao estimular as bactérias probióticas, principalmente do gênero *Bifidobacterium* e *Lactobacillus*[67,70], o prebiótico aumenta a sua ação no organismo e, com isso, sua competição com bactérias patogênicas, o que por sua vez suprime a atividade de bactérias putrefativas, como *Clostridium*, *Proteus* e *Escherichia coli*[70].

Quadro 33.5. Diferenças da ação das fibras e dos prebióticos no intestino

Características	Fibras	Inulina/oligofrutanos
Dispersibilidade em água	Certos polissacarídeos são dispersos em água	Solúveis em água
Digestibilidade	Não são digeríveis	Não são digeríveis
Viscosidade	Certos polissacarídeos tornam-se viscosos na água	Em geral, não se tornam viscosos
Adsorção de ácidos biliares	Algumas fibras podem unir-se aos ácidos biliares, aumentando sua excreção	Não se ligam a ácidos biliares
Fermentação	Polissacarídeos que retêm água são fermentáveis	Altamente fermentáveis

Fonte: Perez e Guimarães[2].

É importante salientar que cada prebiótico estimula seletivamente uma espécie bacteriana. Desse modo, para manter uma microbiota intestinal saudável, seria interessante utilizar diferentes tipos de substratos.

Questiona-se a diferença entre fibras e prebióticos, uma vez que ambos produzem AGCC. Existem várias diferenças entre ambos, mas a principal seria a seletividade dos prebióticos por certas espécies, como supracitado[67].

O Quadro 33.5 demonstra as diferenças entre a ação de fibras e dos prebióticos no intestino.

Fontes

Os prebióticos são encontrados na chicória, na cebola, no alho, nos aspargos, na banana, no tomate, na alcachofra, no alho-poró[68], no mirtilo[71], entre outros.

Uso na gestação

Antes de nascer, o intestino está estéril[67]. A colonização ocorrida no intestino da criança, logo após o nascimento, é principalmente afetada pelo tipo de parto adotado e pela microbiota intestinal materna[73].

Ao suplementarem gestantes a partir da 25ª semana gestacional até o parto com galactoligossacarídeos e FOS, pesquisadores constataram um aumento nas bifidobactérias do intestino materno, contudo não houve transferência aos neonatos e a imunidade dos fetos não foi afetada[74].

Porém, quando se utiliza um simbiótico, uma combinação de prebióticos e probióticos, em razão do sinergismo de ambos[68], os resultados são diferentes.

Gestantes com alto risco de conceberem crianças alérgicas receberam um composto simbiótico por 2 a 4 semanas antes do parto. Logo após, os recém-nascidos (RN) receberam o mesmo composto, com metade da dose, por 6 meses. Ao completar 2 anos de vida, foi detectado que as crianças apresentavam menor IgE, a qual está associada a doenças como eczema, porém a incidência de alergia não foi reduzida[73].

Uso na amamentação

Após ser colonizado pelas bactérias da mãe, o trato gastrointestinal da criança é então colonizado, ainda nos primeiros dias de vida, por *Escherichia coli*, *Clostridium* e *Streptococcus*.

Com a amamentação surgem as bifidobactérias e os lactobacilos[67]. Ademais, o leite materno é capaz de promover o crescimento e a atividade da microflora intestinal, principalmente das bifidobactérias[73], pois contém prebióticos[72].

Desse modo, as crianças amamentadas com leite materno possuem maior proporção de bifidobactérias fecais e menor proporção de bactérias patogênicas do que aquelas alimentadas com fórmulas infantis[75].

A suplementação de fórmulas infantis com prebióticos reduz a incidência de gastroenterite e o uso de antibioticoterapia ao ano, bem como promove ganho de peso, quando comparada ao uso de fórmulas infantis isoladamente[76].

Doses

A suplementação de FOS e inulina para adultos deve ser em torno de 3 gramas/dia, podendo chegar até 6 gramas/dia[70].

É comum observar alguns efeitos adversos, como flatulência e distensão abdominal[70,71]. A flatulência observada na suplementação com FOS pode ser mais intensa nos pacientes que não toleram lactose[71]. Contudo, 2 a 4 dias após o início da suplementação os sintomas tendem a desaparecer[70].

Em crianças foi observada uma dose de 0,8g/dia[73].

PROBIÓTICOS

A microflora intestinal tem sido objeto de interesse desde que Metchnikoff, no início do século XX, propôs que muitas das doenças estariam relacionadas com a ação de bactérias intestinais[77].

O ser humano possui mais bactérias no intestino do que células no próprio corpo, e o metabolismo desses micro-organismos influi sobre todo o processo de saúde e doença.[78]

Probiótico significa *para a vida*[67,78] e constitui micro-organismos vivos, os quais, quando administrados em quantidades adequadas, conferem benefícios à saúde[68,79], pois alteram a microbiota intestinal (por implantação ou adesão)[79] e promovem qualidade de vida[78].

Para ser considerado um probiótico o micro-organismo deve ser seguro[68] e ter efeitos funcionais[67,68] e propriedades tecnológicas[68].

Para o probiótico ser seguro, ele não deve ser patogênico, não ter conexão com bactérias causadoras de diarreia e não ser habilitado a transferir resistência antibiótica a genes[68,80].

O conceito de funcionalidade traduz-se pelo fato de que o micro-organismo deve ser estável a ácidos e bases, ter resistência a enzimas digestivas, adesão de mucosa intestinal, estimulação do sistema imune sem efeitos inflamatórios, manutenção da integridade da mucosa, produção de enzimas e vitaminas, além de ser antagonista da atividade de patógenos humanos, dentre outras[68,80].

No entanto, os probióticos não precisam ser micro-organismos que habitem constantemente o trato gastrointestinal. O importante é a promoção de saúde ao ser humano[78].

CAPÍTULO 33 • Alimentos Funcionais   563

Quanto às propriedades tecnológicas, os probióticos devem apresentar boas propriedades sensoriais, atividade fermentativa, sobrevivência aos processos de *freeze-drying* e *spray-drying*, capacidade de crescimento e viabilidade em alimentos e estabilidade durante grande tempo de estocagem[68,80].

Tipos de probióticos

Muitos são os micro-organismos considerados probióticos[64,75], conforme ilustra o Quadro 33.6.

Quadro 33.6. Micro-organismos considerados probióticos

Lactobacillus species	*Bifidobacterium species*	*Outras bactérias produtoras de ácido láctico*	*Bactérias não produtoras de ácido láctico*
L.acidophilus	*B.adolescentis*	*Enterococcus faecalis*	*Bacillus cereus var. toyoi*
L.amylovorus	*B.animalis*	*Enterococcus faecium*	*Escherichia coli strain nissle*
L.casei	*B.bifidum*	*Lactococcus lactis*	*Propionibacterium freudenreichii*
L.crispatus	*B.breve*	*Leuconstoc mesenteroides*	*Saccharomyces cerevisiae*
L.bulgaricus	*B.infantis*	*Pedicoccus acidilactici*	*Saccharomyces boulardii*
L.gallinarum	*B.lactis*	*Sporolactobacillus inulinus*	
L.gasseri	*B.longum*	*Streptococcus thermophilus*	
L.johnsonii			
L.paracasei			
L.plantarum			
L.reuteri			
L.rhamnosus			

Fonte: Marques e Machado[78].

Porém, os gêneros *Lactobacillus* e *Bifidobacterium* são os mais utilizados[68,78,81].

Os lactobacilos não são naturais ao homem, enquanto as bifidobactérias são normalmente encontradas no trato gastrointestinal. Diferentes dos lactobacilos, as bifidobactérias estão presentes logo após o nascimento[78].

Já as cepas mais estudadas em crianças são: *L. acidophilus*, *L. rhamnosus*, *L. bulgaricus*, *L. reuteri*, *L. casei*, *Bifidobacterium ssp.* e *Saccharomyces bourlardii*.[77]

Efeitos metabólicos

Vários efeitos são atribuídos aos probióticos, entre os quais: redução do pH intestinal, produção de algumas enzimas digestivas e vitaminas[68], produção de substâncias antibacterianas[68,80] (ácidos orgânicos, bacteriocinas, peróxido de hidrogênio, lactonas, entre outros)[68], reconstrução da microflora intestinal normal após desordem causada por diarreia[68,77], antibioticoterapia[68,79] e radioterapia, redução dos níveis de colesterol sérico, estimulação do sistema imune, supressão da infecção bacteriana, remoção de carcinógenos, aumento da absorção de cálcio e redução da atividade enzimática fecal[68].

Quando os probióticos produzem substâncias antimicrobianas e ácidos, como AGCC, há uma redução do pH luminal, o que proporciona uma supressão da colonização enteropatogênica do lúmen[80], otimização da absorção de cálcio[72], estimulação de bifidobactérias e lactobacilos[67,70], além de conferir fonte de energia aos enterócitos[69,70].

564   PARTE VIII · Avanços em Nutrição

Os probióticos também podem prevenir a adesão e invasão de patógenos no intestino pela obstrução dos sítios de ligação[80].

Para proporcionar todos esses efeitos, o probiótico necessita ter garantidos a sua sobrevivência, crescimento e metabolismo, funções essas exercidas pelos prebióticos.

Os prebióticos funcionam como um complemento. Ao combinar prebiótico com probiótico, há uma ação de sinergismo e um produto completo denominado simbiótico[68,78].

Fontes

Os probióticos são encontrados nas mais variadas doses e em vários produtos: iogurtes, leites fermentados, pós e cápsulas[80].

Uso na gestação

Como já citado, a microflora intestinal é afetada pela microbiota materna e o tipo de parto[76]. Crianças nascidas por cesariana apresentam em sua microflora intestinal uma redução de bacteroides e bifidobactérias, além de um aumento de *Clostridium sp*[77].

Existe ainda a hipótese de que uma suplementação de probiótico no pré-natal em grávidas com altos fatores de risco para doenças atópicas seria capaz de reduzir a prevalência de atopia nos bebês[82].

O uso de probióticos por gestantes com bebês de risco para doenças atópicas foi capaz de reduzir em 50% as taxas de dermatite atópica nas crianças[81].

A suplementação de *L. rhamnosus*, *L. rhamnosus GG*, *B. breves* e *P. freuden reichii ssp* em gestantes com alto risco de concepção de crianças atópicas, bem como nos bebês, associada a 0,8g de prebiótico por dia, até o sexto mês de vida, não foi capaz de prevenir a incidência de alergia, porém houve uma redução das alergias mediadas por IgE nas crianças nascidas por cesariana[83].

Outro estudo comparou a suplementação de *L. rhamnosus* (6×10^9 UFC) com *B. lactis* (9×10^9 UFC) em gestantes e nos bebês até o segundo ano de vida. Foi observado que as crianças que receberam *L. rhamnosus* tiveram uma redução significante na prevalência de eczema, mas não de atopia[84].

O *L. reuteri* é um lactobacilo com efeito anti-inflamatório. Ele induz a produção de IL-10, além de reduzir a doença inflamatória intestinal. Sua suplementação em gestantes com história de alergia e em seus filhos até os 12 meses foi capaz de reduzir a incidência de eczema associado a IgE na infância[85].

Contudo, o papel dos probióticos na prevenção da alergia não está claramente estabelecido[84], sendo necessários mais estudos para elucidar o tema.

Uso na amamentação

O leite materno modula o desenvolvimento normal da microflora intestinal. Ele é capaz de estimular seletivamente o crescimento de bactérias probióticas, como os lactobacilos e as bifidobactérias, além de inibir os gêneros patogênicos[72,73]. Por esse e outros aspectos, o leite materno é considerado o primeiro alimento funcional que recebemos[86].

A colonização do intestino da criança também se inicia com o leite materno. O colostro, primeiro produto da secreção láctea da lactante, presente até o sétimo dia após o parto, contém bactérias lácticas[81].

Crianças em aleitamento materno possuem maior número de bifidobactérias no intestino[75,87] e nas suas fezes é comum encontrar *L. acidophilus*, *L. salivarius* e *L. fermentum*, além da *B. bifidum*[81].

Já em crianças não amamentadas pode ser verificado que 50% a 60% delas têm *C. difficile*, contra 6% a 20% nas crianças em aleitamento materno[77], ou seja, a composição e a atividade fermentativa da microflora colônica em humanos são afetadas pelo leite materno.[75]

Outro dado importante é que a microflora intestinal participa no desenvolvimento e na manutenção das funções sensoriais e motoras. O AGCC, produto final da fermentação da microflora intestinal, pode afetar a motilidade local via direta ou indireta (nervo)[87].

Ao suplementar *L. reuteri* (10^8 UFC) em crianças em aleitamento materno por 30 dias observou-se uma redução na regurgitação, no tempo de choro diário e no número de fezes soltas[87].

Uso na pediatria

Das 20 drogas mais prescritas em pediatria, 14 são antibióticos[79].

As crianças que utilizam antibiótico possuem uma microflora intestinal bem característica. Há um aumento de *Klebsiella*, citrobactérias, enterobactérias e *Candida albicans*, associado a uma redução de coliformes, bacteroides, bifidobactérias e na produção de AGCC[77].

A antibioticoterapia desestrutura a microflora intestinal das crianças, sendo muito comum ocasionar diarreia. De acordo com a *World Health Organization* (WHO), a diarreia associada a antibiótico pode ser definida como "três ou mais movimentos peristálticos anormais em 24 horas ou uma a três evacuações anormais no período de 24 a 48 horas"[79].

Esse tipo de diarreia ocorre em 11% a 40% das crianças em tratamento com antibiótico e pode ocorrer desde o início até 2 meses depois da interrupção do tratamento[88].

O uso de probiótico é bastante eficaz no tratamento da incidência da diarreia associada ao uso de antibióticos[79,88], principalmente naqueles utilizados no tratamento de infecções do trato respiratório[88].

Não se conhece muito sobre as cepas de probióticos benéficas às crianças[79], porém já se sabe que *S. boulardii*, *Lactobacillus GG* e a combinação de *B. lactis* e *S. thermophilus*, em ordem decrescente, são os mais efetivos na prevenção da diarreia associada a antibióticos[88].

Doses em torno de 5 a 10 bilhões de UFC seriam necessárias para a prevenção da diarreia associada a antibióticos[77,80].

O aumento do amplo espectro dos antibióticos nas últimas décadas tem impulsionado a incidência de diarreia associada a *Clostridium difficile*[80].

Um tratamento prévio com *S. boulardii* pode inibir diretamente a toxina do *C. difficile*, pois a protease secretada por esse probiótico é capaz de hidrolisar as toxinas A e B. Há evidências também de que uma microflora intestinal saudável inibe o crescimento do *C. difficile*[80].

Atualmente, a alergia é a doença crônica mais comum na infância[89]. Uma das causas consistiria em reduzida exposição microbiológica ocorrida no mesmo período[83] e microflora alterada[85].

566   PARTE VIII · Avanços em Nutrição

Existe uma diferença entre a microflora intestinal de crianças alérgicas e não alérgicas[85]. As crianças alérgicas apresentam menos lactobacilos[85] e bifidobactérias[83,85].

Ao utilizarem *L. paracasei* (10^7 UFC) e *B. lactis* (10^7 UFC) por 12 meses, pesquisadores não conseguiram acelerar a tolerância ao leite de vaca em crianças alérgicas a esse alimento[90].

Outro estudo com filhos de mães atópicas, suplementando *L. acidophilus* (3×10^9 UFC) por 6 meses, também não foi capaz de reduzir o risco de sensibilização[89].

Porém, o tratamento de dermatite atópica com *L. fermentus* (10^9 UFC) mostrou eficácia[77].

Outra aplicação dos probióticos no campo da pediatria consiste no tratamento de diarreia aguda[81,91]. A suplementação de *L. rhamnosus* mostrou-se mais efetiva do que um *mix* de probióticos contendo *L. delbrulckii var bulgaricus*, *Streptococcus thermophilus*, *L. acidophilus* e *B. bifidum*[91].

Aliás, a cepa *L. rhamnosus GG* é mais efetiva no tratamento de diarreia por rotavírus, sendo utilizada nas doses entre 5 e 10 bilhões de UFC[77].

Os probióticos também podem ser utilizados no tratamento da cólica infantil. Bebês amamentados ao peito, ao receberem a suplementação com *L. reuteri* (10^9 UFC), reduziram em 65% o tempo de choro, e os benefícios foram notados em 24 horas. Eles foram comparados com um grupo que recebeu 60mg de simeticona. Das crianças que receberam probióticos, 95% responderam positivamente *versus* 7% da simeticona[77].

Crianças com TDAH[55,81] e autistas apresentam o quadro de disbiose[81] intestinal e podem beneficiar-se com a suplementação de probióticos.

Foi observado que a suplementação de simbióticos é efetiva na redução da intensidade de TDAH em crianças durante 6 semanas de observação[81].

Já nas crianças autistas é comum uma microflora alterada com redução de *Lactobacillus* e *Bifidobacterium* juntamente com um aumento de *Streptococcus sp*, *Staphylococcus sp*, enterobactérias, *E. coli* hemolítica e *Candida*[81].

Doses

Para se obter um efeito probiótico, devem ser utilizadas doses em torno de 10^{8-10} UFC[78,92]. Porém, esse valor é variável conforme o objetivo, a qualidade da preparação e o tipo de bactéria[92], sendo necessários mais estudos nas áreas de dosagem e ultradosagem de probióticos[78], principalmente na pediátrica.

É válido lembrar que, independentemente da dose, algumas pessoas, em razão da morte dos patógenos, podem vivenciar a piora dos seus sintomas cerca de 4 a 5 dias após o início do tratamento. Essa reação, denominada *die-off reaction*, é ocasionada pelos produtos celulares tóxicos liberados em decorrência da morte dos patógenos no intestino. Podem ser observados desconforto abdominal, excesso na produção de gases e, em alguns casos, até diarreia. No entanto, o tratamento deve continuar até a melhora dos sintomas[92].

GENGIBRE (*Zingiber officinale L.*)

O gengibre é pertencente à família Zingiberaceae[2,93], ou seja, a mesma do cardamomo e da cúrcuma longa[94].

É utilizado na Índia e na China há mais de 2.500 anos com propósitos terapêuticos[93,95]. Porém, também é muito utilizado para fins culinários[93] desde longa data, principalmente na Ásia e nos países tropicais, onde teve início seu cultivo[94].

A parte utilizada do gengibre é o rizoma[2,93,94], um caule subterrâneo[2].

Os estudos sobre os efeitos do gengibre são realizados há séculos, principalmente[93] sobre sua ação em problemas digestivos[2,94] e como estimulante do apetite. Atualmente, o foco está no tratamento de náuseas, vômitos e artrites[93].

Efeitos metabólicos

O rizoma do gengibre contém os sesquiterpenos[91,92], principalmente bisapoleno[94], zingeberina[95], zingiberol, sesquifelandreno e curcumina, além de outros compostos[94].

Os compostos fenólicos são os principais fitoquímicos presentes no rizoma do gengibre. Destacam-se o gingerol e os shagaóis[94].

O gingerol, em particular o 6-gingerol, tem sido identificado como o ingrediente mais ativo do gengibre e também como o responsável pelas suas características terapêuticas[96]. Aliás, o forte aroma do gengibre é, em parte, devido ao gingerol[93].

O gengibre contém ainda monoterpenos, como o limoneno, e flavonoides, como a galangina e a quercetina[94]. A composição química do gengibre já é bem conhecida; no entanto, seus mecanismos de ação ainda não foram totalmente elucidados[93,95].

Como antiemético, parece que o gengibre é capaz de inibir os receptores serotoninérgicos $5-HT_3$[93,94,95], os quais estão envolvidos na transmissão de impulsos ao centro do vômito[94]. Assim, o gengibre exerceria um efeito antiemético tanto no trato gastrointestinal quanto no sistema nervoso central (SNC)[93,96], porém ainda não se sabe como os componentes do gengibre antagonizam esses receptores[95].

Outro efeito seria o anti-inflamatório[93,95]. *In vitro*, o gengibre seria capaz de inibir a ativação do TNFα e da expressão da COX_2[93], inibindo assim o metabolismo do AA[95].

O extrato de gengibre em estudos *in vitro* inibiu a agregação plaquetária e a síntese de tromboxanos. Porém, *in vivo*, com doses orais, tais efeitos não foram observados[95]. No entanto, há consenso de que seu uso não causa toxicidade[93,95].

Uso na gestação

A náusea e o vômito são sintomas frequentes na gravidez, principalmente no primeiro trimestre de gestação.[94]

Estudos mostram que a utilização de gengibre na gestação não apresenta efeitos adversos[93,97]. Ao serem utilizadas doses de 1.000mg de extrato de gengibre por quilo de peso em ratas, no período da organogênese, não foi observado nenhum dano ao feto ou à mãe. Teratogenicidade, toxicidade e *performance* reprodutiva não tiveram nenhuma alteração.[97]

Seu uso é tão efetivo quanto o da vitamina B_6 no tratamento da náusea.[93] Grávidas no primeiro trimestre de gestação obtiveram um bom resultado utilizando um xarope de gengibre (1g/dia) fracionado em quatro tomadas diárias diluídas em água. Após 9 dias do tratamento iniciado, 77% obtiveram redução das náuseas e, após 6 dias, 67% que vomitavam diariamente pararam de vomitar[98].

568   PARTE VIII · Avanços em Nutrição

O gengibre também pode ser utilizado no tratamento de enjoos matinais[95,99]. Foi demonstrado que seu efeito pode ser superior ao do dimenidrinato[93].

Gestantes com enjoo matutino reduziram a náusea e o número de episódios de vômito com doses de 250mg de gengibre em pó/dia[95]. Já 1g de gengibre em pó/dia foi capaz de reduzir os sintomas da *hyperemesis gravidarum*[99].

Um estudo com 588 gestantes constatou que 36% estavam fazendo uso de ervas e, desse percentual, 12% utilizavam gengibre. O interessante é que 98% relataram que iniciaram o uso no início da gestação e mais de 76% admitiram melhora dos sintomas, já que a principal causa do uso era a náusea[100].

Assim, pode-se notar que o gengibre na gestação é amplamente utilizado e pode ser bastante benéfico, uma vez que os antieméticos tradicionais podem provocar efeitos teratogênicos no período embrionário crítico[101].

Uso na pediatria

Poucos estudos têm evidenciado a eficácia do gengibre para a náusea e os vômitos em crianças com câncer[102]. Contudo, há relatos de seus benefícios na redução de náuseas e vômitos na quimioterapia aguda[103], bem como na redução de náuseas nos casos de leucemia[95].

O uso de extrato de gengibre e suco de gengibre antes da cisplatina, um antineoplásico, num estudo com ratos foi capaz de reduzir o sintoma de plenitude gástrica[95].

Atualmente, tem ocorrido uma resistência do *Campylobacter jejuni* ao tratamento por antibiótico. Essa bactéria é a causa mais comum de infecção entérica, principalmente em crianças, e o extrato de gengibre inibe seu crescimento[104].

O uso de gengibre também tem mostrado efeito no tratamento da dispepsia funcional em crianças[105].

É válido lembrar que a utilização de gengibre por crianças dificilmente está relacionada com alergia alimentar[106] e, portanto, seu uso é seguro sob esse aspecto.

Doses

As doses utilizadas variam de 1 a 4g ao dia[95]. Na gravidez, normalmente são utilizados 250mg quatro vezes ao dia[93].

O gengibre pode ser utilizado seco ou fresco[93,94]. Porém, é importante salientar que o calor inativa o gingerol[94]. Apesar de incomum[93], podem ocorrer alguns efeitos colaterais leves, como sonolência, azia, diarreia e irritação na boca[93,107].

ALHO *(Allium sativum L.)*

O alho é uma erva na forma de bulbos, pertencente à família Alliaceae e com odor forte bem característico.[2]

Os benefícios da utilização do alho com propósitos medicinais são conhecidos há milhares de anos. Há relatos do uso medicinal do alho que datam de 5.000 anos. Os chineses têm usufruído dos benefícios do alho há, no mínimo, 3.000 anos[108]; já os egípcios, há mais de 4.000[2].

CAPÍTULO 33 · Alimentos Funcionais

O alho é amplamente utilizado na culinária em razão do seu *flavor* e dos seus benefícios terapêuticos[109].

Na literatura, encontram-se vários efeitos atribuídos ao alho, dentre eles: hipolipidêmico[109], bactericida[110], antiplaquetário, hepatoprotetor, neuroprotetor, antineoplásico, otimizador do sistema imune, além de possuir atividade quimiopreventiva e antioxidante[109].

Efeitos metabólicos

O alho contém altas concentrações de compostos sulfurados[108], principalmente nos bulbos, popularmente conhecidos como dentes de alho[2].

São os compostos sulfurados os responsáveis pelo *flavor* característico do alho. Já os compostos não sulfurados trabalham sinergicamente com os compostos sulfurados, conferindo ao alho seus benefícios terapêuticos[109].

Os compostos sulfurados tiossulfinatos, incluindo a alicina, aparentam ser os responsáveis pelas propriedades funcionais do alho[2,108].

Quando o alho é cortado, macerado ou mastigado, há um rompimento de membranas, e a aliina, aminoácido com enxofre em sua composição, é transformada enzimaticamente pela alinase em alicina[108,111].

A alicina é bastante instável e rapidamente convertida em mono, di e trissulfetos, além de outros compostos, como o ajoeno[2].

Em virtude da sua semelhança estrutural com o dimetilssulfeto, substância varredora de radicais livres, e da presença de selênio no alho[2], a alicina possui atividade antioxidante[2,108]. A aliina, o ajoeno e a alicina inibem a peroxidação lipídica, a qual, por sua vez, acaba inibindo a enzima xantina-oxidase e de eicosanoides[2].

O alho possui atividade fibrinolítica e, portanto, é capaz de prevenir coágulos, além de reduzir a agregação plaquetária[111]. Sobre seus efeitos na farmacocinética, ainda há muito que elucidar[108], contudo já foi demonstrado que seu consumo estimula as enzimas do citocromo P450, o que indica que ele possa ter influência no metabolismo de medicamentos[109].

A alinase é desativada pelo calor e pela ação de ácidos. Assim, o alho desidratado possui aliina e alinase, porém necessita ser administrado com revestimento entérico, uma vez que a acidez do estômago consegue desativar a alinase. Da mesma forma, pode-se verificar uma redução da funcionalidade do alho cozido em razão da utilização de calor no processo[108].

O Quadro 33.7 ilustra os compostos sulfurados e a atividade biológica encontrados no alho.

Quadro 33.7. Compostos sulfurados e atividade biológica encontrados no alho

Compostos	Possível atividade biológica
Aliina	Hipotensor, hipoglicemiante
Ajoeno	Prevenção de coágulos, anti-inflamatório, vasodilatador, hipotensor e antibiótico
Alicina e tiossulfinatos	Antibióticos, antifúngicos e antivirais

(Continua)

570 PARTE VIII · Avanços em Nutrição

Quadro 33.7. Compostos sulfurados e atividade biológica encontrados no alho (*continuação*)

Compostos	Possível atividade biológica
Alil mercaptano	Hipocolesterolemiante
S-alil-cisteína e compostos glutâmicos	Hipocolesterolemiantes, antioxidantes, quimioprotetores perante o câncer
Sulfeto dialil	Hipocolesterolemiante

Fonte: Perez e Guimarães[2].

Uso na gestação

Em função do seu efeito na redução da agregação plaquetária, do estresse oxidativo e da pressão arterial, alguns estudos tentaram comprovar a eficácia do alho na prevenção de pré-eclâmpsia e suas complicações. No entanto, nenhum mostrou efeito ou evidências suficientes para o uso de alho nessa patologia[112-114].

Já a utilização de 800mg/dia de alho em tabletes, durante o terceiro trimestre de gestação, foi efetiva na redução da ocorrência da hipertensão arterial sozinha[114].

Estudos em animais têm comprovado a proteção exercida pelo alho nos casos de micotoxinas e substâncias embriotóxicas. Em ambos os casos, a utilização de alho inibiu a toxicidade das substâncias envolvidas[115,116].

Várias crianças morrem por *Streptococcus* do grupo B (GBS). As gestantes com cultura positiva para GBS são tratadas com antibioticoterapia. Não existem estudos com o uso de alho na gravidez e a prevenção de GBS em recém-nascidos. Contudo, o alho é bactericida para GBS[117].

Um fato interessante é que a ingestão de alho pelas gestantes altera significativamente o odor do líquido amniótico[118].

Uso na amamentação

A intensidade do odor do alho no leite materno tem seu pico 2 horas após a ingestão por parte da lactante.

Foi comprovado que bebês sugam mais e ficam mais tempo ao peito, ingerindo assim mais leite quando o leite materno cheira a alho[119].

Uso na pediatria

O alho possui amplo espectro antibiótico contra bactérias gram-positivas e negativas. É bastante efetivo contra cepas resistentes a antibióticos e, quando é utilizado em conjunto com antibioticoterapia, verifica-se um sinergismo total ou parcial entre ambos[110].

A suplementação de 300mg/dia de alho em tabletes foi bastante efetiva na prevenção não específica de infecção respiratória aguda em crianças[120]. Já em outro estudo, o extrato de alho promoveu ação bactericida em crianças com otite média aguda[121].

Há a hipótese de que o alho poderia prevenir a hepatotoxicidade do ácido valproico, primeira linha no tratamento da epilepsia. Sua hepatotoxicidade, apesar de rara, ocorre principalmente em crianças com menos de 2 anos de idade que tomam múltiplas drogas[122].

A hepatotoxicidade do ácido valproico seria embasada pelo aumento do estresse oxidativo induzido pela alta produção de radicais livres, o que compromete a capacidade antioxidante e, por conseguinte, leva à hepatotoxicidade. Os compostos sulfurados presentes no alho, por possuírem atividade antioxidante e prevenirem a depleção de GSH, preveniriam tal quadro[122].

Um estudo demonstrou que a suplementação de alho em pó (cápsulas), na dose de 1g/1,73m²/dia, melhorou a oxigenação e a dispneia em crianças portadoras da síndrome hepatopulmonar[123].

Já o seu uso em crianças com hipercolesterolemia familiar não foi significante na redução de fatores de risco cardiovasculares[124].

Doses

Para adultos existe a recomendação de 4g/dia, ou seja, 1 a 2 dentes frescos. Podem também ser utilizados 300mg de alho em pó, padronizado com 1,3% de aliina ou 0,6% de alicina, duas a três vezes por dia[108].

Em crianças, a dose de 600mg/dia, na forma de tabletes, não apresentou nenhum efeito colateral[120].

É válido lembrar que o consumo excessivo de alho, principalmente com o estômago cheio, pode provocar transtornos no trato gastrointestinal, como flatulências e mudanças na flora intestinal. Podem também ocorrer hálito e odor no corpo característicos[108].

BRÁSSICAS (Brassicaceae)

A família Brassicaceae ocupa lugar de destaque na horticultura da região Centro-Sul do Brasil e é também a mais numerosa em espécies de hortaliças[125].

Os vegetais dessa família contêm vários nutrientes e fitoquímicos com propriedades anticarcinogênicas[126,127], como o folato[126], as fibras[126,127], carotenoides[126,127], clorofila[126], vitamina C, flavonoides e glucosinolatos[127].

As brássicas são uma fonte rica de glucosinolatos e dos produtos de sua hidrólise, incluindo os indóis e os isotiocianatos[126].

Os glucosinolatos são um importante grupo de fitoquímicos capazes de prevenir doenças crônicas[128]. Podem chegar a 1% ou mais do peso seco do vegetal da espécie Brassica[127]. Eles são os responsáveis pelo sabor amargo característico desses vegetais[126].

Esse seleto grupo de vegetais é composto por repolho, couve-flor, couve-manteiga, brócolis, couve-de-bruxelas, couve-rábano, couve-tronchuda, couve-chinesa, mostarda, nabo, agrião, rabanete, rábano, rúcula, dentre outros[125,128].

Efeitos metabólicos

O consumo de vegetais da família Brassicaceae está inversamente relacionado com o risco de câncer.[125,128,129]

Existem mais de 120 glucosinolatos amplamente distribuídos na família Brassicaceae[129], porém os glucosinolatos intactos por si já são biologicamente inativos[128].

Nos vegetais brássicos intactos, os glucosinolatos estão fisicamente separados de uma enzima hidrolítica denominada betatioglicosidase, também conhecida como mirosinase[126,127,128].

572 PARTE VIII · Avanços em Nutrição

Quando há ruptura da parede celular[128], ou seja, quando o vegetal é cortado ou mastigado[126,127], a mirosinase entra em contato com os glucosinolatos, e essa reação origina os isotiocianatos[129], compostos com atividades biológicas diversas[128].

Como os isotiocianatos são moléculas altamente instáveis, logo se decompõem espontaneamente a indol-3-carbinol, índole-acetonitrile, íons tiocianato e 3,3'-di-indolil-metano[1].

O cozimento utilizando forno de micro-ondas[125,128] e o vapor[126] inativa a mirosinase. Já a fervura leva a uma perda de 30% a 60% no teor de glucosinolatos. O método mais adequado seria o branqueamento, o qual leva a uma menor perda de compostos[128].

Outro dado importante é a água utilizada no cozimento. Quanto maior a quantidade de água utilizada, maior a redução da quantidade de isotiocianatos. Esses compostos são perdidos nessa água[125,126], já que os glucosinolatos são hidrossolúveis[126].

Métodos de armazenamento, como refrigeração a 4°C e/ou congelamento, mantêm o teor de fitoquímicos dos alimentos e, portanto, evitam a perda de glucosinolatos. A utilização de armazenagem em câmaras de ar também é benéfica, já que a ausência de oxigênio promove a perda dos glucosinolatos[127].

Na ausência da mirosinase, os glucosinolatos podem ser hidrolisados pela microbiota humana por intermédio da mirosinase bacteriana[127,129].

Vários fatores influenciam a ação de hidrólise exercida pela mirosinase nos glucosinolatos, dentre eles a mastigação e o processamento do vegetal, a presença de ácido ascórbico e ferro, o tratamento térmico, o pH e a fermentação colônica[125,128].

O sulforafano e o indol-3-carbinol são os produtos da hidrólise dos glucosinolatos mais importantes e estudados[129].

A glucorafanina é o glucosinolato precursor do isotiocianato sulforafano[2,129]. Ela é abundante na couve-flor, no repolho[129] e, principalmente, no brócolis[2,129].

O sulforafano tem um importante papel anticarcinogênico, pois inibe as enzimas da fase I do citocromo P450, responsáveis pela conversão de pró-carcinógenos em carcinógenos, além de induzir as enzimas da fase II, que destoxificam e facilitam a excreção de carcinógenos pelo corpo[126,129].

Outro mecanismo proposto para a quimioprevenção seria o aumento da GSH pelos isotiocianatos[128].

O brócolis também é excelente fonte de glucobrassicina, um precursor do indol-3-carbinol. O indol-3-carbinol, assim como o sulforafano, tem sido implicado numa ampla variedade de mecanismos anticarcinogênicos, porém esse efeito protetor pode ser influenciado por variações genéticas individuais (polimorfismos) no metabolismo e na eliminação de isotiocianatos pelo corpo[126].

Uso na gestação

Existem poucos estudos associando fitoquímicos da dieta materna com quimioprevenção da prole.

Ratas alimentadas com indol-3-carbinol durante a gestação, após carcinogênese induzida, tiveram menor mortalidade da prole e menor incidência de câncer de fígado da prole, independentemente do genótipo materno e da prole, comprovando que a ingestão de fitoquímicos durante a gestação pode ser efetiva na redução da incidência de câncer em crianças e adultos jovens[130].

Outro estudo comprovou que o tratamento com o indol-3-carbinol 48 horas antes de ratas serem expostas à ciclofosfamida no período da organogênese reduziu a incidência de malformação fetal[131].

Já em humanos, o consumo de vegetais crucíferos durante a gestação está associado a um menor risco de astrocitoma anaplástico, um tumor maligno no SNC, durante a infância[132].

Uso na amamentação

Sabe-se que os componentes das brássicas são excretados no leite materno[133].

Uso na pediatria

A papilomatose respiratória recorrente é causada pelo papilomavírus humano (HPV) dos tipos 6 e 11. Afeta principalmente crianças e tem como tratamento adjunto o indol-3-carbinol[134,135].

Já o di-indolilmetano tem efeito inibitório sobre alguns tumores, principalmente no papiloma laringeal. Foi demonstrado que seu uso na população pediátrica não causa efeito adverso, além de ser seguro[136].

Doses

Estudos sugerem um consumo de duas porções diárias para se obter a redução de 50% do risco de determinados tipos de câncer[1,127]. Já outros trabalho observaram resultados positivos a partir de 3 a 5 porções/dia[127].

REFERÊNCIAS BIBLIOGRÁFICAS

1. Fonseca A, Paschoal V. Nutrifito alimentos coadjuvantes dos fitoterápicos. In: Kalluf L (ed.) Fitoterapia funcional. São Paulo: VP Editora, 2008: 225-59.
2. Perez P, Guimarães S. Estudo da composição nutricional dos alimentos funcionais. In: Dolinsky M (ed.). Nutrição Funcional. São Paulo: Roca, 2009; 37-63.
3. Carreiro D. Alimentos funcionais. In: Carreiro D (ed.). Entendendo a importância do processo alimentar. São Paulo: Editora Referência, 2007; 58-64.
4. Plantago Ovata e Saúde. Nutrição Saúde & Performance 2004; 22:38-40.
5. Davidvon M, Dugan L, Burns J, Sugimoto D, Story K, Drennan K. A psyllium-enriched cereal for the treatment of hypercholesterolemia in children: a controlled, double-blind, crossover study. Am J Clin Nut 1996; 63: 96-102.
6. Elias M, Teixeira M. Dislipidemia na infância. Nutrição, Saúde & Performance 2003; 53-6.
7. Glussman M, Spark A, Berezin S et al. Treatment of type IIa hyperlipidemia in childhood by a simplified American Heart Association diet and fiber supplementation. Am J Dis Child 1990; 144: 973-6.
8. Moreno LA, Tresaco B, Bueno G et al. Psyllium fibre and the metabolic controlo f obese children and adolescents. 2003; 59:235-42.
9. James J, Cook R, Barnett A, Sampson H. Anaphylactic reactions to a psyllium-containing cereal. J Allergy Clin Immunol 1991; 3:402-8
10. Sadig Butt M, Tahir-Nadeem M, Khan M, Shabir R,Butt M. Oat: unique among the cereals. Eur J Nutr 2008; 47:68-79.
11. Kerckhoffs D, Browns F, Hornstra G, Mensink R. Effects on the humans serum lipoprotein profile of

574 PARTE VIII · Avanços em Nutrição

β-glucan, soy protein and isoflavones, plant sterols and stanols garlic and tocotrienols. J Nutr 2002; 132:(2)494-505.

12. Jenkins A, Jenkins D, Zdravkovic, Würsch P, Vuksan V. Depression of the glycemic index by hight levels of β-glucan fiber in two functional foods tested type 2 diabetes. Eur J Clin Nutr 2002; 56: 622-8.

13. Kwiterovich PO. The role of fiber in the treatment of hypercholesterolemia in children and adolescents. Pediatrics 1995; 96:1.005-9.

14. Regand A, Tosh S, Wolever T, Wood P. Physicochemical properties of β-glucan in differently processed oat foods influence glycemic response. J Agric Food Chem 2009; 57:8.831-8.

15. Pourpak Z, Mesdaghi M, Mansouri M, Kazemnejad A, Toosi S, Farhoudi A. Wich cereal is a suitable substitute for wheat in children with wheat allergy? Pediatr Allergy Immunol 2005; 16:262-6.

16. Yu B, Khan G, Foxworth A, Huang K, Hilakivi-Clarke L. Maternal dietary exposure to fiber during pregnancy and mammary tumorigenesis among rat offpring. Int J Cancer 2006; 119:2279-86.

17. Oliveira R, Salles M, Silva A et al. Effects of the polysaccharide beta-glucan on clastogenicity and teratogenicity caused by acute exposure to cyclophosphamide in mice. Regul Toxicol Pharmacol 2009; 53:164-73.

18. Maki K, Davidson M, Ingram K, Veith P, Bell M, Gugger E. Lipid responses to consumption of a beta-glucan containing ready-to-eat cereal in children and adolescents with mild-to-moderate primary hypercholesterolemia. Nutrition Research 2003; 23:1.527-35.

19. Alvarez-Jubete L, Arendt K, Gallagher E. Nutritive value and chemical composition of pseudocereals as gluten-free ingredients. Int J Food Sci Nutr 2009; 22:1-18.

20. Konishi Y, Hirano S,Tsuboi H, Wada M. Distribution of minerals of quinoa (*Chenopodium quinoa* Willd.) seeds. Biosci Biotechonol Biochem 2004; 68:231-4.

21. Jafelice M. Quinoa. Nutrição, Saúde & Performance 2007; 35:20-2.

22. Carreiro D. Alérgenos alimentares. In: Carreiro D. (ed.). Alimentação: problema e solução para doenças crônicas. São Paulo: Editora Referência, 2008: 77-89.

23. Carreiro D. Diagnóstico da alergia alimentar. In: Carreiro D. (ed.) Alimentação: problema e solução para doenças crônicas. São Paulo: Editora Referência, 2008: 175-80.

24. Ogungbenle H. Nutritional evaluation and functional properties of quinoa (Chenopodium quinoa) flour. Int Food Sci Nutr 2003; 54:153-8.

25. Carreiro D. Nutrientes e sistema imunológico. In: Carreiro D. Alimentação: problema e solução para doenças crônicas. São Paulo: Editora Referência, 2008: 145-57.

26. Carreiro D. Nutrientes. In: Carreiro D. Entendendo a importância do processo alimentar. São Paulo: Editora Referência, 2007: 34-57.

27. Ruales J, Grijalva Y, Lopez-Jaramillo P, Nair B. The nutritional quality of an infant food from quinoa and its effects on the plasma level of insulin-like growth factor-1 (IGF-1) in undernourished children. Int J Food Sci Nutr 2002; 53:143-54.

28. Paschoal V, Neves R. Ferro. In: Paschoal V, Marques N, Brimberg P, Diniz S. Suplementação funcional magistral. São Paulo: VP Editora, 2008: 101-13.

29. Vitolo M, Bortolini G. Nutrição para a gestante adolescente. Nutrição, Saúde & Performance 2004; 25:46-8.

30. Juzwiak C. Influência da dieta na composição do leite materno. Nutrição, Saúde & Performance 2003; 21:13-5.

31. Lopez de Romaña G, Graham G, Rojas M, MacLean W. Digestibility and protein quality of quinua: comparative study of quinua (Chenopodium quinoa) seed and flour in children. Arch Latinoam Nutr 1981; 31:485-97.

32. Valencia S, Svanberg U, Sandberg A, Ruales J. Processing of quinoa (Chenopodium quinoa, Willd): effects on in vitro iron availability and phytate hydrolysis. Int J Food Sci Nutr 1999; 50: 203-11.

33. Torsani P. Ômega 3 e o desenvolvimento cerebral de crianças. Nutrição, Saúde & Performance 2006; 30:8-11.

34. Hoffman D, Birch E, Birch D, Uauy R. Effects of supplementation with ω3 long-chain polyunsaturated fatty acids on retinal and cortical development in premature infants. Am J Clin Nutr 1993; 57 (suppl): 807S-12S.

35. Fonseca A. Ácidos graxos ω3. In: Paschoal V, Marques N, Brimberg P, Diniz S (eds.). Suplementação Funcional Magistral São Paulo: VP Editora, 2008: 447-58.
36. Serhan C, Yacoubian S, Yang R. Anti-inflammatory and pro-resolving lipid mediators. Annu Rev Pathol 2009; 3:279-312.
37. Bagga D, Wang L, Eisner R, Glaspy J, Reddy S. Differential effects of prostaglandin derived from ω6 and ω3 polyunsaturated fatty acids on COX-2 expression and IL-6 secretion. Cell Biology 2003; 100: 1.751-6.
38. Carreiro D. O sistema imunológico. In: Carreiro D (ed.). Alimentação: problema e solução para doenças crônicas São Paulo: Editora Referência, 2008; 19-32.
39. Tull S, Yates C, Maskrey B et al. Omega-3 fatty acids and inflammation: novel interactions reveal a new step in neutrophil recruitment. Plos Biology 2009; 7:1-11.
40. Chan E, Cho L. What can we expect from omega-3 fatty acids? Cleveland Clinic Journal of Medicine 2009; 76:245-51.
41. Mukaro V, Costabile M, Murphy K, Hii C,Howe P, Ferrante A. Leukocyte numbers and function in subjects eating n-3 enriched foods: selective depression of natural killer cell levels. Arthitis Research & Therapy 2008; 10:R57.
42. Kendall-Tackett K. A new paradigm for depression in new mother: the central role of inflammation and how breastfeeding and anti-inflammatory treatments protect maternal mental health. International Breastfeeding Journal 2007; 2.
43. Carreiro D. Metais tóxicos. In: Entendo a importância do processo alimentar. São Paulo: Editora Referência, 2007; 65-9.
44. Rogero M. Imunonutrientes em pediatria. Nutrição, Saúde & Performance 2006; 30:32-8.
45. Uauy R, Hoffman R, Peirano P et al. Essential fatty acids in visual and brain development. Lipids 2001; 36:287-310.
46. Neville R, More J, Gambone J. Essential of obstetrics and gynecology. Elsevier Saunders, 2004.
47. Elias M, Teixeira M. Dislipidemia na infância. Nutrição, Saúde & Performance 2003; 21:53-6.
48. Talbott S, Hughes K. Suplementos para a saúde cardiovascular. In: Talbott S, Hughes K. Suplementos dietéticos para profissionais de saúde. Rio de Janeiro: Guanabara Koogan, 2008: 156-9.
49. Lima M, Henriques C, Santos F, Andrade P, Carmo M. Ácido graxo ômega-3 docosaexaenóico (DHA:C22:6 n-3) e desenvolvimento neonatal: aspectos relacionados à sua essencialidade e suplementação.Nutrire Rev Soc Bras Aliment Nutri. 2004; 28:65-77.
50. Hibbeln J. Seafood consumption the DHA contento f mother´s Milk and prevalence rates of postpartum depression: a cross-national, ecological analysis. J Affects Disord 2002; 69:15-29.
51. Freeman M, Davis M, Sinha P, Wisner K, Hibbeln J, Gelenberg A. Omega-3 fatty acids and supportive psychotherapy for perinatal depression: a randomized placebo-controlled study. J Affect Disord 2008; 110:142-8.
52. Shaw E, Kaczorowski J. Postpartum care: what´s new? Curr Opin Obstet Gynecol 2007; 19:561-7.
53. Tinoco S, Sichieri R, Moura A, Santos F, Carmo M. Importância dos ácidos graxos essenciais e os efeitos dos ácidos graxos *trans* do leite materno para o desenvolvimento fetal e neonatal. Cad. Saúde Pública 2007; 23:525-34.
54. Tanaka K, Kon N, Ohkawa N, Yoshikawa N, Shimizu T. Does breastfeeding in the neonatal period influence the cognitive function of very-low-birth-weight infants at 5 years of age? Brain Dev 2009; 31:288-93.
55. Carreiro D. Hiperatividade, falta de atenção e distúrbios de aprendizagem. In: Carreiro D. Entendo a importância do processo alimentar. São Paulo: Editora Referência, 2007; 97-100.
56. Madiz L. Hiperatividade e deficiência de atenção. Nutrição, Saúde & Performance 2003; 21:42-45.
57. Carreiro D. Por que as manifestações alérgicas estão aumentando? In: Carreiro D (ed.). Alimentação: problema e solução para doenças crônicas. São Paulo: Editora Referência, 2008; 13-8.
58. Clayton E, Hanstock T, Garg M, Hazell P. Long chain omega-3 polyunsaturated fatty acids in the treatment of psychiatric illness in children and adolescent. Acta Neuropsychiatriaca 2007; 19:92-103.
59. Nemets H, Nemets B, Apter A, Bracha Z, Belmaker R. Omega-3 treatment of childhood depression: a controlled, double-blind pilot study. Am J Psychiatry 2006; 163:1.098-100.

576   PARTE VIII · Avanços em Nutrição

60. Credidio E. Propriedades funcionais da linhaça. Associação Brasileira de Alimentos Funcionais, 2005. Disponível em www.sbaf.org.br.
61. Khan G, Penttinen P, Cabanes A et al. Maternal flaxseed diet during pregnancy or lactation increases female rat offspring's susceptibility to carcinogen-induced mammary tumorigenesis. Reprod Toxicol 2007; 23:397-406.
62. Sprando R, Collins T, Black T et al. The effect of maternal exposure to flaxseed on spermatogenesis in F(1) generation rats. Food Chem Toxicol 2000; 38:325-34.
63. Hight K, Kubow S. N-3 fatty acids inhibit defects and fatty changes caused by phenytoin in early gestacion in mice. Lipids 1994; 29:771-8.
64. Kubow S. Inhibition of phenytoin bioactivation and teratogenicity by dietary n-3 fatty acids in mice. Lipids 1992; 27:721-8.
65. Ward W, Chen J, Thompson L. Exposure to flaxseed or its purified lignin during suckling only or continuously does not alter reproductive indices in male and female offspring. J Toxicol Environ Health A 2001; 64:567-77.
66. Jones S, Weinstein J, Cumberland P, Klein N, Nischal K. Visual outcome and corneal changes in children with chronic blepharokeratoconjunctivitis. Ophthalmology 2007; 114:2271-80.
67. Pinheiro A, Dolinsky M, Pontes L, Lenho S. Probióticos e prebióticos. In: Dolinsky M (ed.). Nutrição Funcional. São Paulo: Roca, 2009; 65-93.
68. Grajek W, Olejnik A, Sip A. Probiotics, prebiotics and antioxidants as functional foods. Acta Biochimica Polonica 2005; 52:665-71.
69. Park J, Floch M. Prebiotics, probiotics, and dietary fiber in gastrointestinal disease. Gastroenterol Clin N Am 2007; 36:47-63.
70. Marques N, Machado S. Fibras, Prebióticos e Maltodextrina. In: Paschoal V, Marques N, Brimberg P, Diniz S (eds.). Suplementação Funcional Magistral. São Paulo: VP Editora, 2008; 408-26.
71. Talbott S, Hughes K. Prebióticos ou frutoligossacarídeos (FOS). In: Talbott S, Hughes K (eds.). Suplementos dietéticos para profissionais de saúde. Rio de Janeiro: Guanabara Koogan, 2008; 281-2.
72. Chouraqui J, Grathwohl D, Labaune J et al. Assessment of the safety, tolerance, and protective effect against diarrhea of infant formulas containing mixtures of probiotics or probiotics and prebiotics in a randomized controlled trial. Am J Clin Nutr 2008; 87:1.365-73.
73. Kukkonen K, Savilahti E, Haahtela T et al. Probiotics and prebiotics galactooligosaccharides in the prevention of allergic diseases: a randomized, double-blind, placebo-controlled trial. J Allergy Clin Immunol 2007; 119:192-8
74. Shadid R, Haarman M, Knol J et al. Effects of galactooligosaccharide and long-chain fructooligosaccharide supplementation during pregnancy on maternal neonatal microbiota and immunity – a randomized, double-blind, placebo-controlled study. Am J Clin Nutr 2007; 86:1.426-37.
75. Flickinger E, Hatch T, Wofford R, Grieshop C, Murray S, Fahey G. *In vitro* fermentation properties of selected fructooligosaccharide-containing vegetables and *in vivo* colonic microbial populations are affected by diets of healthy human infants. J Nutr 2002; 132:2.188-94.
76. Bruzzese E, Volpicelli M, Sgueglia V et al. A formula containing galacto and fructooligosaccharides prevents intestinal and extra-intestinal infection: an observational study. Clin Nutr 2009; 28:156-61.
77. Kliger B, Hanaway P, Cohrssen A. Probiotics in children. Pediatr Clin N Am 2007; 54:949-67.
78. Marques N, Machado S. Probióticos. In: Paschoal V, Marques N, Brimberg P, Diniz S (eds.). Suplementação Funcional Magistral. São Paulo: VP Editora, 2008; 428-45.
79. Johnston B, Supina A, Vohra S. Probiotics for pediatric antibiotic-associated diarrhea: a meta-analysis of randomized placebo-controlled trials. Canadian Medical Association Journal 2006; 175.
80. Parkes G, Sanderson J, Whelan K. The mechanism and efficacy of probiotics in the prevention of clostridium difficile – Associated diarrhea. Lancet Infect Dis 2009; 9:237-44.
81. Albuquerque I. Uso de probióticos em pediatria. Nutrição, Saúde & Performance 2006; 30:50-7.
82. Lee J, Seto D, Bielory L. Meta-analysis of clinical trials of probiotics for prevention and treatment of pediatric atopic dermatitis. J Allergy Clin Immunol 2008; 121:116-21.
83. Keeitunen M, Kukkonen K, Juntunen-Backman K et al. Probiotics prevent IgE-associated allergy until age 5 years in cesarean-delivered children but not in the total cohort. J Allergy Clin Immunol 2009; 123:335-41.

CAPÍTULO 33 • Alimentos Funcionais   577

84. Wickens K, Black P, Stanley T et al. A differential effect of 2 probiotics in the prevention of eczema and atopy: a double-blind, randomized, placebo-controlled trial. J Allergy Clin Immunol 2008; 122:788-94.
85. Abrahamsson T, Jakobsson T, Böttcher M et al. Probiotics in prevention of IgE- associated eczema: a double-blind, randomized, placebo-controlled trial. J Allergy Clin Immunol 2007; 119:1.174-80.
86. Juzwiak C. A importância dos alimentos funcionais na alimentação da criança. Nutrição, Saúde & Performance 2007; 34:9-17.
87. Indrio F, Riezzo G, Raimondi F, Bisceglia M, Carvalho L, Francavilla R. The effects of probiotics on feeding tolerance, bowel habits, and gastrointestinal motility in preterm newborn. J Pediatr 2008; 152:801-6.
88. Szajewska H, Ruszczynski M, Radzikowski A. Probiotics in the prevention of antibiotic-associated diarrhea in children: a meta-analysis of randomized controlled trials. J Pediatr 2006; 149:367-72.
89. Taylor A, Dunstan J, Prescott S. Probiotic supplementation for the first 6 month of life fails to reduce the risk of atopic dermatitis and increase the risk of allergen sensitization in hight-risk children: a randomized controlled trial. J Allergy Clin Immunol 2007; 119:184-91.
90. Hol J, Van Leer E, Schuurman B et al. The acquisition of tolerance toward cow's milk through probiotic supplementation: A randomized, controlled trial. J Allergy Clin Immunol 2008; 121:1.448-54.
91. Canani R, Terrin G, Cesarano L, Spagnuolo M, De Vicenzo A et al. Probiotics treatment of acute diarrhoea in children: randomized clinical Trial of Five different preparation. BMJ 2007; 335:340-5.
92. Davidson P, Carvalho G. Ecologia e Disbiose Intestinal. In: Paschoal V, Naves A, Fonseca A (eds.). Nutrição Clínica Funcional: dos princípios à prática clínica. São Paulo: VP Editora, 2007: 142-68.
93. While B. Ginger: an overview.Am Fam Physician 2007; 75:1.689-91.
94. Sakamoto E, Marchiori V. Gengibre. Nutrição, Saúde & Performance 2006; 31:16-22.
95. Zingiber officinale (Ginger). Alternative Medicine Review 2003; 8:331-5.
96. Ernest E, Pittler M. Efficacy of ginger for nausea and vomiting: a systematic review of randomized clinical trials. Britsh J Anaesth 2000; 84:367-79.
97. Weidner M, Sigwart K. Investigation of the teratogenic potencial of a zingiber officinale extract in the rat. Reprod Toxicol 2001; 15:75-80.
98. Keating A, Chez R. Ginger syrup as an antiemetic in early pregnancy. Altern Ther Health Med 2003; 9:19-21.
99. Quinlan J, Hill A. Nausea e vomiting of pregnancy. American Family Physician 2003; 68:121-8.
100. Forster D, Denning A, Wills G, Bolger M, McCarthy E. Herbal medicine use during pregnancy in a group of Australian women. BMC Pregnancy and Childbirth 2006; 19:6-21.
101. Borelli F, Capasso R, Aviello G, Pittler M, Izzo A. Effectiveness and safety of ginger in the treatment of pregnancy-induced nausea and vomiting. Obstet Gynecol 2005; 105:849-56.
102. Ladas E, Post-While J, Hawks R, Taromina K. Evidence for symptom management in the child with câncer. J Pediatr Hematol Oncol 2006; 28:601-15.
103. Dupris L, Nathan P. Options for the prevention and management of acute chemotherapy-induced nausea and vomiting in children. Paediatr Drugs 2003; 5:597-613.
104. Cwikla C, Schmidt K, Matthias A, Bone K, Lehmann R, Tiralongo E. Investigations into the antibacterial activities of phytotherapeutics against Helicobacter pylory and Campylobacter jejuni. Phytother Res 2009 [Epub ahead of print]
105. Perez M, Youssef N. Dyspesia in childhood and adolescence: insights and treatment considerations. Curr Gastroenterol Rep 2007; 9:447-55
106. Moneret-Vautrin D, Morisset M, Lemerdy P, Croizier A, Kanny G. Food allergy and IgE sensitization caused by spices: CICBAA (based on 589 cases of food allergy). Allerg Immunol (Paris) 2002; 34:135-40.
107. Betz O, Kranke P, Geldner G, Wulf H, Eberhart L. Is ginger a clinically relevant antiemetic? A systematic review of randomized, controlled trials. Forsch Komplementarmed Klass Naturheilkd 2005; 12: 4-23.
108. Tattelman E. Health effects of garlic. Am Fam Physician 2005; 72:103-6.
109. Amagase H. Clarifying the real bioactive constituents of garlic. J Nutr 2006; 136:716S-725S.
110. Sivam G. Protection against *Helicobacter pylori* and other bacterial infections by garlic. J Nutr 2001; 131:1.106S-1.108S.
111. Bianchini F, Vainio H. Allium vegetable and organosulfur compounds: do they help prevent cancer? Environ Health Perspect 2001; 109:893-902.

112. Meher S, Duley L. Garlic for preventing pre-eclampsia and its complications. Cochrane Database Syst Rev 2006; 19:CD006065.
113. Briceño-Perez C, Briceño-Sanabria L, Vigil-DeGraria P. Prediction and prevention of preeclampsia. Hypertens Pregnancy 2009; 28:138-55.
114. Ziaei S, Hantoshzadeh S, Rezasoltani P, Lamvian M. The effect of garlic tablet on plasma lipids and platelet aggregation in nullipareus pregnant at high risk of preeclampsia. Eur J Obstet Gynecol Reprod Biol 2001; 99:201-6.
115. Abdel-Wahhab, Hassan A, Amer H, Naquib K. Prevention of fumonisin-induced maternal and developmental toxicity in rats by certain plant extracts. J Appl Toxicol 2004; 24:469-74.
116. Lee J, Kang H, Roh J. Protective effects of garlic juice against embryotoxicity of methylmercuric chloride administered to pregnant fischer 344 rats. Yonsei Medical Journal 1999; 40:483-9.
117. Cohain J. GBS, pregnancy and garlic: be a part of the solution. Midwifery Today Int Midwife 2004; 72:24-5.
118. Menella J, Johnson A, Beauchamp G. Garlic ingestion by pregnant women alters the odor of amniotic fluid. Chem Senses 1995; 20:207-9.
119. Menella J, Beauchamp G. Maternal diets alters the sensory qualities of human milk and the nursling´s behavior. Pediatrics 1991; 88:737-44.
120. Andrianova I, Sobenin I, Sereda E, Borodina L, Studenikin M. Effect of long-acting garlic tablets "allicor" on the incidence of acute respiratory viral infections in children. Ter Arkh 2003; 75:53-6.
121. Klein J. Management of acute otitis media in an era of increasing antibiotic resistance. Int J Pediatr Otorhinolaryngol 1999; 49:S15-7.
122. Sabayan B, Foroughinia F, Chohedry A. A postuled role of garlic organosulfur compounds in prevention of valproic acid hepatoxicity. Med Hypotheses 2007; 68:512-4.
123. Sani M, Kianifar H, Kianee A, Khatami G. Effect of oral garlic on arterial oxygen pressure in children with hepatopulmonary syndrome. World J Gastroenterol 2006; 12:2.427-31.
124. McCrindle B, Helden E, Conner W. Garlic extract therapy in children with hypercholesterolemia. Arch Pediatr Adolesc Med 1998; 152:1.089-94.
125. Carvalho G. Brássicas: papel na quimioprevenção. Nutrição, Saúde & Performance 2004; 22:16-20.
126. Higdon J, Delage B, Williams D, Dashwood R. Cruciferous vegetables and human cancer risk: epidemiologic evidence and mechanistic basis. Pharmacol Res 2007; 55:224-36.
127. Fonseca A. Vegetais crucíferos & seus compostos bioativos. Nutrição, Saúde & Performance 2006; 31: 8-11.
128. Holst B, Williamson G. A critical review of the bioavailability of glucosinolates and related compounds. Nat Prod Rep 2004; 21:425-47.
129. Clarke J, Dashwood R, Ho E. Multi-targeted prevention of cancer by sulforaphane. Cancer Lett 2008; 269:291-304.
130. Yu Z, Mahadevan B, Löhr C et al. Indole-3-carbinol in the maternal diet provides chemoprotection for the fetus against transplacental carcinogenesis by the polycyclic aromatic hydrocarbon dibenzo[a,l]pyrene. Carcinogenesis 2006; 27:2.116-30.
131. Bailey M, Sawyer R, Behling J et al. Prior exposure to indole-3-carbinol decreases the incidence of specific cyclophosphamide-induced developmental defects in mice. Birth Defects Res B Dev Repro Toxicol 2005; 74:261-7.
132. Pogoda J, Preston-Martin S, Howe G et al. An international case-control study of maternal diet during pregnancy and childhood brain tumor risk: a histology-specific analysis by food group. Ann Epidemiol 2009; 19:148-60.
133. Panter K, James L. Natural plant toxicants in milk: a review. J Anim Sci 1990; 68:892-904.
134. Gallagher T, Derkav C. Pharmacotherapy of recurrent respiratory papillomatosis:an expert opinion. Expert Opin Pharmacother 2009; 10:645-55.
135. Kimberlin D. Pharmacotherapy of recurrent respiratory papillomatosis. Expert Opin Pharmacother 2002; 3:1.091-9.
136. Elackatter A, Feng L, Wang Z. A controlled safety study of diindolylmethane in the immature rat model. Laryngoscope 2009; 119:1803-6.

PARTE IX

FARMACOLOGIA APLICADA À NUTRIÇÃO

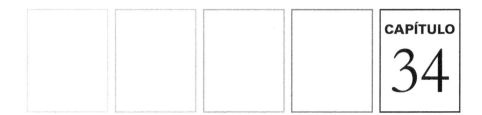

Aspectos Farmacocinéticos das Interações

Graciliano Ramos Alencar do Nascimento

CONCEITO

Farmacocinética é a parte da farmacologia que estuda os mecanismos pelos quais os fármacos são absorvidos, distribuídos, metabolizados (biotransformados) e excretados. A absorção consiste em todos os processos ativos e passivos pelos quais os fármacos atravessam a membrana plasmática. A distribuição é o processo pelo qual o fármaco, após ser absorvido, irá alcançar diferentes tecidos e células do corpo, e a metabolização ou biotransformação é o processo que tem como principal objetivo a transformação de fármacos lipossolúveis em hidrossolúveis, facilitando o processo final da farmacocinética, que é a excreção ou eliminação dos fármacos ou seus metabólitos[1-3].

ABSORÇÃO DOS FÁRMACOS

Após a administração de um fármaco, ele terá que ser absorvido pelo organismo. Para tanto é necessário que ele atravesse a membrana das células não apenas no trato gastrointestinal, mas em todos os tecidos corporais. Os fármacos podem ser absorvidos por filtração, difusão simples e facilitada, ou por transporte ativo[1-2].

Filtração – As substâncias hidrossolúveis, de pequeno tamanho, tais como íons inorgânicos, ureia, metanol e água, podem transpor a membrana por meio de proteínas de canal, verdadeiros canais aquosos. Tal processo se dá por fluxo de água, resultante de diferenças de pressão hidrostática ou osmótica por meio da membrana, determinando o movimento de pequenas moléculas de soluto. Como exemplo de fármacos que usam esse mecanismo temos: efedrina, furosemida e sulfonamidas[2,4].

582 PARTE IX · Farmacologia Aplicada à Nutrição

Difusão simples – É o mais importante mecanismo de absorção dos fármacos, isso porque a maioria deles é absorvida por este processo, sem gasto de energia, a favor do gradiente de concentração[2,4].

Difusão facilitada – Nesse processo, temos o transporte a favor do gradiente de concentração, porém há a participação de uma molécula transportadora (carreadora). Como exemplo de fármacos que usam esse mecanismo temos: glicose e levodopa[2,4].

Transporte ativo – É o processo que vai contra o gradiente de concentração. Por isso há gasto de energia e, desse modo, tal processo pode ser facilmente inibido pelo bloqueio da síntese de ATP. Como exemplo de fármaco que usa esse mecanismo, temos: 5-fluoruracil.[2,4]

FATORES FÍSICO-QUÍMICOS QUE ALTERAM A ABSORÇÃO

As características determinantes da absorção de um fármaco são: o tamanho e a forma molecular, o grau de ionização, a lipossolubilidade relativa de suas formas ionizadas e não ionizadas e sua ligação às proteínas plasmáticas e teciduais.

O tamanho e a forma molecular são características inerentes aos fármacos que não podem ser manipuladas do ponto de vista clínico. Desse modo, tais características devem ser conhecidas para possibilitar a correta escolha da via de administração[1-4].

A grande maioria dos fármacos consiste em ácidos ou bases fracas presentes nas soluções, tanto sob a forma não ionizada como ionizada. Porém, as moléculas que podem difundir-se mais facilmente pela membrana plasmática são as lipossolúveis não ionizadas. Com isso, a passagem do fármaco transmembrana de um eletrólito fraco geralmente é determinada pelo seu pKa e pelo gradiente de prótons por meio da membrana. Podemos entender que o pKa é o pH em que metade do fármaco está ionizada. De forma simples para compreensão, dizemos que temos fármacos ácidos e básicos, e dessa maneira devemos observar o pH do meio onde será administrado o fármaco. Por exemplo, se temos um fármaco com pKa básico, ele deve ser administrado em ambiente básico ou pelo menos neutro para que não ocorram grande grau de ionização e a sua consequente não absorção. De igual forma, um fármaco que tenha pKa ácido deve ser administrado em ambiente ácido ou pelo menos neutro. Tal característica físico-química poderá ser utilizada para a compreensão das interações fármacos-nutrientes tanto na absorção quanto na excreção[1,3,4].

A administração de um fármaco básico associada a uma refeição contendo elementos bastante ácidos poderá ionizar parte dele, reduzindo sua absorção; por outro lado, a acidificação da urina com nutrientes ácidos (por exemplo: ácido ascórbico) poderá aumentar a velocidade de excreção desse fármaco, reduzindo sua meia-vida. Portanto, podemos ter interações de redução de absorção e de aumento de excreção de fármacos por meio de manipulação dietética[5-7].

A lipossolubilidade do fármaco também determinará maiores velocidade e quantidade de absorção, tendo essa característica forte influência da dieta, sobretudo no coeficiente de absorção de determinados fármacos[5-7].

INTERFERÊNCIAS DOS ALIMENTOS E/OU NUTRIENTES NA ABSORÇÃO

Uma importante informação a respeito das possíveis interações com alimentos ou nutrientes é a forma farmacêutica que será usada para veicular o fármaco. No caso das

CAPÍTULO 34 · Aspectos Farmacocinéticos das Interações 583

formas sólidas, como comprimidos, as interações são mais frequentes que nas formas líquidas, como xarope, por exemplo. Outra consideração importante, antes mesmo das possíveis interações na absorção, refere-se à ação de alguns fármacos em causar alteração na sensação do paladar (disgeusia), redução do paladar (hipogeusia) ou paladar desagradável (Quadro 34.1), o que levará facilmente a condições de anorexia e, a depender da faixa etária e condição clínica, a um risco maior de desenvolvimento de desnutrição. No entanto, é importante lembrar que temos fármacos que aumentam o apetite, como a ciproeptadina e os corticoides[8,9].

Quadro 34.1. Fármacos que alteram ou reduzem a percepção do paladar

AAS
Captopril
Clofibrato
Griseofulvina
Probucol
Penicilamina
Fenitoína
Metotrexato
Flurazepam
Carbonato de lítio
Metformina

Fonte: Mahan e Escott-Stump[8]; Bianchi[10].

Como já citado, o pH do estômago, bem como o tempo de permanência do fármaco nesse meio, poderá levar a uma maior ionização desse, e consequentemente, a uma menor absorção. Também é importante ressaltar que para certos fármacos (ex., a tetraciclina) e cátions divalentes (ex., o ferro) pode ocorrer quelação com os íons cálcio, magnésio, alumínio e zinco, o que determinará importante redução da sua absorção[8,9].

A administração de neomicina via oral leva à redução na absorção de gorduras, proteínas, glicose, lactose, colesterol, betacaroteno, sódio, ferro e cianocobalamina. Tal redução se dá porque o fármaco altera a morfologia das microvilosidades intestinais. Outra interação da neomicina consiste no sequestro de ácidos biliares e no consequente prejuízo na digestão e absorção de gorduras, o que poderá levar à esteatorreia[6,7].

Uma manipulação dietética importante é que refeições sólidas, gordurosas, quentes, hipertônicas e volumes líquidos acima de 300mL tendem a induzir um acentuado retardo do esvaziamento gástrico, o qual pode aumentar a absorção dos fármacos que se utilizam dos mecanismos saturantes, isto é, há um prolongamento de tempo de contato do princípio ativo com a superfície de absorção, o que facilita a absorção por difusão, enquanto refeições hiperproteicas têm efeito menor nesse processo (Quadros 34.2 e 34.3).

Os fármacos laxantes ou catárticos podem reduzir significativamente a absorção de nutrientes pelo aumento do peristaltismo e consequente redução do tempo de contato

584 PARTE IX · Farmacologia Aplicada à Nutrição

dos nutrientes com a borda em escova do intestino delgado, assim como tal efeito laxante levará a perdas de eletrólitos. Fármacos como a cimetidina inibem a secreção gástrica e prejudicam a absorção de vitamina B_{12}, provocando quadro de anemia megaloblástica. Em adição, fármacos ácidos como o AAS podem reduzir a absorção de minerais, como o ferro e o cálcio[1,10].

Quadro 34.2. Fármacos que têm sua absorção diminuída e/ou retardada pela influência de alimentos

Fármacos	Alimentos/nutrientes	Mecanismos de interação
AAS, amoxicilina, cefalosporinas, cimetidina, diclofenaco, eritromicina, furosemida, isoniazida, L-dopa, paracetamol, penicilina, rifampicina, sulfadiazina e tetraciclinas	Glícidios, lipídios, proteínas	Retardo do esvaziamento gástrico, da liberação e da dissolução Deve-se dar um intervalo de 2 a 3 horas entre a administração dos fármacos e a dos alimentos
AAS, ampicilina, isoniazida, penicilina, rifampicina	Leite e derivados Frutas e vegetais	Eleva o pH gástrico e reduz a solubilidade Deve-se dar um intervalo de 2 horas
Penicilina V	Dieta hiperlipídica	Aumenta a ocorrência de inativação Deve-se dar um intervalo de 2 horas
Ciprofloxacina	Leite, iogurte, alimentos ricos em Fe, Mg, Zn, Ca	Reduz a absorção por complexação com cátions divalentes Administrar 2h antes ou 3h após as refeições
AAS	Dieta hiperglicídica	Favorece a dissolução de fármacos, mas reduz a permeabilidade da mucosa intestinal
Ibuprofeno	Refeição regular	Retarda a absorção Administrar com alimentos para reduzir efeitos irritantes gástricos
Captopril	Refeição regular	Reduz a absorção e o efeito terapêutico Administrar 2h antes ou 3h após as refeições
Cefalexina, eritromicina, tetraciclinas	Dieta hiperproteica Leite e derivados	Reduz a solubilidade Quelação Deve-se dar um intervalo de 3 horas
Ipratrópio e outros anticolinérgicos	Mucina, pectina, alginato	Formação de complexos com cobalto, ferro e zinco, não absorvíveis
Clorpromazina, flufenazina, levomepromazina, prometazina e alcaloides (atropina, codeína, fisostigmina, morfina, pilocarpina, reserpina, vincristina)	Café, chá, mate, frutas, vinhos	Precipitação com o ácido tânico
Sais de lítio	Jejum	Aumento do peristaltismo

(Continua)

CAPÍTULO 34 • Aspectos Farmacocinéticos das Interações   585

Quadro 34.2. Fármacos que têm sua absorção diminuída e/ou retardada
pela influência de alimentos (*continuação*)

Fármacos	Alimentos/nutrientes	Mecanismos de interação
Fenitoína	Aumento da produção de bile, favorecendo a dissolução	Administrar com refeições ou com leite para prevenir irritação gástrica
Diazepam	Glicídios, lipídios, proteínas	Retardo do esvaziamento gástrico

Fonte: Seizi-oga[11]; Da Fonseca[12].

Quadro 34.3. Fatores que interferem no esvaziamento gástrico

Fatores que aceleram	Fatores que retardam
Úlcera gástrica	Dor e trauma
Metoclopramida	Sepse
Eritromicina	Úlcera duodenal
Distensão gástrica	Coma hepático
Postura (prona ou decúbito lateral direito)	Hipercalcemia
	Diabetes melito
	Desnutrição
	Hipertensão intracraniana
	Drogas anticolinérgicas
	Isoniazida, fenitoína
	Hidróxido de alumínio
	Sólidos
	Gordura, aminoácidos
	Gastrina, secretina, colecistoquinina

Fonte: Mahan e Escott-Stump[8]; Leite[13].

DISTRIBUIÇÃO DOS FÁRMACOS NO ORGANISMO

Logo após a absorção, os fármacos são distribuídos no organismo, via corrente sanguínea, atingindo rapidamente os órgãos que têm maior vascularização, como coração, fígado, rins e cérebro. Os fármacos que são hidrossolúveis têm sua distribuição restrita, devido à dificuldade em atravessar a bicamada lipídica da membrana plasmática. Por outro lado, os fármacos lipossolúveis são melhor distribuídos, porém necessitam de ligação com as proteínas plasmáticas para seu transporte na corrente sanguínea. No caso de fármacos ácidos, a principal proteína plasmática de ligação é a albumina, enquanto que para os básicos é a alfa-1-glicoproteína ácida. É importante lembrar somente que os fármacos livres conseguem atingir os locais de ação e ser metabolizados e excretados[1-5].

Devemos dar importante atenção aos pacientes desnutridos, gestantes, idosos ou com insuficiência hepática, pois nesses casos poderá haver uma redução nos níveis de proteínas séricas, o que pode levar à intoxicação, isso porque, nesses casos, teremos uma maior fração livre do fármaco (Quadro 34.4)[1-5].

586 PARTE IX · Farmacologia Aplicada à Nutrição

Quadro 34.4. Ligação de drogas às proteínas plasmáticas

Drogas	Percentuais de droga ligada
Fenitoína	70-85
Diazepam	97
Ácido valproico	90
Ibuprofeno	99
Prometazina	90
Oxacilina	94
AAS	84
Propranolol	90
Furosemida	95
Gentamicina	70
Cefalexina	15
Cefalotina	50
Benzilpenicilina	65
Heparina	0

Fonte: Katzung[1]; Silva[2]; Lazo[3].

METABOLIZAÇÃO

Devemos lembrar que, para ser bem absorvido e bem distribuído, um fármaco deve ser lipossolúvel. Porém, como fazemos para eliminar tal fármaco quando ele for filtrado no glomérulo, já que inevitavelmente será reabsorvido pelos túbulos renais? A resposta é que para excretá-lo será necessário biotransformá-lo de lipossolúvel em hidrossolúvel e para isso temos os seguintes tipos de biotransformação: reações da fase I (oxidação, redução e hidrólise) e reações da fase II (glicuronação, metilação, acetilação, sulfatação e conjugação com aminoácidos).

As reações da fase I seriam preparatórias para a fase II, chamada de fase sintética, que consiste na conjugação dos fármacos ou de seus metabólitos com grupos funcionais fornecidos por cofatores endógenos. O principal tipo de reação da fase II é a glicuronação, que é a conjugação do fármaco ou metabólito com o ácido glicurônico, formando os glicuronídeos, que são hidrossolúveis e facilmente excretados pelos rins.

Na biotransformação é possível existirem interações entre fármacos e nutrientes, como, por exemplo, alguns fármacos que inibem a síntese de enzimas específicas pela competição com vitaminas ou metabólitos de vitaminas, como é o caso do metotrexato e das sulfonamidas, que interferem nas concentrações de ácido fólico plasmático do paciente, podendo dessa forma levar a um quadro de anemia. Outros fármacos, como hidralazina, penicilamina, L-dopa e ciclosserina, antagonizam a vitamina B_6, podendo levar a problemas neurológicos, ou mesmo a varfarina, anticoagulante oral, já que seu mecanismo de ação é antagonizar a vitamina K (Quadro 34.5)[1-5,14].

CAPÍTULO 34 • Aspectos Farmacocinéticos das Interações   587

Quadro 34.5. Influência de alimentos e nutrientes na biotransformação de fármacos

Fármacos/grupos	Nutrientes/ alimentos-fontes	Mecanismos	Consequências
Barbitúricos (amobarbital)	Dietas hipoproteicas e hiperglicídicas	Reduzem a atividade do CIT P450 hepático	Aumento da meia-vida
Teofilina	Dietas hipoproteicas e hipoglicídicas	Aumenta a atividade do CIT P450 hepático	Reduz a meia-vida
Anticoagulantes orais (varfarina)	Vitamina K Couve, brócolis, repolho e demais folhosos verdes	Antagonismo competitivo	Reduzem a ação do anticoagulante com possibilidade de trombose
Fenitoína Fenobarbital	Complexo B Fígado, trigo integral, espinafre, banana, melão	Aumento da biotransformação	Reduzem o efeito terapêutico
Atenolol	Dieta hiperproteica	Aumento da fase I de biotransformação	Reduz o efeito terapêutico
Metoprolol Propranolol	Dieta hiperproteica	Reduzem a fase I da biotransformação hepática (hidroxilação, acetilação) e aumentam o fluxo sanguíneo esplênico	Aumento da meia-vida e do tempo de ação
L-dopa	Vitamina B_6 Banana, peito de frango, tomate	Acelera a conversão em dopamina plasmática pela ativação da dopa descarboxilase	Reduz a dopamina central
Fenelzina Pargilina Tranilcipromina	Tiamina Carnes e peixes enlatados/ embutidos, defumados, fígado de frango, queijos fermentados, iogurte, chocolate, vinho tinto e cerveja	Inibição enzimática da MAO Aumento de catecolaminas livres Ação indireta da tiramina	Crises hipertensivas Taquicardia

CIT P450: Citocromo P450: MAO: enzima monoamino-oxidase.
Fonte: Bianchi[10]; Seizi-oga[11]; Da Fonseca[12]; Moura[14].

FATORES QUE PODEM MODIFICAR A VELOCIDADE DA BIOTRANSFORMAÇÃO

Existem alguns fatores que interferem sobre a velocidade de biotransformação como: interações com fármacos inibidores enzimáticos (cimetidina) ou indutores enzimáticos (fenobarbital). No caso dos primeiros, o tempo de meia-vida é otimizado; no caso do segundo, o tempo de meia-vida é reduzido. Algumas condições fisiológicas podem reduzir a velocidade de biotransformação. No período neonatal, no qual ainda não ocorreu a maturação enzimática do sistema microssomal hepático, existe a deficiência de glicuroniltransferase (enzima da conjugação). Na gestação e na senescência, bem como em situações patológicas (cirrose hepática, hepatite, insuficiência cardíaca, alcoolismo e desnutrição), tem-se também a redução da atividade de biotransformação. É importante lembrar que o metabolismo de substâncias endógenas e exógenas depende fundamentalmente das condições nutricionais às quais os organismos estão submetidos. Por meio de estudos experimentais em animais com desnutrição proteica pode-se observar redução sensível da atividade dos sistemas enzimáticos dos microssomas hepáticos, que biotransformam grande parte de fármacos lipossolúveis, determinando uma maior ação dos fármacos em seus locais de ação. Um exemplo típico é o aumento do tempo de duração do sono induzido pelo hexobarbital em animais desnutridos. A redução da atividade enzimática é devida unicamente à diminuição das proteínas (enzimas) decorrente da desnutrição[10-12,14].

Também devemos lembrar que glutamato, cisteína e glicina são nutrientes fundamentais na síntese de glutationa, que é importante na retirada, por meio da reação de conjugação, de radicais eletrofílicos provenientes da biotransformação de muitos fármacos. Quando o nível hepático de glutationa está baixo, aumenta a toxicidade de fármacos, como o cloranfenicol e o paracetamol, que liberam metabólitos tóxicos.

EXCREÇÃO DOS FÁRMACOS

Os fármacos podem ser eliminados do corpo humano tanto na forma inalterada como na forma de metabólitos. Os compostos polares são mais facilmente excretados do que aqueles com lipossolubilidade elevada. Deve-se lembrar que os fármacos lipossolúveis só serão excretados quando forem metabolizados em compostos mais polares.

A principal via de excreção são os rins. Neles, a excreção dos fármacos ácidos e básicos varia dentro dos limites do pH urinário normal (4,8 a 7,5). Nesse caso, aplicam-se os mesmos princípios da partição do pH utilizada com relação à absorção de fármacos no trato gastrointestinal. Para os fármacos básicos, quanto mais ácida estiver a urina, maior será sua excreção; o inverso ocorre com os fármacos ácidos (Quadros 34.6 e 34.7).

Quadro 34.6. Característica de pKa dos fármacos

Ácidos fracos	Bases fracas
Acetazolamida, AAS, ácido etacrínico, aminoglicosídeos, barbitúricos, clorotiazida, clorpropramida, cumarínicos, furosemida, indometacina, nitrofurantoína, oxifembutazona, penicilinas, sulfonamidas	Amitriptilina, anfetamina, cloroquina, imipramina, meperidina, morfina, nortriptilina, procaína, quinidina, teofilina, lítio

Fonte: Katzung[1]; Silva[2]; Lazo[3].

Quadro 34.7. Influência de alimentos e nutrientes no pH urinário

Características	Alimentos/nutrientes	Mecanismos
Ácidos fracos	Dietas predominantemente alcalinas (leite, frutas, vegetais, nata, creme, melaço, manteiga, castanhas)	Alcalinização da urina em razão dos resíduos (cátions alcalinos)
Bases fracas	Dietas predominantemente ácidas (carnes, galinha, peixes, frutos do mar, toucinho, ovos, amendoim, milho, lentilha, pães, biscoitos, bolachas, ameixas)	Acidificação da urina em razão dos resíduos ácidos (cloretos, iodetos, fosfatos, sulfatos)

Fonte: Bianchi[10]; Seizi-oga[11]; Da Fonseca[12].

REFERÊNCIAS BIBLIOGRÁFICAS

1. Katzung BG. Farmacologia básica e clínica. Rio de Janeiro: Guanabara Koogan, 2010: 1.046.
2. Silva P. Farmacologia. Rio de Janeiro: Guanabara Koogan, 2010: 1.352.
3. Lazo, JS. Brunton, LL, Parker KL. Goodman & Gilman. As bases farmacológicas da terapêutica. Artmed, 2010: 1.848.
4. Rang HP, Dale MM, Ritter JM. Farmacologia: Rio de Janeiro: Guanabara-Koogan, 2009: 703.
5. Delucia R, Oliveira Filho RM. Farmacologia integrada. Rio de Janeiro: Revinter, 2004: 678.
6. Moura MRL, Reyes FGR. Interação fármaco-nutriente: uma revisão. Rev Nutr 2002; 15:223-38.
7. Fonseca AL. Interações Medicamentosas. EPUC: Rio de Janeiro, 1994.
8. Mahan LK, Escott-Stump S. Krause: Alimentos, Nutrição e Dietoterapia. 2005: 1.242.
9. Cardoso SP, Martins C. Interações droga-nutrientes. Curitiba, NutroClinica: 1998: 211.
10. Bianchi. MLP. Interações alimentos e medicamentos. In: Dutra-de-oliveira JE, ed. Ciências nutricionais – aprendendo a aprender – Editora Savier, 1998: 279-87.
11. Seizi-oga I, Aulus CB. (Ed.). Medicamentos e suas interações. Atheneu: São Paulo, 1994: 157-88.
12. Da Fonseca AL. Interações medicamentosas. EPUB, 2008.
13. Leite PH. Nutrição enteral em pediatria. Pediatria moderna 1999; 7:457-76.
14. Moura MRL, Reyes FGR. Interação fármaco-nutriente: uma revisão. Rev Nutr 2002; 15:223-38.

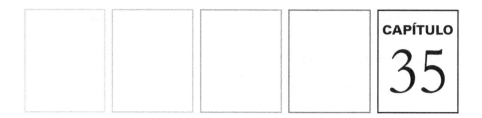

Interações Fármacos-Nutrientes em Farmacoterapêutica Obstétrica

Graciliano Ramos Alencar do Nascimento

Neste capítulo iremos abordar os principais fármacos usados em obstetrícia, com suas respectivas indicações, ações e interações com nutrientes ou com a alimentação, bem como as possíveis manipulações dietéticas para reduzir ou evitar tais complicações.

FÁRMACOS DE USO COMUM EM OBSTETRÍCIA

Acetaminofeno (paracetamol)
- **Indicação:** analgésico e antitérmico[1-3].
- **Ação:** inibição da ciclo-oxigenase[1-3].
- **Interações e correlações clínicas:** os alimentos, principalmente os que contêm hidratos de carbono, retardam a taxa de absorção, mas não impedem a absorção total. Pode levar à redução de glicemia com o método de dosagem glicose oxidase/peroxidase. Alimentos contendo pectina (frutas) retardam a absorção[4-7].
- **Manipulação:** administrar em período de jejum ou afastado de ingestão de frutas[8-11].

Ácido acetilsalicílico (AAS)
- **Indicação:** analgésico/antitérmico e anti-inflamatório[1-3].
- **Ação:** inibição da ciclo-oxigenase de forma irreversível[1-3].

CAPÍTULO 35 · Interações Fármacos-Nutrientes em Farmacoterapêutica Obstétrica 591

- **Interações e correlações clínicas:** os alimentos retardam a absorção, mas, por outro lado, diminuem as náuseas e os distúrbios gástricos. Funciona como antagonista do ácido fólico e esvazia as reservas orgânicas de vitamina C e vitamina K. Pode contribuir para o aparecimento ou a manutenção da anemia ferropriva. Tem efeito uricosúrico dose-dependente[4-7].

- **Manipulação:** administrar o medicamento com alimento, leite, biscoitos ou com 1 copo cheio de água, aumentando a oferta de alimentos ricos em vitamina C, vitamina K e ácido fólico[8-11].

Ácido nalidíxico, ciprofloxacina, ofloxacina e lomefloxacina

- **Indicação:** antimicrobiano, bactericida[1-3].

- **Ação:** bloqueio da DNA-girase e topoisomerases[1-3].

- **Interações e correlações clínicas:** antiácidos ou suplementos contendo magnésio, cálcio, ferro, zinco e vitaminas reduzem a absorção. Podem levar a xerostomia, perda do paladar, dor abdominal, diarreia, constipação, flatulência, vômitos e, principalmente, náuseas. Podem alterar o equilíbrio glicêmico em diabéticos[4-7].

- **Manipulação:** para reduzir as náuseas e os vômitos devem ser administrados após as refeições, tendo sempre o cuidado de poupar as funções hepáticas e renais. Evitar leite e iogurte, cafeína e xantinas[8-11].

Amoxicilina e ampicilina

- **Indicação:** antibiótico, bactericida de parede[1-3].

- **Ação:** inibição da síntese correta da parede bacteriana[1-3].

- **Interações e correlações clínicas:** diminuem a biodisponibilidade do complexo B. Podem provocar diarreia, náuseas, vômitos e erupções cutâneas, estomatite, glossite e candidíase oral[4-7].

- **Manipulação:** amoxicilina – pode ser tomada com alimentação para evitar efeitos colaterais gastrointestinais (poupar funções renal e hepática, ampicilina – administrar em jejum ou 1 hora antes das refeições ou 2 horas depois, pois os alimentos retardam e reduzem a absorção (evitar grandes quantidades de sucos de fruta, de cerveja, de vinho ou de refrigerantes, por seu conteúdo ácido)[8-11].

Anticoncepcionais orais

- **Indicação:** prevenção de gravidez[1-3].

- **Ação:** bloqueio da ovulação[1-3].

- **Interações e correlações clínicas:** são antagônicos do ácido fólico e da vitamina B_6, reduzem as reservas orgânicas de riboflavina e a absorção e aumentam o metabolismo da vitamina C e os níveis séricos da vitamina A[4-7].

- **Manipulação:** ofertar alimentos ricos em ácido fólico, vitamina B_6 e C. Evitar alimentos ricos em vitamina A ou betacaroteno[8-11].

592 PARTE IX · Farmacologia Aplicada à Nutrição

Atropina

- **Indicação:** espasmolítico, broncodilatador[1-3].
- **Ação:** antagonista de receptores muscarínicos[1-3].
- **Interações e correlações clínicas:** os alimentos podem reduzir sua absorção[4-7].
- **Manipulação:** administrar 30 minutos antes das refeições para prevenir interferências com a absorção[8-11].

Azitromicina

- **Indicação:** antibiótico do grupo dos macrolídeos[1-3].
- **Ação:** inibição da síntese proteica (bacteriostático)[1-3].
- **Interações e correlações clínicas:** os alimentos podem reduzir sua biodisponibilidade, elevar os níveis de glicemia e alterar a função hepática. Reduz a biodisponibilidade das vitaminas do complexo B e pode elevar a calemia[4-7].
- **Manipulação:** administrar 1 hora antes ou 2 horas após as refeições. Em caso de desconforto gástrico deve-se tomar o comprimido com alimentos[8-11].

Amicacina

- **Indicação:** antibiótico do grupo dos aminoglicosídeos[1-3].
- **Ação:** alteração da síntese proteica (bactericida)[1-3].
- **Interações e correlações clínicas:** é neurotóxico, podendo provocar sede, sialorreia, náuseas, vômitos, vertigem, sonolência e perda auditiva, além de poder levar à proteinúria[4-7].
- **Manipulação:** adequação de ingestão hídrica e peso corporal, poupando a função renal[8-11].

Bisacodil

- **Indicação:** laxante[1-3].
- **Ação:** estimulante do peristaltismo[1-3].
- **Interações e correlações clínicas:** diminui a absorção intestinal de aminoácidos e de glicose e reduz o peso. No uso prolongado, pode levar a esteatorreia e redução de potássio e cálcio plasmáticos, devendo ser usado com precaução na lactação e no diabetes[4-7].
- **Manipulação:** quando em cápsulas, engolir de uma vez, sem mastigar; quando em cápsulas entéricas, não administrá-la em associação ao leite ou produtos lácteos em menos de 1 hora; alimentos alcalinos desintegram o envoltório entérico[8-11].

Cefaclor e cefalexina

- **Indicação:** cefalosporina de 1ª e 2ª gerações[1-3].

CAPÍTULO 35 · Interações Fármacos-Nutrientes em Farmacoterapêutica Obstétrica   593

- **Ação:** inibição da formação da parede bacteriana[1-3].

- **Interações e correlações clínicas:** podem levar a candidíase oral e inflamação da mucosa bucal e da língua no tratamento prolongado, inclusive com possibilidade de aparecimento de colite pseudomembranosa. Podem elevar enzimas hepáticas e fazer falso-positivo para glicosúria. Precaução de uso em lactentes[4-7].

- **Manipulação:** o momento ideal para a administração é 1 hora antes ou 2 horas após as refeições. Os alimentos retardam e reduzem a absorção[8-11].

Cefalosporinas (cefazolina, cefamezin, cefalotina, cefepima, cefodizima, cefoperazona)

- **Indicação:** cefalosporinas via IV e IM[1-3].

- **Ação:** inibição da formação da parede bacteriana[1-3].

- **Interações e correlações clínicas:** o uso prolongado em desnutridos reduz a síntese de vitamina K. Podem elevar as enzimas hepáticas e fazer falso-positivo para glicosúria. Podem causar anorexia. As demais complicações são semelhantes àquelas com cefaclor[4-7].

- **Manipulação:** podem necessitar de suplementação de vitamina K[8-11].

Corticosteroides (cortisona, dexametasona, prednisolona, prednisona, betametasona, metilprednisolona)

- **Indicação:** anti-inflamatório e imunossupressor[1-3].

- **Ação:** inibição indireta da fosfolipase A2[1-3].

- **Interações e correlações clínicas:** esofagite, dispepsia, úlcera péptica, flatulência, sagramento/perfuração gastrointestinal, aumento de fagia, ganho de peso, anorexia, balanço nitrogenado negativo, perda de cálcio e baixa absorção, hiperglicemia, hiperlipidemia, retenção de sódio, perda de potássio e prejuízo do crescimento em crianças[4-7].

- **Manipulação:** dieta hipossódica, suplementada com potássio, cálcio, vitaminas A, C, D e fosfato. Ofertar carboidratos complexos e suplementação proteica[8-11].

Diclofenaco

- **Indicação:** anti-inflamatório[1-3].

- **Ação:** inibição da ciclo-oxigenase[1-3].

- **Interações e correlações clínicas:** o alimento retarda, mas não reduz absorção, náuseas, dispepsia, dor abdominal, obstipação, diarreia, flatulência, úlcera e sangramento gastrointestinal[4-7].

- **Manipulação:** tomar com alimentos, leite ou um copo cheio de água para reduzir a irritação local do fármaco no estômago. O medicamento deve ser deglutido inteiro[8-11].

Dimenidrinato

- **Indicação:** antivertiginoso e antiemético[1-3].

- **Ação:** antagonismo de receptores H_1[1-3].

- **Interações e correlações clínicas:** anorexia, xerostomia, náuseas, desconforto epigástrico, sonolência, sedação, ataxia, estímulo paradoxal em crianças e possível retenção urinária[4-7].

- **Manipulação:** tomar com alimento ou com água para redução de efeito colateral gastrointestinal[8-11].

Dimeticona

- **Indicação:** antiflatulência[1-3].

- **Ação:** reduz tensão superficial das bolhas gasosas[1-3].

- **Interações e correlações clínicas:** mulheres grávidas e em lactação não devem usar[4-7].

- **Manipulação:** devem ser evitados bebidas carbonatadas e alimentos flatulentos[8-11].

Ergotamina (di-hidroergotamina, metilergometrina)

- **Indicação:** ocitócico, anti-hemorrágico pós-parto, antienxaqueca[1-3].

- **Ação:** antagonista parcial de receptores alfa-adrenérgicos[1-3].

- **Interações e correlações clínicas:** náuseas e vômitos; pode elevar ou reduzir a pressão arterial e elevar a glicemia. Deve-se evitar nas lactentes[4-7].

- **Manipulação:** administrar com alimentos e evitar o álcool[8-11].

Eritromicina

- **Indicação:** antibiótico, do grupo dos macrolídeos[1-3].

- **Ação:** inibição da síntese proteica (bacteriostático)[1-3].

- **Interações e correlações clínicas:** desconforto gástrico, cólicas e diarreias. A forma química estolato pode levar à hepatite colestática[4-7].

- **Manipulação:** tomar a forma estearato com um copo de água, com estômago vazio, 2 horas antes ou após as refeições, pois os alimentos reduzem a absorção. As drágeas são cobertas com uma substância acidorresistente para proteger o medicamento da ação do suco gástrico; não deve ser ministrada com sucos ácidos, como, por exemplo, laranja e limão, nem com bebidas carbonatadas ou refrigerantes, cerveja ou com doses de vinho que excedam 240mL[8-11].

Furosemida

- **Indicação:** diurético de alça[1-3].

- **Ação:** bloqueio da bomba de Na/Cl/K da alça de Henle[1-3].

CAPÍTULO 35 •Interações Fármacos-Nutrientes em Farmacoterapêutica Obstétrica **595**

- **Interações e correlações clínicas:** grande perda de potássio, eleva a glicemia, desidrata principalmente crianças e idosos, anemia, eleva colesterol total e frações LDL e VLDL, e também ácido úrico e ureia. Os alimentos retardam a absorção, mas também previnem a irritação gástrica e reduzem a tolerância a carboidratos simples[4-7].

- **Manipulação:** devem ser observados na dieta os conteúdos de cálcio, magnésio e potássio. A oferta de carboidratos deve conter os alimentos de baixo índice glicêmico[8-11].

Heparina

- **Indicação:** anticoagulante[1-3].

- **Ação:** estimula o fator antitrombina III[1-3].

- **Interações e correlações clínicas:** sangramento de trato gastrointestinal, anemia ferropriva, fezes escuras, osteoporose, dores óssea e muscular em uso prolongado (superior a 3 meses) e aumento de ácidos graxos livres[4-7].

- **Manipulação:** observar oferta de ferro, cálcio e potássio[8-11].

Hidroclorotiazida

- **Indicação:** diurético tiazídico[1-3].

- **Ação:** inibição do mecanismo de contracorrente[1-3].

- **Interações e correlações clínicas:** perda de potássio, magnésio, zinco e riboflavina; cuidado com suplementação de cálcio, pois pode levar à hipercalcemia e à hiperglicemia. Aumento de ácido úrico, bilirrubina, colesterol total e fração LDL[4-7].

- **Manipulação:** ofertar dieta rica em potássio e magnésio, com carboidratos complexos de baixo índice glicêmico[8-11].

Medroxiprogesterona

- **Indicação:** hormônio, contraceptivo, antineoplásico[1-3].

- **Ação:** agonista de receptores da progesterona[1-3].

- **Interações e correlações clínicas:** aumento do apetite, náuseas, flatulência, aumento da glicemia, do sódio, das enzimas hepáticas e bilirrubina[4-7].

- **Manipulação:** ofertar dieta com carboidratos complexos de baixo índice glicêmico e evitar alimentos flatulentos[8-11].

Metildopa

- **Indicação:** anti-hipertensivo[1-3].

- **Ação:** inibidor adrenérgico[1-3].

- **Interações e correlações clínicas:** em altas doses aumenta a necessidade de B_{12} e folatos, causa aumento de fosfatase alcalina, enzimas hepáticas, ácido úrico,

596 PARTE IX · Farmacologia Aplicada à Nutrição

ureia, amilase, potássio, sódio e prolactina. A administração de suplemento de ferro por 2 horas antes pode reduzir sua absorção[4-7].

- **Manipulação:** dieta hipossódica e restrita de cálcio, carnes vermelhas e crustáceos, além de boa oferta hídrica quando necessária[8-11].

Metoclopramida

- **Indicação:** antiemético, antagonista dopaminérgico[1-3].
- **Ação:** antagonista de receptores dopaminérgicos[1-3].
- **Interações e correlações clínicas:** xerostomia, aumento do esvaziamento gástrico, precaução em pacientes insulino-dependentes, pois pode elevar a necessidade de insulina. Aumenta a prolactina sérica e a aldosterona transitória[4-7].
- **Manipulação:** boa oferta hídrica e dieta com carboidratos complexos de baixo índice glicêmico[8-11].

Metronidazol

- **Indicação:** antibiótico, antiprotozoário[1-3].
- **Ação:** amebicida, giardicida, tricomonicida e bactericida[1-3].
- **Interações e correlações clínicas:** disgeusia metálica, desconforto epigástrico, xerostomia[4-7].
- **Manipulação:** preocupação com o sabor das refeições, deve ser administrado com alimentos para reduzir a irritação gástrica. Evitar o álcool. A combinação com o medicamento produz pequenas reações do tipo dissulfiram (antabuse)[8-11].

Óleo mineral

- **Indicação:** laxante[1-3].
- **Ação:** lubrificante[1-3].
- **Interações e correlações clínicas:** pode levar à redução da absorção de vitaminas lipossolúveis, de cálcio, potássio e fósforo em uso prolongado[4-7].
- **Manipulação:** tomar com estômago vazio, 2 horas antes ou após as refeições. Cuidado em crianças, pois pode causar pneumonite lipídica em razão da aspiração do óleo[8-11].

Omeprazol

- **Indicação:** antiúlcera[1-3].
- **Ação:** inibidor da bomba de prótons[1-3].
- **Interações e correlações clínicas:** pode reduzir a absorção de ferro e vitamina B_{12}[4-7].
- **Manipulação:** deve-se ofertar dieta com alimentos fontes de ferro ferroso e vitamina B_{12}[8-11].

Penicilina G potássica

- **Indicação:** antimicrobiano, bactericida[1-3].

- **Ação:** inibidor da síntese da parede bacteriana[1-3].

- **Interações e correlações clínicas:** redução da absorção de ácido fólico, vitamina B_{12}, cálcio e magnésio. Reduz a síntese de vitamina K. Inativa vitamina B_6 e aumenta a excreção urinária de potássio[4-7].

- **Manipulação:** devem ser ofertados na dieta alimentos fontes de ácido fólico, vitamina B_{12}, cálcio, magnésio, potássio e vitamina K[8-11].

Propranolol

- **Indicação:** anti-hipertensivo[1-3].

- **Ação:** antagonista não seletivo de receptores beta-adrenérgicos[1-3].

- **Interações e correlações clínicas:** pode mascarar sintomas e prolongar hipoglicemia. Pode inibir a resposta da insulina à hiperglicemia. Aumenta as enzimas hepáticas[4-7].

- **Manipulação:** deve ser ministrado com alimentos, pois eles aumentam a absorção, devendo ser prescrita dieta com no mínimo seis refeições para evitar hipoglicemia[8-11].

Sulfonamidas (sulfametoxazol)

- **Indicação:** antimicrobiano, bacteriostático[1-3].

- **Ação:** inibição da via sintética do ácido fólico[1-3].

- **Interações e correlações clínicas:** reduzem a síntese da vitamina K, inativam vitamina B_6, reduzem a absorção de ácido fólico, de vitamina B_{12}, de cálcio e do ferro. Fazem cristalúria[4-7].

- **Manipulação:** oferta dietética de alimentos fontes de vitamina K, vitamina B_6, ácido fólico, vitamina B_{12}, cálcio e ferro. Boa oferta hídrica para evitar a formação de litíase renal[8-11].

Tetraciclina

- **Indicação:** antimicrobiano, bacteriostático[1-3].

- **Ação:** inibidor da síntese proteica[1-3].

- **Interações e correlações clínicas:** reduz a síntese de vitamina K, inativa vitamina B_6, reduz a absorção de ácido fólico, vitamina B_{12}, cálcio e ferro[4-7].

- **Manipulação:** melhor administrar quando o estômago estiver vazio. Podem também ser administradas pequenas refeições para reduzir os distúrbios gástricos. Não deverá ser administrada com leite, com produtos lácteos ou alimentos ricos em cálcio, pois o cálcio prejudica sua absorção[8-11].

REFERÊNCIAS BIBLIOGRÁFICAS

1. Lazo JS, Brunton LL, Parker KL. Goodman & Gilman. As bases farmacológicas da terapêutica. Artmed, 2010: 1.848.
2. Katzung BG. Farmacologia básica e clínica. Rio de Janeiro: Guanabara Koogan, 2010: 1.046.
3. Silva P. Farmacologia. Rio de Janeiro: Guanabara Koogan, 2010: 1.352.
4. Fonseca AL. Interações Medicamentosas. Rio de Janeiro: EPUC, 1994.
5. Reis NT. Nutrição Clínica – Interações Fármaco x Nutrientes. Rio de Janeiro: Rubio, 2004.
6. Cuppari L. Nutrição clínica no adulto. Guias de Medicina Ambulatorial e Hospitalar. UNIFESP/Escola Paulista de Medicina. São Paulo: Manole, 2002.
7. Cordas TA, Barretto OCO. Interações medicamentosas. São Paulo: Lemos Editorial, 1998; 340.
8. Bodinski LH. Dietoterapia – Prinicípios & prática. São Paulo: Atheneu, 1999.
9. Oliveira JED, Marchini JS. Ciências Nutricionais. São Paulo: Savier, 1998.
10. Moura MRL, Reyes FGR. Interação fármaco-nutriente: uma revisão. Rev Nutr 2002; 15:223-38.
11. Mahan LK, Escott-Stumo S. Krause: Alimentos, Nutrição e Dietoterapia. 2005: 1.242.

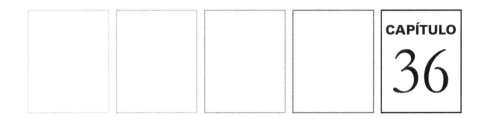

Interações Fármacos-Nutrientes em Farmacoterapêutica Pediátrica

Graciliano Ramos Alencar do Nascimento

Neste capítulo iremos abordar os principais fármacos usados em pediatria, com suas respectivas indicações, ações e interações com nutrientes ou com a alimentação, bem como as possíveis manipulações dietéticas para reduzir ou evitar tais complicações.

FÁRMACOS DE USO COMUM EM PEDIATRIA

Ácido ascórbico
- **Indicação:** antioxidante, vitamina[1-3].
- **Ação:** antioxidante[1-3].
- **Interações e correlações clínicas:** o uso excessivo de comprimidos mastigáveis poderá lesionar o esmalte dos dentes; risco de anemia hemolítica em pacientes com deficiência da glicose-6-fosfato desidrogenase (G6PD); melhora a absorção de ferro; pode ser irritante gástrico[4-12].
- **Manipulação:** não administrar em jejum, a fim de evitar a irritação gástrica[4,5,6,8,10,11].

Aminofilina
Indicação: broncodilatador[1-3].
Ação: inibição da produção de fosfodiesterase[1-3].

600   PARTE IX · Farmacologia Aplicada à Nutrição

- **Interações e correlações clínicas:** pode causar irritação gástrica e provocar náuseas e vômitos[4-12].

- **Manipulação:** administrar com alimentos ou com as refeições; os alimentos retardam a absorção, porém não reduzem a quantidade total absorvida[4,5,6,8,10,11].

Cálcio

- **Indicação:** suplemento cálcico e antiácido (carbonato de cálcio)[1-3].

- **Ação:** reposição e neutralização química[1-3].

- **Interações e correlações clínicas:** reduz a absorção de ferro, podendo causar constipação intestinal e cálculos renais de forma dose-dependente, hiperacidez de rebote, flatulência e hipercalcemia; se usado por muito tempo, combinado com uma dieta rica em vitamina D, pode provocar a chamada síndrome alcalino-leite (náuseas, vômito, dor abdominal, alcalose metabólica, insuficiência renal)[4-12].

- **Manipulação:** administrar 1 hora após as refeições[4,5,6,8,10,11].

Carbamazepina

- **Indicação:** anticonvulsivante[1-3].

- **Ação:** inibição dos canais de sódio[1-3].

- **Interações e correlações clínicas:** desconforto epigástrico, xerostomia, estomatite, glossite, dor abdominal, obstipação, diarreia, erupções cutâneas, eleva enzimas hepáticas, reduz T_3 e T_4[4-12].

- **Manipulação:** administrar com alimentos para facilitar a sua absorção[4,5,6,8,10,11].

Ciproeptadina

- **Indicação:** anti-histamínico e orexígeno[1-3].

- **Ação:** antagonista de receptores histaminérgicos H_1[1-3].

- **Interações e correlações clínicas:** boca e garganta seca, obstipação intestinal, irritante gástrico. Pode elevar a amilase e a prolactina[4-12].

- **Manipulação:** administrar com alimentos; aumentar a ingestão hídrica[4,5,6,8,10,11].

Cloranfenicol

- **Indicação:** antimicrobiano/antibiótico[1-3].

- **Ação:** inibição da síntese proteica[1-3].

- **Interações e correlações clínicas:** reduz a absorção da lactose, retarda a resposta de anemia ao ferro e reduz a absorção de ácido fólico, vitamina B_{12} e vitamina A; disgeusia, glossite, estomatite, enterocolite, diarreia, aplasia medular[4-12].

- **Manipulação:** tomar 1 hora antes ou 2 horas após as refeições. Em pacientes que relatarem desconforto gastrointestinal pode ser administrado com alimentos[4,5,6,8,10,11].

CAPÍTULO 36 · Interações Fármacos-Nutrientes em Farmacoterapêutica Pediátrica — 601

Fenitoína

- **Indicação:** anticonvulsivante[1-3].

- **Ação:** inibição dos canais de sódio[1-3].

- **Interações e correlações clínicas:** reduz a absorção de vitamina B_{12}, vitamina D, ácido fólico e cálcio, promove náuseas e vômitos, hipogeusia[4-12].

- **Manipulação:** administrar com alimentos, pois eles aumentam sua absorção e reduzem as náuseas e os vômitos, podendo ser necessária a suplementação vitamínica[4,5,6,8,10,11].

Fenobarbital

- **Indicação:** anticonvulsivante[1-3].

- **Ação:** inibição dos canais de sódio[1-3].

- **Interações e correlações clínicas:** reduz a atividade do ácido fólico, vitamina B_{12}, vitamina D, vitamina K, além de reduzir a atividade da vitamina B_6 e a absorção de cálcio[4-12].

- **Manipulação:** administrar em jejum, pois os alimentos, além de retardarem a absorção, podem também reduzir sua absorção. Suplementos poderão ser necessários[4,5,6,8,10,11].

Ferro

- **Indicação:** antianêmico[1-3].

- **Ação:** síntese da hemoglobina[1-3].

- **Interações e correlações clínicas:** doses elevadas poderão reduzir a absorção de zinco; desconforto epigástrico, fezes escuras, dispepsia, flatulência, diarreia, constipação intestinal, manchas dentárias. Sofre quelação com cálcio[4-12].

- **Manipulação:** administrar entre refeições ou associado a sucos ácidos (laranja, acerola). Nunca administrar com cereais, ovos, leite e derivados; usar vitamina C associada; não amassar ou mastigar os tabletes[4,5,6,8,10,11].

Ibuprofeno

- **Indicação:** anti-inflamatório, analgésico e antitérmico[1-3].

- **Ação:** inibição da ciclo-oxigenase[1-3].

- **Interações e correlações clínicas:** reduz apetite, pode provocar depressão, irritabilidade, sangramento gastrointestinal, irritação gástrica[4-12].

- **Manipulação:** dar preferência a administrar 1 hora antes ou 2 horas depois das refeições, pois os alimentos reduzem sua absorção; caso apareçam efeitos colaterais gastrointestinais, administrar com alimentos. Pode ser requerida a suplementação com vitamina K[4,5,6,8,10,11].

602   PARTE IX · Farmacologia Aplicada à Nutrição

Ipratrópio

* **Indicação:** broncodilatador[1-3].

* **Ação:** antagonista de receptor muscarínico[1-3].

* **Interações e correlações clínicas:** disgeusia metálica, boca e garganta secas, náuseas, dispepsia e distúrbios visuais[4-12].

* **Manipulação:** boa oferta hídrica e dieta branda[4,5,6,8,10,11].

REFERÊNCIAS BIBLIOGRÁFICAS

1. Lazo JS, Brunton LL, Parker KL, Goodman & Gilman. As bases farmacológicas da terapêutica. Artmed, 2010: 1848.
2. Katzung BG. Farmacologia básica e clínica. Rio de Janeiro: Guanabara Koogan, 2010: 1046.
3. Silva P. Farmacologia. Rio de Janeiro: Guanabara Koogan, 2010: 1352.
4. Bodinski LH. Dietoterapia – Prinicípios & prática. São Paulo: Atheneu, 1999.
5. Oliveira JED, Marchini JS. Ciências Nutricionais. São Paulo: Savier, 1998.
6. Moura MRL, Reyes FGR. Interação fármaco-nutriente: uma revisão. Rev Nutr 2002; 15:223-38.
7. Fonseca AL. Interações Medicamentosas. Rio de Janeiro: EPUC, 1994.
8. Mahan LK, Escott-Stump S. Krause: Alimentos, Nutrição e Dietoterapia. 2005: 1242.
9. Souza-Valle LB, Oliveira Filho RM, De Lucia R, Oga S. Farmacologia Integrada. São Paulo: Atheneu, 1988.
10. Reis NT. Nutrição Clínica – Interações Fármaco X Nutrientes. Rio de Janeiro: Rubio, 2004.
11. Cuppari L. Nutrição clínica no adulto. Guias de Medicina Ambulatorial e Hospitalar. UNIFESP/Escola Paulista de Medicina. Manole: São Paulo, 2002.
12. Cordas TA, Barreto OCO. Interações medicamentosas. São Paulo: Lemos Editorial, 1998: 340.

ANEXO I

INGESTÃO DIETÉTICA DE REFERÊNCIA (DRI)

604 ANEXO I · Ingestão Dietética de Referência (DRI)

Quadro I.1. Valores de RDA, AI e AMDR para macronutrientes

Grupo etário	Carboidrato			Fibras totais	Lipídio total		Ácido graxo poli-insaturado ω-6 (ácido linoleico)		Ácido graxo poli-insaturado ω-3 (ácido alfa-linoleico)		Proteínas e aminoácidos		
	RDA (g/d)	AI (g/d)	AMDR	AI (g/d)	AI (g/d)	AMDR	AI (g/d)	AMDR	AI (g/d)	AMDR	RDA (g/d)	AI (g/d)[b]	AMDR
Lactentes													
0-6 m		60	ND[a]	ND	31	ND[a]	4,4	ND[a]	0,5	ND[a]		9,1	ND[c]
7-12 m		95	ND	ND	30	ND	4,6	ND	0,5	ND	11,0		ND
Crianças													
1-3 a	130		45-65	19	ND	30-40	7	5-10	0,7	0,6-1,2	13		5-20
4-8 a	130		45-65	25	ND	25-35	10	5-10	0,9	0,6-1,2	19		10-30
Meninos													
9-13 a	130		45-65	31	ND	25-35	12	5-10	1,2	0,6-1,2	34		10-30
14-18 a	130		45-65	38	ND	25-35	16	5-10	1,6	0,6-1,2	52		10-30
19 a	130		45-65	38	ND	20-35	17	5-10	1,6	0,6-1,2	56		10-35
Meninas													
9-13 a	130		45-65	26	ND	25-35	10	5-10	1,0	0,6-1,2	34		10-30
14-18 a	130		45-65	26	ND	25-35	11	5-10	1,1	0,6-1,2	46		10-30
19 a	130		45-65	25	ND	20-35	12	5-10	1,1	0,6-1,2	46		10-35
Gestação													
≤ 18 a	175		45-65	28	ND	20-35	13	5-10	1,4	0,6-1,2	71		10-35
19-30 a	175		45-65	28	ND	20-35	13	5-10	1,4	0,6-1,2	71		10-35
31-50 a	175		45-65	28	ND	20-35	13	5-10	1,4	0,6-1,2	71		10-35
Lactação													
≤ 18 a	210		45-65	29	ND	20-35	13	5-10	1,3	0,6-1,2	71		10-35
19-30 a	210		45-65	29	ND	20-35	13	5-10	1,3	0,6-1,2	71		10-35
31-50 a	210		45-65	29	ND	20-35	13	5-10	1,3	0,6-1,2	71		10-35

Adaptado dos relatórios das DRI. Veja www.nap.edu.

[a] ND = Não foi possível determinar devido à falta de dados sobre efeitos adversos nesse grupo etário e em relação à incapacidade para lidar com quantidades excessivas. A ingestão deve ser proveniente somente de fontes alimentares para impedir níveis altos de consumo.

[b] Baseado em 1,5g/kg/dia para lactentes, 1,1g/kg/dia para 1-3 anos, 0,95g/kg/dia para 4-13 anos, 0,85g/kg/dia para 14-18 anos, 0,8g/kg/dia para adultos e 1,1g/kg/dia para gestantes (usando o peso pré-gestacional) e mulheres em fase de lactação.

Fonte: Institute of Medicine (IOM). Dietary Reference Intakes for energy, carbohydrate, fiber, fat, fatty acids, cholesterol, protein, and amino acids (Macronutrients). Washington, DC.: National Academy Press, 1331p., 2005.

Quadro I.2. Valores de EAR para nutrientes

Grupo etário	Cobre (μg/d)	Iodo (μg/d)	Ferro (μg/d)	Magnésio (μg/d)	Molibdênio (μg/d)	Fósforo (mg/d)	Selênio (μg/d)	Zinco (mg/d)	Carboidrato totalmente digerível (g/d)	Folato (μg/d)[a]	Niacina (mg/d)[b]	Riboflavina (mg/d)
Lactentes												
0-6 m	ND	ND	ND	ND	ND	ND	ND	ND	ND	ND	ND	ND
7-12 m	ND	ND	6,9	ND	ND	ND	ND	2,5	ND	ND	ND	ND
Crianças												
1-3 a	260	65	3	65	13	380	17	2,5	100	120	5	0,4
4-8 a	340	65	4,1	110	17	405	23	4,0	100	160	6	0,5
Meninos												
9-13 a	540	73	5,9	200	26	1.055	35	7,0	100	250	9	0,8
14-18 a	685	95	7,7	340	33	1.055	45	8,5	100	330	12	1,1
19 a	700	95	6,0	330	34	580	45	9,4	100	320	12	1,1
Meninas												
9-13 a	540	73	5,7	200	26	1.055	35	7,0	100	250	9	0,8
14-18 a	685	95	7,9	300	33	1.055	45	7,3	100	330	11	0,9
19 a	700	95	8,1	255	34	580	45	6,8	100	320	11	0,9
Gestação												
≤ 18 a	785	160	23	335	40	1.055	49	10	135	520	14	1,2
19-30 a	800	160	22	290	40	580	49	9,5	135	520	14	1,2
31-50 a	800	160	22	300	40	580	49	9,5	135	520	14	1,2
Lactação												
≤ 18 a	985	209	7	300	35	1.055	59	10,9	160	450	13	1,3
19-30 a	1.000	209	6,5	255	36	580	59	10,4	160	450	13	1,3
31-50 a	1.000	209	6,5	265	36	580	59	10,4	160	450	13	1,3

Adaptado dos relatórios das DRI.

[a] Como Equivalente de Folato Dietético (DFE); 1DFE = 1μg de folato dietético = 0,6μg de ácido fólico de alimentos fortificados ou suplemento ingerido com alimentos = 0,5μg de suplemento ingerido em jejum.

[b] Como Equivalente de Niacina (NE); 1mg de niacina = 60mg de triptofano.

Fonte: Institute of Medicine (IOM). Dietary Reference Intakes for energy, carbohydrate, fiber, fat, fatty acids, cholesterol, protein, and amino acids (Macronutrients). Washington, DC.: National Academy Press, 1331p., 2005.

Institute of Medicine (IOM). Dietary Reference Intakes for Calcium, Phosphorous, Magnesium, Vitamin D, and Fluoride. Washington, DC.: National Academy Press, 1997.

Institute of Medicine (IOM). Dietary Reference Intakes for Thiamin, Riboflavin, Niacin, Vitamin B6, Folate, Vitamin B12, Pantothenic Acid, Biotin, and Choline. Washington, DC.: National Academy Press, 1998.

Institute of Medicine (IOM). Dietary Reference Intakes for Vitamin C, Vitamin E, Selenium and Carotenoids. Washington, DC.: National Academy Press, 2000.

Institute of Medicine (IOM). Dietary Reference Intakes for vitamin A, vitamin K, arsenic, Boron, Chromium, Copper, Iodine, Iron, Manganese, Molybdenum, Nickel, Silicon, Vanadium, and Zinc. Washington, DC.: National Academy Press, 2001.

Quadro I.3. Valores de EAR para nutrientes

Grupo etário	Tiamina (mg/d)	Vitamina A (μg/d)[a]	Vitamina B$_6$ (mg/d)	Vitamina B$_{12}$ (μg/d)	Vitamina C (mg/d)	Vitamina E (mg/d)[b]
Lactentes						
0-6 m	ND	ND	ND	ND	ND	ND
7-12 m	ND	ND	ND	ND	ND	ND
Crianças						
1-3 a	0,4	210	0,4	0,7	13	5
4-8 a	0,5	275	0,5	1,0	22	6
Meninos						
9-13 a	0,7	445	0,8	1,5	39	9
14-18 a	1,0	630	1,1	2,0	63	12
19 a	1,0	625	1,1	2,0	75	12
Meninas						
9-13 a	0,7	420	0,8	1,5	39	9
14-18 a	0,9	485	1,0	2,0	56	12
19 a	0,9	500	1,1	2,0	60	12
Gestação						
≤18 a	1,2	530	1,6	2,2	66	12
19-30 a	1,2	550	1,6	2,2	70	12
31-50 a	1,2	550	1,6	2,2	70	12
Lactação						
≤18 a	1,2	885	1,7	2,4	96	16
19-30 a	1,2	900	1,7	2,4	100	16
31-50 a	1,2	900	1,7	2,4	100	16

[a] Como Equivalentes de Atividade de Retinol (RAE). 1 RAE = 1μg retinol, 12μg β-caroteno, 24μg α-caroteno ou 24μg β-criptoxantina. Para calcular RAE a partir de Equivalentes de Retinol (RE) de carotenoides pró-vitamina A em alimentos, dividir o valor de RE por 2. Para vitamina A pré-formada em alimentos ou suplementos e para carotenoides pró-vitamina A de suplementos, 1 RE = 1 RAE.

[b] Como α-tocoferol; α-tocoferol inclui RRR-α-tocoferol (a única forma de α-tocoferol que ocorre naturalmente em alimentos) e a forma 2R-estereoisomérica do α-tocoferol (RRR-, RSR-, RRS, RSS- α-tocoferol) que estão presentes nos alimentos fortificados e suplementos. Não são incluídas as formas 2S-estereoisoméricas.

Fonte: Institute of Medicine (IOM). Dietary Reference Intakes for Thiamin, Riboflavin, Niacin, Vitamin B6, Folate, Vitamin B12, Pantothenic Acid, Biotin, and Choline. Washington, DC.: National Academy Press, 1998.

Institute of Medicine (IOM). Dietary Reference Intakes for Vitamin C, Vitamin E, Selenium and Carotenoids. Washington, DC.: National Academy Press, 2000.

Institute of Medicine (IOM). Dietary Reference Intakes for vitamin A, vitamin K, arsenic, Boron, Chromium, Copper, Iodine, Iron, Manganese, Molybdenum, Nickel, Silicon, Vanadium, and Zinc. Washington, DC.: National Academy Press, 2001.

Quadro I.4. Valores de AI e UL[a] para eletrólitos e água

Grupo etário	Sódio		Cloro		Potássio		Água		Sulfato inorgânico	
	AI (g/d)	UL (g/d)	AI (g/d)	UL (g/d)	AI (g/d)	UL	AI (L/d)	UL	AI	UL
Lactentes										
0-6 m	0,12	ND	0,18	ND	0,4	ND	0,7	ND		ND
7-12 m	0,37	ND	0,57	ND	0,7	ND	0,8	ND		ND
Crianças										
1-3 a	1,0	1,5	1,5	2,3	3,0	ND	1,3	ND		ND
4-8 a	1,2	1,9	1,9	2,9	3,8	ND	1,7	ND		ND
Meninos										
9-13 a	1,5	2,2	2,3	3,4	4,5	ND	2,4	ND	Recomendações de ingestão para este nutriente não foram estipuladas. Este nutriente encontra-se disponível na água e em alimentos que contêm aminoácidos sulfurados metionina e cisteína, sendo que uma dieta adequada em proteínas e estes aminoácidos deve fornecer sulfato inorgânico em quantidade suficiente a partir da lise destes componentes.	ND
14-18 a	1,5	2,3	2,3	3,6	4,7	ND	3,3	ND		ND
19 a	1,5	2,3	2,3	3,6	4,7	ND	3,7	ND		ND
Meninas										
9-13 a	1,5	2,2	2,3	3,4	4,5	ND	2,1	ND		ND
14-18 a	1,5	2,3	2,3	3,6	4,7	ND	2,3	ND		ND
19 a	1,5	2,3	2,3	3,6	4,7	ND	2,7	ND		ND
Gestação										
14-18 a	1,5	2,3	2,3	3,6	4,7	ND	3,0	ND		ND
19-50 a	1,5	2,3	2,3	3,6	4,7	ND	3,0	ND		ND
Lactação										
14-18 a	1,5	2,3	2,3	3,6	5,1	ND	3,8	ND		ND
19-50 a	1,5	2,3	2,3	3,6	5,1	ND	3,8	ND		ND

Adaptado dos relatórios das DRI. Veja www.nap.edu.

[a]UL = o maior valor de ingestão diária do nutriente que provavelmente não oferece risco de efeitos adversos. A não ser que esteja especificado de outro modo, os valores de UL representam a ingestão total provinda de alimentos, água e suplementos. Devido à falta de dados adequados, valores de UL não puderam ser estabelecidos para potássio, água e sulfato inorgânico. Na ausência de UL, deve-se ter maior cautela ao consumir quantidades acima das ingestões recomendadas.

ND = Não foi possível determinar.

Fonte: Institute of Medicine (IOM). Dietary Reference Intakes for Water, Potassium, Sodium, Chloride, and Sulfate. Washington, DC.: National Academy Press, 2004.

ANEXO I · Ingestão Dietética de Referência (DRI)

Quadro I.5. Valores de RDA, AI e UL[a] para elementos

Grupo etário	Arsênico[b]		Boro		Cálcio		Cromo		Cobre			Flúor	
	RDA/AI	UL	RDA/AI	UL (mg/d)	AI (mg/d)	UL (mg/d)	AI (µg/d)	UL	RDA (µg/d)	AI (µg/d)	UL (µg/d)	AI (mg/d)	UL (mg/d)
Lactentes													
0-6 m	ND[b]	ND[c]	ND	ND	210	ND	0,2	ND		200	ND	0,01	0,7
7-12 m	ND	ND	ND	ND	270	ND	5,5	ND		220	ND	0,5	0,9
Crianças													
1-3 a	ND	ND	ND	3	500	2.500	11	ND	340		1.000	0,7	1,3
4-8 a	ND	ND	ND	6	800	2.500	15	ND	440		3.000	1	2,2
Meninos													
9-13 a	ND	ND	ND	11	1.300	2.500	25	ND	700		5.000	2	10
14-18 a	ND	ND	ND	17	1.300	2.500	35	ND	890		8.000	3	10
19 a	ND	ND	ND	20	1.000	2.500	35	ND	900		10.000	4	10
Meninas													
9-13 a	ND	ND	ND	11	1.300	2.500	21	ND	700		5.000	2	10
14-18 a	ND	ND	ND	17	1.300	2.500	24	ND	890		8.000	3	10
19 a	ND	ND	ND	20	1.000	2.500	25	ND	900		10.000	3	10
Gestação													
≤18 a	ND	ND	ND	17	1.300	2.500	29	ND	1.000		8.000	3	10
19-30 a	ND	ND	ND	20	1.000	2.500	30	ND	1.000		10.000	3	10
31-50 a	ND	ND	ND	20	1.000	2.500	30	ND	1.000		10.000	3	10
Lactação													
≤18 a	ND	ND	ND	17	1.300	2.500	44	ND	1.300		8.000	3	10
19-30 a	ND	ND	ND	20	1.000	2.500	45	ND	1.300		10.000	3	10
31-50 a	ND	ND	ND	20	1.000	2.500	45	ND	1.300		10.000	3	10

Adaptado dos relatórios das DRI. Veja www.nap.edu.

[a] UL = o nível máximo de ingestão diária que provavelmente não oferece risco de efeitos adversos. A não ser que esteja especificado de outro modo, os valores de UL representam a ingestão total proveniente de alimentos, água e suplementos.

[b] ND = Não foi possível determinar, devido à falta de dados sobre efeitos adversos neste grupo etário e em relação à incapacidade para lidar com quantidades excessivas. A ingestão deve ser proveniente somente de fontes alimentares para impedir níveis altos de consumo.

[c] Apesar de a UL para arsênico não ter sido determinada, não há justificativa para adicionar arsênico aos alimentos ou suplementos.

Fonte: Institute of Medicine (IOM). Dietary Reference Intakes for Calcium, Phosphorous, Magnesium, Vitamin D, and Fluoride. Washington, DC.: National Academy Press, 1997. Institute of Medicine (IOM). Dietary Reference Intakes for vitamin A, vitamin K, arsenic, Boron, Chromium, Copper, Iodine, Iron, Manganese, Molybdenum, Nickel, Silicon, Vanadium, and Zinc. Washington, DC.: National Academy Press, 2001.

Quadro I.6. Valores de RDA, AI e UL[a] para elementos

Grupo etário	Iodo			Ferro			Magnésio[b]			Manganês		Molibdênio		
	RDA (µg/d)	AI (µg/d)	UL (µg/d)	RDA (mg/d)	AI (mg/d)	UL (mg/d)	RDA (mg/d)	AI (mg/d)	UL (mg/d)	AI (mg/d)	UL (mg/d)	RDA (µg/d)	AI (µg/d)	UL (µg/d)
Lactentes														
0-6 m		110	ND[c]		0,27	40		30	ND	0,003	ND		2	ND
7-12 m		130	ND	11		40		75	ND	0,6	ND		3	ND
Crianças														
1-3 a	90		200	7		40	80		65	1,2	2	17		300
4-8 a	90		300	10		40	130		110	1,5	3	22		600
Meninos														
9-13 a	120		600	8		40	240		350	1,9	6	34		1.100
14-18 a	150		900	11		45	410		350	2,2	9	43		1.700
19 a	150		1.100	8		45	400		350	2,3	11	45		2.000
Meninas														
9-13 a	120		600	8		40	240		350	1,6	6	34		1.100
14-18 a	150		900	15		45	360		350	1,6	9	43		1.700
19 a	150		1.100	18		45	310		350	1,8	11	45		2.000
Gestação														
≤ 18 a	220		900	27		45	400		350	2,0	9	50		1.700
19-30 a	220		1.100	27		45	350		350	2,0	11	50		2.000
31-50 a	220		1.100	27		45	360		350	2,0	11	50		2.000
Lactação														
≤ 18 a	290		900	10		45	360		350	2,6	9	50		1.700
19-30 a	290		1.100	9		45	310		350	2,6	11	50		2.000
31-50 a	290		1.100	9		45	320		350	2,6	11	50		2.000

Adaptado dos relatórios das DRI. Veja www.nap.edu.

[a]UL = o maior valor de ingestão diária do nutriente que provavelmente não oferece risco de efeitos adversos. A não ser que esteja especificado de outro modo, os valores de UL representam a ingestão total provinda de alimentos, água e suplementos.

[b]Para o magnésio, os valores de UL referem-se apenas à ingestão proveniente de suplementação medicamentosa e não incluem a ingestão proveniente de água e de alimentos.

[c]ND = Não foi possível determinar, devido à falta de dados sobre efeitos adversos neste grupo etário e em relação à incapacidade para lidar com quantidades excessivas. A ingestão deve ser proveniente somente de fontes alimentares para impedir níveis altos de consumo.

Fonte: Institute of Medicine (IOM). Dietary Reference Intakes for vitamin A, vitamin K, arsenic, Boron, Chromium, Copper, Iodine, Iron, Manganese, Molybdenum, Nickel, Silicon, Vanadium, and Zinc. Washington, DC.: National Academy Press, 2001.

Quadro I.7. Valores de RDA, AI e UL[a] para elementos

Grupo etário	Niquel RDA/AI (mg/d)	Niquel UL (mg/d)	Fósforo RDA (mg/d)	Fósforo AI (mg/d)	Fósforo UL (mg/d)	Selênio RDA (µg/d)	Selênio AI (µg/d)	Selênio UL (µg/d)	Silício RDA/AI	Silício UL	Vanádio[c] RDA/AI	Vanádio[c] UL (mg/d)	Zinco RDA (mg/d)	Zinco AI (mg/d)	Zinco UL (mg/d)
Lactentes															
0-6 m	ND	ND		100	ND		15	45	ND	ND[b]	ND	ND		2	4
7-12 m	ND	ND		275	ND		20	60	ND	ND	ND	ND	3		5
Crianças															
1-3 a	ND	0,2	460		3.000	20		90	ND	ND	ND	ND	3		7
4-8 a	ND	0,3	500		3.000	30		150	ND	ND	ND	ND	5		12
Meninos															
9-13 a	ND	0,6	1.250		4.000	40		280	ND	ND	ND	ND	8		23
14-18 a	ND	1,0	1.250		4.000	55		400	ND	ND	ND	ND	11		34
19 a	ND	1,0	700		4.000	55		400	ND	ND	ND	1,8	11		40
Meninas															
9-13 a	ND	0,6	1.250		4.000	40		280	ND	ND	ND	ND	8		23
14-18 a	ND	1,0	1.250		4.000	55		400	ND	ND	ND	ND	9		34
19 a	ND	1,0	700		4.000	55		400	ND	ND	ND	1,8	8		40
Gestação															
≤18 a	ND	1,0	1.250		3.500	60		400	ND	ND	ND	ND	12		34
19-30 a	ND	1,0	700		3.500	60		400	ND	ND	ND	ND	11		40
31-50 a	ND	1,0	700		3.500	60		400	ND	ND	ND	ND	11		40
Lactação															
≤18 a	ND	1,0	1.250		4.000	70		400	ND	ND	ND	ND	13		34
19-30 a	ND	1,0	700		4.000	70		400	ND	ND	ND	ND	12		40
31-50 a	ND	1,0	700		4.000	70		400	ND	ND	ND	ND	12		40

Adaptado dos relatórios das DRI. Veja www.nap.edu.

[a]UL = o maior valor de ingestão diária do nutriente que provavelmente não oferece risco de efeitos adversos. A não ser que esteja especificado de outro modo, os valores de UL representam a ingestão total proveniente de alimentos, água e suplementos.

[b]Apesar de o silício não ter demonstrado efeitos adversos em humanos, não há justificativa para adicionar silício a suplementos.

[c]Apesar de não serem observados efeitos adversos em humanos a partir da ingestão de vanádio presente nos alimentos, não há justificativa para adicioná-lo aos alimentos; os suplementos de vanádio devem ser usados com cuidado. A UL deste nutriente é baseada nos efeitos adversos em estudos experimentais com animais e este dado pode ser usado para se estabelecer a UL para adultos, mas não para crianças e adolescentes.

Fonte: Institute of Medicine (IOM). Dietary Reference Intakes for Calcium, Phosphorous, Magnesium, Vitamin D, and Fluoride. Washington, DC.: National Academy Press, 1997.

Institute of Medicine (IOM). Dietary Reference Intakes for Vitamin C, Vitamin E, Selenium and Carotenoids. Washington, DC.: National Academy Press, 2000.

Institute of Medicine (IOM). Dietary Reference Intakes for vitamin A, vitamin K, arsenic, Boron, Chromium, Copper, Iodine, Iron, Manganese, Molybdenum, Nickel, Silicon, Vanadium, and Zinc. Washington, DC.: National Academy Press, 2001.

ANEXO I · Ingestão Dietética de Referência (DRI) 611

Quadro I.8. Valores de RDA, AI e UL[a] para vitaminas

Grupo etário	Biotina AI (µg/d)	Biotina UL	Colina AI[f] (mg/d)	Colina UL (mg/d)	Folato[d] RDA (µg/d)	Folato[d] AI (µg/d)	Folato[d] UL[c] (µg/d)	Niacina[e] RDA (mg/d)	Niacina[e] AI (mg/d)	Niacina[e] UL[c] (mg/d)	Ácido pantotênico AI (mg/d)	Ácido pantotênico UL (mg/d)	Riboflavina RDA (mg/d)	Riboflavina AI (mg/d)	Riboflavina UL (mg/d)
Lactentes															
0-6 m	5	ND[b]	125	ND		65	ND[b]		2	ND	1,7	ND[b]		0,3	ND
7-12 m	6	ND	150	ND		80	ND		4	ND	1,8	ND		0,4	ND
Crianças															
1-3 a	8	ND	200	1.000	150		300	6		10	2	ND	0,5		ND
4-8 a	12	ND	250	1.000	200		400	8		15	3	ND	0,6		ND
Meninos															
9-13 a	20	ND	375	2.000	300		600	12		20	4	ND	0,9		ND
14-18 a	25	ND	550	3.000	400[h]		600	16		30	5	ND	1,3		ND
19 a	30	ND	550	3.500	400[h]		1.000	16		35	5	ND	1,3		ND
Meninas															
9-13 a	20	ND	375	2.000	300		600	12		20	4	ND	0,9		ND
14-18 a	25	ND	400	3.000	400[h]		600	14		30	5	ND	1,0		ND
19 a	30	ND	425	3.500	400[h]		1.000	14		35	5	ND	1,1		ND
Gestação															
≤18 a	30	ND	450	3.000	600[g]		800	18		30	6	ND	1,4		ND
19-30 a	30	ND	450	3.500	600[g]		1.000	18		35	6	ND	1,4		ND
31-50 a	30	ND	450	3.500	600[g]		1.000	18		35	6	ND	1,4		ND
Lactação															
≤18 a	35	ND	550	3.000	500[g]		800	17		30	7	ND	1,6		ND
19-30 a	35	ND	550	3.500	500[g]		1.000	17		35	7	ND	1,6		ND
31-50 a	35	ND	550	3.500	500[g]		1.000	17		35	7	ND	1,6		ND

Adaptado dos relatórios das DRI. Veja www.nap.edu.

[a] UL = o maior valor de ingestão diária do nutriente que provavelmente não oferece risco de efeitos adversos. A não ser que esteja especificado de outro modo, os valores de UL representam a ingestão total provinda de alimentos, água e suplementos. Devido à falta de dados adequados, valores de UL não puderam ser estabelecidos para riboflavina, ácido pantotênico e biotina. Na ausência de UL, deve-se ter maior cautela ao se consumirem quantidades acima das ingestões recomendadas.

[b] ND = Não foi possível determinar, devido à falta de dados sobre efeitos adversos neste grupo etário e em relação à incapacidade para lidar com quantidades excessivas. A ingestão deve ser proveniente somente de fontes alimentares para impedir níveis altos de consumo.

[c] UL para niacina e folato se aplicam às formas sintéticas obtidas de suplementos, alimentos fortificados ou a combinação de ambos.

[d] Como Equivalente de Folato Dietético (DFE); 1DFE = 1µg de folato dietético = 0,6µg de ácido fólico de alimentos fortificados ou suplemento ingerido com alimentos = 0,5µg de suplemento ingerido em jejum.

[e] Equivalente de Niacina (NE); 1mg de niacina = 60mg de triptofano; 0-6 meses = niacina pré-formada (não como NE).

[f] Embora valores de AI tenham sido estabelecidos para colina, há poucos dados pra avaliar se uma suplementação de colina é necessária em todos os estágios e ciclos de vida, e é possível que a necessidade de colina possa ser atingida pela síntese endógena para alguns destes estágios.

[g] Assume-se que mulheres consumirão 400µg provenientes de suplementos ou alimentos fortificados até que suas gestações sejam confirmadas e entrem em cuidado pré-natal, que ocorre ordinariamente depois do fim do período periconcepcional – o período crítico para a formação do tubo neural.

[h] Considerando-se as evidências que relacionam a ingestão de folato com defeitos no tubo neural em fetos, é recomendado que todas as mulheres em idade fértil consumam 400µg a partir de suplementos ou alimentos fortificados, além da ingestão de folato obtida por meio da dieta.

Fonte: Institute of Medicine (IOM). Dietary Reference Intakes for Thiamin, Riboflavin, Niacin, Vitamin B6, Folate, Vitamin B12, Pantothenic Acid, Biotin, and Choline. Washington, DC.: National Academy Press, 1998.

ANEXO I · Ingestão Dietética de Referência (DRI)

Quadro I.9. Valores de RDA, AI e UL[a] para vitaminas

| Grupo etário | Tiamina | | | Vitamina A[c] | | | Vitamina B6 | | | Vitamina B12 | | |
	RDA (mg/d)	AI (mg/d)	UL	RDA (μg/d)	AI (μg/d)	UL (μg/d)	RDA (mg/d)	AI (mg/d)	UL (mg/d)	RDA (μg/d)	AI (μg/d)	UL
Lactentes												
0-6 m		0,2	ND[b]		400	600		0,1	ND[b]		0,4	ND
7-12 m		0,3	ND		500	600		0,3	ND		0,5	ND
Crianças												
1-3 a	0,5		ND	300		600	0,5		30	0,9		ND
4-8 a	0,6		ND	400		900	0,6		40	1,2		ND
Meninos												
9-13 a	0,9		ND	600		1.700	1,0		60	1,8		ND
14-18 a	1,2		ND	900		2.800	1,3		80	2,4		ND
19 a	1,2		ND	900		3.000	1,3		100	2,4		ND
Meninas												
9-13 a	0,9		ND	600		1.700	1,0		60	1,8		ND
14-18 a	1,0		ND	700		2.800	1,2		80	2,4		ND
19 a	1,1		ND	700		3.000	1,3		100	2,4		ND
Gestação												
≤18 a	1,4		ND	750		2.800	1,9		80	2,6		ND
19-30 a	1,4		ND	770		3.000	1,9		100	2,6		ND
31-50 a	1,4		ND	770		3.000	1,9		100	2,6		ND
Lactação												
≤18 a	1,4		ND	1.200		2.800	2,0		80	2,8		ND
19-30 a	1,4		ND	1.300		3.000	2,0		100	2,8		ND
31-50 a	1,4		ND	1.300		3.000	2,0		100	2,8		ND

Adaptado dos relatórios das DRI. Veja www.nap.edu.

[a]UL = o maior valor de ingestão diária do nutriente que provavelmente não oferece risco de efeitos adversos. A não ser que esteja especificado de outro modo, os valores de UL representam a ingestão total provinda de alimentos, água e suplementos. Devido à falta de dados adequados, valores de UL não puderam ser estabelecidos para tiamina e vitamina B₁₂. Na ausência de UL, deve-se ter maior cautela ao se consumirem quantidades acima das ingestões recomendadas.

[b]ND = Não foi possível determinar, devido à falta de dados sobre efeitos adversos neste grupo etário e em relação à incapacidade para lidar com quantidades excessivas. A ingestão deve ser proveniente somente de fontes alimentares para impedir níveis altos de consumo.

[c] Como Equivalentes de Atividade de Retinol (RAE). 1 RAE = 1μg retinol, 12μg β-caroteno, 24μg α-caroteno ou 24μg β-criptoxantina. Para calcular RAE a partir de Equivalentes de Retinol (RE) de carotenoides pró-vitamina A em alimentos, dividir o valor de RE por 2. Para vitamina A pré-formada em alimentos ou suplementos e para carotenoides pró-vitamina A de suplementos, 1 RE = 1 RAE.

Fonte: Institute of Medicine (IOM). Dietary Reference Intakes for Thiamin, Riboflavin, Niacin, Vitamin B6, Folate, Vitamin B12, Pantothenic Acid, Biotin, and Choline. Washington, DC.: National Academy Press, 1998.

Institute of Medicine (IOM). Dietary Reference Intakes for vitamin A, vitamin K, arsenic, Boron, Chromium, Copper, Iodine, Iron, Manganese, Molybdenum, Nickel, Silicon, Vanadium, and Zinc. Washington, DC.: National Academy Press, 2001.

ANEXO I · Ingestão Dietética de Referência (DRI) 613

Quadro I.10. Valores de RDA, AI, UL[a] para vitaminas

Grupo etário	Vitamina C			Vitamina D		Vitamina E[c,f]			Vitamina K	
	RDA (mg/d)	AI (mg/d)	UL (mg/d)	AI[d,e] (µg/d)	UL (µg/d)	RDA (mg/d)	AI (mg/d)	UL (mg/d)	AI (µg/d)	UL
Lactentes										
0-6 m		40	ND[b]	5	25		4	ND[b]	2,0	ND
7-12 m		50	ND	5	25		5	ND	2,5	ND
Crianças										
1-3 a	15		400	5	50	6		200	30	ND
4-8 a	25		650	5	50	7		300	55	ND
Meninos										
9-13 a	45		1.200	5	50	11		600	60	ND
14-18 a	75		1.800	5	50	15		800	75	ND
19 a	90		2.000	5	50	15		1.000	120	ND
Meninas										
9-13 a	45		1.200	5	50	11		600	60	ND
14-18 a	65		1.800	5	50	15		800	75	ND
19 a	75		2.000	5	50	15		1.000	90	ND
Gestação										
≤18 a	80		1.800	5	50	15		800	75	ND
19-30 a	85		2.000	5	50	15		1.000	90	ND
31-50 a	85		2.000	5	50	15		1.000	90	ND
Lactação										
≤18 a	115		1.800	5	50	19		800	75	ND
19-30 a	120		2.000	5	50	19		1.000	90	ND
31-50 a	120		2.000	5	50	19		1.000	90	ND

Adaptado dos relatórios das DRI. Veja www.nap.edu.

[a]UL = o maior valor de ingestão diária do nutriente que provavelmente não oferece risco de efeitos adversos. A não ser que esteja especificado de outro modo, os valores de UL representam a ingestão total proveniente de alimentos, água e suplementos. Devido à falta de dados adequados, valores de UL não puderam ser estabelecidos para vitamina K. Na ausência de UL, deve-se ter maior cautela ao se consumirem quantidades acima das ingestões recomendadas.

[b]ND = Não foi possível determinar devido à falta de dados sobre efeitos adversos neste grupo etário e em relação à incapacidade para lidar com quantidades excessivas. A ingestão deve ser proveniente somente de fontes alimentares para impedir níveis altos de consumo.

[c]UL para vitamina E se aplica às formas sintéticas obtidas de suplementos, alimentos fortificados ou a combinação de ambos.

[d]Como calciferol; 1µg de calciferol = 40UI (unidades internacionais) de vitamina D.

[e]Na ausência de exposição adequada à luz solar.

[f]Como α-tocoferol; α-tocoferol inclui RRR-α-tocoferol (a única forma de α-tocoferol que ocorre naturalmente em alimentos) e a forma 2R-estereoisomérica do α-tocoferol (RRR-, RSR-, RRS-, RSS- α-tocoferol) que estão presentes nos alimentos fortificados e suplementos. Não são incluídas as formas 2S-estereoisoméricas de α-tocoferol (SRR-, RSR-, RRS- e SSS-α-tocoferol) que também são encontradas em alimentos fortificados e suplementos.

Fonte: Institute of Medicine (IOM). Dietary Reference Intakes for Calcium, Phosphorous, Magnesium, Vitamin D, and Fluoride. Washington, DC.: National Academy Press, 1997.
Institute of Medicine (IOM). Dietary Reference Intakes for Vitamin C, Vitamin E, Selenium and Carotenoids. Washington, DC.: National Academy Press, 2000.
Institute of Medicine (IOM). Dietary Reference Intakes for vitamin A, vitamin K, arsenic, Boron, Chromium, Copper, Iodine, Iron, Manganese, Molybdenum, Nickel, Silicon, Vanadium, and Zinc. Washington, DC.: National Academy Press, 2001.

ANEXO II

INSTRUMENTOS PARA AVALIAÇÃO DO ESTADO NUTRICIONAL DA GESTANTE

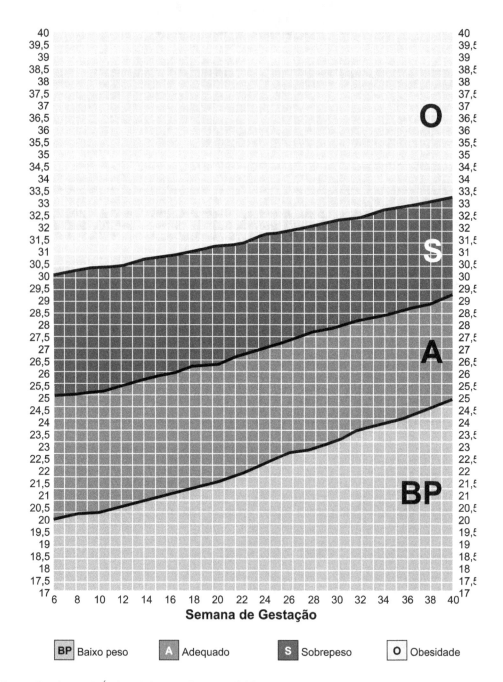

Figura II.1. Curva de Índice de Massa Corporal (IMC) para avaliação do estado nutricional na gestação. Fonte: Atalah E, Castillo CL, Castro RS. Propuesta de um nuevo estandar de evaluacion nutricional em embarazadas. Rev. Méd. Chile 1997; 125:1429-36.

ANEXO II · Instrumentos para Avaliação do Estado Nutricional da Gestante

Quadro II.1. Classificação do estado nutricional da gestante segundo Índice de Massa Corporal (IMC) por semana gestacional

Semana gestacional	Baixo peso (BP) IMC ≤	Adequado (A) IMC entre		Sobrepeso (S) IMC entre		Obesidade (O) IMC ≥
6	19,9	20,0	24,9	25,0	30,0	30,1
7	20,0	20,1	25,0	25,1	30,1	30,2
8	20,1	20,2	25,0	25,1	30,1	30,2
9	20,2	20,3	25,1	25,2	30,2	30,3
10	20,2	20,3	25,2	25,3	30,2	30,3
11	20,3	20,4	25,3	25,4	30,3	30,4
12	20,4	20,5	25,4	25,5	30,3	30,4
13	20,6	20,7	25,6	25,7	30,4	30,5
14	20,7	20,8	25,7	25,8	30,5	30,6
15	20,8	20,9	25,8	25,9	30,6	30,7
16	21,0	21,1	25,9	26,0	30,7	30,8
17	21,1	21,2	26,0	26,1	30,8	30,9
18	21,2	21,3	26,1	26,2	30,9	31,0
19	21,4	21,5	26,2	26,3	30,9	31,0
20	21,5	21,6	26,3	26,4	31,0	31,1
21	21,7	21,8	26,4	26,5	31,1	31,2
22	21,8	21,9	26,8	26,7	31,2	31,3
23	22,0	22,1	26,8	26,9	31,3	31,4
24	22,2	22,3	26,9	27,0	31,5	31,6
25	22,4	22,5	27,0	27,1	31,6	31,7
26	22,6	22,7	27,2	27,3	31,7	31,8
27	22,7	22,8	27,3	27,4	31,8	31,9
28	22,9	23,0	27,5	27,6	31,9	32,0
29	23,1	23,2	27,6	27,7	32,0	32,1
30	23,3	23,4	27,8	27,9	32,1	32,2
31	23,4	23,5	27,9	28,0	32,2	32,3
32	23,6	23,7	28,0	28,1	32,3	32,4
33	23,8	23,9	28,1	28,2	32,4	32,5
34	23,9	24,0	28,3	28,4	32,5	32,6
35	24,1	24,2	28,4	28,5	32,6	32,7
36	24,2	24,3	28,5	28,6	32,7	32,8
37	24,3	24,5	28,7	28,8	32,8	32,9
38	24,5	24,6	28,8	28,9	32,9	33,0
39	24,7	24,8-28,9		29,0-33,0		33,1
40	24,9	25,0-29,1		29,2-33,1		33,2
41	25,0	25,1-29,2		29,3-33,2		33,3
42	25,0	25,1-29,2		29,3-33,2		33,3

Fonte: Brasil. Ministério da Saúde. Vigilância Alimentar e Nutricional (SISVAN): Orientações para coleta e análise de dados antropométricos em serviços de saúde. Brasília: Secretaria de Atenção à Saúde, 2009. Disponível em: http://nutricao.saude.gov.br/

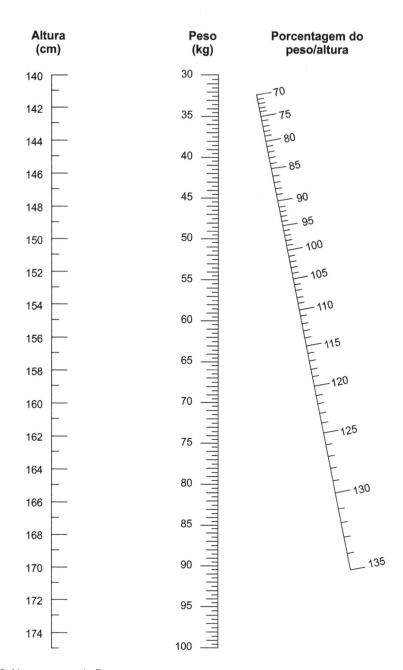

Figura II.2. Nomograma de Rosso.
Fonte: Rosso PA. New chart to monitor weight gain during pregnancy. Am J Clin Nutr 1975;41:644-52.

ANEXO II • Instrumentos para Avaliação do Estado Nutricional da Gestante

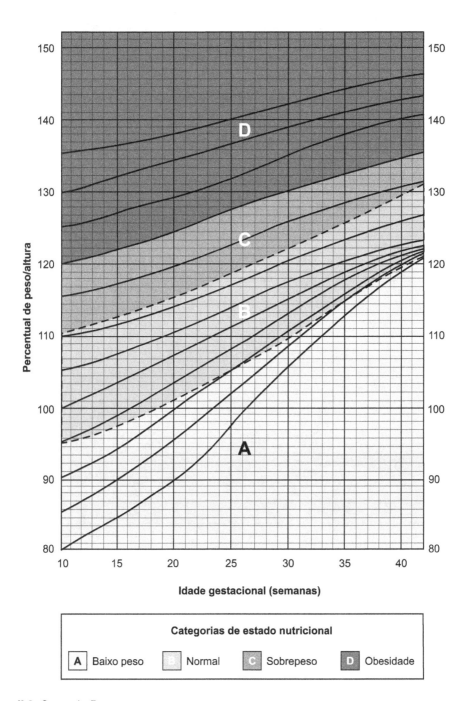

Figura II.3. Curva de Rosso.
Fonte: Rosso PA. New chart to monitor weight gain during pregnancy. Am J Clin Nutr 1975;41:644-52.

ANEXO II · Instrumentos para Avaliação do Estado Nutricional da Gestante

Quadro II.2. Valores laboratoriais na gestação

Parâmetro	Especificidade	Referência
Ácido úrico		Até 4,5mg%
Bilirrubina total		Até 1,2mg%
Cálcio sérico		Até 9,5mg/dL
Clearance de creatinina		150-200mg/min
Creatinina		Até 0,8mg%
DHL		Até 600g/dL
Ferritina sérica	Primeiro trimestre	97ng/mL
	Segundo trimestre	22ng/mL
	Terceiro trimestre	14ng/mL
Ferro sérico	Primeiro trimestre	106µg/dL
	Segundo trimestre	75µg/dL
	Terceiro trimestre	56µg/dL
Fosfatase alcalina	Aumentada	115U/L
Glicemia de jejum	Após 8h de jejum	70-90mg/dL
Glicemia pós-prandial	Duas horas após cada refeição	Até 120mg/dL
Hematócrito	Primeiro trimestre	$\geq 30\%$
	Segundo trimestre	$\geq 33\%$
	Terceiro trimestre	$\geq 30\%$
Hemoglobina	Primeiro trimestre	$\geq 11g/dL$
	Segundo trimestre	$\geq 10g/dL$
	Terceiro trimestre	$\geq 11g/dL$
Leucócitos	Gestação	Até 20.000 sem desvio à esquerda
	Puerpério	Até 30.000 sem desvio à esquerda
PCR		Até 4mg/dL
Plaquetas		150.000-450.000/mm^3
Potássio sérico	Pode estar discretamente diminuído	3,5-5,5mEq/L
Proteinúria de 24h		Até 300mg em 24h
Sódio sérico		130-140mEq/L
TGO		< 41UI/L
TGP		< 30UI/L
Transferrina	Primeiro trimestre	244µg/dL
	Segundo trimestre	336µg/dL
	Terceiro trimestre	362µg/dL
Ureia		Até 25mg%

Fonte: Santos LC, Carvalho MA, Katz L et al. Terapia Intensiva em Obstetrícia. Rio de Janeiro: Medsi; 2004:349-53.

ANEXO III

AMAMENTAÇÃO E USO DE MEDICAMENTOS E OUTRAS SUBSTÂNCIAS

Grupo	Drogas	Compatibilidade com a amamentação
Meios de contraste radiológicos	C-11 way100635 ou C-raclopride, Cr-51 EDTA, fludeoxiglicose F18, Ga-67 citrato, I-123, I-125 hipuran I-131, OIH, I-131 MIBG, I-131 hipuran, In-111CYT-356, In-111 DTPA, In-111 leucócitos, In-111 octreotide, In-111 satumomab, In-111 pentetriotide, In-111 WBC, In-111m acitumomab, Tc-99m coletec, hepatolite, Tc-99m ceretec ou neurolite, Tc-99m cardiolite,Tc-99m colóide sulfúrico (SC),Tc-99m disfosfonato, Tc-99m DISIDA,Tc-99m DMSA,Tc-99m DTPA, Tc-99m EDTA, Tc-99m eritrócitos, Tc-99m glucoeptonato,Tc-99m IDA, Tc-99m HAM,Tc- 99m HMPAO, Tc-99m albumina microagregada, Tc-99m MAG3, Tc-99m MDP, HDP,Tc-99m MIBI,Tc-99m microsferes, Tc-99m leucoscan, Tc-99m pirofostato, Tc-99m plasmin, Tc-99m sestamibi,Tc-99m WBC eTc-99m pertecnetato,Tc-99m RBC,Tc-99m pertecnetato,Tl-201, Xe-133, ácido iopanóico, Amidotrizoato, Diatrizoato, Gadopentetato, Ioexol, Lotraxato de meglumina, Metrizoato, Sulfato de bár	Compatível
	Ácido ioxitalâmico,Gadobenato, Gadodiamina, Gadoteridol, Gadoversetamida, Iodamida, Iodipamida, Iodixanol, Iopamidol, Iopentol, Iopromida, Isosulfan azul, Iotalamato, Ioversol, Ioxaglato, Ipodato, Mangafodipir, Propiodona, Tiropanoato	Uso criterioso
	I-123 sódio, I-125 HSA , I-125 fibrinogênio, I-131,I-131 iodometinorcolesterol, I-131 sódio, I-131 HSA, P-32 Na fosfato, Se-75 metionina	Contraindicado
Agentes imunizantes	Imunoglobulinas anti-D, imunoglobulina anti-hepatite B, imunoglobulina antirrábica, imunoglobulina antitetânica, imunoglobulina humana, soro antiaracnídico, soro antidiftérico, soro antiescorpiônico, soro antiofídico, vacinas: contra doença de Lyme, contra difteria, tétano e coqueluche (DPT), contra febre tifóide, contra hepatite A, contra hepatite B, contra gripe (influenza), contra meningococo C, contra papilomavírus humano (HPV), contra poliomielite, contra rubéola, contra sarampo, caxumba e rubéola (MMR ou tríplice viral), contra tétano, contra tuberculose (BCG), contra varicela	Compatível
	Vacinas: contra Antrax , contra cólera, contra febre amarela, contra raiva, contra varíola	Uso criterioso
Fármacos que atuam no sistema nervoso central	Ácido valproico, carbamazepina, diazepam, difenil-hidantoína, zonisamida, fosfenitoína, gabapentina, sulfato de magnésio, amitriptilina, amoxapina, citalopram, clomipramina, desipramina, escitalopram, fluoxetina, fluvoxamina, imipramina, nortriptilina, paroxetina, sertralina, trazodona, venlafaxina, haloperidol, olanzepina, quetiapina, sulpirida, trifluperazina, eletriptan, propranolol, bromazepam, cloxazolam, lormetazepam, midazolam, nitrazepam, quazepam, zalepton, zopiclone	Compatível
	Clonazepam, etotoína, etossuximida, felbamato, fenobarbital, lamotrigina, levetiracetam, oxcarbazepina, primidona, tiagabina, topiramato, vigabatrina, amineptina, bupropiona, duloxetina, lítio (carbonato), maprotilina, mianserina, minaprina, mirtazapina, moclobenida, nefazodona, amissulpirida, aripiprazol, clorpromazina, clorportiexeno, clozapina, droperidol, flufenazina, levopromazina, loxapina, mesoridazina, perfenazina, periciazina, pimozida, pipotiazina, risperidona, tiaprida, tioridazida, tiotiexeno, ziprazidona, zuclopentixol, amantadina, benzotropina, biperideno, levodopa + benzerazida, levodopa + carbidopa, pergolide, pramipexol, ropinirol, rotigotina, triexifenidil, almotriptan, ergotamina, frovatriptan, isometepteno, naratriptan, rizatriptan, sumatriptan, zolmitriptan, alprazolam, buspirona, butabarbital, butalbital, clobazam, clonazepam, clorazepato, clordiazepóxido, diazepam, estazolam, eszopiclone, flunitrazepam, flurazepam, halazepam, hidrato de cloral, lorazepam, meprobamato, oxazepam, pentobarbital, prazepam, ramelteon, secobarbital, temazepam, triazolam, atomexetina (psicoestimulante), metilfenidato (psicoestimulante), modafinila (psicoestimulante, narcolepsia)	Uso criterioso
	Zonisamida, doxepina, bromocriptina, selegilina, brometos	Contraindicado

Analgésicos, antipiréticos, anti-inflamatórios não esteroides e fármacos para tratar gota	Ácido flufenâmico, ácido mefenâmico, apazona, azapropazone, celecoxib, cetoprofeno, cetorolaco, diclofenaco, dipirona, fenopropeno, flurbiprofeno, ibuprofeno, paracetamol, piroxicam, alfentanil, buprenorfina, butorfanol, dextropropoxifeno, fentanil, meperidina, nalbufina, natrexona, pentosan, propoxifeno, alopurinol	Compatível
	Ácido acetilsalicílico, diflunisal, etodolaco, fenazopiridina, fenilbutazona, indometacina, meloxican, mesalamina, nabumetona, naproxeno, olsalazina, oxaprozin, pregabalin, rofecoxib, salsalato, tolmetin, codeína, hidrocodona, hidromorfona, metadona, morfina, naloxona, oxicodona, pentazocina, tramadol, anakinra, colchicina, etanercept, glucosamida, penicilamina	Uso criterioso
	Antipirina, sais de ouro	Contraindicado
Anestésicos e miorrelaxantes	Éter, halotano, ketamina, lidocaína, bupivacaína, ropivacaína, propofol, suxametônio, piridostigmine, Baclofeno,	Compatível
	Articaína, dibucaína, marcaína, óxido nitroso, mepivacaína, procaína, metohexital, remifentanil, sevuflorano, tiopental, carisoprodol, vecurônio, alcurônio, atracúrio, ciclobenzaprina, dantrolene, doxacúrio, metaxalona, metocarbamol, mivacúrio, neoestigmina, orfenadrina, pancurônio, pipecurônio, rapacurônio, succinilcolina, tizanidina, toxina botulínica, tubocurarina	Uso criterioso
Anti-histamínicos	Cetirizina, desloratadina, difenidramina, dimenidrinato, fexofenadina, hidroxina, levocabastina, loratadina, olopatadina, prometazina, terfenadina, triprolidina	Compatível
	Astemizol, azatadina, azelastina, bronfeniramina, ciclizina, ciproheptadina, clemastina, clorfeniramina, dextroclorfeniramina, doxilamina, epinastina, mequitazina, trimeprazine,tripelenamina.	Uso criterioso
Anti-infecciosos	Amoxicilina, ampicilina, bacampicilina, benzilpenicilina benzatina, benzilpenicilina procaína, benzilpenicilina – penicilina G cristalina, carbenicilina, cloxacilina, dicloxacilina, fenoxietilpenicilina – penicilina V, floxacilina, metampicilina, metilcilina, nafcilina, oxacilina, piperacilina, ticarcilina, cefaclor, cefadroxila, cefalexina, cefalotina, cefapirina, cefazolina, cefdinir, cefepima, cefixima, cefonicida, ceforanida, cefotaxima, cefoxitina, cefpoxidime proxetil, cefprozil, cefradina, ceftamet pivoxila, ceftazidima, ceftibuten, ceftizoxima, ceftriaxona, cefuroxima, aztreonam, ertapenem, imipenem-cilastina, loracarbef, amicacina, gentamicina, sulfisoxazol, moxifloxacin, ofloxacina, azitromicina, claritomicina, eritromicina, roxitromicina, ácido clavulânico (clavulanoto), clindamicina, clortetraciclina, espiramicina, furazolindona, lincomicina, metronizadol, minociclina, novobiocina, oxitetraciclina, sulbactan, teicoplanina, tetraciclinas, trimetoprim, vancomicina, fluconazol, griseofulvina, nistatina, aciclovir, idosuxiridina, interferon, lamivudina, osseltamivir, valaciclovir, metronidazol, tinidazol, antimoniato de meglumina, pentamidina, artemther, clindamicina, cloroquina, mefloquina, proguanil, quinina, tetraciclinas, albendazol, levamisol, nicrosamida, pamoato de pirvínio, pamoato de pirantel, piperazina, oxaminiquina, praziquantel, etambutol, kanamicina, ofloxacina, rifampicina, minociclina	Compatível
	Cefamandol, cefditoren, cefmetazol, cefoperazona, cefotetam, meropenem, espectinomicina, estreptomicina, netilmicina, tobramicina, sulfacetamida, sulfadiazina, sulfadiazina de prata, sulfadoxina, sulfametazina, sulfametizol, sulfametoxazol + trimetoprim (cotrimoxazol), sulfametoxipiridazina, sulfasalazina, ácido nalidíxico, ciprofloxacina, enoxacina, grepafloxacin, levofloxacina, lomefloxacina, norfloxacina, perfloxacina, trovafloxacin, diritromicina, telitromicina, cloranfenicol, daptomicina, doxiciclina, quinupristina-dalfopristina, rifaximin, anfotericina B, cetoconazol, fluocitosina, itraconazol, amantadina, didanosina, franciclovir, foscarnet, nevirapina, penciclovir, ribavirina, rimantadina, saquinavir, vidarabina, zanamivir, zidovudina, diloxanida, etofamida, furazolidona, nimorazol, secnidazol, teclozan, amodiaquina, artesunato, atebrina, cicloquamil, nefloquina, pentamidina, pirimetamina, primaquina, sulfonas e sulfonamidas, benzonidazol, nifurtimox, cambendazol, mebendazol, tiabendazol, dietilcarbamazina, ivermectina, suramin, triclabendazol, ácido paraminossalicílico, capreomicina, cicloserina, ciprofloxacina, claritromicina, clofazimina, estreptomicina, etionamida, isoniazida, pirazinamida, tiossemicarbazona, ciclosporina, clofazimina, dapsona, ofloxacina, pentoxifilina, talidomida	Uso criterioso
	Linezolida, ganciclovir	Contraindicado

(Continua)

Grupo	Drogas	Compatibilidade com a amamentação
Antissépticos e desinfetantes	Clorexidina, peróxido de hidrogênio, hipoclorito de sódio, etanol, glutaral ou glutaldeido	Compatível
	Lodopovidona, povidine iodado, composto à base de cloro, cloroxilenol	Uso criterioso
Diuréticos	Clorotiazida, espironolactona, hidroclorotiazida, manitol, acetazolamida	Compatível
	Amilorida, ácido etacrínico, furosemida, bendroflumetiazina, bumetanide, clortalidona, eplerenona, indapamida, torsemide, triantereno	Uso criterioso
Fármacos cardiovasculares	Captopril, digoxina, disopiramida, enalapril, hidralazina, labetalol, lidocaína, metildopa, mexiletine, minoxidil, nifedipina, propranolol, quinidina, verapamil, adrenalina, dobutamina, dopamina, propafenona, colesevelam, colestiramina, mepindolol, timolol, nicardipina, nimodipina, nitrendipina, verapamil, benazepril	Compatível
	Atenolol, diazóxido, isossorbida (dinitrato e mononitrato), nadolol, nitroglicerina, nitroprussiato de sódio, reserpina, sotalol, digitoxina, diltialzem, procainamida, efedrina, midrodina, noradrenalina, encainide, diltiazem flecainide, tocainide, ácido nicotínico, atorvastatina, ezetimibe, fenofibrato, fluvastatina, gemfibrozil, lovastatina, pravastatina, sinvastatina, acebutolol, betaxolol, bisop rolol, carteolol, carvedilol, esmolol, lisinopril, metoprolol, bebivolol, clodine, doxazosin, guanfacina, prazosin, terazosin, amlodipina, bepridil, felodipina, isradipina, nisoldipina, fenodopam, aliskiren, candesartan, ibersartan, losartan, olmesartan, ramipril, telmisartan, valsartan, bosetan, coenzima Q10 (ubiquinona), lanatosídeo C, nesiritide, fosinopril	Uso criterioso
	Amiodarona	Contraindicado
Fármacos hematológicos e produtos do sangue	Ácido folínico, ácido fólico, ferriprotinato, ferromaltose, fumarato ferroso, gluconato ferroso, hidroxicobalamina, quelato de glicinato de ferro, sacarato de óxido ferroso, sulfato ferroso, dicumarol, fitomenadiona, heparina, warfarin, dalteparina, lepirudin, pentoxifilina, albumina humana, concentrado de complexos de fator IX, concentrado de fator VIII, dextrano 70, fator de coagulação Villa, poligelina	Compatível
	Etil bismucetato, sulfato de protamina, darberto poeitin alfa, epoetin alfa, alteplase, anagrelide HCL, argatoban, biscumacetato, clopidogrel, enoxaparina, epoprostenol, eptifibatide, protamina, ticlodipina, tinzaparina, deferasirox, drotrecogin alfa fator anti-hemofílico, fondaparinux sódico, hermina	Uso criterioso
	Fenindiona	Contraindicado
Fármacos para o sistema respiratório	Acetonida de triancinolona, adrenalina, brometo de ipratrópio, budesonida, cromoglicato de sódio, dipropionato de beclometasona, fenoterol, flunisolida, nedocromil, propionato de fluticosona, salbutamol, terbutalina, codeína, dextrometorfano, acebrofilina ambroxol, aminofilina, salmeterol, albuterol, isoetarina, isoproterenol, levalbuterol, pirbuterol, acebrofilina, ambroxol, dornase, guaifenesina, fenilpropanolamina, salmeterol	Compatível
	Cetotifeno, montelucaste, teofilina, butamirato, clobutinol, dropopizina, efedrina, fedrilato, fenilefrina, fenoxazolina, iodeto de potássio, nafazolina, oximetrazolina, pipazelato, arformoterol tartrate, diflina, formoterol, zafirlukast, zileuton, benzonatato, bosentan, pseudoefedrina	Uso criterioso

Categoria	Substâncias	Classificação
Fármacos de ação gastrointestinal	Carbonato de cálcio, cimetidina, famotidina, hidróxido de alumínio, hidróxido de magnésio, ranitidina, trissilicato de magnésio, alizaprida, bromoprida, cisaprida, dimenidrinato, domperidona, metoclopramida, ágar, carmelose, farelo, fibra dietética, goma estercúlia, ispágula, meticelulose, mucilóide hidrofílico de psílio, óleo mineral, omeprazol, pantoprazol, ondansetrona, bisacodil, docusato sódico, bicarbonato de sódio, esomeprazol, nizatadina, sulcralfato, prometazina, lactulose, lactitol, sorbitol, sulfato de magnésio, lubiprostona, caolin-pectina, loperamida, racecadotrila	Compatível
	Lansoprazol, ácido desidrocólico, cáscara sagrada, cássia, dantrona, fenolftaleína, frângula, óleo de rícino, picossulfato sódico, senna, sais de sódio, difenidol, atropina, homatropina, cinarizina, meclizina, palonosetrona, proclorperazina, trimetobenzamida, tropisetrona, bismuto (subsalicilato, oxissalicilato), difenoxilato, rebeprazol, sorbitol, hioscina, dolasetrona, granisetrona, glicerina, lubiprostona, tagaserode	Uso criterioso
	Beclometasona, betametasona, budesonida, cortisona, deflazacort, hidrocortisona, metilprednisolona, prednisolona, prednisona, insulina, levonorgestrel, linestrenol, norestisterona, levotiroxina, propiltiouracil, sulfato de magnésio, gliburida, gliclazida, glimepirida, metformin, miglitol, liotironina, tirotropina, método de barreira, dispositivo intrauterino, acetato de medroxiprogesterona, desogestrel, etonogestrel, medroxiprogesterona, noretindrel, carbetocina, metilergonovina, ocitocina, fenoterol, isoproterenol, salbutamol (albuterol), glibenclamida, propiltiuoracil, sulfato de magnésio	Compatível
Hormônios e antagonistas	Clorpropramida, gliclazida, glipizida, carbamizol, metimazol, indometacina, ritodrina, dexametasona, flunisolida, fluticasone, triancinolona, ascarbose, acetohexamida, exenatide, pioglitazona, pramlintide, repaglinida, rosiglitazona, sitagliptina, tolbutamida, drospirenoma, carboprost trometamina, dinoprostone, ergonovina, metilergometria, atosibano, isoxsuprina, ACTH(corticotropina), gonadorrelina, gonadotrofina coriônica, goserelina, hormônio folículo-estimulante, raloxifeno glimepirida	Uso criterioso
	Andrógenos, bromocriptina, cabergolina, lisurida, tamoxifen, anticoncepcional hormonal combinado, etinilestradiol, mifepristone ou RU 486, misoprostol, ciproterona, leuprolida (leuprorrelina), clomifeno, dietilestibestrol, estradiol, hormônio luteinizante (alfalutropina)	Contraindicado
	Alefacept, azatioprina, ciclosporina, efalizumab, leflunomide, mercaptopurina, penicilamina, alemtuzumab, bleomicina (sulfato), hidroxiureia, metotrexate, teniposide, trastuzumab	Uso criterioso
Imunossupressores e antineoplásicos	Altetramina, anastrozol, asparaginase, bevacizumab, busulfan, capecitabina, carboplatina, carmustina, cetuximab, ciclofosfamida, cisplatina, citarabina, cladribina, clorambucil, dacarbazina, dactinomicina, daunorrubicina, docetaxel, doxorrubicina, epirrubicina, erlotinib, etoposide, exemestane, fluorouracil, gemcitabina, ifosfamida, imatinib, letrosol, lomustina, melfalan, mitomicina, mitoxantrona, oxaliplatina, paclitaxel, pentostatina, procarbazina, rituximab, tamoxifeno, termozolomida, toremifeno, vimblastina, vincristina, vinorelbina	Contraindicado
Fármacos que afetam a homeostasia mineral óssea	Pamidronato	Compatível
	Alendronato, calcitonina, etidronato, risedronato	Uso criterioso

(Continua)

Grupo	Drogas	Compatibilidade com a amamentação
Fármacos para pele e mucosas	Benzoato de benzila, deltramina, enxofre, permetrina, tiabendazol, clortrimazol, fluconazol, miconazol, nistatina, tiossulfato de sódio, neomicina+bacitracina, loção de calamina, diacetato de alumínio, ácido tricloroacético – TCA, ditranol, cetoconazol, itraconazol, terconazol, metronidazol, mupirocina, permanganato de potássio, polimixina B, tetraciclinas, corticosteroides tópicos de baixa potência: aclometasona, desonida, hidrocortisona, corticosteroides tópicos de potência intermediária: betametasona, clocortolona, desoximetasona, fluocinolona, flurandrelolida, fluticasona, mometasona, prednicarbato, acetonido de triancinolona, pimecrolimus, benzoil peróxido, carvão em pó (coaltar), ácido p-aminobenzoico, fator de proteção solar, benzofenonas (fator de proteção solar), óxido de zinco	Compatível
	Ivermectina, lindano, monossulfiram, isoconazol, iodopovidona, sulfeto de selênio, sulfadiazina de prata, violeta de genciana, ácido benzoico+ácido salicílico, ciclopirox olamina, violeta genciana, hexaclorofeno, capsaicina, corticosteroides tópicos de potência elevada: amcinonida,valerato ou dipropionato de betametasona, desoximetasona, diflorasona, fluocinonida, halcinonida, triancinolona, corticosteroides tópicos de potência muito elevada: clobetasol, diacetato de diflorasona, halobetasol, doxepin, tacrolimus, ácido aminolevulínico, ácido salicílico, podofilox, ácido retinoico (tretinoína), adapaleno, calcipotrieno, tazaroteno	Uso criterioso
	Fluoruracila, acitretina, etretinato, isotretinoína	Contraindicado
Vitaminas e minerais	Ácido fólico (vitamina B_9), flúor, fluoreto de sódio, gluconato de cálcio, nicotinamida, sais ferrosos e ferro dextran, tretinoína, vitamina B_1 (Tiamina), vitamina B_2 (riboflavina), vitamina B_5(ácido pantotênico), vitamina B_6 (ácido piridoxina), vitamina B_7 (biotina), vitamina B_{12} (cianocobalamina), vitamina C (ácido ascórbico), vitamina D (calciferol) vitamina E (alfa-tocoferol), vitamina K, zinco	Compatível
	Calcipotriene, calcitriol, coenzima Q10 (ubiquinona), cromo, doxercalciferol, ferro sucrose, levocarnitina, selênio, vitamina A (retinol), vitamina B_3 (ácido nicotínico)	Uso criterioso
Fármacos utilizados no tratamento da obesidade	Femproporex, mazindol, orlistat, sibutramina, rimonabanto	Uso criterioso
	Anfepramona	Contraindicado
Fármacos para uso oftalmológico	Adrenalina, betaxolol, dipivefrin, fenilefrina, levocabastina, olopatadina	Compatível
	Atropina, bimatoprost, ciclopentolato, dorzolamida, fluoresceína, homatropina, lanatoprost, levobunolol, tropicamida	Uso criterioso
	Verteporfin	Contraindicado
Antídotos e substâncias usadas em envenenamentos	Carvão ativado, ipeca	Compatível
	Atropina, azul de metileno, deferoxamina, dimercaprol, metionina, naloxona, penicilamina, Succimer	Uso criterioso
Drogas de vício e abuso	Álcool, nicotina	Uso criterioso
	Anfetamina, cocaína e crack, fenciclidina, heroína, maconha e haxixe, inalantes, LSD	Contraindicado

Categoria	Substância	Classificação
Fármacos usados no tratamento de drogas	Nicotina (aerossóis, adesivos e gomas), naltrexona	Compatível
	Acamprosato, buprobiona	Uso criterioso
	Dissufiram	Contraindicado
Fármacos agonistas e antagonistas colinérgicos	Piridostigmina	Compatível
	Betanecol, cervimeline, donezepil, edrofrônio, fisostigmina, metacolina, neostigmina, pilocarpina, darifenacina, diclomina, glicopirrolato, solifenacina, toteronid	Uso criterioso
Agentes ambientais	DDT e outros inseticidas, hexaclorobenzeno, hexaclorofeno, DEET (Dietil – metil benzamida), formaldeído	Uso criterioso
	Chumbo	Contraindicado
Alimentos	Cafeína, chocolate, aspartame, dieta vegetariana, lisina	Compatível
	Glutamato monossódico, levocarnitina, sacarina	Uso criterioso
Fitoterápicos	Alho, babosa, calêndula, camomila germânica, cardo-santo, cohosh preto, equinácea, fenogreco, funcho, ginko biloba, ginseng, Milk thistle, óleo de melaleuca, óleo de prímula da noite, sálvia, valeriane	Uso criterioso
	Borage, cohosh azul, confrei, kava-kava, Kombucha	Contraindicado
Cosméticos	Implantes de silicone, tinturas para cabelo	Compatível
	Amônia, hidroquinona, tatuagens, toxina botulínica tipo A, *piercings*	Uso criterioso
Fármacos não classificados nas seções anteriores	Dimetilsulfoxamida, glatiramer, natalizumab, tagaserod, ursodiol	Uso criterioso
	Sildenafil	Contraindicado

Fonte: Ministério da Saúde. Amamentação e uso de medicamentos e outras substâncias, Brasília – 2010.

ANEXO IV

CURVAS DE CRESCIMENTO PARA AVALIAÇÃO DO ESTADO NUTRICIONAL DE RECÉM-NASCIDOS

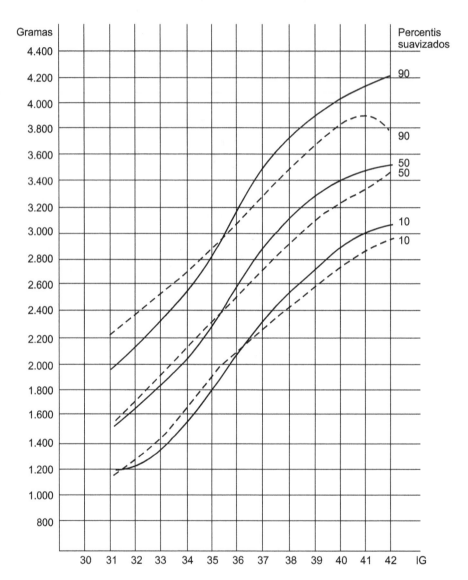

Figura IV.1. Curva de crescimento intrauterino (Lubchenco).
Fonte: Lubchenco LO, Hansman C, Dressler M, Boyd E. Intrauterine growth as estimated from liveborn birth-weight data at 24 o 42 weeks gestation. Pediatrics 1963;32:793-800.

ANEXO IV • Curvas de Crescimento para Avaliação do Estado Nutricional de Recém-Nascidos

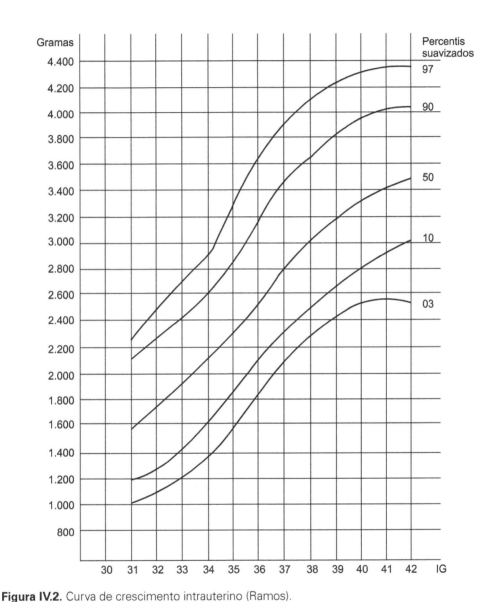

Figura IV.2. Curva de crescimento intrauterino (Ramos).
Fonte: Ramos JLA. Avaliação do crescimento intra-uterino por medidas antropométricas do recém-nascido [tese]. São Paulo: Faculdade de Medicina, Universidade de São Paulo; 1983.

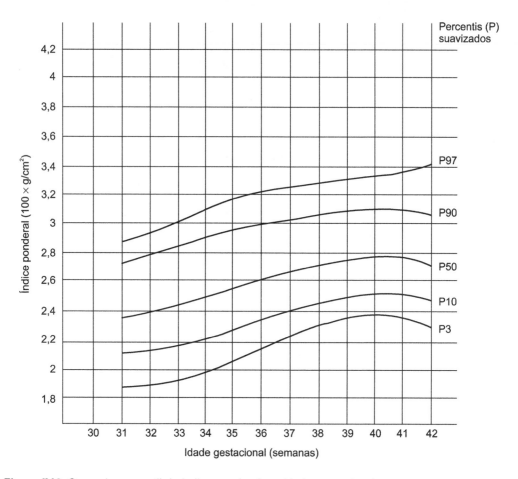

Figura IV.3. Curva de percentil de índice ponderal por idade gestacional.
Fonte: Ramos JLA. Avaliação do crescimento intra-uterino por medidas antropométricas do recém-nascido [tese]. São Paulo: Faculdade de Medicina, Universidade de São Paulo; 1983.

ANEXO IV • Curvas de Crescimento para Avaliação do Estado Nutricional de Recém-Nascidos

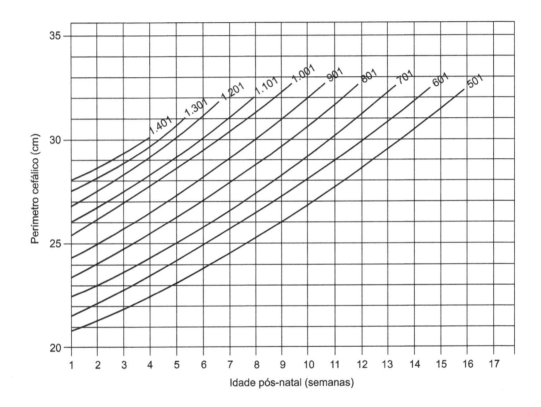

Figura IV.4. Curva de perímetro cefálico por idade.
Fonte: Ehrenkranz R et al. Longitudinal growth of hospitalized very low birth weight infants. Pediatrics 1999;104:280-9.

634   ANEXO IV · Curvas de Crescimento para Avaliação do Estado Nutricional de Recém-Nascidos

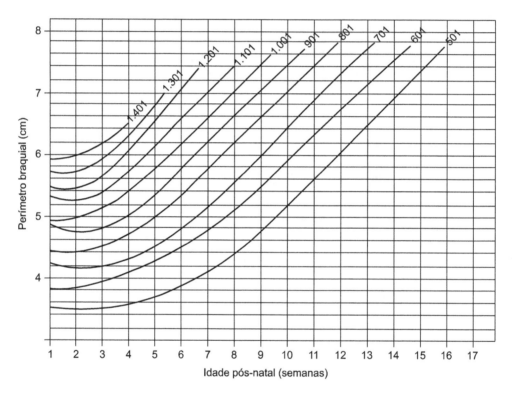

Figura IV.5. Curva de perímetro braquial por idade.
Fonte: Ehrenkranz R et al. Longitudinal growth of hospitalized very low birth weight infants. Pediatrics 1999;104:280-9.

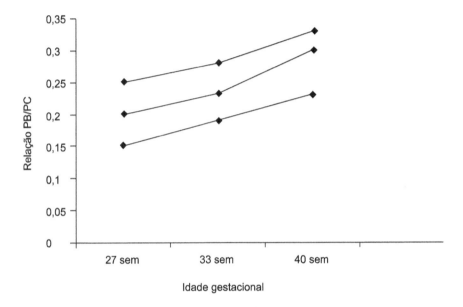

Figura IV.6. Relação entre perímetro braquial (PB) e perímetro cefálico (PC) segundo a idade gestacional.
Fonte: adaptada de Sasanow SR, Georgieff MK, Pereira GR. Mid-arm circumference and mid-arm/head circumference ratios: standard curves for anthropometric assessment of neonatal nutritional status. J Pediatr 1986;109:311-5.

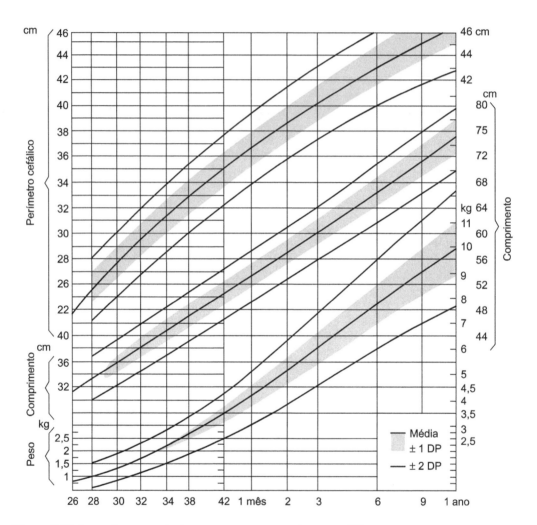

Figura IV.7. Curva de percentis de peso, estatura e perímetro cefálico para prematuros.
Fonte: Babson SG, Benda GI. Growth graphs for the clinical assessment of infants of varying gestacional age. J Pediatr 1976;89:814-20.

ANEXO V

CURVAS DE CRESCIMENTO PARA AVALIAÇÃO DO ESTADO NUTRICIONAL DE CRIANÇAS E ADOLESCENTES

638 ANEXO V • Curvas de Crescimento para Avaliação do Estado Nutricional de Crianças e Adolescentes

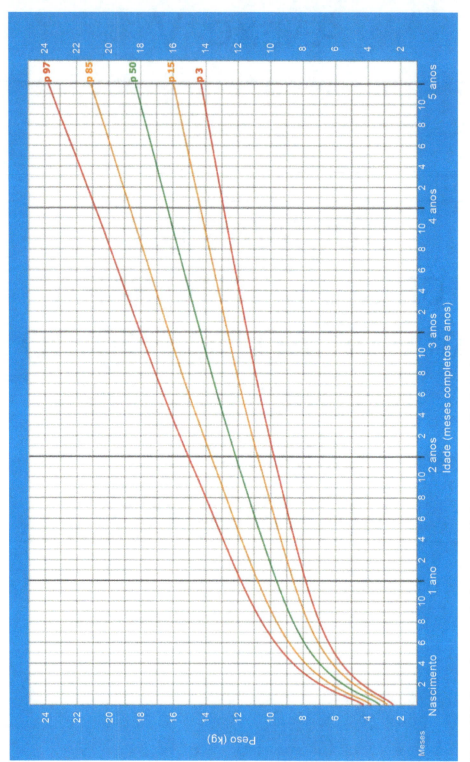

Figura V.1. Curva de percentis de peso por idade para meninos (0 a 5 anos).
Fonte: WHO Child Growth Standards, 2006 (http://www.who.int/childgrowth/en/).

ANEXO V • Curvas de Crescimento para Avaliação do Estado Nutricional de Crianças e Adolescentes 639

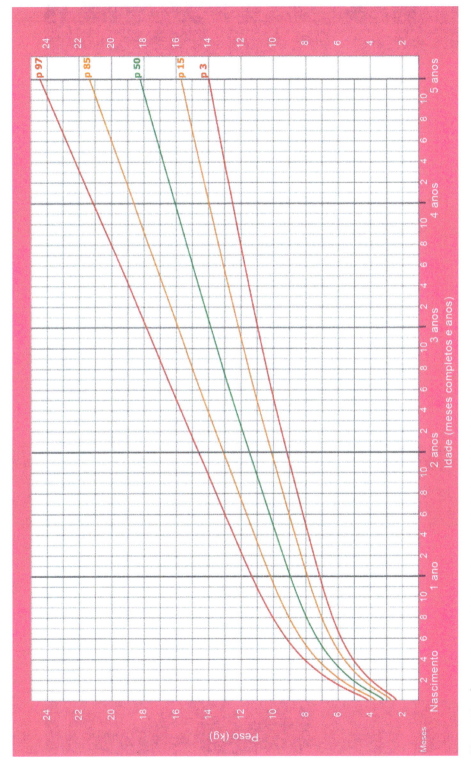

Figura V.2. Curva de percentis de peso por idade para meninas (0 a 5 anos).
Fonte: WHO Child Growth Standards, 2006 (http://www.who.int/childgrowth/en/).

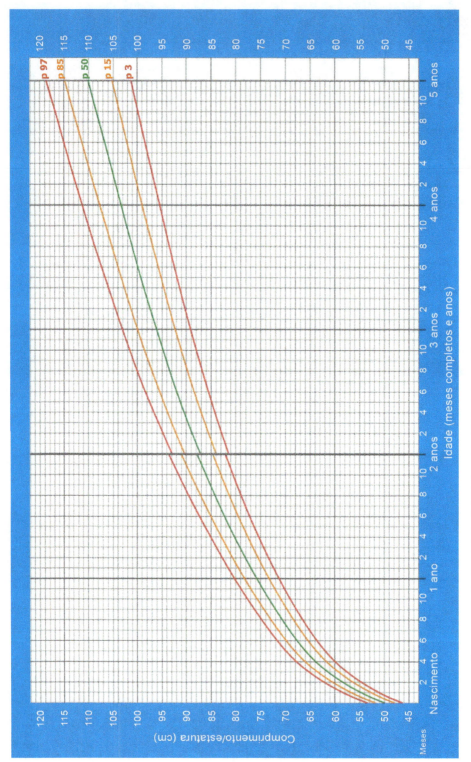

Figura V.3. Curva de percentis de comprimento/estatura por idade para meninos (0 a 5 anos). Fonte: WHO Child Growth Standards, 2006 (http://www.who.int/childgrowth/en/).

ANEXO V • Curvas de Crescimento para Avaliação do Estado Nutricional de Crianças e Adolescentes

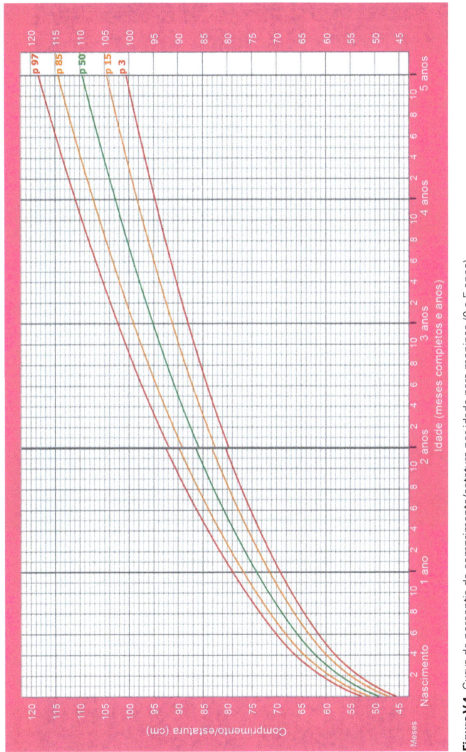

Figura V.4. Curva de percentis de comprimento/estatura por idade para meninas (0 a 5 anos).
Fonte: WHO Child Growth Standards, 2006 (http://www.who.int/childgrowth/en/).

642 ANEXO V • Curvas de Crescimento para Avaliação do Estado Nutricional de Crianças e Adolescentes

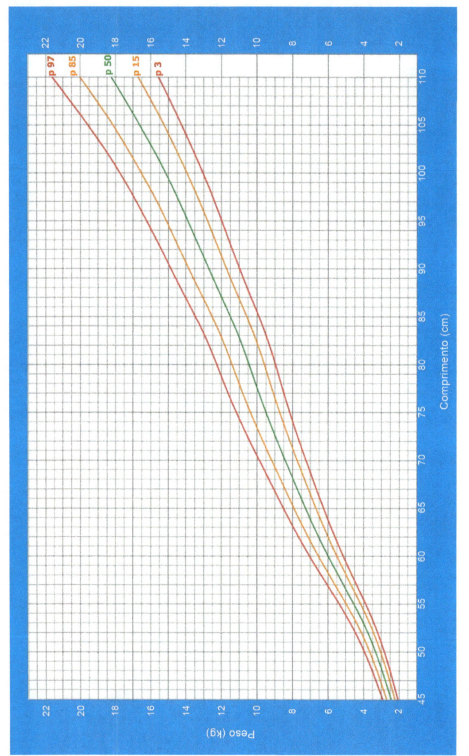

Figura V.5. Curva de percentis de peso por comprimento para meninos (0 a 2 anos).
Fonte: WHO Child Growth Standards, 2006 (http://www.who.int/childgrowth/en/).

ANEXO V • Curvas de Crescimento para Avaliação do Estado Nutricional de Crianças e Adolescentes

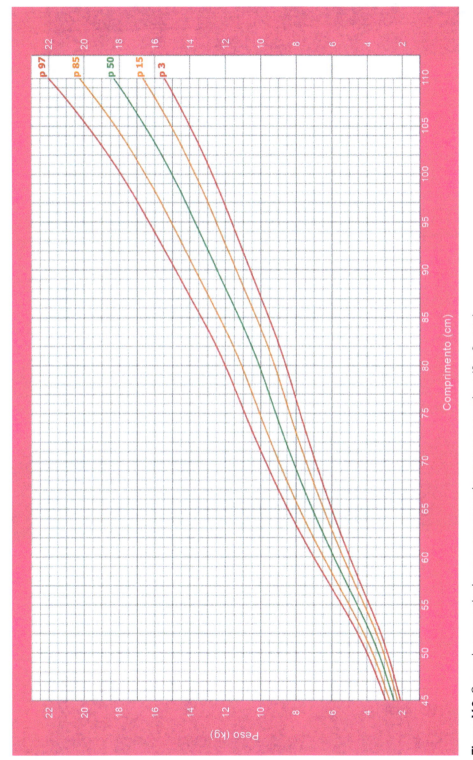

Figura V.6. Curva de percentis de peso por comprimento para meninas (0 a 2 anos). Fonte: WHO Child Growth Standards, 2006 (http://www.who.int/childgrowth/en/).

644 ANEXO V • Curvas de Crescimento para Avaliação do Estado Nutricional de Crianças e Adolescentes

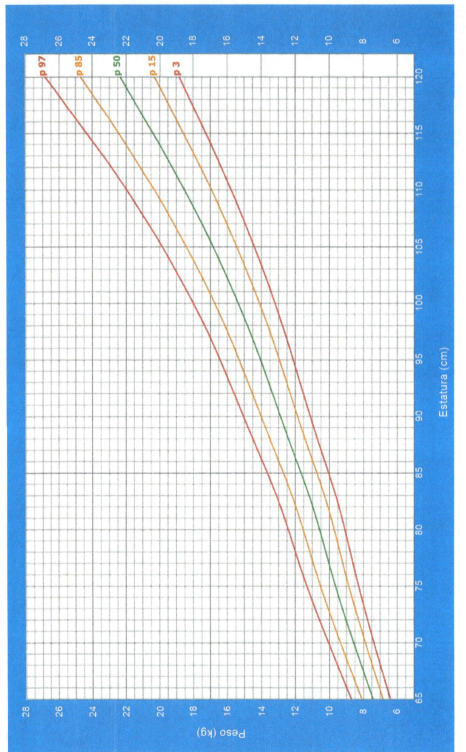

Figura V.7. Curva de percentis de peso por estatura para meninos (2 a 5 anos).
Fonte: WHO Child Growth Standards, 2006 (http://www.who.int/childgrowth/en/).

ANEXO V • Curvas de Crescimento para Avaliação do Estado Nutricional de Crianças e Adolescentes 645

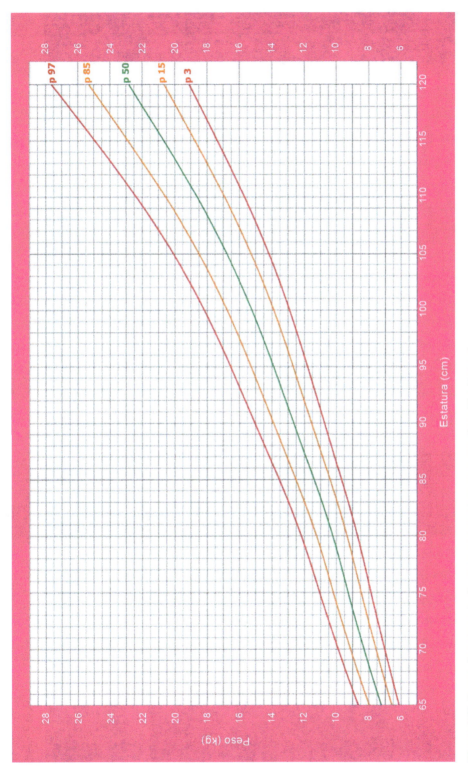

Figura V.8. Curva de percentis de peso por estatura para meninas (2 a 5 anos).
Fonte: WHO Child Growth Standards, 2006 (http://www.who.int/childgrowth/en/).

646 ANEXO V • Curvas de Crescimento para Avaliação do Estado Nutricional de Crianças e Adolescentes

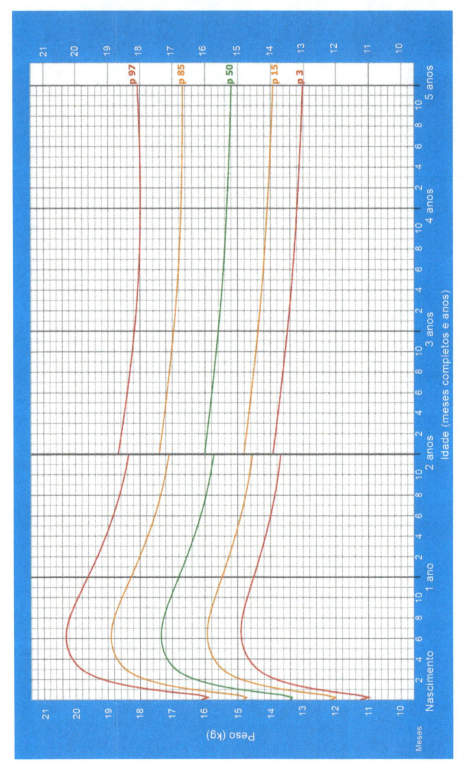

Figura V.9. Curva de percentis de IMC por idade para meninos (0 a 5 anos).
Fonte: WHO Child Growth Standards, 2006 (http://www.who.int/childgrowth/en/).

ANEXO V • Curvas de Crescimento para Avaliação do Estado Nutricional de Crianças e Adolescentes

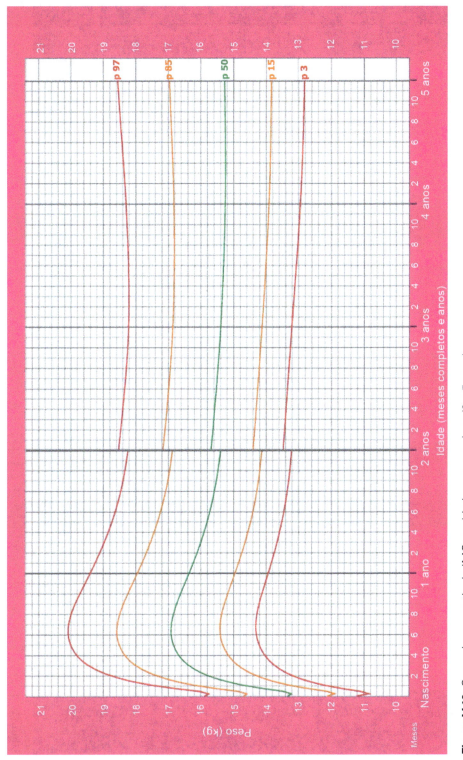

Figura V.10. Curva de percentis de IMC por idade para meninas (0 a 5 anos).
Fonte: WHO Child Growth Standards, 2006 (http://www.who.int/childgrowth/en/).

648 ANEXO V • Curvas de Crescimento para Avaliação do Estado Nutricional de Crianças e Adolescentes

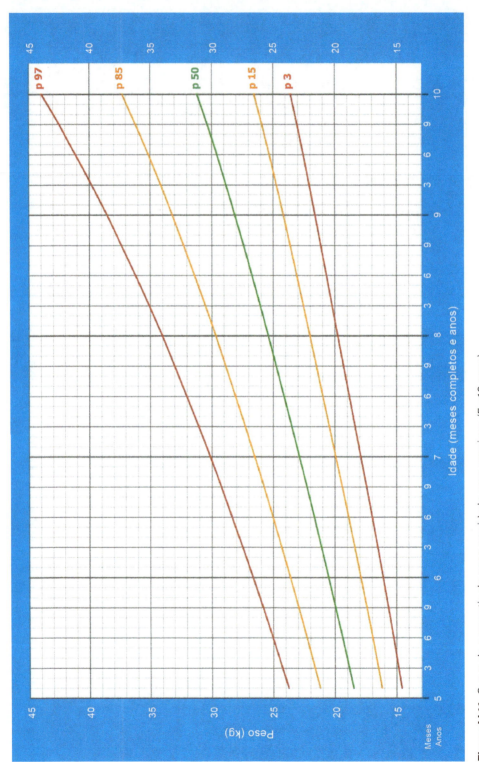

Figura V.11. Curva de percentis de peso por idade para meninos (5 a 10 anos).
Fonte: WHO Child Growth Standards, 2006 (http://www.who.int/childgrowth/en/).

ANEXO V • Curvas de Crescimento para Avaliação do Estado Nutricional de Crianças e Adolescentes

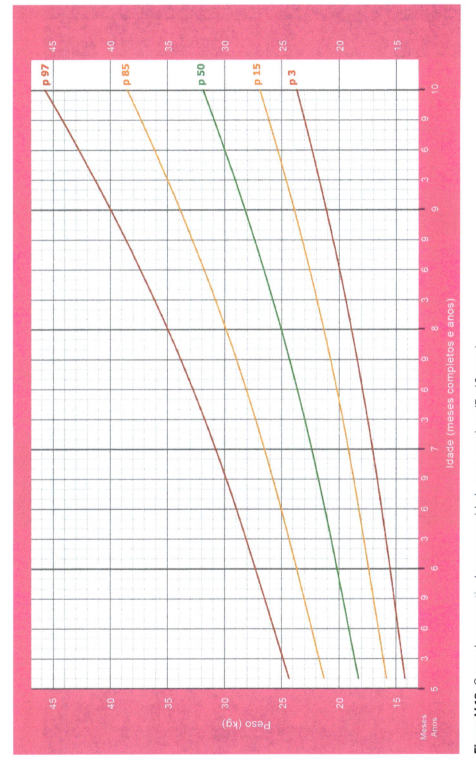

Figura V.12. Curva de percentis de peso por idade para meninas (5 a 10 anos).
Fonte: WHO Child Growth Standards, 2006 (http://www.who.int/childgrowth/en/).

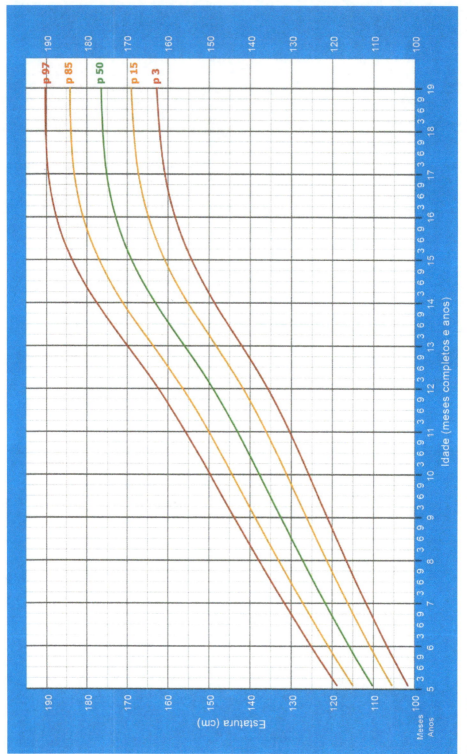

Figura V.13. Curva de percentis de estatura por idade para meninos (5 a 19 anos).
Fonte: WHO Child Growth Standards, 2006 (http://www.who.int/childgrowth/en/).

ANEXO V • Curvas de Crescimento para Avaliação do Estado Nutricional de Crianças e Adolescentes 651

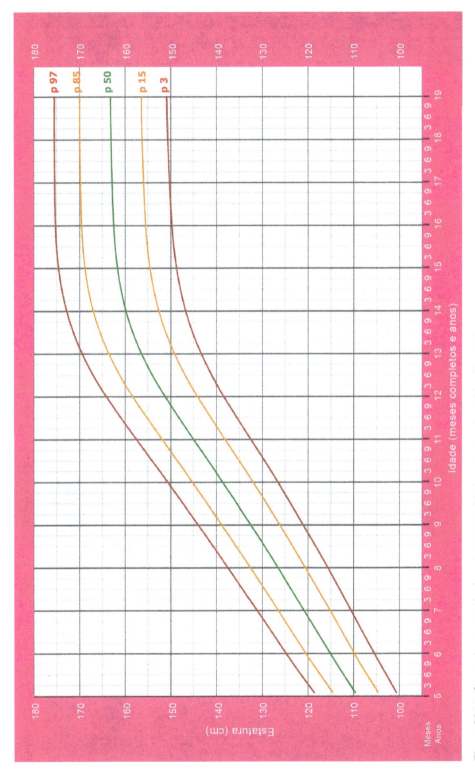

Figura V.14. Curva de percentis de estatura por idade para meninas (5 a 19 anos).
Fonte: WHO Child Growth Standards, 2006 (http://www.who.int/childgrowth/en/).

652 ANEXO V • Curvas de Crescimento para Avaliação do Estado Nutricional de Crianças e Adolescentes

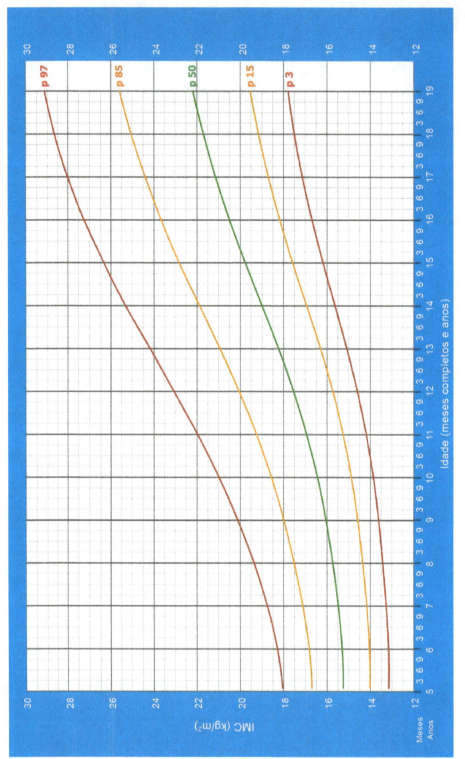

Figura V.15. Curva de percentis de IMC por idade para meninos (5 a 19 anos).
Fonte: WHO Child Growth Standards, 2006 (http://www.who.int/childgrowth/en/).

ANEXO V • Curvas de Crescimento para Avaliação do Estado Nutricional de Crianças e Adolescentes

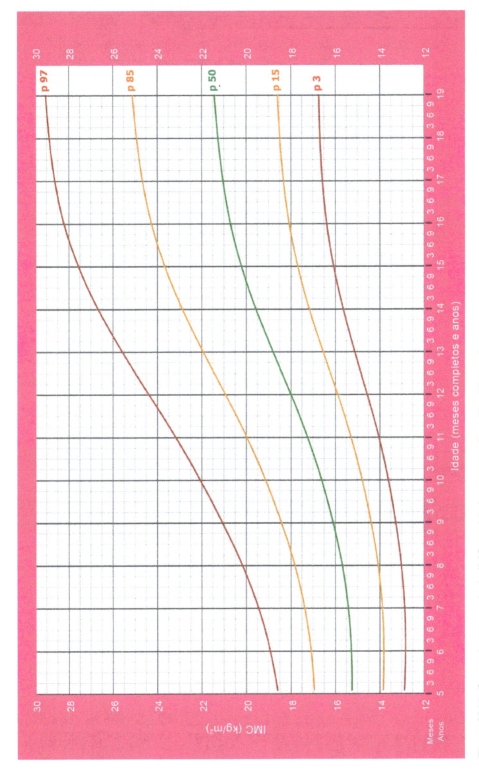

Figura V.16. Curva de percentis de IMC por idade para meninas (5 a 19 anos).
Fonte: WHO Child Growth Standards, 2006 (http://www.who.int/childgrowth/en/).

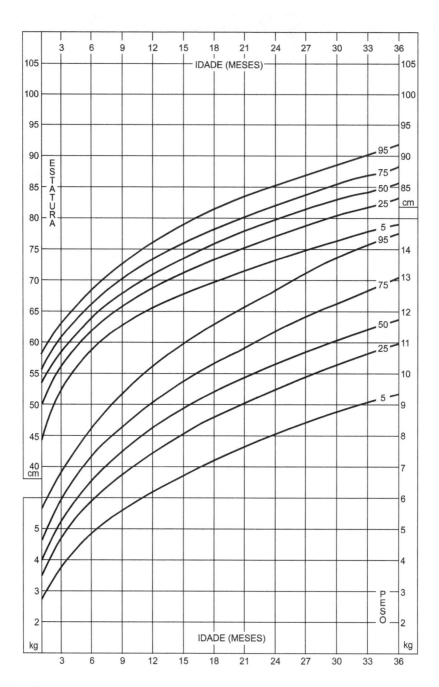

Figura V.17. Curva de percentis do peso e da estatura para idade (1 a 36 meses) em crianças com síndrome de Down. Sexo masculino.
Fonte: Cronk C, Crocker AC, Pueschel SM, Shea AM, Zackai E, Pickens G, Reed RB. Growth Charts for Children with Down Syndrome: 1 Month to 18 Years of Age. Pediatrics 1988;81:102-10.

ANEXO V · Curvas de Crescimento para Avaliação do Estado Nutricional de Crianças e Adolescentes

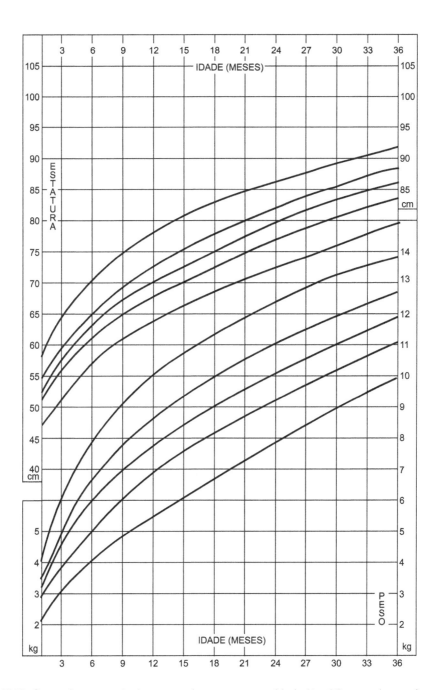

Figura V.18. Curva de percentis do peso e da estatura para idade (1 a 36 meses) em crianças com síndrome de Down. Sexo feminino.
Fonte: Cronk C, Crocker AC, Pueschel SM, Shea AM, Zackai E, Pickens G, Reed RB. Growth Charts for Children with Down Syndrome: 1 Month to 18 Years of Age. Pediatrics 1988;81:102-10.

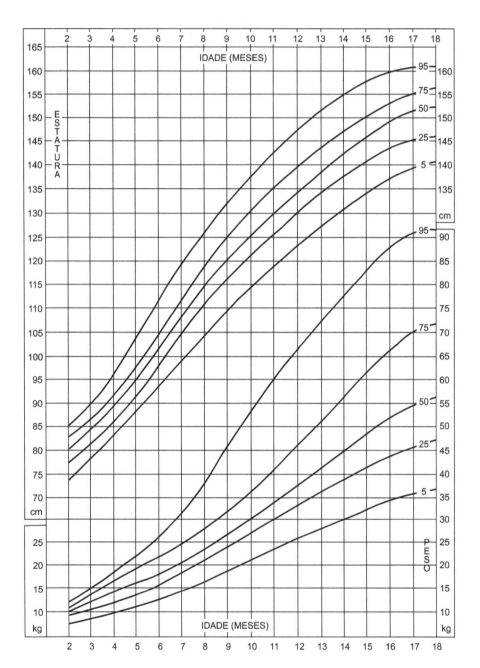

Figura V.19. Curva de percentis do peso e da estatura para idade (2 a 18 anos) em indivíduos com síndrome de Down. Sexo masculino.
Fonte: Cronk C, Crocker AC, Pueschel SM, Shea AM, Zackai E, Pickens G, Reed RB. Growth Charts for Children with Down Syndrome: 1 Month to 18 Years of Age. Pediatrics 1988;81:102-10.

ANEXO V • Curvas de Crescimento para Avaliação do Estado Nutricional de Crianças e Adolescentes

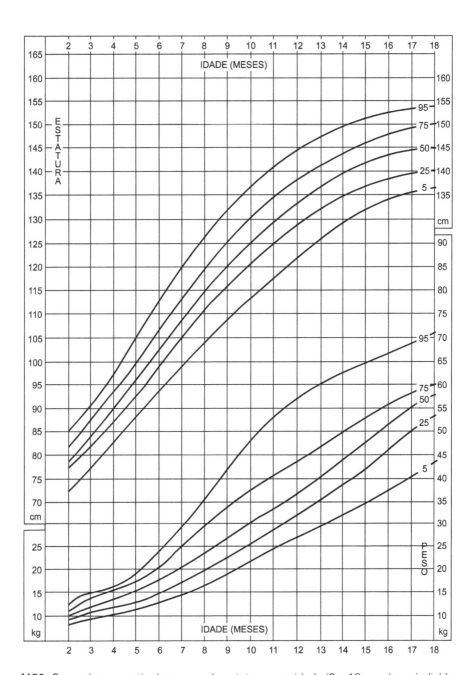

Figura V.20. Curva de percentis do peso e da estatura para idade (2 a 18 anos) em indivíduos com síndrome de Down. Sexo feminino.
Fonte: Cronk C, Crocker AC, Pueschel SM, Shea AM, Zackai E, Pickens G, Reed RB. Growth Charts for Children with Down Syndrome: 1 Month to 18 Years of Age. Pediatrics 1988;81:102-10.

ANEXO VI

PERCENTIS DE CIRCUNFERÊNCIAS

660 ANEXO VI • Percentis de Circunferências

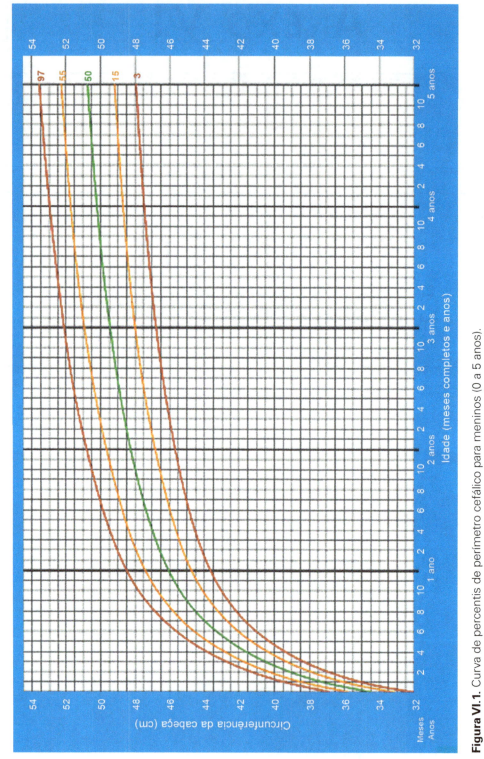

Figura VI.1. Curva de percentis de perímetro cefálico para meninos (0 a 5 anos). Fonte: WHO Child Growth Standards, 2007. (http://www.who.int/childgrowth/standards/hc_for_age/en/).

ANEXO VI · Percentis de Circunferências 661

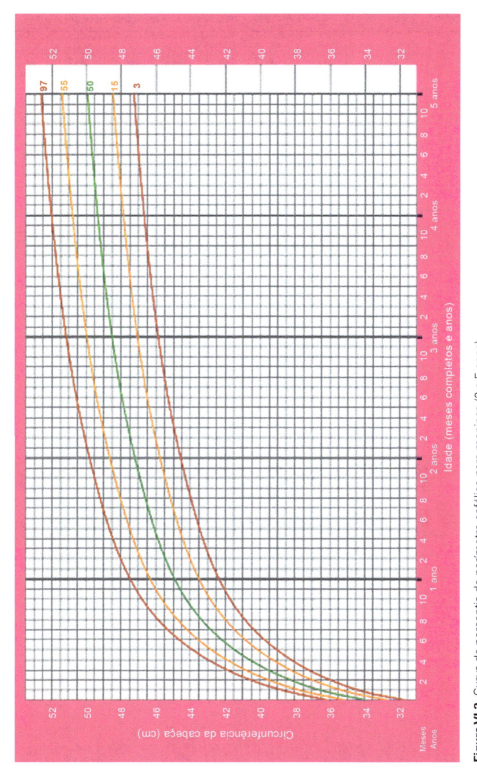

Figura VI.2. Curva de percentis de perímetro cefálico para meninas (0 a 5 anos).
Fonte: WHO Child Growth Standards, 2007.
(http://www.who.int/childgrowth/standards/hc_for_age/en/).

ANEXO VI • Percentis de Circunferências

Quadro VI.1. Percentis de circunferência do braço (cm) por idade. Sexo masculino

Idade (anos)	Percentis								
	5	10	15	25	50	75	85	90	95
1,0 a 1,9	14,2	14,7	14,9	15,2	16,0	16,9	17,4	17,7	18,2
2,0 a 2,9	14,3	14,8	15,1	15,5	16,3	17,1	17,6	17,9	18,6
3,0 a 3,9	15,0	15,3	15,5	16,0	16,8	17,6	18,1	18,4	19,0
4,0 a 4,9	15,1	15,5	15,8	16,2	17,1	18,0	18,5	18,7	19,3
5,0 a 5,9	15,5	16,0	16,1	16,6	17,5	18,5	19,1	19,5	20,5
6,0 a 6,9	15,8	16,1	16,5	17,0	18,0	19,1	19,8	20,7	22,8
7,0 a 7,9	16,1	16,8	17,0	17,6	18,7	20,0	21,0	21,8	22,9
8,0 a 8,9	16,5	17,2	17,5	18,1	19,2	20,5	21,6	22,6	24,0
9,0 a 9,9	17,5	18,0	18,4	19,0	20,1	21,8	23,2	24,5	26,0
10,0 a 10,9	18,1	18,6	19,1	19,7	21,1	23,1	24,8	26,0	27,9
11,0 a 11,9	18,5	19,3	19,8	20,6	22,1	24,5	26,1	27,6	29,4
12,0 a 12,9	19,3	20,1	20,7	21,5	23,1	25,4	27,1	28,5	30,3
13,0 a 13,9	20,0	20,8	21,6	22,5	24,5	26,6	28,2	29,0	30,8
14,0 a 14,9	21,6	22,5	23,2	23,8	25,7	28,1	29,1	30,0	32,3
15,0 a 15,9	22,5	23,4	24,0	25,1	27,2	29,0	30,3	31,2	32,7
16,0 a 16,9	24,1	25,0	25,7	26,7	28,3	30,6	32,1	32,7	34,7
17,0 a 17,9	24,3	25,1	25,9	26,9	28,6	30,8	32,2	33,3	34,7
18,0 a 24,9	26,0	27,1	27,7	28,7	30,7	33,0	34,4	35,4	37,2
25,0 a 29,9	27,0	28,0	28,7	29,8	31,8	34,2	35,5	36,6	38,3
30,0 a 34,9	27,7	28,7	29,3	30,5	32,5	34,9	35,9	36,7	38,2
35,0 a 39,9	27,4	28,6	29,5	30,7	32,9	35,1	36,2	36,9	38,2
40,0 a 44,9	27,8	28,9	29,7	31,0	32,8	34,9	36,1	36,9	38,1

Fonte: Frisancho AR. Antropomectric standards for the assessment of growth and nutritional status. University of Michigan, 1990, 189 p.

Quadro VI.2. Percentis de circunferência do braço (cm) por idade. Sexo feminino

Idade (anos)	Percentis								
	5	10	15	25	50	75	85	90	95
1,0 a 1,9	13,6	14,1	14,4	14,8	15,7	16,4	17,0	17,2	17,8
2,0 a 2,9	14,2	14,6	15,0	15,4	16,1	17,0	17,4	18,0	18,5
3,0 a 3,9	14,4	15,0	15,2	15,7	16,6	17,4	18,0	18,4	19,0
4,0 a 4,9	14,8	15,3	15,7	16,1	17,0	18,0	18,5	19,0	19,5
5,0 a 5,9	15,2	15,7	16,1	16,5	17,5	18,5	19,4	20,0	21,0
6,0 a 6,9	15,7	16,2	16,5	17,0	17,8	19,0	19,9	20,5	22,0
7,0 a 7,9	16,4	16,7	17,0	17,5	18,6	20,1	20,9	21,6	23,3
8,0 a 8,9	16,7	17,2	17,6	18,2	19,5	21,2	22,2	23,2	25,1
9,0 a 9,9	17,6	18,1	18,6	19,1	20,6	22,2	23,8	25,0	26,7
10,0 a 10,9	17,8	18,4	18,9	19,5	21,1	23,4	25,0	26,1	27,3
11,0 a 11,9	18,8	19,6	20,0	20,6	22,2	25,1	26,5	27,9	30,0
12,0 a 12,9	19,2	20,0	20,5	21,5	23,7	25,8	27,6	28,3	30,2
13,0 a 13,9	20,1	21,0	21,5	22,5	24,3	26,7	28,3	30,1	32,7
14,0 a 14,9	21,2	21,8	22,5	23,5	25,1	27,4	29,5	30,9	32,9
15,0 a 15,9	21,6	22,2	22,9	23,5	25,2	27,7	28,8	30,0	32,2
16,0 a 16,9	22,3	23,2	23,5	24,4	26,1	28,5	29,9	31,6	33,5
17,0 a 17,9	22,0	23,1	23,6	24,5	26,6	29,0	30,7	32,8	35,4
18,0 a 24,9	22,4	23,3	24,0	24,8	26,8	29,2	31,2	32,4	35,2
25,0 a 29,9	23,1	24,0	24,5	25,5	27,6	30,6	32,5	34,3	37,1
30,0 a 34,9	23,8	24,7	25,4	26,4	28,6	32,0	34,1	36,0	38,5
35,0 a 39,9	24,1	25,2	25,8	26,8	29,4	32,6	35,0	36,8	39,0
40,0 a 44,9	24,3	25,4	26,2	27,2	29,7	33,2	35,5	37,2	38,8

Fonte: Frisancho AR. Antropomectric standards for the assessment of growth and nutritional status. University of Michigan, 1990, 189 p.

ANEXO VI • Percentis de Circunferências

Quadro VI.3. Percentis de circunferência muscular do braço (cm) por idade. Sexo masculino

Idade (anos)	Percentis						
	5	10	25	50	75	90	95
1 a 1,9	11,0	11,3	11,9	12,7	13,5	14,4	14,7
2 a 2,9	11,1	11,4	12,2	13,0	14,0	14,6	15,0
3 a 3,9	11,7	12,3	13,1	13,7	14,3	14,8	15,3
4 a 4,9	12,3	12,6	13,3	14,1	14,8	15,6	15,9
5 a 5,9	12,8	13,3	14,0	14,7	15,4	16,2	16,9
6 a 6,9	13,1	13,5	14,2	15,1	16,1	17,0	17,7
7 a 7,9	13,7	13,9	15,1	16,0	16,8	17,7	18,0
8 a 8,9	14,0	14,5	15,4	16,2	17,0	18,2	18,7
9 a 9,9	15,1	15,4	16,1	17,0	18,3	19,6	20,2
10 a 10,9	15,6	16,0	16,6	18,0	19,1	20,9	22,1
11 a 11,9	15,9	16,5	17,3	18,3	19,5	20,5	23,0
12 a 12,9	16,7	17,1	18,2	19,5	21,0	22,3	24,1
13 a 13,9	17,2	17,9	19,6	21,1	22,3	23,8	24,5
14 a 14,9	18,9	19,9	21,2	22,3	24,0	26,0	26,4
15 a 15,9	19,9	20,4	21,8	23,7	25,4	26,6	27,2
16 a 16,9	21,3	22,5	23,4	24,9	26,9	28,7	29,6
17 a 17,9	22,4	23,1	24,5	25,8	27,3	29,4	31,2
18 a 18,9	22,6	23,7	25,2	26,4	28,3	29,8	32,4
19 a 24,9	23,8	24,5	25,7	27,3	28,9	30,9	32,1
25 a 34,9	24,3	25,0	26,4	27,9	29,8	31,4	32,6
35 a 44,9	24,7	25,5	26,9	28,6	30,2	31,8	32,7

Fonte: Frisancho AR. Antropomectric standards for the assessment of growth and nutritional status. Ann Arbor: University of Michigan Press. University of Michigan, 1990.

ANEXO VI · Percentis de Circunferências

Quadro VI.4. Percentis de circunferência muscular do braço (cm) por idade. Sexo feminino

Idade (anos)	Percentis						
	5	10	25	50	75	90	95
1 a 1,9	10,5	11,1	11,7	12,4	13,2	13,9	14,3
2 a 2,9	11,1	11,4	11,9	12,6	13,3	14,2	14,7
3 a 3,9	11,3	11,9	12,4	13,2	14,0	14,6	15,2
4 a 4,9	11,5	12,1	12,8	13,6	14,4	15,2	15,7
5 a 5,9	12,5	12,8	13,4	14,2	15,1	15,9	16,5
6 a 6,9	13,0	13,3	13,8	14,5	15,4	16,6	17,1
7 a 7,9	12,9	13,5	14,2	15,1	16,0	17,1	17,6
8 a 8,9	13,8	14,0	15,1	16,0	17,1	18,3	19,4
9 a 9,9	14,7	15,0	15,8	16,7	18,0	19,4	19,8
10 a 10,9	14,8	15,0	15,9	17,0	18,0	19,0	19,7
11 a 11,9	15,0	15,8	17,1	18,1	19,6	21,7	22,3
12 a 12,9	16,2	16,6	18,0	19,1	20,1	21,4	22,0
13 a 13,9	16,9	17,5	18,3	19,8	21,1	22,6	24,0
14 a 14,9	17,4	17,9	19,0	20,1	21,6	23,2	24,7
15 a 15,9	17,5	17,8	18,9	20,0	21,5	22,8	24,4
16 a 16,9	17,0	18,0	19,0	20,0	21,6	23,4	24,9
17 a 17,9	17,5	18,3	19,4	20,5	22,1	23,9	25,7
18 a 18,9	17,4	17,9	19,5	20,2	21,5	23,7	24,5
19 a 24,9	17,9	18,5	19,5	20,7	22,1	23,6	24,9
25 a 34,9	18,3	18,8	19,9	21,2	22,8	24,6	26,4
35 a 44,9	18,6	19,2	20,5	21,8	23,6	25,7	27,2

Fonte: Frisancho AR. Antropomectric standards for the assessment of growth and nutritional status. Ann Arbor: University of Michigan Press. University of Michigan, 1990.

ANEXO VI • Percentis de Circunferências

Quadro VI.5. Percentis de circunferência da cintura para crianças e adolescentes de acordo com Freedman et al. (1999)

Idade (anos)	Meninos brancos			Meninas brancas			Meninos negros			Meninas negras		
	Percentis			Percentis			Percentis			Percentis		
	n	50	90	n	50	90	n	50	90	n	50	90
	cm			cm			cm			cm		
5	28	52	59	34	51	57	36	52	56	34	52	56
6	44	54	61	60	53	60	42	54	60	52	53	59
7	54	55	61	55	54	64	53	56	61	52	56	67
8	95	59	75	75	58	73	54	58	67	54	58	65
9	53	62	77	84	60	73	53	60	74	56	61	78
10	72	64	88	67	63	75	53	64	79	49	62	79
11	97	68	90	95	66	83	58	64	79	67	67	87
12	102	70	89	89	67	83	60	68	87	73	67	84
13	82	77	95	78	69	94	49	68	87	64	67	81
14	88	73	99	54	69	96	62	72	85	51	68	92
15	58	73	99	58	69	88	44	72	81	54	72	85
16	41	77	97	58	68	93	41	75	91	34	75	90
17	22	79	90	42	66	86	31	78	101	35	71	105

Fonte: Freedman DS et al. Relation of circunferences and skinfold to lipid and insulin concentrations in children and adolescent: the Bogalusa Heart Study. Am J Clin Nutr 1999; 69:308-17.

ANEXO VI · Percentis de Circunferências

Quadro VI.6. Percentis de circunferência da cintura para crianças e adolescentes de acordo com Taylor et al. (2000)

Idade (anos)	Meninas		Meninos	
	n	Percentil 80	n	Percentil 80
3	3	50.3	5	53.1
4	10	53.3	10	55.6
5	14	56.3	17	58.0
6	11	59.2	17	60.4
7	12	62.0	21	62.9
8	11	64.7	15	65.3
9	28	67.3	13	67.7
10	14	69.6	17	70.1
11	18	71.8	25	72.4
12	15	73.8	25	74.7
13	29	75.6	36	76.9
14	25	77.0	22	79.0
15	23	78.3	27	81.1
16	26	79.1	19	83.1
17	17	79.8	14	84.9
18	11	80.1	6	86.7
19	11	80.1	13	88.4

Fonte: Taylor RW et al. Evaluation of waist circumference, waist-to-hip ratio, and the conicity index as screening tools for high trunk fat mass, as measured by dual-energy X-ray absorptiometry, in children aged 3-19 y. Am J Clin Nutr 2000;72:490-5.

ANEXO VII

PERCENTIS DE PREGAS CUTÂNEAS

ANEXO VII · Percentis de Pregas Cutâneas

Quadro VII.1. Percentis de prega cutânea tricipital (mm) por idade. Sexo masculino

Idade (anos)	Percentis								
	5	10	15	25	50	75	85	90	95
1 a 1,9	6,5	7,0	7,5	8,0	10,0	12,0	13,0	14,0	15,5
2 a 2,9	6,0	6,5	7,0	8,0	10,0	12,0	13,0	14,0	15,0
3 a 3,9	6,0	7,0	7,0	8,0	9,5	11,5	12,5	13,5	15,0
4 a 4,9	5,5	6,5	7,0	7,5	9,0	11,0	12,0	12,5	14,0
5 a 5,9	5,0	6,0	6,0	7,0	8,0	10,0	11,5	13,0	14,5
6 a 6,9	5,0	5,5	6,0	6,5	8,0	10,0	12,0	13,0	16,0
7 a 7,9	4,5	5,0	6,0	6,0	8,0	10,5	12,5	14,0	16,0
8 a 8,9	5,0	5,5	6,0	7,0	8,5	11,0	13,0	16,0	19,0
9 a 9,9	5,0	5,5	6,0	6,5	9,0	12,5	15,5	17,0	20,0
10 a 10,9	5,0	6,0	6,0	7,5	10,0	14,0	17,0	20,0	24,0
11 a 11,9	5,0	6,0	6,5	7,5	10,0	16,0	19,5	23,0	27,0
12 a 12,9	4,5	6,0	6,0	7,5	10,5	14,5	18,0	22,5	27,5
13 a 13,9	4,5	5,0	5,5	7,0	9,0	13,0	17,0	20,5	25,0
14 a 14,9	4,0	5,0	5,0	6,0	8,5	12,5	15,0	18,0	23,5
15 a 15,9	5,0	5,0	5,0	6,0	7,5	11,0	15,0	18,0	23,5
16 a 16,9	4,0	5,0	5,1	6,0	8,0	12,0	14,0	17,0	23,0
17 a 17,9	4,0	5,0	5,0	6,0	7,0	11,0	13,5	16,0	19,5
18 a 24,9	4,0	5,0	5,5	6,5	10,0	14,5	17,5	20,0	13,5
25 a 29,9	4,0	5,0	6,0	7,0	11,0	15,5	19,0	21,5	15,0
30 a 34,9	4,5	6,0	6,5	8,0	12,0	16,5	20,0	22,0	15,0
35 a 39,9	4,5	6,0	7,0	8,5	12,0	16,0	18,5	20,5	14,5
40 a 45,9	5,0	6,0	6,9	8,0	12,0	16,0	19,0	21,5	26,0

Fonte: Frisancho AR. Antropomectric standards for the assessment of growth and nutritional status. Ann Arbor: University of Michigan Press. University of Michigan, 1990.

ANEXO VII · Percentis de Pregas Cutâneas

Quadro VII.2. Percentis de prega cutânea tricipital (mm) por idade. Sexo feminino

Idade (anos)	Percentis								
	5	10	15	25	50	75	85	90	95
1 a 1,9	6,0	7,0	7,0	8,0	10,0	12,0	13,0	14,0	16,0
2 a 2,9	6,0	7,0	7,5	8,5	10,0	12,0	13,5	14,5	16,0
3 a 3,9	6,0	7,0	7,5	8,5	10,0	12,0	13,0	14,0	16,0
4 a 4,9	6,0	7,0	7,5	8,0	10,0	12,0	13,0	14,0	15,5
5 a 5,9	5,5	7,0	7,0	8,0	10,0	12,0	13,5	15,0	17,0
6 a 6,9	6,0	6,5	7,0	8,0	10,0	12,0	13,0	15,0	17,0
7 a 7,9	6,0	7,0	7,0	8,0	10,5	12,5	15,0	16,0	19,0
8 a 8,9	6,0	7,0	7,5	8,5	11,0	14,5	17,0	18,0	22,5
9 a 9,9	6,5	7,0	8,0	9,0	12,0	16,0	19,0	21,0	25,0
10 a 10,9	7,0	8,0	8,0	9,0	12,5	17,5	20,0	22,5	27,0
11 a 11,9	7,0	8,0	8,5	10,0	13,0	18,0	21,5	24,0	29,0
12 a 12,9	7,0	8,0	9,0	11,0	14,0	18,5	21,5	24,0	27,5
13 a 13,9	7,0	8,0	9,0	11,0	15,0	20,0	24,0	25,0	30,0
14 a 14,9	8,0	9,0	10,0	11,5	16,0	21,0	23,5	26,5	32,0
15 a 15,9	8,0	9,5	10,5	12,0	16,5	20,5	23,0	26,0	32,5
16 a 16,9	1,5	11,5	12,0	14,0	18,0	23,0	26,0	29,0	32,5
17 a 17,9	9,0	10,0	12,0	13,0	18,0	24,0	26,5	29,0	34,5
18 a 24,9	9,0	11,0	12,0	14,0	18,5	24,5	28,5	31,0	36,0
25 a 29,9	10,0	12,0	13,0	15,0	20,0	26,5	31,0	34,0	38,0
30 a 34,9	10,5	13,0	15,0	17,0	22,5	29,5	33,0	35,5	41,5
35 a 39,9	11,0	13,0	15,5	18,0	23,5	30,0	35,0	37,0	41,0
40 a 45,9	12,0	14,0	16,0	19,0	24,5	30,5	35,0	37,0	41,0

Fonte: Frisancho AR. Antropomectric standards for the assessment of growth and nutritional status. Ann Arbor: University of Michigan Press. University of Michigan, 1990.

ANEXO VII · Percentis de Pregas Cutâneas

Quadro VII.3. Percentis de prega cutânea subescapular (mm) por idade. Sexo masculino

Idade (anos)	Percentis								
	5	10	15	25	50	75	85	90	95
1 a 1,9	4,0	4,0	4,5	5,0	6,0	7,0	8,0	8,5	10,0
2 a 2,9	3,5	4,0	4,0	4,5	5,5	6,5	7,5	8,5	9,5
3 a 3,9	3,5	4,0	4,0	4,5	5,0	6,0	7,0	7,0	9,0
4 a 4,9	3,0	3,5	4,0	4,0	5,0	6,0	6,5	7,0	8,5
5 a 5,9	3,0	3,5	4,0	4,0	5,0	5,5	6,5	7,0	8,0
6 a 6,9	3,0	3,5	3,5	4,0	4,5	6,0	7,0	8,0	13,0
7 a 7,9	3,0	3,5	4,0	4,0	5,0	6,0	7,0	9,0	12,0
8 a 8,9	3,0	3,5	4,0	4,0	5,0	6,0	7,5	9,0	12,0
9 a 9,9	3,5	4,0	4,0	4,0	5,5	7,5	10,5	12,5	15,0
10 a 10,9	3,5	4,0	4,0	4,5	6,0	8,0	11,0	14,0	19,5
11 a 11,9	4,0	4,0	4,0	5,0	6,0	10,0	15,0	20,0	27,0
12 a 12,9	4,0	4,0	4,5	5,0	6,5	10,0	14,0	19,0	24,0
13 a 13,9	4,0	4,0	5,0	5,0	7,0	10,0	14,0	17,0	26,0
14 a 14,9	4,0	5,0	5,0	5,5	7,0	10,0	13,0	16,0	23,0
15 a 15,9	5,0	5,0	5,5	6,0	7,0	10,0	12,0	15,5	22,0
16 a 16,9	5,0	6,0	6,0	6,5	8,0	11,0	14,0	17,0	23,5
17 a 17,9	5,0	6,0	6,5	7,0	8,0	11,5	14,0	17,0	20,5
18 a 24,9	6,0	7,0	7,0	8,0	11,0	16,0	20,0	24,0	30,0
25 a 29,9	7,0	7,5	8,0	10,0	13,5	20,0	24,5	26,5	30,5
30 a 34,9	7,0	8,0	9,0	11,0	16,0	22,0	25,5	28,0	32,5
35 a 39,9	7,0	8,0	10,0	11,0	16,0	22,0	25,0	27,5	32,0
40 a 44,9	7,0	8,0	9,5	11,5	16,0	21,5	25,5	28,0	33,0

Fonte: Frisancho AR. Antropomectric standards for the assessment of growth and nutritional status. Ann Arbor: University of Michigan Press. University of Michigan, 1990.

ANEXO VII · Percentis de Pregas Cutâneas — 673

Quadro VII.4. Percentis de prega cutânea subescapular (mm) por idade. Sexo feminino

Idade (anos)	Percentis								
	5	10	15	25	50	75	85	90	95
1 a 1,9	4,0	4,0	4,5	5,0	6,0	7,5	8,5	9,0	10,0
2 a 2,9	4,0	4,0	4,5	5,0	6,0	7,0	8,0	9,0	10,5
3 a 3,9	3,5	4,0	4,5	5,0	6,0	7,0	8,0	9,0	10,0
4 a 4,9	3,5	4,0	4,0	4,5	5,5	7,0	8,0	8,5	10,0
5 a 5,9	3,5	4,0	4,0	4,5	5,5	7,0	8,0	9,0	12,0
6 a 6,9	3,5	4,0	4,0	4,5	5,5	7,0	9,0	10,0	11,5
7 a 7,9	4,0	4,0	4,0	4,5	6,0	7,0	9,5	11,0	13,0
8 a 8,9	3,5	4,0	4,0	5,0	6,0	8,0	11,5	14,5	21,0
9 a 9,9	4,0	4,5	5,0	5,0	7,0	10,0	14,0	18,5	24,5
10 a 10,9	4,0	4,5	5,0	5,5	7,0	11,5	16,0	19,5	24,0
11 a 11,9	4,5	5,0	5,0	6,0	8,0	12,0	16,0	21,0	28,5
12 a 12,9	5,0	5,5	6,0	6,0	9,0	12,5	15,5	19,5	29,0
13 a 13,9	5,0	5,5	6,0	7,0	9,5	15,0	19,0	22,0	26,5
14 a 14,9	6,0	6,5	7,0	7,5	10,5	16,0	21,0	24,5	30,0
15 a 15,9	6,0	7,0	7,5	8,0	10,0	15,0	20,0	22,0	27,0
16 a 16,9	6,5	7,5	8,0	9,0	11,5	16,0	22,5	25,5	32,0
17 a 17,9	6,0	7,0	7,5	9,0	12,5	19,0	24,5	28,0	34,0
18 a 24,9	6,0	7,0	8,0	9,0	13,0	19,5	25,0	28,0	35,0
25 a 29,9	6,0	7,0	8,0	9,0	14,0	21,5	27,0	32,0	38,0
30 a 34,9	6,5	7,0	8,0	10,0	15,5	25,0	30,5	35,5	41,0
35 a 39,9	7,0	8,0	9,0	10,8	16,0	26,0	32,0	35,5	43,0
40 a 44,9	6,5	7,5	9,0	11,0	17,0	26,0	32,0	35,0	39,5

Fonte: Frisancho AR. Antropomectric standards for the assessment of growth and nutritional status. Ann Arbor: University of Michigan Press. University of Michigan, 1990.

674 ANEXO VII · Percentis de Pregas Cutâneas

Quadro VII.5. Percentis da soma das pregas cutâneas tricipital e subescapular (mm) por idade. Sexo masculino

Idade (anos)	Percentis								
	5	10	15	25	50	75	85	90	95
1 a 1,9	11,0	12,0	12,5	14,0	16,5	19,0	21,0	22,5	24,0
2 a 2,9	10,0	11,5	12,0	13,0	15,5	18,0	20,0	21,5	24,0
3 a 3,9	11,0	11,5	12,0	13,0	15,0	17,5	19,5	20,5	23,0
4 a 4,9	10,0	10,5	11,0	12,0	14,0	17,0	18,0	19,0	22,5
5 a 5,9	9,5	10,0	11,0	11,5	13,5	16,5	18,0	19,2	22,0
6 a 6,9	8,6	9,5	10,0	11,0	13,0	16,0	19,0	21,0	28,0
7 a 7,9	8,5	9,5	10,0	11,0	14,0	17,5	20,5	23,0	28,5
8 a 8,9	9,0	9,5	10,0	11,0	14,0	17,0	21,0	25,0	29,5
9 a 9,9	9,0	10,0	10,5	12,0	15,0	21,0	27,0	31,0	35,5
10 a 10,9	9,5	10,0	11,0	13,0	16,5	23,5	28,0	33,5	42,5
11 a 11,9	9,5	10,5	11,0	13,0	17,5	26,0	36,4	41,5	55,0
12 a 12,9	9,5	10,5	11,5	13,0	17,5	24,0	34,0	41,0	53,0
13 a 13,9	10,0	11,0	11,5	13,0	16,0	23,5	31,5	41,0	49,0
14 a 14,9	9,5	11,0	11,5	13,0	16,0	23,0	28,5	35,0	47,0
15 a 15,9	10,0	11,0	11,0	12,0	15,0	21,5	29,5	32,5	42,0
16 a 16,9	10,0	11,5	12,0	13,0	16,5	23,5	29,0	35,5	46,5
17 a 17,9	10,5	11,5	12,0	13,0	16,0	23,5	28,0	32,0	39,0
18 a 24,9	11,0	12,5	13,5	16,0	21,5	30,5	37,0	42,0	50,5
25 a 29,9	12,0	13,5	15,0	17,5	25,5	35,5	41,0	46,0	53,0
30 a 34,9	12,5	15,0	17,0	20,5	28,5	38,5	44,0	48,5	56,5
35 a 39,9	12,5	15,0	17,5	21,0	29,0	37,0	42,0	47,0	52,0
40 a 44,9	13,0	15,5	17,5	21,5	28,5	37,0	42,5	47,5	55,0

Fonte: Frisancho AR. Antropomectric standards for the assessment of growth and nutritional status. Ann Arbor: University of Michigan Press. University of Michigan, 1990.

ANEXO VII · Percentis de Pregas Cutâneas

Quadro VII.6. Percentis da soma das pregas cutâneas tricipital e subescapular (mm) por idade. Sexo Feminino

Idade (anos)	Percentis								
	5	10	15	25	50	75	85	90	95
1 a 1,9	10,5	12,0	12,0	14,0	16,5	19,5	21,5	23,0	25,0
2 a 2,9	11,0	12,0	13,0	14,0	16,5	19,0	22,0	23,5	25,5
3 a 3,9	10,5	12,0	12,5	14,0	16,5	19,0	20,5	22,0	25,0
4 a 4,9	10,5	11,5	12,0	13,5	16,0	18,5	20,5	22,0	24,0
5 a 5,9	10,5	11,5	12,0	13,5	16,0	18,5	21,0	23,5	28,5
6 a 6,9	10,0	11,0	12,0	13,5	16,5	19,5	22,0	24,0	28,0
7 a 7,9	10,0	11,5	12,0	14,0	16,5	20,5	24,0	26,0	32,5
8 a 8,9	10,5	11,5	13,0	14,0	17,5	23,0	28,5	32,0	41,5
9 a 9,9	11,5	12,5	13,5	16,0	20,0	26,5	30,5	40,0	49,0
10 a 10,9	12,0	13,0	13,5	15,5	20,5	28,5	34,5	41,0	50,5
11 a 11,9	13,0	14,0	15,0	17,0	22,0	31,0	37,0	42,5	55,0
12 a 12,9	13,0	14,5	16,0	18,0	23,0	31,0	36,3	41,0	52,0
13 a 13,9	12,5	14,0	16,0	18,5	24,5	36,0	42,5	46,0	56,5
14 a 14,9	15,0	16,5	18,0	20,5	27,0	38,0	44,5	48,5	61,5
15 a 15,9	15,5	18,0	19,0	21,5	27,0	34,5	42,5	48,0	60,5
16 a 16,9	17,5	20,0	21,5	24,0	29,5	39,5	46,0	53,5	64,5
17 a 17,9	17,0	19,0	20,5	23,0	31,5	42,0	50,0	56,5	69,0
18 a 24,9	17,0	19,4	21,5	24,5	32,0	43,5	51,0	57,0	69,0
25 a 29,9	17,5	20,0	22,0	25,0	34,0	47,0	57,0	63,5	73,0
30 a 34,9	18,5	22,0	24,5	28,0	38,0	52,0	62,0	68,5	80,5
35 a 39,9	19,0	22,5	25,0	29,5	39,5	54,0	63,5	69,0	81,0
40 a 44,9	20,0	23,5	26,0	30,5	41,0	54,5	63,0	70,0	77,5

Fonte: Frisancho AR. Antropomectric standards for the assessment of growth and nutritional status. Ann Arbor: University of Michigan Press. University of Michigan, 1990.

ANEXO VIII

PERCENTIS DE PRESSÃO ARTERIAL PARA CRIANÇAS E ADOLESCENTES

Quadro VIII.1. Distribuição em percentis da pressão arterial segundo percentis de estatura e idade (sexo masculino)

Idade (anos)	PA percentil	PA sistólica (mmHg) Percentil de altura							PA diastólica (mmHg) Percentil de altura						
		5	10	25	50	75	90	95	5	10	25	50	75	90	95
1	50	80	81	83	85	87	88	89	34	35	36	37	38	39	39
	90	94	95	97	99	100	102	103	49	50	51	52	53	53	54
	95	98	99	101	103	104	106	106	54	54	55	56	57	58	58
	99	105	106	108	110	112	113	114	61	62	63	64	65	66	66
2	50	84	85	87	88	90	92	92	39	40	41	42	43	44	44
	90	97	99	100	102	104	105	106	54	55	56	57	58	58	59
	95	101	102	104	106	108	109	110	59	59	60	61	62	63	63
	99	109	110	111	113	115	117	117	66	67	68	69	70	71	71
3	50	86	87	89	91	93	94	95	44	44	45	46	47	48	48
	90	100	101	103	105	107	108	109	59	59	60	61	62	63	63
	95	104	105	107	109	110	112	113	63	63	64	65	66	67	67
	99	111	112	114	116	118	119	120	71	71	72	73	74	75	75
4	50	88	89	91	93	95	96	97	47	48	49	50	51	51	52
	90	102	103	105	107	109	110	111	62	63	64	65	66	66	67
	95	106	107	109	111	112	114	115	66	67	68	69	70	71	71
	99	113	114	116	118	120	121	122	74	75	76	77	78	78	79
5	50	90	91	93	95	96	98	98	50	51	52	53	54	55	55
	90	104	105	106	108	110	111	112	65	66	67	68	69	69	70
	95	108	109	110	112	114	115	116	69	70	71	72	73	74	74
	99	115	116	118	120	121	123	123	77	78	79	80	81	81	82

ANEXO VIII · Percentis de Pressão Arterial para Crianças e Adolescentes

Idade (Anos)	Percentil de PA	PAS (mmHg) — Percentil de Estatura							PAD (mmHg) — Percentil de Estatura						
		5%	10%	25%	50%	75%	90%	95%	5%	10%	25%	50%	75%	90%	95%
6	50	91	92	94	96	98	99	100	53	53	53	54	55	56	57
	90	105	106	108	110	111	113	113	68	68	69	70	71	72	72
	95	109	110	112	114	115	117	117	72	72	73	74	75	76	76
	99	116	117	119	121	123	124	125	80	80	80	81	82	83	84
7	50	92	94	95	97	99	100	101	55	55	56	57	58	59	59
	90	106	107	109	111	113	114	115	70	70	70	72	73	74	74
	95	110	111	113	115	117	118	119	74	74	75	76	77	78	78
	99	117	118	120	122	124	125	126	82	82	83	84	85	86	86
8	50	94	95	97	99	100	102	102	56	57	57	58	59	60	61
	90	108	109	110	112	114	115	116	71	72	72	73	74	75	76
	95	112	112	114	116	118	119	120	75	76	77	78	79	80	80
	99	119	120	122	123	125	127	127	83	84	85	86	87	88	88
9	50	95	97	99	100	102	103	104	57	58	58	59	60	61	62
	90	109	110	112	114	115	117	118	72	73	73	74	75	76	77
	95	113	114	116	117	119	121	121	76	77	78	79	80	81	81
	99	120	121	123	125	127	128	129	84	85	86	87	88	89	89
10	50	97	98	100	102	103	105	106	58	59	59	60	61	62	63
	90	111	112	114	115	117	119	119	73	73	74	75	76	77	78
	95	115	116	118	119	121	123	123	77	78	79	80	81	81	82
	99	122	123	125	127	128	130	130	85	86	86	88	88	90	90
11	50	99	100	102	104	105	107	107	59	59	60	61	62	63	63
	90	113	114	115	117	119	120	121	74	74	75	76	77	78	78
	95	117	118	119	121	123	124	125	78	78	79	80	81	82	82
	99	124	125	127	129	130	132	132	86	86	87	88	89	90	90

(Continua)

Quadro VIII.1. Distribuição em percentis da pressão arterial segundo percentis de estatura e idade (sexo masculino) (*continuação*)

Idade (anos)	PA percentil	PA sistólica (mmHg) Percentil de altura							PA diastólica (mmHg) Percentil de altura						
		5	10	25	50	75	90	95	5	10	25	50	75	90	95
12	50	101	102	104	106	108	109	110	59	60	61	62	63	63	64
	90	115	116	118	120	121	123	123	74	75	75	76	77	78	79
	95	119	120	122	123	125	127	127	78	79	80	81	82	82	83
	99	126	127	129	131	133	134	135	86	87	88	89	90	90	91
13	50	104	105	106	108	110	111	112	60	60	61	62	63	64	64
	90	117	118	120	122	124	125	126	75	75	76	77	78	79	79
	95	121	122	124	126	128	129	130	79	79	80	81	82	83	83
	99	128	130	131	133	135	136	137	87	87	88	89	90	91	91
14	50	106	107	109	111	113	114	115	60	61	62	63	64	65	65
	90	120	121	123	125	126	128	128	75	76	77	78	79	79	80
	95	124	125	127	128	130	132	132	80	80	81	82	83	84	84
	99	131	132	134	136	138	139	140	87	88	89	90	91	92	92
15	50	109	110	112	113	115	117	117	61	62	63	64	65	66	66
	90	122	124	125	127	129	130	131	76	77	78	79	80	80	81
	95	126	127	129	131	133	134	135	81	81	82	83	84	85	85
	99	134	135	136	138	140	142	142	88	89	90	91	92	93	93
16	50	111	112	114	116	118	119	120	63	63	64	65	66	67	67
	90	125	126	128	130	131	133	134	78	78	79	80	81	82	82
	95	129	130	132	134	135	137	137	82	83	83	84	85	86	87
	99	136	137	139	141	143	144	145	90	90	91	92	93	94	94
17	50	114	115	116	118	120	121	122	65	66	66	67	68	69	70
	90	127	128	130	132	134	135	136	80	80	81	82	83	84	84
	95	131	132	134	136	138	139	140	84	85	86	87	87	88	89
	99	139	140	141	143	145	146	147	92	93	93	94	95	96	97

PA: pressão arterial.
Fonte: Sociedade Brasileira de Cardiologia. I Diretriz de Prevenção da aterosclerose na infância e na adolescência. Arq. Bras. de Cardiol. 2005; 85(suppl.6):3-36.

Quadro VIII.2. Distribuição em percentis da pressão arterial segundo percentis de estatura e idade (sexo feminino)

Idade (anos)	PA percentil	PA sistólica (mmHg)							PA diastólica (mmHg)						
		Percentil de altura							Percentil de altura						
		5	10	25	50	75	90	95	5	10	25	50	75	90	95
1	50	83	84	85	86	88	89	90	38	39	39	40	41	41	42
	90	97	97	98	100	101	102	103	52	53	53	54	55	55	56
	95	100	101	102	104	105	106	107	56	57	57	58	59	59	60
	99	108	108	109	111	112	113	114	64	64	65	65	66	66	67
2	50	85	85	87	88	89	91	91	43	44	44	45	46	46	47
	90	98	99	100	101	103	104	105	57	58	58	59	60	61	61
	95	102	103	104	105	107	108	109	61	62	62	63	64	65	65
	99	109	110	111	112	114	115	116	69	69	70	70	71	72	72
3	50	86	87	88	89	91	92	93	47	48	48	49	49	50	51
	90	100	100	102	103	104	106	106	61	62	62	62	63	64	65
	95	104	104	105	107	108	109	110	65	66	66	66	67	68	69
	99	111	111	113	114	115	116	117	73	73	74	74	74	75	76
4	50	88	88	90	91	92	94	94	50	50	51	52	52	53	54
	90	101	102	103	104	106	107	108	64	64	65	66	67	67	68
	95	105	106	107	108	110	111	112	68	68	69	70	71	71	72
	99	112	113	114	115	117	118	119	76	76	76	77	78	79	79
5	50	89	90	91	93	94	95	96	52	53	53	54	55	55	56
	90	103	103	105	106	107	109	109	66	67	67	68	69	69	70
	95	107	107	108	110	111	112	113	70	71	71	72	73	73	74
	99	114	114	116	117	118	120	120	78	78	79	79	80	81	81

(Continua)

682 ANEXO VIII · Percentis de Pressão Arterial para Crianças e Adolescentes

Quadro VIII.2. Distribuição em percentis da pressão arterial segundo percentis de estatura e idade (sexo feminino) (*continuação*)

Idade (anos)	PA percentil	PA sistólica (mmHg) Percentil de altura							PA diastólica (mmHg) Percentil de altura						
		5	10	25	50	75	90	95	5	10	25	50	75	90	95
6	50	91	92	93	94	96	97	98	54	54	55	56	56	57	58
	90	104	105	106	108	109	110	111	68	68	69	70	70	71	72
	95	108	109	110	111	113	114	115	72	72	73	74	74	75	76
	99	115	116	117	119	120	121	122	80	80	80	81	82	83	83
7	50	93	93	95	96	97	99	99	55	56	56	57	58	58	59
	90	106	107	108	109	111	112	113	69	70	70	71	72	72	73
	95	110	111	112	113	115	116	116	73	74	74	75	76	76	77
	99	117	118	119	120	122	123	124	81	81	82	82	83	84	84
8	50	95	95	96	98	99	100	101	57	57	57	58	59	60	60
	90	108	109	110	111	113	114	114	71	71	71	72	73	74	74
	95	112	112	114	115	116	118	118	75	75	75	76	77	78	78
	99	119	120	121	122	123	125	125	82	82	83	83	84	86	86
9	50	96	97	98	100	101	102	103	58	58	58	59	60	61	61
	90	110	110	112	113	114	116	116	72	72	72	73	74	75	75
	95	114	114	115	117	118	119	120	76	76	76	77	78	79	79
	99	121	121	123	124	125	127	127	83	83	84	84	85	86	87
10	50	98	99	100	102	103	104	105	59	59	59	60	61	62	62
	90	112	112	114	115	116	118	118	73	73	73	74	75	76	76
	95	116	116	117	119	120	121	122	77	77	77	78	79	80	80
	99	123	123	125	126	127	129	129	84	84	85	86	86	88	88
11	50	100	101	102	103	105	106	107	60	60	60	61	62	63	63
	90	114	114	116	117	118	119	120	74	74	74	75	76	77	77
	95	118	118	119	121	122	123	124	78	78	78	79	80	81	81
	99	125	125	126	128	129	130	131	85	85	86	87	88	89	89

ANEXO VIII · Percentis de Pressão Arterial para Crianças e Adolescentes

Idade	PA	Pressão Arterial Sistólica (mmHg)							Pressão Arterial Diastólica (mmHg)						
12	50	102	103	104	105	107	108	109	61	61	61	62	63	64	64
	90	116	116	117	119	120	121	122	75	75	75	76	77	78	78
	95	119	120	121	123	124	125	126	79	79	79	80	81	82	82
	99	127	127	128	130	131	132	133	86	86	87	88	88	89	90
13	50	104	105	106	107	109	110	110	62	62	62	63	64	65	65
	90	117	118	120	121	122	123	124	76	76	76	77	78	79	79
	95	121	122	123	124	126	127	128	80	80	80	81	82	83	83
	99	128	129	131	132	133	134	135	87	87	88	89	89	90	91
14	50	106	106	107	109	110	111	112	63	63	63	64	65	66	66
	90	119	120	121	122	124	125	125	77	77	77	78	79	80	80
	95	123	123	125	126	127	129	129	81	81	81	82	83	84	84
	99	130	131	132	133	135	136	136	88	88	89	90	90	91	92
15	50	107	108	109	110	111	113	113	64	64	64	65	66	67	67
	90	120	121	122	123	125	126	127	78	78	78	79	80	81	81
	95	124	125	126	127	129	130	131	82	82	82	83	84	85	85
	99	131	132	133	134	136	137	138	89	89	90	91	91	92	93
16	50	108	108	110	111	112	114	114	64	64	65	66	67	67	68
	90	121	122	123	125	126	127	128	78	78	79	80	81	81	82
	95	125	126	127	129	130	131	132	82	82	83	84	85	85	86
	99	132	133	134	136	137	138	139	90	90	90	91	92	93	93
17	50	108	109	110	111	113	114	115	64	65	65	66	67	67	68
	90	122	122	123	125	126	127	128	78	79	79	80	81	81	82
	95	125	126	126	127	129	130	132	82	83	83	84	85	85	86
	99	133	133	134	136	137	138	139	90	90	91	91	92	93	93

PA: pressão arterial.
Fonte: Sociedade Brasileira de Cardiologia. I Diretriz de Prevenção da aterosclerose na infância e na adolescência. Arq. Bras. de Cardiol. 2005; 85(suppl.6):3-36.

ANEXO IX

ESTÁGIOS DE MATURAÇÃO SEXUAL

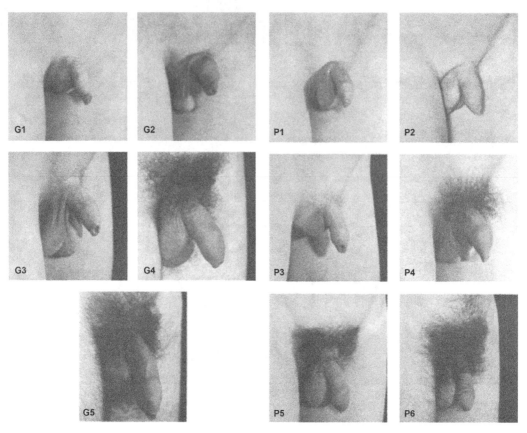

Figura 9.1. Estadiamento puberal (sexo masculino) – volume testicular (G) e pelos pubianos (P). Fonte: Marshall WA, Tanner JM. Variations in pattern of pubertal changes in girls and boys. Arch Dis Child 1969;44:291-303.

ANEXO IX • Estágios de Maturação Sexual 687

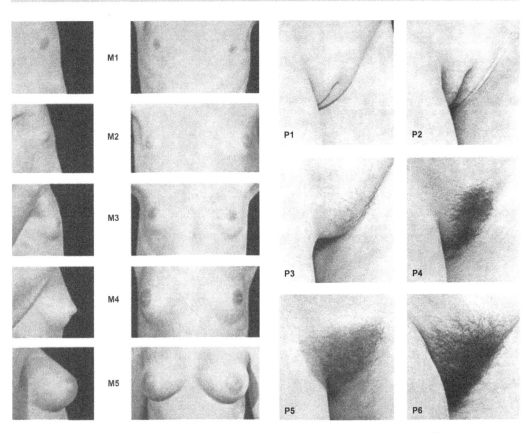

Figura 9.2. Estadiamento puberal (sexofeminino) – mamas (M) e pelos pubianos (P).
Fonte: Marshall WA, Tanner JM. Variations in pattern of pubertal changes in girls and boys. Arch Dis Child 1969;44:291-303.

Anexo X

INSTRUMENTOS PARA AVALIAÇÃO NUTRICIONAL SUBJETIVA GLOBAL EM PEDIATRIA

690   ANEXO X · Instrumentos para Avaliação Nutricional Subjetiva Global em Pediatria

Para a realização da Avaliação Nutricional Subjetiva Global (ANSG) em pediatria, segundo o método proposto a seguir, o profissional deverá inicialmente entrevistar os pais ou responsáveis, preenchendo um questionário segundo a faixa etária (crianças ou adolescentes), e, posteriormente, preencher outro questionário de classificação da ANSG, que determinará se a criança encontra-se bem nutrida, moderadamente nutrida ou gravemente desnutrida.

QUESTIONÁRIO DE AVALIAÇÃO NUTRICIONAL SUBJETIVA GLOBAL BEBÊS E PRÉ-ESCOLARES

1. a. Quanto seu bebê/criança pesava ao nascer? _____
    b. Quanto ele(a) media ao nascer? _____
       Quando foi a última vez que seu bebê/criança foi medido por um profissional da saúde? _____
    c. Quanto ele(a) pesava na época? _____
    d. Quanto ele(a) media na época? _____
    e. Qual a altura da mãe: _____ pai: _____ do seu bebê/criança?

2. a. Que tipo de leite você dá para seu bebê/criança? (marque todos que se aplicam)
       ☐ leite materno
       ☐ fórmula (leite em pó)
       ☐ leite de vaca (ou cabra): ☐ integral 3,25% gordura   ☐ 2% ☐ 1% ☐ desnatado
       ☐ outro tipo de leite

    b. Como você oferece o leite ao seu bebê/criança? (marque todos que se aplicam)
       ☐ amamentação
       ☐ mamadeira
       ☐ xícara
       ☐ sonda de alimentação

3. Amamentação
    a. É a primeira vez que você amamenta? ☐ Não ☐ Sim
    b. Você alterna o seio em que você inicia cada amamentação? ☐ Não ☐ Sim
    c. Quantas vezes você amamenta seu bebê/criança num período de 24 horas? _____
    d. Quanto tempo geralmente leva para ele(a) mamar?_____ (em minutos)
    e. Você sabe quando seu bebê/criança está com fome?_____
       Satisfeito?_____
    f. Você tem alguma preocupação relacionada à amamentação? ☐ Não ☐ Sim

ANEXO X · Instrumentos para Avaliação Nutricional Subjetiva Global em Pediatria   691

Mamadeira ou alimentação por sonda

a. Qual o nome da dieta ou fórmula (leite) do seu bebê? _____

b. Como você prepara a dieta ou fórmula? (quais as quantidades de leite materno ou fórmula, água ou outras coisas que você acrescenta?) _____

c. Quantas vezes você alimenta seu bebê/criança num período de 24 horas? _____

d. Qual a quantidade média que seu bebê/criança toma em cada refeição? ____ (mL)

e. Quanto tempo geralmente leva para ele(a) se alimentar? _____ (minutos)

f. Você tem alguma preocupação relacionada à mamadeira ou alimentação por sonda? ☐ Não ☐ Sim (explique) _____

Leite de vaca e outros tipos de leite

a. Qual é a quantidade média de leite que seu bebê/criança bebe por dia? _____ (mL)

4. Você oferece outras coisas para seu bebê/criança beber?

☐ Não

☐ Sim. Por favor, preencha a ficha abaixo:

Eu dou para meu bebê/criança	Quanto destas bebidas o seu bebê/criança toma por dia (mL)
Água	
Suco ou caldo de fruta	
Chás de ervas	
Refrigerante	
Outros (explique)	

5. a. Que tipo de comida seu bebê/criança come todos os dias? (marque todas que se aplicam)

	Tamanho da porção
Cereais e grãos (como farinha para bebês, sucrilhos, pão, arroz, massa)	
Vegetais e frutas	
Carne, peixe, frango ou alternativos (como ovos, tofu, lentilha, legumes)	
Derivados do leite (como queijo, iogurte, pudins, sorvetes)	

b. Qual é a consistência dos alimentos que seu bebê/criança come?

☐ Potinhos de comida de bebê ou comidas feitas em casa no liquidificador (chamadas de "purê")

☐ Picados em pedacinhos, como carne moída (chamados de "picadinho")

☐ Cortados em pequenos pedaços ou cubos (chamados de "em cubos")

692 ANEXO X · Instrumentos para Avaliação Nutricional Subjetiva Global em Pediatria

6. a. Por favor, marque a palavra que melhor descreve o apetite do seu bebê/criança?
    ☐ Excelente   ☐ Bom   ☐ Médio   ☐ Fraco

   b. Comparado com a ingestão habitual do seu bebê/criança, você acha que a ingestão dele mudou recentemente?
   ☐ Não
   ☐ Sim. Ela: ☐ aumentou?   ☐ diminuiu?

   Há quanto tempo a ingestão mudou? _____ (dias, semanas ou meses?)

7. Seu bebê/criança tem algum dos seguintes problemas abaixo com a alimentação que altere sua ingestão? (Por favor, marque todos que se aplicarem)

	Não	Sim
Problemas para sugar, engolir, mastigar ou morder		
Choro, afogamento, tosse, engasgo ou ânsia durante uma refeição ou quando vê comida ou a mamadeira		
Recusa-se a comer, escondendo o queixo no ombro, arqueando as costas, mordendo a colher etc.		
Recusa-se a engolir a comida		
Recusa-se a comer a comida se tiver em pedaços pequenos ou maiores (não gosta ou tem medo de comida mais consistente)		
Intolerância, alergia ou dieta especial: (explique) _____ _____		
Outros: (especifique) _____ _____		

8. Mais alguém da sua família segue uma dieta especial?
    ☐ Não
    ☐ Sim, explique: _____

   Seu bebê/criança também segue esta dieta?
   ☐ Não
   ☐ Sim

ANEXO X · Instrumentos para Avaliação Nutricional Subjetiva Global em Pediatria 693

9. Seu bebê/criança tem atualmente algum problema gastrointestinal que o(a) impede de comer ou beber? (Por favor, faça uma marca em cada problema)

Problema	Nunca ou quase nunca	Cada 2-3 dias	Diariamente	Há quanto tempo seu bebê/criança tem este problema?	
				< 2 sem	≥ 2 sem
Falta ou perda de apetite (anorexia)					
Vômito (ou refluxo)					
Diarreia					
Obstipação					

10. a. Favor marcar a palavra que melhor descreve a quantidade de energia ou atividade de seu bebê/criança.

☐ Alta   ☐ Média   ☐ Baixa

b. A atividade ou energia do seu bebê/criança mudou recentemente, comparada com a habitual?

☐ Não

☐ Sim. Sua atividade: ☐ aumentou?   ☐ diminui?

Há quanto tempo ele(a) aumentou ou diminuiu? _____ (dias, semanas ou meses).

Exame Físico – Bebês e Pré-Escolares

1. Emagrecimento

A falta de tecido adiposo indica um déficit grave de energia. As bochechas estão cheias e as faces arredondadas ou a gordura ao redor da boca está reduzida e a face está plana e afilada? Os braços estão rechonchudos e é difícil fazer pregas de pele no cotovelo ou na área do tríceps? O tórax está firme e arredondado, sem costelas em evidência, ou há uma proeminência progressiva das costelas com uma perda evidente de tecido intercostal? As nádegas estão firmes e arredondadas ou não há quase nenhuma evidência de gordura nas nádegas e a pele está frouxa e enrugada? As pernas estão rechonchudas ou estão magras com sobras de pele na coxa e panturrilha?

Local	Sem emagrecimento	Emagrecimento moderado	Emagrecimento grave
Têmpora			
Bochechas			
Braços			
Tórax			
Nádegas			
Pernas			

694 ANEXO X · Instrumentos para Avaliação Nutricional Subjetiva Global em Pediatria

2. Edema (relacionado à nutrição)

A presença de edema nos tornozelos ou sobre o sacro pode indicar hipoproteinemia; no entanto, doenças coexistentes (ex: renal, insuficiência cardíaca congestiva) modificam a implicação destes achados. A presença de edema deveria também ser considerada quando se avaliam alterações de peso.

Local	Ausente	Moderado	Grave
Região sacral (bebês e crianças que estão sempre deitados)			
Pés, tornozelos (bebês e crianças que se mobilizam)			

3. Outros sinais físicos que foram observados e são sugestivos de desnutrição:

QUESTIONÁRIO DE AVALIAÇÃO NUTRICIONAL SUBJETIVA GLOBAL CRIANÇAS E ADOLESCENTES

1. a. Quando foi a última vez que você/sua criança foi pesado e medido? _____

   b. Quanto você/sua criança pesa? _____

   c. Qual a sua altura? _____

   d. Qual a altura da sua mãe (da criança): _____ pai: _____

2. Quantas refeições você/sua criança faz por dia? ☐ 3 ☐ 2 ☐ 1 ☐ 0

   Quantos lanches você/sua criança faz rotineiramente a cada dia? ☐ 3 ☐ 2 ☐ 1 ☐ 0

3. Quais os tipos de alimentos que você/sua criança come todos os dias? (marque todos que comer)

   ☐ Cereais e grãos (como pão ou bolachas, pão sírio, outros tipos de pães, arroz e massa)

   ☐ Vegetais e frutas

   ☐ Carne, peixe, frango ou substitutos (como ovos, grão de soja/tofu, lentilha e legumes)

   ☐ Leite e produtos lácteos (como queijo, iogurte, pudim, sorvete)

4. a. Por favor, escolha a palavra que melhor descreve o seu apetite (ou de sua criança)?
   ☐ Excelente ☐ Bom ☐ Médio ☐ Fraco

   b. Comparado com sua ingestão habitual (ou de sua criança), você considera que houve mudança na ingestão recentemente?
   ☐ Não
   ☐ Sim. Ela: ☐ aumentou? ☐ diminuiu?
   Há quanto tempo a ingestão mudou? _____ (dias, semanas ou meses?)

5. Alguns desses problemas alimentares afetam sua ingestão (ou de sua criança)? (Por favor, marque todos que se aplicarem)

	Não	Sim
Problemas de mastigação, deglutição, sufocação, tosse ou engasgo		
Comportamento inapropriado com a comida que incomoda os outros durante a refeição		
"Não quero comer"/"Estou sem fome"		
"Sinto-me satisfeito após apenas umas garfadas"		
Alergias alimentares, intolerâncias, dietas especiais: (especifique) _____ _____		
Outros: (especifique) _____		

696 ANEXO X · Instrumentos para Avaliação Nutricional Subjetiva Global em Pediatria

6. Por favor, descreva como é atualmente a sua ingestão típica (ou de seu filho) durante um dia (descreva as comidas e líquidos e quantidades)

Café da manhã	
Lanche	
Almoço	
Lanche	
Jantar	
Lanche	

7. Alguém da família faz alguma dieta especial?
   ☐ Não
   ☐ Sim. Explique:_____
   Você/sua criança também faz esta dieta? ☐ Não ☐ Sim

8. Você tentou modificar por você mesmo o que você come e bebe?
   ☐ Não
   ☐ Sim. De que maneira: _____

9. Atualmente você/sua criança tem algum problema gastrointestinal que restrinja a sua alimentação ou ingestão de líquidos? (Por favor, marque cada problema)

Sintoma	Nunca ou quase nunca	Cada 2-3 dias	Diariamente	Há quanto tempo seu bebê/ criança tem este problema?	
				< 2 sem	≥ 2 sem
Dor no estômago					
Falta ou perda de apetite (anorexia)					
Náusea					
Vômito (ou refluxo)					
Diarreia					
Obstipação (frequências, fezes secas e endurecidas)					

ANEXO X · Instrumentos para Avaliação Nutricional Subjetiva Global em Pediatria

10. Favor assinale todas as alternativas que se aplicam a você/sua criança.
    a. ☐ Eu/minha criança frequento a escola em período integral
       ☐ Eu/minha criança vou à escola apenas num período:
         ☐ porque me canso se for o dia inteiro
         ☐ por outras razões: (explicar) _____
       ☐ Eu/minha criança não vou à escola:
         ☐ porque estou muito cansado
         ☐ por outras razões: (explicar) _____

    b. ☐ Eu/minha criança tenho bastante energia para correr e brincar ou jogar com os amigos ou crianças na escola
       ☐ Eu/minha criança me canso e não posso me manter se eu/minha criança correr e brincar ou jogar com os amigos ou crianças na escola
       ☐ Eu/minha criança fico cansado ou com fraqueza se eu/minha criança tiver que subir escadas
       ☐ Eu/minha criança posso andar pela nossa casa mas eu/minha criança estou muito fraco e cansado para andar muito fora de casa

    c. ☐ Eu/minha criança estou dormindo minha quantidade normal de sono
       ☐ Eu/minha criança estou dormindo mais tempo que o habitual
       ☐ Eu/minha criança preciso passar a maior parte do dia descansando na cama, no sofá ou na cadeira de rodas

    d. Isto é normal para você/sua criança (as respostas de a, b e c)?
       ☐ Sim
       ☐ Não. Isto: ☐ aumentou? ☐ diminuiu? _____ (em dias, semanas ou meses)

Exame Físico – Crianças e Adolescentes

O exame físico fortalece e contribui com os achados obtidos na história. Observe áreas onde o tecido adiposo e a massa muscular estão normalmente presentes para determinar se ocorreu alguma perda signiicativa.

1. Gordura subcutânea

A perda evidente de tecido adiposo indica déficit energético grave. Procure por contornos musculares muito definidos ou aparência esquelética: os contornos musculares dos membros superiores estão bem definidos quando há perda de gordura.

As maças do rosto estão preenchidas ou encovadas (perda de gordura)? Faça uma prega na pele na altura do bíceps ou tríceps e sinta a gordura subcutânea entre seus dedos. Existem depressões entre as costelas inferiores? As nádegas estão arredondadas ou flácidas (por falta de gordura)?

Local	Sem perda	Perda moderada	Perda grave
Maçãs do rosto			
Bíceps			
Tríceps			
Costelas			
Nádegas			

2. Massa muscular

Avalie as reservas musculares, começando da cabeça em direção às pernas. A perda da musculatura é avaliada pela presença de ossos proeminentes ou salientes na área da clavícula, ombros (perda do músculo deltoide), escápula e joelhos, e magreza do quadríceps ou panturrilhas, que estão com falta de massa muscular e tônus.

Nota: a atrofia pode ser secundária a uma desordem neurológica ou muscular.

Local	Sem perda	Perda moderada	Perda grave
Têmpora			
Clavícula			
Ombros			
Escápula			
Quadríceps			
Panturrilha			

3. Edema (relacionado à nutrição)

A presença de edema nos tornozelos ou sobre o sacro pode indicar hipoproteinemia; no entanto, doenças coexistentes (ex: renal, insuficiência cardíaca congestiva) também podem explicar esses achados. A presença de edema deve ser considerada quando se avalia a alteração do peso.

Local	Ausente	Moderado	Grave
Pés, tornozelos (paciente que deambula)			
Região sacral (paciente com pouca atividade ou constantemente deitado)			

4. Outros sinais físicos que foram observados e são sugestivos de desnutrição:

_____

_____

_____

_____

QUESTIONÁRIO DE AVALIAÇÃO NUTRICIONAL SUBJETIVA GLOBAL

Considere a gravidade e a duração das alterações, assim como a progressão recente quando avaliar cada item.

História clínica	Escore ANSG		
	Normal	Moderada	Grave
Adequação da altura atual para idade (nanismo) Percentil de altura: _____ ☐ ≥ 3º ☐ < 3º ☐ << 3º percentil			
É apropriado considerando a altura dos pais?: sim não			
Curvas de crescimento: ☐ mantendo ou aumentando os percentis ☐ estável ou diminuição de 1 percentil ☐ diminuição de > 1 percentil			
Adequação do peso atual para altura (emaciação) Peso ideal = _____ kg Porcentagem do peso ideal: _____ % ☐ ≥ 120% ☐ 110-119% ☐ 90-109% ☐ 80-89% ☐ <79%			
Alterações não intencionais no peso (magreza) a) Curva de peso: ☐ mantendo ou aumentando os percentis ☐ estável ou diminuição de 1 percentil ☐ diminuição de > 1 percentil			

b) Perda de peso: ☐ nenhuma
           ☐ perda de < 5% do peso usual
           ☐ perda de ≥ 5 % do peso usual			

c) Mudanças nas últimas 2 semanas: ☐ nenhuma ☐ aumentou ☐ diminuiu			
Adequação da ingestão dietética a) A ingestão é: ☐ adequada ☐ inadequada – hipocalórica ☐ inadequada – jejum (ex., pouco de qualquer coisa)			
b) Ingestão atual *versus* habitual: ☐ sem mudanças ☐ aumentou ☐ diminuiu			
c) Duração da mudança: ☐ < 2 semanas ☐ ≥ 2 semanas			

Sintomas gastrointestinais
a) ☐ sem sintomas
   ☐ um ou mais sintomas, não diariamente
   ☐ alguns ou todos os sintomas, diariamente			

b) Duração dos sintomas: ☐ < 2 semanas ☐ ≥ 2 semanas			

Capacidade funcional (nutricionalmente relacionados)
a) ☐ nenhum prejuízo; enérgico; capaz de realizar atividades
      adequadas à idade
   ☐ restrito em atividade física extenuante, mas capaz de fazer
      a reprodução e/ou atividades escolares de natureza leve ou
      sedentária; menos energia; cansado com mais frequência
   ☐ pouco ou nenhuma atividade, confinado à cama ou cadeira
      por > 50% do tempo acordado; sem energia; dorme com
      frequência			

ANEXO X · Instrumentos para Avaliação Nutricional Subjetiva Global em Pediatria

História clínica	Escore ANSG		
	Normal	Moderada	Grave
b) Função nas últimas 2 semanas: sem alterações aumentou diminuiu			
Estresse metabólico da doença ☐ sem estresse ☐ estresse moderado ☐ estresse grave			
Exame físico	Normal	Moderada	Grave
Perda de gordura subcutânea ☐ sem perda na maioria ou em todas as áreas ☐ perda em algumas, mas não em todas as áreas ☐ perda severa na maioria ou em todas as áreas			
Perda muscular ☐ sem perda na maioria ou em todas as áreas ☐ perda em algumas, mas não em todas as áreas ☐ perda severa na maioria ou em todas as áreas			
Edema (relacionado ao estado nutricional) ☐ sem edema ☐ edema moderado ☐ edema severo			

Orientação para Combinar os Itens num Escore Global

Para atribuir uma pontuação global geral, considere todos os itens no contexto de cada um. Dê mais consideração ao ganho de peso e crescimento, à ingestão e aos sinais físicos de perda de massa gorda ou musculares. Use os outros itens para apoiar ou reforçar essas classificações. Analise as recentes mudanças no contexto do estado habitual/crônico do paciente. O paciente começou a evolução a partir de um estado nutricional normal ou já comprometido?

Normal/bem nutrida

Esta criança está crescendo e ganhando peso normalmente, tem uma ingestão grosseiramente adequada, sem sintomas gastrointestinais, não mostra nenhum ou apresenta poucos sinais físicos de emagrecimento, e apresenta capacidade funcional normal. Tem avaliação normal na maioria ou em todas as categorias, ou vem melhorando significativamente de um estado de desnutrição questionável ou moderado. É possível classificar uma criança como bem nutrida apesar de algumas reduções de massa muscular, reserva de gordura, peso e ingestão. Isto é baseado na melhora nos sinais que são leves e inconsistentes.

Moderadamente desnutrida

Esta criança tem sinais claros de diminuição de peso e/ou de crescimento e da ingestão, podendo ou não ter sinais de diminuição nas reservas de gordura, massa muscular e capacidade funcional. Este paciente está evoluindo negativamente, mas iniciou com o estado nutricional normal. Tem avaliações moderadas na maioria das categorias, com potencial de evolução para um estado de desnutrição grave.

ANEXO X · Instrumentos para Avaliação Nutricional Subjetiva Global em Pediatria 701

Gravemente desnutrida

Este paciente tem desnutrição progressiva com evolução negativa na maioria ou em todos os fatores. Há importantes sinais físicos de desnutrição – perda das reservas de gordura, massa muscular, perda de peso > 5% – bem como diminuição da ingestão e perdas gastrointestinais e/ou estresse metabólico agudo, e uma perda definitiva da capacidade funcional. Avaliado como grave na maioria ou em todas as categorias, com pouco ou nenhum sinal de melhora.

Avaliação global (ANSG)	Normal	Moderada	Grave

Este Questionário de Avaliação Nutricional Subjetiva Global foi reproduzido com a permissão da autora, Dra. Donna Secker, a partir de sua tese de doutorado, intitulada "Avaliação Nutricional em Crianças: Uma Comparação de Critério Clínico e Medidas Objetivas", Universidade de Toronto, Canadá.

ANEXO XI

LISTA DE EQUIVALENTES DE ALIMENTOS

GRUPO: PÃO (CEREAIS E TUBÉRCULOS)

Uma porção equivale a aproximadamente 70 calorias, 15g de carboidrato, 2 a 3g de proteínas e 0g de gordura.

Alimento	Medida caseira
Arroz cozido	2 colheres de sopa cheias (50g)
Aveia crua	2 colheres de sopa (21g)
Batata-inglesa cozida	1 unidade pequena (70g)
Batata-doce cozida	2 fatias pequenas (60g)
Biscoito *cream cracker*	3 unidades (18g)
Biscoito maisena	3 unidades (15g)
Bolo simples	½ fatia pequena (30g)
Cereal em barra	1 unidade (25g)
Cuscuz de milho	½ fatia pequena (50g)
Cuscuz de tapioca	½ fatia pequena (30g)
Fubá	1 colher de sopa (20g)
Inhame cozido	2 pedaços pequenos (60g)
Macaxeira cozida	1 pedaço pequeno (50g)
Macarrão cozido	3 colheres de sopa (75g)
Pão de forma	1 fatia (25g)
Pão de centeio	1 fatia (25g)
Pão francês	½ unidade (25g)
Torrada industrializada	3 unidades (24g)

GRUPO: FRUTA

Uma porção equivale a aproximadamente 60 calorias, 15g de carboidrato, 0g de proteínas e 0g de gordura.

Alimento	Medida caseira
Abacaxi	2 rodelas pequenas (100g)
Água de coco	1 copo médio (300mL)
Ameixa fresca	3 unidades médias (120g)
Ameixa seca	7 unidades médias (35g)
Caqui	1 unidade pequena
Damasco	3 unidades (100g)
Figo	6 unidades (70g)
Goiaba	1 unidade pequena (90g)
Laranja	1 unidade média (150g)
Laranja (suco)	½ copo médio (115mL)
Maçã	1 unidade pequena (90g)
Mamão	1 fatia média (170g)
Manga-espada	1 unidade pequena (100g)
Maracujá	1 ½ unidade média (70g)
Melancia	1 fatia pequena
Melão	2 fatias grandes (230g)
Morango	15 unidades médias (180g)
Pera	1 unidade média (100g)
Pêssego	2 unidades médias (120g)
Tangerina	1 unidade média (135g)
Uva natural	11 unidades médias (88g)

706 ANEXO XI · Lista de Equivalentes de Alimentos

GRUPO: VEGETAIS

Uma porção equivale a aproximadamente 35 calorias, 7g de carboidrato, 2g de proteínas e 0g de gordura.

Alimento	Medida caseira
Abóbora cozida	3 colheres de sopa picada (50g)
Abobrinha cozida	2 colheres de sopa picada (60g)
Berinjela cozida	4 colheres de sopa (100g)
Beterraba crua (ralada)	3 colheres de sopa (50g)
Cenoura crua	1 unidade pequena (50g)
Chuchu cozido	4 colheres de sopa (60g)
Couve-flor cozida	5 colheres de sopa (75g)
Quiabo cozido	2 colheres de sopa (50g)
Vagem cozida	4 colheres de sopa (60g)

Vegetais com menos de 5g de carboidrato em 100g

Acelga, agrião, alcaparras, alface, almeirão, brócolis, cebola, chicória, couve, couve-flor, escarola, espinafre, jiló, mostarda, palmito, pepino, pimentão, rabanete, repolho, serralha e tomate.

GRUPO: FEIJÕES

Uma porção equivale a aproximadamente 70 calorias, 12g de carboidrato, 4g de proteínas e 1 de gordura.

Alimento	Medida caseira
Ervilha cozida	2 colheres de sopa (60g)
Feijão-carioca cozido	6 colheres de sopa (90g)
Feijão-branco cozido	4 colheres de sopa (70g)
Lentilha cozida	3 colheres de sopa (54g)
Milho verde (enlatado)	4 colheres de sopa (60g)

GRUPO: LEITE E DERIVADOS

Uma porção equivale a aproximadamente 130 calorias, 10g de carboidrato, 7g de proteínas e 0 a 6g de gordura.

Alimento	Medida caseira
Coalhada	1 pote médio (140g)
Iogurte natural	1 pote médio (150g)
Leite fluido (integral ou desnatado)	1 copo médio (200 ml)
Leite integral em pó	2 colheres de sopa (24g)
Leite desnatado em pó	2 colheres de sopa (20g)
Queijo mozarela*	2 fatias em lâmina (30g)
Queijo minas fresco*	1 fatia média (35g)
Queijo ricota*	1 fatia grande (50g)
Queijo coalho*	1 fatia média (50g)
Requeijão*	2 colheres de sopa (50g)

* Possuem 0g de carboidrato.

GRUPO: CARNES

Uma porção equivale a aproximadamente 90 calorias, 0g de carboidrato, 7g de proteínas e 4 a 7g de gordura.

Alimento	Medida caseira
Frango	½ bife pequeno (40g)
Atum ralado (em conserva)	2 colheres de sopa (32g)
Carne de boi assada	1 pedaço médio (35g)
Carne de boi moída	2 colheres de sopa rasas (35g)
Carne de porco assada	1 fatia pequena, sem gordura (30g)
Hambúrguer de peru	1 unidade média (50 g)
Ostra	5 unidades médias
Ovo de galinha (cozido)	1 unidade (50g)
Patê (presunto, peru)	2 ½ colheres de sopa (75g)
Presunto (peru, frango)	3 fatias (45g)
Peixe (cozido)	½ filé pequeno (50g)
Sardinha (em conserva)	1 unidade média (33g)
Sardinha (fresca)	2 unidades pequenas (26g)

GRUPO: GORDURAS

Uma porção equivale a aproximadamente 45 calorias, 0g de carboidrato, 0g de proteínas e 5g de gordura.

Alimento	Medida caseira
Azeite/óleo	1 colher de sobremesa (5g)
Creme de leite	1 colher de sopa (5g)
Manteiga/margatina	2 colheres de chá ou 2 pontas de faca (5g)
Maionese	2 colheres de chá (5g)

REFERÊNCIAS

Araújo LR, Perázio DM, Araújo IM, Chagas LL. Manual oficial de contagem de carboidratos. Itapevi (SP): A. Araújo Silva Farmacêutica, 2009.98p.

Núcleo de Estudos e Pesquisas em Alimentação – NEPA. Tabela brasileira de composição de alimentos. Versão II. Campinas: NEPA-UNICAMP, 2006. 105p.

Pacheco M. Tabela de equivalentes, medidas caseiras e composição química dos alimentos. Rio de Janeiro: Rubio, 2006.

Pinheiro ABV, Lacerda EMA, Benzecry EH, Gomes MCS, Costa VM. Tabela para avaliação de consumo alimentar em medidas caseiras. 4ª Ed. São Paulo: Atheneu, 2000. 75p.

ANEXO XII

RECEITAS DE DIETAS ESPECIAIS

RECEITAS DE DIETAS PARA CRIANÇAS COM DESNUTRIÇÃO GRAVE

Jerimum com leite

Ingredientes

- Leite em pó integral: 2 col sopa (32g)
- Jerimun cozido: 1 col sopa (36g)
- Óleo vegetal: 1 col sopa (8mL)
- Açúcar: 1 col sopa (15g)

Modo de preparo

Misture todos os ingredientes em um recipiente. Depois, passe para um copo, completando o volume até 200mL, se necessário.

Composição nutricional

Alimento	Medida	Quantidade (g/mL)	Kcal	Proteína (g)	Carboidrato (g)	Gordura (g)
Leite em pó inf.	2 col S	32,0	161,92	8,44	12,22	8,80
Jerimum cozido	1 col S	36,0	25,20	0,65	5,29	0,16
Óleo	1 col S	8,0	72,00	–	–	8,00
Açúcar	1 col S	15,0	59,20	–	14,93	–
Total	–	–	345,8	9,09	32,44	16,96

Arroz com leite

Ingredientes

- Leite em pó integral: 1 ½ col sopa (24g)
- Arroz cozido: 3 ½ col sopa (87,5g)
- Óleo vegetal: ½ col sopa 94 mL)
- Açúcar: 1 col sopa (15g)

Modo de preparo

Cozinhe o arroz, tempere-o e depois passe na peneira. Misture todos os demais ingredientes no copo.

Composição nutricional

Alimento	Medida	Quantidade (g/mL)	Kcal	Proteína (g)	Carboidrato (g)	Gordura (g)
Leite em pó int.	1 ½ col S	24,0	121,24	6,34	9,17	6,60
Arroz cozido	3 ½ col S	87,5	143,50	2,01	28,26	2,53
Óleo	½ col S	4,0	36,00	–	–	4,00
Açúcar	1 col S	15,0	59,70	–	14,93	–
Total	–	–	360,64	8,35	52,36	13,13

Carne com arroz e cenoura
Ingredientes
- Carne moída: 1 col sopa cheia (25g)
- Arroz cozido: 4 ½ col sopa (112,5g)
- Cenoura: 1 col sopa cheia (25g)
- Óleo vegetal: ½ col sopa (4mL)

Modo de preparo
Cozinhe o arroz, a cenoura e a carne separadamente. Tempere a carne com temperos leves e pouco sal. Peneire o arroz, misture os demais ingredientes no copo e acrescente água fervida ou a que sobrou do cozimento da cenoura até completar o copo.

Composição nutricional

Alimento	Medida	Quantidade (g)	Kcal	Proteína (g)	Carboidrato (g)	Gordura (g)
Carne moída	1 col S ch	25,0	48,75	5,45	0,46	2,80
Arroz cozido	4 ½ col S	112,5	184,50	2,59	36,34	3,26
Cenoura	1 col S ch	25,0	13,50	0,33	2,91	0,06
Óleo	½ col S	4,0	36,00	–	–	4,00
Total	–	–	282,75	8,37	39,71	10,12

Arroz com feijão
Ingredientes
- Feijão cozido: 3 ½ col sopa (59,5g)
- Arroz cozido: 3 ½ col sopa (87,5g)
- Óleo vegetal: 1 col sopa (8mL)

Modo de preparo
Cozinhe o feijão e o arroz separadamente. Passe na peneira o arroz e o feijão e depois os coloque em um copo, acrescentando os demais ingredientes e caldo de feijão até completar 200mL.

Composição nutricional

Alimento	Medida	Quantidade (g)	Kcal	Proteína (g)	Carboidrato (g)	Gordura (g)
Feijão cozido	3 ½ col S	59,5	71,99	4,66	12,50	0,36
Arroz cozido	3 ½ col S	87,5	143,50	2,01	28,26	2,53
Óleo	1 col S	8,0	72,00	–	–	8,00
Total	–	–	287,49	6,67	40,76	10,89

Fonte: Brasil. Ministério da Saúde. Secretaria de Atenção à Saúde. Coordenação Geral da Política de Alimentação e Nutrição. Manual de atendimento da criança com desnutrição grave em nível hospitalar/Ministério da Saúde, Secretaria de Atenção à Saúde, Coordenação Geral da Política de Alimentação e Nutrição – Brasília: Ministério da Saúde, 2005. 144 p.

712 ANEXO XII · Receitas de Dietas Especiais

RECEITAS DE DIETAS PARA CRIANÇAS COM DESNUTRIÇÃO GRAVE APÓS ALTA HOSPITALAR

Feijão com arroz e frango

Ingredientes

- Caldo de feijão: 1 copo peq (200mL)
- Massa de feijão cozido e peneirado: 5 col sopa (80g)
- Arroz cozido: 4 col sopa (100g)
- Frango, miúdo, cozido: 2 col sopa (50g)

Composição nutricional

Nutrientes	Quantidade
Energia	257,8kcal
Proteína	18g
Carboidrato	35,6g
Lipídio	3,87g

Feijão com arroz e soja

Ingredientes

- Caldo de feijão: 1 copo peq (200mL)
- Massa de feijão cozido e peneirado: 5 col sopa (80g)
- Arroz cozido: 4 col sopa (100g)
- Proteína texturizada de soja: 2 col sopa (60g)

Composição nutricional

Nutrientes	Quantidade
Energia	384,5kcal
Proteína	6,4g
Carboidrato	53,5g
Lipídio	2,21g

Feijão com arroz e ovo

Ingredientes

- Massa de feijão cozido e peneirado: 5 col sopa (80g)
- Arroz cozido: 4 col sopa (100g)
- Ovo de galinha cozido: 1 unid (50g)

Composição nutricional

Nutrientes	Quantidade
Energia	261,8kcal
Proteína	10,5g
Carboidrato	36,3g
Lipídio	7,6g

Feijão com purê de batata e carne
Ingredientes
- Caldo de feijão: 1 copo peq (200mL)
- Massa de feijão cozido e peneirado: 5 col sopa (80g)
- Purê de batata: 2 col sopa rasas (50g)
- Carne moída: 4 col sopa rasas (60g)

Composição nutricional

Nutrientes	Quantidade
Energia	332,8kcal
Proteína	20,6g
Carboidrato	16,2g
Lipídio	20,25g

Feijão com purê de jerimum e frango
Ingredientes
- Caldo de feijão: 1 copo peq (200mL)
- Massa de feijão cozido e peneirado: 5 col sopa (80g)
- Purê de jerimum: 2 col sopa rasas (50g)
- Frango cozido: 3 col sopa rasas (50g)

Composição nutricional

Nutrientes	Quantidade
Energia	222,8kcal
Proteína	19,2g
Carboidrato	13g
Lipídio	10,16g

Os valores de energia e macronutrientes foram calculados com base em: U.S. Department of Agriculture, Agricultural Research Service. 2010. USDA National Nutrient Database for Standard Reference, Release 23.

714 ANEXO XII · Receitas de Dietas Especiais

RECEITAS DE DIETAS CASEIRAS SEM LACTOSE
Mamadeira de frango
Ingredientes

- Peito de frango (sem pele, sem osso) – 1 peito médio (200g)
- Suco de abacaxi (200mL)
- Açúcar: 2 col sopa cheias (48g)
- Arroz ou farinha de arroz: 2 col sopa (50g)
- Óleo de soja: 3 col sopa (24mL)
- Sal: 1 col chá (3g)
- Água filtrada: 1 litro

Modo de preparo

Cortar a carne em pedaços e, posteriormente, liquidificá-la com o suco de abacaxi. Levar para cocção por 30min. Passar na peneira. Em seguida, cozinhar o açúcar e o arroz ou farinha de arroz por mais 10min e acrescentar o sal. Completar o volume com água fervida, se necessário, até 1 litro. Acrescentar o óleo.

Composição nutricional

Nutrientes	Quantidade (1L)
Energia	700kcal
Proteína	47,35g
Carboidrato	64,15g
Lipídio	27,93g

ANEXO XII · Receitas de Dietas Especiais 715

RECEITAS DE DIETAS PARA ALERGIA ALIMENTAR
Bolo de banana (sem leite)
Ingredientes
- 5 unidades bem maduras de banana-prata
- 1 ½ xícara de chá de açúcar mascavo
- ½ xícara de chá de açúcar refinado
- 2 ovos
- 1 xícara de chá de farinha de rosca
- 1 xícara de chá de aveia em flocos finos
- ½ xícara de chá de óleo
- 1 colher de sopa rasa de fermento em pó

Modo de preparo
1. Em uma tigela, misture todos os ingredientes até obter uma massa homogênea, deixando por último o fermento.
2. Pré-aqueça o forno. Unte uma assadeira com óleo e um pouco de farinha de trigo.
3. Despeje o conteúdo na assadeira e leve ao forno médio (180°C) por 45 minutos.

Informação nutricional – Porção de 40g/1 fatia pequena

Quantidade por porção	
Valor calórico	162,8kcal
Carboidratos	25,9g
Proteínas	2,1g
Gorduras totais	6,1g
Gorduras saturadas	1,0g
Colesterol	21,2mg
Fibra alimentar	1,0g
Cálcio	30,4mg
Ferro	0,8g
Zinco	0,3mg
Vitamina A	15,0µg
Sódio	54,1mg

Fonte: Instituto Girassol (2008).

Bolo de chocolate (sem leite)
Ingredientes
Massa
- 6 ovos
- 2 xícaras de chá de açúcar

ANEXO XII · Receitas de Dietas Especiais

- 2 xícaras de chá de farinha de trigo
- 5 colheres de sopa de cacau em pó
- 1 colher de sopa de fermento em pó
- 1 xícara de chá de água

Cobertura
- 1 copo americano de água
- ¾ de copo americano de açúcar
- 2 colheres de sopa de cacau em pó

Modo de preparo

1. Bata as claras em neve.
2. Acrescente as gemas e bata novamente.
3. Coloque o açúcar e misture bem.
4. Em seguida, adicione a farinha de trigo, o cacau em pó, o fermento e a água e bata mais uma vez.
5. Reserve.
6. Pré-aqueça o forno. Unte uma forma com margarina sem leite e farinha.
7. Despeje a mistura na forma e leve ao forno médio por 40 minutos.
8. Enquanto o bolo assa, faça a cobertura.
9. Leve todos os ingredientes da cobertura ao fogo e deixe engrossar.
10. Assim que o bolo estiver pronto, despeje a calda por cima dele.

Informação nutricional – Porção de 40g/1 fatia pequena

Quantidade por porção	
Valor calórico	107,5kcal
Carboidratos	22,5g
Proteínas	2,0g
Gorduras totais	1,1g
Gorduras saturadas	0,3g
Colesterol	39,8mg
Fibra alimentar	0,3g
Cálcio	10,6mg
Ferro	0,3g
Zinco	0,2mg
Vitamina A	17,8µg
Sódio	52,5mg

Fonte: Instituto Girassol (2008).

ANEXO XII · Receitas de Dietas Especiais   717

Coxinha (sem leite)
Ingredientes

Massa
- 2 dentes de alho
- 2 colheres de sopa de margarina sem leite
- 2 tabletes de caldo de galinha sem leite e sem soja
- 1 litro de água
- 1 pitada de sal
- 3 xícaras de chá (400g) de farinha de trigo

Recheio
- 500g de peito de frango
- Sal a gosto
- 1 cebola picada
- 3 dentes de alho amassados
- 1 colher de sopa de óleo
- 2 tomates sem pele e sem sementes picados
- 1 xícara de chá de água
- 1 colher de sopa de farinha de trigo
- 3 colheres de sopa de salsinha picada

Para empanar
- 2 ovos
- 80g farinha de rosca

Para fritar
- 500mL de óleo de soja

Modo de preparo

Massa
1. Numa panela doure o alho na margarina sem leite.
2. Junte o caldo de galinha diluído na água e deixe ferver por 5 minutos.
3. Acrescente o sal.
4. Coloque aos poucos a farinha de trigo na panela, mexendo bem até começar a soltar do fundo.
5. Reserve.

Recheio
1. Refogue a cebola e o alho no óleo.
2. Cozinhe o peito de frango com o sal e desfie.
3. Adicione o frango, os tomates e misture bem.
4. Dissolva 1 colher de sopa de farinha na água, mexendo bem, e misture ao frango até engrossar.
5. Ao final, coloque a salsinha picada. Reserve.

Montagem

1. Abra pequenos círculos com a massa e recheie na forma de coxinha.
2. Para empanar, bata 2 ovos numa tigela e coloque a farinha de rosca em outra.
3. Passe as coxinhas no ovo e depois na farinha de rosca.
4. Frite em óleo quente até dourar.

Informação nutricional – Porção de 70g/1 unidade média

Quantidade por porção	
Valor calórico	124,2kcal
Carboidratos	15,7g
Proteínas	6,5g
Gorduras totais	3,7g
Gorduras saturadas	0,6g
Colesterol	23,8mg
Fibra alimentar	0,7g
Cálcio	14,7mg
Ferro	0,6mg
Zinco	0,3mg
Vitamina A	30,8µg
Sódio	195,2mg

Fonte: Instituto Girassol (2008).

Panqueca de carne (sem leite)
Ingredientes

Massa

- 2 ovos
- 1 xícara de chá de água
- 1 xícara de chá de farinha de trigo
- 1 pitada de sal
- Óleo para o preparo das panquecas

Recheio e cobertura

- 1 colher de sopa de óleo
- 1 cebola
- 1 dente de alho amassado
- 500g de carne moída
- Sal a gosto
- 2 tomates maduros picados

Modo de preparo

Massa

1. Em um liquidificador bata os ovos, a água morna, a farinha e o sal até que fiquem bem incorporados.
2. Aqueça uma frigideira com um fio de óleo e deixe em fogo médio.
3. Coloque a quantidade de massa necessária para forrar o fundo da frigideira. Quando descolar do fundo, vire a panqueca e doure o outro lado.
4. Retire da frigideira com auxílio de uma espátula e coloque num prato.
5. Repita essa operação até acabar a massa.

Informação nutricional – Porção de 90g/1 unidade média

Quantidade por porção	
Valor calórico	198,3kcal
Carboidratos	8,9g
Proteínas	9,2g
Gorduras totais	13,7g
Gorduras saturadas	5,0g
Colesterol	70,8mg
Fibra alimentar	0,5g
Cálcio	11,6mg
Ferro	1,0mg
Zinco	1,67mg
Vitamina A	37,7µg
Sódio	121,1mg

Fonte: Instituto Girassol (2008).

Pão doce (sem glúten, sem leite de vaca)
Ingredientes

- ½ xícara de chá de bebida à base de soja original
- 1 colher de sopa de açúcar refinado
- ½ xícara de chá de óleo
- ½ colher de sopa de sal
- 2 colheres de sopa de margarina sem leite
- 3 xícaras de chá de fécula de batata
- 1 colher de chá de fermento em pó

Modo de preparo

1. Bater em um liquidificador a bebida à base de soja, o açúcar, o óleo, o sal e a margarina.
2. Despejar o conteúdo em uma vasilha e misturar aos poucos a fécula de batata e o fermento.
3. Untar uma assadeira com óleo e deixar a massa repousar até que dobre de tamanho. Pré-aquecer o forno.
4. Levar ao forno médio (180°C), por 20 minutos, ou até que o pão esteja dourado.

Informação nutricional – Porção de 50g/1 fatia

Quantidade por porção	
Valor calórico	169,2kcal
Carboidratos	24,1g
Proteínas	0,2g
Gorduras totais	8,1g
Gorduras saturadas	1,2g
Colesterol	0mg
Fibra alimentar	0g
Cálcio	10,9mg
Ferro	0,4mg
Zinco	0mg
Vitamina A	18,5µg
Sódio	95,6mg

Fonte: Instituto Girassol (2008).

Pudim de coco (sem glúten, sem leite de vaca)

Ingredientes

- 4 ovos
- 1 lata de leite condensado de soja
- 3 xícaras de chá de coco ralado
- 1 colher de sopa de fermento em pó

Modo de preparo

1. Bater em um liquidificador os ovos, o leite condensado e o coco ralado.
2. Despejar a massa em uma vasilha e misturar o fermento em pó. Pré-aquecer o forno.
3. Colocar a mistura em uma forma e assar em forno médio (180°C) até que o pudim fique dourado por cima.

Informação nutricional – Porção de 40g/1 fatia

Quantidade por porção	
Valor calórico	322,0kcal
Carboidratos	13,7g
Proteínas	2,7g
Gorduras totais	9,9g
Gorduras saturadas	7,8g
Colesterol	42,5mg
Fibra alimentar	1,9g
Cálcio	14,4mg
Ferro	0,6mg
Zinco	0,1mg
Vitamina A	19,0µg
Sódio	81,7mg

Fonte: Instituto Girassol (2008).

Pãezinhos de polvilho (sem glúten, sem leite)
Ingredientes
Massa

- 2 ovos
- 1 xícara de chá de água
- ¾ xícara de chá de óleo
- 4 colheres de sopa de farinha de milho
- 1 colher de café de sal
- 2 xícaras de chá de polvilho azedo
- Óleo suficiente para untar forminhas de empadinha

Modo de preparo

1. Em um liquidificador, colocar os ovos, a água, o óleo, a farinha de milho e o sal e bater bem, até formar uma massa homogênea.
2. Acrescentar o polvilho azedo e bater novamente.
3. Reservar.
4. Untar forminhas de empadinha com óleo e pré-aquecer o forno.
5. Colocar a massa líquida até a metade de cada forminha.
6. Levar para assar com as forminhas em uma assadeira grande por 20 minutos em forno médio.
7. Desenformar os pãezinhos e servir ainda quente.

ANEXO XII · Receitas de Dietas Especiais

Informação nutricional – Porção de 25g/1 unidade

Quantidade por porção	
Valor calórico	124,6kcal
Carboidratos	10,8g
Proteínas	0,7g
Gorduras totais	8,9g
Gorduras saturadas	1,3g
Colesterol	17,7mg
Fibra alimentar	0,7g
Cálcio	6,2mg
Ferro	0,2mg
Zinco	0,1mg
Vitamina A	11,4µg
Sódio	37,9 mg

Fonte: Instituto Girassol (2008).

Panqueca de frango (sem glúten, sem leite)

Ingredientes

Massa

- 2 xícaras de chá de amido de milho
- 1 xícara de chá de água quente
- 1 xícara de chá de óleo
- 1 xícara de chá de fubá de milho

Recheio

- 1 unidade média de cebola
- 4 colheres de sopa de óleo
- 1 ½ xícara de chá de frango desfiado cozido
- 1 unidade média de tomate
- 5 colheres de sopa de milho
- 2 colheres de sopa de salsa
- Sal a gosto

Modo de preparo

Massa

1. Em uma tigela, misturar todos os ingredientes da massa até obter uma mistura homogênea.
2. Fritar as panquecas em uma frigideira e reservar.

Recheio

1. Dourar a cebola no óleo e acrescentar o frango (já cozido e desfiado).
2. Em seguida, acrescentar o tomate, o milho, a salsa e o sal. Reservar.

Montagem

1. Rechear as panquecas e servir com o molho de preferência.

Informação nutricional – Porção de 45g/1 unidade

Quantidade por porção	
Valor calórico	221,3kcal
Carboidratos	22,1g
Proteínas	4,5g
Gorduras totais	12,9g
Gorduras saturadas	1,9g
Colesterol	9,2mg
Fibra alimentar	1,1g
Cálcio	5,2mg
Ferro	0,6mg
Zinco	0,4mg
Vitamina A	41,9µg
Sódio	65,8mg

Fonte: Instituto Girassol (2008).

Pão de queijo (sem glúten)
Ingredientes

- 1 copo americano de polvilho azedo
- 3 colheres de sopa de queijo parmesão ralado
- 1 pitada de sal
- 75 mL de leite integral
- 50 mL de água
- ¼ xícara + 1 colher de sopa de azeite

Modo de preparo

1. Juntar todos os ingredientes e bater no liquidificador.
2. Untar forminhas com manteiga ou margarina e polvilhar com farinha.
3. Despejar a mistura do liquidificador nas forminhas. Pré-aquecer o forno.
4. Assar em forno quente (200°C) por 20 a 25 minutos.

Informação nutricional – Porção de 25g/3 unidades

Quantidade por porção	
Valor calórico	41,1kcal
Carboidratos	4,6g
Proteínas	0,6g
Gorduras totais	2,3g
Gorduras saturadas	0,5g
Colesterol	1,4mg
Fibra alimentar	0,2g
Cálcio	22,9mg
Ferro	0mg
Zinco	0mg
Vitamina A	3,8µg
Sódio	33,0mg

Fonte: Instituto Girassol (2008).

Nhoque tradicional (sem glúten, sem leite)

Ingredientes

- 2 xícaras de chá de batatas cozidas e amassadas
- 1 ovo
- 2 colheres de sopa de margarina sem leite
- 2 xícaras de chá de amido de milho
- 1 colher de café de sal

Modo de preparo

1. Misture a batata cozida e amassada com o ovo e a margarina sem leite.
2. Acrescente aos poucos o amido de milho, misturando bem até formar uma massa com consistência suficiente para que se possa enrolá-la. Se for necessário, utilize mais amido de milho do que a quantidade indicada na receita.
3. Enrole a massa em tiras e corte em cubos de 2cm.
4. Cozinhe em água fervente com sal.
5. Sirva com o molho de sua preferência.

ANEXO XII · Receitas de Dietas Especiais

Informação nutricional – Porção de 50g/3 colheres sopa

Quantidade por porção	
Valor calórico	101,8kcal
Carboidratos	18,9g
Proteínas	1,0g
Gorduras totais	2,4g
Gorduras saturadas	0,5g
Colesterol	13,3mg
Fibra alimentar	0,7g
Cálcio	4,8mg
Ferro	0,2mg
Zinco	0,1mg
Vitamina A	32,73µg
Sódio	55,2mg

Fonte: Instituto Girassol (2008).

REFERÊNCIA

Instituto Girassol. Receitas Culinárias para Crianças com Alergia Alimentar. Grupo de Apoio a Portadores de Necessidades Nutricionais Especiais. São Paulo, SP: Instituto Girassol, 2008;128:1-126.

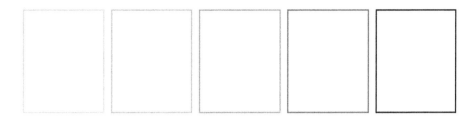

Índice Remissivo

A
AAS, 591
- absorção, 584
- ligação às proteínas plasmáticas, 586
Abacavir, efeitos colaterais, 476
Abocanhamento na amamentação, 183
Abscesso mamário, 191
Absorção dos fármacos, 581
- AAS, 584
- amoxicilina, 584
- atropina, 584
- captopril, 584
- cefalexina, 584
- cefalosporinas, 584
- cimetidina, 584
- ciprofloxacina, 584
- clorpromazina, 584
- codeína, 584
- diazepam, 584
- diclofenaco, 584
- difusão
- - facilitada, 582
- - simples, 582
- eritromicina, 584
- fatores físico-químicos, 582
- fenitoína, 584
- filtração, 581
- fisostigmina, 584
- flufenazina, 584
- furosemida, 584
- ibuprofeno, 584
- interferências dos alimentos/nutrientes, 582
- ipratrópio, 584
- isoniazida, 584
- L-dopa, 584
- levomepromazina, 584
- morfina, 584
- paracetamol, 584
- penicilina, 584
- pilorcapina, 584
- prometazina, 584
- reserpina, 584
- rifampicina, 584
- sais de lítio, 584
- sulfadiazina, 584
- tetraciclina, 584
- transporte ativo, 582
- vincristina, 584
Acanthosis nigricans, 263, 492
Acessulfamek, 151
Acetaminofeno, 590
Acidemias, 339
- metilmalônica, 339
- propiônica, 339
Ácidos
- acetilsalicílico, ver AAS
- araquidônico para recém-nascidos prematuros, 326
- ascórbico, 599
- docosa-hexaenoico, necessidades para recém-nascidos prematuros, 326
- fólico, deficiência, 310
- graxos
- - leite materno, 177
- - ômega, câncer, 464
- linoleico, necessidades, 8
- - recém-nascidos prematuros, 326
- nalidíxico, 591
- pantotênico, recém-nascidos prematuros, 327
- valproico, ligação às proteínas plasmáticas, 586
Adequação do consumo alimentar, avaliação, 17
Aditivos do leite humano, 328
Adoçantes, 150
- acessulfamek, 151
- aspartame, 151
- ciclamato, 151
- classificação e riscos, 151
- sacarina, 151
- estévia, 151
- sucralose, 151

727

728 Índice Remissivo

Adolescência, 225
- avaliação nutricional, 225
- estadiamento puberal, 228
- gestação, 49, 62
- maturidade sexual, 227
- obesidade, 253
Agentes imunizantes e
    amamentação, 622
AGRP e controle do apetite,
    252
AI, ver Ingestão adequada, 5
AIDS, ver síndrome da
    imunodeficiência
    adquirida, 471-486
Albumina no leite materno, 176
Alcaloides, absorção, 584
Álcool, 108
- amamentação, 205
Aldosterona na gestação, 33
Aleitamento materno, 161-168
- AIDS, 484
- apoio, 166
- cardiopatia congênita, 423
- complementado, 162
- definição, 161
- desmame precoce, 165
- epidemiologia, 162
- exclusivo, 161
- importância, 163
- misto ou parcial, 162
- predominante, 162
- prematuros, 327
- promoção, 166
- proteção, 166
- recomendações, 162
- sucesso, dez passos, 166-167
Alergia à proteína do leite de
    vaca, 375-383
- diagnóstico, 380
- fatores de risco, 378
- fisiopatologia, 375
- manifestações clínicas, 379
- prevenção, 378
- receita de dietas, 714
- terapia nutricional, 382
- tratamento, 381
Alfalactoalbumina no leite
    materno, 176
Alho, 568
- amamentação, uso, 570
- efeitos metabólicos, 569

- gestação, uso, 570
- pediatria, uso, 570
Alimentos
- efeitos térmicos, 10
- ferro, 84, 118
- folato, 92
- funcionais, 548-573
- - alho, 568
- - aveia, 549
- - brássicas, 571
- - gengibre, 566
- - linhaça, 558
- - peixes (ômega-3), 552
- - prebióticos, 560
- - probióticos, 562
- - *psyllium*, 548
- - quinoa, 550
- isentos de glúten, 390
- lista de equivalentes, 703
- sódio, 132
- vitamina
- - A, 96
- - B_{12}, 92
- zinco, 98, 99
Altura, avaliação, 41, 107
Amamentação, 161, 181-205
- abocanhamento, 183
- álcool, ingestão, 205
- alho, uso, 570
- brássicas, uso, 573
- crianças com situações
    especiais, 193
- - fissuras labiopalatinas e
    palatinas, 196
- - gemelares, 194
- - neurológicas, 197
- - refluxo gastroesofágico, 196
- - síndrome de Down, 197
- doenças maternas, 200
- drogas/medicamentos, uso,
    200, 621-627
- linhaça, 559
- manejo, 181
- nutrição, 201
- - carboidratos, 203
- - energia, 202
- - lipídios, 203
- - minerais, 204
- - proteínas, 203
- - vitaminas, 204
- ômega-3, uso, 556

- pega do peito, 182
- posição, 182
- prebióticos, 562
- probióticos, 564
- problemas, 186
- - abscesso mamário, 191
- - candidíase, 188
- - cirurgia plástica de mama,
    191
- - ductos lactíferos bloqueados,
    189
- - galactocele, 189
- - hipogalactia, 193
- - implante mamário, 192
- - ingurgitamento mamário,
    189
- - mamilos
- - - doloridos, 186
- - - planos ou invertidos, 186
- - mastite, 191
- - redução mamária, 192
- quinoa, uso, 551
- relactação, 198
- substitutos do leite materno,
    razões médicas para uso,
    199
- tabagismo, 205
- tabus e mitos, 205
- técnica, 183
AMDR, ver Intervalos de
    distribuição aceitável do
    macronutriente, 5
Amicacina, 592
Aminoácidos, complicações na
    nutrição parenteral, 522
Aminofilina, 600
Amobarbital, biotransformação,
    587
Amoxicilina, 591
- absorção, 584
Ampicilina, 591
Amprenavir, efeitos colaterais,
    476
Análise da duplicata de
    refeições, 53
Anamnese alimentar, 52
Anemias carenciais, 79
- conduta, 118
- doença hepática crônica, 395
- ferropriva, 81
- - consequências, 83

Índice Remissivo **729**

- - diagnóstico laboratorial, 81
- - fortificação, 85
- - prevenção, 305
- - recomendações para ingestão de ferro, 83
- - tratamento, 85, 305
- megaloblástica, 87
- obesidade, 265
- perniciosa, 87
- prevalência, 79
- sinais e sintomas, 117
- tipos, 80
Anestésicos e amamentação, 623
Anorexia, doença hepática crônica, 394
Anti-histamínicos e amamentação, 623
Anti-infecciosos e amamentação, 623
Anticoncepcionais orais, 591
Anticorpos
- antiendomísio (EmA IgA), 387
- antigliadina (AGA), 387
- antitransglutaminase tecidual (anti-tTG), 388
Antineoplásicos, efeitos colaterais, 451
- recomendações nutricionais, 452
Antioxidantes, câncer, 464
Antirretrovirais, efeitos colaterais, 476
Antissépticos e amamentação, 624
Antropometria, 211-212
Aparelho digestório, distúrbios, 349-369
- constipação intestinal crônica na infância, 356
- diarreias, 362
- doença inflamatória intestinal, 352
- refluxo gastroesofágico, 349
Apetite, controle, 252
Arginina, câncer, 464
Asfixia perinatal, 197
Aspartame, 151
Atazanavir, efeitos colaterais, 476
Atenolol, biotransformação, 587

Atividade física, 10
- diabetes melito, 152
- nível, 11
Atropina, 592
- absorção, 584
Avaliação nutricional, 39-53
- adequação do consumo alimentar, 17
- - indivíduos, 17
- - métodos
- - - qualitativo, 25
- - - quantitativo, 18
- - planejamento de dietas de indivíduos, 26
- AIDS, 479
- antropométrica na gestação, 40, 42
- cálculo de ganho de peso ideal, 45
- câncer, 453
- composição corporal na gestação, 51
- estado bioquímico da gestante, 52
- fibrose cística, 432
- ganho de peso na gestação, 43
- gestante em risco nutricional, 46
Aveia, 549
Azatioprina, efeitos, 410
Azitromicina, 592
AZT, efeitos colaterais, 476

B

Baixo peso na gestação, 43
Barbitúricos, biotransformação, 587
Benzilpenicilina, ligação às proteínas plasmáticas, 586
Beribéri, 306, 309
Betacaroteno, fibrose cística, 435
Betametasona, 593
Bifidobacterium, 563
Bile, ausência no intestino, 395
Biópsia intestinal, 388
Biotina, recém-nascidos prematuros, 327
Biotransformação dos fármacos, 586, 587
- velocidade, modificação, 587

Bisacodil, 592
Braço, circunferência, 51, 52
Brássicas, 571
- amamentação, uso, 573
- efeitos metabólicos, 571
- gestação, uso, 572
- pediatria, uso, 573

C

Cabelo, sinais de deficiência nutricional, 230
Cálcio, 600
- agentes quimioterápicos, efeitos colaterais, 460
- necessidades, 15, 69
- - doença hepática crônica, 397
- - fibrose cística, 435
- - pré-eclâmpsia, 133
- - recém-nascidos prematuros, 326
- nutrição parenteral, complicações, 526
Calcitonina na gestação, 33
Cálculo
- ganho de peso ideal, 45
- necessidades energéticas segundo as *dietary reference intakes* (DRI), 62
Calorias
- diabetes melito gestacional, 146
- doença hepática crônica, 397
Câncer infantil, 445-465
- aconselhamento nutricional, 453
- alimentação oral, 461
- alterações
- - hormonais, 448
- - metabólicas, 447
- avaliação nutricional, 453
- - antropometria, 454
- - dados bioquímicos, 456
- - história alimentar, 454
- caquexia neoplásica, 446
- dieta para neutropênico, 461
- fármacos estimulantes do apetite, 465
- recomendações nutricionais, 457
- - energia, 457
- - hídrica, 459

730 Índice Remissivo

- - minerais, 459
- - proteína, 457
- - vitaminas, 459
- terapia nutricional, 457, 460
- - antioxidantes, 464
- - enteral, 462
- - nutrientes
    imunomodeladores, 464
- - parenteral, 463
- tratamento, complicações
    secundárias, 449
Candidíase, mama, 188
Captopril, absorção, 584
Caquexia neoplásica, 446
Carbamazepina, 600
Carboidratos, necessidades
    nutricionais, 6, 64
- amamentação, 202
- cardiopatia congênita, 422
- diabetes gestacional, 147
- diabetes melito, 495
- doença hepática crônica, 397
- infância/adolescência, 243
- recém-nascidos prematuros,
    326
Cardiopatias congênitas, 414-
    424
- aleitamento materno, 424
- alimentação complementar,
    424
- avaliação nutricional, 416
- desnutrição, 415
- recomendações nutricionais,
    418
- - energia, 419
- - minerais, 420
- - proteína, 420
- - vitaminas, 421
- repercussões nutricionais, 415
- terapia nutricional, 418, 422
- tipos, 415
Carências nutricionais, 79-99,
    289-313
- anemias, 79
- ferro, 297
- folato, 87, 313
- hipovitaminose A, 93
- vitamina
- - A, 289
- - B_1 (tiamina), 306
- - B_{12}, 87

- - B_9 (ácido fólico), 311
- - D, 294
- zinco, 97
Carga glicêmica dos alimentos,
    498
CART e controle do apetite, 253
Cefaclor, 593
Cefalexina, 592
- absorção, 584
- ligação às proteínas
    plasmáticas, 586
Cefalosporinas, 593
- absorção, 584
Cefalotina, 593
- ligação às proteínas
    plasmáticas, 586
Cefamezin, 593
Cefazolina, 593
Cefepima, 593
Cefodizima, 593
Cefoperazona, 593
Cegueira noturna, 292
Cetonemia, 492
Cetonúria, 492
CFTR, 428
Cianose, 415
Ciclamato, 151
Ciclosporina, efeitos, 410
Cimetidina, absorção, 584
Ciproeptadina, 600
Ciprofloxacina, 591
- absorção, 584
Circunferência
- braço, 51, 52
- cintura, obesidade, 258
Circunferência, crianças
- braço, 224
- muscular do braço, 224
Cirurgia plástica da mama e
    amamentação, 191
Cloranfenicol, 600
Cloro
- nutrição parenteral,
    complicações, 526
- recém-nascidos prematuros,
    326
Clorpromazina, absorção, 584
Cocaína, 109
Codeína, absorção, 584
Colecistoquinina e controle do
    apetite, 25

Colostro, 175
Composição corporal na
    gestação, avaliação, 51
Comprimento do
    recém-nascido, 214
Constipação intestinal crônica
    na infância, 114, 356
- classificação, 357
- diagnóstico, 358
- fisiopatologia, 357
- manifestações clínicas, 357
- tratamento, 358
Contrastes radiológicos e
    amamentação, 622
Corticosteroides, 593
Cortisona, 593
- gestação, 33
Crescimento, sinais de
    deficiências nutricionais,
    231
Crianças
- avaliação, 218-225
- - alvo parental (canal
    familiar), 221
- - circunferência
- - - braço, 224
- - - muscular do braço, 224
- - dobras cutâneas, 225
- - idade óssea, 221
- - indicador
- - - comprimento ou
    estatura/idade, 220
- - - peso/estatura, 222
- - índice de massa corporal/
    idade, 222
- - perímetro cefálico, 224
- - velocidade de crescimento,
    220
- obesidade, 253
- recomendações nutricionais,
    239-248
- - carboidratos, 243
- - fibras, 247
- - lipídios, 244
- - micronutrientes, 244
- - proteínas, 243
Curvas
- crescimento, 216
- - crianças e adolescentes,
    637-6574
- - recém-nascidos, 629-636

Índice Remissivo 731

- percentis de circunferências, 659-667
- Rosso, 620

D

Defeitos do tubo neural, 88
- incidência, 89

Deficiências nutricionais
- ferro, 81, 297
- folato, 87, 313
- sinais corporais
- - cabelo, 230
- - crescimento, 231
- - dentes, 231
- - desenvolvimento psicomotor, 231
- - face, 230
- - imunidade, 231
- - lábios, 230
- - massa muscular, 231
- - mucosas, 231
- - olhos, 231
- - ossos, 231
- - pele, 231
- - tecido adiposo, 231
- vitamina
- - A, 289
- - B_1 (tiamina), 306
- - B_{12}, 87
- - B_9 (ácido fólico), 311
- - D, 294
- zinco, 97

Dentes, sinais de deficiências nutricionais, 231

Desenvolvimento psicomotor, sinais de deficiências nutricionais, 231

Desimpactação fecal, 358

Desinfetantes e amamentação, 624

Desmame precoce e obesidade, 254

Desnutrição, 275-286
- cardiopatia congênita, 415, 418
- diagnóstico nutricional, 279
- doença hepática, 394
- etiologia, 276
- fisiopatologia, 277
- quadro clínico, 278
- receitas de dietas, 710

- situações especiais, 285
- tratamento, 279
- - correção da deficiência de micronutrientes, 282
- - monitoramento, 284
- - terapia nutricional, 280

Dexametasona, 593

Di-hidroergotamina, 594

Diabetes melito, 489-498
- carboidratos, necessidades, 495
- controle, 492
- - cetonemia, 492
- - cetonúria, 492
- - glicemia capilar, 492
- - hemoglobina glicada, 492
- - lipidograma, 493
- diagnóstico, 490
- fase de lua de mel, 492
- fibrose cística, 440
- fisiopatologia, 490
- gestação, 141-156
- - acompanhamento, 153
- - complicações, 144
- - diagnóstico, 143
- - fatores de risco, 142
- - fisiopatologia, 142
- - nefropatia diabética, 154
- - rastreamento, 143
- - tratamento, 145
- - - adoçantes, 150
- - - atividade física, 152
- - - calorias, 146
- - - carboidratos, 147
- - - dieta, 145
- - - gordura, 149
- - - insulinoterapia, 152
- - - magnésio, 150
- - - monitoramento glicêmico, 145
- - - proteína, 147
- - - zinco, 150
- gorduras, necessidades, 496
- manifestações clínicas, 491
- orientação nutricional, 496
- - atividade física, 498
- - carga glicêmica dos alimentos, 498
- - índice glicêmico dos alimentos, 497
- proteínas, recomendações, 495

- recomendações energéticas, 494
- terapia
- - insulínica, 493
- - nutricional, 494

Diálise peritoneal, 406

Diarreias, 362
- aguda, 366
- AIDS, 484
- etiologia, 363
- fisiopatologia, 363
- persistente, 367
- - desnutrição grave, 368
- tratamento, 365
- - micronutrientes, 368
- - probióticos, 369

Diazepam
- absorção, 585
- ligação às proteínas plasmáticas, 586

Diclofenaco, 593
- absorção, 584

Didanosina, efeitos colaterais, 476

Dietas
- planejamento, 26
- receitas especiais, 709
- - alergia alimentar, 714
- - desnutrição grave, 710
- - sem lactose, 714

Difusão gasosa pulmonar na nutrição parenteral, 525

Dimenidrinato, 594

Dimeticona, 594

Dislipidemias
- AIDS, 485
- fibrose cística, 441
- obesidade, 261

Distribuição dos fármacos no organismo, 585

Distúrbios
- aparelho digestório, 349-369
- - constipação intestinal crônica na infância, 356
- - diarreias, 362
- - doença inflamatória intestinal, 352
- - refluxo gastroesofágico, 349
- hipertensivo específico da gestação (DHEG), 126

Diuréticos e amamentação, 624

732 Índice Remissivo

Dobras cutâneas, crianças, 225
Doenças
- celíaca, 385-391
- - anticorpos, 387
- - biópsia intestinal, 388
- - diagnóstico, 387
- - evolução, 391
- - manifestações clínicas, 386
- - prognóstico, 391
- - tratamento, 389
- Crohn, 352
- hepática crônica, 393-398
- - avaliação nutricional, 396
- - causas, 393
- - repercussões nutricionais, 394
- - terapia nutricional, 396
- - transplante hepático, 397
- hipertensivas na gestação, 125
- - eclâmpsia, 129
- - hipertensão arterial, 125
- - pré-eclâmpsia, 127
- - síndrome HELLP, 130
- inflamatória intestinal, 352
- mineral óssea e fibrose cística, 441
- óssea metabólica, nutrição parenteral, 529
- renais, 400-411
- - crônica, 403
- - - estadiamento, 404
- - - necessidades nutricionais, 404
- - - pré-diálise, 405
- - - terapia nutricional, 406, 407
- - - transplante renal, 408
- - - tratamento dialítico, 406
- - lesão renal aguda, 400
Drogas ilícitas, 109
- amamentação, 200
Ductos lactíferos bloqueados, 189
Duplicata de refeições, análise, 53

E
EAR, ver Necessidade média estimada, 4
Eclâmpsia, 126, 129
- diagnóstico, 129
- sintomas, 129

EER, ver Necessidade estimada de energia, 9, 58
Efavirenz, efeitos colaterais, 476
Efeito térmico dos alimentos, 10
Eletrólitos
- necessidade diária, 520
- nutrição parenteral, complicações, 526
Energia, ver Necessidade estimada de energia
- infância à adolescência, 241
Envelhecimento e deficiência de vitamina D, 296
Equação de Counahan-Barratt, 404
Ergotamina, 594
Eritromicina, 594
- absorção, 584
Erros inatos do metabolismo, 332-345
- acidemias, 339
- classificação, 333
- fenilcetonúria, 334
- - materna, 338
- galactosemia, 342
- glicogenose I, 344
Esravudina, efeitos colaterais, 476
Estado bioquímico da gestante, 52
Estenose
- aórtica, 415
- pulmonar, 415
Estévia, 151
Estilo de vida
- ativo ou moderadamente ativo, 60
- sedentário/leve, 60
- vigoroso ou moderadamente vigoroso, 60
Estimulantes de apetite, AIDS, 485
Estrogênio na gestação, 33
Excreção dos fármacos, 588

F
Face, sinais de deficiências nutricionais, 230
Farmacocinética, 581-588
- absorção dos fármacos, 581
- biotransformação, velocidade, 587

- distribuição dos fármacos no organismo, 585
- excreção dos fármacos, 588
- fatores físico-químicos que alteram a absorção, 582
- interferências dos alimentos/ nutrientes na absorção, 582
- metabolização, 586
Fármacos
- obstetrícia, 590-597
- - acetaminofeno, 590
- - ácidos
- - - acetilsalicílico (AAS), 590
- - - nalidíxico, 591
- - amicacina, 592
- - amoxicilina, 591
- - ampicilina, 591
- - anticoncepcionais orais, 591
- - atropina, 592
- - azitromicina, 592
- - betametasona, 593
- - bisacodil, 592
- - cefaclor, 592
- - cefalexina, 592
- - cefalosporinas, 593
- - cefalotina, 593
- - cefamezin, 593
- - cefazolina, 593
- - cefepima, 593
- - cefodizima, 593
- - cefoperazona, 593
- - ciprofloxacina, 591
- - corticosteroides, 593
- - cortisona, 593
- - dexametasona, 593
- - di-hidroergotamina, 594
- - diclofenaco, 593
- - dimenidrinato, 594
- - dimeticona, 594
- - ergotamina, 594
- - eritromicina, 594
- - furosemida, 594
- - heparina, 595
- - hidroclorotiazida, 595
- - lomefloxacina, 591
- - medroxiprogesterona, 595
- - metildopa, 596
- - metilergometrina, 594
- - metilprednisolona, 593
- - metoclopramida, 596

Índice Remissivo

- - metronidazol, 596
- - ofloxacina, 591
- - óleo mineral, 596
- - omeprazol, 596
- - paracetamol, 590
- - penicilina G potássica, 597
- - prednisolona, 593
- - prednisona, 593
- - propranolol, 597
- - sulfametoxazol, 597
- - sulfonamidas, 597
- - tetraciclina, 597
- pediatria, 599-602
- - ácido ascórbico, 599
- - aminofilina, 599
- - cálcio, 600
- - carbamazepina, 600
- - ciproeptadina, 600
- - cloranfenicol, 600
- - fenitoína, 601
- - fenobarbital, 601
- - ferro, 601
- - ibuprofeno, 601
- - ipratrópio, 602
Fenelzina, biotransformação, 587
Fenilcetonúria, 334
- clássica, 334
- leve, 334
- materna, 338
Fenitoína, 601
- absorção, 585
- biotransformação, 587
- ligação às proteínas
    plasmáticas, 586
Fenobarbital, 601
- biotransformação, 587
Ferro, 601
- alimentos, 84, 118
- deficiência, 297
- - anemia, 81, 305
- - aspectos fisiopatológicos, 301
- - diagnóstico, 304
- - epidemiologia, 298
- - fatores de risco, 302
- - sinais e sintomas, 303
- doença hepática crônica, 397
- fibrose cística, 435
- metabolismo, 299
- necessidades, 14, 70
- - recém-nascidos prematuros,
    326

- recomendações dietéticas, 301
- recomendações para ingestão,
    83
- suplementação, 85
Fibras, necessidades, 64
- AIDS, 483
- infância/adolescência, 247
Fibrose cística, 427-442
- diagnóstico, 431
- estado nutricional, avaliação,
    432
- - antropométrica, 432
- - clínica, 434
- - ingestão alimentar, 434
- - laboratorial, 435
- etiologia, 427
- fisiopatologia, 427
- manifestações clínicas, 428
- - digestivas, 429
- - esterilidade, 431
- - nutricionais, 430
- - respiratórias, 428
- recomendações nutricionais,
    436
- - energéticas, 436
- - macronutrientes, 436
- - minerais, 438
- - vitaminas, 438
- terapia de reposição
    enzimática, 436
- terapia nutricional, 440
Fígado, 393
- modificações na gestação, 36
Filtração glomerular em
    crianças, estimativa do
    ritmo, 404
Fisostigmina, absorção, 584
Fissuras labiopalatinas ou
    palatinas e amamentação,
    196
Fitoquímicos, 548
Flatulência, 114
Flufenazina, absorção, 584
Folato, 310
- alimentos, 92
- deficiência, 87, 310, 311, 313
- - consequências, 88
- - defeitos no tubo neural, 89
- - diagnóstico laboratorial, 88
- - tratamento, 93
- função, 311

- metabolismo, 311
- necessidades, 14, 64
- recomendações dietéticas, 90
Fórmula de Schwartz, 404
Fortificação, 85
Fosfato, agentes
    quimioterápicos, efeitos
    colaterais, 460
Fósforo
- alimentos, 408
- nutrição parenteral,
    complicações, 526
- recém-nascidos prematuros,
    326
Fumo, 109
Furosemida, 594
- absorção, 584
- ligação às proteínas
    plasmáticas, 586

G

Galactocele, 189
Galactosemia, 341
Ganho de peso na gestação, 44
- riscos, 105
Ganho de peso, cálculo, 45
Gasto energético total, cálculo,
    241
Gastrointestinais, modificações
    na gestação, 35
Gêmeos, amamentação, 194
Gengibre, 566
- efeitos metabólicos, 567
- gestação, uso, 567
- pediatria, uso, 568
Genômica, 539
- nutricional, 537-544
- - perspectivas, 543
Gentamicina, ligação às
    proteínas plasmáticas, 586
Gestação
- adaptações fisiológicas, 31-36
- - gastrointestinais, 35
- - hematológicas, 36
- - hepáticas, 36
- - hormônios, função, 32
- - metabolismo
- - - glicídico, 34
- - - lipídico, 34
- - - proteico, 34
- - placenta, 32

Índice Remissivo

- - renais, 35
- - sistema circulatório, 36
- - transferências maternas de nutrientes, 32
- anamnese alimentar, 52
- avaliação antropométrica, 40-42
- - adequado, 43
- - altura, 41
- - baixo peso, 43
- - método
- - - Atalah, 42
- - - Rosso, 43
- - obesidade, 43
- - peso, 41
- - sobrepeso, 43
- avaliação, risco nutricional, 46
- - adolescência, 49
- aveia, uso, 550
- brássicas, uso, 572
- cálculo de ganho de peso ideal, 45
- composição corporal, avaliação, 51
- - circunferência do braço, 51, 52
- - prega cutânea tricipital (PCT), 51
- - técnica de mensuração, 51
- diabetes melito, 141
- eclâmpsia, 129
- estado bioquímico, 52
- ganho de peso, 44
- gemelar, 49
- - recomendação nutricional, 73
- gengibre, uso, 567
- hipertensão arterial sistêmica (HAS), 125
- instrumentos para avaliação do estado nutricional, 615-620
- linhaça, uso, 558
- necessidades nutricionais
- - cálcio, 16
- - carboidratos, 7
- - estimada de energia (EER), determinação, 9
- - ferro, 14
- - proteínas, 8
- - vitamina
- - - A, 12
- - - C, 13
- - zinco, 15

- - ômega-3, uso, 555
- pré-eclâmpsia, 127
- prebióticos, 561
- probióticos, 564
- quinoa, uso, 551
- riscos, fatores, 105-109
- - álcool, 108
- - drogas ilícitas, 109
- - estatura, 107
- - extremos de idade, 106
- - ganho de peso inadequado, 105
- - intervalo interpartal e paridade, 107
- - peso pré-gestacional, 107
- - tabagismo, 109
- síndrome HELLP, 129
Glândula mamária, 172
Glicemia capilar, 492
Glicocorticoides, efeitos, 410
Glicogenose I, 344
Glicose
- alteração no metabolismo, obesidade, 263
- via parenteral, 519
Glucagon na gestação, 33
Glutamina, câncer, 464
Gonadotrofina coriônica humana (hCG) na gestação, 32
Gordura, necessidades nutricionais, 7
- diabetes melito gestacional, 149
- diabetes melito, 496
- recém-nascidos prematuros, 326
Grelina e controle do apetite, 252

H
HAART (terapia antirretroviral de alta potência), 476
Hábitos alimentares, 255
Hemodiálise, 406
Hemoglobina glicada, 493
Heparina, 595
- ligação às proteínas plasmáticas, 586
Hidroclorotiazida, 595
Hiperfenilalaninemia, 335

Hiperglicemia, 490, 521
Hipertensão arterial sistêmica (HAS), 125
- crônica, 125
- - sobreposição de pré-eclâmpsia, 126
- gestacional, 126
- obesidade, 262
- transitória, 126
Hipertrigliceridemia, 524
Hipogalactia, 193
Hipoglicemia, 119, 521
Hipovitaminose A, 93
- consequências, 95
- diagnóstico laboratorial, 94
- prevalência, 94
- recomendações dietéticas, 95
- tratamento, 97
História alimentar (HA), 53
HIV, transmissão, 471
Horas de sono e obesidade, 255
Hormônios na gestação, 32
- aldosterona, 33
- calcitonina, 33
- cortisona, 33
- crescimento (HC), 33
- estrogênio, 33
- glucagon, 33
- gonadotrofina coriônica humana (hCG), 32
- insulina, 33
- lactogênio placentário humano (hPL), 33
- progesterona, 33
- renina-angiotensina, 33
- tiroxina, 33

I
Ibuprofeno, 601
- absorção, 584
- ligação às proteínas plasmáticas, 586
Idade
- óssea das crianças, 221
- risco gestacional, 106
Implante mamário e amamentação, 192
Imunidade, sinais de deficiências nutricionais, 231

Índice Remissivo   735

Imunoglobulinas no leite
   materno, 176, 178
Indicador (crianças)
- comprimento ou estatura/
   idade, 220
- peso/estatura, 222
- peso/idade, 219
Índice
- glicêmico dos alimentos, 497
- massa corporal (IMC), 216
- - obesidade, 256
- massa corporal/idade das
   crianças, 222
- ponderal, 215
Infecções, nutrição parenteral,
   529
Ingestão dietética
- adequada (AI), 5
- - avaliação da adequação do
   consumo alimentar, 22
- recomendada (RDA), 4
- referência (DRI), 4, 16,
   603-613
Ingurgitamento mamário,
   189
Instrumentos para avaliação
   nutricional subjetiva global
   em pediatria, 689
Insulina
- controle do apetite, 252
- diabetes melito, 493
- gestação, 33
Insulinoterapia, 152
Intervalo interpartal e paridade,
   107
Intervalos de distribuição
   aceitável do
   macronutriente (AMDR), 5
- avaliação da adequação do
   consumo alimentar, 24
Ipratrópio, 602
- absorção, 584
Isoniazida, absorção, 584
Ispágula, 548

L
L-dopa
- absorção, 584
- biotransformação, 587
Lábios, sinais de deficiências
   nutricionais, 230

Lactação, 181-205
- aspectos imunológicos, 178
- aspectos nutricionais, 176
- composição do leite, 175
- fisiologia, 173
- mães prematuras, 178
- manejo, 181
- manutenção, papel da
   prolactina e ocitocina,
   173
- necessidades nutricionais
- - cálcio, 16
- - carboidratos, 7
- - estimada de energia (EE),
   determinação, 9
- - ferro, 14
- - proteínas, 8
- - vitamina
- - - A, 12
- - - C, 13
- - zinco, 15
Lactobacillus, 563
Lactoferrina no leite materno,
   176
Lactogênio placentário humano
   na gestação, 33
Lactose, leite materno, 176
Lamivudina, efeitos colaterais,
   476
Leite
- materno, 161
- - aspectos nutricionais, 176
- - colostro, 175
- - composição, 174
- - maduro, 175, 176
- - transição, 175, 176
- vaca, alergia a proteína, 375
- - diagnóstico, 380
- - fatores de risco, 378
- - fisiopatologia, 375
- - manifestações clínicas, 379
- - prevenção, 378
- - terapia nutricional, 382
- - tratamento, 381
Leptina e controle do apetite,
   252
Lesão renal aguda, 400
- etiologia, 401
- terapia nutricional, 402
Levomepromazina, absorção,
   584

Linhaça, 558
- amamentação, uso, 559
- gestação, uso, 558
- pediatria, uso, 559
Lipídios
- necessidades, 64
- - AIDS, 482
- - amamentação, 202
- - doença hepática crônica, 397
- - infância/adolescência, 244
- nutrição parenteral,
   complicações, 522
Lipidograma, 493
Lisozima no leite materno, 176,
   178
Lomefloxacina, 591
Lopinavir, efeitos colaterais, 476

M
Má absorção intestinal, 394
Maconha, 109
Macronutrientes, fibrose cística,
   436
Magnésio
- agentes quimioterápicos,
   efeitos colaterais, 460
- diabetes melito gestacional,
   150
- nutrição parenteral,
   complicações, 526
- recém-nascidos prematuros,
   326
Mama, anatomia, 172
Mamilos
- doloridos, 186
- planos ou invertidos, 186
Massa muscular, sinais de
   deficiências nutricionais,
   231
Mastite, 191
Maturação sexual
- estágios, 685
- precoce e obesidade, 255
MCH e controle do apetite, 252
Medicamentos e amamentação,
   622
Medroxiprogesterona, 595
Metabolismo
- fármacos, 586
- ferro, 299
- glicídico na gestação, 34

Índice Remissivo

- glicose (alterações), obesidade, 263
- lipídico na gestação, 35
- proteico na gestação, 34
Metabolômica, 539
Metildopa, 596
Metilergotamina, 594
Metilprednisolona, 593
Metoclopramida, 596
Metoprolol, biotransformação, 587
Metronidazol, 596
Micofenolato de mofetil, efeitos, 410
Micro-organismos probióticos, 563
Micronutrientes, necessidades, 12, 64
- AIDS, 482
- infância/adolescência, 244
Minerais
- câncer, 459
- cardiopatias congênitas, 420
- fibrose cística, 438
- leite materno, 177, 202
Miorrelaxantes e amamentação, 623
Morfina, absorção, 584
Mucosas, sinais de deficiências nutricionais, 231
Mucoviscidose, 427

N
Náuseas e vômitos, 115
Necessidade nutricional, 1, 57-74
- AIDS, 481
- cardiopatias congênitas, 418
- doença renal crônica, 404
- estimada de energia (EER), 9, 58
- - amamentação, 200
- - avaliação da adequação do consumo dos alimentos, 25
- - cálculo segundo a *dietary reference intakes* (DRI), 62
- - cálculos segundo a FAO/WHO/UNU, 58
- - câncer, 457
- - cardiopatias crônicas, 419
- - diabetes melito, 494

- - fibrose cística, 436
- - gestação, 9
- - infância/adolescência, 241
- - lactação, 9
- - nutrição parenteral, 519
- - pré-eclâmpsia, 131
- - recém-nascidos prematuros, 326
- hídricas, 518
- infância à adolescência, 239-248
- média estimada (EAR), 4
- - avaliação da adequação do consumo alimentar, 18
- recém-nascido prematuro, 325
- - ácido
- - - araquidônico, 326
- - - docosa-hexaenoico, 326
- - - linoleico, 326
- - - pantotênico, 327
- - biotina, 327
- - cálcio, 326
- - carboidratos, 326
- - cloro, 326
- - energia, 326
- - ferro, 326
- - folato, 327
- - fósforo, 326
- - gorduras, 326
- - magnésio, 326
- - niacina, 327
- - potássio, 326
- - proteína, 326
- - riboflavina, 327
- - sódio, 326
- - tiamina, 327
- - vitaminas, 326, 327
Nefropatia diabética, 154
- estágios, 155
- fatores de risco, 155
Nelfinavir, efeitos colaterais, 476
Neuropeptídeo Y e controle do apetite, 252
Neutropenia, 461
Niacina, recém-nascidos prematuros, 327
Nível
- atividade física, 11
- superior tolerável de ingestão (UL), 5
- - avaliação da adequação do consumo alimentar, 23

Nomograma de Rosso, 618
Nutrição
- avaliação, 211-235
- - adolescente, 225-229
- - antropométrica, 212
- - bioquímica, 231
- - clínica, 230
- - criança, 218-225
- - dietética, 233
- - paralisia cerebral, 229
- - recém-nascidos, 212-218
- - síndrome de Down, 230
- - subjetiva global, 234
- deficiências diagnosticadas conforme local do corpo, 230
- enteral, 503-513
- - aspectos legais, 512
- - complicações, 510
- - contraindicações, 506
- - dieta enteral, seleção, 508
- - indicações, 505
- - monitoramento, 508
- - precoce, 511
- - seleção da via de acesso, 506
- - triagem nutricional, 504
- lactação, 201
- - carboidratos, 203
- - energia, 202
- - lipídios, 203
- - minerais, 204
- - proteínas, 203
- - vitaminas, 204
- materna e programação fetal, 541
- necessidades, 1-27
- - cálcio, 15
- - carboidratos, 6
- - ferro, 14
- - folato, 14
- - gordura, 7
- - infância à adolescência, 239-248
- - vitaminas
- - - A, 12
- - - C, 13
- - - D, 13
- - zinco, 14
- parenteral em pediatria, 515-531
- - acesso, vias, 517

Índice Remissivo 737

- - complicações, 520
- - - alterações na difusão gasosa pulmonar, 525
- - - aminoácidos, 522
- - - deficiência de AGE, 523
- - - disfunção imunológica, 524
- - - doença óssea metabólica, 529
- - - eletrólitos, 526
- - - hepatobiliares, 528
- - - hiperglicemia, 521
- - - hipertrigliceridemia, 524
- - - hipoglicemia, 521
- - - infecciosas, 529
- - - lipídios, 522
- - - mecânicas, 529
- - - metabólicas, 521
- - - oligoelementos, 528
- - - peroxidação lipídica, 525
- - - vitaminas, 527
- - composição das soluções, 517
- - contraindicações, 515
- - indicações, 515, 516
- - monitoramento, 530
- - sistemas, 517

O

Obesidade, 251-270
- complicações, 260
- - alterações do metabolismo da glicose, 263
- - anemia, 265
- - dislipidemias, 261
- - hipertensão arterial, 262
- - síndrome metabólica, 264
- diagnóstico, 256
- - circunferência da cintura, 259
- - história clínica, 260
- - índice de massa corporal (IMC), 256
- - pregas cutâneas, 259
- - razão cintura-estatura, 259
- endócrina, 253
- exócrina, 253
- fisiopatologia, 252
- gestação, 43
- infância/adolescência, 253
- - desmame precoce, 254
- - hábitos alimentares, 255
- - horas de sono, 255
- - maturação sexual precoce, 255

- - pais obesos, 253
- - sedentarismo, 254
- tratamento, 265
- - dietético, 268
Obstetrícia
- fármacos usados, 590-597
- nutrição, 39-53
Ocitocina, lactação, 173
Ofloxacina, 591
OKT 3, efeitos, 410
Óleo
- algodão, 554
- canola, 554
- girassol, 554
- linhaça 554
- milho, 554
- mineral, 596
- oliva, 554
- soja, 554
Olhos, sinais de deficiências nutricionais, 231
Oligoelementos
- leite materno, 177
- nutrição parenteral, 520, 528
Ômega-3, 552
- amamentação, uso, 556
- efeitos metabólicos, 552
- fontes, 554
- funções, 553
- gestação, uso, 555
- pediatria, uso, 557
Omeprazol, 596
Orexinas e controle do apetite, 252
Ossos, sinais de deficiências nutricionais, 231
Oxacilina, ligação às proteínas plasmáticas, 586

P

Paladar, alterações pelos fármacos, 583
Paracetamol, 590
- absorção, 584
Paralisia cerebral (avaliação antropométrica), 229
Pargilina, biotransformação, 587
Pediatria
- alho, uso, 570
- aveia, uso, 550
- brássicas, uso, 573

- fármacos usados, 599-602
- gengibre, uso, 568
- instrumentos para avaliação nutricional subjetiva global, 689
- linhaça, uso, 559
- nutrição, 209
- ômega-3, uso, 557
- probióticos, 565
- quinoa, uso, 550
Pega do peito na amamentação, 182
Peixes, 552
Pele, sinais de deficiências nutricionais, 231
Penicilina, 597
- absorção, 584
Percentis
- pregas cutâneas, 669-675
- pressão arterial para crianças e adolescentes, 677-683
Perímetro(s)
- braquial, recém-nascidos, 215
- braquial/cefálico (relação), recém-nascidos, 215
- cefálico
- - crianças, 223
- - recém-nascidos, 214
- torácico, recém-nascidos, 214
- torácico/cefálico (relação), recém-nascidos, 215
Peroxidação lipídica, 525
Peso
- gestação, avaliação, 41
- - ganho, 44, 45
- - - riscos, 105
- - pré-gestacional, 107
- recém-nascido, 213
Picamalácia, 113
Pilorcapina, absorção, 584
Pirose, 114
Placenta, 32
Planejamento de dietas, 26
Pós-parto, diabetes melito gestacional, 156
Posição para amamentar, 182
Potássio
- agentes quimioterápicos, efeitos, 460
- alimentos, 408
- cardiopatia congênita, 422

738 Índice Remissivo

- nutrição parenteral,
  complicações, 526
- pré-eclâmpsia, 133
- recém-nascidos prematuros, 326
Pré-eclâmpsia, 126
- consequências, 128
- diagnóstico, 127, 128
- fatores de risco, 128
- prevalências, 127
Prebióticos, 560
- amamentação, uso, 562
- efeitos metabólicos, 560
- fontes, 561
- gestação, uso, 561
- tipos, 560
Prednisolona, 593
Prednisona, 593
Prega cutânea
- obesidade, 259
- tricipital, 51
Pregas cutâneas, percentis,
  669-675
Pressão arterial de crianças e
  adolescentes, percentis,
  677-683
Probióticos, 562
- amamentação, uso, 564
- efeitos metabólicos, 563
- fontes, 564
- gestação, uso, 564
- pediatria, uso, 565
- tipos, 563
Progesterona na gestação, 32
Projeto genoma humano, 537
Prolactina, lactação, 173
Prometazina
- absorção, 584
- ligação às proteínas
  plasmáticas, 586
Propranolol, 597
- biotransformação, 587
- ligação às proteínas
  plasmáticas, 586
Proteína, necessidades
  nutricionais, 8, 63
- AIDS, 482
- amamentação, 202
- câncer, 457
- cardiopatias congênitas, 420
- diabetes melito gestacional,
  147

- diabetes melito, 495
- doença hepática crônica, 397
- infância/adolescência, 243
- pré-eclâmpsia, 131
- recém-nascidos prematuros,
  326
Proteínas no leite materno, 176
Proteômica, 539
Psyllium (plantago ovata), 548
Pterinas, 311
Puberdade, 225

Q
Questionário
- avaliação nutricional subjetiva
  global, 699
- - bebês e pré-escolares, 690
- - crianças e adolescentes, 695
- frequência alimentar (QFA), 53
Quimioterapia, efeitos
  colaterais, 449
Quinoa, 550

R
Radioterapia, efeitos, 450
Raquitismo, doença hepática
  crônica, 395
Razão cintura-estatura,
  obesidade, 259
RDA, ver Ingestão dietética
  recomendada
Receitas de dietas especiais,
  709-725
- alergia alimentar, 714
- desnutrição grave, 710-713
- sem lactose, 714
Recém-nascido, avaliação
  nutricional, 212-218
- classificação, 212
- comprimento, 214
- curvas de crescimento, 216,
  629-636
- índice
- - massa corporal (IMC), 216
- - ponderal, 215
- necessidades hídricas, 518
- perímetro
- - braquial, 215
- - cefálico, 214
- - torácico, 215
- peso, 213

- prematuro, 323-329
- - aditivo do leite humano, 328
- - aleitamento materno, 327
- - necessidades nutricionais,
  325
- - terapia nutricional
- - - enteral, 324
- - - parenteral, 324
- relações de parâmetros
  antropométricos, 215
Recomendações nutricionais,
  1-27
- abordagem, 57
- avaliação da adequação do
  consumo alimentar, 17
- cálcio, 15, 69
- carboidratos, 7, 64
- definições, 4
- efeitos colaterais dos
  antineoplásicos, 452
- energia, 9, 58-63
- ferro, 14, 70, 301
- fibras, 64
- folato, 14, 64
- gestantes gemelares, 73
- gordura, 7
- infância à adolescência,
  239-248
- - carboidratos, 243
- - energia, 241
- - fibras, 247
- - lipídios, 244
- - micronutrientes, 244
- - proteínas, 243
- lipídios, 64
- micronutrientes, 12, 64
- pré-eclâmpsia, 131
- proteína, 8, 63
- selênio, 71
- síndrome HELLP, 131
- vitaminas
- - A, 12, 67, 291
- - C, 13, 66
- - D, 13, 295
- - E, 68
- - K, 68
- zinco, 14, 72
Redução mamária e
  amamentação, 192
Refluxo gastroesofágico, 349
- amamentação, 196

Registro alimentar (RA), 53
Relactação, 198
Renina-angiotensina na gestação, 33
Reserpina, absorção, 584
Retinol, níveis séricos, 292
Retocolite ulcerativa inespecífica, 352
Riboflavina, recém-nascidos prematuros, 327
Rifampicina, absorção, 584
Rins, 400
- doença crônica, 403
- lesão aguda, 400
- modificações gastrointestinais, 35
Ritonavir, 476

S
Sacarina, 151
Sais de lítio, absorção, 585
Sangue (fluxo), na gestação, 36
Saquinavir, efeitos colaterais, 476
Sedentarismo e obesidade, 254
Selênio, necessidades, 71
- doença hepática crônica, 397
Serotonina e controle do apetite, 252
Síndrome(s)
- Down, 230
- - amamentação, 197
- HELLP, 126, 130
- - fatores de risco, 130
- - orientações gerais, 130
- - recomendações nutricionais, 131
- - sintomas, 130
- imunodeficiência adquirida (AIDS), 471-486
- - avaliação nutricional, 479
- - categoria clínica, 474
- - classificação, 472
- - diagnóstico, 472
- - HIV, transmissão, 471
- - necessidades nutricionais, 481
- - - energia, 481
- - - fibras, 483
- - - lipídios, 482
- - - micronutrientes, 482

- - - proteínas, 482
- - recomendações nutricionais, 484
- - repercussões nutricionais, 477
- - terapia nutricional, 483
- - tratamento, 475
- metabólica e obesidade, 264
- Wernicke-Korsakoff, 310
Sistema circulatório na gestação, 36
SLHIV, 477, 485
Sobrepeso na gestação, 43
Sódio
- alimentos, 408
- cardiopatia congênita, 422
- fibrose cística, 435
- nutrição parenteral, complicações, 526
- pré-eclâmpsia, 132
- recém-nascidos prematuros, 326
Soluções parenterais, 517
Substitutos do leite materno, 199
Sucralose, 151
Sulfadiazina, absorção, 584
Sulfametoxazol, 597
Sulfonamidas, 597
Suplementação
- ferro, 85
- vitamina A, 97
- zinco, 99

T
Tabagismo, 109
- amamentação, 205
Tacrolimus, efeitos, 410
Taurina no leite materno, 177
Taxa metabólica basal (TMB), 10
- fórmula para predição, 419
Tecido adiposo, sinais de deficiências nutricionais, 231
Tenofovir, efeitos colaterais, 476
Teofilina, biotransformação, 587
Terapia nutricional
- AIDS, 483
- câncer, 461
- diabetes melito, 494

- enteral, 324
- pareneteral, 324
Termorregulação, 10
Teste do suor, 431
Tetra-hidrobiopterina, deficiência, 335
Tetraciclinas, 597
- absorção, 584
Tiamina, ver Vitamina B_1
Tiaminases, 308
Tiroxina na gestação, 33
TMB, ver Taxa metabólica basal, 10
Tranilcipromina, biotransformação, 587
Transcriptômica, 539
Transferências maternas de nutrientes, 32
Transferrina, 300
Transplante
- hepático, 397
- renal, 408
Tubo neural, defeitos, 88
- incidência, 89
Tumores infantis, 445

U
UL, ver Nível superior tolerável de ingestão, 5

V
Varfarina, biotransformação, 587
Velocidade de crescimento das crianças, 220
Vincristina, absorção, 584
Vitaminas
- A
- - alimentos, 96
- - deficiência, 93, 289
- - - aspectos fisiopatológicos, 289
- - - epidemiologia, 289
- - - níveis séricos, 291
- - - prevenção, 293
- - - recomendações dietéticas, 289
- - - sinais e sintomas, 292
- - - tratamento, 293
- - necessidades, 12, 67
- - - recém-nascidos prematuros, 326

740 Índice Remissivo

- - suplementação, 97
- amamentação, 202
- B_1 (tiamina)
- - biodisponibilidade, 307
- - deficiência, 309
- - fontes alimentícias, 307
- - funções, 308
- - metabolismo, 307
- - necessidades nutricionais, 310
- - - recém-nascidos prematuros, 327
- - propriedades, 307
- B_{12}
- - alimentos, 92
- - deficiência, 87
- - recém-nascidos prematuros, 327
- B_6, recém-nascidos prematuros, 327
- B_9 (ácido fólico), deficiência, 311
- C, necessidades, 13, 66
- - recém-nascidos prematuros, 326

- câncer, 459
- cardiopatia congênita, 421
- D
- - deficiência, 294
- - - envelhecimento, 296
- - - epidemiologia, 294
- - - fisiopatologia, 294
- - - recomendações nutricionais, 295
- - necessidades, 13
- - recém-nascidos prematuros, 326
- doença hepática crônica, 397
- E, necessidades, 68
- - recém-nascidos prematuros, 326
- fibrose cística, 435, 438
- K, necessidades, 68
- - recém-nascidos prematuros, 326
- nutrição parenteral, complicações, 527
- recém-nascidos, necessidades, 521

Vitaminas no leite materno, 177

X
Xeroftalmia, 289

Z
Zidovudina, efeitos colaterais, 476
Zinco
- alimentos, 98, 99
- deficiência, 97
- - consequências, 98
- - diagnóstico laboratorial, 98
- - prevalência, 97
- - recomendações, 98
- - tratamento, 99
- diabetes melito gestacional, 150
- fibrose cística, 435
- necessidades, 14, 72
- - doença hepática crônica, 397
- suplementação, 99
Zingiber officinale L., 566